WIESEL 骨科手术学
脊柱外科

Operative Techniques in Spine Surgery
2nd Edition

WIESEL 骨科手术学

Operative Techniques Surgery, 2nd Edition

总主编·Sam W. Wiesel | 总主译·张长青 | 总主审·曾炳芳

WIESEL 骨科手术学·足踝外科
主编·Mark E. Easley
主译·施忠民 | 梅国华 | 顾文奇

WIESEL 骨科手术学·小儿骨科
主编·John M. Flynn | Wudbhav N. Sankar
主译·张长青 | 陈博昌

WIESEL 骨科手术学·创伤外科
主编·Paul Tornetta III
主译·李晓林 | 孙玉强 | 罗从风

WIESEL 骨科手术学·肩肘外科
主编·Gerald R. Williams Jr. | Matthew L. Ramsey | Brent B. Wiesel
主译·张长青 | 张伟 | 陈云丰

WIESEL 骨科手术学·运动医学
主编·Mark D. Miller
主译·赵金忠

WIESEL 骨科手术学·关节重建外科
主编·Javad Parvizi | Richard H. Rothman
主译·张先龙 | 盛加根 | 沈灏

WIESEL 骨科手术学·手腕肘外科
主编·Thomas R. Hunt III
副主编·Brian D. Adams
主译·柴益民

WIESEL 骨科手术学·脊柱外科
主编·John M. Rhee | Scott D. Boden
主译·张长青 | 徐建广

WIESEL 骨科手术学·骨肿瘤外科
主编·Martin M. Malawer | James C. Wittig | Jacob Bickels
主译·董扬

总主编
Sam W. Wiesel

总主译　张长青　｜　总主审　曾炳芳

WIESEL 骨科手术学

脊柱外科

Operative Techniques in Spine Surgery
— 2nd Edition —

主　编
John M. Rhee ｜ Scott D. Boden

主　译
张长青 ｜ 徐建广

上海科学技术出版社

Wolters Kluwer

图书在版编目（CIP）数据

WIESEL骨科手术学. 脊柱外科 /（美）山姆·威塞尔 (Sam W. Wiesel)总主编；张长青总主译. -- 上海：上海科学技术出版社, 2022.1
书名原文：Operative Techniques in Spine Surgery, 2nd edition
ISBN 978-7-5478-5527-0

Ⅰ. ①W… Ⅱ. ①山… ②张… Ⅲ. ①脊柱-外科手术 Ⅳ. ①R68

中国版本图书馆CIP数据核字(2021)第215775号

This is a translation of Operative Techniques in Spine Surgery, 2nd edition by John M. Rhee, Scott D. Boden; Sam W. Wiesel, editor-in-chief.
Wolter s Kluwer Health did not participate in the translation of this title and therefore it does not take any responsibility for the inaccuracy or errors of this translation.
Published by arrangement with Wolters Kluwer Health Inc., USA.

本书提供了药物的适应证、不良反应以及剂量用法的准确资料，但这些信息可能会发生变化，故强烈建议读者查阅书中所提药物的制造商提供的产品说明书。本书力求提供准确的信息以及已被广泛接受的技术和方法。但是，作者、编辑和出版者不保证书中的信息完全没有任何错误；对于因使用本书中的资料而造成的直接或间接的损害也不负有任何责任。

上海市版权局著作权合同登记号　图字：09-2017-453号

WIESEL骨科手术学·脊柱外科

总主编　Sam W. Wiesel
主　编　John M. Rhee　Scott D. Boden
总主译　张长青
总主审　曾炳芳
主　译　张长青　徐建广

上海世纪出版（集团）有限公司
上海科学技术出版社　出版、发行
（上海市闵行区号景路159弄A座9F-10F）
邮政编码201101　www.sstp.cn
浙江新华印刷技术有限公司印刷
开本889×1194　1/16　印张32.25
字数1 000千字
2022年1月第1版　2022年1月第1次印刷
ISBN 978-7-5478-5527-0/R·2409
定价：328.00元

本书如有缺页、错装或坏损等严重质量问题，请向工厂联系调换

内容提要

美国著名出版公司Lippincott Williams & Wilkins 2011年推出骨科手术学巨著 *Operative Techniques in Orthopaedic Surgery*，上海科学技术出版社于2013年引进并出版其中文版，此番再次引进第二版。第二版在保持原有学科框架的基础上，对临床骨科各亚学科的各项手术技术进行了更新和补充，正文内容扩充了3500多面、800多万字，细分为足踝外科、小儿骨科、创伤外科、肩肘外科、运动医学、关节重建外科、手腕肘外科、脊柱外科、骨肿瘤外科9个分册。同时，第二版传承了第一版诸多先进的编写理念，以大量的手术实例图片配合简明、精练的文字，一步步（step-by-step）向读者阐明怎样做手术（how-to-do），版式新颖，图文并茂；在手术原则和技术细节方面言简意赅，没有长篇赘述，而是使用项目符号引领，方便读者阅读和查找；每项手术操作结束后都有高度概括的"要点与失误防范"，系作者多年临床经验的高度浓缩，也是本书的精华所在。本套书内容全面、系统，实用性强，适合各级临床骨科医生及研究生阅读使用。

本套书包括9个分册：

足踝外科·手术技术涵盖足踝部创伤、骨病、矫形和运动损伤，从常见疾病手术到复杂重建手术的指征、手术相关解剖、手术切口选择、手术技巧及术后处理等，全方位阐释相关手术技术的要点和诀窍，并按手术步骤提供高清图示。

小儿骨科·论述儿童创伤、先天性和发育性肢体畸形疾患的诊断与治疗，详细阐述了临床适用的各种手术操作程序、手术技术要点、使用的材料、常见手术陷阱及相关并发症等。

创伤外科·详细阐述四肢与骨盆创伤及并发症与后遗症的手术方式，包括骨折的内固定与外固定术、关节融合术、关节置换术、跟腱修补技术、骨折畸形愈合的矫正、骨筋膜室综合征切开术等。

肩肘外科·论述肩肘关节创伤、运动损伤及关节相关疾患的诊断与治疗，详细阐述临床适用的各种手术操作程序、手术技术要点、使用的材料、常见手术陷阱及相关并发症等。

运动医学·全面介绍肩、肘、髋、膝等关节运动损伤的解剖基础、发病机制、诊断与治疗，重点论述关节镜在治疗肩、肘、髋、膝等关节运动损伤中的临床应用。

关节重建外科·论述常见髋关节和膝关节疾病的发病机制、诊断与鉴别诊断、相关应用解剖，常用保髋、保膝手术的适应证及手术技术，髋、膝关节置换术的手术原则与技术细节，术后常见并发症的处理，以及复杂髋、膝关节翻修手术中常用的重建技术。

手腕肘外科·论述手、腕、肘部疾病的手术方式，包括骨折脱位、关节不稳定、肌腱神经血管损伤病变、关节炎、感染、挛缩、热损伤、软组织缺损、肿瘤及先天性疾病等。

脊柱外科·以颈椎和胸腰椎各种术式为主线，论述脊柱退变、创伤、畸形、肿瘤及小儿脊柱相关疾患的诊断与治疗，详细阐述了临床适用的各种手术操作程序、手术技术要点、使用的材料、常见手术陷阱及相关并发症等。

骨肿瘤外科·论述了所有肢体、骨盆和肩胛带肿瘤，以及腹部和躯干部位骨与软组织肿瘤的流行病学、临床症状、影像学特征、病理学、治疗方案、手术方法和注意事项等。

献 词

感谢我的主，耶稣基督，感谢他对我生命的无限祝福。感谢我的好妻子Marcia，她给予我无限的爱、支持和鼓励。感谢我的孩子们，Julia和James，我因他们感到非常自豪。感谢我的父母，Yoo和Cho Rhee，以及Huen Cook，感谢他们对我的全力支持和奉献。感谢美国华盛顿大学和美国加利福尼亚大学旧金山分校的脊柱外科和骨科导师对我的专业训练，以及毫无保留的经验传授。感谢我在美国埃默里大学的合作伙伴，卓越的伙计们。感谢患者的信任，他们的奉献让我每天都能学到新的知识。

JMR

译者名单

总主译
张长青

总主审
曾炳芳

执行秘书
陈　醇

脊柱外科·译者名单

主　译
张长青　徐建广

副主译
连小峰　张　涛

参译人员
（以姓氏笔画为序）

丁嘉宁　王　鑫　孔维清　石　强　杨傲飞　吴声霆　吴颖浩
张国旺　张保焜　陈元元　陈智恒　陈　谦　林芳琪　周　蔚
赵必增　梁家铭　梁　博　虞陆超　蔡　斌

审　校
徐建广　连小峰

学术秘书
张国旺

编者名单

主编

John M. Rhee, MD
Associate Professor of
Orthopaedic Surgery
Emory University School of Medicine
The Emory Clinic
Atlanta, Georgia

Scott D. Boden, MD
Professor
Department of Orthopaedics
Emory University School of Medicine
Staff Physician
Atlanta VA Medical Center
Atlanta, Georgia

With select chapters from:
Oncology edited by
Martin M. Malawer, MD, FACS
James C. Wittig, MD
Jacob Bickels, MD

Pediatrics edited by
John M. Flynn, MD
Wudbhav N. Sankar, MD

总主编

Sam W. Wiesel, MD
Chairman and Professor
Department of Orthopaedic Surgery
Georgetown University Medical School
Washington, DC

编著者

Matthew D. Abbott, MD
Assistant Clinical Professor
Department of Orthopaedic Surgery
University of Michigan Health System
Ann Arbor, Michigan

Junyoung Ahn, BS
Research Coordinator
Department of Orthopedic Surgery
Rush University Medical Center
Chicago, Illinois

Todd J. Albert, MD
Richard H. Rothman Professor and
Chairman Department of Orthopaedic
Surgery Professor of Neurosurgery
Thomas Jefferson University and
Hospitals President Rothman
Institute Philadelphia, Pennsylvania

David Greg Anderson, MD
Professor
Departments of Orthopaedic Surgery
and Neurological Surgery
Rothman Institute
Thomas Jefferson University Hospital
Philadelphia, Pennsylvania

Paul A. Anderson, MD
Professor
Department of Orthopedic Surgery
and Rehabilitation University of
Wisconsin Madison, Wisconsin

Casey C. Bachison, MD
Orthopaedic Spine Surgeon McKay
Dee Hospital Ogden, Utah

Kelley Banagan, MD
Assistant Professor of Orthopaedic
Surgery University of Maryland
School of Medicine University of
Maryland Medical System
Baltimore, Maryland

Maneesh Bawa, MD
Department of Orthopaedics
Emory University School of
Medicine Atlanta, Georgia

Gordon R. Bell, MD
Center for Spine Health (Emeritus)
Cleveland Clinic Cleveland, Ohio

Arianne J. Boylan, MD
Neurosurgical Resident Detroit
Medical Center Department of
Neurosurgery Wayne State
University School of Medicine
Detroit, Michigan

Keith H. Bridwell, MD
J. Albert Key Distinguished
Professor of Orthopaedic Surgery
Professor of Neurological Surgery
Founder and Program Director
Washington University Spine
Fellowship Founder and Codirector
Pediatric/Adult Spinal Deformity
Service Washington University
School of Medicine St. Louis,
Missouri

Jaysson T. Brooks, MD
Resident Physician
Department of Orthopaedic Surgery
Johns Hopkins Medicine
Baltimore, Maryland

Jacob M. Buchowski, MD, MS
Professor of Orthopaedic and
Neurological Surgery
Director
Center for Spinal Tumors Department
of Orthopaedic Surgery Washington
University in St. Louis St. Louis,
Missouri

Robert M. Campbell, Jr., MD
Director
Division of Orthopedics
Center for Thoracic Insufficiency
Syndrome The Children's Hospital
of Philadelphia Philadelphia,
Pennsylvania

Charles C. Chang, MD
Resident Physician
Department of Orthopaedic Surgery
University of California, San Diego
San Diego, California

Saad B. Chaudhary, MD, MBA
Assistant Professor
Department of Orthopaedic Surgery
Rutgers-New Jersey Medical School
Newark, New Jersey

Morgan N. Chen, MD
Orthopedic Surgeon
Orthopedic Associates of Long Island,
LLP East Setauket, New York

Dino Colo, MD
Research Fellow Division of
Orthopedics The Children's Hospital
of Philadelphia Philadelphia,
Pennsylvania

Ernest U. Conrad III, MD
Professor, Director of Sarcoma
Service Department of Orthopaedics
and Sports Medicine University of
Washington School of Medicine
Director Department of Orthopaedics
and Sports Medicine Seattle
Children's Hospital Seattle,
Washington

Kirk W. Dabney, MD
Pediatric Orthopedic Surgeon
Codirector, Cerebral Palsy Program
Division of Orthopedics
Nemours/Alfred I. duPont Hospital
for Children Wilmington, Delaware
Assistant Professor of Orthopaedic
Surgery Jefferson Medical College
Thomas Jefferson University
Philadelphia, Pennsylvania

John P. Dormans, MD
Professor
Department of Orthopaedic Surgery
Perelman School of Medicine at the
University of Pennsylvania
Division Chief Department of
Surgery Division of Orthopedics
The Children's Hospital of
Philadelphia Philadelphia,
Pennsylvania

Denis S. Drummond, MD
Emeritus Professor of Orthopaedic Surgery Perelman School of Medicine at the University of Pennsylvania Research Physician Former Chief Division of Orthopedics
The Children's Hospital of Philadelphia Philadelphia, Pennsylvania

Reginald S. Fayssoux, MD
Department of Orthopaedics Emory Spine Center Emory University School of Medicine Atlanta, Georgia

Richard G. Fessler, MD, PhD
Professor
Department of Neurosurgery Rush University Medical Center Chicago, Illinois

Michael A. Finn, MD
Assistant Professor of Neurosurgery University of Colorado School of Medicine Aurora, Colorado

John M. Flynn, MD
Chief of Orthopedic Surgery
The Children's Hospital of Philadelphia Professor of Orthopaedic Surgery Perelman School of Medicine at the University of Pennsylvania Philadelphia, Pennsylvania

Todd B. Francis, MD, PhD
Physician
Center for Spine Health Hillcrest Hospital Mayfield Heights, Ohio

Steven R. Garfin, MD
Professor and Chairman Department of Orthopaedic Surgery Chief Spine Surgery University of California San Diego School of Medicine University of California San Diego Medical Center San Diego, California

Michael P. Glotzbecker, MD
Instructor
Department of Orthopaedic Surgery Harvard Medical School
Boston Children's Hospital Boston, Massachusetts

Christine M. Goodbody, MD
The Children's Hospital of Philadelphia Perelman School of Medicine at the University of Pennsylvania Philadelphia, Pennsylvania

James S. Harrop, MD
Professor of Neurological and Orthopedic Surgery
Director
Division of Spine and Peripheral Nerve Disorders Neurosurgical Director Delaware Valley SCI Center Jefferson Medical College
Philadelphia, Pennsylvania

Nanjundappa S. Harshavardhana, MD
Clinical Fellow Division of Orthopedics The Children's Hospital of Philadelphia Philadelphia, Pennsylvania

Andrew C. Hecht, MD
Co-Chief, Spine Surgery
Assistant Professor of Orthopaedic and Neurosurgery Mt. Sinai Medical Center and School of Medicine
New York, New York

Daniel J. Hedequist, MD
Instructor Department of Orthopedic Surgery Boston Children's Hospital Boston, Massachusetts

John Heflin, MD
Pediatric Orthopaedic Surgeon Shriners Hospitals for Children Visiting Instructor Department of Orthopaedics University of Utah Health Care Salt Lake City, Utah

John G. Heller, MD
Baur Professor of Orthopaedic Surgery Spine Fellowship Director Department of Orthopaedics
Emory University School of Medicine Atlanta, Georgia

Harry N. Herkowitz, MD[†]
Department of Orthopaedic Surgery Beaumont Health System
Royal Oak, Michigan Professor and Chairman Orthopaedic Surgery Oakland University William Beaumont School of Medicine Rochester, Michigan

B. David Horn, MD
Assistant Professor Clinical Orthopaedic Surgery Department of Orthopaedic Surgery Perelman School of Medicine at the University of Pennsylvania Philadelphia, Pennsylvania

William C. Horton III, MD
Adjunct Professor of Orthopedic Surgery Emory Spine Center Emory University School of Medicine Atlanta, Georgia

Claude Jarrett, MD
Associate Professor of Orthopaedic Surgery Department of Orthopaedics Emory University Hospitals
Emory Orthopaedic and Spine Center Emory University School of Medicine Atlanta, Georgia

S. Babak Kalantar, MD
Associate Professor of Orthopaedic Surgery Chief Spine Surgery Department of Orthopaedic Surgery Medstar Georgetown University Hospital Washington, District of Columbia

---

† Deceased.

Christopher G. Kalhorn, MD, FACS, FAANS
Associate Professor of Neurosurgery
Department of Neurosurgery
Medstar Georgetown University
Hospital Washington, District of Columbia

Norio Kawahara, MD, PhD
Clinical Professor
Department of Orthopaedic Surgery
Kanazawa University School of Medicine Ishikawa, Japan

Khaled M. Kebaish, MD, FRCSC
Professor of Orthopedic Surgery
Professor of Neurological Surgery
Fellowship Director Department of Orthopaedic Surgery Johns Hopkins University School of Medicine Baltimore, Maryland

Michael P. Kelly, MD
Assistant Professor of Orthopedic Surgery Assistant Professor of Neurological Surgery Washington University School of Medicine
St. Louis, Missouri

Christopher K. Kepler, MD, MBA
Associate Professor of Orthopedic Surgery Rothman Institute Thomas Jefferson University Hospital Philadelphia, Pennsylvania

James S. Kercher, MD
Orthopaedic Surgery Sports Medicine Emory University School of Medicine Atlanta, Georgia

Choll W. Kim, MD, PhD
Associate Clinical Professor of Orthopaedic Surgery
Spine Institute of San Diego Director Advanced Spine and Joint Institute at Alvarado Medical Center
San Diego, California

Youjeong Kim, MD
Orthopedic Surgeon Sutter Health California Pacific Medical Center
San Francisco, California

Steven K. Leckie, MD
Spine Fellow
Department of Orthopaedics
Emory University School of Medicine Atlanta, Georgia

Yu-Po Lee, MD
Orthopaedic Surgeon
Department of Orthopaedic Surgery Spine Surgery University of California, San Diego San Diego, California

Ronald A. Lehman, Jr., MD
Director
Pediatric and Adult Spine Assistant Professor of Surgery
Uniformed Services University of the Health Sciences
Department of Orthopaedics and Rehabilitation Walter Reed Army Medical Center Potomac, Maryland

Lawrence G. Lenke, MD
The Jerome J. Gilden Distinguished Professor of Orthopaedic Surgery
Professor of Neurological Surgery
Chief Spine Surgery Codirector
Spinal Deformity Service Director
Advanced Deformity Fellowship
(ADF) Washington University School of Medicine St. Louis, Missouri

Jennifer Lisle, MD
Assistant Professor of Orthopedics and Rehabilitation Assistant Professor of Pediatrics University of Vermont College of Medicine The University of Vermont Children's Hospital Burlington, Vermont

Steven C. Ludwig, MD
Professor of Orthopaedic Surgery
Chief, Division of Spine Surgery
Director of Spine Fellowship
Department of Orthopaedic Surgery
University of Maryland Medical
Center Baltimore, Maryland

Martin M. Malawer, MD, FACS
Director of Orthopedic Oncology
Professor, Orthopedic Surgery
George Washington University
School of Medicine Professor
(Clinical Scholar) of Orthopedics and Professor of Pediatrics (Hematology and Oncology) Georgetown University School of Medicine Washington, District of Columbia Consultant, Pediatric and Surgery Branch National Cancer Institute National Institutes of Health Bethesda, Maryland

Satyajit V. Marawar, MD
Chief of Spine Surgery Syracuse VA Medical Center Assistant Professor in Orthopedic Surgery Upstate Medical University Clinical Assistant Professor in Neurosurgery Upstate Medical University Syracuse, New York

Alejandro Marquez-Lara, MD
Research Coordinator Rush University Medical Center Chicago, Illinois

Richard E. McCarthy, MD
Professor Department of Orthopedic & Neurosurgery University of Arkansas for Medical Sciences Chief of Spinal Deformities Department of Orthopaedics Arkansas Children's Hospital Little Rock, Arkansas

Kevin M. McGrail, MD, FACS
Professor and Chair of Neurosurgery Georgetown University Hospital Washington, District of Columbia

Janay E. Mckie, MD
Staff Shriners Hospitals for Children-Shreveport Shreveport, Louisiana

Keith W. Michael, MD
Assistant Professor of Orthopaedic Surgery Emory Healthcare Atlanta, Georgia

Gokce Mik, MD
Operator Doctor Istanbul Surgery Hospital Istanbul, Turkey

Freeman Miller, MD
Director of the Cerebral Palsy Program Department of Orthopedics Nemours/Alfred I. duPont Hospital for Children Wilmington, Delaware

Ronald Mitchell, MD
Orthopaedic Resident Houston Methodist Hospital Houston, Texas

Brad W. Moatz, MD
Fellow, Spine Surgery Program Department of Orthopaedics Emory University School of Medicine Atlanta, Georgia

Hideki Murakami, MD
Lecturer of Orthopaedic Surgery Department of Orthopaedic Surgery Kanazawa University School of Medicine Ishikawa, Japan

Floreana A. Naef, MD
Resident Department of Orthopaedic Surgery Johns Hopkins University School of Medicine Baltimore, Maryland

Sreeharsha V. Nandyala, BA
University of Missouri-Kansas City School of Medicine Kansas City, Missouri

Peter O. Newton, MD
Chief Division of Orthopedics & Scoliosis Rady Children's Hospital-San Diego Clinical Professor UC San Diego School of Medicine San Diego, California

Vincent Ng, MD
Senior Fellow Attending Department of Orthopaedics and Sports Medicine University of Washington School of Medicine University of Washington Medical Center Seattle, Washington

Xiaohui Niu, MD
Professor Department of Orthopedic Oncology Peking University Chief Department of Orthopedic Oncology Beijing Ji Shui Tan Hospital Beijing, China

Samuel C. Overley, MD
Orthopaedic Surgery Resident Icahn School of Medicine at Mount Sinai Department of Orthopaedic Surgery Mount Sinai Hospital Manhattan, New York

Ankur D. Patel, MD
Resident Department of Orthopaedic Surgery University of California, Los Angeles Los Angeles, California

Adam M. Pearson, MD, MS
Assistant Professor of Orthopaedic Surgery The Geisel School of Medicine at Dartmouth Dartmouth-Hitchcock Medical Center Lebanon, New Hampshire

Victor M. Popov, MD
Research Assistant Department of Orthopaedic Surgery Rothman Institute Philadelphia, Pennsylvania

Sheeraz A. Qureshi, MD
Assistant Professor of Spinal Surgery Associate Professor, Orthopaedic Surgery Minimally Invasive Spinal Surgery Mount Sinai Hospital Icahn School of Medicine at Mount Sinai Codirector Spinal Surgery Fellowship New York, New York

Raj Rao, MD
Professor of Orthopaedic Surgery and Neurosurgery Vice Chairman Department of Orthopaedic Surgery Medical College of Wisconsin Milwaukee, Wisconsin

Daniel Refai, MD
Assistant Professor of Orthopaedic Surgery and Neurosurgery Director of Spinal Oncology Emory Spine Center Emory University School of Medicine Atlanta, Georgia

Mitchell F. Reiter, MD
Assistant Clinical Professor of Orthopaedic Surgery Rutgers-New Jersey Medical School Founding Partner, The New Jersey Spine Specialists Summit, New Jersey

John M. Rhee, MD
Associate Professor of Orthopaedic Surgery Emory University School of Medicine Atlanta, Georgia

K. Daniel Riew, MD
Mildred B. Simon Distinguished Professor of Orthopaedic Surgery Professor of Neurological Surgery Chief Cervical Spine Surgery Washington University Orthopedics Director, Orthopedic-Rehab Institute for Cervical Spine Surgery St. Louis, Missouri

Gerald E. Rodts, Jr., MD
Professor of Neurosurgery and Orthopaedic Surgery Chief Division of Spinal Neurosurgery Emory University School of Medicine Atlanta, Georgia

Kern Singh, MD
Associate Professor Department of Orthopaedic Surgery Rush University Medical Center Chicago, Illinois

Laura A. Snyder, MD
Chief Neurosurgery Resident Department of Neurosurgery Barrow Neurological Institute Phoenix, Arizona

Paul D. Sponseller, MD, MBA
Professor and Head, Pediatric Orthopaedics Johns Hopkins Children's Center Baltimore, Maryland

Selvon St. Clair, MD, PhD
Spine and Orthopaedic Surgeon Orthopaedic Institute of Ohio Lima, Ohio

Amir Sternheim, MD
Attending Orthopaedic Surgeon Specialist in Oncology, Hip and Knee Surgery National Unit of Orthopaedic Oncology Tel Aviv Sourasky Medical Center Tel Aviv, Israel

D. Alex Stroh, MD
Resident Department of Orthopaedics Medstar Union Memorial Hospital Baltimore, Maryland

Daniel J. Sucato, MD, MS
Professor Department of Orthopaedic Surgery UT Southwestern Medical Center Chief of Staff Department of Orthopedic Texas Scottish Rite Hospital for Children Dallas, Texas

Katsuro Tomita, MD, PhD
Professor Emeritus Department of Orthopaedic Surgery Kanazawa University President Kanazawa University Hospital Ishikawa, Japan

P. Justin Tortolani, BA, MD
Director of Spine Education and Research Department of Orthopaedic Surgery Medstar Union Memorial Hospital Assistant Professor Johns Hopkins Medical Institutions Baltimore, Maryland

Vidyadhar V. Upasani, MD
Assistant Clinical Professor Department of Orthopedic Surgery UC San Diego School of Medicine Rady Children's Hospital-San Diego San Diego, California

Alexander R. Vaccaro, MD, PhD
Richard H. Rothman Professor and Chairman Department of Orthopaedic Surgery Professor of Neurosurgery Codirector Delaware Valley Spinal Cord Injury Center Co-Chief of Spine Surgery Sidney Kimmel Medical Center at Thomas Jefferson University President Rothman Institute Philadelphia, Pennsylvania

David H. Wei, MD, MS
ONS Foundation for Clinical Research and Education Greenwich, Connecticut

Bradley K. Weiner, MD
Professor
Vice Chairman and Chief of Spinal Surgery Department of Orthopaedic Surgery Houston Methodist Hospital Houston, Texas

Jason Weisstein, MD, MPH, FACS
Director of Total Joint Replacement Surgery and Musculoskeletal Oncology Desert Orthopedic Center Rancho Mirage, California

Andrew P. White, MD
Assistant Professor Harvard Medical School Spine Surgery Fellowship Director Department of Orthopaedic Surgery Beth Israel Deaconess Medical Center Boston, Massachusetts

Sam W. Wiesel, MD
Chairman and Professor Department of Orthopaedic Surgery Georgetown University Medical School Washington, District of Columbia

Adam L. Wollowick, MD
Assistant Professor
Department of Orthopaedic Surgery Albert Einstein College of Medicine of Yeshiva University
Bronx, New York

Hairong Xu, MD
Professor Department of Orthopedic Oncology Peking University Chief Department of Orthopedic Oncology Beijing Ji Shui Tan Hospital Beijing, China

S. Tim Yoon, MD, PhD
Associate Professor of Orthopaedic Surgery Department of Orthopaedics Emory University School of Medicine Atlanta, Georgia

Lukas P. Zebala, MD
Assistant Professor of Medicine Department of Orthopaedic Surgery Washington University School of Medicine in St. Louis St. Louis, Missouri

中文版前言

《WIESEL骨科手术学》是一部比肩世界骨科学巨著《坎贝尔骨科学》的扛鼎之作，在国内外都有巨大的影响力。2010年前后，上海科学技术出版社引进《WIESEL骨科手术学》英文版第一版，我组织我科有经验的专家和骨干医生，开始了该书的翻译工作。2013年该书中文版在大陆地区出版和发行，受到国内广大骨科医生的欢迎，已成为骨科医生最重要的手术学参考工具书之一。我自己也将该书作为案头书，遇到有困惑的手术，就翻开看一看，我感觉该书的实用性与其他骨科学术著作相比有明显优势。

近十年是中国骨科学发展最迅猛的时期，一大批年轻骨科医生在实践中成长，技术水平有非常大的提高，一些亚专业技术也逐渐发展至国际领先水平。然而也必须看到，我国骨科的临床水平还存在着巨大的不平衡，各级医院临床医生的技术能力还有较大差距，所以在学习国际先进技术的同时，加强临床规范，依然任重道远。

正如Sam W. Wiesel教授所言，每位手术者计划开展一项手术时，都需思考三个主要问题：为何要做该手术？何时是最佳手术时机？采用哪些手术技巧比较合适？作为一位从事骨科专业学术研究和临床工作三十多年的老医生，我依然在临床一线耕耘，能够充分理解学无止境的道理，每次手术对我来说都是一次学习之旅。面对患者，我们必须认真思考：需要手术治疗吗？采用哪些手术方法或技巧更合适呢？

在当前，如何把握手术指征、减少非必要手术，是我们需要直面和解决的问题。同时，不断提升手术的精确性，提高手术的技巧，让手术更加完美，这也是骨科医生追求的目标。

希望该套书中文版的出版，能助力提高中国骨科医生技术水平。也希望中国骨科医生研发新技术，为骨科事业的发展提供中国的解决方案。

张长青

2021年8月

英文版前言（第二版）

修订 *Operative Techniques in Orthopaedic Surgery* 的宗旨一如既往：希望能够紧密结合临床，深度呈现"如何做好"骨科手术的步骤与各项细节。

尽管外科医生知道"为什么"和"何时"做手术，但本书中每个手术章节的前面，都对此有提纲挈领的阐述。

第二版九个分册的内容和图表都经仔细审阅并更新过。每个分册主编添加了一些手术章节，且内容更加侧重于手术操作，更便于获取和检索。

每位分册主编和章节编者都是其所在学术领域的知名专家，他们不惜耗费大量的时间和精力编写本书。我为能和这些了不起的专家共事而备受鼓舞，并为能参与这项有意义的工作而感到荣幸之至。

我还要感谢 Wolters Kluwer 出版公司的所有员工。Dave Murphy 对初版和新版都提出了很多中肯的建议，让我获益匪浅。我同时还要感谢 Bob Hurley，他是本书第一版的大力推动者，对本书再版依然给予了大力支持。

最后，特别感谢 Brian Brown，本套书新任的文字编辑，非常有幸能和他共事，本书的出版离不开他出色的工作。

Sam W. Wiesel，MD
2015 年 2 月 2 日

英文版前言（第一版）

每位手术者在计划进行手术时，都必然要思考三个主要的问题：为何要做这个手术（目的），根据疾病的进程何时最适合手术（时机），以及要采用哪些手术技术（技巧）。本书以一种细致和分步讲述的风格，详细介绍了绝大多数骨科手术的具体技巧。至于手术的目的和时机，在每一种手术的开篇部分以提要的形式进行简述。当然，所有手术者都应充分理解有关手术目的和时机的基本原则，并针对具体的病例选择恰当的手术。本书的重点是回顾和阐明所要开展的手术的具体步骤。

《WIESEL骨科手术学》有别于其他学术专著的特点在于让人一目了然，每种手术既以系统的统一格式进行描述，又充分体现每位作者的原创性和特色。一旦开卷，读者可以尽览各种手术的各个重要步骤。

本书共分为九个部分：运动医学，骨盆与下肢创伤，成人重建外科，小儿骨科，骨肿瘤外科，手、腕和前臂，肩肘外科，足踝外科，以及脊柱外科。每个部分均由本专业学科领域享有盛誉且临床经验丰富的专家负责编纂。他们力邀学界精英参与每一章的编写并负责最终的审校，为此耗费了巨大心力。我一直为身处如此完美和才华横溢的团队中而备受鼓舞，并为能参与如此有益的工作而深感荣幸。

最后，我想感谢为本书的出版作出卓越贡献的每个人。特别感谢Dovetail Content Solutions公司的Grace Caputo以及Lippincott Williams & Wilkins公司的Dave Murphy和Eileen Wolfberg，感谢他们在本书成书过程中的无私参与和帮助指导。最后要感谢Lippincott Williams & Wilkins公司的Bob Hurley，他富有效率的工作使本书原稿定稿后得以在第一时间出版发行。

Sam W. Wiesel，MD
2010年1月1日

目 录

第1篇　颈椎 CERVICAL

第1章　颈前路椎间盘切除融合加（不加）内固定术　*1*
　　　　Anterior Cervical Discectomy and Fusion with and without Instrumentation

第2章　颈椎前路次全切除及融合内固定术　*12*
　　　　Anterior Cervical Corpectomy and Fusion with Instrumentation

第3章　后路颈椎椎间孔切开术　*20*
　　　　Posterior Cervical Foraminotomy

第4章　颈椎椎板成形术　*27*
　　　　Cervical Laminoplasty

第5章　后路颈椎融合内固定术　*35*
　　　　Posterior Cervical Fusion with Instrumentation

第6章　枕颈及C1-C2融合内固定术　*46*
　　　　Occipitocervical and C1-C2 Fusion with Instrumentation

第7章　颈椎间盘置换术　*60*
　　　　Cervical Disc Replacement

第8章　颈椎后凸截骨矫形术　*73*
　　　　Cervical Osteotomies for Kyphosis

第9章　颈椎骨折脱位复位术　*81*
　　　　Reduction Techniques for Cervical Fractures and Dislocations

第10章　后路微创颈椎椎间孔扩大成形术　*97*
　　　　Minimally Invasive Posterior Cervical Laminoforaminotomy

第2篇　胸腰椎 THORACOLUMBAR

第11章　腰椎间盘切除术　*113*
Lumbar Discectomy

第12章　腰椎减压术　*121*
Lumbar Decompression

第13章　胸腰椎后外侧融合内固定术　*127*
Posterolateral Thoracolumbar Fusion with Instrumentation

第14章　经椎间孔腰椎间融合术与后路腰椎间融合术　*134*
Transforaminal and Posterior Lumbar Interbody Fusion

第15章　髂骨取骨与骨移植术　*146*
Iliac Crest Bone Graft Harvesting

第16章　腰椎前路椎间融合术、椎间盘置换术及椎体次全切除术　*151*
Anterior Lumbar Interbody Fusion, Disc Replacement, and Corpectomy

第17章　胸椎前路椎体次全切除术　*163*
Anterior Thoracic Corpectomy

第18章　侧方入路椎间融合术　*171*
Lateral Approaches to Interbody Fusion

第19章　微创经椎间孔腰椎椎间融合术　*182*
Minimally Invasive Transforaminal Lumbar Interbody Fusion

第20章　微创腰椎间盘显微切除术和椎板切除术　*194*
Minimally Invasive Lumbar Microdiscectomy and Laminectomy

第21章　脊柱创伤经皮椎弓根螺钉固定融合术　*199*
Percutaneous Pedicle Screw Fixation and Fusion for Trauma

第22章　后入路肋横突切除椎管减压前柱重建术　*206*
Costotransversectomy for Canal Decompression and Anterior Column Reconstruction via a Posterior Approach

第3篇　肿瘤 ONCOLOGY

第23章　脊柱原发性和转移性肿瘤全脊椎切除术　*213*
Primary and Metastatic Tumors of the Spine: Total En Bloc Spondylectomy

第24章　骶骨肿瘤手术治疗　*224*
Surgical Management of Sacral Tumors

第25章　骨盆切除概述：外科治疗和分类　*242*
Overview of Pelvic Resections: Surgical Considerations and Classifications

第4篇　畸形 DEFORMITY

第26章　成人脊柱侧凸　*262*
Adult Scoliosis

第27章　Smith-Petersen截骨术和经椎弓根截骨术　*277*
Smith-Petersen Osteotomy and Pedicle Subtraction Osteotomy

第28章　单一后路全椎体切除术治疗重度僵硬性脊柱畸形　*288*
Vertebral Column Resection for Severe Rigid Spinal Deformity through an All Posterior Approach

第29章　Smith-Petersen截骨术治疗脊柱矢状面畸形　*300*
Smith-Petersen Osteotomy for the Management of Sagittal Plane Spinal Deformity

第30章　骶骨骨盆固定技术　*306*
Sacropelvic Fixation Techniques

第5篇　并发症 COMPLICATIONS

第31章　术中脑脊液漏治疗　*317*
Management of Intraoperative Cerebrospinal Fluid Leaks

第32章　腰椎翻修手术　*321*
Revision Lumbar Surgery

第33章　颈椎翻修术　*330*
Revision Cervical Surgery

第6篇　硬膜内手术 INTRADURAL SURGERY

第34章　硬膜内肿瘤切除术　*341*
Surgical Excision of Intradural Spinal Tumors

第7篇　小儿脊柱 PEDIATRIC SPINE

第35章　胸锁乳突肌松解术　*347*
Release of the Sternocleidomastoid Muscle

第36章　特发性脊柱侧凸后路脊柱融合术　*354*
Posterior Spinal Fusion for Idiopathic Scoliosis

第37章　脊柱裂后凸截骨术　*362*
Kyphectomy in Spina Bifida

第38章　脊柱侧凸前路椎体间融合内固定术　*369*
Anterior Interbody Arthrodesis with Instrumentation for Scoliosis

第39章　脊柱侧凸胸腔镜下松解融合术　*380*
Thoracoscopic Release and Fusion for Scoliosis

第40章　神经肌肉型脊柱侧凸脊柱融合术　*387*
Spinal Fusion for Neuromuscular Scoliosis

第41章　神经肌肉型脊柱侧凸骨盆固定术　*402*
Pelvic Fixation for Neuromuscular Scoliosis

第42章　早发性脊柱侧凸生长棒技术　*410*
Growing Rod Instrumentation for Early-Onset Scoliosis

第43章　半椎体切除术　*417*
Hemivertebra Excision

第44章　重度腰椎滑脱减压、后外侧及椎间融合术　*425*
Decompression, Posterolateral, and Interbody Fusion for High-Grade Spondylolisthesis

第45章　先天性脊柱侧凸并肋融合开放楔形胸廓成形垂直可扩展人工钛肋植入术　*436*
Opening Wedge Thoracoplasty and Vertical Expandable Prosthetic Titanium Rib Insertion for Congenital Scoliosis and Fused Ribs

第8篇　脊柱手术入路 SURGICAL APPROACHES TO THE SPINE

第46章　颈椎前方入路　*444*
Anterior Cervical Approaches

第47章　颈椎后方入路　*453*
Posterior Cervical Approach

第48章　胸椎前方入路　*461*
Anterior Thoracic Approach

第49章　腰椎前方入路　*469*
Anterior Lumbar Approach

第50章　胸腰椎后方入路　*477*
Posterior Thoracic and Lumbar Approaches

脊柱外科体格检查表　*484*
Exam Table for Spine Surgery

索引　*490*
Index

第1章 颈前路椎间盘切除融合加（不加）内固定术

Anterior Cervical Discectomy and Fusion with and without Instrumentation

John M. Rhee, Claude Jarrett, and Sam W. Wiesel

定义

- 颈椎病是颈椎的退行性疾病，包括椎间盘退变、椎间盘突出、小关节炎和骨赘形成等。颈椎病是依据病变的节段、性质和部位，颈椎神经组织受到病理性压迫而引起的疾病。
- 本章主要讨论使用颈前路椎间盘切除融合术（ACDF）治疗神经根型颈椎病。对于脊髓的压迫发生在椎间盘平面的脊髓型颈椎病也可应用该术式来治疗。
- 本章描述的所有技术都可应用于脊髓型颈椎病的脊髓减压和神经根型颈椎病的神经根减压。为了方便叙述，脊髓型颈椎病在颈前路椎体切除术一章中讨论。

解剖

- 前纵韧带是一条贯穿于椎体前面的宽阔的条状韧带。向尾端延伸时致密的纵行纤维逐渐变宽，并与椎间盘和椎体终板紧密结合。
- 后纵韧带是一组平滑而有光泽的致密韧带，在椎管内于椎体的后表面走行。其中央较厚、侧方较薄，附着于钩突区。后纵韧带肥厚或骨化可引起脊髓的压迫。
- 椎间盘由外周的纤维环和中央的髓核组成。每一个椎间盘都附着于邻近椎体的软骨下骨质。椎体终板的最外层并不黏附椎间盘，周围骨质裸露容易形成骨刺。
- 钩椎关节是颈前路减压关键的骨性标志（图1）。在钩椎关节增生的骨刺通常在神经根进入椎间孔部位引起压迫。
  - 在有些颈椎层面，椎动脉可能离钩突内缘只有5 mm。

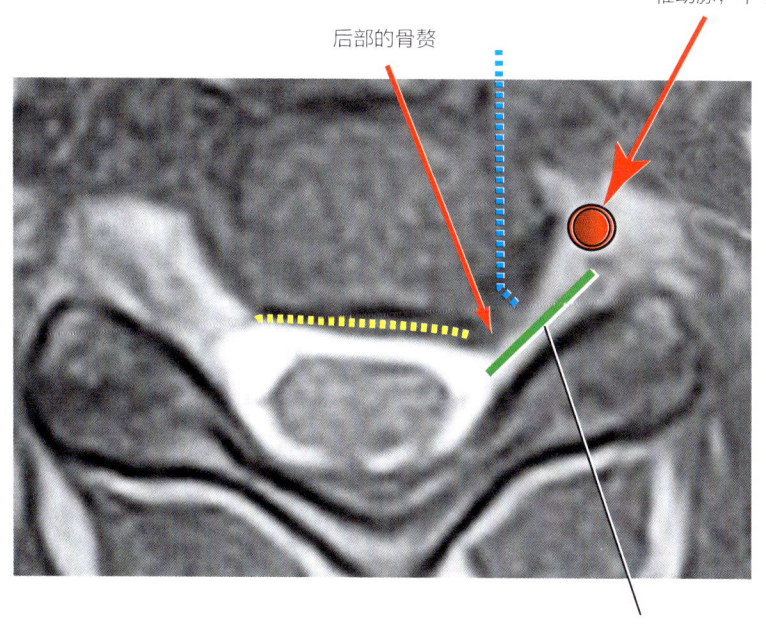

图1 前路椎间孔切开术的解剖：行前路颈椎手术时应注意的重要解剖关系。出口神经根向腹外侧45°角进入椎间孔。钩椎关节的后面是进入椎间孔的区域，也是增生骨赘容易压迫出行神经根的地方。因此，行椎间孔切开时应将钩突切除减压，而且要紧贴钩椎关节的后面来避免损伤位于其背侧的出行神经根。在椎间盘后方进行减压操作时，位于椎体中1/3时不容易损伤椎动脉。始终以钩突来确定椎间盘切除的界限，但在神经根水平应在后面扩大减压范围以彻底减压神经根，避免损伤椎动脉（蓝虚线）。后纵韧带（黄虚线）在中部较厚，更容易确定，而侧方较薄。

表1 颈椎的神经功能检查

神经根	感觉	运动	反射
C2	枕后部		
C3	颈部		
C4	上肩、胸部		
C5	上臂外侧	三角肌	肱二头肌反射
C6	前臂外侧及桡侧两手指	肱二头肌、伸腕、旋前	桡骨膜反射
C7	中指	肱三头肌、屈腕	肱三头肌反射
C8	前臂内侧及尺侧两手指	手指屈曲及握紧	
T1	上臂内侧	骨间肌	

- 每一根颈神经都由前根和后根组成。前根位于钩椎关节的背面,而后根位于上位关节突的腹侧。
  - 行钩突骨赘切除术时,必须牢记神经根从腹外侧方与轴面大约成45°角离开脊髓。因此必须小心紧贴钩突的后表面以避免损伤神经根[4]。

发病机制

- 神经受压主要发生在两个部位:在椎管内,压迫脊髓和(或)神经根;在椎间孔内,压迫出行神经根。
- 依据受累组织是脊髓还是神经根,可判断患者出现相应的脊髓和(或)神经根受压症状。

自然病程

- 神经根型颈椎病的自然病程总体是乐观的,大多数患者具有自限性或随着时间的推移症状明显改善。
- 患者通常情况下不易进展成脊髓型颈椎病[9,10]。

病史和体格检查

- 神经根病变的患者通常具有典型的放射痛、感觉异常或肌力下降(表1)。但是,症状并不总是与神经根的支配区一致(图2)。
- 查体时,患者可能会有沿受累神经根分布区域的感觉、运动及反射改变。可是,神经查体也可能是正常的。
- 患者可能会诉说头部处于某个特定位置会使根性痛加重(该位置会使神经根孔变窄,如颈部后伸并转向患侧)。
  - 这种现象可用Spurling试验检测。Spurling试验对于鉴别神经根型颈椎病和脊柱外病变很有帮助,如肘管综合征、腕管综合征,因为只有在颈部的神经压迫才会引起阳性体征。

影像学和其他诊断性检查

- 在X线片中,虽然对于评估神经压迫的价值很有限,但它仍是常用的首选检查方法,可以用来评估颈椎整体序列、颈椎失稳或骨性病变如骨赘形成。
- 磁共振成像(MRI)是评估神经压迫的检查方法。
- 计算机体层成像(CT)脊髓造影对骨性组织与神经组织有明显的分辨率,但因属于有创检查,应用较少。它主要应用于那些无法进行MRI检查的患者(例如人工心脏瓣膜、起搏器植入的患者),或MRI检查无法提供足够信息的情况。
- 虽然有高质量的MRI检查,但是在制订手术计划时无法区分压迫源是否为骨性的,CT检查可以协助鉴别(例如区分后纵韧带骨化和椎间盘突出)(图3)。

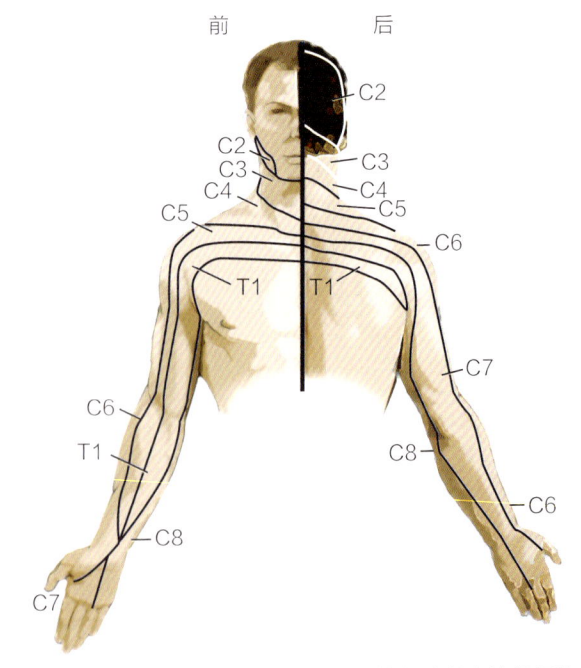

图2 颈神经的支配区。症状并不总是按教科书上神经根的支配区分布,特别在有不同神经根的病变中,例如C5、C6、C7神经受压,都能产生肩胛部的疼痛,但通常没有上肢的放射痛。如果对于受累的节段不确定,可以进行选择性的神经根阻滞以协助诊断。

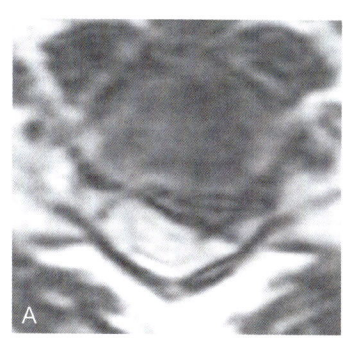
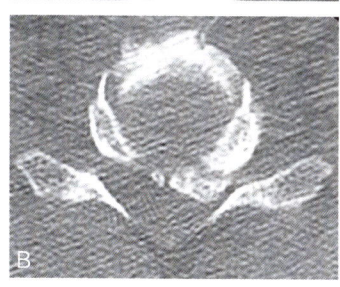

图3　MRI和CT检查在鉴别骨性压迫和软组织性压迫时可以互补。A. 在轴位的MRI上，压迫源显示是软性椎间盘。B. 然而，通过同水平的CT扫描，显示病变是椎间盘已经骨化。同样，CT扫描有助于区分椎间盘突出和后纵韧带骨化。

鉴别诊断

- 神经根型颈椎病。
- 脊髓型颈椎病。
- 臂丛损伤。
- 复杂性局部疼痛综合征或反射性交感神经营养障碍。
- 胸廓出口综合征。
- 关节炎。
- 脊髓肿瘤。
- 咽峡炎。
- 肩部疾病。
- 周围神经受压（腕管、肘管综合征）。
- 糖尿病性神经病变。
- 多发性硬化。
- 脊髓空洞症。
- 卒中。
- 格林巴利综合征。
- 正常压力脑积水。

非手术治疗

- 对于大多数神经根型颈椎病患者来说，非手术治疗应作为首选的方法。
- 非手术治疗方法通常包括物理治疗、牵引、药物止痛、颈托固定、硬膜外注射。

手术治疗

- 适用于非手术治疗无效、症状进展加重或颈椎不稳患者。
- 常用的手术方式有颈前路椎间盘切除融合术和后路椎间孔切开术[1]。

术前计划

- 术者应研究影像学资料来评估是否有解剖变异，如椎动脉偏向内侧。
- 为了进行一个安全而又充分的神经减压手术，高质量的照明光线和放大镜是必需的。
  - 手术显微镜和放大镜、头灯都适用，但前者的照明和视线更理想。
  - 显微镜的另一好处是助手和术者视野一致。
  - 如选择显微镜，视野会较小，需不断调整视角以使视线与椎间盘平行(图4)。否则很容易偏离目标椎间盘，至椎体或其他节段，无法到达需要减压的椎间盘后方。

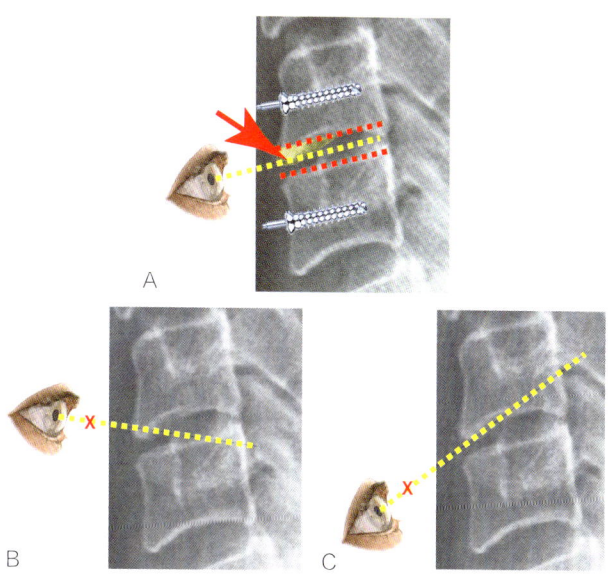

图4　视线。A. 如果选择使用显微镜，必须使视线与椎间盘平行以利于减压和处理终板。应以平行于椎间盘的方式准备终板（红虚线）(A)，在椎间隙中央形成一个矩形空间放置内植物。平行、宽广的椎间盘空间的准备，使得减压更容易进行并确保减压位于椎间盘的中心处（A）。B、C. 如果视线不能维持的话，术者可能错误地进入上位和下位椎体而不是需要减压的椎间盘。为了获得平坦的表面，上位椎体的下终板通常需要更多的准备，因为它是凹面的。相比之下，下位椎体的上终板较平坦不需要太多准备。切除前唇（黄色阴影箭头）有利于保持合适的视线，使视野更好，更容易显露后方的椎间隙（A）。

体位
- 患者肩胛骨下面应垫起、枕部置于泡沫垫圈上以避免皮肤受压坏死。
- 术前应评估颈部的后伸程度,使摆放体位时不至于使疼痛或神经症状加重。

入路
- 对于大多数患者C2～T2的节段都可以使用标准的Smith-Robinson入路。

颈前路椎间盘切除融合内固定术

椎间盘切除
- 暴露椎间盘后,使用15号尖刀片将其切开,用刮匙和髓核钳挖除。
- 咬除椎间盘和软骨组织直至后纵韧带和双侧的钩椎关节(技术图1A)。
- 一个有利于椎间盘显露和神经减压的重要技巧是切除上位椎体的下终板前缘(前唇)。如果有必要这么做的话,这样可以使得视线直接进入后方的椎间隙,方便后面的椎间孔切开和后纵韧带切除。
- 上位椎体下终板的表面基本上是呈凹面的,前方终板盖住椎间盘,因此挡住了视线而无法看到后方的椎间隙。
- 可以用枪钳或高速磨钻来将其切除。
- 修平此表面也可以使植骨块更好地与终板相接触(技术图1B)。
- 用磨钻修平终板,交替用刮匙和髓核钳来咬除软骨和椎间盘组织。

椎体间撑开:椎体钉、牵引器和撑开栓
- 在椎体间置入椎体钉可轻度撑开椎间隙、扩大视野。
  - 通常,在最初切除椎间盘表面部分后安置椎体钉,这样可以获得更大的椎间隙空间。
- 由于上位椎体的下终板通常需要更多的处理,Caspar椎体钉在上位椎体应尽量安置在靠近头侧(技术图2)。
- 不必过度撑开椎间隙。如果椎间隙在过度撑开的位置被融合,术后可能会导致颈部疼痛。如果脊髓有明显的压迫,应在减压完成后再撑开以防止脊髓损伤加重。
- Caspar椎体钉的另一个好处是它可以挡住头尾方向的软组织,而不需要另外的拉钩。
- 也可在对侧椎间隙选择小的板状撑开栓来撑开,而不用Caspar椎体钉。

终板准备
- 上位椎体的下终板是凹面的,而下位椎体的上终板较为平坦。因此,为了使植骨块与两侧终板紧密接触,应平行去除上下终板的软骨以获得一个矩形的间隙。

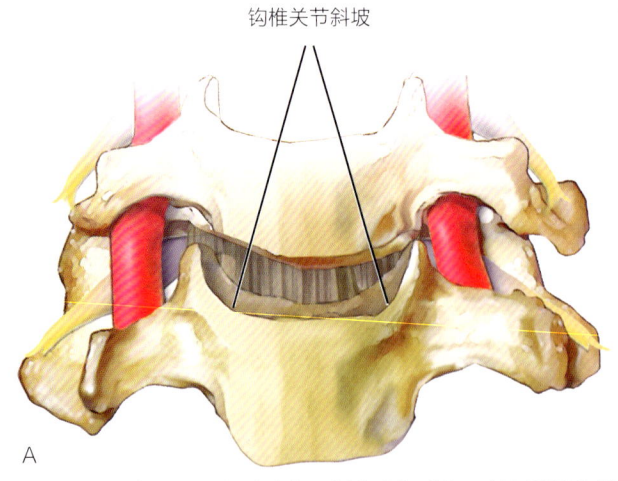 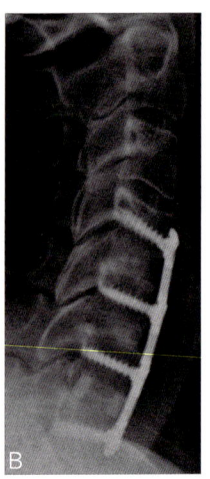

技术图1 A.(钩椎关节的上斜面)椎间盘切除应在两侧钩突间进行。使用刮匙和枪钳可以准确无误地咬到钩突的斜坡,这就是要切除的界限。广泛的椎间盘切除可植入较大的植骨块,或者在钩突区域附加植入碎骨块。B. 颈前路椎间盘切除植骨融合技术在第三颈椎脊髓型颈椎病中的应用。平行的椎间隙有利于植骨块和椎体的紧密接触,也可以对椎间隙后方的骨赘进行广泛切除减压。切除C5、C6椎体下方的骨赘(箭头)。这个患者C6下缘切除得比平常多,因为其椎管底部广泛的骨质增生导致了脊髓压迫。椎体中央部应尽量保留其骨性结构完整。在C6-C7位置,插入了两个骨块以尽可能多地填充椎间隙(注意C6-C7的植入骨块与近段的不同影像学表现)。

前路椎间孔切开术

- 椎间盘切除时应完全切除后方纤维环到后纵韧带水平。后纵韧带保持完整，这样在用高速磨钻行椎间孔切开或骨赘切除时会更加安全，因为它可以作为神经组织的保护层。骨性结构切除完成后，再将后纵韧带切除[2]。
- 在直视下用高速磨钻将椎间孔前方的钩突内侧1/2磨薄（技术图3）。
  - 调整显微镜的角度，可清楚地看到钩突。
- 一般情况下，减压对侧椎间孔要比减压同侧更容易，当然两侧的椎间孔减压都是没问题的。所以，对于单侧神经根受压的患者，笔者主张健侧入路。
- 切记不可用大的手术器械强行插入已经严重狭窄的椎间孔内。应先用磨钻打薄钩突，再将器械插进椎间孔内进行操作。

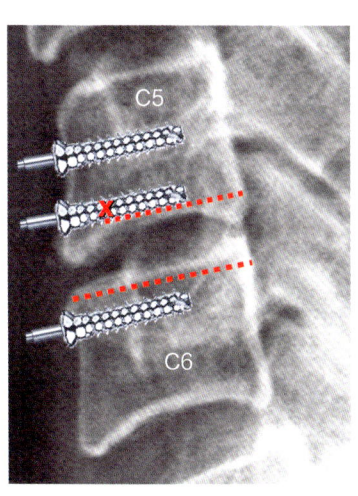

技术图2 Caspar椎体钉的放置。因为上位椎体的下终板需要更多的处理，术者应在离终板较远的地方（C5）放置上位的Caspar椎体钉（例如，C5椎体的中部或更靠近头侧的地方），但也不能进入上位相邻的椎间隙内。将Caspar椎体钉放置在中线处，以避免放钢板时影响螺钉的置入。为了平行撑开间隙，椎体钉应平行于椎间隙的方向置入。如果椎体钉放置位置向中间成角（椎体钉的尖端）的话，撑开时可能会产生局部节段后凸；如果椎体钉放置位置向外分开的话，撑开时可能会导致局部节段前凸。

- 这通常需要对上位椎体的下终板做较多的处理，而对下位椎体的上终板则不需要。
- 不可从上位椎体的下终板去除过多的软骨下骨质，这一点很重要，因为这样可能会导致安放钢板和螺钉时椎体内的骨质太少，尤其是对于身材较小而椎体相对较小的患者。
- 高速磨钻可用于终板去皮质。
- 在椎间隙内修成矩形的空间，使得在椎间隙中心能放置尽可能合适的植骨块。
- 上下终板都应完全去除软骨组织、去皮质直到骨面上有渗血，这样可以提高融合率[5]。
- 交替使用高速磨钻、刮匙和髓核钳，术者可以处理到椎间隙的后缘和后纵韧带。
- 相对于椎体切除术而言，在行ACDF时，对终板的处理会更彻底，因为ACDF植入的植骨块比椎体切除术更加稳定。
  - 在椎体切除术中，如果切除过多的终板，植骨块可能会发生沉降或塌陷（参见第7章），这在ACDF中比较少发生。而且，在ACDF手术中，如果骨质增生明显的话，加宽椎间盘的切除可以达到更好的减压效果。
  - 另一方面，进行椎体切除术时，已经有足够的空间在椎间盘进行广泛减压了，所以通常不需要额外的操作空间。

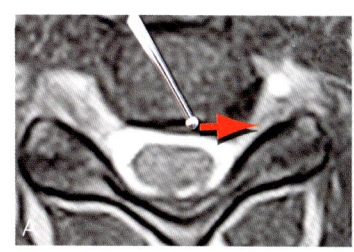
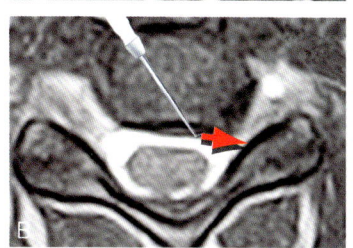
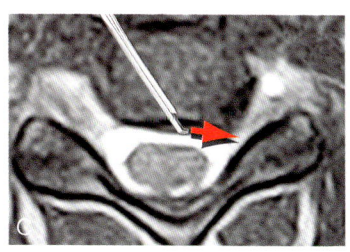

技术图3 前路椎间孔切开术。A. 使用磨钻在椎管侧面（箭头）磨薄骨质至一薄层骨壳。保持后纵韧带完整，作为神经组织的保护层，骨性结构切除完成后再切除后纵韧带。B. 用刮匙刮出骨性边界，并将骨质刮薄，确保刮匙或枪钳能顺利插入。如果病变只是由于单纯的钩突骨赘所致，可不必切除后纵韧带，但笔者通常是切除的，当侧方的硬脊膜边界和出行神经根可清楚地看到，探查时没有压迫了，那么减压就完成了。C. 用2 mm枪钳咬除骨赘，要确保枪钳紧贴钩突后缘以防止损伤下面的神经根，它于腹外侧45°角的方向从椎管发出。

- 使用磨钻时要持续冲水以防止热损伤并将骨屑冲掉。
- 如果视野好的话,可一直将骨赘磨薄直至一薄层骨壳。
- 用小刮匙或2 mm枪钳咬除已经磨薄的骨赘。
- 交替使用小刮匙、枪钳和磨钻,椎间孔可逐渐地向外侧扩大。
  - 神经根约于腹外侧45°角的方向离开椎管。避免盲目地将磨钻、刮匙或枪钳进入到钩突的深面以损伤神经根。注意在进入椎间孔进行减压时,器械应紧贴钩突操作(图1)。
- 当一把小型的神经钩或刮匙能轻松无阻碍地进入椎间孔前方到神经根出口时,即完成椎间孔切开术[6]。

后纵韧带切除

- 软性的椎间盘突出通常是由髓核通过后纵韧带上的裂隙挤出的(技术图4A、B)。
- 用小刮匙巧妙地探查,可将突出的椎间盘碎片从后纵韧带后面钩出。
  - 如果有必要的话,可以用2 mm枪钳将后纵韧带上的裂隙扩大,再把突出椎间盘碎片全部取出。
- 是否每个患者都要切除后纵韧带仍存在争议。一般来讲,笔者都会切除后纵韧带,特别是椎间盘突出的病例,确认硬脊膜或出行神经根(术前通过影像学确定压迫的位置)没有任何的压迫才算减压完成。
  - 如果压迫的部分是钩突的增生骨赘,而不是游离到韧带下方的椎间盘,那么通过切除骨赘就可获得满意的减压效果,而不必切除后纵韧带。
- 如果后纵韧带上没有裂口,可以用一把显微刮匙在后纵韧带纵行纤维间挑出一个裂口,使刮匙能够伸到后纵韧带的后面(技术图4C、D)。
- 一旦确认了后纵韧带和硬膜之间的间隙,就可使用刮匙或枪钳将后纵韧带切除。

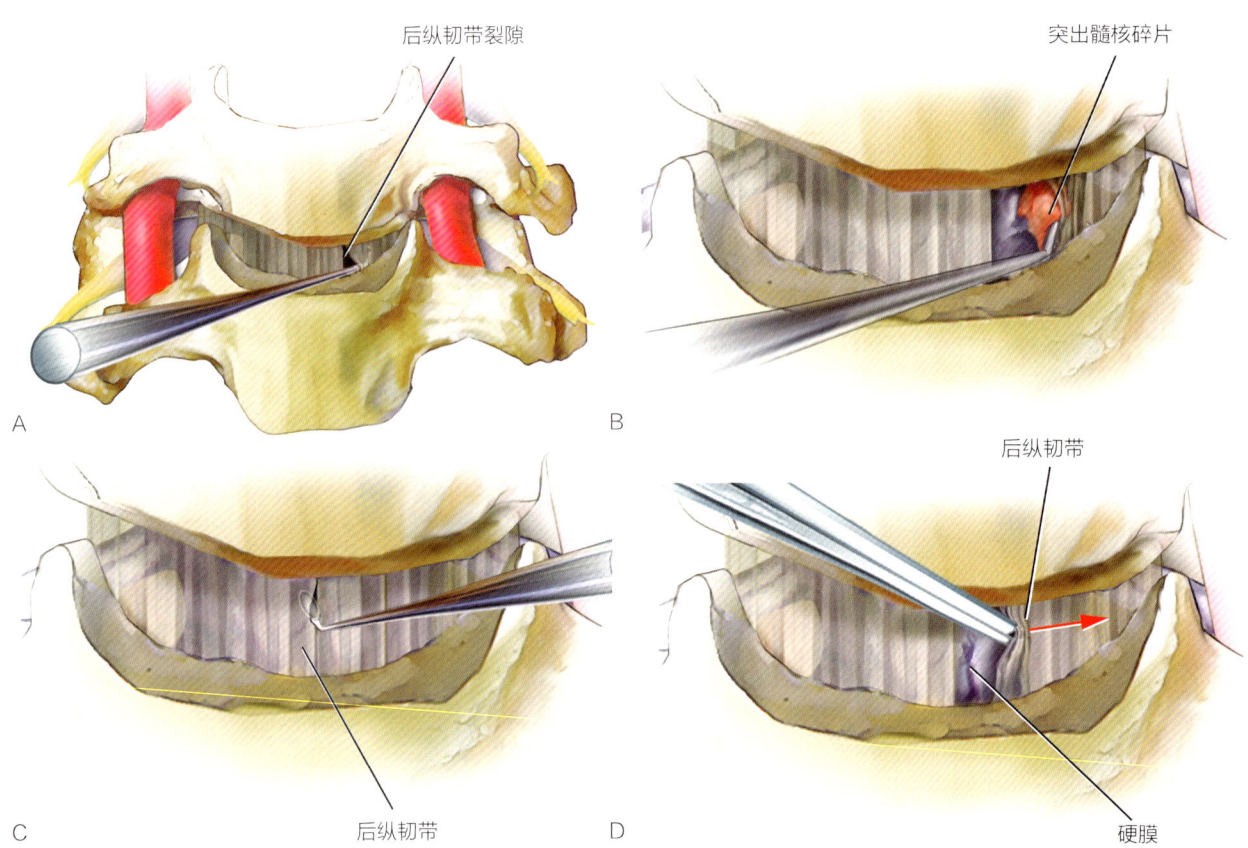

技术图4　A、B. 摘除突出的髓核。A. 对于椎间盘突出者,一般可在后纵韧带的纵行纤维上找到一条裂隙。用小刮匙确认后纵韧带上的裂隙,一旦确认,可在后纵韧带和下面的硬膜之间探到一个间隙,用枪钳将后纵韧带上的裂隙扩大。B. 扩大裂隙可提供更大的空间找到突出的椎间盘。然后用刮匙钩出突出的椎间盘碎片以减压脊髓和神经根。C、D. 切除后纵韧带。C. 如果后纵韧带完整,可以用一把小刮匙在后纵韧带的纤维间挑出一个裂隙。一旦确认了后纵韧带和硬膜之间的间隙,就可用刮匙或枪钳将后纵韧带去除。D. 一般情况下在后纵韧带中部较厚的部分比侧方较薄的部分更容易找到它和硬膜的间隙。

- 轻轻撑开使后纵韧带绷紧,有利于将它切除。
- 一般情况下,在后纵韧带中部较厚的部分比侧方较薄的部分更容易找到它和硬膜的间隙。后纵韧带一般有很多层,在一些慢性病例中,后纵韧带和硬膜囊之间多有一层膜样结构,易与硬膜本身混淆,需要仔细辨认。
- 椎间盘突出对侧或非症状侧的后纵韧带通常不需要切除。

椎动脉和神经损伤的避免

- 术前,术者应在影像片中仔细观察椎动脉的位置,除外解剖变异的可能(技术图5)。
- 椎动脉变异通常发生在椎体部分。但是,较常见的是一侧椎动脉离钩突比另一侧要近,当由该侧入路时要格外小心[3]。
- 在没有椎动脉解剖变异的情况下,椎动脉的撕裂伤多见于术者没有正确辨认钩突。通过钩突可以确定椎动脉的安全区域和需要减压的区域。
  - 在颈前路手术中必须始终确认双侧钩突关节。
- 椎动脉通常在椎间盘后2/3部分。当在此区域用刮匙刮除椎间盘时,如果刮到钩突的外侧就可能导致椎动脉的撕裂。
- 如有疑问的话,可用Penfield剥离器来确认钩突的外侧缘,以避免太靠外侧而损伤椎动脉,一般椎动脉离钩突外侧缘只有几毫米(技术图5C)。

内植物的大小及放置

- 可通过术前的侧位片来评估内植物的最大高度。在多数病例中,内植物的高度比术前测量高2～3 mm是最佳的。
- 理想的内植物在前后方向上的深度应比椎间盘小几毫米,使得其可离开椎管2 mm。
- 内植物最终的高度可在终板准备之后由试模来确定(技术图6)。
  - 用Caspar钉轻轻撑开后,将试模小心锤入。
- 在撑开状态下大小匹配,可以确保去除撑开后的最佳尺寸。
- 如果试模不合适而小一号的试模又太松的话,术者需确定高出的部位并稍加修整。然后重新放入试模。
- 对于多节段的ACDF,一般是先进行一个间隙的减压和置入内植物后,再进行下一个间隙的减压和置入内植物。
- 提高融合率的一个方法是在椎间隙内置入尽可能大的骨移植物。较宽的减压范围可为植骨提供更大的空间。
  - 结构性植骨块与钩突之间的空间可用碎骨块或人工骨填塞。如果空间足够大的话,可并排放置两个内植物。

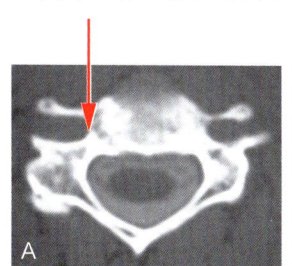
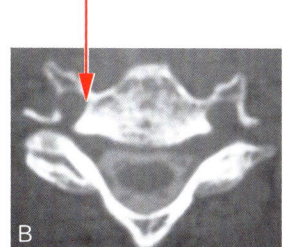
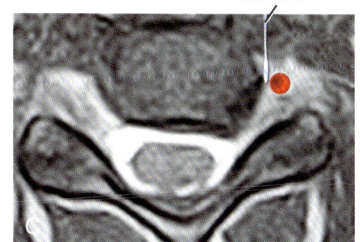

技术图5 A、B. 椎动脉变异。A. 右侧横突孔(箭头)比左侧更靠内一点。所有细微的解剖异常在术前应予以关注。B. 变异发生在椎体平面而非椎间盘平面,右侧的横突孔位置比较正常(箭头)。C. 钩突外侧的Penfield剥离器。在有些病例,尤其是有畸形的情况,切开颈长肌后确定钩突的外缘侧(即椎动脉的安全区域)可能并不容易。在颈长肌的下面放置一个Penfield剥离器,将其向侧方牵开,在钩突的外侧钩住剥离器以确保椎动脉的安全。

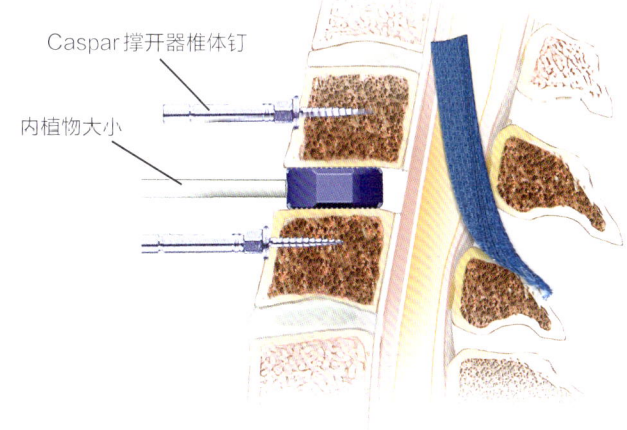

技术图6 使用试模确定内植物的最佳尺寸。在撑开状态下大小匹配,该尺寸的内植物是最佳的。如果使用自体骨移植,将匹配的试模作为修整骨块的依据。术者应在没有过度撑开的状态下使内植物尽可能地填充间隙。过度撑开可能会导致术后颈部疼痛,或使内植物进入椎管内。

- 对于ACDF手术,除非融合能力很差的患者,一般使用含皮质的同种异体骨。当然,也可用自体髂骨植骨。

确定钢板的长度

- 对于单节段、使用自体骨移植的ACDF患者,钢板是可选择性使用的。如果是行异体骨移植或多节段的手术,那么钢板是必须用的。
- 椎间隙内植物放置后,就可以确定钢板的尺寸了。
- 最佳的钢板长度应该使得螺钉能够紧邻终板放置(技术图7)。
  - 钢板长度应满足螺钉与减压间隙成角方向置入(与椎间隙平行置入螺钉)。同时,钢板也不能过长,以免进入上下相邻的椎间隙。
  - 避免钢板过长对邻近椎间盘造成影响。

钢板的放置技巧

- 钢板应预弯前凸,使其与椎体更加帖服。
  - 在冠状位上,钢板应放置于两侧钩突间的椎体正中。
- 螺钉角度应朝向内侧,以减少损伤外侧神经根或椎动脉的机会。
- 应在术前CT或MRI上测量椎体的深度来估计螺钉的长度,理想的螺钉应该在椎体内尽量长,以提供最大的稳定性。
- 也可使用动态钢板(技术图8)。理论上,它们可提高内植物的载荷。有几种类型的动态钢板可选用。
  - 角度可变螺钉系统的螺钉角度可在固定的钉孔里随着沉降而摆动,会使螺钉在椎体里发生松动。
  - 开槽钢板能使螺钉在钢板上下移动。当发生沉降时,锁定螺钉紧紧地固定在椎体上而不会发生角度变化,但如果过度移位,可能会导致钢板影响邻近节段。
  - 伸缩型钢板在没有开槽的钉孔内使用锁定螺钉,当沉降发生时钢板的两端会回缩进去。术中如果钢板放置位置良好的话,术后这种钢板不会对邻近节段产生骚扰,因为钢板尾端到终板的距离不会随整个结构变短而改变。但是这种钢板一般都比较厚。
- 如果使用滑动钢板,术者安放钢板时必须考虑到可能发生的沉降。不能因为沉降而使钢板影响到邻近的椎间盘。

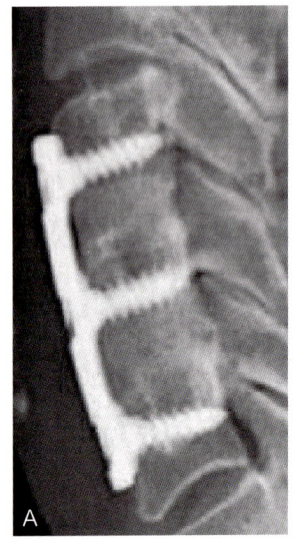 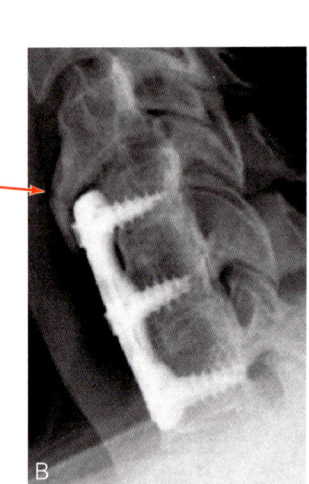 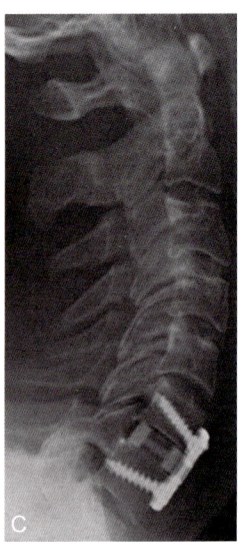

技术图7 合适的钢板大小。A. 钢板的最佳长度应使其头尾的钉孔紧贴其相应的终板。本例中,由于这个患者的椎体相对较短,钢板还是有点太靠近上位的邻近椎间盘。但2年的随访并未发现相邻椎间盘退变。不需要追求双皮质螺钉,术前可根据CT或MRI估计螺钉的长度。螺钉应以离开椎间隙的方向固定,这样可以选择较长的螺钉进行向上下散开的固定形式,可以更好地增强抗拔出作用。B. 该患者的椎体比较小。使得钢板离相邻椎间盘太近,导致相邻节段的骨化(箭头)。头端的螺钉没有紧邻终板,而是几乎到了椎体的中部。尾端的螺钉也是从椎体中部打进去的,钢板远端太长,离下位的椎间隙太近。通过这两个病例所显示的,对于椎体较短者,合适的钢板长度显得尤其重要,因为相邻的椎间盘离得更近。C. 螺钉固定和植骨。该患者接受了C6-C7 ACDF治疗颈椎病,因为椎间隙比较宽大,两个异体骨移植物并排插入并旋转90°,以便更好地填充椎间隙、增加接触面积,并改善应力负荷分配。为了提高固定效果还增加了螺钉长度。

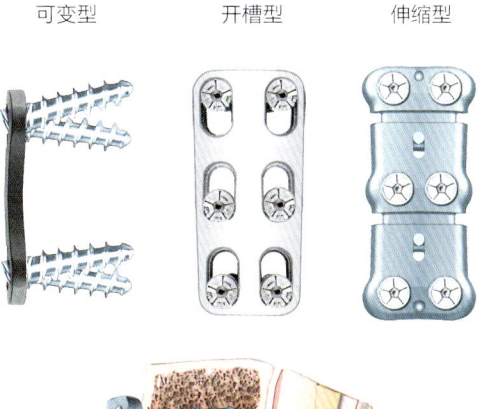

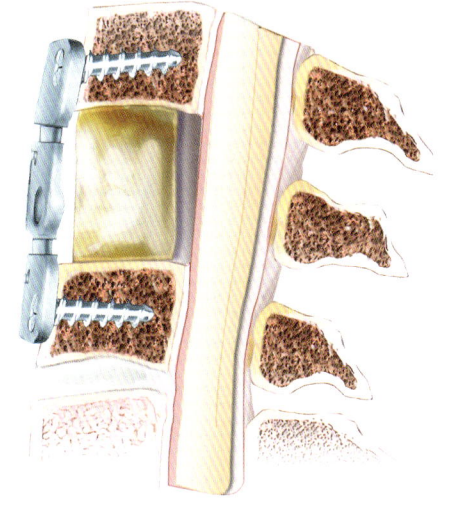

技术图8　动态钢板一般有3种类型：一类是角度可变的螺钉固定于圆形钉孔里，其螺钉角度是可以摆动的；一类是带槽的钉洞可让螺钉上下平移；一类是钢板尾端可以伸缩的。相对于角度可变的和带槽的钢板，可伸缩钢板的尾端和邻近椎间盘的距离不会随着钢板的移动而变化，因为它只是钢板内缩短了。这样，如果在最初安放钢板时没有干扰到邻近椎间盘，那么术后也不会因为沉降而影响到邻近的椎间盘。

不使用钢板固定的颈前路椎间盘切除融合术

- 传统的ACDF是不使用钢板固定的。
- 虽然在多节段的患者中，钢板能更好地保持前凸，并达到更好的融合率，但不使用钢板可减少手术时间，减少术中颈部软组织的牵拉，避免钢板相关的并发症，例如螺钉的拔出或对食管的影响。
- 如果不使用钢板，应进行自体骨移植而不是异体骨移植，术后必须使用坚强的颈托固定。
- 没有钢板固定的话，最多可进行3个邻近节段间的融合，这是安全的。
  - 要按顺序一个个地进行椎间融合，也就是说一个节段的减压融合完成之后再进行下一个节段的减压融合。

测量椎间隙

- 减压完成后，在不撑开的状态下测量椎间隙的深度和高度（技术图9A、B）。
- 放置板状撑开器撑开椎间隙，再次测量高度（技术图9C、D）。
- 没有撑开时，椎间隙高度一般是6 mm，撑开后可达12 mm。
- 撑开对于三面骨皮质的植骨块是很重要的。植骨块的高度要大于没有撑开的高度，但要小于撑开后的高度，这样椎体本身的压缩力可坚强固定植骨块。

放置植骨块

- 植骨块修成合适大小后，用板状撑开器撑开椎间隙，将其插进去（技术图10A、B）。
- 植骨块离椎体前缘至少2 mm，其后缘离硬膜和后纵韧带应为4 mm。
- 松开撑开器之后（技术图10C、D），使用直角的探针试着拔出移植物，以检查其牢固程度。
- 如果内植物稳定，术后使用软颈托固定4~6周。

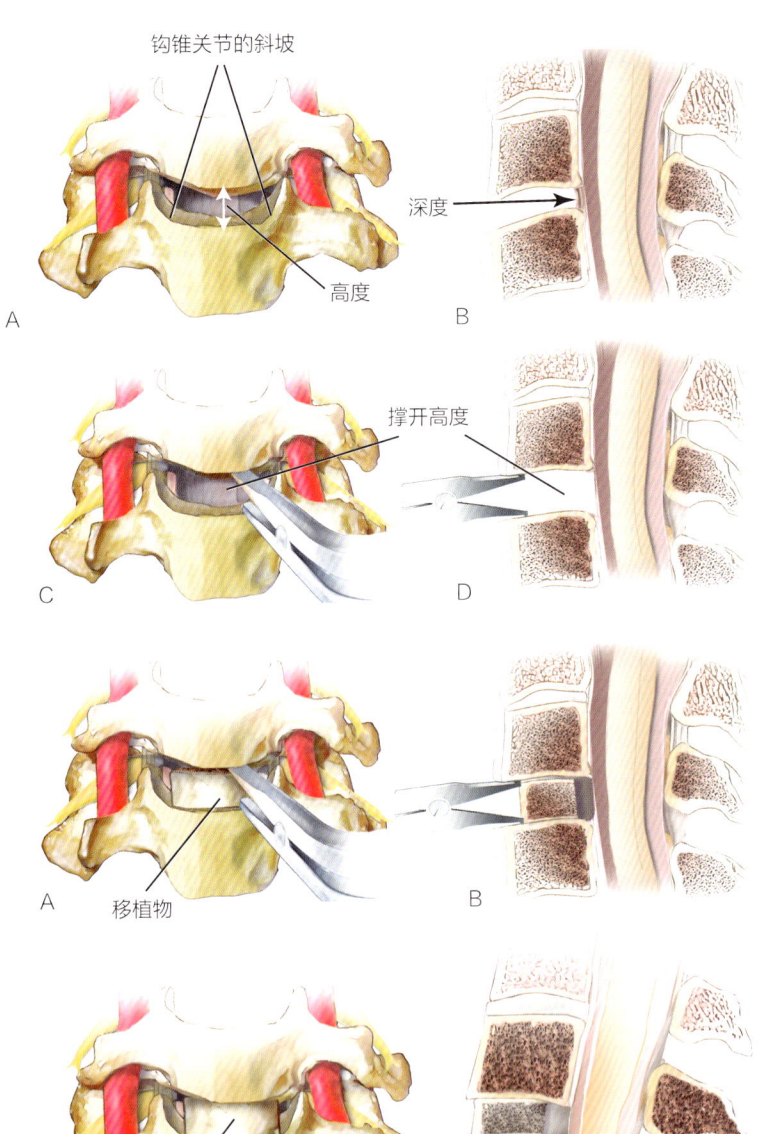

技术图9 测量撑开前后椎间隙高度。

技术图10 撑开(A、B)和无撑开(C、D)椎间隙内的带骨皮质的植骨块。无撑开时,植骨块被颈椎自身的回缩力所固定。植骨块的后缘和脊髓之间有2~6 mm距离。

要点与失误防范

椎间盘切除	• 切除上位椎体下终板的前缘能更好地显露椎间盘的后方,特别是椎间隙狭窄者,也有利于之后的减压
终板准备	• 术者应修成一个与终板平行的矩形空间。上位椎体的下终板通常需要更多的处理。避免过多的去除骨质以预防内植物的沉降
椎间孔切开术	• 钩突是辨认椎间孔的标志,术者应始终以钩突作为定位标志。当进入椎间孔切除骨赘时,刮匙或枪钳应紧贴钩突以避免损伤其下方的神经根,神经根是向腹外侧45°角发出的。用磨钻将钩突磨薄,用较小的器械伸进椎间孔进行减压而不至于损害下面的神经根
钢板固定	• 术者应选择尽可能短的钢板,使钉孔紧邻终板,以避免钢板或螺钉对相邻节段的骚扰
不用钢板固定的多节段ACDF	• 对于多节段融合的患者,应在一个节段的减压和融合完成之后再进行下一个节段的减压融合。如果没有放置内植物,就完成了所有节段的减压,将导致内植物的大小不一,因为椎体自身的弹性回缩会使得某一个植骨块比其他的要明显宽大

术后护理

- 加用钢板固定的ACDF术后是否使用支具固定仍有争议。
- 笔者通常要求患者术后使用颈托固定6周。
- 咽后部要放置深部引流管预防血肿形成。通常在术后第2天早上拔除,除非最近8小时的引流量>30 ml。
- 术后饮食可很快恢复正常。凉的饮料和冰淇淋有助于改善术后吞咽困难和肿胀。

结果

- 90%以上行ACDF的患者其根性症状有明显的改善。
- 颈部中线的轴性痛如与根性痛有关的话,可能会获得改善,但应让患者清楚:手术的主要目的是神经减压和减轻神经根或脊髓症状。
  - 同样的,单侧的颈部疼痛可能是神经根型颈椎病的表现,通常也会有所改善。
  - 但是,与根性痛无关的颈部轴性痛手术后可能不会改善,这类患者推荐非手术疗法。

并发症

- 与ACDF相关的潜在并发症包括吞咽困难、发声困难、假关节形成、内植物失败、神经损伤、食管损伤、肿胀或血肿导致气管受压、椎动脉损伤[1]。
- 术后几乎都会有一定程度的吞咽困难。大多数吞咽困难的患者仅有轻微的症状,3周内会明显改善。长期明显的吞咽困难较少见(约4%)。
- 喉上神经支配环甲肌,调节声带的张力,支配声门上的感觉。因此,喉上神经麻痹会导致声音低沉和呼吸困难。
- 喉返神经支配声带外展的肌肉,绝大多数喉返神经麻痹的患者会有声音嘶哑,双侧喉返神经损伤会导致气道阻塞,需要气管切开。
- 即使现代外科技术已很先进,但仍有可能发生不融合。然而,多数颈椎不融合者是没有症状的,也不需要进一步的处理。有症状的不融合患者可通过前路ACDF翻修或后路融合术来治疗。
- 当下有争议的是融合术会导致邻近节段的退变。虽然生物力学研究显示融合节段相邻的椎间盘压力和活动度增加,但临床研究却无法证实邻近节段的退变是由融合引起的还是椎节本身自然退变所引起。实际上,不管是颈前路椎间盘切除减压融合术、颈前路椎间盘切除减压,还是后路椎间孔切开而不融合者,现有的证据提示只有约3%的患者会出现有症状的邻椎病[7]。

参考文献

[1] Bazaz R, Lee MJ, Yoo JU. Incidence of dysphagia after anterior cervical spine surgery: a prospective study. Spine 2002;27:2453-2458.

[2] Brigham CD, Tsahakis PJ. Anterior cervical foraminotomy and fusion: surgical technique and results. Spine 1995;20:766-770.

[3] Curylo LJ, Mason HC, Bohlman HH, et al. Tortuous course of the vertebral artery and anterior cervical decompression: a cadaveric and clinical case study. Spine 2000;25:2860-2864.

[4] Ebraheim NA, Lu J, Haman SP, et al. Anatomic basis of the anterior surgery on the cervical spine. relationships between uncus-artery-root complex and vertebral artery injury. Surg Radiol Anat 1998;20:389-392.

[5] Emery SE, Bolesta MJ, Banks MA, et al. Robinson anterior cervical fusion: comparison of the standard and modified techniques. Spine 1994;19:660-663.

[6] Henderson CM, Hennessy RG, Shuey HM Jr, et al. Posterior-lateral foraminotomy as an exclusive operative technique for cervical radiculopathy: a review of 846 consecutively operated cases. Neurosurgery 1983;13:504-512.

[7] Hilibrand AS, Carlson GD, Palumbo MA, et al. Radiculopathy and myelopathy at segments adjacent to the site of a previous anterior cervical arthrodesis. J Bone Joint Surg Am 1999;81(4):519-528.

[8] Park JB, Cho YS, Riew KD. Development of adjacent-level ossification in patients with an anterior cervical plate. J Bone Joint Surg Am 2005;87(3):558-563.

[9] Radhakrishnan K, Litchy WJ, O'Falon WM, et al. Epidemiology of cervical radiculopathy: a population-based study from Rochester, Minnesota, 1976 through 1990. Brain 1994;117:325-335.

[10] Sampath P, Bendebba M, Davis JD, et al. Outcome in patients with cervical radiculopathy: prospective, multicenter study with independent clinical review. Spine 1999;24:591-597.

[11] Smith GW, Robinson RA. The treatment of certain cervical spine disorders by anterior removal of the intervertebral disc and interbody fusion. J Bone Joint Surg Am 1958;40-A(3):607-624.

第2章 颈椎前路次全切除及融合内固定术
Anterior Cervical Corpectomy and Fusion with Instrumentation

John M. Rhee and Claude Jarrett

定义

- 脊髓型颈椎病是指由颈脊髓受压引起的一系列临床症状和体征。常见症状有步态不稳、活动笨拙、手的精细活动受限、手部手套样麻木(而不是神经根受累的皮节区域)。
- 由于脊髓病变可能进展缓慢,尤其是在疾病早期阶段。故而容易漏诊或误诊为功能老化。
- 手术减压是主要的治疗手段,且手术可以经前路(如椎体切除融合、椎间盘切除融合或两者兼有)或后路(如椎板切除融合术或者椎管成形术)完成。
- 本次讨论椎体切除加融合术。如果椎体平面压迫脊髓,则需行椎体切除术。倘若压迫完全来自椎间盘,则不必行椎体切除,可行前路椎间盘切除和融合术。

发病机制

- 椎节的改变(如骨刺形成、椎间盘退变隆起、椎间盘突出)是引起颈脊髓受压最常见的原因。
- 颈椎后纵韧带骨化症是导致脊髓压迫的另一个常见病因,颈椎后纵韧带骨化可以为分节型或连续型的骨化(图1A、B)[6]。
- 无论是原发性的或者继发于椎板切除术后的后凸畸形,也可以成为脊髓型颈椎病的致压因素。
  - 脊髓型颈椎病通常发生于先天性颈椎管狭窄患者(图1C、D)。这些患者年轻时可能没有出现脊髓压迫,但是椎节改变致使椎管狭窄加重到一定程度之后将出现脊髓压迫。
- 尽管脊髓型颈椎病通常见于50岁以上的患者,但是也有相当多的年轻患者,这取决于患者先天性椎管狭窄的程度及椎节改变的累积程度。

自然病程

- 一般认为未经手术治疗的脊髓型颈椎病患者预后较差,通常症状会逐渐加重[1]。

病史和体格检查

- 脊髓型颈椎病患者有上肢及下肢的一系列主诉。
  - 上肢的主诉包括手部及臂部广泛的笨拙感,持物易坠落,不能操持精细的物品如硬币、纽扣等,书写困难和广泛性肢体麻木(非皮节支配区域)。
  - 下肢的主诉包括步态不稳、走路失平衡感、步行易撞墙。家属可能会说患者走路像醉酒一样。
- 严重的脊髓压迫患者可能会出现Lhermitte症状:当颈部处于某一特定部位时,出现沿脊柱向下或者放射至肢体的触电样感觉(可在颈部过伸或者过屈时诱发)。
- 许多颈椎病患者否认有运动功能减退。肠道或膀胱功能减退的症状常出现在疾病的后期。许多晚期颈椎病患者可能并无颈部疼痛症状。
- 脊髓型颈椎病患者可同时合并有神经根受压的症状,表现为脊髓神经根病变。
- 体格检查应包括以下内容。
  - 肩胛肱骨反射试验:当叩击两肩胛骨间的脊柱时,出现肩胛骨过度抬高或者肱骨外展,即为阳性。提示可能存在C1~C3节段的高位颈髓压迫。
  - 下颌反射:嘱被检者半张口,以一指指腹垫于下颌中部,以叩诊锤叩击指腹。如发生双侧咬肌收缩,下颌闭合,称为下颌反射亢进,提示三叉神经中枢神经系统出现病损可能。双侧咬肌不收缩,下颌不闭合,称为下颌反射正常。
  - Babinski征:当划足底外侧,由后向前至小趾跟部并转向内侧,阳性反应踇趾背伸,余趾呈扇形展开。提示锥体束病变。
  - Hoffman征:使患者腕部稍为背伸,手指微屈曲,检查者以右手示指及中指轻夹患者中指远侧指间关节,以拇指向下弹按其中指指甲,阳性者拇指屈曲内收,它代表上肢锥体束症(损伤或病变),常见于脑血管疾病等,也可见于颈椎病变。
  - 桡骨膜反射:患者一侧肘关节置于半屈半伸位,前臂轻度旋前。检查者用叩诊锤叩击该侧桡骨茎突上2 cm处。正常时,可表现为肘关节屈曲。若发现该侧前臂屈曲不明显,而出现手指屈曲,即为桡骨膜反射倒错,提示C5-C6水平的脊髓和神经根受压可能。
  - 手指逃避征:患者伸出前臂,手掌朝下,将手指并拢。若小指或环指不能并拢维持30秒,出现外展或屈曲,即为阳性,这是脊髓型颈椎病的信号。

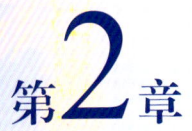

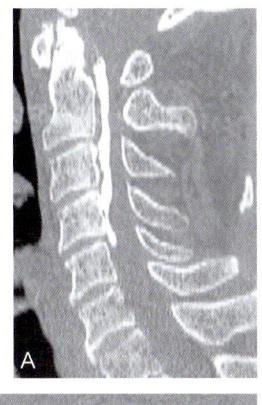
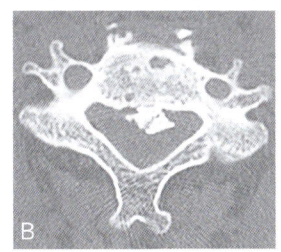
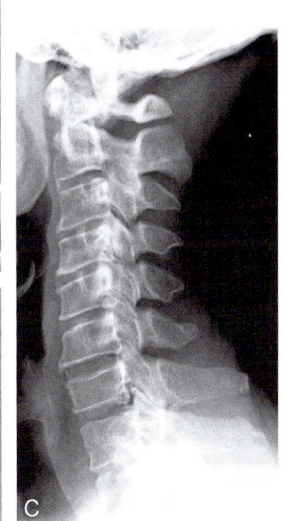
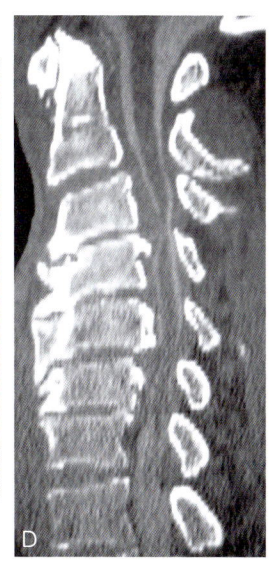

图1 A、B. 后纵韧带骨化症。A. 从C1～C4的连续型后纵韧带骨化症引起严重的椎管狭窄。B. 另一例患者的横断面CT可见后纵韧带骨化的中央隆起部分。C、D. 先天性椎管狭窄。其定义是椎管直径与椎体直径之比<0.8，可以在侧位片上测量（C），或诸如CT脊髓造影这样的先进影像检查（D）（另一患者）。CT脊髓造影显示椎体严重的骨质增生进一步加剧了椎管狭窄，引起脊髓压迫。

- Tandem步态试验：被检查者闭目直立，沿直线两脚交替向前行走（要求踵趾相接）10步左右。观察行走过程中有无偏斜，以及偏斜方向和程度。如果患者有明显步态不稳，即为阳性。阳性证实患者有步态失调，但不表明步态不稳由颈脊髓受压引起。
- 需要特别注意的是，一些脊髓型颈椎病患者，没有任何"经典"的阳性体征。一项研究[3]表明大约20%的脊髓型颈椎病患者没有明显的体格检查阳性表现（如反射亢进、Hoffman征）。因此，没有阳性体征表现不能排除脊髓型颈椎病的诊断。

影像学和其他诊断性检查

- 侧位X线片有助于观察先天性椎管狭窄的程度及矢状位的序列情况。
- 侧位X线片椎管直径与椎体直径之比<0.8时即表明存在先天性椎管狭窄。
- CT扫描（根据是否有高质量的MRI，决定是否加做脊髓造影）有助于判别病变是骨性的或是软组织性质的，特别是怀疑有后纵韧带骨化症（OPLL）时。

鉴别诊断

- 以下病变需与脊髓型颈椎病鉴别：
  - 肌萎缩侧索硬化症。
  - 肌肉组织疾病。
  - 周围神经病变。
  - 脊髓空洞症。
  - 多发性硬化。
  - 糖尿病神经病变。
  - 臂丛神经病变。

非手术治疗

- 对于有症状的脊髓型颈椎病，应该选择手术治疗。
- 不能耐受手术的脊髓型颈椎病患者可以非手术治疗[4]。
- 无症状的脊髓受压患者的治疗尚存争议。对于那些脊髓受压严重但无症状患者，应当考虑进行预防性手术治疗，尤其是存在脊髓信号改变者，以防外伤引起脊髓损伤（中央管综合征）（图2）。

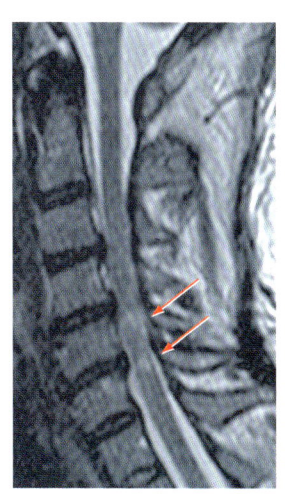

图2 矢状位MR T2加权显示脊髓信号的改变。

手术治疗

- 最常用的手术方案包括:前路减压融合术(选择椎间盘切除术或椎体切除术,这取决于是否存在来自椎体后方的压迫)、椎管成形术以及椎板切除融合术。
- 一般来说,脊髓压迫来自3个或少于3个椎间盘节段时,倾向于选择前路手术,因为植骨、融合的并发症发生率随融合节段增加而呈指数级增长。颈椎后凸或者明显颈部疼痛者也应该优先考虑前路手术。
- 相反,当脊髓病变来源于3个或大于3个节段,颈椎序列为中立或前凸时,倾向于选择后路手术,如椎管成形术,特别是仅有轻微或完全没有颈部疼痛的患者。
  - 后路手术可以对脊髓进行充分的减压,然而,当去除后方结构(椎板、黄韧带)以后,需有足够的前凸存在方能使脊髓向后方漂移。
- 严重的病例或是椎板切除后的后凸畸形者应考虑行前后路联合手术。
- 多节段椎体切除术作为一个单独的手术,并不推荐应用于椎板切除术后明显后凸畸形的患者,因这一手术导致高度的结构性不稳,从而引起手术失败。

术前计划

- 仔细研究术前CT和MRI扫描结果,分析椎动脉的路径和需要减压的椎管宽度。
- 当不清楚压迫物为骨性(后纵韧带骨化症的骨赘)还是软的椎间盘组织时,CT比MRI能够提供更准确的信息。

体位

- 行颈前路椎体切除和融合术的患者,体位摆放参见第1章。
- 然而,相对于神经根型颈椎病患者,脊髓型颈椎病患者的体位摆放要更加当心。尤其要保证患者颈椎后伸程度不能超过受压脊髓的承受限度。术前应评估颈椎能承受的伸展程度,确保术中不能超过它。
- 多节段椎体切除术可使用Gardner-Wells颅骨牵引器,而1~2个节段椎体切除术术中应用Casper牵开器就足够了。
- 在脊髓减压完成之前,避免对脊柱过度牵引,以免加重脊髓损伤。

入路

- 手术入路与颈前路椎间盘切除融合术类似,但需要显露的节段多,所以显露的范围也更大(更多细节参见第1章)。
- 术者必须确保暴露的范围要超过双侧钩突的内侧缘,通过将双侧颈长肌适当向两侧牵开,从而为放置自动拉钩提供稳定的基础,也便于辨认钩突,而钩突是椎体切除术及椎间盘切除术的最重要标记。

评估椎体切除边界

- 完成手术椎体的上下位椎间盘切除以后,开始椎体切除。椎间盘切除时,从一侧钩突向另一侧钩突进行(详情参见第11章)
- 脊髓减压需切除的椎体宽度根据术前影像学资料决定(技术图1)。
  - 通常情况下,如果减压从一侧钩突到另一侧钩突,那么减压范围是足够的。
  - 不越过钩突可以实现彻底减压,同时避免损伤椎动脉。在椎间盘平面,由于可能存在脊髓和神经根同时受压,减压范围要超过两侧钩突的内侧缘。但是

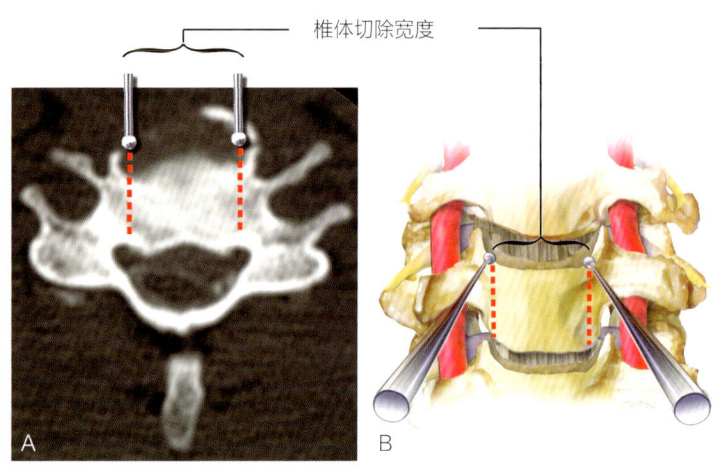

技术图1 椎体切除的界限。A. 椎体切除的横向宽度由脊髓减压的范围来决定,并且可根据术前影像资料估计。B. 通常情况下,在椎体平面,从一侧钩突的内侧缘至另一侧钩突内侧缘,这样的减压范围是足够的。

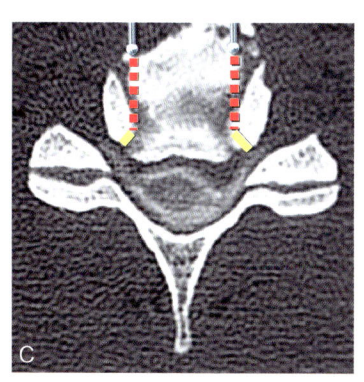

技术图1（续） C. 在椎间隙平面，为获得满意的神经根减压效果，需要更宽的减压范围（黄线部分）。

在椎体水平则尤为必要，因为只有脊髓受压。
- 不越过钩突可以实现彻底减压，同时避免椎动脉损伤，除非存在椎动脉变异。这样的变异更多见于椎体水平，而不是椎间隙水平，应从术前的影像资料发现变异并避免损伤。

颈椎椎体切除

- 用一高速磨钻在上下钩突之间纵向刻划椎体切除的减压边界，从而限定减压的安全边界。
- 接下来，用咬骨钳快速咬除大块椎体骨（技术图2），咬下的骨头留作植骨用。
- 一旦骨松质基本完成切除，就开始用高速磨钻仔细减压。
- 在直视下用高速磨钻磨去骨头，直至后缘皮质仅存一层薄壳。
- 用小刮匙和枪钳逐渐切除残存骨皮质。

- 需要注意的是，随着减压不断向后方椎管深入，减压的宽度不能减小。因为随着减压不断向后深入，范围容易缩小成锥形。
- 在切除骨质过程中，椎体出血常影响视野。
  - 术者要从容地用骨蜡（当残留骨质较厚时，轻轻涂上）或者粉状明胶海绵凝血酶（残存椎体很薄时使用）止血。
  - 在进行上述操作时，避免用力向后压而不小心造成椎管压迫。
- 控制硬膜外出血最好用双极电凝或明胶海绵凝血酶。

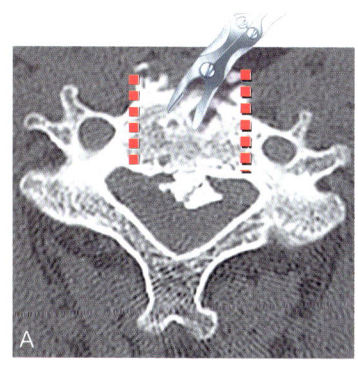 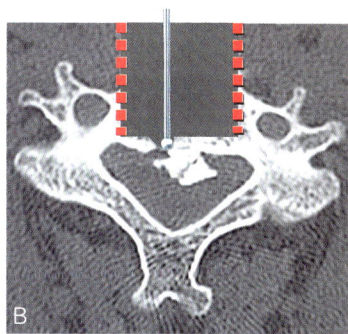 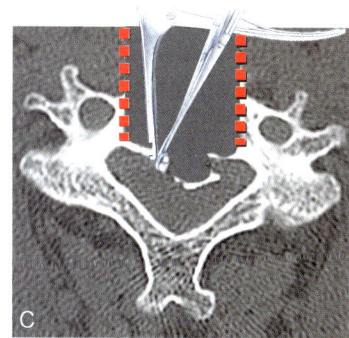

技术图2 椎体切除的步骤。A. 用高速磨钻沿钩突内侧缘纵向刻划椎体切除的外侧缘，再用咬骨钳咬除大块椎体骨。B. 在椎体的主体部分切除之后，用磨钻逐渐磨去残余骨质，直至剩余一薄层骨壳。C. 最后，用刮匙和枪钳切除残余骨壳。将要切除的全部骨质充分打薄，有利于小型器械在其下方穿过，而不至于对脊髓形成压迫。

切除后纵韧带

- 倘若脊髓压迫完全来自骨赘或先天性椎管狭窄,则不一定需要切除后纵韧带。但一般来说,切除后纵韧带可以确保减压充分。
- 如果在椎体后缘有脱出或游离的椎间盘,或者脊髓压迫由后纵韧带骨化引起,那么应该切除后纵韧带。
- 在切除后纵韧带时,先用一小号刮匙在后纵韧带的纵行纤维之间试探,确定后纵韧带背侧有足够的空间,能够应用大号刮匙或是 2 mm、3 mm 枪钳完全切开后纵韧带(技术图3)。
- 倘若后纵韧带骨化严重并与硬膜粘连,术中有可能出现硬膜缺损,术者应准备行硬膜修补,或者腰部蛛网膜下隙置管引流术。
  - 对于严重的后纵韧带骨化患者,在同等条件下笔者更倾向于后路手术,以避免硬膜缺损带来的相关并发症。
- 有些重度后纵韧带骨化病例,并不需要完全切除骨化的后纵韧带,而是可以用"漂浮技术",即通过松解非骨化部位的硬膜与骨化部位的连接,使得骨化部分下方粘连的硬膜一起向前漂浮。然而,用这种方法的潜在风险是加重该处后纵韧带骨化的继续进展[9]。

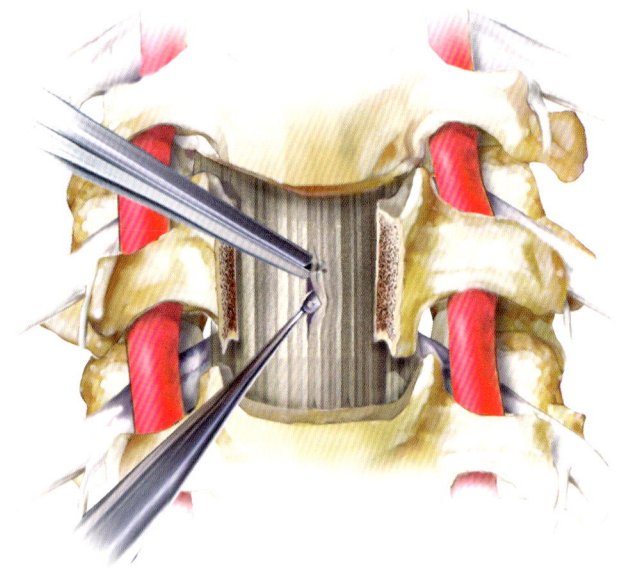

技术图3 用一小号刮匙挑开后纵韧带的纵行纤维,在其背侧形成一个空间,然后用刮匙或髓核钳将后纵韧带向上提起并用小号枪钳咬除。在换用大号枪钳时,术者应仔细操作,不能对脊髓形成压迫。

植骨材料选择

- 可以使用自体骨、同种异体骨或者骨笼。
- 自体骨方面可以选择结构性的髂骨块或者自体腓骨,两者都是优良的植骨材料,但是会带来明显的取骨部位的损伤。自体髂骨的外形很适合单一椎体切除的重建,有时可用于两节段椎体切除的重建。两节或两节以上的椎体切除一般用腓骨重建[8]。
- 由于取骨部位损伤的问题,异体腓骨移植和装有自体骨的骨笼仍然是椎体切除重建的常用方法。
- 可以使用局部切除的椎体骨作为促进融合的刺激因素,这样异体骨既有结构支撑作用,又有骨传导作用。将椎体骨铺在异体骨内及其周围(技术图4)。

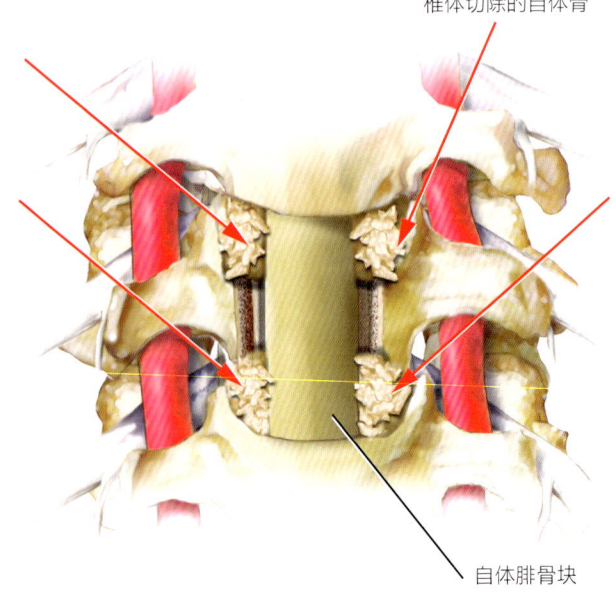

技术图4 将切除的椎体小碎骨铺在植骨块周围,并填入处理后的钩突区域。较宽的椎间盘切除范围带来的另一优势就是能够融合钩突部位。

终板准备

- 彻底清除椎体切除部位的上下终板，清除所有软骨成分。
  - 为防止植骨过度沉降，在行椎体切除重建术时，不可像颈前路椎间盘切除重建术那样切除过多的终板。
- 切除上位椎体下端前唇使其与终板的中央凹面处于同一水平，有助于实现植骨块与终板更好的接触（技术图5A）。
- 保持终板中间1/3的结构完整，从而为植骨块提供牢固的支撑面。保留终板后1/3的曲度从而避免植骨块突入后方椎管。
- 如需切除椎体后唇进行脊髓减压，可在椎体切除完成以后用枪钳潜行切除。
- 植骨块的下端最容易向外翘出，由于下位椎体前凸的存在，此处作用于植骨块的压力负荷转为剪切应力。为防止植骨块翘出，要将下位椎体的上终板处理为水平状，这样剪切应力最小。其代价就是植骨块沉降的可能性增大（技术图5B、C）。

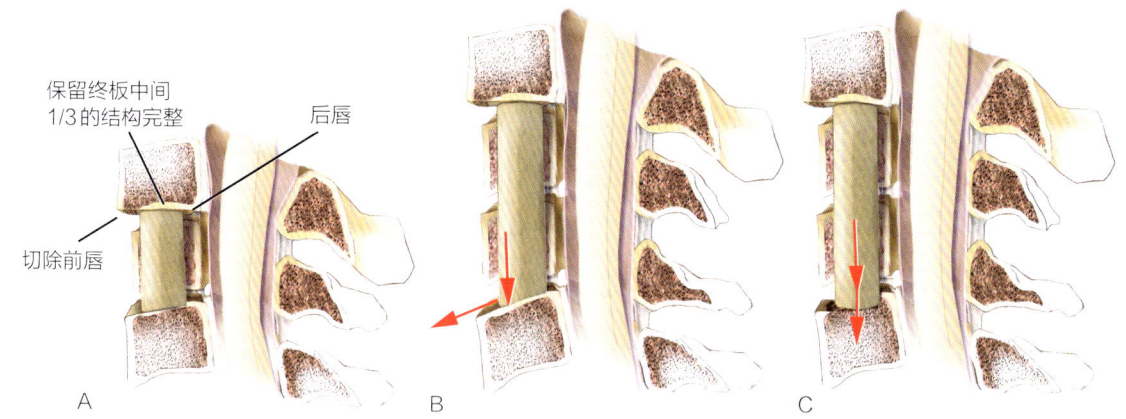

技术图5 A. 上位椎体下终板的处理：准备上位椎体的下终板（如C6椎体切除时，C5的下终板），切除前唇并磨平终板的前1/3使植骨块可以顺利植入，将前唇与终板前1/3磨成与中央凹面处于同一平面。需保留中间1/3终板的完整性以尽可能防止植骨块过度沉降。后1/3终板也需保留，可阻止植骨块向后移位进入椎管。后唇则是常见的脊髓压迫源，因此在椎体切除完成以后，用枪钳将其潜行切除，解除相应椎管前方的压迫。B、C. 下位椎体上终板的处理。B. 椎体切除术后重建的下位椎体处于前凸的情况下，如果上终板不在水平位上，则植骨块的压力负荷会转化为与终板接触部位的剪切应力，而使植骨块向前脱出。C. 解决这一问题的方法是将下位椎体的上终板修理平整。植骨块不易翘出，但却增加下沉风险。

植骨块大小

- 如果完全切除了椎体，则要仔细修整植骨块，使其在深度上与椎体相匹配，置入深度为上、下椎体前缘下2～3 mm，同时又不致影响减压后的脊髓。
- 减压完成后，适度撑开上下位椎体。多阶段椎体切除可通过增加颅骨牵引重量，在单节段或两节段的椎体切除者，应用Caspar撑开器即可。
- 需要注意的是，在脊髓的致压物全部切除之前，不得撑开，避免致压物进一步压迫脊髓。
- 通常情况下，撑开的力量可使椎节的长度较术前略长一点。过度撑开更容易导致植骨块的松动和沉降，因为患者直立的情况下，脊柱会自然收缩至初始状态。
- 可用棉签上的小木棒测量椎体减压槽的高度，按照小木棒的长度修剪植骨块（技术图6）。

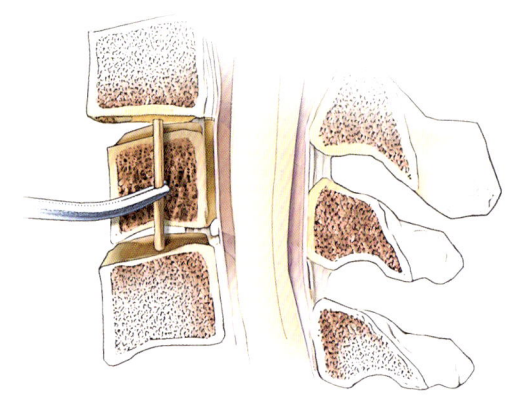

技术图6 撑开后，小木棒（Q-tip）是测量植骨块长度的有效工具。

植入骨块

- 将植骨块轻轻嵌入撑开的植骨槽中（技术图7）。
- 放松撑开器，通过夹钳轻轻牵拉植骨块来测试其牢固程度。
- 由于希望植骨块头尾端及两侧都实现骨性融合，为达到植骨块与植骨槽的全方位紧密接触，所有空隙都可植入切除的椎体骨。
- 如果自体骨不足，最好将其用于同种异体骨的两端，并将植骨替代物填充于中间髓腔部分。
- 每一椎间盘平面的钩突区域是融合的理想表面，可以将切除的椎体骨植入该处。在钩突的内外侧之间的椎间隙充填切除的椎体骨可以促进骨融合。

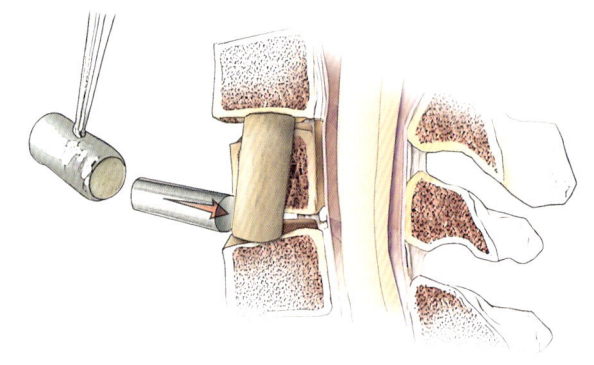

技术图7 在钳牵引或Caspar撑开器的作用下，插入植骨块。首先插入头端，然后将尾端轻轻锤入植骨槽。

放置颈前路钢板

- 钢板放置同颈前路椎间盘切除融合术。
- 已有报道多节段（3节以上的椎间盘）椎体切除术后单独应用颈前路钢板固定的失败率较高。这样的病例应考虑附加后路固定[7]。

要点与失误防范

椎体切除范围	将钩突作为切除的边界，既可避免损伤椎动脉，又可获得足够宽的脊髓减压范围
上位椎体下终板的处理	终板应彻底去皮质，除了与植骨块接触的部位，以避免植骨块过度沉降
下位椎体上终板的处理	倘若植骨块的下端处于前凸的节段，则其下位椎体的上终板应当处理平整，使植骨块放置后下端与水平面平行，有助于防止植骨块翘出

术后护理

- 如果颈部软组织的牵拉时间超过3小时，则在拔管前有必要进行气囊漏气试验，以排除气道水肿发生的可能性，因为一旦发生气道水肿可导致拔管后气道阻塞。
  - 这一试验是通过将气管内管之气囊内气体抽光后堵住管腔，然后看导管有无漏气。若无漏气，还应考虑继续维持插管并将患者头部抬高，并继续检查漏气。类固醇药物可减轻气道水肿。
- 所有患者术后床头均应抬高约45°，以减轻水肿。

- 大部分患者术后需佩戴颈部支具6周。
- 如果放置引流管,应密切观察,若24小时引流量低于30 ml,就应拔除引流管,通常是在术后第1天拔掉。

并发症

- 颈前路手术的并发症与第11章所讨论的相似。由于术中牵拉时间更长,软组织水肿引起气道阻塞的发生率更高。
- 神经损伤较为少见(发生率为1%~2%)。
- 大部分椎体切除术的并发症为植骨和钢板相关的并发症[5]。
- 植骨块移位或嵌入邻近椎体导致前凸丢失是潜在的并发症[10]。
  - 这种风险随椎体切除的节段及植骨块长度的增加而相应增大。在早期的一个报道中,有钢板固定情况下的植骨块移位的发生率为7%~50%。
  - 为避免此类并发症的发生,在减压彻底的前提下,应联合应用椎体切除术和椎间盘切除术。
  - 联合应用的组合包括在椎体压迫部位行椎体切除,在仅有椎间盘平面压迫的部位行椎间盘切除术(图3)。
  - 对于3个椎间盘节段的压迫,可以用单节段椎体切除联合单节段的椎间盘切除。
  - 对于4个椎间盘节段的压迫,可行保留中间椎体的上下双椎体切除术,或者行单节段椎体切除加双节段的椎间盘切除术。
- 联合应用的组合避免了长植骨块带来的负面的生物力学问题,并能够提供更多节段螺钉固定点,这样的结构更加稳定,不易失败。
- 长节段脊髓型颈椎病患者如果后路手术可行,则倾向

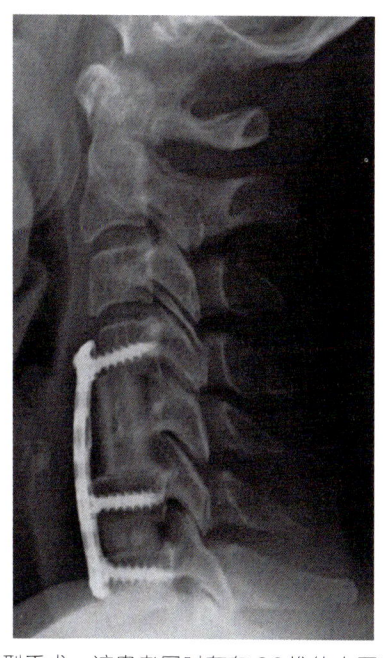

图3 混合型手术。该患者同时存在C6椎体水平的压迫以及C4-C5椎间盘的压迫。相对于C4及C5双椎体切除而言,椎体切除结合椎间盘切除的方式可以使用更短的植骨块,并可在中间的C5椎体上置入螺钉进行固定。

于行后路手术。行后路手术如椎管成形术的理想条件包括:长节段的脊髓型颈椎病、前凸存在、没有或仅有轻度的颈部疼痛症状。这样的病例行椎管成形术,可避免融合颈椎及其相关的并发症。
- 对于术前即有明显颈部轴性痛的患者,椎管成形术后疼痛可能会加重,但术前很少或没有轴性痛的患者术后很少加重。对于有后凸畸形的患者在椎管成形术后无法达到充分减压的目的,因为在这种情况下,脊髓不能很好地由前方的致压物向后漂移。

参考文献

[1] Clarke E, Robinson PK. Cervical myelopathy: a complication of cervical spondylosis. Brain 1956;79:483-510.

[2] Ikenaga M, Shikata J, Tanaka C. Long-term results over 10 years of anterior corpectomy and fusion for multilevel cervical myelopathy. Spine 2006;31:1568-1574.

[3] Rhee JM, Heflin JA, Hamasaki T, et al. Prevalence of physical signs in cervical myelopathy: a prospective, controlled study. Spine 2009;34(9):890-895.

[4] Rhee JM, Shamji MF, Erwin WM, et al. Nonoperative management of cervical myelopathy: a systematic review. Spine 2013;38(22 suppl 1):S55-S67.

[5] Riew KD, Sethi NS, Devney J, et al. Complications of buttress plate stabilization of cervical corpectomy. Spine 1999;24:2404-2410.

[6] Tsuyama N. Ossification of the posterior longitudinal ligament of the spine. Clin Orthop Relat Res 1984;184:71-84.

[7] Vaccaro AR, Falatyn SP, Scuderi GJ, et al. Early failure of long segment anterior cervical plate fixation. J Spinal Disord 1998;11:410-415.

[8] Whitecloud TS, LaRocca H. Fibular strut graft in reconstructive surgery of the cervical spine. Spine 1976;1:33-43.

[9] Yamaura I, Kurosa Y, Matuoka T, et al. Anterior floating method for cervical myelopathy caused by ossification of the posterior longitudinal ligament. Clin Orthop Relat Res 1999;359:27-34.

[10] Yonenobu K, Hosono N, Iwasaki M, et al. Laminoplasty versus subtotal corpectomy: a comparative study of results in multisegmental cervical spondylotic myelopathy. Spine 1992;17:1281-1284.

第3章 后路颈椎椎间孔切开术
Posterior Cervical Foraminotomy

Jacob M. Buchowski, Ronald A. Lehman, Jr., and K. Daniel Riew

定义

- 神经根型颈椎病是一种临床诊断,指与某一特定脊神经根分布区域相一致的运动或感觉功能的改变或相关症状。

解剖

- 神经根型颈椎病大部分是由于颈神经根机械性压迫所引起。
- 椎间孔的边界包括以下结构(图1):
  - 腹侧的椎间盘和钩椎关节。
  - 头侧及尾侧的椎弓根。
  - 背侧由下位椎体的上关节突构成(如C6椎间孔的C6上关节突)。
- 在下颈椎,椎间孔的平均高度为9~12 mm,平均宽度为4~6 mm。在年轻人中,颈神经根约占据椎间孔1/3的空间。
- 随着年龄增长,退行性改变(骨赘形成)、椎间盘突出或颈椎不稳的发生率也逐渐增多,可能出现神经根型颈椎病的症状。

发病机制

- 任何挤压神经根的病变都会引起神经根型颈椎病。
- 神经根型颈椎病的潜在病因包括钩突或小关节增生肥大引起的椎间孔狭窄、椎间盘突出、椎节不稳及前滑脱或后滑脱。

自然病程

- 关于神经根型颈椎病的自然转归研究较少,但约有半数成年人在其一生中某一时间点将出现颈部疼痛和根性症状。
- 非手术治疗的患者当中,66%的患者有持续性症状,23%患者由于持续性颈部疼痛或根性痛而不能胜任原先的工作。

病史和体格检查

- 如果患者出现神经根性症状,首先最重要的事情是要详细询问病史和体格检查。
- 询问病史要包括症状持续时间、疼痛的性质与部位、感觉改变以及麻木的范围(轴性或根性的)、肌肉无力及其他任何相关的表现,据此了解疾病的病理并确定受累的节段。
- 由于神经根病变可能与脊髓病变有关,因此要明确是否有平衡障碍、大小便功能失禁、全身症状、外伤、轮替运动障碍或神经系统改变。
- 体格检查应包括运动及感觉功能情况(触觉及针刺觉)、生理反射试验、上运动神经元和下运动神经元检查及小脑功能检查。

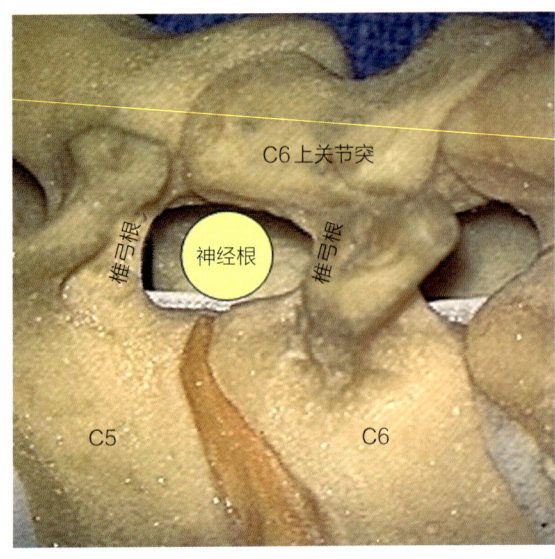
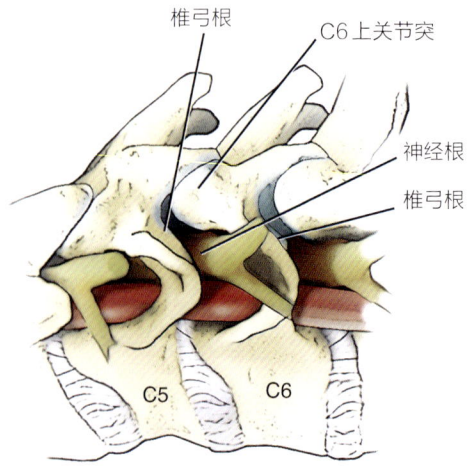

图1 模型图和模式图显示椎间孔边界及后方结构的解剖。

影像学和其他诊断性检查

- 首先根据颈椎X线片评价颈椎的病理改变,包括前后位、侧位、过伸过屈位、张口位及斜位片。
- 如果症状持续超过6周,还需其他的影像学检查,通常包含颈椎MRI。
- 如果不能行MRI检查,颈椎CT脊髓造影也有助于诊断。
- 冠状位及矢状位重建的CT扫描有助于术前制订手术计划。

鉴别诊断

- 神经根型颈椎病。
- 脊髓病变。
- 脊髓神经根病。
- 卡压综合征(如旋前圆肌综合征、腕管综合征、肘管综合征)。
- 胸廓出口综合征。

非手术治疗

- 尽管神经根型颈椎病较常见,仅有一小部分患者需要手术治疗。虽然目前对于颈椎病的诊断和治疗的技术有了很大进步,但是治疗上仍以非手术治疗为主。
- 初期的非手术治疗方法包括理疗、非类固醇抗炎药物应用及颈部制动。
- 若上述方法不能奏效,可在受累平面尝试安全性及有效性较高的选择性神经根阻滞。
- 神经根阻滞有两重目的:一是用皮质类固醇药物减轻炎症反应并缓解疼痛,二是作为一诊断性治疗来定位受累的神经根。

手术治疗

- 后路颈椎间孔扩大术适用于椎间孔狭窄或椎间孔内椎间盘突出引起的神经功能障碍,如感觉、运动功能障碍,经正规的非手术治疗无效或症状仍呈进行性加重。
- 任何手术治疗前,都要与患者及家属充分沟通:包括他们对手术的期望值、手术的风险和收益。

术前计划

- 为了开展一台成功的椎间孔扩大术,首先必须理解椎间孔的解剖。
- 手术的基本原则即扩大椎间孔的背侧,使神经根能够向后移而远离致压物,而致压物大多来自前方。
  - 少数情况下,上关节突的一部分可能也会成为压迫来源,这可通过后路椎间孔扩大术直接切除。
- 由于下位椎体的上关节突构成了椎间孔的后侧壁,因而切除上关节突的内侧部分对于神经根管的减压是必要的。
- 同样的,由于椎间孔的上、下界由椎弓根构成,要充分减压需切除上关节突至椎弓根的外侧缘,因为突出于下位椎弓根的上关节突部分会引起持续的压迫。
- 由于切除50%以上的关节突即可导致小关节不稳,因此没有必要切除椎弓根外侧的上关节突。

体位

- 颈后路椎间孔扩大手术中,合适的体位对于减少失血和改善术野十分关键。
- 摆放体位有多种不同的方法,笔者常规将患者行双平面的Gardner-Wells颅骨牵引,并俯卧于开放式Jakson手术台上(OSI, OrthopaedicSystems, Inc., UnionCity, CA)。
  - 该手术台具有多种功能,可在手术过程中调整患者体位。
- 通常将手术台取头高脚低位使得血液分布于腹部和腿部,从而为患者创造更加符合生理情况的状态并提供更好的术野。
  - 为了便于摆放这样的体位,将床头放置在顶端的阶梯上而床尾摆放于底端的阶梯上。
- 腹部和胸部用软枕支撑,腹部悬空,腿部用垫枕垫高。
- 两侧的肩膀向下牵拉,方便下颈椎术中透视显像。
- 两根独立的绳子进行双平面牵引,根据手术的需要,调整颈部到合适的序列(图2)。
- 其中一根绳子穿过手术台上的滑轮与手术台平行,另一根则置于Jakson手术台的横梁上,便于头部置于伸展位。
- 在头部体位改变时,保持与麻醉医生的沟通交流十分重要,因为气管插管若固定不当,可能会脱落。
- 颈部体位最好在颈部过屈的状态下行椎间孔扩大术。这样的体位可以让关节间隙伸展开并显露出深部的上关节突。
- 如果颈部不能充分屈曲,则需大范围切除重叠的下关节突来显露深部的上关节突。
- 这样容易损伤侧块并导致骨折,更常见的情况是,倘若行椎间孔扩大术后需同时行融合术,则会使侧块螺钉的置入更加困难。

入路

- 后路颈椎间孔扩大术可采用开放手术、内镜或显微镜辅助下的手术入路。

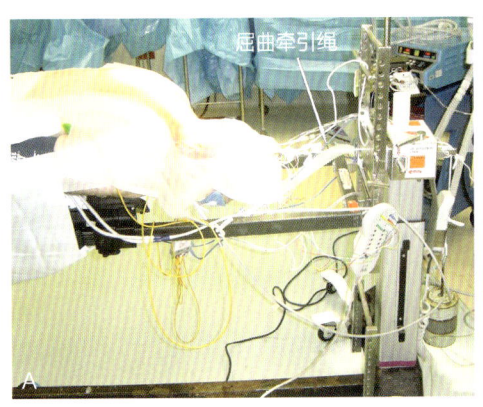
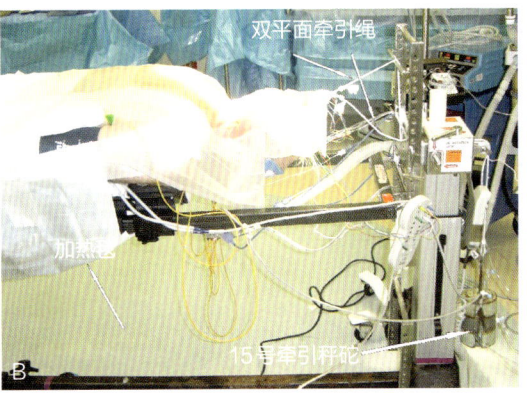

图2 应用开放Jakson手术台的双平面牵引技术。两根独立的绳子进行双平面牵引,根据手术的需要,调整颈部到合适的序列。一根绳子穿过手术台上的滑轮与手术台平行,另一根则置于Jakson手术台的横梁上,便于头部置于伸展位。马蹄形头架固定面部以防牵引滑落(尽管并非必需)。

显露

- 对于双侧颈椎间孔扩大术,通常取正中切口。而对于一侧颈椎间孔扩大术,切口可取中线旁开2 cm(技术图1A～C)。

- 不管哪一种切口,都要显露椎板、椎板与关节突的连接部以及小关节突本身,但要注意保留关节囊。

- 显露完成以后,辨认椎板内V形标记,开始减压(技术图1D、E)。

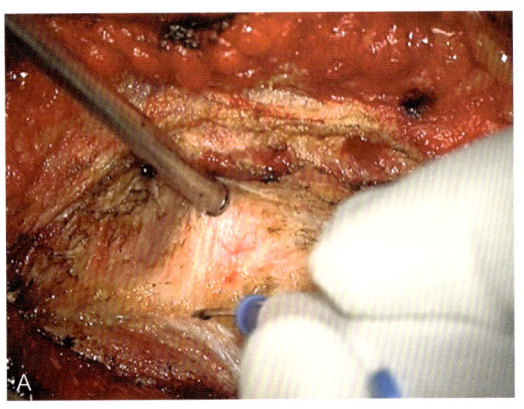
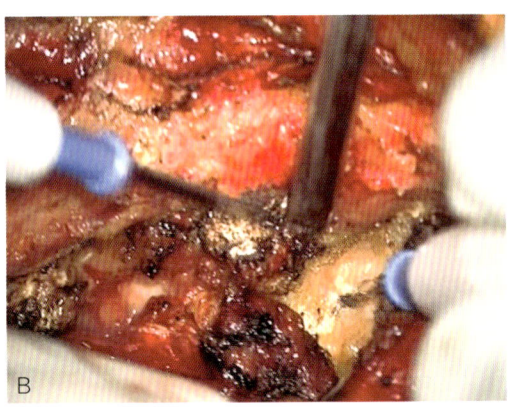
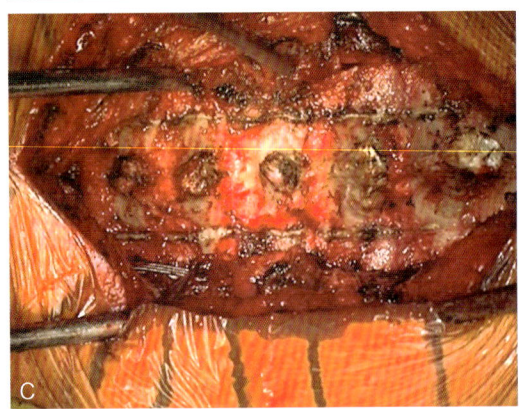

技术图1 A. 沿颈后正中线无血管区域切开深筋膜。B. 继续分离,沿正中线分离肌肉。C. 仔细分离颈椎后结构并向侧方显露至小关节囊,电凝标示侧块与椎板分界线。

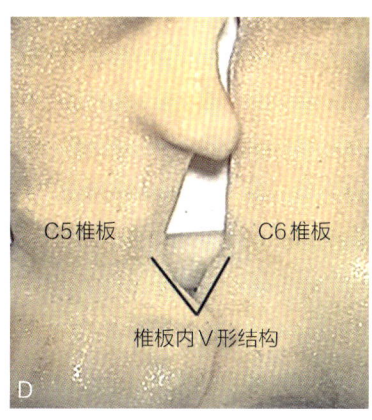
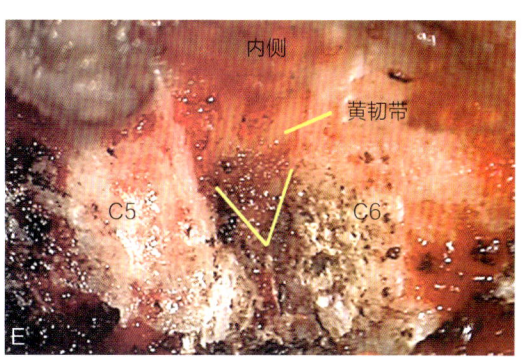

技术图1（续）　D. 颈椎模式图显示C5-C6椎板之间的V形结构（黑线部分）。要进行充分的减压，这是术中辨认的关键解剖标记。E. 术中图像显示C5-C6椎板间的V形结构（黄线部分）。

切除下关节突

- 颈部取中立位或屈曲位，高速磨钻（钨钢球型钻头直径2 mm）磨除下关节突，显露其下方的上关节突，然后再将上关节突内侧缘磨掉（技术图2）。

- 尽管下关节突并不引起神经根压迫（下关节突位于上关节突的背侧），但仍然要切除叠压在上关节突上面的下关节突至椎弓根的外侧缘，以显露其下方的上关节突。

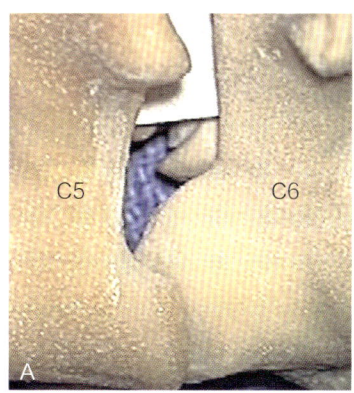
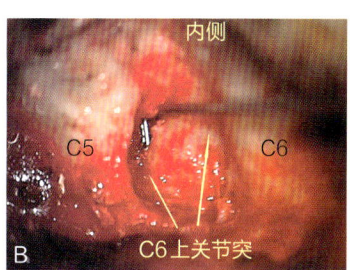

技术图2　A. 颈椎模式图显示了切除了下关节突的C5-C6间隙，下关节突必须切除至椎弓根的外侧缘，以显露其下方的上关节突。为判断下关节突的切除范围是否足够，可用一小角度的小刮匙探查椎弓根。B. 术中图像显示切除了下关节突的C5-C6间隙，探针显示了C6上关节突头侧的范围。

切除上关节突

- 下关节突切除完成以后，将下方的上关节突切除至椎弓根外侧缘则减压完成（技术图3）。
- 减压期间，要持续用水冲洗[20 ml注射器和2英寸（1英寸≈2.54 cm）的18号针头]减压部位，防止周围组织的热损伤，同时可改善术野。
- 通常笔者建议用磨钻而不是枪钳进行减压，因为枪钳的刃口插入狭窄的椎管和椎间孔可能会引起神经损伤。然而，在椎间孔的大部分顶壁切除之后，用1 mm枪钳清除突出的骨质则是安全的。

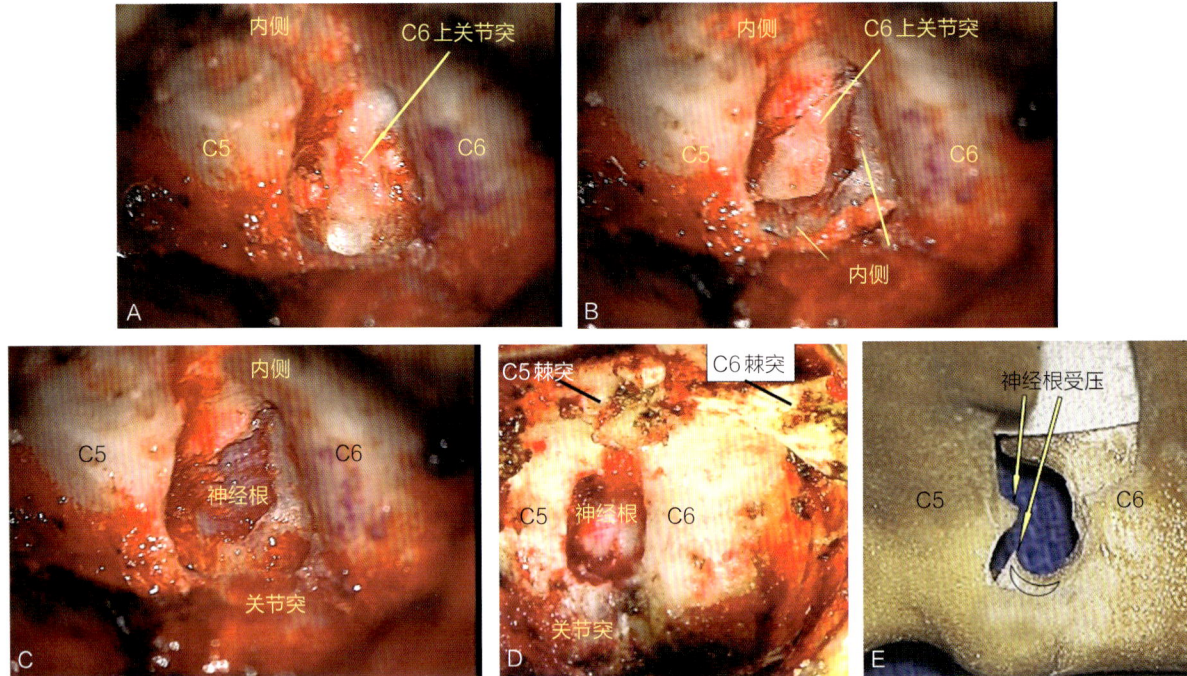

技术图3　A. 术中图像显示下关节突切除后，可见到下方的上关节突。B. "L形切除"上关节突要至椎弓根的外侧缘（避免"钥匙孔减压"和"C形切除"残留骨刺引起医源性神经压迫），见图E。C. 术中图像显示上关节面完全切除。残留的小骨缘可以用一个小角度的微刮匙或1 mm Kerrison咬骨钳去除。D. 术中图像显示椎间孔扩大术已完成。E. 颈椎模式图显示C5-C6间隙的C形或钥匙孔形减压，残留骨刺可引起医源性的神经根卡压。

摘除椎间盘

- 如果患者有椎间盘突出至椎间孔内，则必须拉开神经根以显露其腹侧突出的椎间盘。

- 如果神经根没有向头侧移动的空间，用磨钻将下位椎弓根头侧磨除2～3 mm，然后用直角小钩子插入这一间隙，在神经根的腹侧旋转，将其下方突出的椎间盘组织钩出，并用小号髓核钳取出椎间盘碎块。

确认减压充分

- 减压完成以后，用止血材料如FloSeal或Surflow进行创面止血。

- 椎间孔扩大术完成以后，应能轻易探到上下椎弓根的外侧缘，并且下位椎弓根的上方和内侧无小关节突骨性残留（技术图4）。

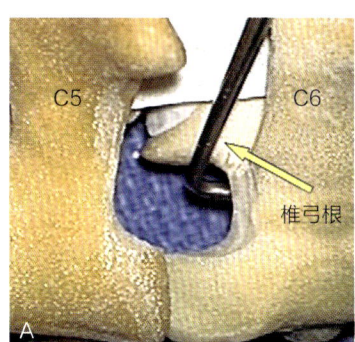
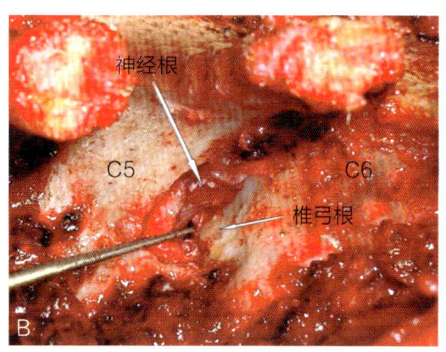

技术图4 A. 模式图显示椎间孔完成彻底减压。小探针显示椎弓根外侧缘。B. 术中图像显示在椎间孔扩大完成以后，可探及椎弓根外侧缘。

关闭切口

- 分层缝合，关闭手术切口。
- 如果行正中切口暴露时，保留了棘间韧带，将其与肌肉附着点作为第一层缝合，尽量少缝合肌肉组织，以免过多缝合的肌肉组织发生坏死。
- 脊柱显露较好时，将包裹肌肉的保留完整的薄层筋膜缝为一层。
- 缝合顺序从深至浅并放置深部、中间及浅表的引流。
- 多重引流可防止孤立性的血肿形成，成为感染的好发部位。

要点与失误防范

体位摆放	• 行椎间孔扩大术时，颈部置于过屈位并进行双平面牵引十分重要，因颈部过屈可使小关节突间隙分开，显露重叠在下方的上关节突 • 头高脚低位可减少出血 • 改变头部体位时，保持与麻醉师的协调与沟通十分重要
显露	• 经正中无血管区域仔细剥离可减少出血，并有助于更好地关闭切口 • 行C2-C3椎间孔扩大术时，应注意不要从C2棘突上切下颈半棘肌 • 注意保护关节囊，沿关节囊浅表显露，因关节囊在一定程度上可防止术后后凸畸形的发生
减压	• 充分减压需切除上关节突（椎间孔的顶壁）至椎弓根的外侧缘 • 需切除50%（内-外）覆在上方的下关节突以显露其下方的上关节突 • 任何下位椎弓根的上关节突的骨性突出都可能对神经根产生持续性的压迫
关闭切口	后路切口逐层缝合从而更加接近正常解剖
术后处理	术后，患者没有任何活动限制，也无须佩戴支具

术后护理

- 对于年龄在65周岁以下、肾功能正常并无充血性心力衰竭病史的患者，术后的镇痛方案可以使用患者自控的镇痛剂及酮咯酸（toaradol），持续36~48小时。
- 术后通常住院24~36小时，具体时间取决于引流量。出院带口服止痛药，并告知患者术后6周门诊随访复查。
- 尽管佩戴软围领可以增加患者的舒适度，但应鼓励患者尽早去除围领。
- 没有活动范围的限制，术后可以马上活动。
- 鼓励患者早期恢复正常活动及有氧锻炼。

结果

- 后路颈椎间孔扩大术的疗效是令人满意的，据报道90%~95%的患者术后有优或良的结果。

并发症

- 神经损伤或神经根病变加重。
- 感染。
- 减压不充分或症状不缓解。
- 过度减压继发的颈椎不稳和畸形。
- 坐位手术可能引起空气栓塞。

推荐阅读

[1] Albert TJ, Murrell SE. Surgical management of cervical radiculopathy. J Am Acad Orthop Surg 1999;7:368-376.

[2] Aldrich F. Posterolateral microdiscectomy for cervical monoradiculopathy caused by posterolateral soft cervical disc sequestration. J Neurosurg 1990;72:370-377.

[3] Brodsky A. Management of radiculopathy secondary to acute cervical disc degeneration and spondylosis by the posterior approach. In: The Cervical Spine. Philadelphia: Lippincott, 1983: 395-402.

[4] Emery SE. Cervical disc disease and cervical spondylosis. In: An HS, ed. Principles and Techniques in Spine Surgery, ed 1. Philadelphia: Williams & Wilkins, 1998:401-412.

[5] Epstein JA. The surgical management of cervical spinal stenosis, spondylosis, and myeloradiculopathy by means of the posterior approach. Spine 1988;13:864-869.

[6] Epstein NE. A review of laminoforaminotomy for the management of lateral and foraminal cervical disc herniations or spurs. Surg Neurol 2002;57:226-234.

[7] Fager CA. Management of cervical disc lesions and spondylosis by posterior approaches. Clin Neurosurg 1977;24:488-507.

[8] Fager CA. Posterior surgical tactics for the neurological syndromes of cervical disc and spondylotic lesions. Clin Neurosurg 1978;25:218-244.

[9] Fager CA. Posterolateral approach to ruptured median and paramedian cervical disk. Surg Neurol 1983;20:443-452.

[10] Grob D. Surgery in the degenerative cervical spine. Spine 1998;23:2674-2683.

[11] Henderson CM, Hennessy RG, Shuey HM Jr, et al. Posterior-lateral foraminotomy as an exclusive operative technique for cervical radiculopathy: a review of 846 consecutively operated cases. Neurosurgery 1983;13:504-512.

[12] Herkowitz H. Surgical management of cervical soft disc herniation: a comparison between the anterior and posterior approach. Spine 1990;15:1026-1030.

[13] Levine MJ, Albert TJ, Smith MD. Cervical radiculopathy: diagnosis and nonoperative management. J Am Acad Orthop Surg 1996;4:305-316.

[14] Ma DJ, Gilula LA, Riew KD. Complications of fluoroscopically guided extraforaminal cervical nerve blocks: an analysis of 1036 injections. J Bone Joint Surg Am 2005;87A:1025-1030.

[15] Parker WD. Cervical laminoforaminotomy. J Neurosurg 2002;96 (2 suppl):254.

[16] Williams RW. Microcervical foraminotomy: a surgical alternative for intractable radicular pain. Spine 1983;8:708-716.

[17] Witzmann A, Hejazi N, Krasznai L. Posterior cervical foraminotomy: a follow-up study of 67 surgically treated patients with compressive radiculopathy. Neurosurg Rev 2000;23:213-217.

[18] Woertgen C, Holzschuh M, Rothoerl RD, et al. Prognostic factors of posterior cervical disc surgery: a prospective, consecutive study of 54 patients. Neurosurgery 1997;40:724-729.

[19] Zeidman SM, Ducker TB. Posterior cervical laminoforaminotomy for radiculopathy: review of 172 cases. Neurosurgery 1993;33:356-362.

第4章 颈椎椎板成形术
Cervical Laminoplasty

Steven K. Leckie, James S. Kercher, and S. Tim Yoon

定义

- 颈椎椎板成形术最早于1983年[3]作为一种从后路进行脊髓减压的手术方式被报道。手术过程是切开并重建椎板，在扩大脊髓空间的同时保留颈椎的活动度和正常序列。
- 颈椎病是一种退行性疾病，可导致多节段的脊髓受压，引起脊髓病。先天性椎管狭窄合并椎关节僵硬可能导致患者发生脊髓病。其他情况如后纵韧带骨化、创伤、感染和肿瘤都可能导致脊髓病。
- 椎板成形术的目的是通过减轻椎管后部压力并使脊髓离开腹侧受压结构以缓解脊髓的周围压迫。

解剖

- 颈椎由7个椎体构成，通常呈前凸形状排列。枕颈关节承担颈椎50%的屈伸功能。寰枢关节承担颈椎50%的旋转功能。C2～C3以下的侧屈和旋转功能是由于颈椎小关节面有45°倾斜角而形成的。
- 下方的C3～C7椎体彼此相似但不同于C1（寰椎）和C2（枢椎）下方的椎体关节通过关节突平面（小关节）进行向后的移动，通过钩椎关节（Luschka关节）进行侧方移动。
- 椎间盘位于C2～C7椎体之间。椎间盘由内部的髓核和外部的纤维环构成。
- 椎管的前方由椎体、椎间盘和后纵韧带组成，侧后方由椎弓组成，后侧由黄韧带组成。椎弓根形成椎管的侧方边界。在后方，黄韧带起于上位椎板的前表面，止于下位椎板的后表面（图1）。

发病机制

- 颈椎病是引起脊髓病的最常见原因。
- 颈椎病的特征是椎间盘干燥和高度减少，导致椎体和小关节周围形成环状凸起和骨赘。在背侧椎管中，韧带的增厚或弯曲进一步减少了管道和椎间孔的横截面积。
- 环绕脊髓的压迫不仅导致细胞水平的损害，还导致临床功能病损。除静态压迫外，颈椎不稳引起的异常活动也可能加重脊髓病。

自然病程

- 关于脊髓型颈椎病自然病程的文献鲜有报道。因为一旦脊髓病的诊断明确，大多行手术治疗。早期研究报道，脊髓型颈椎病在"稳定期"过后，显示出持续的神经功能下降，尽管一些患者表现出持续的功能衰退，甚或有些病例根本没有出现神经功能减退。
- 临床病程可能会持续数年。患者的感觉症状有可能短暂出现，但运动症状往往会持续和进展。虽然手术干预可缓解症状或阻断病程进展，但神经功能缺损可能是永久性的。

病史和体格检查

- 脊髓型颈椎病临床表现多种多样，诊断常常较为困难。除非合并神经根受压或小关节增生，疼痛并不常是脊髓病的重要主诉。患者神经功能损害症状也表现为轻重不一。
- 患者常表现为隐匿的步态不稳、平衡困难、四肢行动笨拙。可有上肢烧灼样疼痛、书写困难和精细动作下降、弥散性麻木及握力减弱。严重者可有弛缓肌力下降、直肠和膀胱功能障碍。

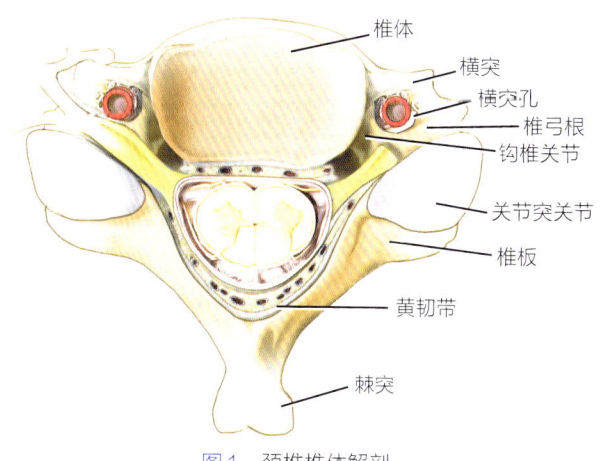

图1 颈椎椎体解剖。

- 体格检查应先评价步态，可表现为两腿分开行走、步态迟缓、步态僵硬或痉挛步态。可表现为Tandem步态试验阳性，或足趾抬高时无法维持平衡。
- 感觉障碍的表现多种多样的，疼痛觉、温度觉、振动觉和皮肤触觉都可能减弱。
- 根据脊髓受压迫程度，伴随的神经根压迫或周围神经功能障碍，可能存在上肢和下肢混合的神经功能障碍表现。
- Lhermitte征是在颈部过伸或者过屈时肢体有麻木或者肌力减弱的阳性表现，这是脊髓后柱受到压迫的体征。病理反射包括肩胛反射（表示C3水平以上的压迫）或桡骨膜反射倒错（表示C5或C6的压迫）。其他症状包括Hoffman征、痉挛征（>3次）、Babinski征以及抓握和释放缓慢，不稳定的Romberg征（后柱）和异常的手指逃避征（T1水平）。

影像学和其他诊断性检查

- 前后位和侧位X线片可初步评估颈椎的矢状位序列和椎节增生退变范围，如椎间隙狭窄、骨赘增生、后凸畸形、关节脱位及椎管狭窄等（图2A）。
  - 过伸和过屈位X线片可以判断颈椎是否存在不稳。
- MRI可明确脊髓、椎管的大小和观察软组织的情况，如韧带增厚、椎间盘突出、脊髓实质改变，如水肿和脊髓软化（图2B）。
- CT对于骨质的显像要优于MRI。常选择用于评估是否有后纵韧带骨化（图2C、D）。对有金属内置物使得MRI产生伪影或不能行MRI检查者，脊髓造影后CT（CT脊髓造影）可提高评估脊髓压迫的能力。

鉴别诊断

- 卒中。
- 周围神经压迫（如腕管综合征、肘管综合征）。
- 帕金森病。
- 肌营养不良症或张力失调。
- 脊髓空洞症。
- 肿瘤。
- 血管疾病。
- 自身免疫系统疾病。
- 硬膜外脓肿。
- 神经损伤。
- 药物中毒。

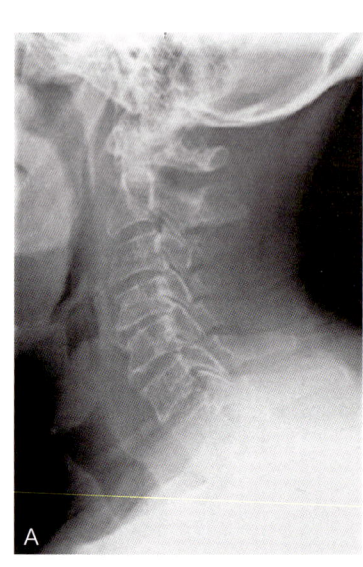
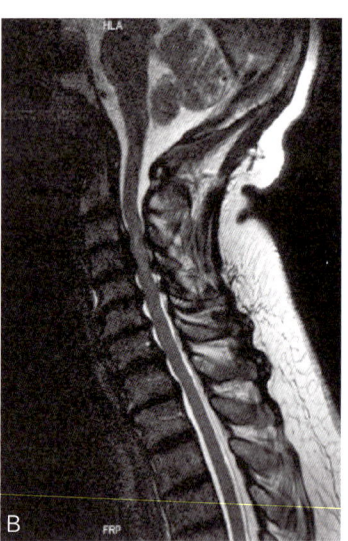
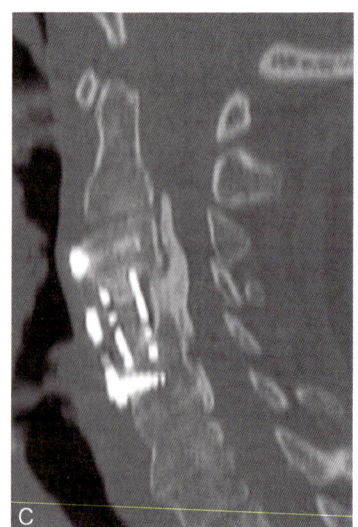
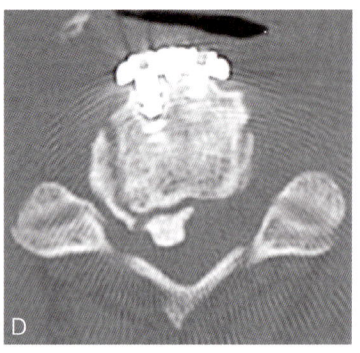

图2 A. 术前颈椎侧位X线片示颈椎退变性：多个椎间盘高度丢失和骨赘形成。B. MRI矢状位T2加权示多节段颈椎间盘突出和C3-C4、C4-C5及C5-C6前后均狭窄，脊髓受压变形。C3-C4和C4-C5见脊髓信号改变，表明颈脊髓损害。C. CT矢状位重建显示从C2～C6的大块后纵韧带骨化，提示前路手术减压不彻底。D. CT横断面示椎管内大块后纵韧带骨化。

- 多发性硬化。
- 肌萎缩性脊髓侧索硬化症。
- 小脑功能障碍。
- 特发性运动功能障碍。
- 周围神经病变(维生素B12缺乏)。

手术治疗

- 椎板成形术专门设计用于脊髓减压,同时避免复杂的椎板切除术后的脊柱后凸畸形。与椎板切除术和融合术相比,椎板成形术可能会减少并发症,并且植入成本较低[2,8]。它也可能比多节段前路椎体切除术的并发症少[1]。
- 椎板成形术通过脊髓向背侧扩张和移动,到达有效的下颈椎后路减压,同时保留运动[5],必要时,可同时行C2椎板"穹顶成形术"扩大减压。
- 相对于椎板切除术和融合术,理论上椎板成形术的优势包括运动的保留,较少的软组织剥离,较短的手术时间,较少的失血(有经验的医生操作),以及不必过多担心患者吸烟和非甾体抗炎药应用增加融合手术中的不愈合风险。
- 椎板成形术可通过"单开门"(具有单个铰链的侧向开槽)和"双开门"(中线用双边铰链开槽)两种技术实现。虽然双开门技术需要一个额外的铰链,但相对于"单开门"手术,可减少硬膜外出血(静脉更多的是在侧方)。这两种技术在脊髓病的治疗中都较为有效[7]。
- 手术指征
  - 由于颈椎病、先天性椎管狭窄或OPLL导致多段脊髓压迫引起的脊髓病[6]。
- 禁忌证
  - 后凸畸形超过10°～14°可导致脊柱后凸恶化和神经系统预后不良,因为脊髓无法向后移动。
  - 明显的节段性不稳定。
- 相对禁忌证
  - 黄韧带骨化:这种情况与硬脊膜粘连有关,这可能导致后弓开放困难。
  - 颈椎后路手术后,如椎间孔扩大术:瘢痕形成会产生粘连阻碍椎弓板打开。
  - 脊髓病伴有颈椎轴性痛:椎板成形术保留运动,因此该过程不能解决小关节疼痛的产生和椎间盘退变。融合手术可为患有轴性颈部疼痛的患者提供更大的益处。

术前计划

- 术前应仔细了解患者的病史、临床表现和影像学检查,并予记录。
- 充分评估颈前屈和后伸的主动活动范围,在摆体位时如果被动屈伸超出这个范围,就会有加重脊髓损伤的危险。
- 仔细检查CT扫描有助于确定背侧骨性的解剖结构。要特别注意椎板与侧块的交界处。
- 如果计划同时行融合术,可采用沿棘突正中劈开行椎板成形术(双开门手术),但单开门技术也可用于融合和侧块螺钉固定。

体位

- 气管插管并注意保护颈椎,包括对严重脊髓受压病例应提前告知麻醉医师。用镇静药前应小心不要将颈椎置于过伸状态,以免引起不适。对于高危病例应考虑纤维支气管镜辅助插管。
- 手术期间应该用Mayfield头架以减少软组织受压风险,且在术中能为头部提供稳定的固定平台(图3A)。
- 患者取俯卧位,胸部置胸垫。腹部尽量悬空,以减少静脉出血、防止通气困难。双臂置于患者身体两侧,并用单子包上(图3B)。
- 头部位置应摆放至颈部轻度前屈,以使颈后部皮肤皱褶张开,并且减少椎板重叠。用Mayfield钳固定头部,还可在术中调节头部的屈伸位置。
- 手术床摆成反Trendelenburg位,可减少静脉出血,并使颈椎成水平位。
- 脊髓病变的患者常规应用脊髓监测,它有助于监测摆放体位时的神经状态,也可监测椎板成形术过程中的神经状态。
- 头发应剪至枕后水平以上,术野应准备从颈项线至约T4水平,这样可以允许切口向上下延长。

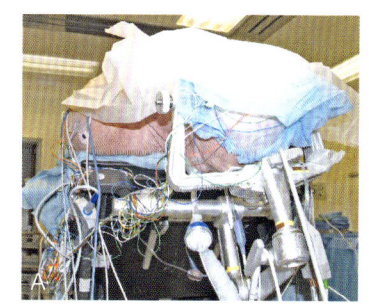

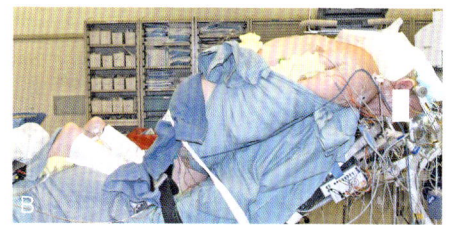

图3 A. 患者头部置于Mayfield头架上。B. 患者俯卧于胸垫上,双臂置于身体两侧,并用单子包上。头部置于轻度屈曲位。图中可见脊髓监测仪。

切开和分离

- 在C3～C7椎板需要减压的典型情况下,使用从C2延伸到T1的纵向切口进行棘突的后中线入路。在较少节段需要减压的情况下,避免显露C2或C7可以减少术后疼痛和不稳定。
- 用电刀在正中线内分离皮下脂肪至棘突顶端。达到棘突的尖端。
- 一旦找到棘突的尖端,就进行细致的骨膜下剥离以显露出棘突和椎板。应该特别注意留在中无血管平面,以减少出血。
  ○ 解剖应横向延伸,以完全显露侧块和椎板的交界处。
  ○ 与传统的椎板切除融合术的显露不同,显露不应超出侧块的中部。
- 小心保留颈伸肌在C2棘突的附着点,以防止医源性局部脊柱后凸畸形。C2椎板边缘较宽,显露其下面的C2-C3交汇处。
- 处理棘突时可在其基底部将其切段。处理掉的棘突可用于植骨(支撑打开的椎板和铰链侧的局部骨移植)。避免将骨移植物放置在椎板中的空间或跨越小关节。
  ○ 去除棘突不仅扩大了术野,同时减少了保留棘突椎板成形术后由于棘突不居中,引起椎旁肌肉组织的不对称移位(技术图1A)。
- 去除C2-C3和C7-T1水平(或顶部和底部间隙)之间的椎板间韧带。首先,用咬骨钳在椎板间韧带上造成一个小开口。然后使用刮匙和Kerrison咬骨钳来分离椎板间韧带的其余部分(技术图1B)。

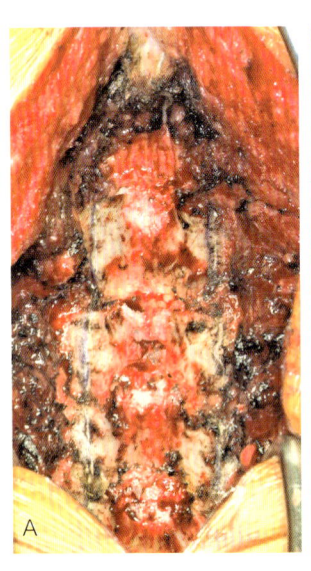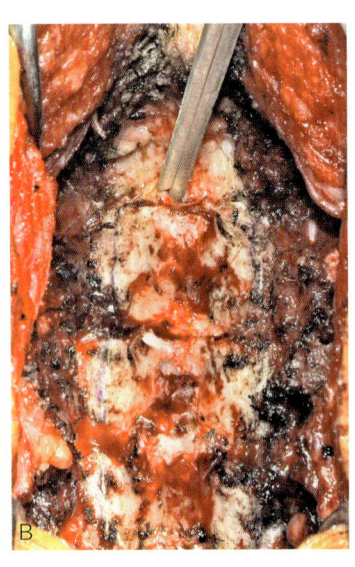

技术图1　A.沿棘突进行骨膜下剥离后切除棘突,显露椎板。侧方分离到侧块和椎板的交界处。尽量避免破坏关节突关节囊,以减少术后长期颈部疼痛。电刀和记号笔在开门侧和铰链侧的开槽处画上标记。B.枪钳咬开椎板间黄韧带。

开槽准备

单开门开槽

- 开门侧应该选择在椎管狭窄严重的一侧。
- 高速磨钻开槽:用3.0 mm或4.0 mm直径圆形或椭圆"微侵袭"磨头。
- 开槽位置位于椎板和侧方骨块交界处。
- 在开门侧,按顺序逐层切除骨质:表层的骨皮质、中间的骨松质、腹侧的骨皮质(技术图2A)。
- 如开槽深度超过磨头直径(4.0 mm)而未达腹侧皮质,则开槽可能过于偏外侧,并且朝向椎动脉,应该重新向内侧调整。
- 椎板腹侧骨质充分磨薄后,用小刮匙、1.0 mm Kerrison咬骨钳或金刚石磨头(技术图2B)完成开槽。
- 离断椎板腹侧骨质时要仔细操作,避免损伤硬膜外静脉而引起出血。硬膜外静脉出血可用流体明胶或双极电凝止血。

双开门术(正中劈开)

- 双开门技术包括后正中开槽及双侧铰链开槽(技术图3A)。
- 后正中开槽可采用过多种方法。一种方法是去除棘突后,使用4.0 mm"微侵袭磨头"来完成中线的开槽(技术图3B)。

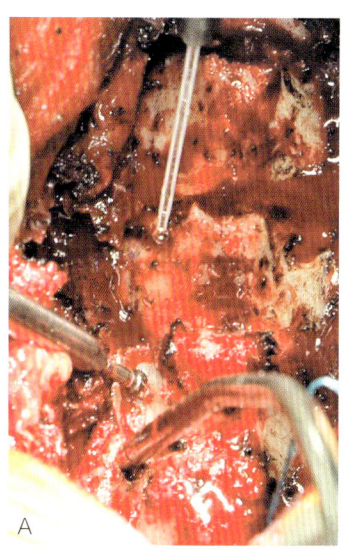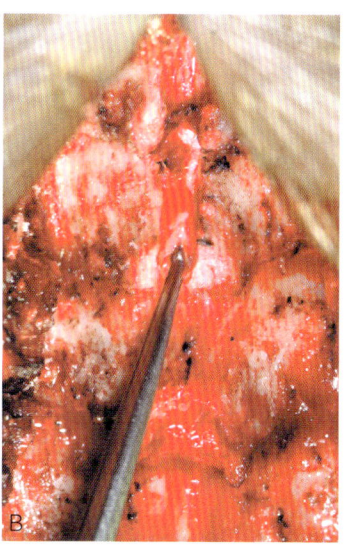

技术图2 A. 开门侧开槽，要逐层切除骨质。图示为磨钻开槽时需用水冲洗并吸走。B. 在磨出开槽线后，可用微型刮匙、1.0 mm 枪钳或金刚石磨头将骨质完全离断（图示为双开门椎板成形术）。

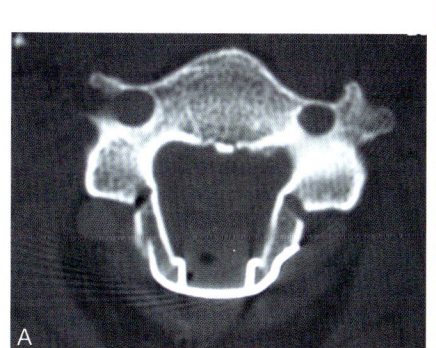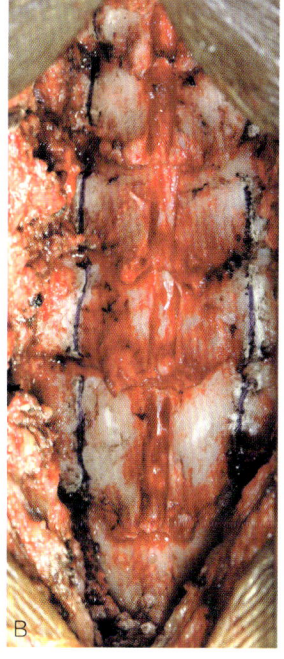

技术图3 A. 双开门椎板成形术的轴位 CT 显示双侧铰链处，有较大的植骨床。B. 在此图像中，正中线槽已完成。两侧显示铰链侧的开槽标记线。

铰链侧开槽

- 完成铰链侧开槽后,评估铰链侧形成"椎板青枝骨折"的柔韧性。
- 铰链侧开槽仅需要去除背侧骨皮质和骨松质层(技术图4)。椎板的头、尾侧边缘皮质骨较厚,需要仔细处理,以免影响铰链闭合。
- 准备过程中数次评估铰链的柔韧性。铰链既要有合适的刚度和柔韧度,又不折断腹侧皮质骨。
- "双开门手术"与"单开门手术"开槽部位相同,且都应保留腹侧椎板皮质层以形成稳定的铰链。

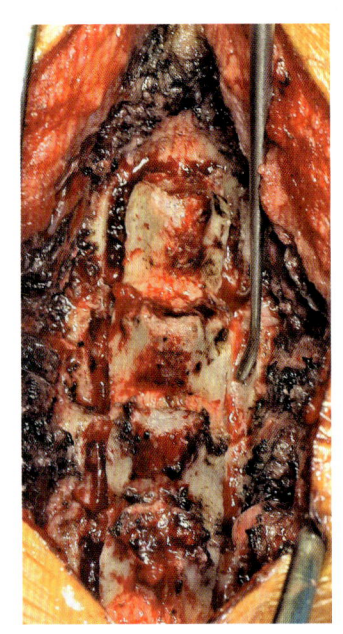

技术图4 图示为单开门技术的开门槽和铰链槽。神经剥离子所指为铰链槽保留的腹侧骨皮质。

开门、椎板成形

- 在开门侧,用小钩子或弧形刮匙从尾侧向头侧依次掀开椎板,用枪钳咬断黄韧带附着点,用双极电凝止住硬膜外静脉的出血。
- 可以用弧形小号刮匙从开门侧逐一撬起椎板,慢慢地向铰链侧掀开。如黄韧带与硬膜囊粘连,应仔细确认分离,防止开门的椎板回弹压迫脊髓(技术图5A)。
- 从C3向C7顺序操作,可使出血流出操作区域,并减少由于椎板重叠引起的操作不便。
- 用小刮匙小心完成椎板的"开门"(技术图5B)。

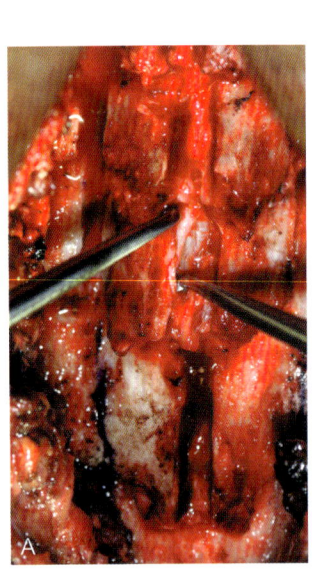 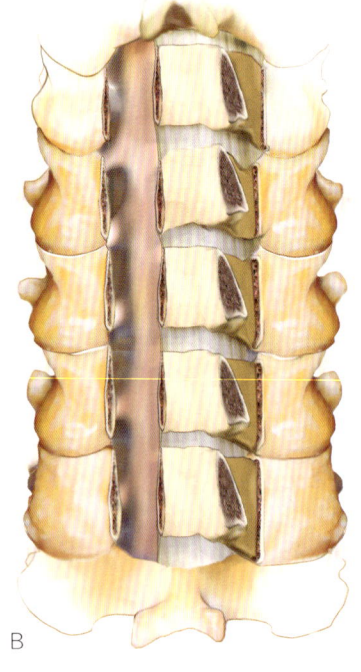

技术图5 A. 图示为双开门技术打开椎板。用小号弧形刮匙,将椎板向铰链侧掀起,如与硬膜粘连,小心分离。B. 图示为单开门椎体成形术中"开门"后模式图。

后弓重建

- 椎板成形术可用多种技术来维持开门状态。
- 由于钢板重建能提供即刻的机械稳定性而广泛应用（技术图6A、B）。但是，最终的机械性稳定依赖于铰链侧的骨融合，以维持永久的开门状态。
- 数十年以来，结构性植骨是最常用的方法。用C6和C7的棘突进行自体骨植骨，也可以用同种异体肋骨或者加工同种异体骨皮质（技术图6C）。
- 用骨重建的优点是可以使椎弓完全地进行骨性融合。
- 放置植骨块比钢板和螺钉固定更容易、迅速，但是植骨块不能提供即刻稳定，在铰链愈合前可能会发生（虽然发生率很低）移位。
- 也可以用钢板和植骨相结合的方法（技术图6D）。
- 对于双开门技术，可应用中线钢板固定。其他内植物也可应用，包括自体骨、同种异体骨或羟基磷灰石等（技术图6E、F）。
- 另外，也可将椎板缝合至侧块或者关节囊上来维持开门，也可应用锚钉固定。

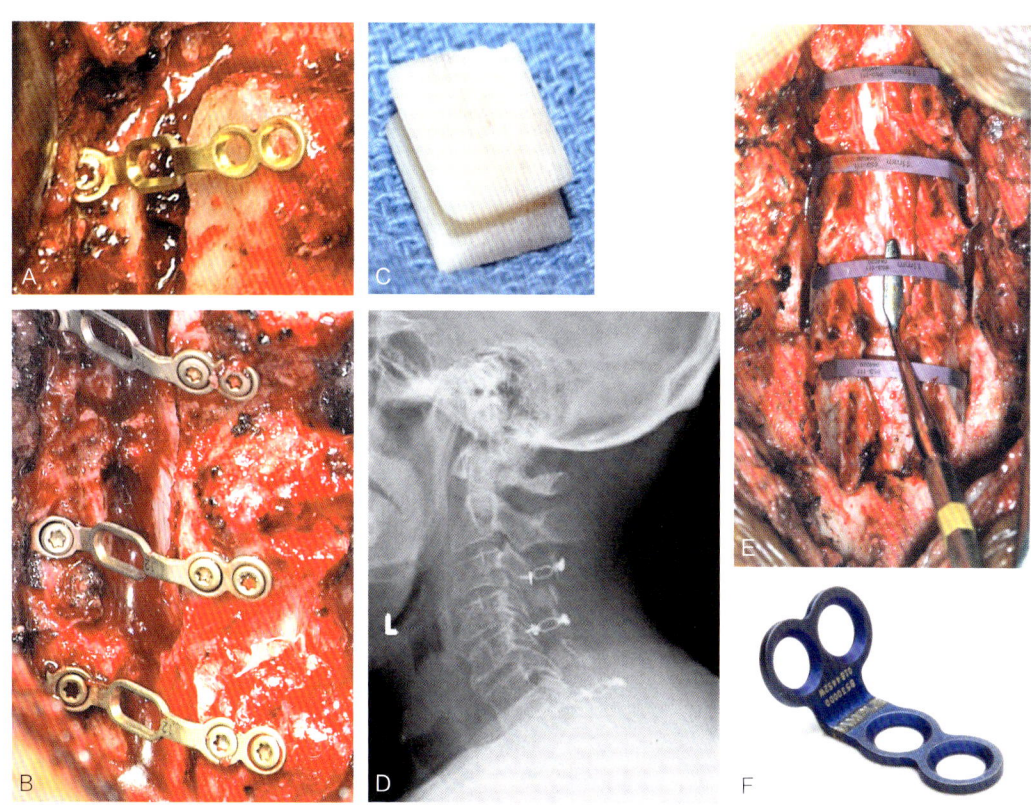

技术图6 A、B. 单开门钢板。A. 首先，在侧块上置入6 mm的螺钉固定钢板的一侧。B. 然后打开椎板，钢板的另一侧置入4 mm螺钉在椎板上，以固定维持开门状态。C. 加工同种异体骨皮质移植。植骨块上的凹槽使其嵌入椎板和侧块之间更加稳定。D. 术后侧位片显示交替使用钢板和植骨块的椎板成形术。E. 图示为双开门技术使用中线钢板重建后弓，在钢板和脊髓之间必须为脊髓向后漂移留有足够大的空间。F. 如果铰链骨皮质断裂，可用铰链钢板将椎板与侧块固定。

关闭伤口

- 放置深部引流管，然后关闭深筋膜和皮下。
- 皮肤用皮内缝合。

要点与失误防范

体格检查	Hoffman反射提示有脊髓受压,但正常人也可能呈阳性
患者体位	颈椎轻度前屈可消除颈后部的皮肤皱褶,有利于切口显露和缝合,也可减少椎板重叠,更好辨认相邻的节段
开门侧	• 如果拟行椎间孔切开术,开门应在神经根受压侧。如果是双侧狭窄不对称,开门应选在狭窄严重侧 • 铰链侧开槽时,透过磨薄的腹侧骨皮质可以看见黄色区域(与黄韧带相对应)和蓝色区域(对应于静脉或硬膜)。这时腹侧骨皮质已经很薄了,操作要十分小心
铰链侧开槽	• 术者应避免磨断铰链侧腹侧骨皮质 • 如果铰链侧椎板抬起困难,术者应重新检查开门侧骨质是否完全离断,而不是把注意力放到打薄铰链侧骨皮质 • 如果铰链侧骨皮质断裂严重失去铰链作用,可用铰链钢板固定重建(参见技术图6F)
硬膜外静脉止血	硬膜外静脉应尽可能在背侧止血。这样可以避免损伤腹侧纵向静脉加重出血

术后护理

- 术后一般需要佩戴舒适柔软的颈托2~4周。
- 如果使用了钢板,应立即进行颈部轻微的主动活动以防止僵硬的发生。
- 应密切观察引流情况,引流管一般在术后48小时内拔除。

结果

- 颈椎椎板成形术对于多节段椎管狭窄所致的脊髓病患者是一个值得选用的治疗方法。它在脊髓减压的同时保留了颈椎的活动度。如果适应证选择正确,神经症状的改善较好,且并发症少。
- 颈椎椎板成形术与椎板切除融合术相比,神经症状的改善作用相似。然而,椎板切除融合手术会伴随更多的与融合相关的并发症,如植骨不融合、内固定失败、取骨部位的持续疼痛、下方关节退变再手术和相对较高的深部感染率[2]。
- 颈椎椎板成形术与颈椎前路椎体切除术(术前颈椎序列正常,无后凸畸形)相比,神经症状的改善相似。然而,椎板成形术患者并发症较少,需要较少的术后止痛药应用[8]。

并发症

- 节段性神经根麻痹:通常是C5神经根的运动障碍,一般在术后1~2天发生,并且通常在数月内改善[4]。
- 据报道,颈部轴性疼痛的发生率高。然而,疼痛通常是比较轻微的,患者常诉颈部僵硬感。
- 颈椎活动度丢失:有学者报道,一些椎板成形术后患者,高达50%的患者出现颈部活动度减小。
- 不常见的并发症:硬脊膜撕裂。它的处理方法有直接修补,也有用纤维蛋白胶水修补。此外还可在腰大池脑脊液引流。
- 有报道指出内固定的失败会导致椎板再关门。
- 可能发生感染和硬膜外血肿,但是发生率非常低。

参考文献

[1] Edwards CC II, Heller JG, Murakami H. Corpectomy versus laminoplasty for multilevel cervical myelopathy: an independent matchedcohort analysis. Spine 2002;27(11):1168-1175.

[2] Heller JG, Edwards CC II, Murakami H, et al. Laminoplasty versus laminectomy and fusion for multilevel cervical myelopathy: an independent matched cohort analysis. Spine 2001; 26(12):1330-1336.

[3] Hirabayashi K, Watanabe K, Wakano K, et al. Expansive opendoor laminoplasty for cervical spinal stenotic myelopathy. Spine 1983;8(7):693-699.

[4] Imagama S, Matsuyama Y, Yukawa Y, et al. C5 palsy after cervical laminoplasty: a multicentre study. J Bone Joint Surg Br 2010;92(3):393-400.

[5] Machino M, Yukawa Y, Hida T, et al. Cervical alignment and range of motion after laminoplasty: radiographical data from more than 500 cases with cervical spondylotic myelopathy and a review of the literature. Spine 2012;37(20):E1243-E1250.

[6] Matsumoto M, Chiba K, Toyama Y. Surgical treatment of ossification of the posterior longitudinal ligament and its outcomes: posterior surgery by laminoplasty. Spine 2012;37(5):E303-E308.

[7] Okada M, Minamide A, Endo T, et al. A prospective randomized study of clinical outcomes in patients with cervical compressive myelopathy treated with open-door or French-door laminoplasty. Spine 2009;34(11):1119-1126.

[8] Yoon T, Hashimoto R, Raich A, et al. Outcomes following laminoplasty compared with laminectomy and fusion in patients with cervical myelopathy: a systematic review. Spine 2013;38(22 suppl 1): S183-S194.

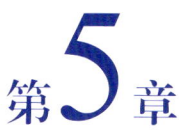

后路颈椎融合内固定术

Posterior Cervical Fusion with Instrumentation

Raj Rao and Satyajit V. Marawar

手术治疗

- 下颈椎后路融合内固定手术目的是减压和固定。
  - 对不稳定的颈椎骨折或经后路广泛减压后稳定性受损的颈椎需实施后路融合及内固定术。
  - 应用器械内固定可以缩短术后制动时间和过多应用支具外固定，增加植骨融合率，且更好地维持颈椎的正常序列。

棘突间钢丝捆扎

- 棘突间钢丝捆扎是侧块螺钉和椎弓根螺钉固定之外的一个稳定颈椎后方结构的固定技术。
  - 尽管它可较有效地抵抗屈曲应力，但在抵抗牵张、轴向、旋转及侧向屈曲应力方面较弱。
- 通常应用直径为18～20号的不锈钢钢丝或1～1.2 mm的编织钛缆。
  - 替代品包括编织的不锈钢钢丝或聚乙烯线缆。多股编织的不锈钢钢丝或聚乙烯线缆，与单股不锈钢钢丝相比，具有更好的抗疲劳性、更好的柔韧性和更强的伸屈稳定性[38,44]。
  - 在现代脊柱外科中，钢丝捆扎技术一般仅用于某些特殊情况，如不能应用生物力学更占优势的侧块螺钉固定的病例、中线处的微创暴露或不需应用侧块螺钉固定来增加稳定性的病例（如相对稳定假关节的后路修复或用作张力带对前路固定进行补充）。
- 钢丝捆扎技术包括单纯棘突间捆扎（如Rogers法）、Bohlman三重捆扎法（也能用于枕颈固定）和斜行捆扎法。
  - 由于固定的方向各不相同，斜行捆扎法比单纯棘突间捆扎具有更强的抗旋转稳定性。

侧块螺钉固定

- 枢椎以下椎体的侧块是由上、下关节突及位于其间的骨组织组成的复合四边柱形关节。
- 侧块螺钉固定是枢椎以下颈椎后路固定最常用的固定方式。
- 由于侧块螺钉可用于后部结构破坏的病例（如创伤、肿瘤或手术切除减压后等情况），因此其应用十分广泛。
- 相对后路钢丝捆扎技术，侧块螺钉固定技术可提供更好的抗屈曲及扭转强度[8,42]。
  - 固定强度的增加可使固定节段仅限于需融合的节段。如应用钢丝捆扎技术，固定节段往往需要向远、近端延伸以增加固定效果。
  - 与钢丝捆扎相比，侧块螺钉术后发生后凸改变可能性较小[13]。
  - 侧块螺钉技术相对椎弓根螺钉技术并发症少，操作更简便。
- 采用侧块螺钉固定的Magerl技术比用Roy-Camille技术具有更大的抗拔出力且能承受更大的负荷[30]。可能与Magerl技术允许置入更长的螺钉有关。
  - 在下颈椎，置入侧块螺钉的长度由于C3～C6的解剖变异和不同的置入技术而不尽相同。与Roy-Camille技术应用的12 mm的螺钉长度相比，Magerl技术可安全地应用14 mm的螺钉。有学者报道，置入的C7侧块螺钉长度也不相同。采用Roy-Camille技术长度为10 mm，采用Magerl技术长度是10～11 mm。在各颈椎节段，男性较女性都需置入较长的螺钉长度。使用任何一种侧块螺钉固定技术时，都建议术前CT扫描评估侧块螺钉长度[9,39]。
- 双皮质侧块螺钉固定的抗拔出力显著高于单皮质固定。
  - 由于双皮质固定可能导致神经根及椎动脉损伤的风险，目前多数情况下仍应用单皮质固定的方法。

颈椎弓根螺钉固定

- 据报道，椎弓根螺钉固定可对颈椎三柱同时固定，在生物力学强度上优于侧块螺钉固定[20]。
- 虽然颈椎椎弓根螺钉固定技术在亚洲国家已经广泛应用，但在美国并不流行。由于在C3～C6节段椎弓根直径较小，并且在不同节段，甚至同一节段的两侧都可能存在变异，开路过程中都有损伤神经风险（图1）。这使得这项技术的难度增加并限制了其广泛应用[12,21,32,33]。
- 颈椎弓根技术最常用于C2和C7，因为上述两者椎弓根大于其他节段，损伤神经的风险较低。

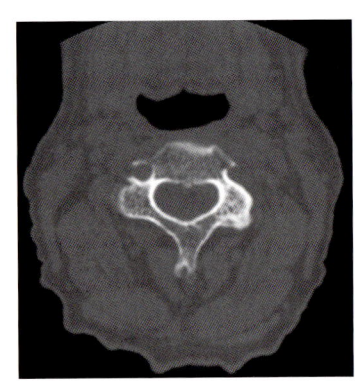

图1 轴向CT显示枢椎下椎体在同一节段上椎弓根直径有差别。

表1 颈椎椎弓根外径宽度

椎弓根	宽度(mm)
C2	1.6～6.9
C3	0.8～5.3
C4	0.8～5.4
C5	0.8～5.7
C6	0.9～5.9
C7	1.0～6.7

- 在C2,椎动脉多位于进针点及钉道的外侧,这使置入椎弓根螺钉成为可能。
  - 在C7多数患者横突孔无椎动脉通过,这使置入椎弓根螺钉更加安全。
  - 在C3~C6,由于椎弓根邻近椎动脉且直径狭小,使得椎弓根螺钉置入风险很高且不适合常规应用。
  - 应用颈椎的椎弓根螺钉技术,术前必须仔细评价CT及MRI影像以确认置入椎弓根螺钉的进钉点和角度,并排除解剖异常。
  - 若椎弓根外径直径小于4 mm,则放弃使用椎弓根螺钉技术[12]。
- 多项解剖学研究发现,颈椎弓根外径平均为4～7 mm,不同节段椎弓根宽度差异显著(表1)[12,28,32,33]。
  - C2和C7的椎弓根多比较宽大,足够容纳直径为3.5 mm或4 mm直径的螺钉。
  - C3~C6的椎弓根长度为12～18 mm[12,33],置入较长的螺钉可获得对椎体更大的把持力。
  - 椎弓根与矢状面的夹角在C2最小(25°～30°)[10],至C3增加到平均44°(25°～55°),C3~C7逐步减少到平均37°(33°～55°)[28]。
  - 据报道[35,41],术前基于CT的导航以及最近使用的术中三维成像导航[19]可提高颈椎椎弓根螺钉置入的成功率,降低了神经血管损伤的风险。
  - 多数情况下,颈椎椎弓根高度大于宽度,其平均高度约为7 mm(6～11 mm)。

后路颈椎融合

- 尽管本章重点介绍内固定技术,但一丝不苟的融合技术对于手术的成功仍然至关重要。
- 当前,几乎所有的后路融合手术都辅助使用内固定器械。
- 为扩大植骨床,所有减压过程中不必要切除的骨结构均应尽量保留。
- 术中显露时,包括棘突间韧带和肌肉、关节突关节囊和椎旁肌等所有软组织均需仔细分离,以清晰显示需要融合节段的骨皮质。
- 在椎板切除的病例,侧块和小关节面均应制备成植骨床。

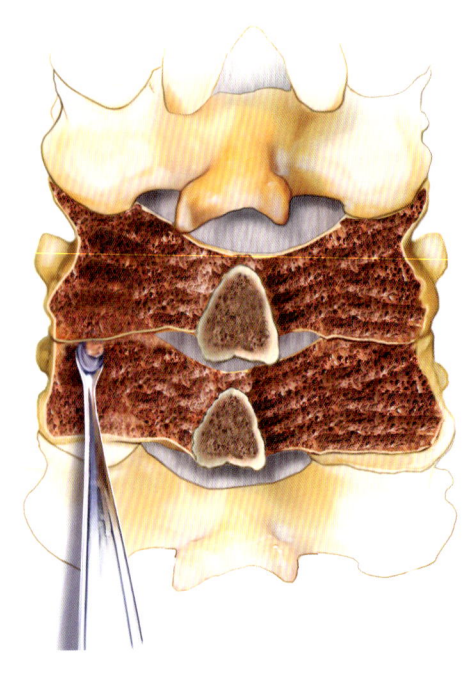

技术图1 融合节段的椎板及关节突关节去除骨皮质,以髂骨植骨。

- 在侧块螺钉植入前，用刮匙或3 mm直径磨钻头去除关节突关节软骨。
- 用3 mm直径磨钻头进行椎板及棘突表面进行去皮质，露出新鲜的、渗血的皮质下骨（技术图1）。

- 将取下的、用于植骨的髂骨制成小颗粒骨松质和骨松质条置于新鲜的、渗血的植骨床上进行植骨融合。
- 骨松质条可直接塞入关节突关节间隙。

棘突间钢丝捆扎

单纯棘突间捆扎

- 术前需通过影像学研究确认拟行固定节段的棘突及椎板的完整性。
  - 内固定前，应通过闭合或切开复位恢复脊柱骨折-脱位的正常解剖结构。
  - 在某些屈曲-牵张损伤病例中，依次收紧钢丝也具有复位作用。
  - 在需融合节段的棘突与两侧椎板连接处钻2～3 mm的骨洞。
  - 需注意位于腹侧的硬膜囊，钻孔应沿冠状面进行，以尽可能降低误伤脊髓组织的可能（技术图2A）。

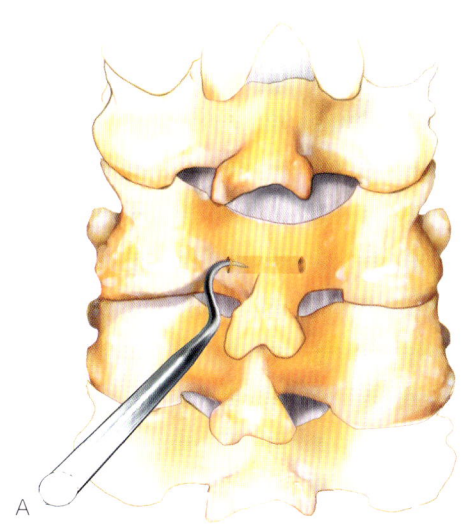
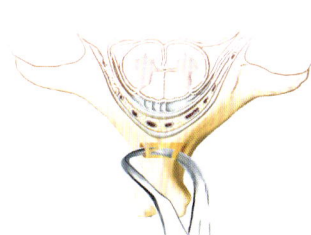

技术图2 棘突间钢丝捆扎。A. 棘突上钻孔、穿钢丝的安全位置为椎板线的背侧。B. 钢丝或钢缆穿过并环绕融合节段头、尾端棘突，钢丝末端均位于脊柱同侧。C. 将钢丝两末端在去除颈椎牵引后互相缠紧。

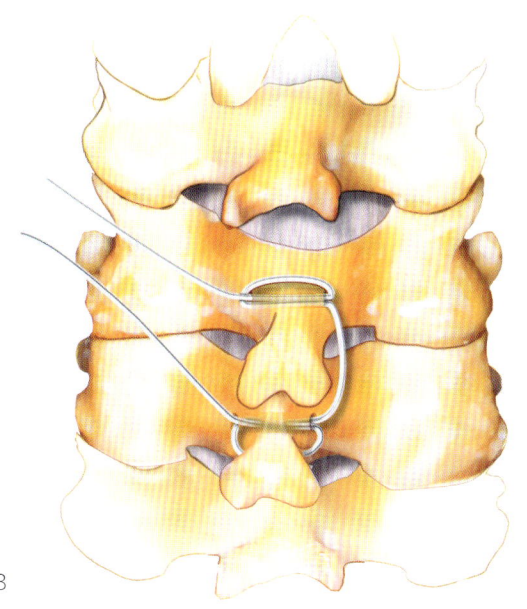
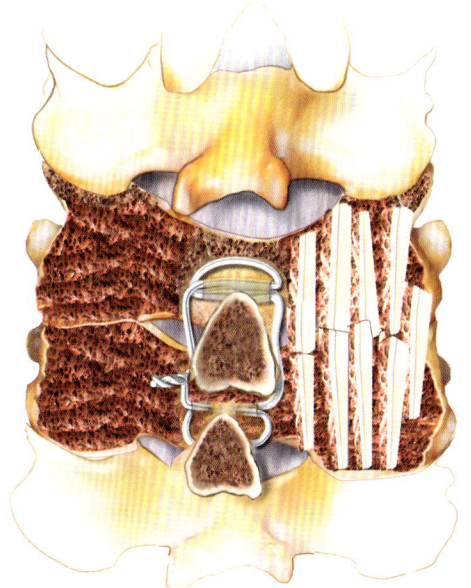

- 钻孔位置在头端棘突的近侧、尾端棘突的远侧，以提供最大的安全范围防止钢丝对棘突的切割。
- 用巾钳或挟钩的尖端置于棘突基底两侧的骨洞中。
  - 向两侧轻微摇动以便在棘突基底的骨松质中建立通道。
- 钢丝或钢缆穿过并围绕头端颈椎棘突的基底（技术图2B）。
  - 钢丝的另一端同样穿过尾端颈椎棘突的基底，这样钢丝两末端均位于脊柱同侧。
  - 收紧钢丝的两端（技术图2C）。
  - 将用于移植的骨松质置于融合节段的去骨皮质的椎板和棘突以及关节突关节之间的间隙。
- 该技术的改进点包括：从髂嵴处取骨，并在收紧前将髂骨条置于线缆和线圈双侧下方。

三重钢丝捆扎法

- 如同常规棘突间钢丝捆扎那样，钢丝或钢缆穿过并围绕融合节段头端、尾端颈椎棘突。
- 从髂后上棘切取两块不包含内板但包括骨松质全厚的髂骨块用于移植。
  - 植骨条的长度应能足够跨越融合节段，其宽度应可覆盖上述融合范围内所有去皮质的椎板。
- 在植骨条的远、近端各钻一个2～3 mm的洞。
  - 再取2根22号钢丝穿过头、尾端棘突的骨洞。
  - 然后，将上述钢丝穿过骨移植物的两端孔洞。
  - 收紧两侧的、位于移植骨表面的钢丝，将植骨块牢固地固定于去皮质椎板和棘突上（技术图3）。

斜行钢丝捆扎法

- 将骨膜剥离器小心插入关节突关节，稍稍牵开以便清楚地确认关节突关节平面。
- 用2 mm直径磨钻头从下关节突中部沿矢状面钻孔，自关节突关节面进入关节。
  - 插入关节的骨膜剥离器可确认钻头进入关节，并能防止其进入过深（技术图4A）。
- 用一根20号钢丝或钢缆穿过此洞并在骨膜剥离器的引导下以"鞋拔"的方式从远端穿出关节突关节。
  - 然后，钢丝的另一端绕过或从损伤节段以远1或2个节段完整棘突的孔中穿过。
  - 两侧进行同样的操作，同侧钢丝的游离端以适当的张力缠紧（技术图4B）。在椎板或棘突缺损的情况下，可考虑上述斜行捆扎技术而非棘突间捆扎。

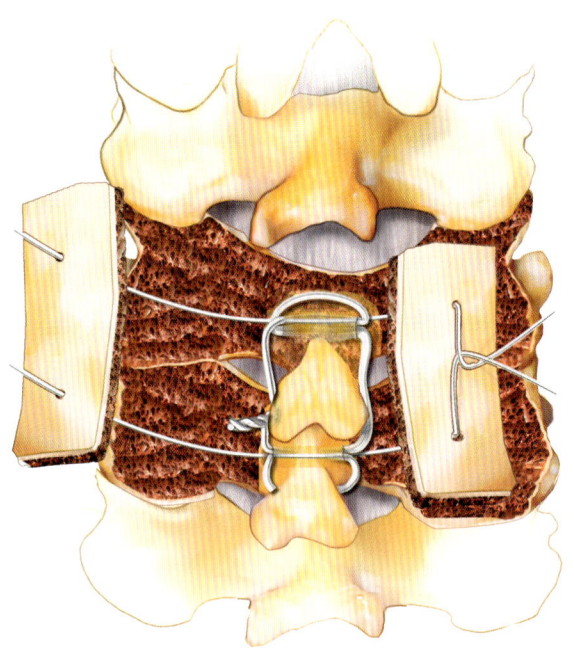

技术图3　三重钢丝捆扎法。经单纯钢丝捆扎后，再用另外一根钢丝穿过融合节段头、尾端颈椎的棘突。这根钢丝用于把骨移植物牢固地固定在融合节段的去皮质椎板上。

- 在骨性结构允许的情况下，常在上述固定后追加辅助性的中线棘突间或三重捆扎。

多节段关节突关节支撑捆扎

- 多节段椎板切除后的后路稳定方式还包括多节段关节突关节捆扎技术形成后外侧关节突融合。
- 两侧所有融合节段的下关节突均有斜行关节突钢丝穿过。
  - 最尾端颈椎棘突上的孔洞会有两根钢丝穿过。
- 肋骨、髂骨或金属棒均可与关节突钢丝技术一起用于多节段融合（技术图5）[7,14]。
- 植骨块或金属杆被置于去皮质的侧块表面、位于两端钢丝之间。然后将每一节段的钢丝以适当的张力缠紧。

术后固定

- 建议所有采用后路颈椎钢丝捆扎技术的患者术后佩戴牢固的外固定支具，直至骨性融合。根据固定术后的稳定性及融合节段的数量对行棘间或斜行捆扎，患者行Halo支具或者坚强的颈胸支具固定6～12周。
- 在去除外固定前需影像学检查确认融合部位连续骨痂形成且患者颈椎屈伸固定节段无活动。

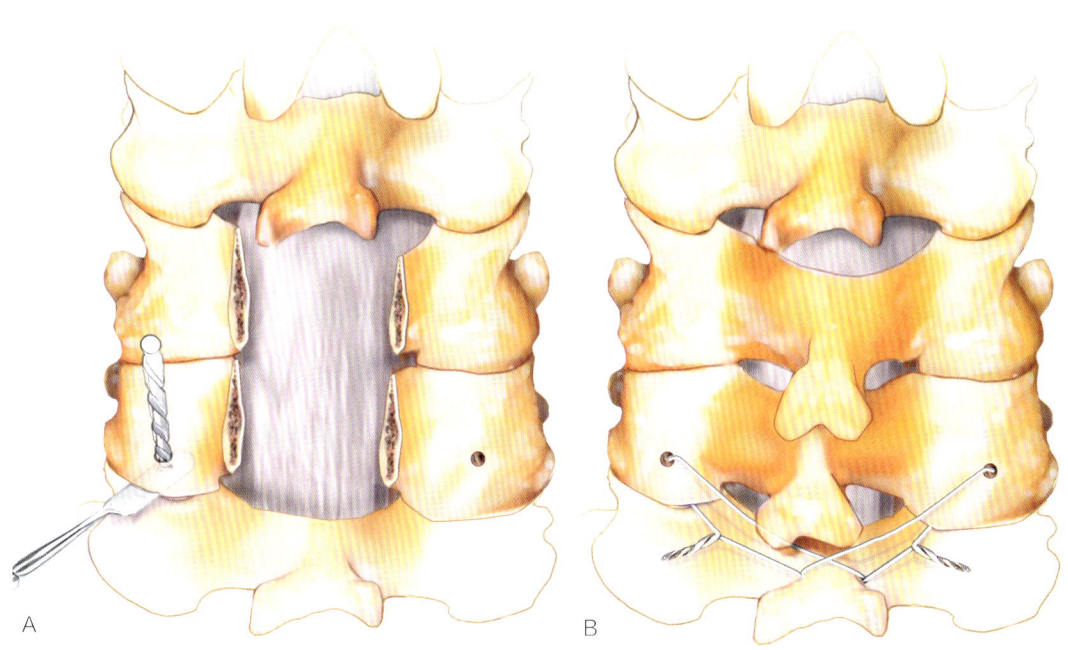

技术图4 关节突捆扎技术。A. 钻头从下关节突中部沿矢状面钻孔，自关节突关节面进入关节。插入关节的骨膜剥离器可防止钻头进入关节过深，并能引导钢丝穿出关节突关节间隙。B. 关节突钢丝可在椎板缺失的节段斜行环绕于棘突。

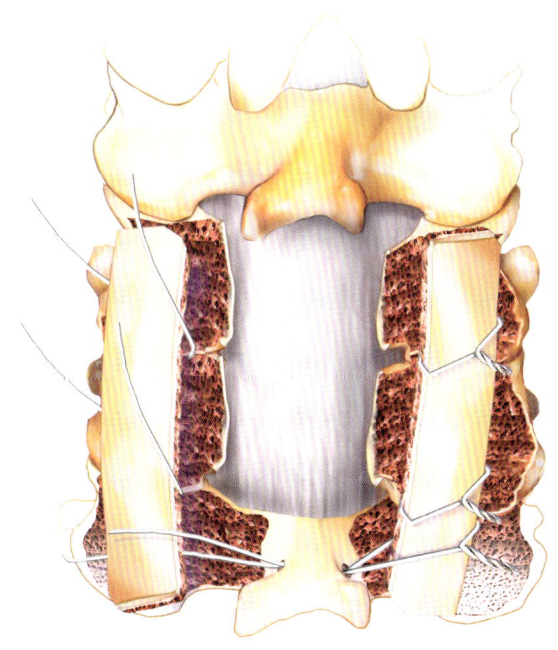

技术图5 多节段椎板切除后双侧关节突钢丝捆紧肋骨植骨块。

侧块螺钉固定

- 充分显露侧块后部四边形骨面。
  - 椎板和侧块之间的转折线可以帮助识别侧块内侧边界。不过这种标志在C7不明显。
  - 侧块的外侧缘可轻易触及。
  - 上、下关节线代表上、下缘。
- 确定侧块后部四边形表面的中心。
- 侧块螺钉的置入有多种技术。目标是在置入足够长度的侧块螺钉时,避免损伤椎动脉、椎孔内神经根以及避免侵犯小关节突关节面。
  - Roy-Camille技术[37]是以侧块后表面中心作为螺钉的进钉点。
    - 螺钉垂直于侧块后表面进入,矢状面向外侧偏斜10°。
    - 该钉道出口恰好位于椎动脉的外侧、出口神经根的下方(技术图6A～C)。
  - Magerl等[29]提出以侧块后表面中心内侧1 mm作为侧块螺钉的进钉点。
    - 螺钉平行于小关节面,在轴向平面向外侧呈25°置入。
    - Magerl等[29]建议将一枚针插入关节突以确定关节平面。
    - 侧位透视检查可以在矢状平面中确定的进钉方向,要保持螺钉平行于侧块关节面并位于上、下关节面之间。
    - 该钉道朝向椎动脉外侧和出口神经根上方(技术图6D、E)。

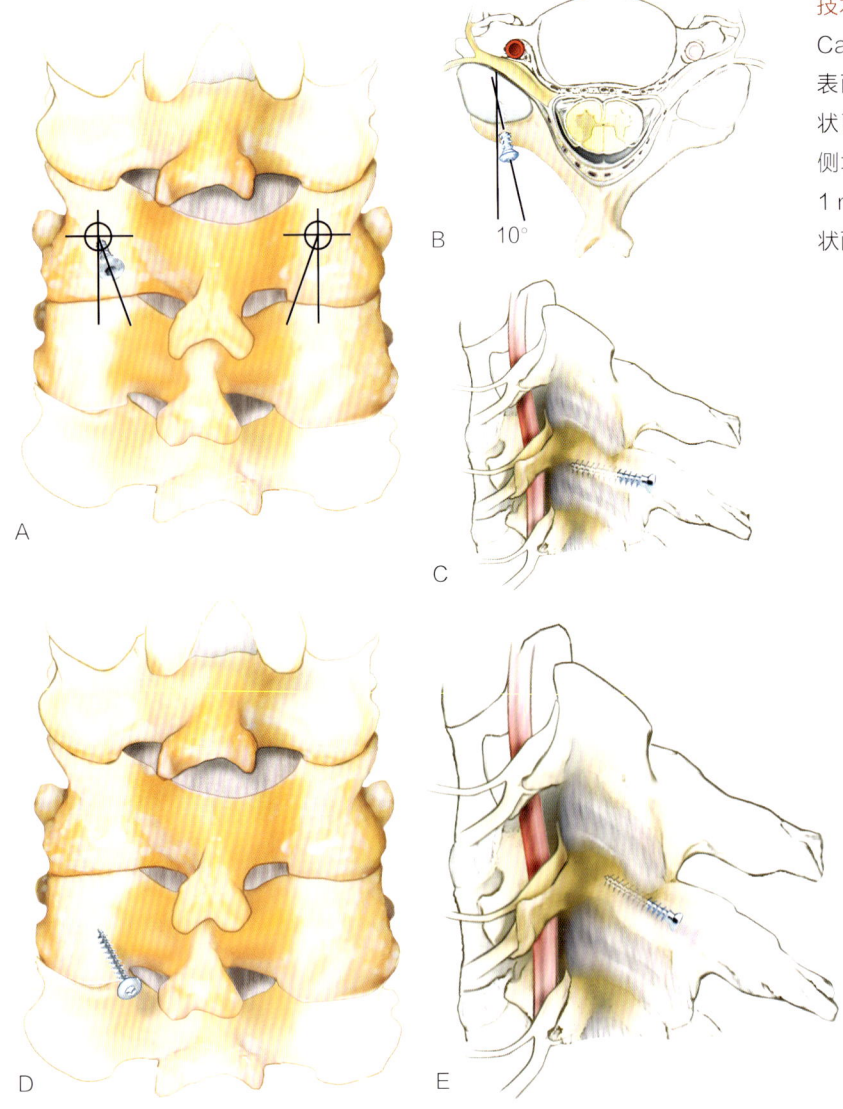

技术图6 侧块螺钉置入技术。A～C. Roy-Camille技术,侧块螺钉的进针点位于侧块后表面的中心,螺钉垂直进入侧块后表面,矢状面外侧偏斜10°。D、E. Magerl技术,侧块螺钉的进针点位于侧块后表面中心内侧1 mm,螺钉平行关节突关节面、向外侧与矢状面成25°进入。

- - An等[5]提出了改良Magerl法,该方法采用向外侧与矢状面呈30°、向头端与轴位呈15°。
    - 该技术可以使螺钉的出口位于横突与侧块的交界、椎动脉外侧、出口神经根的上方。
- 如果棘突肥大的尖端干扰到了器械进入角度,则可将其咬除。
- 如果侧块骨皮质硬化,钻孔前先用2 mm直径磨头将侧块进针点处皮质磨透。这样也会防止钻头在侧块表面打滑。
- 处理硬化骨块,在螺钉植入前先用丝攻。
- 目前多数内固定系统使用金属棒来连接侧块螺钉以完成内固定。
  - 如果先置入远、近两端螺钉,再置入中间的螺钉,尽量将螺钉头排列成直线,以便于螺钉头与金属杆的连接。
  - 万向钉可弥补因螺钉进针点、置入方向差异或患者本身解剖变异所造成的螺钉对线困难。
  - 金属连接棒可多平面塑形,可对颈椎实施压缩、牵张及旋转力以纠正不同畸形。
  - 这种钉-棒系统易于进一步延伸到枕部及胸椎。
- 与单皮质螺钉相比,双皮质螺钉提供更好的抗拔出强度[16];但螺钉过长,会引起神经根刺激或损伤。在某些情况下应考虑使用双皮质螺钉。
  - 患有类风湿性关节炎或转移性骨肿瘤的患者,其骨质量可能不好。
  - 需要更长的固定延伸到枕骨或胸椎区域,以减少植入物拔出的可能。

颈椎椎弓根螺钉内固定

C3~C7的椎弓根螺钉置入

- 术前通过X线及CT影像评价椎弓根直径和轴线方向,并确保术中可获得良好的透视影像,对于颈部短粗的患者尤其重要。
- 在减压前置入椎弓根螺钉,因减压前更容易辨认解剖标志,并可降低螺钉置入时误伤已经减压、暴露在外的脊髓组织的风险。
- 解剖研究为C3~C6的椎弓根入点提供了广泛的参考[12,32,33]。
- 最常用的椎弓根螺钉置入技术依赖于解剖学标志及术中透视[1]。
- 椎弓根螺钉的进针点位于下关节突尾侧缘下方1~2 mm,中线外侧2~3 mm或侧块外侧缘内侧2~3 mm。
  - 有时小关节的退变会使正常解剖标志的辨认十分困难。
- 侧块背侧的皮质通常需用高速磨钻开孔。
  - 大多可通过在此孔中看到椎弓根的骨松质。
- 用一根圆钝的、制作精良的椎弓根探针沿椎弓根骨松质行进以探寻向内侧成角方向(技术图7A)。
- 利用透视来引导矢状面的进钉方向。
  - 总的来说,在C5~C7,螺钉应平行于椎体上终板,在C2~C4,螺钉的角度应略微向上倾斜。
- 一些学者推荐在进针点确定后行钥匙孔椎板开窗术[4]。
  - 通过钥匙孔椎板开窗,可用直角神经钩探及椎弓根的上壁和内侧壁,以引导椎弓根探针的进入(技术图7B)。
- 置入螺钉前先攻丝。
  - 根据术前通过影像学测量椎弓根直径的结果选择合适的螺钉,一般用直径3.5 mm或4 mm螺钉。
  - 有些直径小的椎弓根可能需要用到2.7 mm的螺钉[20]。
- 椎弓根螺钉的长度从18~26 mm不等,具体根据术前CT检查结果加以选择。
  - 螺钉置入的深度在侧位透视中不应超过椎体前后径的2/3。
  - 由于C7椎弓根较长,通常在此节段可置入约30 mm长的螺钉。
- 可应用计算机导航系统辅助颈椎弓根螺钉的置入。
  - 计算机导航系统通过术前CT来建立椎体的三维模型。
  - 颈椎骨性结构显露完成后,行术中CT扫描,其数据可直接传输到导航系统中。
  - 在探针或钻头表面标志注册完成后,使用其找到进针点,并导引一个细小的钻头通过椎弓根行进至椎体[41]。

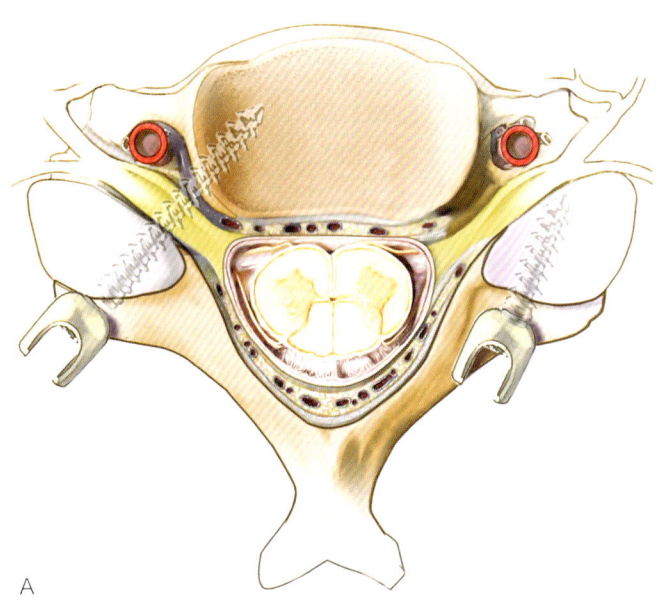

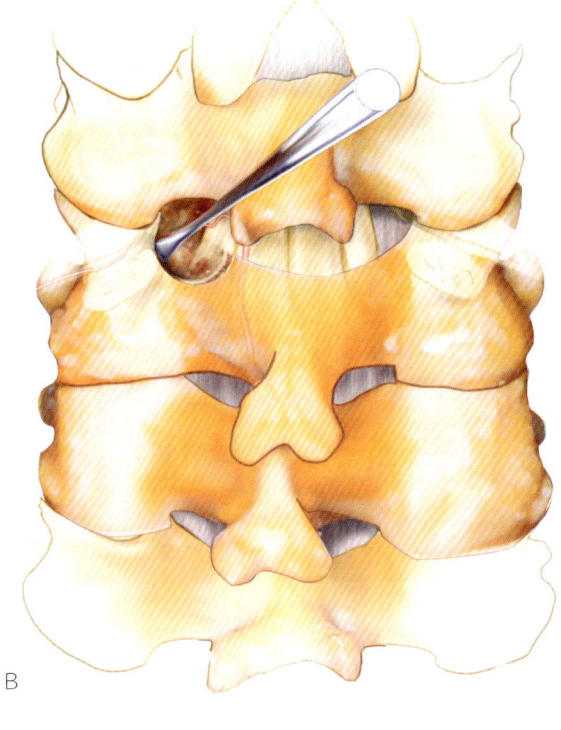

技术图7 A. 轴位上椎弓根螺钉与侧块螺钉钉道对比。B. 通过钥匙孔椎板间开窗来触及椎弓根的上壁及内侧壁引导椎弓根探针的进入方向。

C2椎弓根螺钉置入

- C2椎弓根进针点位于C2侧块后部内上象限、峡部内侧缘外3 mm、平C2椎板上缘或稍远端。
- 用神经剥离子探查C2椎弓根内、上缘确定向内角度,侧位透视明确向头端角度。
  - 用3 mm直径磨头磨穿进钉点骨皮质。
  - 用小刮匙或探针进入皮质下骨松质开路确定椎弓根钉道。2.7 mm钻头也可以在影像学引导下置入椎弓根。
  - 进针方向大致为向内成角15°～25°,向头端成角20°～30°。
  - 用球头探针确认钉道的完整性,并进行攻丝,然后置入直径3.5～4.0 mm的螺钉。
- 螺钉长度通常为20～22 mm。如C2螺钉长度>24 mm,螺钉有可能会穿出椎体前方[34],这在某些特殊情况下可提供更强的固定效果[40]。
- 颈椎中不同的螺钉进入点和钉道可能会使得弯棒困难,应用万向钉便于C2螺钉与下位椎弓根置入螺钉的钉头对线,以便于上棒。

C2峡部螺钉置入

- C2峡部螺钉进钉点位于C2下关节突关节面内侧缘头侧和外侧各3 mm。
- 磨穿进钉点骨皮质,在透视下使用一个2.7 mm的手钻开路,向内侧倾斜10°～15°。可以使用Penfield解剖器来感受C2区的内侧边缘,这可以帮助指引方向。侧位透视确定矢状面向头端成角大约25°。其入钉点比C1-C2关节螺钉更偏向尾侧。
- C2峡部螺钉比C2椎弓根短,大约16 mm。

要点与失误防范

后路颈椎融合	• 确保融合节段内椎板和棘突良好的去皮质 • 需切除融合节段内关节突关节软骨
颈椎后路内固定	• 在神经减压前置入侧块或椎弓根螺钉。这样既有利于更好地确定解剖学标志又可在一定程度上避免术中对脊髓的误伤
后路钢丝捆扎技术	• 应在头端颈椎棘突近侧及尾端颈椎棘突远侧钻孔,以使钢丝在孔中获得更大的把持力 • 钢丝置放于棘突椎板线的背侧

侧块固定	• 术前根据影像学检查进行评估便于选择合适的螺钉长度,以尽可能降低脊神经损伤的风险 • 先置入头尾两端螺钉,随后置入中间的螺钉有利于最后的钉棒连接
椎弓根螺钉固定	• 术前通过影像学研究确定椎弓根的大小和方向 • 术中需先清除骨赘以便更好地辨认解剖学标志,方便钉置入 • 先用磨钻在进针点开口。然后用球头细探针在骨松质通道内探明椎弓根轴线向内角度 • 螺钉进入深度不应超过椎体前后径的2/3

结果

后路钢丝捆扎技术

- 据报道,棘突间钢丝技术用于治疗颈椎创伤、肿瘤及退行性疾病时,长期融合成功率达94%～96%[25,36]。
  - Weiland 和 McAfee[43]曾报道应用三重钢丝捆扎技术对60例患者行枢椎以下后路融合手术,术后融合率达100%。
- 60例中,除了2例使用Halo支具制动外,其余均使用普通支具最终获得融合。
- Cahill 等[6]报道应用双侧斜行钢丝捆扎治疗18例颈椎关节突脱位病例,均获得良好对线及稳定的融合。
  - 融合时间一般为3～4个月。钢丝捆扎治疗术后患者神经症状均无进一步加重。
- Callahan 等[7]报道利用关节突钢丝固定结合髂嵴或肋骨植骨行多节段关节突融合治疗,52例患者中50例获得坚强融合。
  - 2例未融合病例只需接受定期随访,无须进一步的处理。
- 棘突间钢丝捆扎术与侧块钢板固定术比较,两者术后融合率基本相同。

侧块螺钉固定

- Ebraheim 等[11]回顾了36例使用侧块螺钉-钢板系统治疗的创伤性不稳、椎板切除后不稳及转移性肿瘤患者术后的影像学及临床结果,发现患者融合时间平均为3个月。1例患者术后神经症状加重,经再次减压手术后症状缓解。
- Fehlings 等[13]报道以侧块螺钉-钢板系统治疗42例颈椎不稳患者,术后平均随访46个月,结果其中39例(93%)成功获得骨性融合。其中2例患者因螺钉拔出行后路钢板翻修手术,另1例患者因术后出现进行性后凸加重再次加行前路钢板固定。
- Katonis 等[23]报道了225例患者置入1 662个侧块螺钉。平均随访18个月时,其中融合率为97.4%。术中27例(1.6%)发生侧块骨折,但无神经血管缺损伤。由于双皮质螺钉导致神经根刺激,3例(1.3%)患者因神经根病

原因去除螺钉。作为晚期并发症,螺钉松动拔出在手术后14周内3例(1.3%)患者中发生。神经损伤、血肿形成、假关节和螺钉拔出的总再手术率为6.2%(14例)。

颈椎椎弓根螺钉

- 对颈椎椎弓根而言,不存在螺钉松动或拔出等问题。
- Abumi 等[3]应用颈椎椎弓根钉棒系统治疗颈椎后凸畸形30例,矫形效果满意,未发生内固定失效或有关椎弓根螺钉的神经血管并发症。
- Yukawa 等[48]报道了100例不稳定型颈椎损伤患者的颈椎椎弓根螺钉固定术。共置入419个椎弓根螺钉。他们报告椎弓根穿孔率为4%(超过椎弓根外螺钉直径的50%)。2例出现了与螺钉相关的内固定矫正失败,而另3例在随访中丢失了超过10°的矫正角度。术前对受伤部位周围的局部椎体对测量,为脊柱后凸6°,而术后为脊柱前凸6.7°。除了在手术后不久死亡的3例以外,所有患者均实现了成功的骨融合。

并发症

钢丝捆扎

- 棘突间钢丝捆扎最常见的并发症为复位丢失及畸形复发。
  - 复位的丢失最易发生于后路钢丝穿过椎体后部结构有骨折的颈椎节段[25]。
- 骨质疏松或钢丝张力过大可能导致术中、术后棘突骨折。
- 仅用单股钢丝可导致钢丝断裂。
  - 使用多股钢缆可降低钢丝断裂的风险[18,44]。
- 棘突间钢丝不慎穿入椎管可导致脊髓损伤。
  - 在棘突、椎板连线位置选取合适的位置钻孔,避免钻孔道过于接近腹侧有助于防止上述并发症。

侧块螺钉固定

- Xu[45]通过尸体研究比较不同螺钉置入技术,发现采用An 等[5]的改良Magerl技术时,发生背侧或腹侧神经根损伤的概率最低。
- 对侧块螺钉置入的临床研究报道有6%的神经根损伤及6%的螺钉置入不良[15]。

- 3%的患者因螺钉刺激导致神经根痛需再次手术取出螺钉[15]。
  - 据报道,螺钉松动的发生率为2%～6%[13,15,17]。
  - 除了螺钉直接接触神经根外,在最后锁紧内固定系统时侧块将被拉向金属杆,也可能会导致椎间孔狭窄从而导致神经根痛。
  - 精确的螺钉长度选择、准确的置入位置及良好的金属杆的塑形,可最大限度地防止上述问题的发生。
- 侧块钢板固定,尚无椎动脉损伤病例的报道。

颈椎椎弓根螺钉
- 椎弓根内侧壁最厚,螺钉向内侧穿出导致脊髓损伤的可能性较小。
  - 外侧壁较薄,螺钉置入时外侧穿出可能性较大。
  - 椎弓根上缘与上方神经根几乎没有间隙,而椎弓根下缘与下方神经根平均间距为1.4～1.6 mm。
  - 因此,椎弓根螺钉穿出皮质较易损伤椎动脉或其上方神经根。
- Abumi等[2]报道在180例患者中,螺钉穿出骨皮质的发生率为6.7%(45/669个椎弓根螺钉)。
  - 其中3例发生螺钉相关的神经、血管并发症,2例发生神经根痛的症状,但经非手术治疗缓解。
  - 1例发生椎动脉损伤但无神经损伤后遗症。
- Kast等[22]报道了26例共置入94枚椎弓根螺钉,其中4枚向外侧穿出皮质致椎动脉孔狭窄超过25%。
  - 上述意外未造成血管或神经损伤。
  - 3枚螺钉造成椎间孔占位,其中1枚因造成感觉障碍再次翻修。
- Nakashima等[31]报道了一项关于84例椎弓根螺钉固定并发症的多中心研究数据。共置入390个颈椎椎弓根螺钉。椎弓根螺钉错位的发生率为19.5%,其中16例(4.1%)螺钉超过椎弓根外螺钉直径的50%。5例患者直接归因于螺钉置入时的并发症,其中神经根损伤3例,椎动脉损伤2例。
- Yukawa等[47]报道了144例颈椎创伤患者置入620枚颈椎椎弓根螺钉。椎弓根开裂(螺钉直径的50%超出椎弓根)和椎弓根穿孔(椎弓根直径的50%超出椎弓根)发生率为3.9%。有1例的椎弓根探针穿透了椎动脉,没有进一步并发症发生。1例发生短暂神经根病。
- Kotani等[24]报道导航系统可减少螺钉的穿出概率,而其他作者[27]认为上述系统不能显著提高螺钉置入的安全性或准确性。
- Ishikawa等[19]报道了术中CT辅助导航系统在颈椎椎弓根螺钉置入中的应用。在置入的108个椎弓根螺钉中,88.9%完全包含在椎弓根内,没有穿破,8.3%穿透椎弓根的螺钉少于直径的50%,2.8%的螺钉穿孔椎弓根且直径超过50%。没有100%直径的螺钉完全穿出的情况发生。

参考文献

[1] Abumi K, Kaneda K, Shono Y, et al. One-stage posterior decompression and reconstruction of the cervical spine by using pedicle screw fixation systems. J Neurosurg 1999;90:19-26.

[2] Abumi K, Shono Y, Ito M, et al. Complications of pedicle screw fixation in reconstructive surgery of the cervical spine. Spine 2000;25:962-969.

[3] Abumi K, Shono Y, Taneichi H, et al. Correction of cervical kyphosis using pedicle screw fixation systems. Spine 1999;24(22):2389-2396.

[4] Albert TJ, Klein GR, Joffe D, et al. Use of cervicothoracic junction pedicle screws for reconstruction of complex cervical spine pathology. Spine 1998;23:1596-1599.

[5] An HS, Gordin R, Renner K. Anatomic considerations for plate-screwfixation of the cervical spine. Spine 1991;16:S548-S551.

[6] Cahill DW, Bellegarrigue R, Ducker TB. Bilateral facet to spinous process fusion: a new technique for posterior spinal fusion after trauma. Neurosurgery 1983;13:1-4.

[7] Callahan RA, Johnson RM, Margolis RN, et al. Cervical facet fusion for control of instability following laminectomy. J Bone Joint Surg Am 1977;59(8):991-1002.

[8] Coe JD, Warden KE, Sutterlin CE III, et al. Biomechanical evaluation of cervical spinal stabilization methods in a human cadaveric model.Spine 1989;14:1122-1131.

[9] Ebraheim NA, Klausner T, Xu R, et al. Safe lateral-mass screw lengthsin the Roy-Camille and Magerl techniques. An anatomic study. Spine1998;23(16):1739-1742.

[10] Ebraheim NA, Rollins JR Jr, Xu R, et al. Anatomic consideration of C2 pedicle screw placement. Spine 1996;21:691-695.

[11] Ebraheim NA, Rupp RE, Savolaine ER, et al. Posterior plating of the cervical spine. J Spinal Disord 1995;8:111-115.

[12] Ebraheim NA, Xu R, Knight T, et al. Morphometric evaluation of lower cervical pedicle and its projection. Spine 1997;22:1-6.

[13] Fehlings MG, Cooper PR, Errico TJ. Posterior plates in the management of cervical instability: long-term results in 44 patients. J Neurosurg 1994;81:341-349.

[14] Garfin SR, Moore MR, Marshall LF. A modified technique for cervical facet fusions. Clin Orthop Relat Res 1988;230:149-153.

[15] Graham AW, Swank ML, Kinard RE, et al. Posterior cervical arthrodesis and stabilization with a lateral mass plate: clinical and computed tomographic evaluation of lateral mass screw placement and associated complications. Spine 1996;21:323-329.

[16] Heller JG, Estes BT, Zaouali M, et al. Biomechanical study of

［16］ screws in the lateral masses: variables affecting pull-out resistance. J Bone Joint Surg Am 1996;78(9):1315-1321.

［17］ Heller JG, Silcox DH III, Sutterlin CE III. Complications of posterior cervical plating. Spine 1995;20(22):2442-2448.

［18］ Huhn SL, Wolf AL, Ecklund J. Posterior spinal osteosynthesis for cervical fracture/dislocation using a flexible multistrand cable system: technical note. Neurosurgery 1991;29:943-946.

［19］ Ishikawa Y, Kanemura T, Yoshida G, et al. Intraoperative, full-rotation,three-dimensional image (O-arm)-based navigation system for cervical pedicle screw insertion. J Neurosurg Spine 2011;15(5):472-478.

［20］ Jones EL, Heller JG, Silcox DH, et al. Cervical pedicle screws versus lateral mass screws. Anatomic feasibility and biomechanical comparison. Spine 1997;22:977-982.

［21］ Karaikovic EE, Daubs MD, Madsen RW, et al. Morphologic characteristics of human cervical pedicles. Spine 1997;22(5):493-500.

［22］ Kast E, Mohr K, Richter HP, et al. Complications of transpediculars crew fixation in the cervical spine. Eur Spine J 2006;15:327-334.

［23］ Katonis P, Papadakis SA, Galanakos S, et al. Lateral mass screw complications: analysis of 1662 screws. J Spinal Disord Tech 2011;24(7):415-420.

［24］ Kotani Y, Abumi K, Ito M, et al. Improved accuracy of computerassisted cervical pedicle screw insertion. J Neurosurg 2003;99:257-263.

［25］ Lovely TJ, Carl A. Posterior cervical spine fusion with tension-band wiring. J Neurosurg 1995;83:631-635.

［26］ Lowry DW, Lovely TJ, Rastogi P. Comparison of tension band wiring and lateral mass plating for subaxial posterior cervical fusion. Surg Neurol 1998;50:323-331.

［27］ Ludwig SC, Kowalski JM, Edwards CC II, et al. Cervical pedicle screws: comparative accuracy of two insertion techniques. Spine 2000;25(20):2675-2681.

［28］ Ludwig SC, Kramer DL, Balderston RA, et al. Placement of pedicle screws in the human cadaveric cervical spine: comparative accuracy of three techniques. Spine 2000;25:1655-1667.

［29］ Magerl F, Seeman PS, Grob D. Stable dorsal fusion of cervical spine(C2-T1) using hook plates. In: The Cervical Spine. New York: SpringerVerlag, 1987.

［30］ Montesano PX, Juach EC, Anderson PA, et al. Biomechanics of cervical spine internal fixation. Spine 1991;16:S10-S16.

［31］ Nakashima H, Yukawa Y, Imagama S, et al. Complications of cervicalpedicle screw fixation for nontraumatic lesions: a multicenter study of 84 patients. J Neurosurg Spine 2012;16(3):238-247.

［32］ Panjabi MM, Duranceau J, Goel V, et al. Cervical human vertebrae:quantitative three-dimensional anatomy of the middle and lower regions. Spine 1991;16:861-869.

［33］ Rao RD, Marawar SV, Stemper BD, et al. Computerized tomographic morphometric analysis of subaxial cervical spine pedicles in young asymptomatic volunteers. J Bone Joint Surg Am 2008;90(9):1914-1921.

［34］ Resnick DK, Lapsiwala S, Trost GR. Anatomic suitability of the C1-C2 complex for pedicle screw fixation. Spine 2002;27:1494-1498.

［35］ Richter M, Cakir B, Schmidt R. Cervical pedicle screws: conventional versus computer-assisted placement of cannulated screws. Spine 2005;30(20):2280-2287.

［36］ Rogers WA. Fractures and dislocations of the cervical spine: an end result study. J Bone Joint Surg Am 1957;39(2):341-376.

［37］ Roy-Camille R, Sallient G, Mazel C. Internal fixation of the unstable cervical spine by posterior osteosynthesis with plates and screws. In:The Cervical Spine Research Society Editorial Committee, ed. The Cervical Spine, ed 2. Philadelphia: JB Lippincott, 1989:390-404.

［38］ Scuderi GJ, Greenberg SS, Cohen DS, et al. A biomechanical evaluation of magnetic resonance imaging-compatible wire in cervical spinefixation. Spine 1993;18:1991-1994.

［39］ Stemper BD, Marawar SV, Yoganandan N, et al. Quantitative anatomy of subaxial cervical lateral mass: an analysis of safe screw lengths for Roy-Camille and magerl techniques. Spine 2008;33(8):893-897.

［40］ Su BW, Shimer AL, Chinthakunta S, et al. Comparison of fatigue strength of C2 pedicle screws, C2 pars screws, and a hybrid construct in C1-C2 fixation. Spine 2014;39:E12-E19.

［41］ Takahashi J, Shono Y, Nakamura I, et al. Computer-assisted screw insertion for cervical disorders in rheumatoid arthritis. Eur Spine J 2007;16(4):485-494.

［42］ Ulrich C, Worsdorfer O, Claes L, et al. Comparative study of the stability of anterior and posterior cervical spine fixation procedures. Arch Orthop Trauma Surg 1987;106:226-231.

［43］ Weiland DJ, McAfee PC. Posterior cervical fusion with triple-wire strut graft technique: one hundred consecutive patients. J Spinal Disord 1991;4:15-21.

［44］ Weis JC, Cunningham BW, Kanayama M, et al. In vitro biomechanical comparison of multistrand cables with conventional cervical stabilization.Spine 1996;21:2108-2114.

［45］ Xu R, Haman SP, Ebraheim NA, et al. The anatomic relation of lateral mass screws to the spinal nerves: a comparison of the magerl, anderson,and an techniques. Spine 1999;24:2057-2061.

［46］ Xu R, Kang A, Ebraheim NA, et al. Anatomic relation between the cervical pedicle and the adjacent neural structures. Spine 1999;24:451-454.

［47］ Yukawa Y, Kato F, Ito K, et al. Placement and complications of cervical pedicle screws in 144 cervical trauma patients using pedicle axis view techniques by fluoroscope. Eur Spine J 2009;18(9):1293-1299.

［48］ Yukawa Y, Kato F, Yoshihara H, et al. Cervical pedicle screw fixationin 100 cases of unstable cervical injuries: pedicle axis views obtained using fluoroscopy. J Neurosurg Spine 2006;5(6):488-493.

第6章 枕颈及C1-C2融合内固定术
Occipitocervical and C1–C2 Fusion with Instrumentation

S. Babak Kalantar, Youjeong Kim, Maneesh Bawa, John M. Rhee, and John G. Heller

定义

- 寰枢椎不稳指多种原因导致的C1-C2运动功能受损,从而产生疼痛、脊髓功能障碍或者其他的一些不适症状。
- 寰枢椎不稳可由创伤因素造成,包括侧块骨折、枕骨髁骨折、横韧带撕裂、齿状突骨折或Jefferson骨折。非创伤因素包括炎性关节病(最常见的是类风湿性关节炎)、骨关节炎、先天性畸形、旋转半脱位、肿瘤及感染等。
- 稳定寰枢关节复合体和颈枕交界处的方法很多,其中包括钢丝技术、关节突关节螺钉固定、钢板螺钉固定、钉棒固定。
- 笔者介绍了枕颈部钢板技术,经关节螺钉固定,颈枕部侧块螺钉结合C2椎弓根螺钉的枕颈融合,经椎板螺钉固定,以及C1-C2钢丝技术。

解剖学

- 颅底由枕骨外突、枕髁(与C1侧块形成关节)和枕骨大孔组成。在后部解剖的标记是枕骨大孔的后缘,上颈项线、下颈项线和外部突起(图1)。
  - 颈项线作为连接颈部肌肉的附着点。斜方肌附着在上项线,直肌附着在下项线上。
  - 颈部韧带附着在外部突起上。
  - 枕下区骨骼的厚度因位置而异。在中线,内部枕骨嵴在下项线的平均厚度为8.3 mm,在EOP处平均增加到13.8 mm。侧方骨质较薄,在下颈项线的平均值为3.7 mm,在上颈项线的水平上增加到平均8.3 mm[1]。
- 第1颈椎,或称寰椎(C1),与其他任何颈椎不同,因为它缺乏椎体和棘突。它由连接前后弓的两个关节块组成,形成围绕C2的齿状突为轴的环(图2A)。
- 在C1后弓的颅表面的每一侧,都有椎动脉、第1颈神经及其相关的静脉复合体的凹槽(图2B)。在一小部分人群中,这个凹槽被弓形骨(后桥)覆盖,由此产生的孔被确定为弓形孔[2]。
- C1的关节块产生上、下关节面,宽广而清晰,位于枕骨髁上方,轴的下方。滑膜关节也位于C1后方和齿状突轴之间。

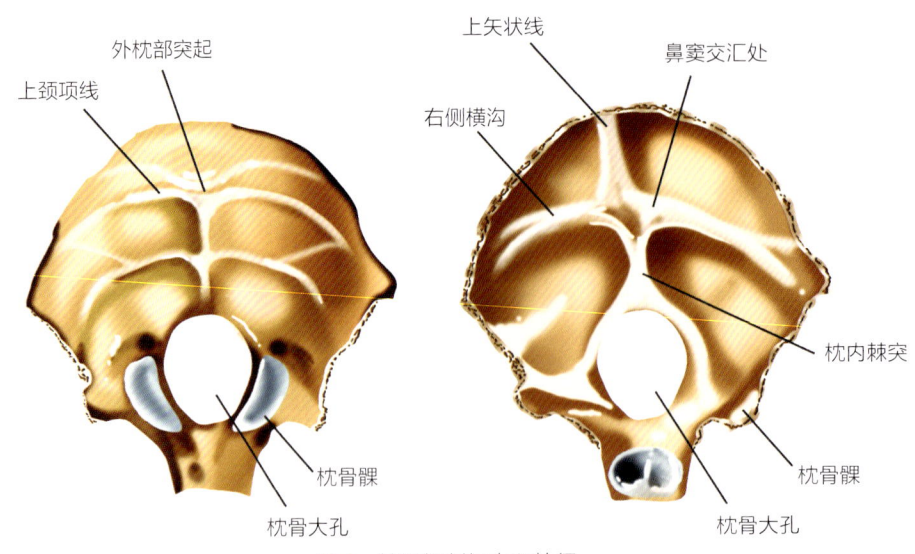

图1 枕骨解剖标志和特征。

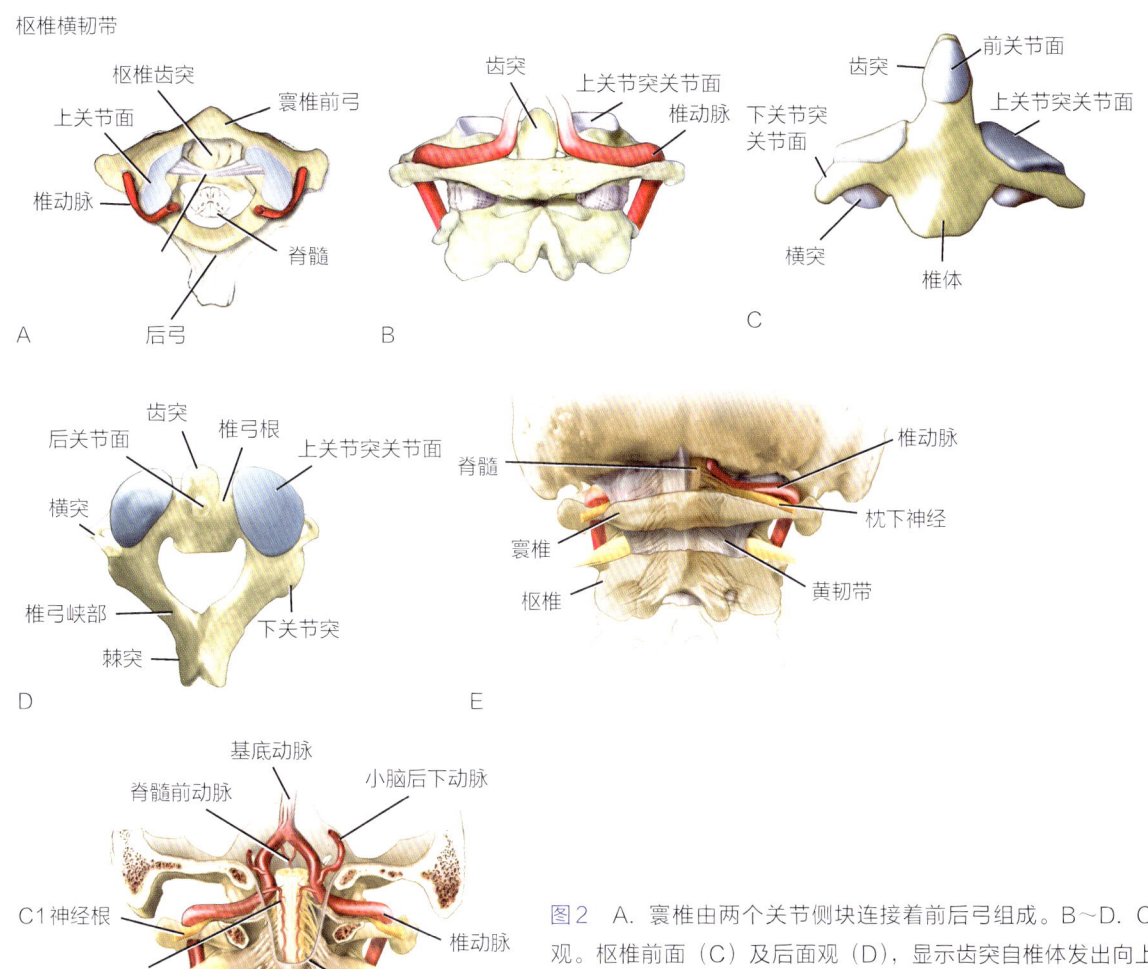

图2 A. 寰椎由两个关节侧块连接着前后弓组成。B~D. C1、C2前面观。枢椎前面（C）及后面观（D），显示齿突自椎体发出向上走行。椎弓根连接着椎板和椎体，发出后向内上走行。椎弓峡部位于上、下关节突之间。E. 椎动脉在C6至C3经横突孔向上走行。经C2时从椎弓峡部下转向外侧。一旦穿过C1横突孔，即转向内侧位于C1的上表面。F. 到达C1上表面内侧后，椎动脉经枕骨大孔与其对侧支汇合成基底动脉。

- 枢椎（C2）具有比下方颈椎更厚的椎板和更大的双侧棘突。它的特点还在于有一个由椎体向上突出的齿状突。齿状突过程或凹陷的侧面是倾斜的上关节面，其与C1的下关节面关节连接，形成寰枢关节。C2椎弓根可以在椎板和椎体之间的区域中识别，在内上方突出（图2C、D）。
  - O-C1关节：寰椎关节的肾形侧块与肾形枕骨髁呈关节。该关节允许15°~20°的屈曲和伸展，5°~10°的侧弯[3]。稳定性取决于关节韧带，覆膜和十字韧带的纵向韧带。
  - C1-C2关节：C1-C2复合体由三个关节组成——两个侧方由下部C1和上部C2关节面组成，一个前方的位于隐窝和C1前弓后方之间。
  - C1-C2关节允许两侧旋转47°，约为整个颈椎横向旋转的50%[1]。Panjabi及其同事[5]研究表明，在健康脊柱中，C1-C2屈曲度为11.5°，伸展为10.9°，横向弯曲为6.7°，每侧的轴向旋转为38.9°。
- 椎动脉是前斜角肌内侧锁骨下动脉的第一个分支，在颈总动脉后方向上。它穿过C6至C1的椎间孔横突向上走行。穿过C1处椎间盘横突后，在C1后弓的沟槽中，动脉在C1关节块后方向内后方急转弯。然后它通过后枕寰枕膜，在合并时通过枕骨大孔上升与其对侧共同形成基底动脉（图2E、F）。

- C1神经根或枕下神经从颅后窝进入C1的后弓和枕下神经支配枕下三角肌。C2神经根或更大的枕骨神经在C1和C2的后弓之间，在C1-C2上关节的后方。它不会通过像其余颈神经根一样从真正的孔内穿出。它斜穿颅骨下方的下颌骨，通过半腱膜上升到头直肌。较大的枕骨神经的损伤可导致后头皮的感觉迟钝而给患者带来困扰。

发病机制

- O-C1关节的稳定性依赖于C1韧带支撑和侧块上枕骨髁的解剖结构。枕骨髁骨折可能是稳定的或表现出颈枕分离的骨组织。颈枕分离涉及韧带的破溃和不稳，会导致死亡率较高的损伤。
- C1-C2关节的稳定性主要依靠其韧带结构及小关节的关节囊维持，包括横韧带、翼状韧带和尖韧带。创伤可破坏上述韧带结构的稳定作用。同样，在严重退变的关节炎患者中，这些韧带结构的功能会明显下降。
- 侧位片测量寰齿前间距，C1相对于C2向前移位在3 mm以内属正常范围。如成人寰齿前间距达到3.5～5 mm，表明有可能存在横韧带的损伤。如果此间距>5 mm，表明可能存在有横韧带及附属韧带的损伤（图3A）。
- 在外伤病例，如寰齿间距>3.5 mm则应对其进行进一步评估，其中多数患者需行C1-C2融合。
- 对于炎症性关节病（包括类风湿关节炎）的患者，如椎管直径即寰椎后缘至棘突根间距<14 mm，提示预后不良，同时这也是手术减压、融合的指征[7]。精确寰齿前间距测量对外伤患者病情的评估意义不大。
- C1、C2椎体的骨折同样会导致寰枢椎不稳而需手术融合（图3B）。

自然病程

- 在枕骨髁损伤的情况下，使用计算机断层扫描（CT）和可能的磁共振成像（MRI）进行仔细评估以排除相关的颈枕分离。在颈枕分离的情况下，患者死亡率可能很高，建议进行手术治疗。在该节段的任何转移都指示着干预。牵引是禁忌，应立即固定随后进行颈枕融合术。
- 在C1-C2外伤中，如发生韧带不稳、骨折或两者皆有时则需手术治疗的可能性大。由横韧带撕裂造成的寰枢不稳可能对颈脊髓造成威胁且该病自然愈合的可能性不大。因此，需行C1-C2融合。
- 但Jefferson骨折并发横韧带断裂是个例外。对上述情

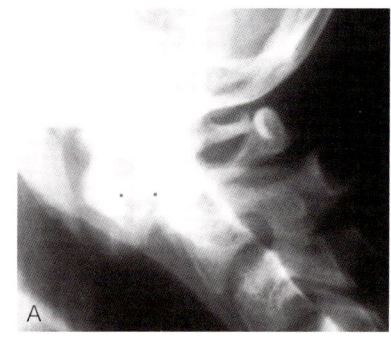

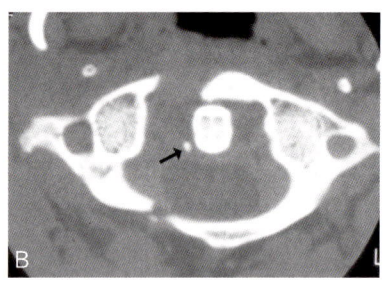

图3　A. 寰齿前间距>5 mm提示横韧带损伤可能，如上述情况为创伤引起，需对其行手术固定。B. 横韧带从C1上撕脱（箭头所示）提示存在不稳情况需考虑行C1-C2融合。

况，非手术治疗（Halo-vest支具）往往可以奏效。治疗后C1-C2节段在颈椎屈伸位X线上可保持稳定。
- 齿突骨折当非手术治疗（比如Halo-vest支具固定）无法实施、保守治疗无法维持良好复位或患者不愿使用Halo-vest支具而要求手术时，可考虑行一期C1-C2融合。移位齿突骨折，如Ⅱ型及Ⅲ型骨折，其发生骨不愈合或畸形愈合可能性较大（图4A）。
- 原发性寰枢关节骨关节炎可导致剧烈疼痛且非手术治疗疗效较差。C1-C2融合可较好地缓解患者症状（图4B）。
- 由类风湿血管堵塞或假血管堵塞造成的脊髓型颈椎病，就如同在老年人中见到的伴有广泛的枢椎下关节强直及自发融合一样，不太可能通过保守治疗获得改善（图4C）。
- 由类风湿关节炎造成的C1-C2不稳，既可以无症状又可以无神经损伤的风险。所以，在这种情况下寰齿前间距>3.5 mm不能作为手术指征。枢椎齿状突后椎管间隙棘突根部间距<14 mm或出现脊髓受压症状提示预后不良需行融合手术。C1-C2类风湿关节炎经正规治疗后仍有疼痛症状需考虑手术融合。
- 由类风湿性关节炎引起的枕颈关节的基底凹陷或颅骨沉落可导致颈髓压迫。特别是存在颈髓病的情况下，是伴或不伴有减压的枕颈融合术的指征。

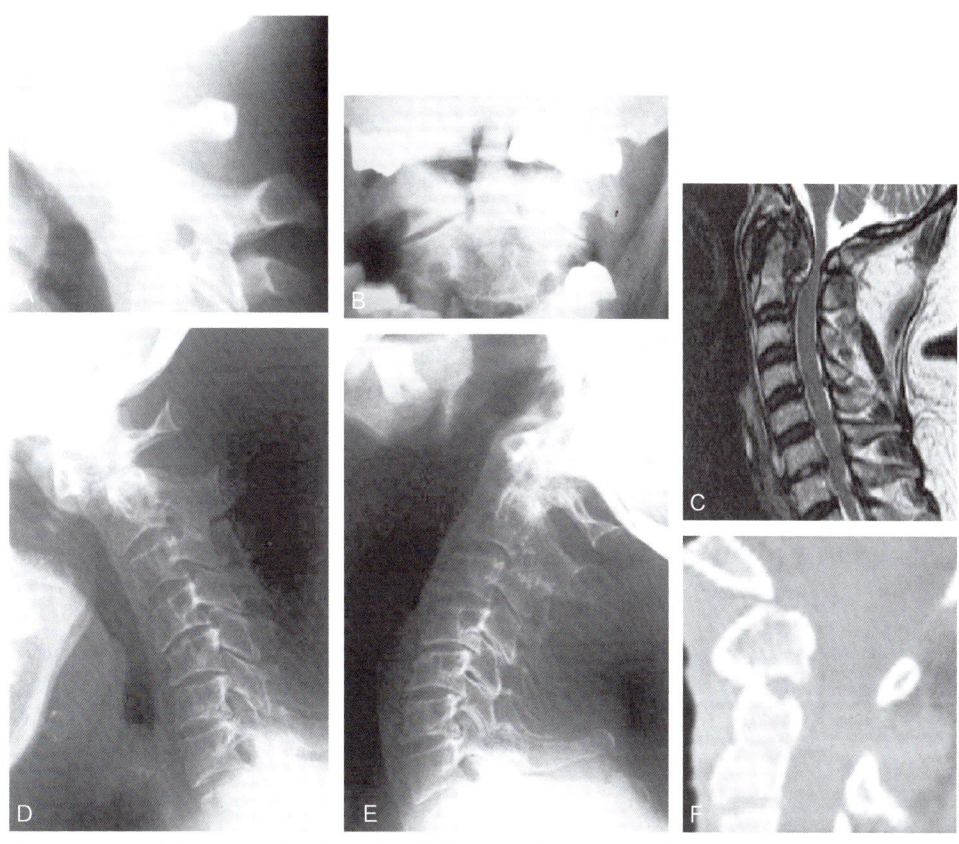

图4　A. 移位的齿突骨折（2型）具有较高的不融合率，可考虑对其行一期C1-C2融合。B. 关节间隙狭窄是C1-C2骨关节炎的特征性表现，保守治疗对此病效果不佳。C. 类风湿关节炎患者齿突后假血管形成可导致颈椎管狭窄及脊髓受压。保守治疗难以起效，C1-C2融合可有效改善病症。D、E. 颈椎屈（D）、伸（E）侧位X线片显示类风湿关节炎患者存在C1-C2不稳。F. 游离齿突小骨是另一种与不稳相关的疾病，其特点为部分齿突不与枢椎椎体相连。

- 在进行性C1-C2半脱位，尤其是伴随颅底凹陷者，其自然病程同样不容乐观，对此类患者进行C1-C2融合可避免将来可能需实施的枕颈融合术，而枕颈融合术可能对颈椎的整体功能产生不小的影响（图4D、E）。
- 其他原因如游离齿突小骨（图4F）和唐氏综合征造成的无症状性C1-C2不稳的自然病程至今不清楚。当上述患者出现临床症状、脊髓损伤或棘突根部间距变小时，C1-C2融合可以避免该疾病可能给患者带来的种种风险。患者的年龄、生活方式及活动能力等也需在术前加以考虑。

病史和体格检查

- 在评估患有枕颈和（或）C1-C2疾病的患者时，应收集完整的病史和体格检查，包括彻底的神经系统检查。所做出的诊断将随着表现的不同而不同（例如创伤、炎症性关节炎、发育性、先天性）。
- 创伤患者可能不仅仅主诉疼痛，也可能同时存在神经功能障碍。对于头面部挫伤或伴脊柱非连续性骨折患者应考虑有C1-C2损伤的可能。
- 一些类风湿关节炎患者可能仅有颈部轴性痛，而另一些患者表现为步态变化及双手感觉麻木或动作迟钝，但却没有明显颈部疼痛的症状。
- 原发性寰枢关节炎患者多伴有严重头颈部疼痛，多数为单侧，拒绝转头的程度各不相同，尤其不愿转向疼痛侧。可听到、触及受累关节的交锁及爆裂感。
- 体格检查应包含以下内容：
  ○ 头部主动旋转运动受限，尤其转向疼痛侧。正常状态下，每一侧都可旋转约50°。C1-C2病变常可导致疼痛，颈部旋转受限。
  ○ 按压枕下、C1后弓与C2椎板间隙附近的区域时常可诱发疼痛。体检时，患者常可清楚指出疼痛来源。
  ○ 被动旋转C1-C2，同时牵引、轴向压缩颈部时对患者不同反应的比较。检查时患者仰卧，头舒适地靠在枕上，在轻微牵引下将患者头部旋向侧方。对于C1-C2关节炎患者，这样比在施加轴向压力的情况下同样旋转头部可以更好地改善活动度并减少疼痛。在轻微的牵引力下，头部旋转活动度将会增加，而在增加轴向负荷压力时，会导致头颈部疼痛加剧并减少旋转角度。

- 在怀疑有创伤性不稳的情况下，这些体检方法并不适用。在X线及CT结果出来前，应对颈椎进行固定。

影像学和其他诊断性检查

- 对于钝性损伤患者，尤其是上颈椎损伤，单纯颈椎X线片检查是不够的。McCulloch等[8]报道X线片诊断的敏感性为52%，特异性为98%，阳性预测值为81%，阴性预测值为93%。而螺旋CT的敏感性与特异性均为98%，阳性预测值为81%，阴性预测值为93%。他们得出结论，虽然螺旋CT检测纯韧带损伤的能力有限，但在评估颈椎骨折高能量创伤患者时，优于普通X线片。
- MRI是判断韧带和其他软组织损伤最有效的检查方法。
- 在某些特定情况下，患者自主的屈伸侧位片可能对判断病情有作用。然而，研究表明，即使椎间结构有广泛的损伤，使用此位置X线片可能不会有异常发现[10]。此外，患者的配合可能对得到可靠的结果发挥作用[11]。
- 可常规行矢状位及冠状位CT重建，以便明确诊断及制订术前计划。
- C1或C2骨折常提示存在其他部位颈椎骨折的可能。近50%的C1骨折患者同时合并其他部位的骨折。
- 在发生急性血管损伤或有椎动脉损伤病史的情况下，建议行椎动脉血管造影。单侧椎动脉损伤一般不表现临床症状，因为其对侧的椎动脉及大脑动脉环可提供充足的侧支循环血流。对于那些因脊髓损伤而导致神经功能障碍的患者，如同时存在椎动脉损伤，则难以对其做出正确的诊断。
- 建议对所有严重屈曲-牵伸损伤，延伸至横突的骨折或伴有关节突脱位患者行血管造影或MRI检查（图5）。
- 治疗与颈部创伤相关的椎动脉损伤的方法仍存在争议，特别是对于无症状的损伤。当发现时，可以通过抗凝治疗症状性椎动脉损伤，以预防血栓栓塞并发症。如果需要外科手术，则在手术前停止抗凝，并在手术后重新开始抗凝[12]。

鉴别诊断

- 类风湿关节炎：不稳，血管堵塞堆积，颅底凹陷。
- 退行性骨关节炎。
- 创伤：齿突骨折、Jefferson骨折、横韧带撕脱。
- 肿瘤。
- 感染。
- 寰枢旋转半脱位：复发性半脱位、不可复及固定半脱位。
- 其他：唐氏综合征、游离齿突小骨。

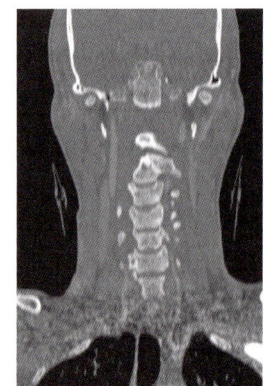

图5 CT血管造影冠状面重建显示一位C4-C5关节突骨折、半脱位患者（图右侧所示）椎动脉血流阻塞。

非手术治疗

- 可以通过硬颈托固定来治疗稳定的枕骨骨折。稳定的损伤通常是那些涉及枕骨髁而不损伤覆膜或翼状韧带。不稳定性损伤是涉及枕骨撕脱性骨折或广泛粉碎的韧带损伤。这些损伤需要Halo-vest支具固定，而不是枕骨到C2内固定和融合。
- 多数情况下，硬质颈托不能用以固定、治疗C1-C2不稳。但对于不适合接受手术治疗的老年患者或不能耐受Halo-vest及Minerva-vest（Variteks，Istanbul，Turkey）支具的患者可以考虑使用硬质颈托固定治疗[13]。
- 对于一些骨折，Halo-vest支具是合适的，但需对患者固定3个月。这种经过时间考验的非手术疗法具有明确的成功（失败）率。
- 一些患者术后可能需Halo-vest支具固定，这取决于内固定的质量、患者佩戴硬质颈围顺应性和其他原因。

手术治疗

- 具有钢板和棒的枕颈融合被广泛使用并且在下文中描述。
- 已经介绍了几种不同的技术成功的用于后路C1-C2固定和融合。
- 在Jeanneret和Magerl[14]提出经关节突螺钉固定技术前，已经应用的后路固定技术包括Gallie椎板下捆扎、植骨技术[15]和Brooks捆扎法[16]。
- 新方法包括Goel和Laheri[17]提出的C1关节侧块及C2椎弓根钉棒系统和C2椎板间螺钉结合C1关节侧块的钉棒系统[18]。
- 就生物力学而言，与传统钢丝捆扎技术相比，经关节突关节螺钉固定的Magerl技术提供了更好的稳定性，但其在技术上的要求比Brooks或Gallie固定法都高。

- C1-C2的不良复位,椎动脉的位置或发育异常以及C2侧块的塌陷是使用经关节螺钉方法固定的相对禁忌证,因为有意外损伤椎动脉的风险。
- 由于可能损伤椎动脉,对通过C2椎弓根和C1-C2关节的螺钉轨道有限制,因此高达20%的患者不能使用Magerl技术安全放置双侧螺钉[19]。使用C1和C2独立位置螺钉,更多患者可以在解剖变异的情况下接受坚强的固定。
- C2峡部和C2椎弓根是不同的结构。将螺钉置入峡部或椎弓根会有损伤椎动脉的风险。
- C2经椎板螺钉涉及C2双侧交叉方式于椎板置入万向螺钉。这种螺钉技术不会有损伤椎动脉的风险,不需要透视。然而,它需要在C2后方结构的完整[20]。

术前计划

- 认真研究所有与骨性解剖及椎动脉走行相关的影像学资料。术前CT扫描矢状位重建或关节突关节螺钉平面重建是必需的。这样可以了解相关解剖防止椎动脉的损伤。应再加拍标准X线片,以评估整体的节段是否对齐,MRI拍摄以确定有无神经压迫。

体位

- 患者行全身麻醉后放置口腔气管导管并置于俯卧位。
- 头部用Mayfield钳或Halo-vest支具坚强地固定住。肩与上臂固定于身体两边。将躯干置于垂直辊或凝胶垫上,使腹部悬空,降低腹内压力。
- 将手术床调整至反Trendelenburg位,膝关节屈曲(图6)。如必要时,肩部可被宽胶带压低以获得标准C1-C2复合体的侧位像。
- 在摆好体位后,进行下一步之前,应通过透视确定不稳定的C1-C2关节的正确对位和解剖复位。最好是复位以避免椎动脉损伤,神经损伤和螺钉的把持力不足。然而,只要棘突根部间距足够大以容纳脊髓,C1在C2上的轻微前移是可以接受的,并且可以便于固定C1侧块。重要的是,要确保头部处于屈曲中立位以避免医源性斜颈。下颌骨和C2-C3关节面重叠的可视化可以帮助确认真正的侧位图像。
- 对于大多数创伤性C1-C2脱位,在患者清醒时通过纵向牵引可以实现复位。在成功复位后,可以应用Halo-vest支具以辅助患者在麻醉下的俯卧位置。
- 如果计划进行枕颈融合,应将患者的头发剃至枕骨突起以上。
- 枕骨、后颈和髂后上棘应以标准方式准备和铺巾。

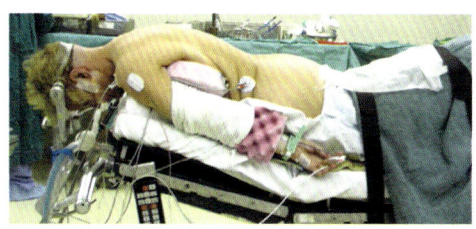

图6 患者俯卧位头部屈曲并向后平移以便获得正确的钉道并实施内固定。在进一步操作前通过透视确定不稳定的C1-C2关节已得到复位,这十分重要。

显露

- 切口由枕骨向下,根据不同手术要求至远端相应节段。沿后正中线切开表皮及皮下组织。如拟行C1-C2融合,从C1的上缘到C2椎板的下边缘(技术图1)行骨膜下剥离分离肌肉组织。对于枕颈融合术,应骨膜下剥离显露斜方肌和头半棘肌的肌肉在枕外隆突的附着点。
- 当选择Magerl螺钉固定时,较长的皮肤切口有利于引导钻沿正确的方向进入,其通常是从颈后伸肌穿过的。
  - 也可用短切口,钻和导针及其他固定器械可经皮穿入,但笔者发现这种小切口的美容作用也不尽如人意。
- 使用局麻药和肾上腺素进行肌肉浸润可减少出血。

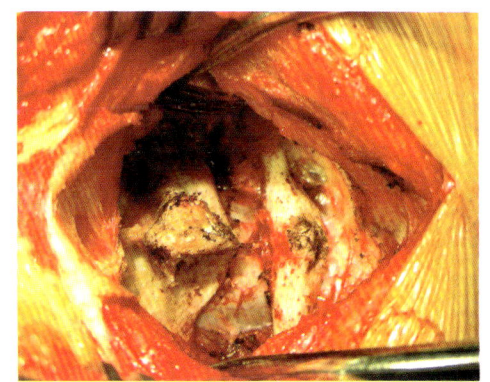

技术图1 经仔细的骨膜下剥离,C1后弓至C2椎板下缘已充分显露。

- 应注意颈部韧带的识别和解剖。这将帮助相对没有血管的棘突的显露。
- 应该仔细地从C2棘突分离伸肌肌肉组织。在C1-C2融合中应保留C2棘突,这将可以允许通过钻孔将伸肌肌肉组织缝合回骨。
- 触到寰椎后结节,并在两侧小心地分离附着在椎弓上的肌肉组织。在距离中线两侧约1.5 cm范围内操作,以避免损伤位于后沟槽内的椎动脉。
- C1和C2侧面的解剖应限于关节突关节,因为位于该水平的静脉丛可能有明显的出血。
- 可使用小角度刮匙将软组织从C2椎板和C1后弓的边缘分离,以便钢丝捆绑操作时在椎板下通过。

颈枕融合术

- 由枕外隆突上方2 cm向下至枕骨大孔逐层切开显露,软组织剥离到中线外侧2~3 cm。
- 显露枕外嵴和正中旁颅骨,这是钢板固定枕骨的位置。
- 中线的螺钉提供最好的把持力。双皮螺钉拔出强度比单皮质螺钉或钢缆高50%[21]。
- 选择合适的枕骨板。钢板尺寸应取决于棒与枕骨螺钉的连接。应通过适当调整板的尺寸,尽量减少内侧-外侧杆弯曲以匹配C1或C2螺钉。
- 术前CT可测量颅骨厚度;然而,枕外嵴的常规厚度为8~16 mm(枕外隆突最厚的,向尾部逐渐变薄),枕外嵴旁置入的螺钉常长6 mm。
- 将钢板放置到位后,使用带导向器的手持式电钻钻出导孔。最初用于枕外嵴的钻杆导向器设置为6~8 mm,并且可以增加至14~16 mm,以提供在枕外隆突上最大限度把持力。根据患者解剖结构将较小的螺钉放置在枕外隆突的远端。
- 小心放置双皮质螺钉,以提供最大的把持力。如果发现脑脊液(CSF)或静脉出血从螺孔中漏出来,通过置入螺钉即可控制。
- C1、C2和其他下颈椎螺钉按照以下部分所述放置,并使用棒和固定螺钉连接到枕骨钢板。
- 使用高速钻头完成对C1椎弓、枕后、C2和其他融合节段骨的去皮质到骨表面渗血。根据需要可选择使用局部骨、自体髂骨或肋骨进行骨移植。通过改良的Gallie技术,可以将植骨块固定在枕骨下和C1或C2的椎弓之间(技术图2)。

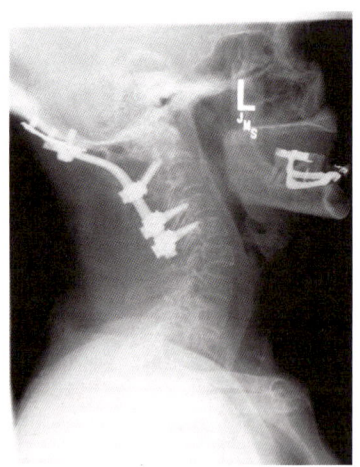

技术图2 枕颈融合的侧位X线片。

C1-C2经关节突螺钉固定Magerl法[14]

- 术前需仔细研究矢状位及轴位CT影像。其中,C2椎弓峡部高度及宽度至少在4.5 mm以上以容纳关节突螺钉进入[22]椎动脉过于粗大或位置异常将增加术中对其损伤的概率。
- 确认C1-C2可获得良好复位,且术中能获得标准C1-C2侧位透视影像。
- 正中切口从枕骨起向远端延伸足够长,以方便钻头及其他器械以较大的倾斜角度进入。
- C1和C2后方显露的范围向外侧应达C2椎弓上缘及内侧缘。同时,注意避免损伤C2-C3小关节关节囊。经关节突螺钉的进针点位于C2下关节突下缘的头端2 mm,C2-C3关节突关节内侧缘偏外侧2~3 mm的后方皮质处。

- 用2 mm直径磨头磨开入钉点骨皮质，C臂侧位透视影像确定头尾倾角。向内成角方向参照C2椎弓上缘和内侧缘确定。可将4号Penfield剥离器置于C2椎弓的背侧作为侧位透视的标志。
- 如侧位透视所示，开口钻或导针沿着C2椎弓上部，向上对准C1前弓并稍向内侧成角0°～10°，频繁透视监测（技术图3A、B）。
- 笔者建议在一端开路完成后，将钻头或克氏针留于原位以固定C1-C2关节，然后对另一侧进行相应操作。当另一侧螺钉置入固定C1-C2关节后，再返回初始操作侧，进行相应操作。这样可以避免任何导致复位丢失的可能（技术图3C～F）。
- 使用自体髂骨实施骨移植。在后弓去皮质完成后，应用改良Gallie技术通过张力缝线或编织钛缆来固定植骨块（参见Gallie法椎板下捆扎及植骨章节相关内容）。
- 在C2棘突钻孔，将颈部伸肌止点缝合修复。

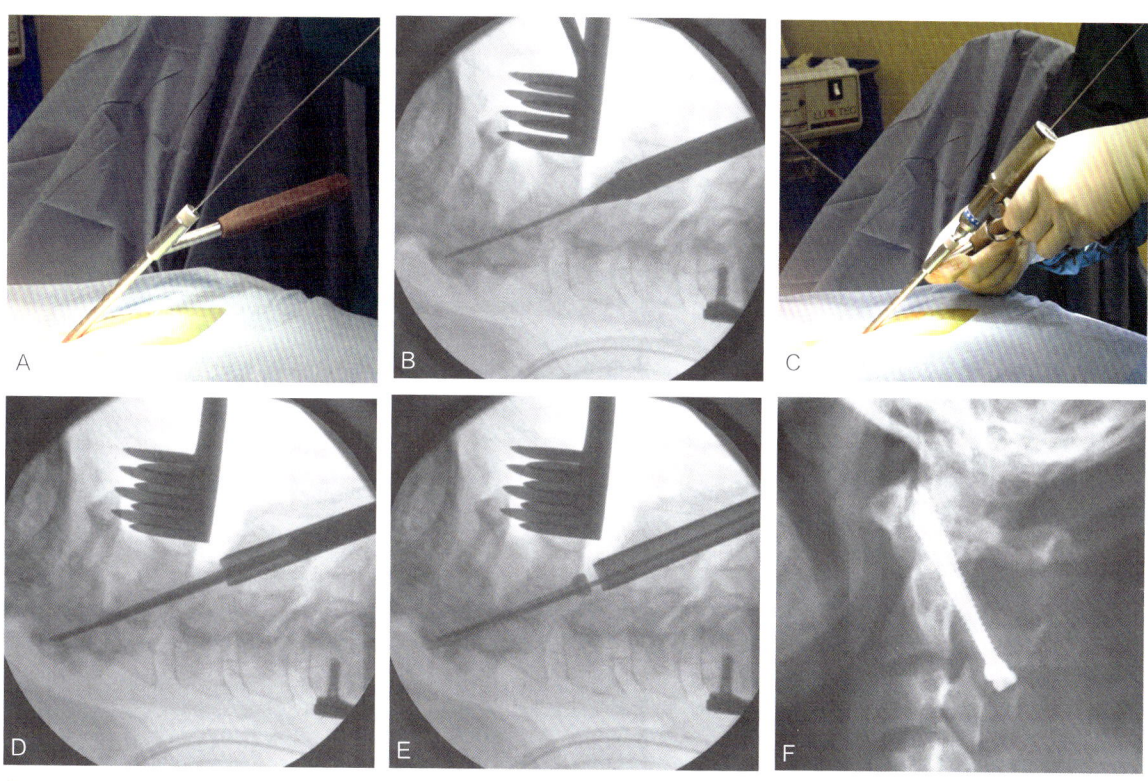

技术图3　A、B. 导针经椎弓上部置入，侧位透视下瞄准C1前弓。第1根导针置入完成并留置，在另一侧置入第2根导针。C～E. 在后置入导针侧用钻头经导针（克氏针）钻孔（C、D）、攻丝，然后拧入螺钉（E）。最后在先置入导针侧重复上述操作。F. C1-C2骨折-脱位患者经关节突螺钉固定的术后X线表现。

C1-C2关节侧块固定Harms/Goel法[17]

- 弓形孔是一种常见畸形，其易被误认为较宽的寰椎后弓，应通过侧位X线影像进一步确认这种畸形（弓形孔）的存在以免术中误伤椎动脉[23]。
- C1螺钉的进针点位于C1后弓与C1侧块后下部分中点交界处的中央。用2 mm高速磨钻开口标记进针点（技术图4）。
- 枕大神经根向尾端方向牵开以方便置入螺钉。如不小心离断，患者术后将产生神经痛及麻木等不适症状。
- 钉道方向在矢状面笔直或轻微内聚，在冠状面与C1后弓平面平行。钻头尖端瞄准C1前弓（技术图5A）。
- 攻丝侧置入合适长度的直径3.5 mm万向螺钉。螺钉长度应恰好使钉头露出骨面。同时螺钉的8 mm的无螺纹部分应置于外侧块上面以避免对枕大神经的激惹。

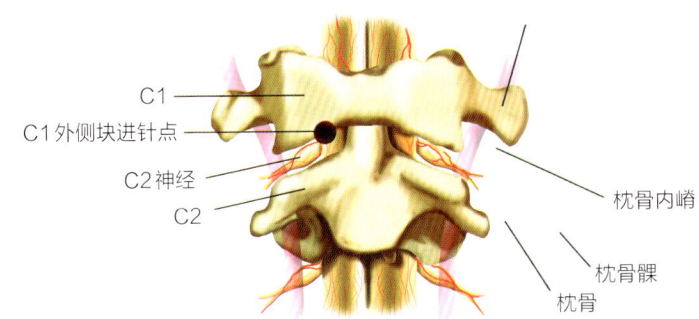

技术图4　C1侧块进针点。

- 在C1-C2关节周围剥离时应十分小心，避免此区域硬膜外静脉丛出血过多。可用双极电凝、带凝血酶的粉状明胶海绵及脑棉进行止血。
- C1侧块中心是C1侧块螺钉理想的出钉点。但是由它与颈内动脉紧贴，导致在使用双皮质螺钉技术时，有损伤颈内动脉的危险。颈内动脉两侧位置可各不相同，但均处于经关节突螺钉或C1侧块钉理想出钉点周围1 mm范围内[24]。
- 在C1侧块螺钉的置入中，增大螺钉向内侧的成角，可以增大螺钉与颈内动脉之间的安全距离，但同时需注意避免穿透枕颈关节。

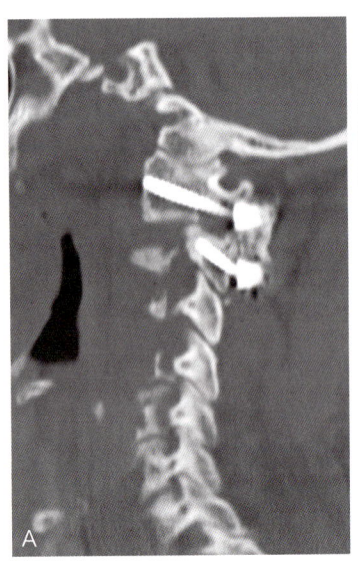
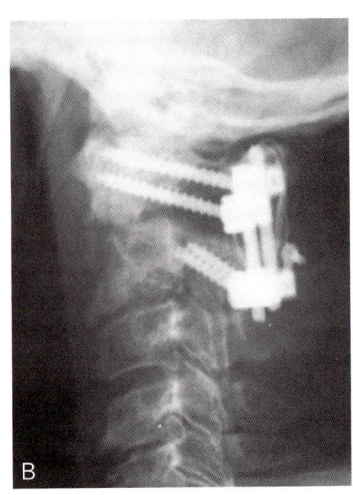

技术图5　移位伴后凸的陈旧性C2骨折患者经后路C1侧块螺钉、C2峡部螺钉固定C1-C2植骨融合术后CT扫描（A）及侧位X线（B）表现。

C2椎弓根/峡部螺钉放置[25]

- C2椎弓根螺钉的进针点位于C2-C3关节突关节中线上，距C2-C3关节头端3～5 mm。钉道向内侧成角25°，向头端呈25°，同时需注意个体间解剖差异（技术图6A）。
- C2峡部的进针点位于C2-C3关节面的上外侧。它被放置在类似于经关节螺钉的头尾部轨道中，但不需要向头部方向进入过深。它的方向是内侧20°～25°（技术图6B）。
- 用4号Penfield剥离器来探查C2椎弓峡部内侧壁。在整个钻孔过程中，不断探触峡部的上缘和内侧缘以导引钉道方向。用球头探针对所钻孔洞进行探查。然后攻丝，用直径3.5 mm或者4 mm的万向螺钉行双皮质固定。
- C2峡部螺钉的长度通常是16～22 mm，这取决于椎动脉的解剖位置和峡部的厚度。术前CT检查可以辅助确定长度。万向钉头通过2根金属杆相连。如需要，应在螺钉与金属杆固定前对C1-C2关节实施复位。
- 将C1和C2后部结构去皮质，用改良Gallie技术（技术图5B）将自体髂骨制备的"H形单面皮质骨"固定于植骨床上。
- 在C2棘突钻孔，将颈部伸肌止点缝合修复。

第6章 枕颈及C1-C2融合内固定术　　55

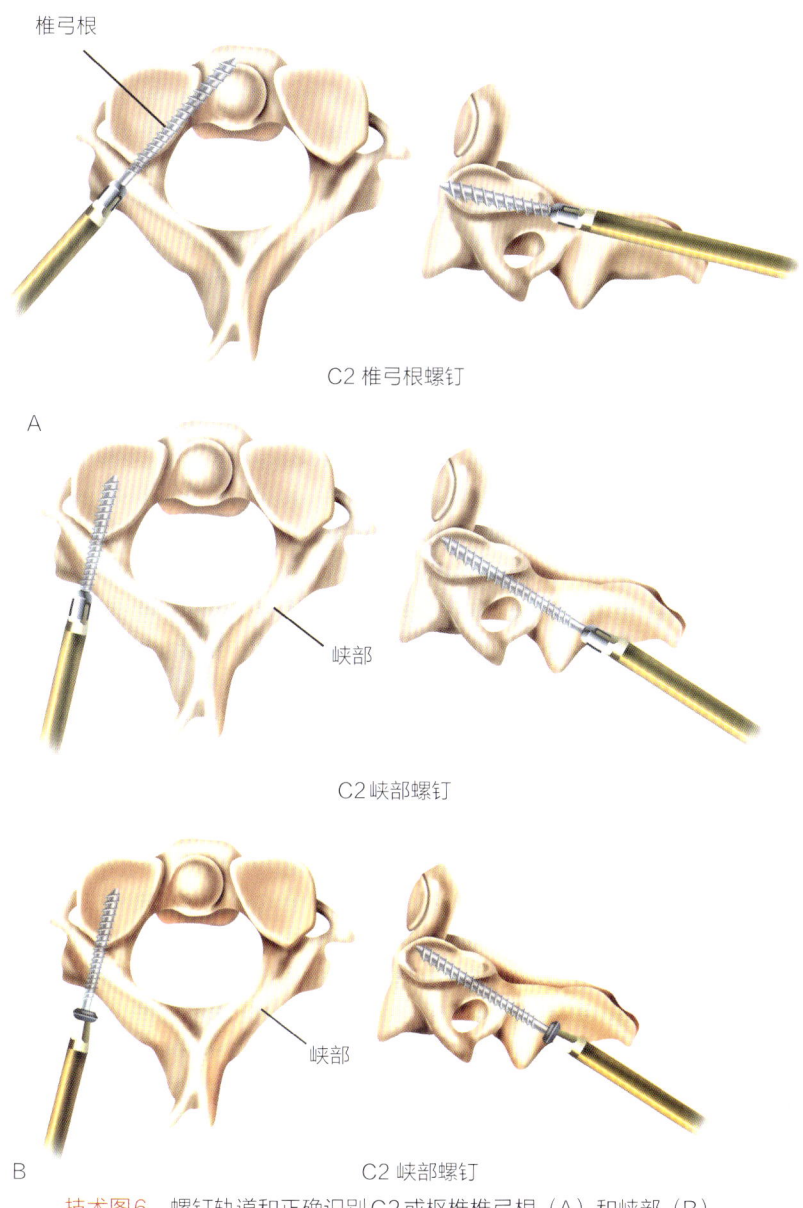

技术图6　螺钉轨道和正确识别C2或枢椎椎弓根（A）和峡部（B）。

C2椎板螺钉放置

- 用2 mm的高速钻头在C2棘突根部和右侧椎板起点连接处开一个小口（在C2椎板的头侧半）。
- 用手钻向左侧椎板钻孔，钻头角度与该椎板走行平行，深度为25～30 mm。必须注意使轨道略高于椎板的下面，这样任何突破皮质的操作都只会发生背侧而不是腹侧而朝向椎管。
- 小球头探针用于评估钻透皮质的钻孔。
- 通常情况下，4.0 mm×30 mm螺钉的头部放置在棘突根部和右侧椎板的交界处。根据椎板的高度，可能需要较小直径的螺钉以容纳两枚螺钉。
- 使用高速钻头，在C2棘突根部和左侧椎板起点连接处开一个小口（在C2椎板的尾侧半）。使用前面描述的技术，4.0 mm×30 mm螺钉置于右侧椎板中，螺钉头部置于棘突根部与左侧椎板的连接处（技术图7A～C）。

- 如上所述放置C1侧块螺钉和(或)下颈椎螺钉。
- C1和C2后方的结构剥离,使用改良的Gallie技术固定由自体髂骨制备的"H形单面骨皮质"于植骨床上(技术图5B)。
- 如果可能,在C2棘突钻孔,将颈部伸肌止点缝合修复。

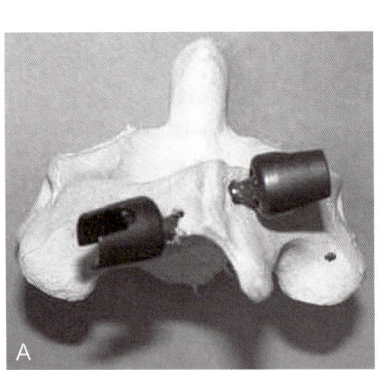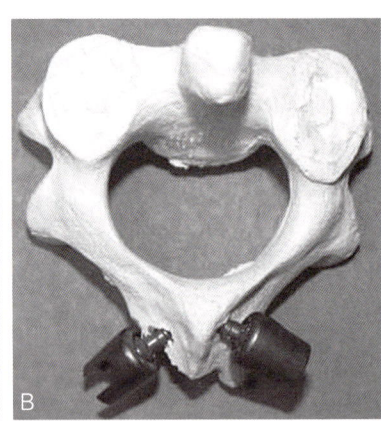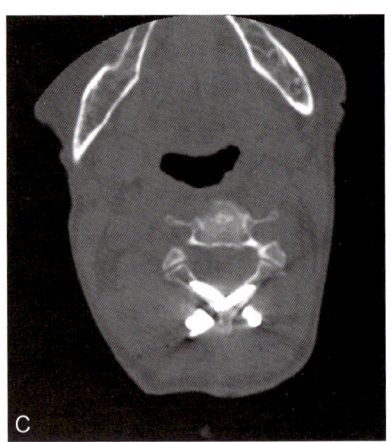

技术图7　A~C. 模型骨演示经椎板螺钉技术的冠状面(A)和横截面(B)。经椎板螺钉固定的CT轴向面(C)。

Brooks钢丝捆扎固定法

- Brooks钢丝捆扎法是传统钢丝固定技术中最可靠的一种。此法稳定性不如螺钉固定,因此为了达到最佳融合效果,术后需结合应用专门的外固定。常用的为Halo-vest支具[16]。此法需从C2椎板下穿入钢丝,因此具有一定技术上的要求。
- 沿后正中线于骨膜下仔细向两侧剥离C1、C2椎板,以防止损伤椎动脉。而枕大神经自C1、C2椎板间隙穿出。
- 锐性分离寰枕间及寰枢间黄韧带。术中需用Woodson器械探查确认椎板下间隙与硬膜粘连。
- 最初Brooks应用2根双股20号不锈钢钢丝从两侧C1后弓下穿过,然后在1根2号Mersilene缝线的帮助下以从头到尾的方向穿过C2,目前常规使用一对编织的钛缆而非不锈钢钢丝。
- 钛缆穿过后,尾端呈圆环状。从髂嵴取2块全厚矩形大小约为1.25 cm×3.5 cm的骨移植物。将植骨块表面修成斜角以适合C1和C2椎板间隙的形状,并置于两侧。收紧钛缆固定骨移植物(技术图8)。

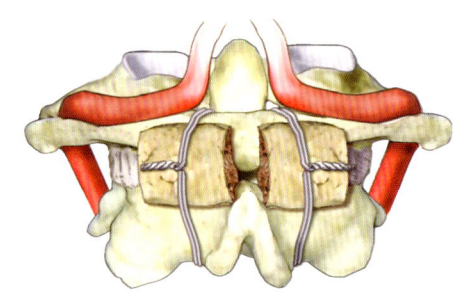

技术图8　Brooks钢丝捆扎技术。

Gallie椎板下钢丝捆扎及植骨术

- Gallie法的固定稳定性不如Brooks法。其相对禁忌包括任何C1-C2后方不稳[15]。从生物力学角度看,此方法提供较小的旋转稳定性,且只提供对应运动的相对稳定的前后运动。此法术后也需严格制动。
- 切开、显露方法与Brooks方法相似。
- 椎板下钛缆从C1后弓下方穿过,钛缆穿过后,尾端呈圆环状环绕C2棘突。当Gallie植骨与Magerl关节突螺钉联合使用时,可应用缝合技术,因为钛缆的作用是固定植骨块,而非提供C1-C2的机械稳定性(技术图9)。

- 从髂嵴上切取骨块（技术图10A）。在后部结构去皮质的骨松质面呈现均匀出血点时，将植骨块的骨松质面朝下置于植骨床上（技术图10B）。分别在植骨块的上下缘建立小槽以容纳、固定钛缆或缝线。
- 收紧钛缆，将植骨块固定（技术图10C）。

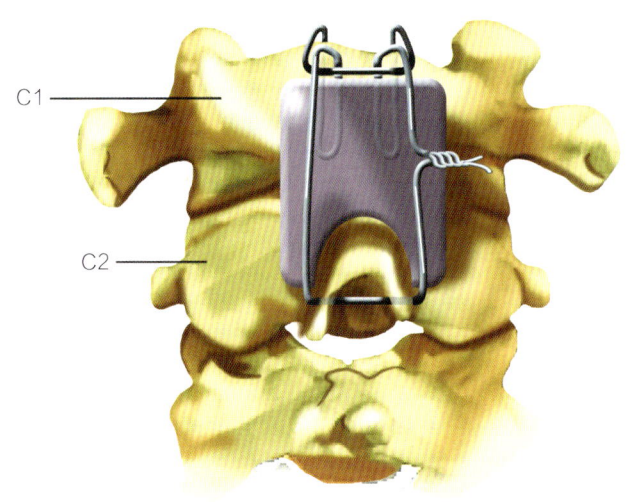

技术图9　Gallie钢丝捆扎技术。

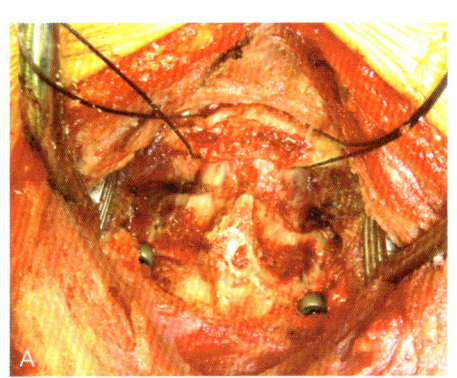 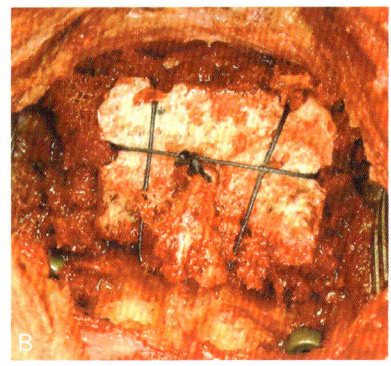 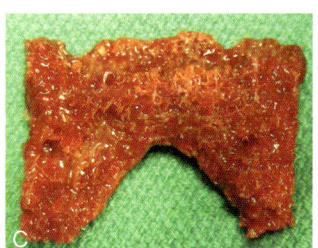

技术图10　A. C1后弓和C2的去皮质化。B. 从髂嵴上切取骨块，将其修剪成H形，使其骨松质面向下覆盖于C1-C2后方结构去骨皮质后的骨床上。C. 应用改良Gallie技术固定移植物。

要点与失误防范

骨移植	在Gallie法中，通常将从髂嵴切取的骨块修剪成H形，与C1及C2后部形状相符合的形状，植骨块骨松质面直接覆盖于去皮质后的C1、C2后表面
实体导航	此法仅处理一个椎体，CT扫描获得的C1、C2间的关系可能与术中情况有所不同。这可能导致螺钉置入偏差及对椎动脉的损伤。然而，术中实时的透视影像却能获得实时的信息。因此，必须正确看待术中"实时"影像提供的种种信息

续表

椎动脉损伤	• 术前认真准备有助于选择最佳手术方式，降低损伤风险。运用Magerl技术时，一旦发生椎动脉损伤，可置入短螺钉以控制出血。如在一侧钻孔或攻丝时发生上述事件，不宜对对侧继续尝试应用Cl-C2螺钉技术。可考虑其他固定方式如Brooks法或Gallie法
C1侧块静脉出血	• 建议术中仔细填塞静脉窦，并结合全身使用止血药物。一旦手术器械移开、牵开器压力解除，则出血也变得易于控制了。避免不分情况乱用电凝止血
附加钢丝(钢缆)固定	• 使用Magerl法、Goel法及C2椎板螺钉技术时，再附加钢丝捆扎，并不能提供显著的力学稳定优势。然而，添加使用小股的缝线，却可以将植骨块表面与需融合部位贴合得更好，这样也许可以提高融合率
C1-C2关节突融合	• 原先是Magerl技术的一部分：显露C1-C2关节，去皮质并在C1-C2关节突后方直接植骨并非常规应用。此法一般用于翻修病例、C1后弓不完整、某些特殊类型骨折或一些高危患者

术后护理

- Brooks或Gallie技术结合术后应用Halo-vest支具外固定可获得最佳的融合效果。而现代的螺钉固定技术，术后只需佩戴颈围6~12周即可获得超过90%的融合率。
- 颈围佩戴的种类和持续时间应取决于术者对患者的骨质量、固定牢固程度及患者依从性等的判断。

结果

- Jeanneret和Magerl[14]用经关节突螺钉技术对患者进行固定，在13例中全部获得牢固的融合。
- McGuire和Harkey[27]应用关节突螺钉技术使8例患者获牢固融合。
- Fielding和其同事[28]使用Gallie技术对46例骨折患者实施手术，其中45例获得融合。
- Brooks和Jenkins[16]应用C1-C2椎板下钢丝捆扎技术治疗15例患者，其中14例获得融合。
- Harms[29]应用C1侧块和C2椎弓根微型多轴钉杆系统对37例患者进行治疗，结果所有患者均获得融合。

并发症

- 椎动脉及颈内动脉损伤。
- 感染。
- 螺钉位置不良。
- 骨不连。
- C2神经痛。
- 应用Brooks或Gallie技术时，若C1和C2后部被过度挤压，导致C1-C2的过伸。

参考文献

[1] Roberts DA, Doherty BJ, Heggeness MH. Quantitative anatomy of the occiput and the biomechanics of occipital screw fixation. Spine(Phila Pa 1976) 1998;23(10):1100-1107; discussion 1107-1108.

[2] Stubbs D. The arcuate foramen. Variability in distribution related to race and sex. Spine 1992;17(12):1502-1504.

[3] Wang JC, Mummaneni PV, Haid RW Jr. Fixation options in the occipitocervical junction. In: Mummaneni PV, Lenke LG, Haid RW Jr, eds. Spinal Deformity: A Guide to Surgical Planning and Management. St. Louis: Quality Medical Publishing, 2008:223-2400.

[4] White A, Panjabi M. The clinical biomechanics of the occipitoatlantoaxial complex. Orthop Clin North Am 1978;9(4):867-878.

[5] Panjabi M, Dvorak J, Duranceau J, et al. Three-dimensional movements of the upper cervical spine. Spine 1988;13(7):726-730.

[6] Ben-Galim PJ, Sibai TA, Hipp JA, et al. Internal decapitation: survival after head to neck dissociation injuries. Spine (Phila Pa 1976) 2008;33(16):1744-1749.

[7] Boden SD, Dodge LD, Bohlman HH, et al. Rheumatoid arthritis of the cervical spine: a long-term analysis with predictors of paralysis and recovery. J Bone Joint Surg Am 1993;75A:1282-1297.

[8] McCulloch PT, France J, Jones DL, et al. Helical computed tomography alone compared with plain radiographs with adjunct computed tomography to evaluate the cervical spine after high-energy trauma. J Bone Joint Surg Am 2005;87(11):2388-2394.

[9] Muchow RD, Resnick DK, Abdel MP, et al. Magnetic resonance imaging(MRI) in the clearance of the cervical spine in blunt trauma: a meta-analysis. J Trauma 2008;64(1):179-189.

[10] Brown T, Reitman CA, Nguyen L, et al. Intervertebral motion after incremental damage to the posterior structures of the cervical spine. Spine 2005;30(17):E503-E508.

[11] Hwang H, Hipp JA, Ben-Galim P, et al. Threshold cervical range-of-motion necessary to detect abnormal intervertebral motion in

cervical spine radiographs. Spine 2008;33(8):E261-E267.

[12] Cothren CC, Moore EE, Ray CE Jr, et al. Cervical spine fracture patterns mandating screening to rule out blunt cerebrovascular injury.Surgery 2007;141(1):76-82.

[13] Chaudhary A, Drew B, Orr RD, et al. Management of Type II odontoid fractures in the geriatric population: outcome of treatment in a rigid cervical orthosis. J Spinal Disord Tech 2010; 23(5): 317-320.

[14] Jeanneret B, Magerl F. Primary posterior fusion of C1/2 in odontoid fractures: indications, techniques, and results of transarticular screw fixation. J Spinal Disord 1992;5(4):464-475.

[15] Gallie W. Fractures and dislocations of the cervical spine. Am J Surg 1939;46:495-499.

[16] Brooks AL, Jenkins EW. Atlanto-axial arthrodesis by the wedge compression method. J Bone Joint Surg Am 1978;60(3):279-284.

[17] Goel A, Laheri V. Plate and screw fixation for atlanto-axial subluxation. Acta Neurochir (Wien) 1994;129(1-2):47-53.

[18] Gorek J, Acaroglu E, Berven S, et al. Constructs incorporating intralaminar C2 screws provide rigid stability for atlantoaxial fixation. Spine2005;30(13):1513-1518.

[19] Madawi AA, Casey AT, Solanki GA, et al. Radiological and anatomic evaluation of the atlantoaxial transarticular screw fixation technique. J Neurosurg 1997;86(6):961-968.

[20] Wright NM. Posterior C2 fixation using bilateral, crossing C2 laminar screws: case series and technical note. J Spinal Disord Tech 2004;17(2):158-162.

[21] Haher TR, Yeung AW, Caruso SA, et al. Occipital screw pullout strength: a biomechanical investigation of occipital morphology. Spine1999;24(1):5-9.

[22] Mandel IM, Kambach BJ, Petersilge CA, et al. Morphologic considerations of C2 isthmus dimensions for the placement of transarticulars crews. Spine 2000;25(12):1542-1547.

[23] Young JP, Young PH, Ackermann MJ, et al. The ponticulus posticus: implications for screw insertion into the first cervical lateral mass. J Bone Joint Surg Am 2005;87(11):2495-2498.

[24] Currier BL, Todd LT, Maus TP, et al. Anatomic relationship of the internal carotid artery to the C1 vertebra: a case report of the cervical reconstruction for chordoma and pilot study to assess the risk of screw fixation of the atlas. Spine 2003;28(22):E461-E467.

[25] Menendez JA, Wright NM. Techniques of posterior C1-C2 stabilization. Neurosurgery 2007;60(1 suppl 1):S103-S111.

[26] Grob D, Crisco JJ III, Panjabi MM, et al. Biomechanical evaluation of four different posterior atlantoaxial fixation techniques. Spine 1992;17(5):480-490.

[27] McGuire RA, Harkey HL. Modification of technique and results of atlantoaxial transfacet stabilization. Orthopaedics 1995;18 (10): 1029-1032.

[28] Fielding JW, Hawkins RJ, Ratsan SA. Spine fusion for atlanto-axial instability. J Bone Joint Surg Am 1976;58(3):400-407.

[29] Harms J, Melcher RP. Posterior C1-2 fusion with polyaxial screw and rod fixation. Spine 2001;26(22):2467-2471.

第7章 颈椎间盘置换术
Cervical Disc Replacement

Michael A. Finn, Arianne Boylan and Paul A. Anderson

解剖

- 需要熟悉颈前路解剖，特别是肌肉、筋膜、血管、呼吸道、神经和骨骼结构（图1）。
- 可通过体表解剖标志估计手术入路的节段。
  - C3：舌骨。
  - C4-C5：甲状软骨。
  - C6：环状软骨，颈动脉结节。
- 肌肉解剖：
  - 在手术入路中唯一横切的肌肉是颈阔肌，它位于皮下脂肪层的下方。
  - 胸锁乳突肌从乳突下内侧延伸到胸锁关节，并为显露提供外面边界。
  - 肩胛舌骨肌大约于C6水平穿过颈椎前方入路，有可能缩回或被切断。
  - 颈长肌位于颈椎的前外侧表面，远端较头端宽。颈长肌的位置有助于识别椎体的中线。
- 筋膜平面：
  - 颈浅表筋膜——位于真皮深处并围绕颈阔肌。
  - 颈深筋膜。
    - 浅层：也称为覆盖层，它在颈部形成一个颈圈，包含胸锁乳突肌以及其他结构，并与颈动脉鞘的外侧融合。
    - 中间层：肌肉部分环绕带状肌肉和大血管，而内部（也称为气管前筋膜）包围颈部前内侧结构（呼吸道、消化道和甲状腺）。它与颈动脉鞘横向融合。
    - 深层：椎前部紧密围绕脊柱和椎前肌。翼部位于椎前和气管前筋膜之间，并界定了咽后间隙的后缘。
- 血管结构：
  - 颈前静脉和颈外静脉在胸锁乳突肌表面和颈阔肌深处走行不同。
  - 颈动脉和颈内静脉包含在颈动脉鞘中，有助于界定显露深部术野的外侧边界。
  - 在大多数（约90%）病例中，椎动脉于C6水平进入横突孔。虽然有时不一定，但椎动脉多数位于中部颈椎钩椎关节的外侧约1.5 mm处。椎动脉的走向更偏内侧，更接近钩突[43]。
- 神经结构：
  - 喉返神经从气管食管沟的胸腔开始上升，一直到支配喉部的所有内部肌肉，但环甲肌除外。
  - 右侧的喉返神经起于锁骨下动脉的前方，在颈部比左侧神经更靠前，后者在远端主动脉弓附近出现。
  - 在上方，浅表喉神经在舌骨水平由内侧向外侧穿过甲状舌骨膜，在C3-C4间隙的水平，为环甲肌提供神经支配以及对后咽的感觉神经支配[38,52]。
  - 脊神经根通过神经孔离开椎管，与轴向平面的脊髓成约45°角。
- 骨骼和韧带结构：
  - 前纵韧带覆盖在脊柱前方，紧密贴合椎间盘和终板。
    - 椎间盘位于前纵韧带的下方，由坚硬的外纤维环包裹软质的凝胶状髓核，即髓核。
    - 环状纤维附着在相邻椎体的软骨下骨上。
  - 后纵韧带沿着椎体的后部延伸，并且更加坚固集中。
  - 钩椎关节或钩状关节位于椎间隙的侧面，是颈椎前路减压的标志。
    - 椎间孔狭窄通常由钩状关节的增生引起。

发病机制

- 关节炎性变可以影响脊柱中的所有活动关节。
  - 小关节突：颈部疼痛（未接受关节成形术治疗）。
  - 钩椎关节：椎间孔狭窄引起神经根病。
  - 椎间盘空间：
    - 骨赘可导致中枢性狭窄和脊髓病或神经根病。

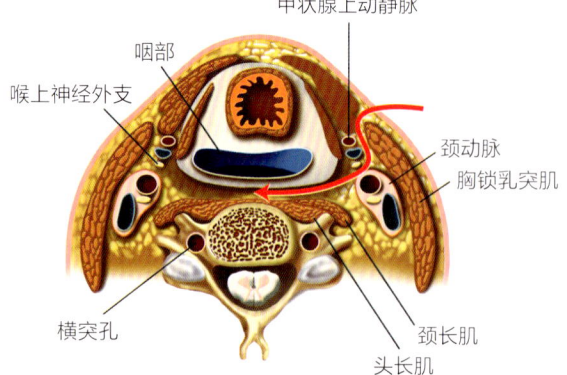

图1　Smith-Robinson入路的颈椎横断面图像。

- 突出的椎间盘碎片可能与显著的炎症反应和严重的急性症状相关[41]。
- 关节炎性变的风险因素[23,59]：
  - 遗传易感性。
  - 年龄。
  - 吸烟。
  - 活动/职业（繁重的体力劳动）。
  - 肥胖[体重指数（BMI）>30 kg/m²]。

自然病程

- 颈神经根病的自然病程通常是良性的，约70%的患者有自行改善[24,31,48]。
  - 症状可能复发或呈现加重或减轻的过程。
  - 6%~35%的患者可接受外科手术。
- 髓性病变的自然史存在争议，似乎最常见的是间歇性或稳定性加重，而仅少数患者可以通过保守治疗得到改善[32]。

病史和体格检查

- 神经根病。
  - 患者经常出现皮肤疼痛，感觉改变（麻木、感觉异常）和无力（表1）。
  - 颈部、肩部和肩胛骨可能会有钝痛[49]。
  - 伸展时往往更严重；侧向旋转并向有症状侧弯曲；紧张、打喷嚏或咳嗽时均可诱发疼痛。
  - 神经系统检查可能正常或显示节段性无力和病理反射。
- 髓性病变。
  - 超过50%的患者可能无明显疼痛[13]。
  - 经常表现为上肢和下肢运动功能无意识的下降：
    - 手的笨拙活动。
    - 步态不稳。
    - 感觉功能障碍。
  - 体检可以揭示以下内容：
    - 无力，通常在手上最明显。
    - 肌肉萎缩，通常手最明显。
    - 痉挛。
    - 具有病理反射亢进（Hoffman征、Babinski征）。

影像学和其他诊断性检查

- 普通X线可能表现出关节炎变化，如椎间隙变窄、软骨下硬化、骨赘形成和椎间孔狭窄（斜位片）以及颈部整体力线不稳定等。
- CT清楚地描述了骨性变化，并可能显示骨性椎间孔狭窄。在考虑关节成形术时，CT可用于评估后纵韧带的可疑骨化。CT脊髓造影可用于评估无法进行MRI的患者和之前已经做过内固定的患者中是否有神经压迫的存在[33]。
- MRI是评估神经根型或脊髓型颈椎病的首选成像方式，对检查椎间盘突出、骨赘、脊髓信号异常、椎管和椎间孔狭窄都比较敏感。
- 其他方式包括电诊断（肌电图）和注射，可用于疑难病例的诊断。

鉴别诊断

- 神经根型颈椎病。
- 脊髓型颈椎病。
- 肿瘤（颅骨或脊髓）。
- 卒中。
- 运动神经元病。
- 多发性硬化症。
- 脊髓空洞症。
- 臂丛神经病。
  - Parsonage-Turner综合征。
  - 胸廓出口综合征。
  - 放射性丛状病。
- 周围神经卡压。

表1 颈神经功能

神经根	运动功能	感觉分布	反射
C3	膈肌	颈上	
C4	膈肌	颈部、上肩部、胸部	
C5	肩外展（三角肌），肘关节屈曲（肱二头肌），手臂外旋（冈上肌/冈下肌、膈肌）	肩膀，手臂外侧，前臂前部	肱二头肌，肱桡肌
C6	手腕伸展，肘关节屈曲，前臂旋后	手臂前方，前臂到拇指和示指	肱二头肌，肱桡肌
C7	肘部伸展，腕部屈肌，手指伸肌	侧臂，背部前臂至中间三指	肱三头肌
C8	固有肌，拇指伸展，腕部尺侧	手臂背侧，小指到中指	旋前肌

- 肌肉骨骼相关疾病：
  - 肩部疾病（例如肩袖）。
  - 肌筋膜疼痛综合征。
  - 感染。
  - 肿瘤。
  - 肌腱炎。
  - 炎症性关节病。
- 心脏缺血。
- 胸部相关疾病。
- 反射性交感神经营养不良。

非手术治疗

- 大多数神经根型的患者都应该尝试非手术治疗。
  - 物理治疗或颈托固定在急性期（1个月）均显示有效，在长期（3个月）神经根病症状中无效[31,42,45]。
  - 药物：
    - 抗炎药。
    - 神经药物——加巴喷丁、阿米替林、普瑞巴林。
    - 麻醉药作用有限。
  - 注射——硬膜外类固醇注射和选择性神经根阻滞可以治疗和预测手术结果[54,60]。
- 对于无法或不愿接受手术减压的脊髓型颈椎病患者，可以用颈托保守治疗[28,29]。

手术治疗

- 接受保守治疗仍间歇性发作的神经根型颈椎病，以及伴有进行性无力者，需要进行外科手术。
- 在存在压迫性脊髓损伤的情况下，需要进行手术干预。

适应证

- 治疗颈椎症状性退行性疾病，包括椎间盘退变、突出和骨赘形成，引起神经根病或脊髓病。
- 超过6周的保守治疗无效或进行性神经功能损害。
- C2-C3到C6-C7的退变性或椎间盘疾病。
- Mobi-C颈椎间盘是2013年美国食品和药品监督管理局（FDA）批准用于二级颈椎关节成形术。
- 颈椎间盘置换术对于邻近节段的治疗仍存在争议。

禁忌证

- 显著的矢状面畸形（角度>20°）。
- 不稳定（屈曲/伸展>3.5 mm或脊椎滑脱）。
- 严重的椎间隙塌陷伴活动受限（<2°）。
- 严重的小关节病。
- 后纵韧带骨化。
- 颈椎骨折、感染和肿瘤。
- 骨质疏松症。

术前计划

- 应彻底检查影像学的异常解剖结构，例如椎动脉异常，以及患者出现症状的其他可能原因。测量椎间隙的深度和高度以估计植入物的尺寸。术前测量结果应在术中再次确认，因为终板准备可能会改变间隙高度。

定位

- 患者仰卧位，肩下垫软枕，头部位于头圈中略微伸展。碳素床用于进行前后位和侧方透视。
- 肩部可能需要用胶带向下牵拉以便在体型较大的患者中观察更多下方的节段。应避免过度牵拉，以减少臂丛神经损伤的风险。

入路

- 采用标准的Smith-Robinson入路显露。
- 初次显露时，通过影像学检查确认手术节段，并且在颈长肌上升之前用电刀标记相邻的头侧和尾侧节段的中线（图2）。在烧灼的骨上使用标记笔有助于更清晰地描绘和保留中线标记。
- 中线标记清楚后，颈长肌的内侧边缘用电刀切开，长瓣翻转。长度应高于相邻椎体大约一半，注意保护不侵犯邻近节段。固定的牵开器放置在肌瓣下方。

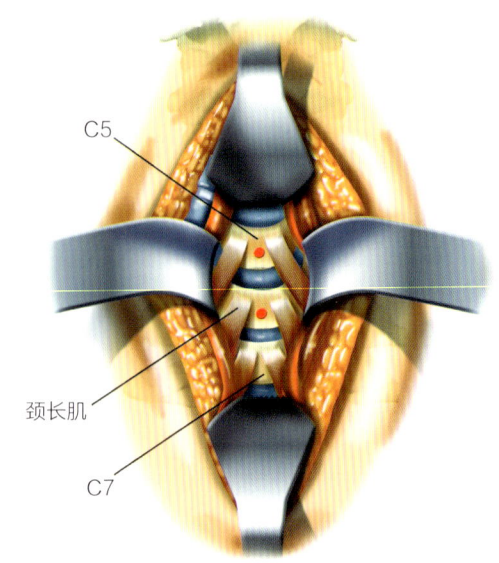

图2 图示颈椎前路的显露。电刀和标记笔标记中线（颈长肌用于识别）。

椎间盘切除

- 用15号手术刀切开纤维环,并用垂体钳摘除部分椎间盘。
- 使用3-0刮匙将纤维环在椎间隙外缘椎体终板上的附着处分离。
  - 使用刮匙从外向内,由表入深的分离,将椎间盘的外侧整体挖除。
  - 这样可快速识别和显露钩椎关节,完成视野外侧部显露。
- 从后纵韧带后移除椎间盘。

牵开器的使用:椎体钉、夹具、撑开器

- 可以在椎间盘切除术之前或之后放置撑开器,尽管在椎间盘切除术后放置它可以更好地明确椎体终板的形态。
- 在颈前路行融合手术时,常将椎体钉分别稍微向头尾端成角置入椎体,以便撑开时可以重建颈椎前凸;但在关节成形术中椎体钉平行放置,以便不至于过度矫正和更好地适应内植物。ProDisc系统配有独特的椎体钉,应与相邻的终板平行放置,如下文所述。
- 上方撑开器应放置在椎体上部,以免干扰终板准备,因为上位椎体的前下缘通常有一个唇样部分,必须与终板的其余部分一起铣削以容纳植入物。
- 终板的撑开只用于帮助神经减压时良好的视野。在应用试模和放置内植物时应避免过分撑开,否则可能导致放置的内植物过大,这将减小术后的活动度。

终板椎备

- 小心用刮匙或高速磨钻去除软骨终板,注意保留骨性终板的完整性,以避免内植物沉降。
- 上位椎体的下终板通常是凹形,其前下方有向下突出的唇缘,以便于放置人工颈椎间盘。
- 下位椎体的冠状面上有略微的凹形,使用高速磨钻较容易将其与后部终板磨平,以形成一个放置内植物的平面。
- 最终,终板准备应该在椎间隙没有牵开的情况下进行,以确保终板在中立位置的保持平行。可用锉刀去除任何残余的骨性突起。

椎间孔开放和骨赘切除

- 关节成形术需要进行积极的椎间孔扩大术,以免由于保留活动度和不充分的减压导致神经压迫症状复发。此外,不能放置过大的内植物撑开椎间孔以形成间接减压,因为过撑将导致韧带张力增加而减少该节段的活动度。
- 行椎间孔扩大术时,先保留完整的后纵韧带,以保护下面的神经组织。
- 高速钻头用于大部分椎间孔扩大术。使用磨钻在水平方向来回移动,去除钩突向后增生的骨赘。钻头也可在椎间孔开口处环形移动扩大椎间孔。在频繁冲洗下操作,以防止神经根的热损伤。
  - 可用翘头刮匙旋转刮除残余的骨赘,小刮匙的切缘可倾斜切除骨赘,同时不过分挤压椎间孔内的出口根。
  - 2 mm Kerrison钳也可用于扩大椎间孔开放术。应注意使钳子的刃口紧贴硬膜囊,避免挤压椎间孔内的出口根。
  - 扩大开孔时应使用小型器械,以避免对出口根造成损伤。
- 用神经钩探查椎间孔,如果钩子能毫无阻挡的通过椎间孔,说明已经完成了充分减压。
- 高速磨钻也可用于去除椎体后缘骨赘。磨头应该成一定角度对准骨赘和正常椎体的交界处,以避免磨破终板。最后,用翘头刮匙旋转刮除残余的骨赘。
- 椎体后缘骨赘切除是否彻底,可通过在椎体后面放置神经钩或小翘头刮匙透视确认。应该与椎体的边缘平齐放置(技术图1)。
- 前部骨赘使用咬骨钳或高速钻头去除,确保内植物与前缘齐平(如Prestige ST)。

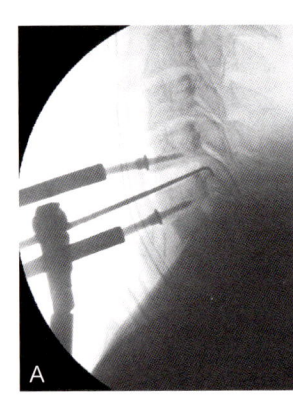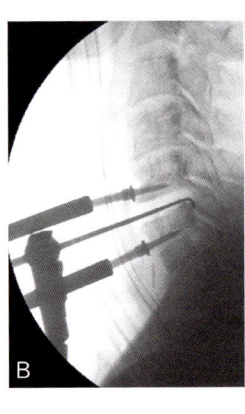

技术图 1 A. 透视显示探查突出骨赘的神经钩。B. 去除骨赘后,神经钩与椎体缘齐平。

后纵韧带切除

- 在所有颈椎关节成形术中,是否切除后纵韧带的问题是有争议的。
  - 后纵韧带切除可以增加节段活动度而不影响稳定性,有助于人工椎间盘置入术后保留活动度的目的。后纵韧带切除有助于植入物向椎间隙偏后方放置,特别是在严重关节炎退化的情况下,并且可能有助于即刻恢复生理旋转轴。
  - 椎间盘突出时碎片可位于韧带背侧,此情况下应进行后纵韧带切除。
  - 切除后纵韧带的第一步是找出韧带中的空隙,以便进入硬膜外腔。在髓核碎片游离到后纵韧带下时可以有空隙,否则要用翘头刮匙分离。
  - 头尾方向旋转翘头刮匙,在后纵韧带的纤维之间滑动并进入硬膜外腔。
- 确定后纵韧带空隙后,可以使用翘头刮匙进行扩口。
- 然后可用 2 mm Kerrison 钳切除韧带。在韧带和椎体交界处使用 Kerrison 钳可确保有效的切除。
  - 避免 Kerrison 钳的刃口过度压迫游离到后纵韧带下的髓核碎片,以免引起神经损伤。
  - 用 Kerrison 钳向外侧咬断韧带时要小心,避免损伤出口神经根。

Prestige ST

- 所需 Prestige ST 植入物(技术图2)型号可通过术前测量 MRI 或 CT 上终板深度和宽度来预先估计。
- 应选择尽可能大的型号。
- 术中可以更准确地确定植入物的型号,椎间隙的高度随着终板的处理而变化。

试模

- 减压完成后,使用试模确认内植物的尺寸。
- 试模应平滑地放入间隙而不需要牵开。
- 如果放试模时需要牵开,应使用较小的试模或进一步打磨终板。
- 如前所述,注意确保试模沿中线放置。
- 最终位置采用双平面透视检查,标准正位图用于确定中线位置。

放置

- 用咬骨钳或高速钻头去除椎体前缘骨赘,确保内植物与椎体前部平齐。
- 然后将试模滑入椎间隙,确保椎体前方的骨赘已经切除足够(技术图 3A)。
- 将与试模对应的内植物组装好并插入椎间隙。
  - 内植物有轻微的向头部倾斜角度,可以很容易滑入椎间隙,必要时轻轻锤入。

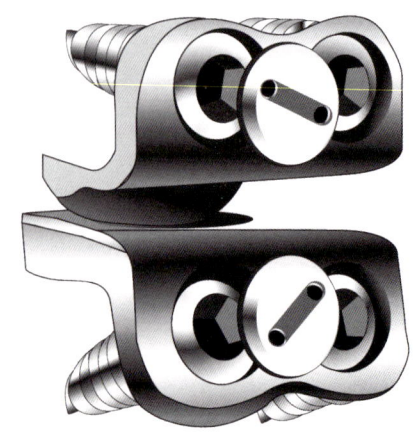

技术图 2 Prestige ST 植入物。

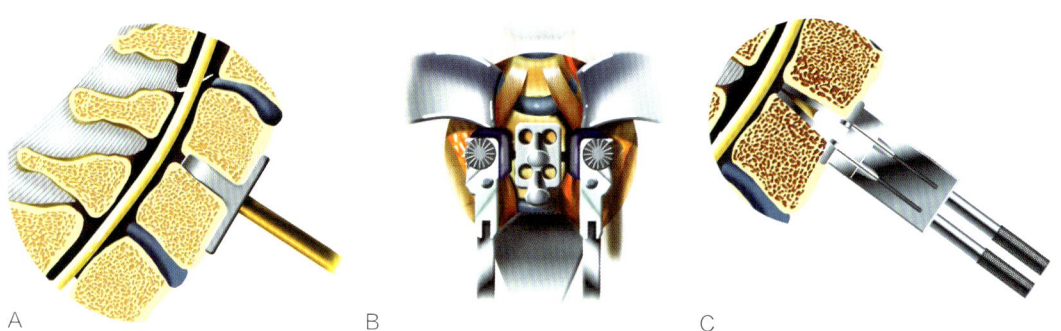

技术图3　A. 试模确认终板前方已打磨到位。B、C. 内植物置入椎间隙，安装在带有钻孔导向器的插入器上，前方（B）和侧方（C）视图。

- 然后通过与植入装置上的孔对齐的导向钻，用钻头钻出螺钉道。通常使用13 mm的螺钉导向器（技术图3B、C）。
- 取出钻头导向器，通过植入装置把每个螺钉先拧入一部分。然后依次拧紧4枚螺钉，取出植入装置。
- 锁定每枚螺钉的钉头以防止其退出。

位置确认

- 通过透视前后位与侧位片确定植入物的最终位置。通过活动患者的头部以确定植入物的活动度。

ProDisc-C

尺寸和撑开

- 可以研究术前影像以估计ProDisc-C内植物（技术图4）的大小。
- 显露好椎体后，透视定位并标记中线。用电刀标出椎体正中线，记号笔标记。
- Casper牵开器的椎体钉分别置入上、下椎体的相应头、尾端椎体1/3处。
- 椎体钉平行于相邻的终板放置。在透视引导下螺钉尽可能深地放置。
  - 尽可能将螺钉放置得足够远以确保有更大的手术操作空间（技术图4B）。
- 然后将牵开器放在螺钉上，并进行部分椎间盘切除术。
- 用椎体后缘撑开器撑开椎间隙，确保Casper牵开器的椎体钉保持平行。

试模

- 完成椎间盘切除术和减压术。
- 然后，将试模放入椎间隙。选择尽量大的试模，试模应在中线与椎体后缘平齐。
- 放松撑开器，移除试模手柄，将试模留在椎间隙。注意不要过多牵开间隙，否则植入物会松动。
- 最常选择5 mm试模。然后正、侧位透视以确定试模在最恰当的位置（技术图5A）。
- 然后将打磨导向器放在试模的轴上，并用锁母固定。固定销穿过导向器的上端的孔。
- 在影像学引导下使用电钻钻孔。钻头放在试模下方导孔中，然后以头尾角度旋转到试模下方的极限。移除钻头，临时固定钉固定；在头部重复该过程（技术图5B、C）。

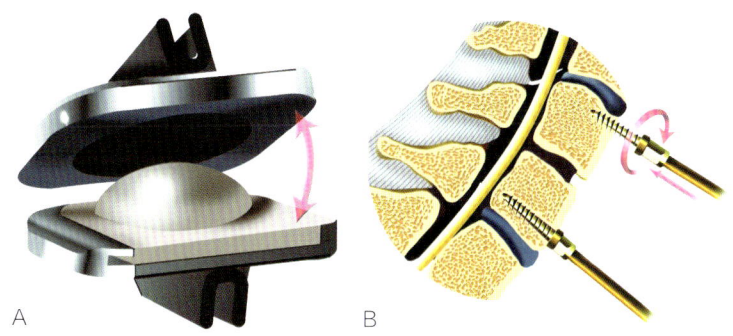

技术图4　A. ProDisc-C内植物。B. 邻近关节平行放置的撑开器。

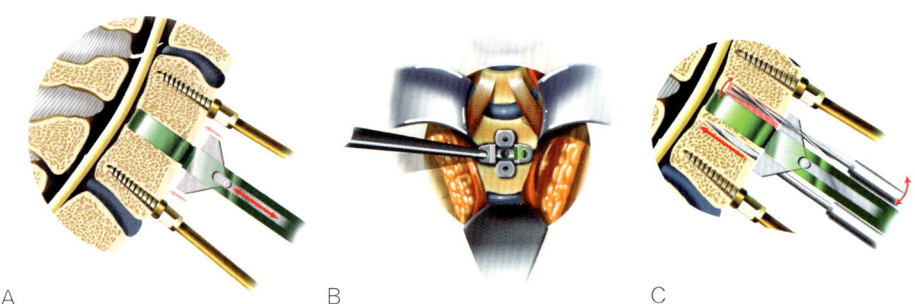

技术图5　A. 试模置入与椎体后缘平齐。调整阻挡器以获得最佳深度定位。B、C. 打磨导向器放在试模上，正位（B）和侧位（C）片见图。该导向器限定了打磨的程度。

- 接下来在透视下将起钉凿放在试模的轴上和椎体前方。在敲打之前，确认试模两侧牢牢地抵靠在椎体的前面。
- 接下来在内植物上使用起钉凿。在移除起钉凿之前，使用牵引器牵开。
- 用棘突咬骨钳去除多余的骨。也可以确认上下嵴切割的深度是否对称——当从后椎体壁测量时，两个嵴的后缘应该是相同的。
- 可以使用检位规来确认骨与植入物是否贴合。

放置

- 将合适尺寸的内植物置于槽中，注意保持上下方向的一致。
- 在透视条件下将内植物放置到准备好的椎间隙中。
- 然后，移除内植物槽、固定器和固定螺钉，前后位和侧位透视确认最终位置（技术图6）。

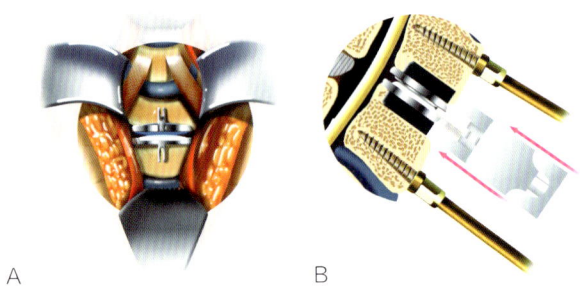

技术图6　A. 透视引导下将内植物夯实到椎间隙中，注意确保其完全位于后方。B. 内植物最终的正位图。

Bryan颈椎间盘

标准选择

- Bryan颈椎间盘假体的选择有严格的标准（技术图7A）。
  - 如果患者表现出过度活动、不稳定、退行性疾病、小关节病变或严重的骨质疏松症，则不符合条件。
  - 假体最适合用于C4-C5和C5-C6的单节段的因椎间盘突出或钩椎关节病变造成的神经根病或脊髓病，虽然基于解剖C3-C4、C6-C7或许是合适的。
- 内植物尺寸和矢状位的斜坡基于术前影像予以确定[56,58]（技术图7B、C）。

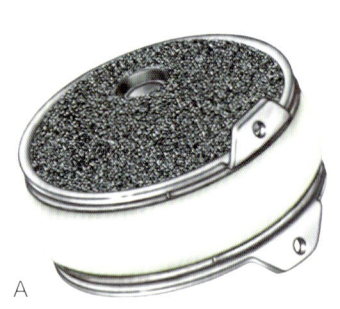 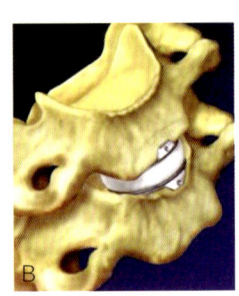 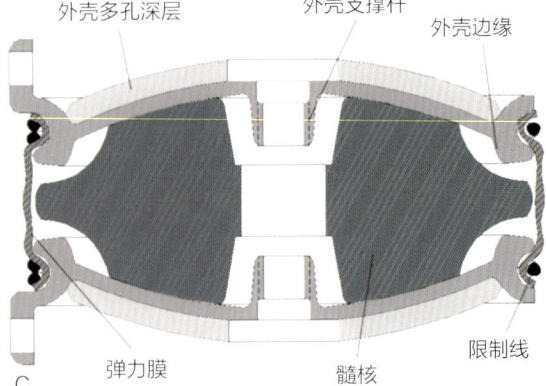

技术图7　A. Bryan椎间盘内植物由两个带孔的盘状凸起和中央通道构成。前方有两个阻挡器，置于椎体终板。B. Bryan椎间盘假体原位图。C. Bryan椎间盘假体的横截面。空隙位于终板和核之间的中心柱周围。核在中心凸出，凹陷处在周围边界。

定位

- 患者仰卧，颈部处于中立位置，这可以通过在颈部下方放置卷起的无菌巾来实现[55-58]（技术图8）。

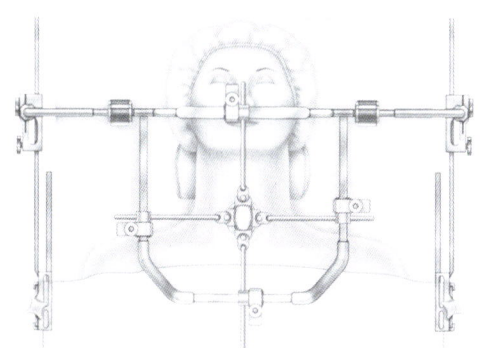

技术图8 Bryan椎间盘假体手术的体位。

显露和减压

- 使用常规的Smith-Robinson入路进行显露和椎间盘切除术。
- 然后，使用0.5 mm矢状凸轮牵引器测量椎间盘高度和椎间盘活动度。
  - 此时，如果存在过度活动，则可将患者手术方案改为标准的颈椎前路融合术。
- 然后，构建重力参考系统，并将延伸部分连接到手术台侧面的导轨上。
  - 牵开架置于切口上方中心几厘米处，与脊柱平行。这将用于术中确定椎间隙的矢状角度（技术图9A）。
- 使用铣刀夹具来确定椎间盘的中心，铣刀夹具位于钩椎关节之间，并位于中心位置。
- 在影像学引导下将矢状楔放置在椎间隙中（技术图9B）。
- 铣削夹具放置于斜边之上，并拧入椎间盘上方和下方的椎体。
  - 铣削技术是沿y轴钻孔，形成凹面，与凸起的多孔涂层Bryan椎间盘终板完全匹配。
- 然后用透视来确认植入物外侧的规格（技术图9C）。
- 最后可以在保留钩椎关节的同时完成神经孔和管的最终减压。

尺寸

- 正确的Bryan椎间盘尺寸取决于术前对影像和术中用深度测量器的评估。
- 试模尺寸翻边环连接到框架，并使用透视引导插入后纵韧带的平面。
- 卸下钻头和组件后，将固定螺钉留在原位。

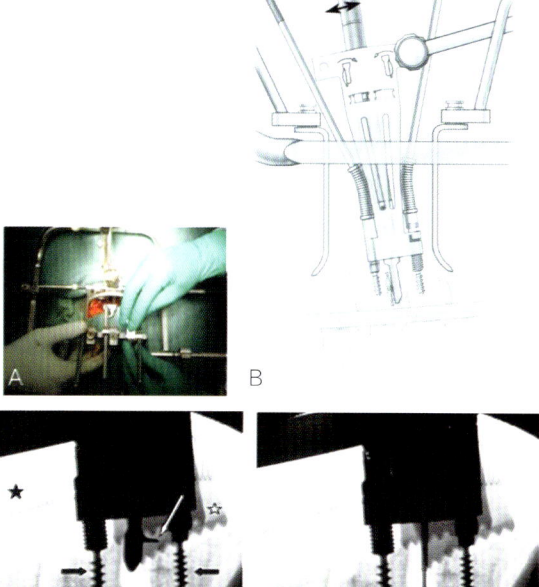

技术图9 A. Bryan手术框架最终摆放位置。用卷起来的无菌单防御患者颈后放支持颈椎的生理前凸。B. 椎间盘沿x轴移动以用来制造椎体的凹陷。在该装置的狭缝中有一个钩子，可以防止损坏硬膜囊。C、D. 术中侧位透视图。C. 在椎体前缘（白色箭头），锚定螺钉（黑色箭头），牵开器刀片（白色星号）和气管内麻醉管（黑色星号）位置见图。D. 磨钻测深计在椎骨后缘上，后纵韧带的剩余部分（白色箭头）[图A、C、D 引自 Wenger M, Markwalder TM. Bryan total disc arthroplasty: a replacement disc for cervical disc disease. Med Devices（Auckl）2010;3:11-24]。

放置

- 然后，将Bryan椎间盘用无菌盐水填满，并通过导管的上下凸起连接到Bryan椎间盘导引器上。
- 插入椎间牵引器，在侧位透视下将Bryan椎间盘锤入。正确的定位是通过标准正位成像确保置入椎间隙中过程中减少阻力（技术图10）。
- 然后，取下固定螺钉，以标准方法关闭切口[55]。

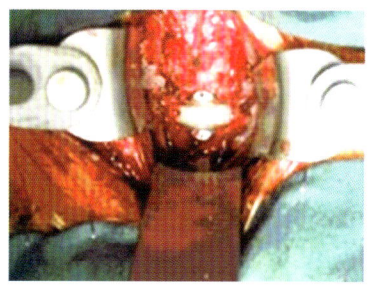

技术图10 Bryan椎间盘完全置入后，呈现低切迹状态。

Mobi-C椎间盘

标准选择

- Mobi-C椎间盘（技术图11A）被批准用于从C3~C7的单节段和双节段的退行性疾病或椎间盘突出伴有神经根病或脊髓病的颈椎关节成形术。
  - 患有严重骨质疏松症、恶性肿瘤、既往颈椎手术史、肥胖或重度吸烟的患者不适合该手术。
- CT和MRI的术前评估用于估计内植物的尺寸（技术图11B）。

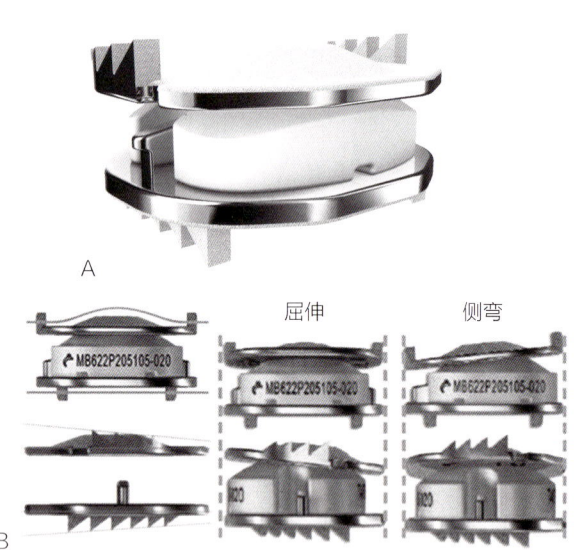

技术图11　A. Mobi-C椎间盘端板由涂有等离子喷涂钛和羟基磷灰石涂层的钴铬合金组件制成。插入的核是聚乙烯。目标是在保持旋转的同时恢复高度。B. Mobi-C屈伸和侧弯的活动范围（图A致谢LDR, Austin, Texas；图B引自Kim SH, Shin HC, Shin DA, et al. Early clinical experience with the Mobi-C disc prosthesis. Yonsei Med J 2007;48: 457-464）。

体位

- 患者颈部放置于颈椎生理弯曲轴线。可以将毛巾放在患者的头部或颈部下方。可以使用Halter牵引辅助。

显露和减压

- 首先在患病最严重的节段进行标准的Smith-Robinson前路显露，以达到椎间盘高度的恢复以及脊柱前凸和矢状位的平衡[44]。
- 然后将Caspar牵开器固定销插入距离上椎体和下椎体终板5 mm处（技术图12）。
- 由外科医生决定如何切除后纵韧带。
- 去除骨赘，确定双侧钩椎关节，确保双侧椎间孔减压[39,44]。
- 建议在此过程中尽量少的打磨终板。

试模

- 宽度计用于估计植入物的大小。植入物规格有15 mm、17 mm和19 mm。
- 椎间隙的深度可以通过放置在椎骨终板后缘的钩子来测量。有13 mm或15 mm深的内植物（技术图13）。
- 可用的内植物高度为5 mm、6 mm和7 mm。应该从最短的试模开始，植入物不应超过健康的相邻椎间盘的高度。

放置

- 透视引导下，使用自动回缩插入器在距离椎体后壁1 mm内，将试模夯实到位（技术图14A）。
- 自动回缩式插入器有一个0~5 mm的止动器，由术者设置。
- 内植物固定器用于将Mobi-C椎间盘与椎间隙对齐，并可以在透视下将内植物锤入到位时保持与椎体前壁的接触。
  - 插入器中的凹槽应位于椎间隙的中线（技术图14B）。
- 此时，松开内植物插入器和一次性内植物把持器（技术图14C）。

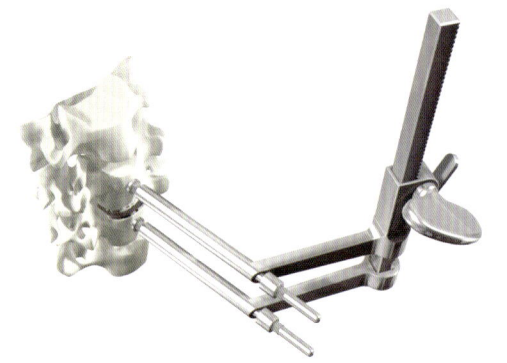

技术图12　Caspar针牵引（致谢LDR, Austin, Texas）。

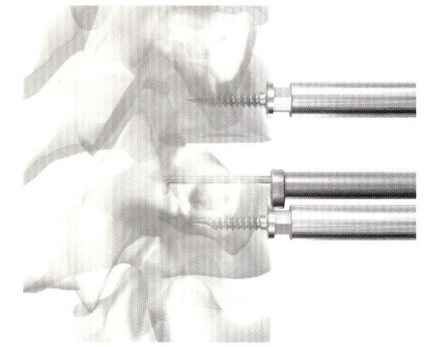

技术图13　试模深度的测量（致谢LDR, Austin, Texas）。

- 压缩Caspar撑开钉以将内植物的齿状突起固定到椎体中。使用正侧位透视检查确定内植物的位置(技术图14D)。
- 对需要此技术的相邻节段重复该过程(技术图14E)。
- 以标准方式进行关闭切口[15,39,44]。

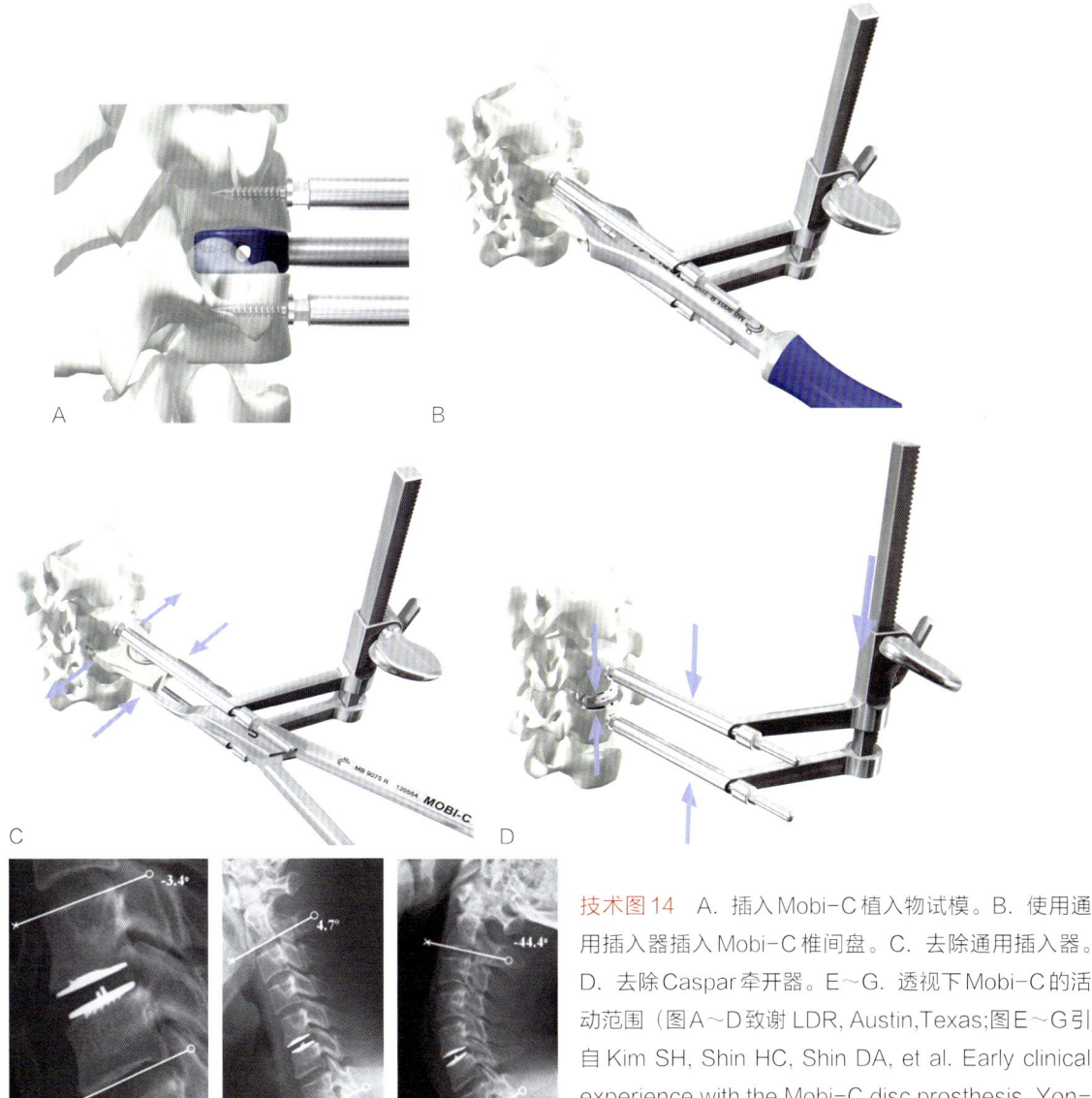

技术图14 A. 插入Mobi-C植入物试模。B. 使用通用插入器插入Mobi-C椎间盘。C. 去除通用插入器。D. 去除Caspar牵开器。E~G. 透视下Mobi-C的活动范围（图A~D致谢 LDR, Austin, Texas; 图E~G引自 Kim SH, Shin HC, Shin DA, et al. Early clinical experience with the Mobi-C disc prosthesis. Yonsei Med J 2007;48:457–464）。

术后护理

- 术后通常不使用支具。
- 根据外科医生的习惯，可以放置引流管。
- 尽管一些外科医生在门诊进行单节段和双节段关节成形术，但大多数患者住院1天。
- 在可承受范围内推迟进食。吞咽困难通常是短暂的，可要求患者晚一些再进食。
- 术后可给予非甾体抗炎药，可能有助于降低异位骨化的发生率[37]。
- 活动受到限制，6周内不能从事繁重的工作或高强度活动。6周后，鼓励患者慢慢恢复活动至术前水平。

结果

- 4种内植物的随机试验表明，术后有了明显的改善或有改善趋势，包括颈部残疾指数、手臂疼痛、颈部疼痛、SF-36、视觉模拟评分(VAS)、VAS颈部疼痛评分和手臂疼痛评分[30,68]。报告也证实了与融合相比，4年和5年

- 的再次手术的需求减少[7,18,40]。
- 虽然没有统计学意义，但这些研究证明了关节置换组生活质量的更大改善，并报告所有术后6周至1年的疼痛评分[16,53,67]。
- 关节成形术和融合组之间的手术时间、住院时间或围手术期并发症似乎没有显著差异[2,12,20,21]。
- 最近对前瞻性随机研究的meta分析显示，融合和关节成形术组在术后2年和5年相邻节段疾病需要再次手术的发生率无统计学差异。然而，关节成形术组的再次手术总数较低[6,27,61]。
- 在生物力学模型中，颈椎关节成形术已经被证明可以保持与原节段几乎相同运动范围[17]。这种活动度可以减少对相邻节段的生理压力，这可能减轻或减缓关节炎疾病的发展。但是，这结论需要更长时间的随访[3,11]。
- 在接受关节成形术的患者中，相邻水平的颈部运动范围已经被证实可以维持到术后2年[5]。但是，医学影像学已证明2年后置换术患者表现出节段活动度降低和对齐失效的潜在趋势[10,15,63]。值得注意的是，这些患者没有报告有临床症状[62]。
- 研究尚未明确表明，颈椎关节成形术与大关节置换术相比，无感染性内植物松动的风险相似或降低[25,64]。
- 有些报道称置换术后加重颈椎后凸畸形[19,57]。然而，最近的文献表明，通过选择最合适的患者，避免过度打磨终板，选择合适的插入角度和深度，可以恢复颈椎前凸和矢状位置平衡[1,46,56]。
- 已经有报道发现通过使用融合和关节成形术结合的技术，在多节段疾病的任何节段都具有良好的结果[4,8,66]。已经证明这可以降低相邻节段的过度活动并增加力矩负荷[9,26,34]。

并发症

- 与入路相关。
  - 吞咽困难是一种常见的并发症，通常是自限性的。与融合相比，置换术后吞咽困难的发生率和严重程度可能较低，这可能是由于植入物切迹低或对食管牵拉较少[35]。
  - 神经麻痹——喉返神经、喉上神经。
  - 神经根损伤。
  - 脊髓损伤。
  - 脑脊液漏。
  - 血肿。
    - 椎前。
    - 硬膜外。
  - 食管损伤。
- 内植物相关因素。
  - 内植物失败：很少发生松动或移位，更多见于没有使用螺钉固定设备的围手术期[22]。
  - 据报道，手术节段的关节病和异位骨化分别为20%和50%，但两者均未显示与临床结果相关[51,65]。
    - 同一节段关节病的发生率可能受内植物非最佳定位的影响。
    - 通过彻底冲洗切口消除骨屑，用电凝显露椎体，并在围手术期使用非甾体抗炎药，可以减少异位骨化的发生率。
  - 节段性后凸畸形可能归因于不适当的终板准备和植入操作[47]。关节成形术不太可能纠正节段性颈椎后凸，因此，不建议对颈椎后凸畸形者应用该术式。
  - 骨质疏松症可增加下沉风险，并尽量避免内植物过大。
  - 在减压不足的情况下，持续运动引起神经系统损害加重。
    - 持续性神经根病可通过后路椎间孔切开术治疗。
    - 持续性脊髓病或疼痛可能需要融合。
  - 椎体的矢状位劈裂骨折很少见，可能因骨质疏松症和使用有嵴设备造成[14]。

参考文献

［1］ Anakwenze OA, Auerbach JD, Milby AH, et al. Sagittal cervical alignment after cervical disc arthroplasty and anterior cervical discectomy and fusion: results of a prospective, randomized, controlled trial. Spine 2009;34(19):2001-2007.

［2］ Anderson PA, Sasso RC, Riew KD. Comparison of adverse events between the Bryan artificial cervical disc and anterior cervical arthrodesis. Spine 2008;33(12):1305-1312.

［3］ Auerbach JD, Anakwenze OA, Milby AH, et al. Segmental contribution toward total cervical range of motion: a comparison of cervical disc arthroplasty and fusion. Spine 2011;36(25): E1593-E1599.

［4］ Barrey C, Campana S, Persohn S, et al. Cervical disc prosthesis versus arthrodesis using one- level, hybrid and two- level constructs: an in vitro investigation. Eur Spine J 2012;21(3):432-442.

［5］ Barrey C, Champain S, Campana S, et al. Sagittal alignment and kinematics at instrumented and adjacent levels after total disc replacement in the cervical spine. Eur Spine J 2012;21(8):1648-1659.

［6］ Botelho RV, Moraes OJ, Fernandes GA, et al. A systematic review of randomized trials on the effect of cervical disc arthroplasty on reducing adjacent-level degeneration. Neurosurg

[7] Burkus JR, Haid RW, Traynelis VC, et al. Long-term clinical and radiographic outcomes of cervical disc replacement with Prestige disc: results from a prospective randomized controlled clinical trial. J Neurosurg Spine 2010;13(3):308-318.

[8] Cao JM, Zhang YZ, Shen Y, et al. Clinical and radiological outcomes of modified techniques in Bryan cervical disc arthroplasty. J Clin Neurosci 2011;18:1308-1312.

[9] Cardoso MJ, Mendelsohn A, Rosner MK, et al. Cervical hybrid arthroplasty with 2 unique fusion techniques. J Neurosurg Spine 2011;15:48-54.

[10] Cheng L, Nie L, Zhang L, et al. Fusion versus Bryan cervical disc in two-level cervical disc disease: a prospective, randomised study. Int Orthop 2009;33(5):1347-1351.

[11] Coric D, Kim PK, Clemente JD, et al. Prospective randomized study of cervical arthroplasty and anterior cervical discectomy and fusion with long-term follow-up: results in 74 patients from a single site. J Neurosurg Spine 2013;18:36-42.

[12] Coric D, Nunley PD, Guyer RD, et al. Prospective, randomized, multicenter study of cervical arthroplasty: 269 patients from the Kineflex-C artificial disc investigational device exemption study with a minimum 2-year follow-up: clinical article. J Neurosurg Spine 2011;15(4):348-358.

[13] Crandall PH, Batzdorf U. Cervical spondylotic myelopathy. J Neurosurg 1966;25(1):57-66.

[14] Datta JC, Janssen ME, Beckman R, et al. Sagittal split fractures in multilevel cervical arthroplasty using a keeled prosthesis. J Spinal Disord Tech 2007;20(1):89-92.

[15] Davis RJ, Kim KD, Hisey MS, et al. Cervical total disc replacement with the Mobi-C cervical artificial disc compared with anterior discectomy and fusion for treatment of 2-level symptomatic degenerative disc disease: a prospective, randomized, controlled multicenter clinical trial. J Neurosurg Spine 2013;19(5):532-545.

[16] Ding C, Hong Y, Liu H, et al. Comparison of cervical disc arthroplasty with anterior cervical discectomy and fusion for the treatment of cervical spondylotic myelopathy. Acta Orthop Belg 2013;79(3):338-346.

[17] Duggal N, Pickett GE, Mitsis DK, et al. Early clinical and biomechanical results following cervical arthroplasty. Neurosurg Focus 2004;17(3):E9.

[18] Fessler RG, Sasso R, Papadopoulos S, et al. Cervical disc replacement: four-year follow-up results from the United States prospective randomized Bryan clinical trial. Neurosurgery 2009;65(2):407-408.

[19] Fong SY, DuPlessis SJ, Casha S, et al. Design limitations of Bryan disc arthroplasty. Spine J 2006;6(3):233-241.

[20] Gao Y, Liu M, Li T, et al. A meta-analysis comparing the results of cervical disc arthroplasty with anterior cervical discectomy and fusion (ACDF) for the treatment of symptomatic cervical disc disease. J Bone Joint Surg Am 2013;95(6):555-561.

[21] Garrido BJ, Taha TA, Sasso RC, et al. Clinical outcomes of Bryan cervical disc arthroplasty a prospective, randomized, controlled, single site trial with 48-month follow-up. J Spinal Disord Tech 2010;23:367-371.

[22] Goffin J, Van Calenbergh F, van Loon J, et al. Intermediate follow-up after treatment of degenerative disc disease with the Bryan Cervical Disc Prosthesis: single-level and bi-level. Spine 2003;28(24):2673-2678.

[23] Hassett G, Hart DJ, Manek NJ, et al. Risk factors for progression of lumbar spine disc degeneration: the Chingford Study. Arthritis Rheum 2003;48(11):3112-3117.

[24] Heckmann JG, Lang CJ, Zobelein I, et al. Herniated cervical intervertebral discs with radiculopathy: an outcome study of conservatively or surgically treated patients. J Spinal Disord 1999;12(5):396-401.

[25] Hou Y, Liu Y, Yuan W, et al. Cervical kinematics and radiological changes after discover artificial disc replacement versus fusion. Spine J 2013;14:867-877.

[26] Hyun Oh C, Hwan Yoon S. Past, present, and future of cervical arthroplasty. Keio J Med 2013;62(2):47-52.

[27] Jawahar A, Cavanaugh DA, Kerr EJ III, et al. Total disc arthroplasty does not affect the incidence of adjacent segment degeneration in cervical spine: results of 93 patients in three prospective randomized clinical trials. Spine J 2010;10(12):1043-1048.

[28] Kadanka Z, Mares M, Bednarik J, et al. Approaches to spondylotic cervical myelopathy: conservative versus surgical results in a 3-year follow-up study. Spine 2002;27(20):2205-2210; discussion 2210-2211.

[29] Kadanka Z, Mares M, Bednarik J, et al. Predictive factors for spondylotic cervical myelopathy treated conservatively or surgically. Eur J Neurol 2005;12(1):55-63.

[30] Kim SH, Shin HC, Shin DA, et al. Early clinical experience with the Mobi-C disc prosthesis. Yonsei Med J 2007;48(3):457-464.

[31] Kuijper B, Tans JT, Beelen A, et al. Cervical collar or physiotherapy versus wait and see policy for recent onset cervical radiculopathy: randomized trial. BMJ 2009;339:b3883.

[32] Lees F, Turner JW. Natural history and prognosis of cervical spondylosis. Br Med J 1963;2(5373):1607-1610.

[33] Lehman RA Jr, Helgeson MD, Keeler KA, et al. Comparison of magnetic resonance imaging and computed tomography in predicting facet arthrosis in the cervical spine. Spine 2009;34(1):65-68.

[34] Martin S, Ghanayem AJ, Tzermiadianos MN, et al. Kinematics of cervical total disc replacement adjacent to a two-level, straight versus lordotic fusion. Spine 2011;36:1359-1366.

[35] McAfee PC, Cappuccino A, Cunningham BW, et al. Lower incidence of dysphagia with cervical arthroplasty compared with ACDF in a prospective randomized clinical trial. J Spinal Disord Tech 2010;23(1):1-8.

[36] McAfee PC, Cunningham B, Dmitriev A, et al. Cervical disc replacement-porous coated motion prosthesis: a comparative biomechanical analysis showing the key role of the posterior longitudinal ligament. Spine 2003;28(20):S176-S185.

[37] Mehren C, Suchomel P, Grochulla F, et al. Heterotopic ossification in total cervical artificial disc replacement. Spine 2006;31

(24): 2802-2806.

[38] Melamed H, Harris MB, Awasthi D. Anatomic considerations of superior laryngeal nerve during anterior cervical spine procedures. Spine 2002;27(4):E83-E86.

[39] Mobi-C® cervical disc: surgical technique. LDR. Available at: http://us.ldr.com/Portals/1/PDF/2LST.pdf. Accessed August 14, 2014.

[40] Murrey D, Janssen ME, Delamarter RB, et al. Results of the prospective, randomized, controlled multicenter Food and Drug Administration investigational device exemption study of the ProDisc-C total disc replacement versus anterior discectomy and fusion for the treatment of 1-level symptomatic cervical disc disease. Spine J 2009;9:275-286.

[41] Olmarker K, Blomquist J, Stromberg J, et al. Inflammatogenic properties of nucleus pulposus. Spine 1995;20(6):665-669.

[42] Pain in the neck and arm: a multicentre trial of the effects of physiotherapy, arranged by the British Association of Physical Medicine. Br Med J 1966;1(5482):253-258.

[43] Pait TG, Killefer JA, Arnautovic KA. Surgical anatomy of the anterior cervical spine: the disc space, vertebral artery, and associated bony structures. Neurosurgery 1996;39(4):769-776.

[44] Park JH, Rhim SC, Roh SW. Midterm follow-up of clinical and radiologic outcomes in cervical total disc replacement (Mobi-C): incidence of heterotopic ossification and risk factors. J Spinal Disorders Tech 2013;26:141-145.

[45] Persson LC, Carlsson CA, Carlsson JY. Long-lasting cervical radicular pain managed with surgery, physiotherapy, or a cervical collar. A prospective, randomized study. Spine 1997;22(7):751-758.

[46] Pickett GE, Mitsis DK, Sekhon LH, et al. Effects of a cervical disc prosthesis on segmental and cervical spine alignment. Neurosurg Focus 2004;17:E5.

[47] Pickett GE, Sekhon LH, Sears WR, et al. Complications with cervical arthroplasty. J Neurosurg Spine 2006;4(2):98-105.

[48] Radhakrishnan K, Litchy WJ, O'Fallon WM, et al. Epidemiology of cervical radiculopathy. A population-based study from Rochester, Minnesota, 1976 through 1990. Brain 1994;117(pt 2):325-335.

[49] Riina J, Anderson PA, Holly LT, et al. The effect of an anterior cervical operation for cervical radiculopathy or myelopathy on associated headaches. J Bone Joint Surg Am 200;91(8):1919-1923.

[50] Roberto RF, McDonald T, Curtiss S, et al. Kinematics of progressive circumferential ligament resection (decompression) in conjunction with cervical disc arthroplasty in a spondylotic spine model. Spine 2010;35(18):1676-1683.

[51] Ryu KS, Park CK, Jun SC, et al. Radiological changes of the operated and adjacent segments following cervical arthroplasty after a minimum 24-month follow-up: comparison between the Bryan and Prodisc-C devices. J Neurosurg Spine 2010;13(3):299-307.

[52] Sant'Ambrogio G, Sant'Ambrogio FB. Role of laryngeal afferents in cough. Pulm Pharmacol 1996;9(5-6):309-314.

[53] Sasso RC, Anderson PA, Riew KD, et al. Results of cervical arthroplasty compared with anterior discectomy and fusion: four-year clinical outcomes in a prospective, randomized controlled trial. Orthopedics 2011;34:889.

[54] Sasso RC, Macadaeq K, Nordmann D, et al. Selective nerve root injections can predict surgical outcome for lumbar and cervical radiculopathy: comparison to magnetic resonance imaging. J Spinal Disord Tech 2005;18(6):471-478.

[55] Sasso RC, Martin L. The Bryan® artificial disc. In: Yue JJ, Bertagnoli R, McAfee PC, et al, eds. Motion Preservation of the Spine: Advanced Techniques and Controversies. Philadelphia: WB Saunders, 2008: 193-198.

[56] Sasso RC, Metcalf NH, Hipp JA, et al. Sagittal alignment after Bryan cervical arthroplasty. Spine 2011; 36:991-996.

[57] Sears WR, Sekhon LH, Duggal N, et al. Segmental malalignment with the Bryan cervical disc prosthesis: does it occur? J Spinal Disord Tech 2007;20:1-6.

[58] Sekhorn L. Bryan. Spine Universe. Available at: http://www.spineuniverse.com/treatments/emerging/artificial-discs/bryan. Accessed August 14, 2014.

[59] Shiri R, Karppinen J, Leino-Arjas P, et al. Cardiovascular and lifestyle risk factors in lumbar radicular pain or clinically defined sciatica: a systematic review. Eur Spine J 2007;16(12):2043-2054.

[60] Stav A, Ovadia L, Sternberg A, et al. Cervical epidural steroid injection for cervicobrachialgia. Acta Anaesthesiol Scand 1993;37(6):562-566.

[61] Verma K, Gandhi S, Maltenfort M, et al. Rate of adjacent segment disease in cervical disc arthroplasty versus single-level fusion. Spine 2013;38(26):2253-2257.

[62] Wenger M, Hoonacker PV, Zachee B, et al. Bryan cervical disc prostheses: preservation of function over time. J Clin Neurosci 2009;16(2):220-225.

[63] Wenger M, Markwalder TW. Bryan total disc arthroplasty: a replacement disc for cervical disc disease. Med Devices (Auckl) 2010;3: 11-24.

[64] Yang YC, Nie L, Cheng L, et al. Clinical and radiographic reports following cervical arthroplasty: a 24-month follow-up. Int Orthop 2009;33(4):1037-1042.

[65] Yi S, Kim KN, Yang MS, et al. Difference in occurrence of heterotopic ossification according to prosthesis type in the cervical artificial disc replacement. Spine 2010;35(16):1556-1561.

[66] Yi S, Shin HC, Kim KN, et al. Modified techniques to prevent sagittal imbalance after cervical arthroplasty. Spine 2007;32:1986-1991.

[67] Yin S, Yu X, Zhou S, et al. Is cervical disc arthroplasty superior to fusion for treatment of symptomatic cervical disc disease? A metaanalysis. Clin Orthop Relat Res 2013;471(6):1904-1919.

[68] Yoon DH, Yi S, Shin HC, et al. Clinical and radiological results following cervical arthroplasty. Acta Neurochir (Wien) 2006;148: 943-950.

第8章 颈椎后凸截骨矫形术
Cervical Osteotomies for Kyphosis

Michael P. Kelly, Adam L. Wollowick, and K. Daniel Riew

定义

- 颈椎后凸的精确定义尚未明确描述。从C2～C7的正常矢状前凸大约20°。

解剖

- 颈椎序列正常时,其承重轴位于椎体的后1/3。
- C7的椎间孔通常只包含静脉。然而,确实存在椎动脉异常,需要仔细检查术前磁共振成像(MRI)[4]。
- 由于C7横突孔通常是"空的",因此该水平最适合于经椎弓根截骨术(PSO)。

发病机制

- 颈椎后凸的病因很多,包括退行性疾病、创伤(急性和慢性发作)、肿瘤、感染、炎性关节病和医源性原因。
- 强直性脊柱炎是最常见的炎症原因。
  - 由脊柱韧带的收缩和骨化引起。
  - 80%～90%的患者与人类白细胞抗原B27(HLA-B27)单体型相关。
- 医源性原因包括椎板切除术后后凸畸形、假关节形成和放射后综合征。

自然病程

- 由于颈椎后凸的病因很多,自然病程变化很大。
  - 对于具有固定畸形的患者,例如强直性脊柱炎,畸形可能由于应力性骨折或未被发现的骨折而进展,通常表现为畸形程度或疼痛程度的急剧增加。
  - 当轴向负荷向椎体前方移动时,畸形有进展的趋势。
  - 随着畸形加重,脊髓可能会被椎体覆盖,引起脊髓病、四肢麻痹或四肢瘫痪。

病史和体格检查

- 应注意患者的主诉。患者可能出现吞咽和(或)呼吸困难。向前视野经常受到影响。患者也可以出现腰痛,因为他们会过度伸展腰椎以保持水平视野。
  - 应要求患者站立,臀部和膝盖伸展,以准确评估畸形和矢状位平衡。
- 除非另有证据,否则畸形或疼痛的任何突然变化都应考虑为骨折。
- 需要准确的既往颈椎手术史,因为这对于术前计划至关重要。
- 应要求患者仰卧以评估畸形的刚度。
- 应观察步态以寻找脊髓病的证据。在解决颈椎畸形之前,应评估其他受影响的关节以确定是否需要治疗。
- 检查应包括完整的神经系统检查,检查脊髓病或脊髓功能障碍的证据。
- 所有患者都应接受全面的医学评估,因为呼吸和胃肠功能障碍在这一人群中并不少见。在严重的呼吸系统受损病例中,建议进行术前气管切开术。

影像学和其他诊断性检查

- 影像学评估应从颈椎的前后位、侧位和屈曲/伸展位X线片开始(图1A～F)。
  - 这可以评估畸形的角度和灵活性。
- 获得整个脊柱的站立前后位和侧位X线片,臀部和膝盖处于最大伸展状态,以评估全方位冠状和矢状面平衡。必要时行站立前后位和侧面摄片,以便在手术室中张贴并帮助进行计划矫正。
- 获取具有轴状位、矢状位、冠状位和三维重建的1 mm薄层CT扫描图像。这可以帮助评估融合侧块,并且有助于为器械固定提供标志上的指导(图1G)。
- 如果在Smith-Petersen截骨术(SPO)和PSO之间做选择,则需要仔细评估椎间隙。如果存在环状面融合,则需要PSO截骨。
- 使用MRI评估神经组织。如果患者不能忍受闭合的MRI检查(有时由畸形排除),则可以使用开放的MRI或CT脊髓造影。

鉴别诊断

- 退行性疾病。
- 炎性关节病。
  - 强直性脊柱炎。
  - 类风湿关节炎。

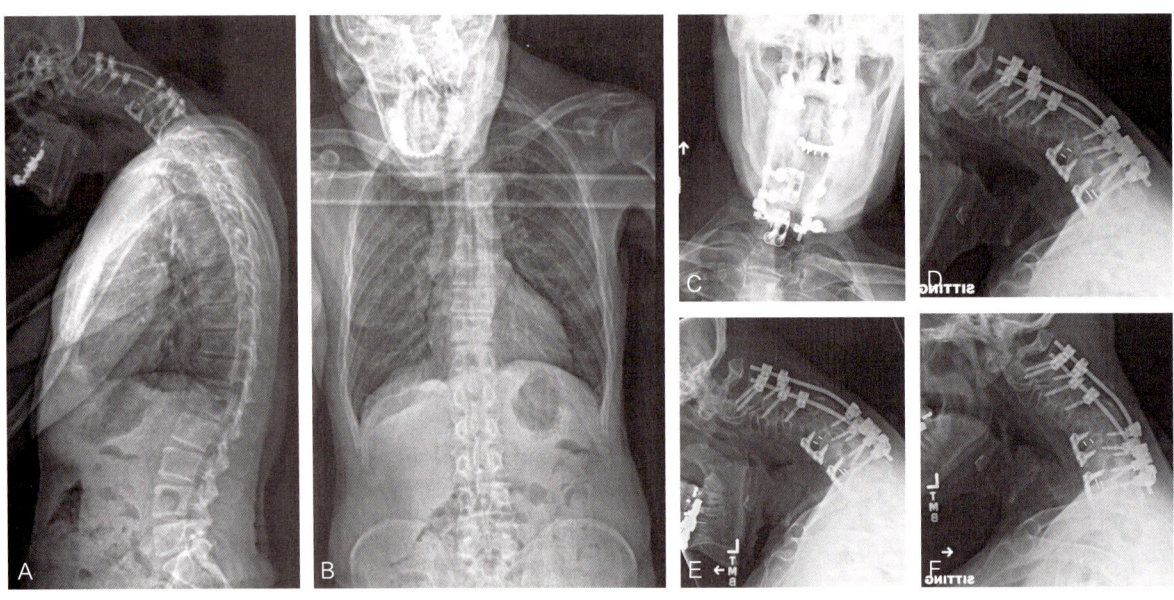
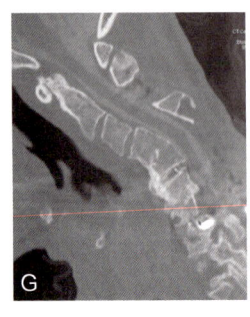

图1 A、B. 分别为69岁男性的正侧位X线片，经过多次前和后路手术后出现固定冠状面和矢状面畸形。C~F. 通过正位（C）和侧位（D）、屈曲位（E）和伸展位（F）摄片确认为混合畸形。G. 正中矢状位CT扫描显示为C4-C6僵硬的后凸畸形。

- 创伤后后凸畸形。
  - 急性。
  - 慢性。
- 感染。
- 肿瘤：包括硬膜内病变
- 医源性。
  - 椎板切除术后。
  - 假关节形成。
  - 放疗后。

非手术治疗

- 对有症状的颈椎后凸畸形患者的非手术治疗效果是有限的，因为这样患者保持水平视野的机会大大减少。
- 可以用抗炎药和麻醉药控制疼痛。
- 支具治疗颈椎后凸畸形效果并不理想。对柔韧性好的畸形，任何改善症状只会在佩戴支具时发生。对僵硬性畸形，支具治疗不可能有效，且长期使用支具存在压疮形成的风险。

手术治疗

- 当患者患有呼吸障碍，进食困难或难以保持水平视野时，手术治疗是必要的。
- 在许多情况下，颈椎后凸矫正是一种选择性手术，当患者不能再忍受症状时进行，大多数症状不会危及生命。

术前计划

- 在颈椎截骨术之前应对所有关节进行评估，因为在解决颈椎问题之前，可能需要对髋关节和膝关节屈曲挛缩进行干预。
- 患者可能伴有胸腰椎（TL）后凸畸形，并且可能需要对TL进行矫正性截骨术。在这种情况下，应首先进行TL截骨术，因为水平视野可以通过TL截骨术进行矫正[8]。如果首先进行颈椎截骨术，随后的TL截骨术可能会使患者处于头部固定在过度伸展的位置。
- 应测量颏-眉角度。
  - 矢状位CT扫描测量畸形角度。这可以在严重畸形中进行更准确的手术计划。
  - 校正的目标应该是制造大约10°的颏-眉角度。
    - 当头部处于轻微弯曲状态时，患者能够同时看到他们的脚和正前方。
- 手术的目标是将C2的椎体后缘线与C7的椎体前缘线对齐。

- 尽管中立的颌-肩角度在美观角度来看是令人满意的，但患者不能忍受，因为他们的视线无法直接看到身体正前方[8]。
  - 对于角度较小的畸形，可行单个或多个SPO，可仅行后路融合。对于角度较大的畸形（>30°）或环形融合，建议行PSO。
    - 前路截骨术或椎体切除术与后路手术联合手术，可提供更加完美的矫正，避免增加与三柱截骨术相关的风险。
    - 此外，前后联合入路手术可能更适合C7以上的节段性后凸畸形。

体位

- Gardner-Wells夹钳用于固定头部，并施加15磅（1磅≈0.45 kg）的牵引力。
  - 通过框架施加两个方向的牵引力。一个矢向力轴向拉动，用于定位头部，直到截骨闭合。在关闭时，通过将重物切换到第二绳索来施加延伸力矩，这有利于闭合并将头部保持在适当位置，直到头部固定就位（图2）。
- 我们将患者连同胸部枕垫，髂前嵴垫和腿部吊带置于Jackson框架上，在严重畸形的情况下，胸垫可以用枕头，以便更适当地定位手术区域。
  - 虽然历史上有在坐姿下进行手术，但笔者更倾向俯卧位，因为这将会使得上颈椎内植物的放置更容易[7]。
- 手臂在患者身边用毯子包裹，肘部和手腕用纱布包裹。
- 用胶带给予肩部较为轻的牵引力。
- 将患者置于最大反向Trendelenburg位。这可以使外科医生观察到手术视野，并且使得体内的血液更多聚在下肢。

入路

- 使用标准正中入路，正中线无血管区显露直到棘突以减少失血。
- 侧块整体显露但不超过其外侧缘以减少出血。

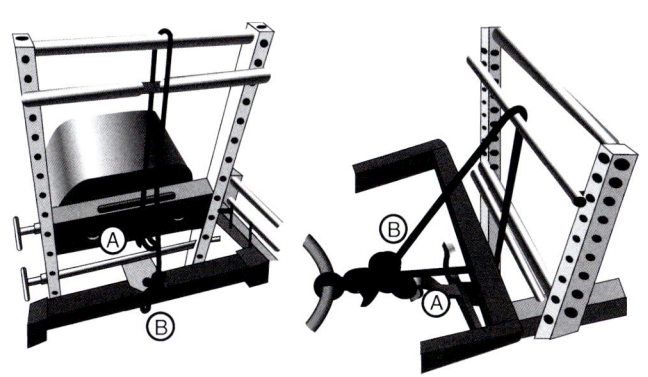

图2　通过两根牵引绳实现牵引。绳索A纵向牵引。将绳索B放置在"H形杆"上并以延伸力矩。

Smith-Petersen截骨术

截骨术

- 该技术依赖于椎间隙有活动度或先行前路手术松解。
- 磨钻使用"火柴头"磨头去除头端椎体的下方关节面，创建"V形截骨"，以便闭合截骨面时增加一些稳定性。
  - 用Kerrison咬骨钳或刮匙切除黄韧带。如果有骨化，则用高速磨钻磨除。
- 确保不会产生医源性椎间孔狭窄，以免压迫出行神经根。

闭合截骨面

- 此时，台下医生小心握住Gardner-Wells夹钳，牵引重量转移到伸展绳上。伸展颈部，闭合截骨面。
- 上棒完成固定。
- 术中X线透视以检查内植物位置并检查畸形的矫正。
- 切口如后所述闭合。

经椎弓根截骨术

内植物置入

- 与SPO类似。在C2节段,如果解剖结构允许,则置入椎弓根螺钉。也可以使用椎板螺钉,但是杆的放置可能需要交叉连接器。也可以组合使用椎板螺钉和椎弓根螺钉。如果枕颈关节已经融合,可能会延伸固定到枕骨。
- 从C3~C5放置侧块螺钉。注意将螺钉彼此对齐,以便于最终上棒。
- 如果T1未固定,则C6也要行侧块螺钉固定。
- 椎弓根螺钉从T1~T3或T4放置,如果C6固定了,T1可以不固定。远端固定到T3或T4,以确保远端有6至8钉固定(技术图1)。

C7椎板切除

- 使用高速钻头将C7的椎板整块切除,并保留用于植骨(技术图2A)。
- C6椎板下缘和T1椎板上缘适当切除扩大椎管,以便在截骨闭合避免医源性压迫。
- 用Kerrison咬骨钳和(或)刮匙切除黄韧带。如果有骨化,则使用磨钻去除。
- 使用Leksell咬骨钳和高速钻头逐块切除C7的侧块,使得截骨面呈"V"形,以便闭合截骨面对合好,避免旋转不稳(技术图2B)。
- 切除C6的下关节突和T1的上关节突。必须看到C6椎弓根的下界和T1椎弓根的上界。这为截骨闭合后的C7和C8神经根提供了足够的空间。

去骨松质

- 将脑棉和Penfield剥离子放于C7椎弓根周围以保护C7和C8神经根。首先将高速磨钻钻头从椎弓根后部进入。
  - 必须注意保护椎弓根壁。
- 然后用咬骨钳和反向刮匙将椎弓根壁逐块切除(技术图3A)。
  - 椎弓根壁必须完全切除,以防截骨闭合时卡压神经根。
- 用反向刮匙或小骨夯在椎体的后上部产生空隙(技术图3B)。
- 用刮匙和咬骨钳取出松质骨留作植骨,或将椎体后部骨松质推向前部(技术图3C)。
- 在对侧椎弓根进行相同的去骨松质操作,直到两侧椎弓根腔隙相通。
  - 现在C7仅剩下"蛋壳"样结构。
- 用woodson剥离子或硬脊膜剥离子轻压椎体后壁,完成C7椎体截骨。如感觉需要较大力量,则需要重复椎体内去骨松质操作(技术图3D)。

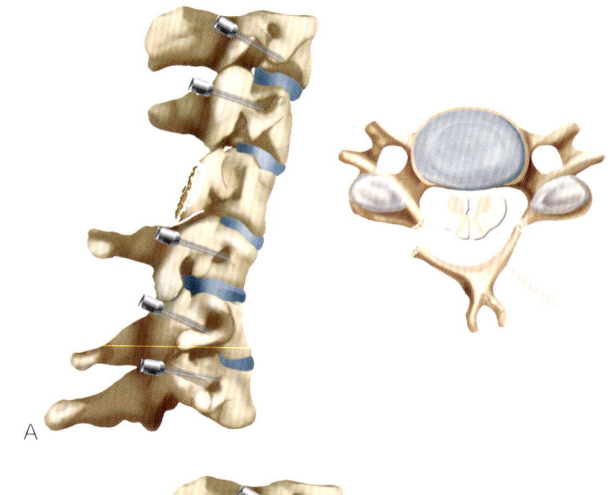

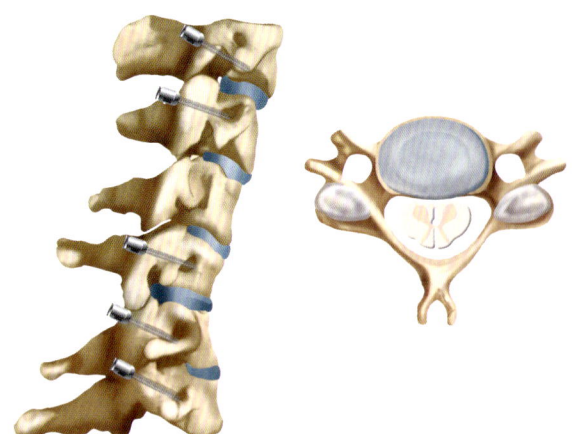

技术图1 螺钉置入完成。

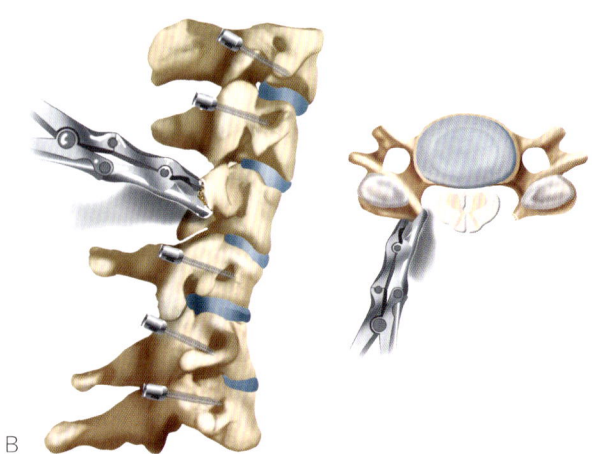

技术图2 A. 侧块进行椎板整块切除术并保存骨用作骨移植物。B. 用Leksell咬骨钳取出侧块,除去T1的上关节面和C6的下关节面。

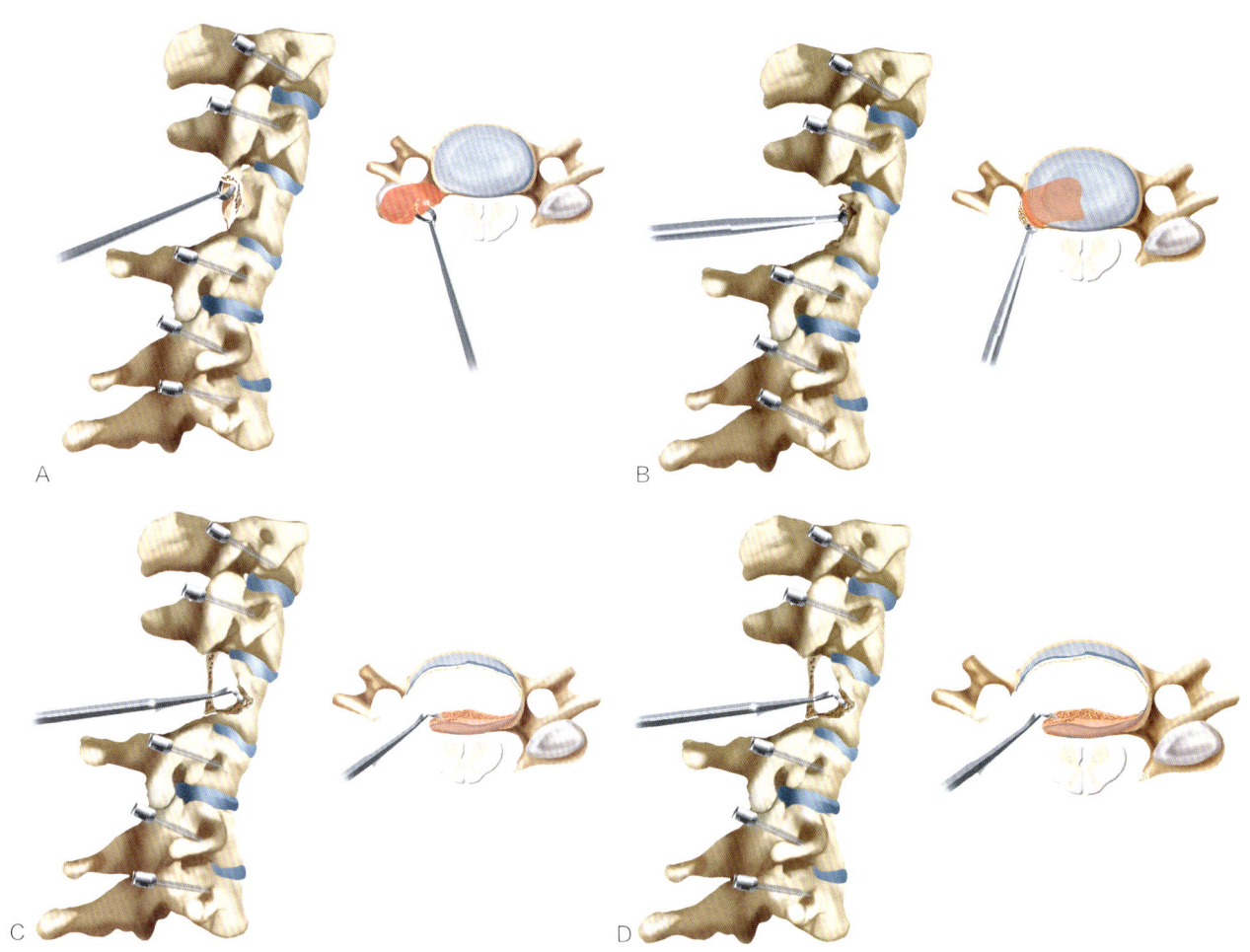

技术图3 A. 刮匙切除椎弓根壁。B. "脚踏"按压骨松质形成空隙。C. 扩大空隙，使椎弓根腔隙相通。D. Woodson 剥离子按压椎体后壁，在椎体的两侧进行，后完成截骨。

闭合截骨

- 将预弯棒或铰接杆（优选）放置在远端螺钉头部（技术图4A）。
- 抓住 Gardner-Wells 钳子并将重量切换到伸展力矩绳索，轻轻地后伸患者颈部到预期的位置（技术图4B）。
- 如果从C7中去掉了足够骨松质的骨，则此动作应应力很小。
- 连接杆固定在适当位置。
- 检查C7和C8神经根以确保没有被挤压。
- 电生理学检查神经监测信号，以确保在截骨闭合期间没有信号变化。
  - 如果有变化，放松闭合的截骨面，并进行 Stagnara 唤醒测试。
- 透视以评估内植物位置、畸形矫正和前柱的完整性。
  - 在某些病例中，需要联合应用前路手术行预松解。通常在矫正大于40°的畸形时应用。前路手术中，患者仰卧并在开口缺陷区域内放置同种异体移植物，并行钢板固定。对骨质疏松症、器械固定不牢固病例，也可联合前路手术。对器械固定到枕骨，并且螺钉把持力好的病例，后路手术就足够了。

骨移植

- 用高速磨钻将C6和T1的椎板、棘突和侧块去皮质。
  - 通过冲洗避免骨热坏死。
- 将保留的C7椎板沿矢状面正中切开，将这两个骨块置于去皮质的C6和T1棘突植骨面，线缆固定。
- 其余碎骨置于截骨闭合的部位并压实。

关闭切口

- 注意仔细闭合切口，以最大限度地减少无效腔，并确保良好的外观。

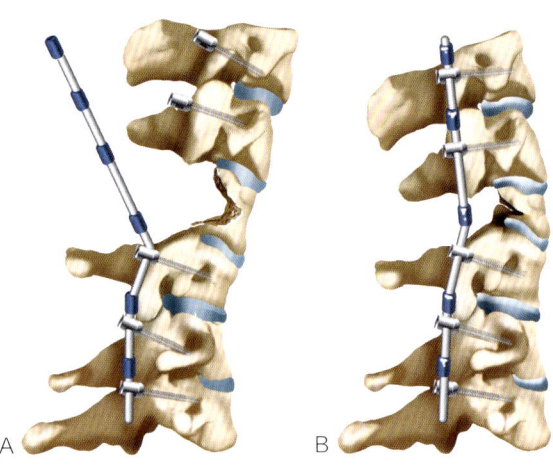

技术图4　A. 放置铰接或预弯棒。B. 头部伸展闭合截骨面。

- 分层缝合椎旁肌，避免缝合过多的肌肉。
- 关闭筋膜层之前，将凝血酶浸泡的明胶海绵片置于切口中。
  - 缝合皮肤之前，将500 mg万古霉素粉末撒在切口中。
- 皮肤出现皱褶不可避免，通过准确对合，可使切口在愈合时变得光滑。
  - 在皮肤出现皱褶时，可从切口的近端到远端方向切除椭圆形的全层皮肤。
- 引流管放置在筋膜的深处和表面。
  - 当超过8小时的引流排出量小于30 mL时，通常在术后第1天取出引流管。
- 在每层闭合后检查止血效果。
  - 在每层关闭后施加压力30秒。

要点和失误防范

术前计划	• 术前体格检查评估与颈椎畸形有关的其他关节病，在颈椎手术前提前干预 • 胸腰椎脊柱后凸，如果严重到需要手术，应在颈椎手术前纠正 • 使用术前影像仔细检查椎动脉，可将其损伤风险最小化（图3） • 详细的肺部病史和检查是必要的，因为一些极端病例可能需要术前气管切开术 • 矫正的目标应该是10°～20°的屈曲，让患者直接看到他们的身体 • 使用Gardner-Wells钳子和双向牵引来帮助术中固定头部 • 将患者置于俯卧位，最大程度的反向Trendelenburg体位。即可显露手术部位，同时体内血液聚集在下肢，减少术中失血
内植物放置	• 如果于解剖原因无法使用峡部螺钉，则可将椎板螺钉用于C2。在骨质较差的病例中，椎板螺钉的放置可以看作为峡部螺钉的辅助 • 将螺钉放置在一条直线上，使弯棒变得容易
截骨术	• 整块切除C7椎板，用于植骨 • 必须完全去除C6的下关节突和T1的上关节突，以降低C7或C8神经根挤压的风险 • 用棉垫和Penfield牵开器保护神经根 • 应以最小的力进行后壁的按压。如果需要很大的力，那么要重新去骨松质操作

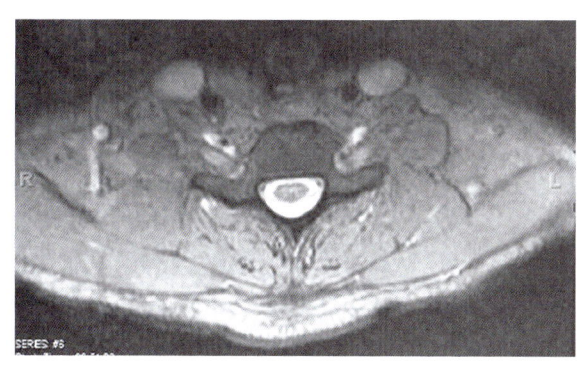

图3 一例34岁男性颈椎畸形患者的T2加权轴位MRI图像,显示了C7水平椎间孔内椎动脉损伤,由于这个原因,使用了多段SPD技术。

术后处理

- 大多数患者可以在手术后立即拔管。
- 所有患者均用硬颈托固定12周。
- 所有患者在术后第1天起床并行走。
- 患者通常在术后第1天或第2天出院。

结果

- 通过适当的术前规划,水平视野可以恢复[1,2,5,7,9](图4)。
- Belanger等[1]报道强直性脊柱炎患者中88%(21/24)的颈部疼痛评分得到改善。
  - 主观吞咽困难改善了95%(18/19)。
- 主观满意度得分通常都很好[7,9]。

并发症

- 据报道,扩大截骨术可导致神经系统损伤,包括瘫痪,总体发生率约为23%[3]。
  - 最常见受伤的神经根是C8,短暂性麻痹比永久性损伤更常见[9]。
- 在骨质疏松症和骨质减少的情况下,内植物失败和假关节形成是需要注意的问题。
  - 据报道,现代内固定后的假关节形成率为0~13%[1,5,6,9]。
- 可能损伤椎动脉。然而,在C7进行截骨术并仔细规划可以将风险降至最低。确保C7的椎间孔横突没有异常的椎动脉。
- 与任何后路手术一样,切口感染和切口裂开是潜在的风险。在极端情况下,可行整形外科手术治疗。

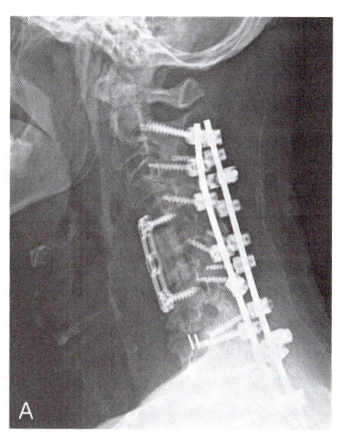

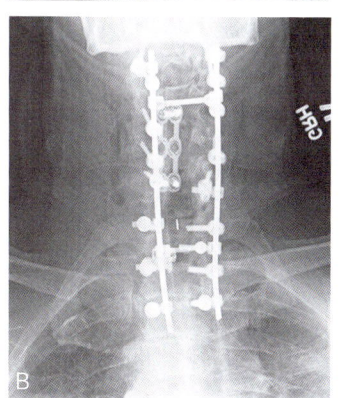

图4 图1中患者的术后X线片。他接受了后路截骨术(C4-C5、C5-C6),然后移除了内植物,行前路C5椎体切除术和C7-T1颈椎前路椎间盘切除术和融合术(ACDF),以及后路C2-T3内固定术。

参考文献

[1] Belanger TA, Milam R A, Roh JS, et al. Cervicothoracic extension os-teotomy for chin-on-chest deformity in ankylosing spondylitis. J Bone Joint Surg Am 2005;87(8):1732-1738.

[2] El Saghir H, Boehm H. Surgical options in the treatment of the spinal disorders in ankylosing spondylitis. Clin Exp Rheumatol 2002;20(suppl28):S101-S105.

[3] Etame AB, Than KD, Wang AC, et al. Surgical management of symptomatic cervical or cervicothoracic kyphosis due to ankylosing spondylitis. Spine 2008;33(16):E559-E564.

[4] Hong JT, Park DK, Lee MJ, et al. Anatomical variations of the vertebral artery segment in the lower cervical spine: analysis by three-dimensional computed tomography angiography. Spine 2008; 33(22): 2422-2426.

[5] Langeloo DD, Journee HL, Pavlov PW, et al. Cervical osteotomy in ankylosing spondylitis:evaluation of new developments. Eur Spine J 2006;15(4):493-500.

[6] McMaster MJ. Osteotomy of the cervical spine in ankylosing spondylitis. J Bone Joint Surg Br 1997;79(2):197-203.

[7] Simmons ED, DiStefano RJ, Zheng Y, et al. Thirty-six years experience of cervical extension osteotomy in ankylosing spondylitis:techniques and outcomes. Spine 2006;31(26):3006-3012.

[8] Suk KS, Kim KT, Lee SH, et al. Significance of chin-brow vertical angle in correction of kyphotic deformity of ankylosing spondylitis patients. Spine 2003;28(17):2001-2005.

[9] Tokala DP, Lam KS, Freeman BJ, et al. C7 decancellisation closing wedge osteotomy for the correction of fixed cervico-thoracic kyphosis. Eur Spine J 2007;16(9):1471-1478.

第9章 颈椎骨折脱位复位术

Reduction Techniques for Cervical Fractures and Dislocations

Adam M. Pearson and Alexander R. Vaccaro

背景

- 在Ⅰ级创伤中心,大约5%的创伤患者中可被评估为颈椎骨折。
- 脱位和骨折移位需要复位和多次手术保持稳定。
- 本章重点介绍需要复位的颈椎骨折以及用于处理它们的闭合和开放手术技术。

闭合复位一般原则

牵引

- 纵向牵引的应用有助于通过韧带向颈椎施加旋转力辅助颈椎骨折复位。
- 可以在急诊室紧急进行牵引。
- 成功复位需要了解受伤和复位的生物力学。
- 在伸展分离伤和ⅡA型Hangman骨折中禁用牵引(见后面内容)。
- 在肩胛骨之间放置毛巾卷可以帮助将头部抬离床以允许更好地控制屈曲或伸展力。
- 最初应放置低重量(10磅,约4.5 kg),以确保没有颅颈不稳或不可预见的分离。
- 考虑到皮肤褶皱和肌肉疲惫,通常以10磅的增量添加重量,在增加重量后每10~15分钟行侧位X线片拍摄。每次增加重量时,也应进行连续神经系统检查并记录。
- 如果未能复位,一般需要在手术室行开放手术复位。

Gardner-Wells钳

- 提供不锈钢钳和钛钉。不锈钢钳的优势是可以安全的增加更多重量点,而钛钉具有磁共振影像(MRI)兼容性,但它的安全支撑重量(不超过50磅)受到限制[6]。
- 应在放置牵引钉前行颅骨影像学检查(X线片或CT扫描),以确保没有颅骨骨折。
- 牵引钉放置非常重要。通常应放置在耳廓上方1 cm处,与外耳道一致并位于颅骨赤道下方(图1)。放置更靠前会导致出现拉伸的力,而放置更靠后会导致屈曲的力(有时候对于关节面移位是理想位置)。
- 使用碘伏准备牵引钉位置。因为这些钉是临时性的,所以不需要剃掉头发。在计划置入牵引钉的位置的皮下和骨膜下注射利多卡因。
- 应拧紧牵引钉,直至指示器突出至少1 mm,这相当于牵引钉位置处有30磅(1磅≈0.45 kg)的压力。没拧紧的钉可能脱离并导致头皮撕裂。也不要过度拧紧钉,因为可能会穿透颅骨内侧。
- Gardner-Wells钳是用于复位的临时装置。如果用于最终治疗方案,Halo环应予以考虑,尽管可应用于Halo环的重量也小于不锈钢Gardner-Wells夹钳。我们通常倾向于使用Gardner-Wells钳子进行复位,如果手术将延

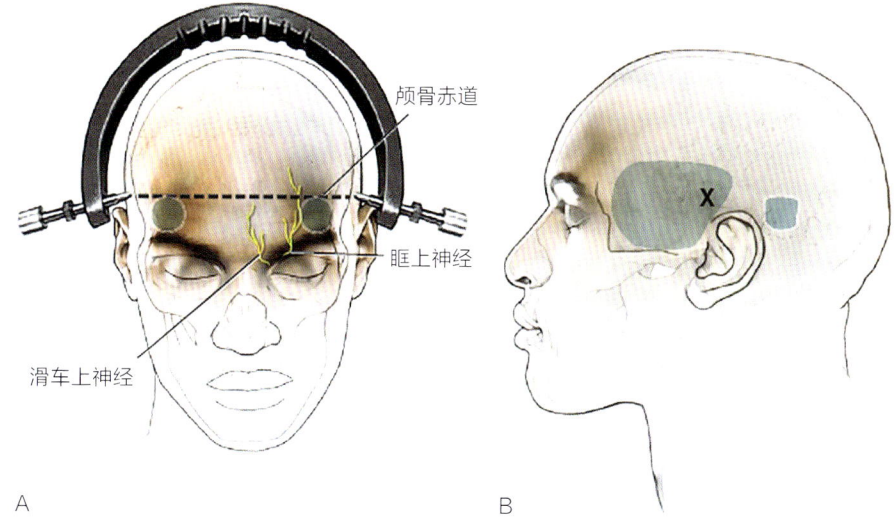

图1 A、B. Gardner-Wells钳应放置在耳廓上方约1 cm处,与外耳道一致,位于颅骨赤道下方。将Halo针置在眉毛的外侧1/3处以避开眶上神经和滑车上神经,而后牵引钉位于耳廓后面,颅骨赤道下方。

迟则转换为Halo环，并且患者需要在此期间保持固定。

Halo-vest系统

- 大多数Halo-vest系统现在与MRI兼容。
- 正确地应用Halo环对于预防神经损伤和皮肤问题以及提供长期可靠的固定极其重要。
- 至少需要2个熟悉Halo应用的操作者。
- 第一步是使用说明手册调整背心和环的尺寸。背心应向下延伸至剑突水平并且舒适。但可以允许触及皮肤。环应尽可能贴近颅骨，但在任何时候不能接触皮肤。
- 可以对患者进行轴向旋转翻滚以放置背心的后部。
- 然后，一个人将Halo固定到位，确保它不接触耳朵或头部，对称且对准合适的位置，并且位于颅骨赤道下方。
- 然后另一个人准备牵引钉的放置位置（参见图1）。两个前针通常放置在眶缘外侧1/3的颅骨上1 cm，以避免损伤眶上和耳蜗神经。在关注瘢痕的患者中，针可以放入眉毛中。后针通常位于耳轮上方1 cm处，位于外耳道后方，位于颅骨赤道下方。
- 如果Halo的放置时间延长，则应在开始手术前剃去后针放置部位的头发。进针位置先碘伏消毒，皮下和骨膜下注射利多卡因。
- 一个人将环固定到位时（可以使用诸如吸盘和钝针之类的各种装置来辅助这个过程），另一个人将牵引钉拧入，直到它们都接触皮肤。然后应该同时拧紧对侧的牵引钉，在两对之间来回移动。应使用扭力限制器或扭力扳手将牵引钉拧紧至8英寸磅的重量。
- 然后可以使用适当的金属环或Halo-vest的立柱将Halo连接到牵引上。应将头部固定于合适的位置，并应透视以确定对准是否合适。
- 应在24～48小时内将牵引钉重新拧紧至8英寸磅的重量。
- 松动的牵引钉可以重新拧紧一次，如果它们再次松开，则应该更换另一个孔。
- 需要仔细护理钉孔部，尽管仍可能发生钉头部位的感染。如果存在感染但钉仍然很紧，可以用局部护理和口服抗生素治疗。如果钉在感染的情况下松动，则应更换。

双向牵引

- 双向牵引通过使用RotoRest床上的特殊设计的牵引装置，同时允许控制纵向牵引力和屈曲力（图2）。
- 将患者放置在RotoRest床上，移除头垫并将肩部移到可以允许头部在矢状平面中自由运动的位置。

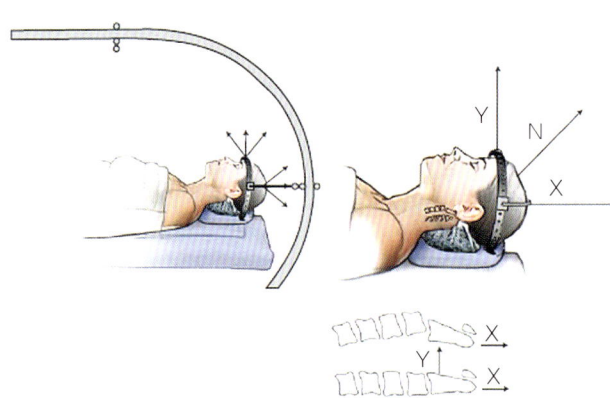

图2　Gardner-Wells钳子牵引。两根线缆分别调节前部和上部牵引力以辅助复位。

- 使用S形夹具对环施加纵向牵引力，并通过连接到两个销的绳索施加向前牵引力。这两个力最初应该彼此成90°，然后可以根据需要进行微调。
- 将重物放到前滑轮允许"拨入"弯曲而不必改变纵向牵引的位置，这在施加大重量时是很困难的。
- 双向牵引适用于大多数颈椎复位，因为它对于重量的控制比单个牵引更精确。

齿状突骨折

定义

- 齿状突断裂，可以从齿突的尖端到其基底部。
- 齿状突骨折非常常见，占所有颈椎骨折的10%～20%[19]。

解剖

- 两个骨化中心融合后，将齿突骨化中心与C2椎体的原发性骨化中心分开[31]。这两个骨化中心被软骨分开，于7岁时融合。另一个次生骨化中心，即颅突末端，形成于9岁左右的齿状突顶端，并在13岁时融合。
- 在源自椎动脉和上行咽动脉的齿状突周围有丰富的血管。虽然由于在齿突底部存在分水岭区域，人们认为Ⅱ型齿状突骨折容易发生骨不连，但这已被证明并不确定[20]。
- 寰椎横韧带位于齿状突后面，并且双侧连接到C1前环的后部，防止C2上方的C1前向平移。翼状韧带从齿状突尖端延伸到颅底，限制轴向旋转。次顶端韧带从齿突的尖端连接到枕骨（图3）。
- C2神经根从C1-C2关节后面发出，与此平面以下的位于关节面前方神经根相反。这使得C2神经根在C1-C2后方融合时比较危险。

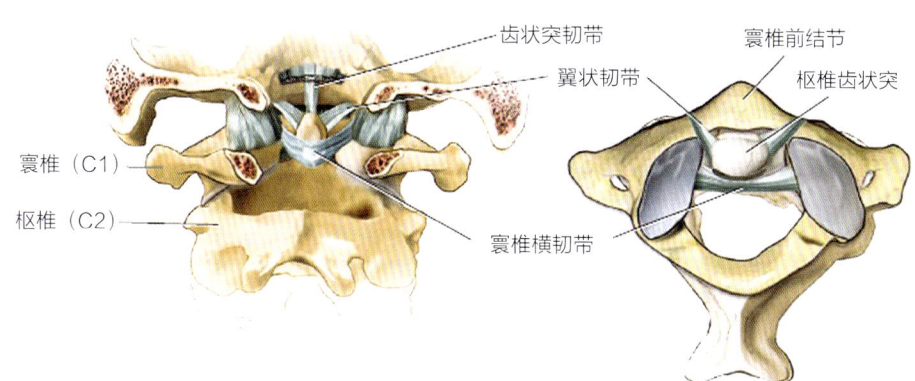

图3　上颈椎的韧带解剖结构。

- 颈椎的轴向旋转有一半发生在C1-C2处。
- 齿状突骨折导致寰枢椎不稳。

分型

- Anderson-D'Alonzo分型[2]（图4）：
- Ⅰ型骨折是齿突顶端部分的撕裂，通常表示具有高愈合率的稳定骨折[23]。应怀疑并排除枕颈部分离。
- Ⅱ型骨折涉及齿状突的基底部并且不延伸到C2椎体。这些通常被认为是不稳定的，并且与非手术治疗相关的不愈合率至少为32%[10]。
- Ⅲ型骨折延伸到C2的椎体中。这些是相对稳定的骨折，非手术治疗的愈合率为85%～90%[23]。

症状

- 对交通事故死亡率的研究表明，高能量齿状突骨折可能与高达40%的死亡率相关[9]。而低能量创伤的死亡率要低得多。
- 尽管已经描述了与齿状突骨折相关的多种神经症状，但绝大多数在初始受伤后存活的患者神经结构完整无损[2]。
- 症状的延迟出现是常见的，并且患者经常出现颈部疼痛，并且可能具有不同程度的脊髓病。并且，据报道有呼吸抑制和死亡发生[15]。

影像学

- X线片包括齿状突的张口位视图。然而，普通X线片经常会漏掉未移位的齿状突骨折[4]。

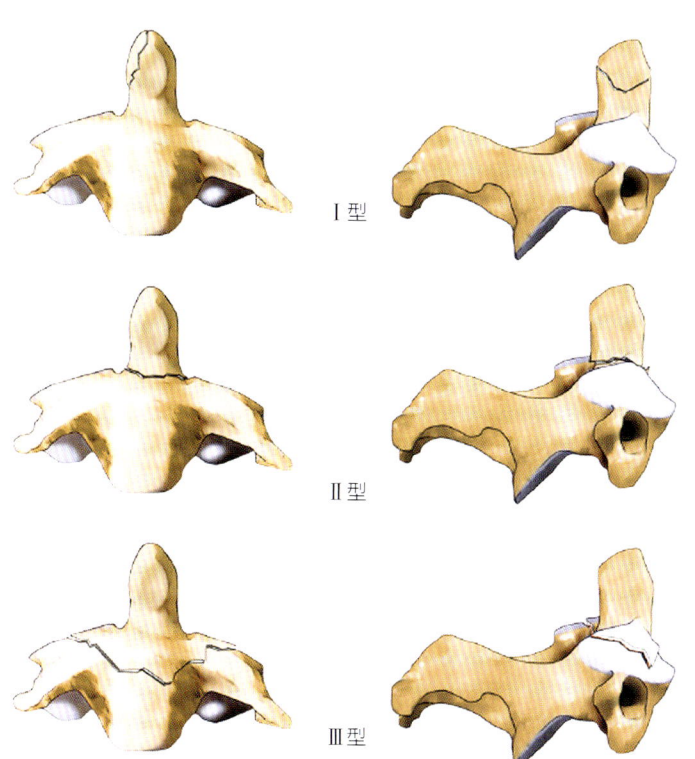

图4　Anderson-D'Alonzo齿状突骨折的分型。Ⅰ型涉及顶点，Ⅱ型涉及齿状突的基底部，Ⅲ型包含C2的椎体。

- 薄层、矢状面和冠状面的CT扫描是对齿状突骨折诊断和分型的主要影像学检查。
- MRI适用于有神经功能缺损的患者,可用于评估上颈椎韧带的损伤情况。

闭合复位治疗

- 应用Gardner-Wells钳,并使用双向牵引来复位移位的齿状突骨折[35]。如果计划使用Halo-vest进行最终治疗,可以使用Halo环进行复位。虽然单牵引可用于复位齿状突骨折,但是牵引器牵引允许更精确地控制重量。
- 在向后移位的骨折中,由于复位时需要颈部弯曲,故存在呼吸道受损的风险。这很可能是由于咽后血肿引起的气道压迫,尽管有些人认为这是由于移位的齿状突压迫在上脊髓的前外侧部分的呼吸道[11,33]。因此,建议在复位之前对这些患者进行经鼻气管插管。
- 通常需要相对较少的重量(20~30磅,1磅≈0.45 kg),并且应该使用连续X线片或透视检查来进行微动牵引以对复位进行微调。
- Ⅰ型和Ⅲ型骨折很少需要复位,可以用Halo-vest或颈圈进行治疗。有人建议,Ⅱ型骨折,特别是对不能忍受Halo-vest的老年患者,应进行手术治疗[26]。

手术治疗

- 适用于Ⅱ型骨折的老年患者,以及年轻患者未能复位或不愈合的患者。
- 内固定选择包括齿状突螺钉,经关节C1-C2融合和Harms后部C1-C2融合(图5)。后路C1-C2线缆固定是一种较老的技术,也是可以接受的。虽然融合率低于

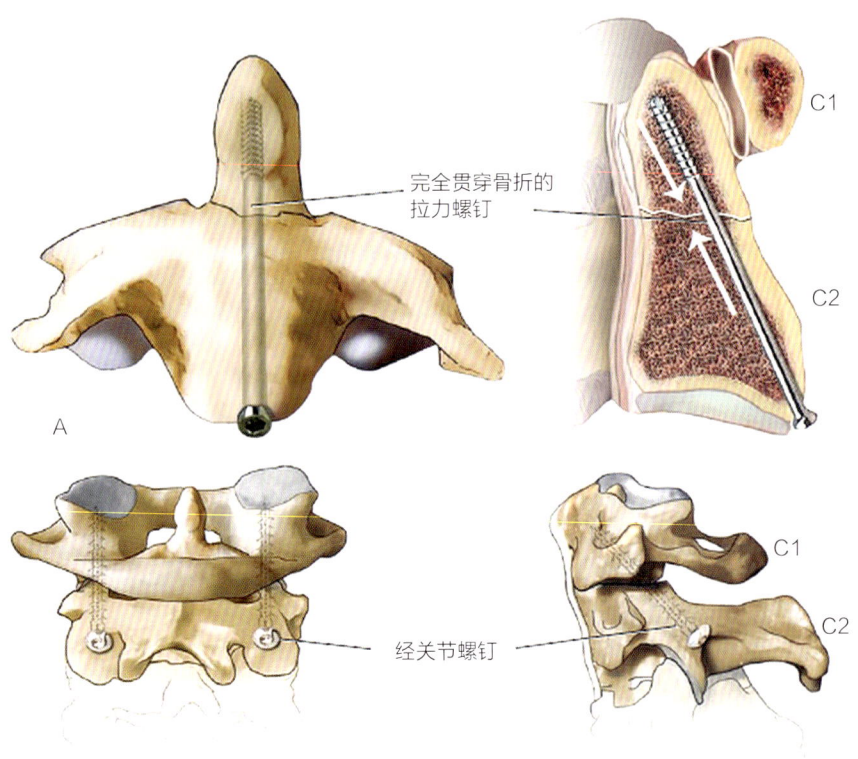

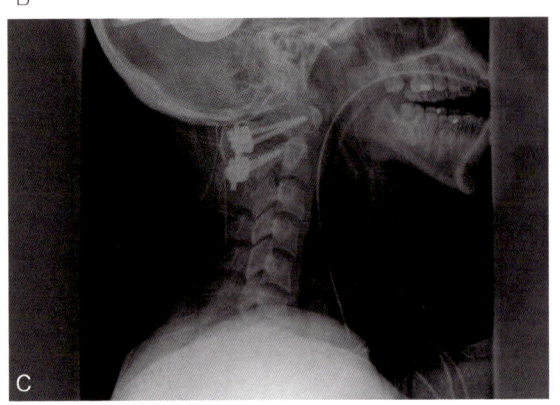

图5 齿状突骨折的固定技术。A. 前拉力螺钉。B. 经关节融合。C. Harms融合。

经关节固定[13]。前路螺钉固定可以保留C1-C2的旋转活动,尽管与后路C1-C2融合术相比,技术问题和不愈合的发生率更高[43]。

结果

- 在Ⅱ型骨折中,颈托治疗的愈合率约为51%,Halo-vest矫形器的愈合率为65%,齿状突螺钉固定的结合率为82%,后路C1-C2融合的结合率为93%[21]。
- 在Ⅲ型骨折中,颈托固定的愈合率约为92%,而Halo-vest矫形器为95%[21]。

并发症

- 在70岁以上的患者中,住院病死率可高达35%[30]。
- 对于65岁以上接受Halo-vest矫形器治疗的患者,死亡率可高达42%,主要原因是肺炎和心脏骤停[37]。
- 老年骨折的手术治疗,前路螺钉固定有40%死亡率,后路C1-C2融合的死亡率22%[17,30]。
- 前路螺钉固定可能会导致骨不连和螺钉切出,特别是在老年骨质疏松患者中[3]。
- C1和C2后部螺钉置入可能会导致椎动脉或颈内动脉血管损伤[22]。

经验和教训

双向牵引	在复位移位的齿状突骨折时能起到极大的作用
后方移位的骨折	在闭合复位前应先插管
佩戴Halo支具的年龄大的患者	对年龄大的患者的治疗伴有高发病率和死亡率,所以手术治疗更加被推荐;对于这些患者笔者推荐后路Harms C1-C2融合手术

创伤性枢椎滑脱("Hangman骨折")

定义

- 骨折线经过C2椎弓根。在绞刑中可以看到类似的病变,尽管其机制和结果明显不同。

解剖

- C2是一种独特的椎骨,因为它可以作为从上颈椎到下颈椎的过度体。
- 上关节突位于椎管的前外侧,双凹状,与C1的下关节突结合成关节,并允许在齿突周围旋转。下关节突是椎管的后外侧并与C3的上关节突结合。椎弓根连接C2的上方和下关节突,并且由于其相对较弱而是频繁受伤的区域(图6)。
- 椎动脉穿过C1-C2关节外侧的C2横突孔。
- 在C2处椎管非常宽敞,这也解释了该节段的骨折神经损伤的概率低。

发病机制和分型

- 最常用的分型是Levine和Edward[28]对Effendi分型的改良分型(图7)。
- Ⅰ型骨折是无移位的(<3 mm)和无成角的垂直骨折,位于椎体后方,彼此平行且对称。这些通常由过度伸展和轴向载荷引起。椎间盘和韧带结构通常是完整的,这代表骨折是稳定的。
- ⅠA型或非典型骨折是无移位的(<3 mm)和无成角的不对称垂直骨折(即骨折线位于椎弓中略微不同的位置并且不平行)。这些通常由过度伸展和侧向弯曲引起。通常代表稳定的骨折。Starr和Eismont[36]还描述了两个由于脊髓被骨折部位的后部碎片刺穿而引起神经功能缺损的"非典型"Hangman骨折。
- Ⅱ型骨折是有移位的(>3 mm)、成角的骨折,骨折线倾向于垂直于椎体后方。过度伸展会发生椎弓根骨折,而屈曲会使椎间盘破裂,使C3的前纵韧带抬高,并常使C3的前上角骨折。
- ⅡA型骨折是成角度的(通常>15°),是倾斜的最小直线骨折,从前下方到后上方通过椎弓根。受伤的机制是分离屈曲,导致椎弓根无法拉紧。椎间盘从后向前破坏,前纵韧带通常完好无损。重要的是要认识到这种变化,因为牵引会加剧畸形而不是复位。
- Ⅲ型骨折通常是Ⅰ型骨折椎弓根断裂并伴有C2-C3双侧关节脱位。导致Ⅲ型骨折的机制尚不清楚,但已做出假设,即首先分离屈曲损伤导致关节脱位的,然后伸展力造成椎弓根骨折。由于椎体和脱位关节面之间的中断,闭合复位通常会失败,这种损伤需要手术治疗。

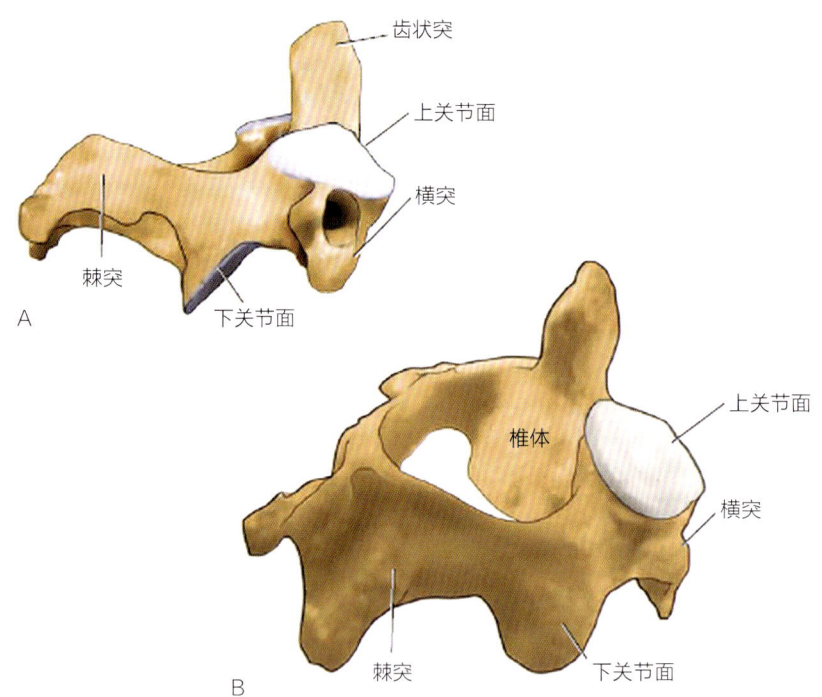

图6 A、B. C2骨骼的解剖学。

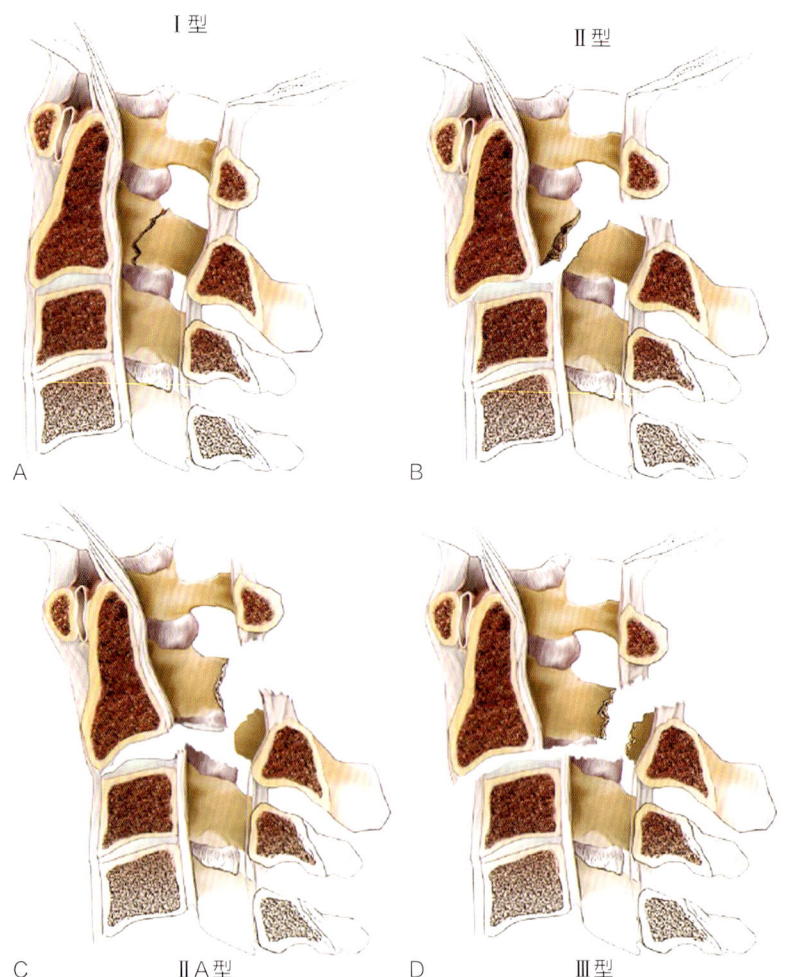

图7 A~D. Levine-Edward的创伤性枢椎滑脱分型("Hangman骨折")。Ⅰ型骨折移位最小(<3 mm)。Ⅱ型骨折移位(>3 mm),成角骨折。ⅡA型骨折是成角的,但平移断裂最少,通常具有完整的前纵韧带。Ⅲ型骨折伴有双侧小关节脱位。

病史和体格检查

- 最常见的损伤机制是机动车事故。
- 神经系统损伤并不常见，因为该节段的椎管直径较大，仅有6.5%的患者发生[16]。大多数神经损伤患者发生于Ⅲ型骨折。尽管在非典型ⅠA型骨折中由于不对称的髓腔狭窄可导致神经损伤。
- 脊柱其他部位的伴随骨折是很常见的，因此脊柱的其余部分需要通过体检和影像学进行评估。

影像学

- 双斜位X线片通常显示穿过椎弓根和创伤性脊椎滑脱（如果存在）的骨折线。ⅠA型骨折是例外，其中骨折线存在于不同的平面中，并且在X线片上并不总是可以看到。
- 当患者仰卧时，Ⅱ型骨折可以复位，因此对于Ⅰ型骨折患者应该行直立位X线片。笔者甚至建议医生在神经完整的Ⅰ型骨折患者中行屈曲-伸展位X线片，以确保它不是Ⅱ型骨折[27]。
- 应行颈椎CT扫描以更好地显示骨折并排除其他颈椎骨折。还应行胸腰椎影像学检查以排除非连续性骨折，因为多达30%的创伤性枢椎滑脱患者存在多发性脊柱骨折[18]。
- MRI适用于神经功能缺损或Ⅲ型骨折患者，对于伴有颈椎间盘突出合并关节脱位的患者，尤其必须进行评估。

非手术治疗

- Ⅰ型和ⅠA型骨折可以用颈托治疗3个月。行直立的X线摄片以确保骨折不是Ⅱ型骨折。
- Ⅱ型骨折通常通过闭合复位来复位。因为引起这些骨折移位的机制是屈曲和压缩，所以复位需要伸展和牵引。
- 最好使用Halo环牵引，因为它允许转换为Halo-vest矫形器。
- 为了获得复位，通常将毛巾放置在大约C6处以使脊柱伸展，并施加牵引力。通常以25~40磅（1磅≈0.45 kg）的重量予以复位。
- 在复位之后，应用Halo-vest矫形器，并且行直立的X线片，以确保用Halo-vest可以保持复位状态。
- 对于前方超过5 mm的平移或成角为11°的患者，Halo-vest难以保持复位[41]。这些患者可以长时间进行骨牵引治疗（最长6周），然后骨折变得稳定后进行Halo-vest固定治疗，或行手术治疗。由于患者的不适感和成本问题，许多医生放弃了长时间的牵引，并且在Halo-vest矫形器固定时接受骨折的移位。
- ⅡA型骨折是由于屈曲-牵引造成的，因此牵引是绝对禁忌，会增加畸形。这些骨折的特征在于成角但没有平移和倾斜的骨折线。
- ⅡA型骨折应在轻度过伸和轴向压缩的情况下复位。复位可接受小于10°的成角。在复位之前，应放置一个Halo环，然后将其连接到Halo-vest上，颈部处于轻微的伸展和压缩状态，以保持复位。Halo-vest通常保持3个月。复位失败或保持复位失败的是手术指征。
- Ⅲ型骨折不能进行闭合治疗。

手术治疗

适应证

- Halo-vest无法维持可接受的复位的Ⅱ型和ⅡA型骨折，需要进行手术。通过在椎骨部位放置C2椎弓根螺钉进行切开复位内固定术是首选的手术治疗方法。
- C2-C3前路颈椎减压融合术（ACDF）是骨折复位或不愈合的另一种选择。
- Ⅲ型骨折需要切开复位并固定脱位关节面，随后将头部固定在伸展位置，以复位滑脱。

C2 固定术

- 采用后方入路，用 Mayfield 钳或连在手术台上的 Halo 环将头部固定在维持复位的位置。
- 完全显露 C2 的后方结构，探查 C2 的峡部以帮助指导螺钉放置。注意保护 C2 神经根。
- 如果需要，使用透视引导将拉力螺钉放置在骨折部位（技术图 1）。

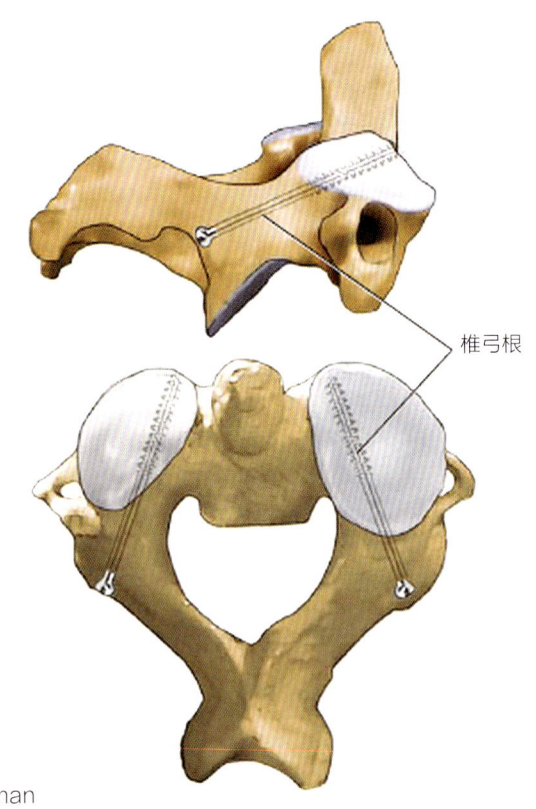

C2 椎弓根螺钉固定术

技术图 1 在创伤性枢椎滑脱中椎弓根螺钉穿过椎弓根（"Hangman 骨折"）。

关节脱位切开复位内固定术

- 头部放置于 Mayfield 钳中，完全显露 C2 和 C3 的后方结构。
- 然后，使用巾钳或持钩来复位脱位的小关节，并且通过将头部固定在伸展位来维持复位状态。
- 在复位后，置入 C2 椎弓根螺钉放置穿过骨折部位以使用拉力技术促进椎弓根骨折的骨性连接。
- 然后，将于 C3 处置入侧块螺钉并通过连接杆连接至 C2 椎弓根螺钉。
- 使用钻头磨除 C2-C3 关节面中的剩余软骨，并放入移植骨以行 C2-C3 融合（技术图 2）。
- 或者，可以通过 Halo-vest 系统固定以通过非手术治疗椎弓根骨折。

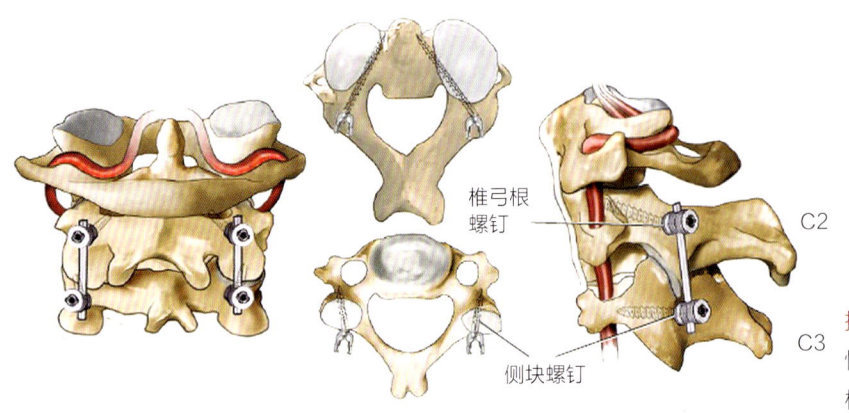

通过 C2 椎弓根螺钉和 C3 侧块螺钉进行 C2-C3 融合

技术图 2 C2-C3 后路融合治疗 III 型创伤性颈椎滑脱（Hangman 骨折），使用 C2 椎弓根螺钉穿过椎弓根骨折线，并在 C3 切开复位后使用侧块螺钉固定。

经验和教训

Ⅰ型和ⅠA型骨折	为稳定型且不应被过度治疗；颈围是足够的
ⅡA型骨折	必须被诊断出，且对于这些患者牵引式绝对禁止的，因为可能加重畸形；这些患者应接受轻柔的伸展和轴向压缩以闭合复位
Ⅲ型骨折	手术治疗的唯一绝对指征

结果

- Ⅰ型和ⅠA型骨折的愈合率接近100%[27]。
- 一些患者由于在受伤时过度伸展而发生软骨损伤，可能发展为C2-C3关节炎。
- 由于椎间盘损伤和前纵韧带抬高，Ⅱ型骨折患者通常在C2-C3发生前关节僵硬。如果没有发生这种情况，可能会发生不愈合，尽管其发生率不明确。
- 如果有神经系统损伤，Ⅲ型骨折的患者通常会有更差的结果。没有关于该组的长期数据结果，可能是由于这种损伤的发生率非常低。

并发症

- 骨不连是罕见的，可以用C2椎弓根螺钉固定术或C2-C3 ACDF治疗。
- C2椎弓根螺钉放置不当会导致脊髓或椎动脉损伤。在进行该手术之前，必须明确椎动脉的走向。

关节突脱位

定义

- 当上位颈椎的下关节突向下位颈椎的上关节突前方移位时，发生关节突脱位。
- 发生在牵张-屈曲机制中。
- 牵张-屈曲损伤可表现为半脱位伴关节面裂隙，下关节突位"栖息"于上关节突或"跳跃"小关节，下关节突位于上关节突前方。
- 这些损害可以是单侧或双侧的。

解剖学

- 颈椎可被视为具有前柱(前纵韧带、椎体、椎间盘、后纵韧带)和后柱(椎弓根、侧块、关节面关节、关节面胶囊、黄韧带、椎间韧带和棘上韧带)，同时提供稳定性。
- 下颈椎关节面方向在冠状平面中并且倾斜大约45°(图8)。该方向允许颈椎进行轴向旋转，侧向弯曲和弯曲-伸展，以及耦合的侧向弯曲和轴向旋转。
- 颈神经根直接从椎骨椎弓根上方横向行出(即C7椎弓根上方的C7神经根出口)，位于椎动脉后方。
- 椎动脉穿过C2～C6的横突孔，但一般不通过C7的横突孔。
- 在C7的横突孔，它位于侧块内侧的前方。

发病机制和分型

- Allen等[1]于1982年发表了一种下颈椎损伤分类。
- 关节脱位分类在屈曲牵张型(DF)系统中(图9)。
- 下颈椎损伤分类系统将该损伤归类为伴关节脱位和椎间盘韧带复合体破坏的横行颈椎损伤，伴或不伴有神经损伤。
- 大多数关节脱位是由于潜水、跳水伤或机动车事故导致正中矢状位平面前头部轴向的过载，导致屈曲和后部分离。
- 生物力学模型证明后方韧带结构首先受损，继发关节

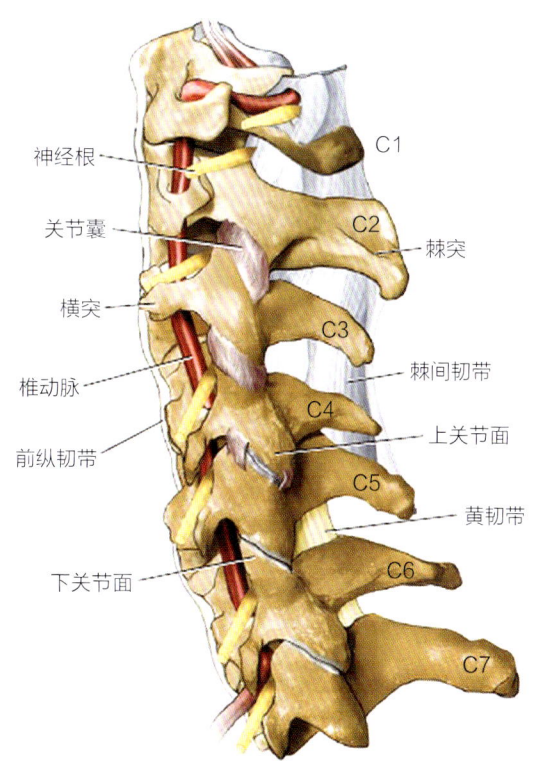

图8 颈椎骨关节的解剖结构。

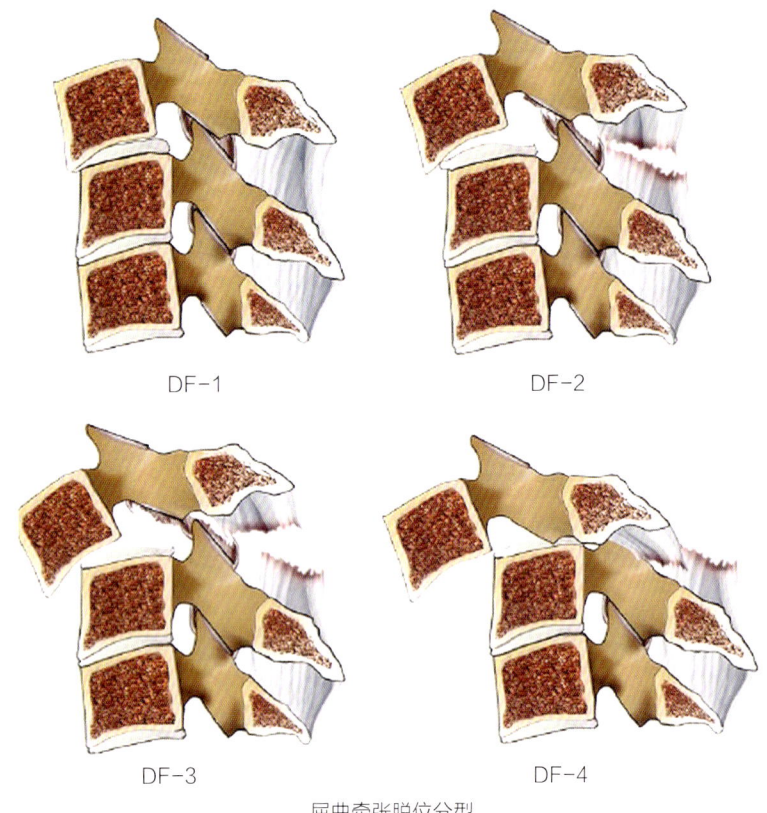

屈曲牵张脱位分型

图9 Allen和Ferguson分型。DF-1损伤涉及关节面关节的半脱位。DF-2是单侧脱位。DF-3是双侧脱位。DF-4是椎骨的100%前向平移。

突关节的屈曲和分离。当前柱软组织结构受损，包括后纵韧带和后环，椎体向前平移和关节面脱位就会发生[32]。

- 在Allen的DF分型系统中，DF分期1（DF-1）损伤包括关节面半脱位但无移位，DF-2损伤是单侧关节面脱位，尾部上椎体前移约25%，DF-3损伤是双侧关节面的脱位并有约50%前向平移，DF-4损伤代表100%前向平移（即"浮动椎体"）。

病史、体格检查和初步治疗

- 与关节面脱位相关的脊髓损伤率（SCI）较高，单侧脱位至少25%，双侧脱位超过50%[42]。
- 患者应进行完全创伤复苏，在现场固定颈椎。
- 在SCI患者中使用甲泼尼龙是有争议的。国家急性脊髓损伤研究（NAS-CIS）2期和3期试验得出结论，在伤后8小时内出现的SCI患者应接受甲强龙30 mg/kg推注，如果有在受伤后3小时内，输注5.4 mg/（kg·h）24小时，如果在受伤后3~8小时内，则行48小时滴注[7,8]。然而，这些建议是基于仅在亚组分析中发现的对神经系统微弱的改善，许多中心已放弃在SCI中使用类固醇[24]。

- SCI后为了维持受损脊髓的血流灌注，应尝试在脊髓损伤后的前5~7天维持平均动脉压高于85 mmHg[5]。

影像学

- 标准影像学检查对疑似颈椎损伤的评估包括前后位、侧位和张口位摄片。
- 大多数创伤中心现在都为所有创伤患者行颈椎CT扫描，因为CT在诊断枕颈和颈胸交界处骨折和微小颈椎骨折方面更为敏感[25]。
- 所有关节脱位患者均需进行MRI检查，以评估脊髓、韧带结构和椎间盘的状态。行MRI的时间与复位是否有关是有争议的。许多在颈椎脱位治疗方面经验丰富的医生主张，只有在清醒、警觉，知道方向且合作的患者中才能在没有MRI的情况下立即颅骨闭合复位，以便在复位过程中密切关注患者的神经系统状态[14,40]。
- 几乎达成共识的是，完全脊髓损伤的患者也应该在MRI之前立即进行闭合复位，因为与神经性直接减压的潜在益处相比，神经的潜在恶化的坏处是很小的。较轻的患者应在闭合复位前进行MRI检查，因为他们无法配合连续的神经系统检查。

- 所有患者在手术治疗前都需要进行MRI检查,以评估是否需要进行前路椎间盘切除术。
- 由于非连续性损伤率高(10%~15%),应进行全脊柱的影像学检查[39]。

非手术治疗

- 所有患有关节脱位的患者都需要进行复位以尽快降低脊髓压力。早先讨论了MRI相对于闭合复位的时间。
- 大多数关节脱位发生在下颈椎,并且可能需要大重量(高达140磅,1磅≈0.45 kg)以行闭合复位。因此,应使用不锈钢Gardner-Wells钳。
- 初始应采用屈曲力和轴向牵引力来打开关节突关节。尽管将钳子定位在外耳道后面也会产生屈曲力,但这可以通过双向牵引来实现。
- 一旦小关节固定,医生就可以轻轻地伸展患者的颈部以行复位。医生用拇指来控制牵引钉,而其他手指用于向下颈椎的后部提供向前的反作用力来完成复位。在RotoRest床上,在肩胛骨之间放置的毛巾卷以及移除患者头部下方的软垫可以实现无阻碍的伸展(图10)。
- 在复位操作期间,助手可以减少牵引重量。如果复位成功(通常伴有明显的声响),可以给患者留下10磅(1磅≈0.45 kg)的牵引重量以控制头部位置并保持复位。
- 应通过影像学确认复位,并记录患者的神经系统状态。复位后神经功能下降表明椎间盘突出可能压迫脊髓。
- 在进入手术室之前应该进行MRI检查,以评估突出的椎间盘损伤脊髓的可能性。如果存在于神经功能完整或不完整的患者中,则行前路椎间盘切除术。
- 如果手术治疗推迟,应考虑应用Halo-vest矫形器以维持复位。
- 对于单侧关节脱位,通常需要进行复位操作[12]。在施加牵引之后,医生必须轴向旋转头部使之远离脱位侧,同时施加屈曲力以打开关节。一旦影像学示关节打开,颈部伸展并且朝向脱位侧轴向旋转就可以进行复位操作。

手术治疗

- 关节脱位代表不稳定的损伤,应该强烈考虑手术干预。实际可能遇到各种需要不同治疗方法的情况(图11)。
- 如果脱位不可复位,应将患者带到手术室进行切开复位和固定。在进入手术室之前应该进行MRI检查以评估椎间盘突出和在复位前是否需要进行前路椎间盘切除术。
- 相对于麻醉、清醒时的可视插管避免了颈椎过伸,并可以在插管后进行神经系统的检查。在全身麻醉给药后以及行俯卧位和肩关节固定后应记录神经生理学基线。通常在所有患者中都应预先行基线定位,在神经完整患者或具有不完全SCI的患者中需要使用。

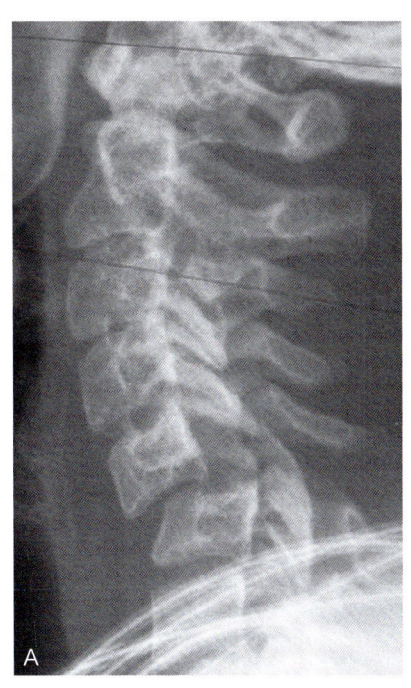 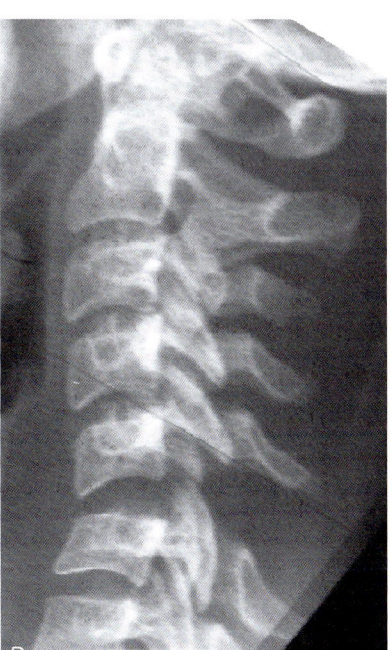 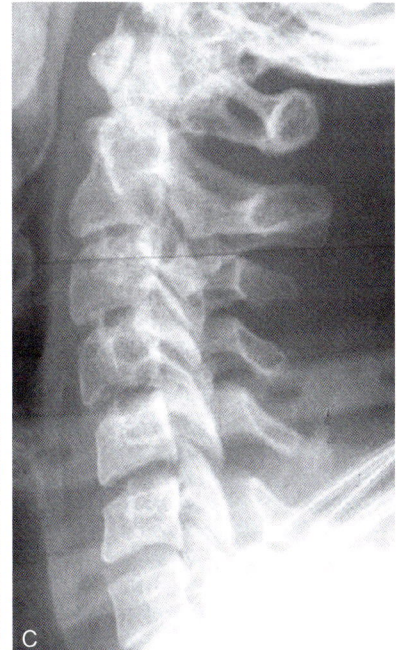

图10 牵引复位C5-C6双侧小关节脱位。A. 复位前脱位影像。B. 采用轻度屈曲位向的轴向牵引,解除小关节突绞索。C. 此时过伸牵引,进行复位。

- 切开复位期间神经生理学脊髓监测非常有帮助。如果神经系统状态变化被检测到,则可以随时逆转复位的操作,从而可以避免永久性的神经损伤。
- 多模态监测是首选的,包括运动诱发电位、体感诱发电位和自发肌电图的记录。

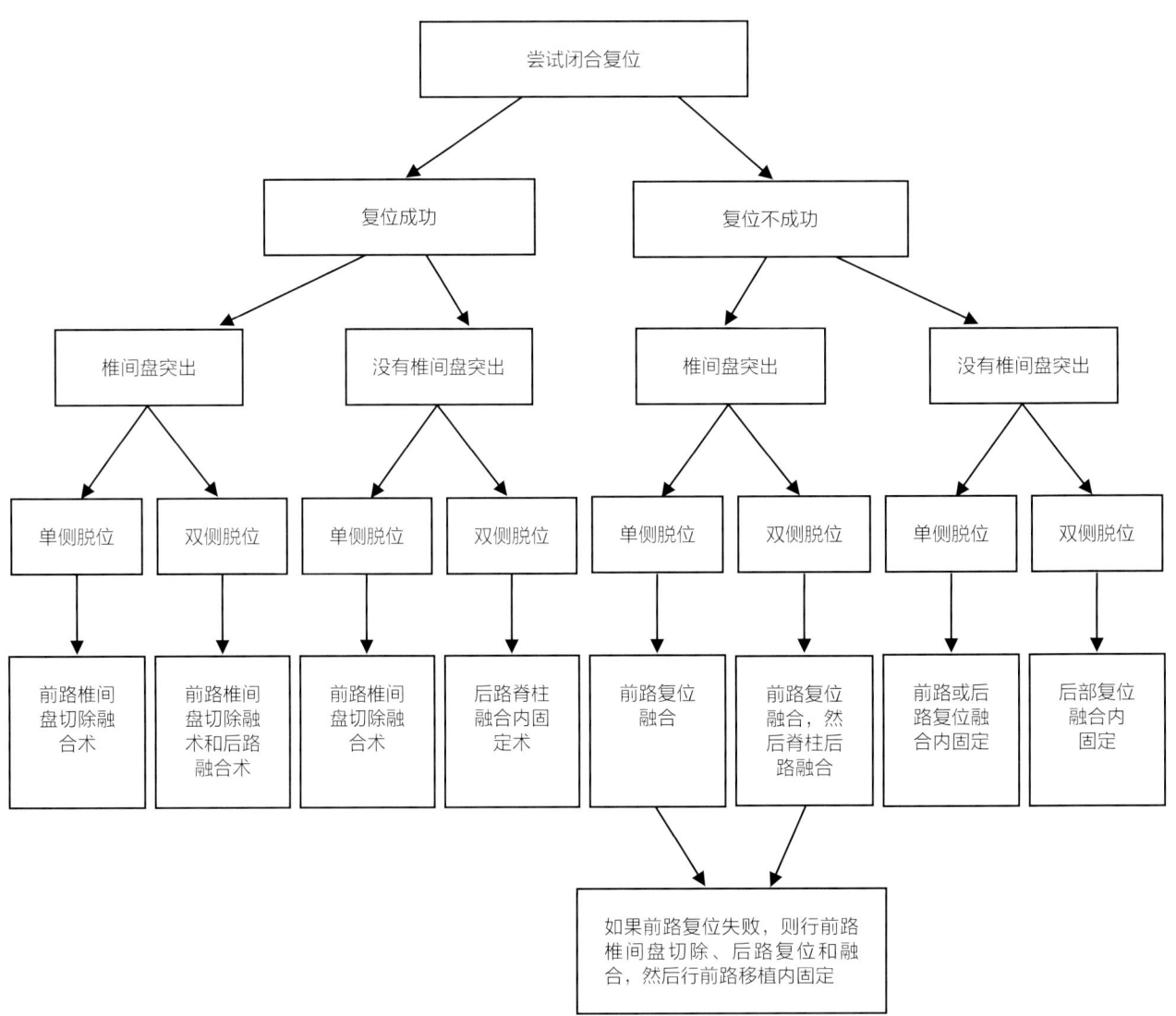

图11 治疗关节脱位的流程图。

后路切开复位术

- 如果闭合法无法复位并且没有明显的椎间盘突出,则优选后路切开复位,因为它允许直接进入脱位的关节(技术图3和4)。
- 于俯卧位保留Halo环或Mayfield钳,以俯卧位将患者旋转到Stryker框架或Jackson床上。在旋转操作期间可以施加牵引以增加稳定性。
- 完成俯卧位和建立神经生理学基线记录后,进行后颈椎的标准显露。
- 应注意避免损伤与预期融合无关的关节囊和棘突间韧带。
- 脱位的节段通常可以通过棘突之间的塌陷以及血肿和后韧带损伤的存在来判断。
- 一旦在临床和(或)影像学上识别出脱位节段,就完全显露侧块。
- 通过在棘突椎板交界处用把持钳或巾钳夹住所涉及的上端和下端棘突,可以复位脱位。
- 应该注意神经生理学上是否发生急性信号改变。如果检测到任何显著的神经生理变化,则应停止复位。
- 尾部抓钳适用于轴向尾部牵引。用轻柔的分离和后凸力施加于头端来分离脱位的下关节突。
- 单侧关节脱位也可能需要旋转力。持续该操作直到上方椎体的下关节突从尾椎的上关节突前方脱出。
- 可以通过向颅骨施加颅牵引直到下关节突跳过上关节突来实现复位。然后,进行尾部牵引以复位上关节突到下关节突后面。
- 如果这种操作无法实现复位,可以使用Penfield剥离子或神经钩以及牵引来将脱位的下关节突拉到上关节突上。必须注意避免关节突骨折。
- 尽管要避免过度切除上关节突,因为这会降低稳定性。但上关节突的头端边缘也可以使用钻头进行修整,去除复位的障碍。
- 在复位后,将侧块或椎弓根螺钉以标准方式置入脱位节段。如果相邻节段没有软组织损伤并且侧块完好无损,置入的螺钉把持力强,则可以进行单一节段融合。如果不满足这些标准,融合必须包含额外的节段。
- 尽管从髂嵴取的自体移植物被广泛使用,但也可使用局部骨和骨材料进行融合。
- 为实现解剖复位,可以在侧块螺钉上加压。

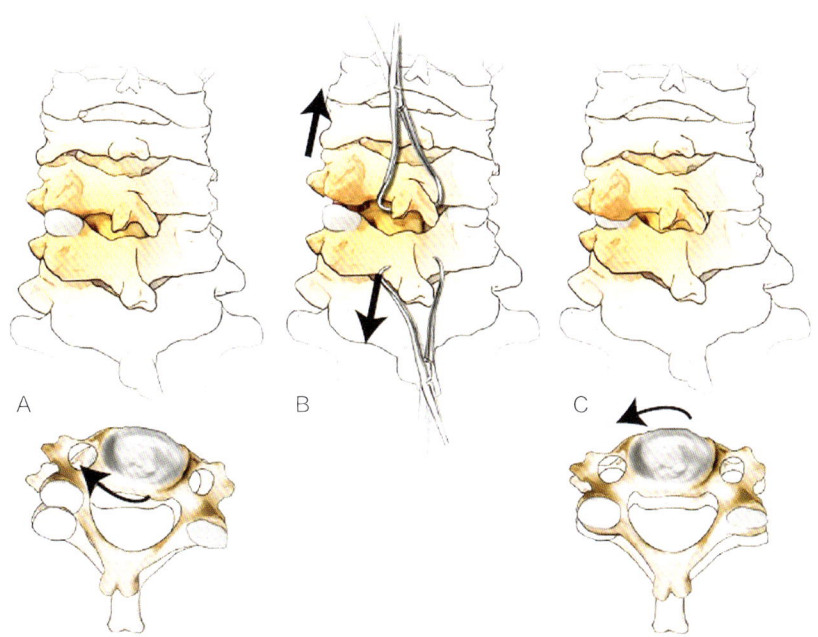

技术图3 A~C. 后路切开复位技术治疗单侧小关节脱位。把持钳可用于施加旋转和屈曲力来打开关节,然后进行轴向牵引和复位。

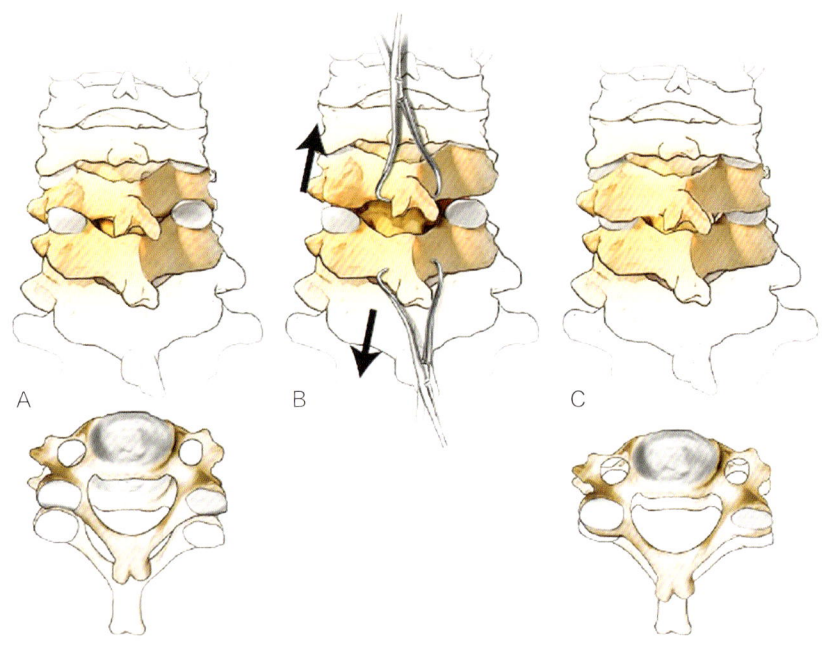

技术图4　A～C. 后路开放复位技术治疗双侧小关节脱位。把持钳可用于解除交锁，轴向牵引和轻微屈曲，然后过伸复位。

前路开放复位术

- 尽管对于不可复位的关节脱位通常优选后路开放复位，但如果存在椎间盘突出，则需要行椎间盘切除术，如果通过前路椎间盘切除术可以复位脱位，则可以避免后路手术。
- 将患者取仰卧位，使用肩垫支撑在凝胶垫上，并使头部处于轻微伸展位。
- 普通X线或透视检查对于观察复位动作至关重要。
- 行标准ACDF术。
- 获得足够的显露后，行间盘切除术以及后纵韧带的切除。在复位之前进行完整的彻底的椎间盘切除术对于降低神经损伤的风险至关重要。
- 将椎体钉（Caspar钉或等同的装置）放入椎体中，彼此分离约10°～20°，以产生弯曲力矩。
- 在牵开器中轻柔地将钉排成平行方向产生屈曲力以解除小关节绞锁。随后的撑开经常导致小关节的栖息。
- 然后头侧椎体通过椎体牵引器或Cobb以杠杆作用向背侧平移，以便复位。一旦关节固定，可以通过简单的操作牵引钉或通过将Cobb放置在脱位椎骨的下端终板下，并且轻柔地施加上后方的力来完成。显然，必须注意避免过度粗暴的复位操作或Cobb插入椎管内。
- 在单侧脱位的情况下，在轴向平面上，应以不同的角度使用牵引钉，以增加旋转，因为牵引力的作用是为了打开关节面。例如，如果右侧C5-C6关节面关节脱位，则C5钉将向右旋转（与C5椎骨旋转的方向相反），以便施加旋转力，这将有助于打开应用牵引后的脱位。一旦关节被固定，可以使用手压或Cobb来帮助复位。
- 在影像学确认复位后，置入椎间结构性植骨和前侧钢板。一般而言，笔者更倾向于在创伤环境中使用同种异体移植物来防止在髂嵴取骨产生伤口，这可能导致创伤人群中具有更高的感染风险。
    在有的高风险骨不连发生的患者（即吸烟者）中可以考虑自体移植。
- 在治疗创伤患者时，笔者使用传统的固定板而不是动态板，因为笔者通常固定单一节段，并且没有证据表明动态板在单节段的病例中可以提高融合率。此外，如果仅于前方进行手术，由于这些损伤伴随的后方韧带复合体的损伤，动态板会使得其塌陷成脊柱后凸。

复位后稳定性重建

- 如果闭合复位成功，医生必须确定用于固定的入路（即前方、后方或前后联合）选择。
- 后路固定已被证明在生物力学上优于ACDF[38]；然而，ACDF的临床结果已被证明等效于后路融合，即使是双侧关节脱位也是如此[34]。因为脊柱后方的肌肉被剥离，后路手术通常与更高的手术并发症和术后疼痛相关。
- 环状融合肯定是力学最坚固的，一些作者研究表明对于双侧关节脱位，其是首选。另外，它可以避免多节段融合的需要，而这在单纯后方入路时是必要的。
- 如果需要采用前路手术去除突出的椎间盘，ACDF可能就足够了。还可以行后路固定以增加力学稳定性。
- 如果需要后路手术来行复位，单纯后路固定通常就足够了。还可以行ACDF予以加强。
- 在闭合复位成功并且没有椎间盘突出的情况下，入路由外科医生自行决定。

经验和教训

闭合复位	• 应紧急进行，对清醒、警觉、合作、能够顺从神经系统检查的患者进行闭合复位时，预先的MRI不是必要的
下颈椎关节突脱位的闭合复位	• 有时可能需要大重量（高达140磅，1磅≈0.45 kg），但应尽快复位以减少脊髓的压迫，简化手术治疗
术前MRI	• 总是需要进行以明确是否存在椎间盘突出
切开复位	• 通过后路手术会更容易操作，尽管通过前路手术复位也是可行的也经常被使用

结果

- 患者的神经系统状态是结果的主要影响因素。
- 关节脱位术后稳定后的愈合率超过90%[34]。

并发症

- 闭合复位或手术期间的神经功能恶化令人担忧。在对清醒、警觉、合作的患者进行闭合复位时频繁的检测神经系统以及术中行神经电生理监测可以将这种风险降至最低。
- 据报道，多达11%的颈椎损伤患者存在椎动脉损伤[29]。然而，大多数患者无症状且治疗存在争议。对于有症状的患者，可选择抗凝治疗，但必须权衡脊柱损伤时抗凝治疗的风险和益处。
- 颈椎SCI患者存在许多并发症的风险，包括深静脉血栓形成、褥疮、肌肉挛缩、骨质疏松症和呼吸衰竭（特别在高位SCI较多）。与SCI康复团队协调护理对于避免这些并发症和其他并发症的发生至关重要。

参考文献

[1] Allen BL Jr, Ferguson RL, Lehmann TR, et al. A mechanistic classification of closed, indirect fractures and dislocations of the lower cervical spine. Spine 1982;7(1):1-27.

[2] Anderson LD, D'Alonzo RT. Fractures of the odontoid process of the axis. J Bone Joint Surg Am 1974;56(8):1663-1674.

[3] Andersson S, Rodrigues M, Olerud C. Odontoid fractures: high complication rate associated with anterior screw fixation in the elderly. Eur Spine J 2000;9(1):56-59.

[4] Blacksin MF, Lee HJ. Frequency and significance of fractures of the upper cervical spine detected by CT in patients with severe neck trauma. AJR Am J Roentgenol 1995;165(5):1201-1204.

[5] Blood pressure management after acute spinal cord injury. Neurosurgery 2002;50(3 suppl):S58-S62.

[6] Blumberg KD, Catalano JB, Cotler JM, et al. The pullout strength of titanium alloy MRI-compatible and stainless steel MRI-incompatible Gardner-Wells tongs. Spine 1993;18(13):1895-1896.

[7] Bracken MB, Shepard MJ, Collins WF, et al. A randomized, controlled trial of methylprednisolone or naloxone in the treatment of acute spinal-cord injury. Results of the Second National Acute Spinal Cord Injury Study. N Engl J Med 1990;322(20):1405-1411.

[8] Bracken MB, Shepard MJ, Holford TR, et al. Administration of methylprednisolone for 24 or 48 hours or tirilazad mesylate for 48 hours in the treatment of acute spinal cord injury. Results of the Third National Acute Spinal Cord Injury Randomized Controlled Trial. National Acute Spinal Cord Injury Study.

JAMA 1997;277(20): 1597-1604.

[9] Bucholz RW, Burkhead WZ, Graham W, et al. Occult cervical spine injuries in fatal traffic accidents. J Trauma 1979;19(10): 768-771.

[10] Clark CR, White AA III. Fractures of the dens. A multicenter study. J Bone Joint Surg Am 1985;67(9):1340-1348.

[11] Clarke A, Hutton MJ, Chan D. Respiratory failure due to a displaced fracture of the odontoid. J Bone Joint Surg Br 2010;92(7):1023-1024.

[12] Cotler HB, Miller LS, DeLucia FA, et al. Closed reduction of cervical spine dislocations. Clin Orthop Relat Res 1987;(214): 185-199.

[13] Dickman CA, Sonntag VK. Posterior C1-C2 transarticular screw fixation for atlantoaxial arthrodesis. Neurosurgery 1998;43(2): 275-280; discussion 80-81.

[14] Eismont FJ, Arena MJ, Green BA. Extrusion of an intervertebral disc associated with traumatic subluxation or dislocation of cervical facets. Case report. J Bone Joint Surg Am 1991;73(10): 1555-1560.

[15] Fairholm D, Lee ST, Lui TN. Fractured odontoid: the management of delayed neurological symptoms. Neurosurgery 1996;38(1):38-43.

[16] Francis WR, Fielding JW, Hawkins RJ, et al. Traumatic spondylolisthesis of the axis. J Bone Joint Surg Br 1981;63-B(3): 313-318.

[17] Frangen TM, Zilkens C, Muhr G, et al. Odontoid fractures in the elderly: dorsal C1/C2 fusion is superior to halo-vest immobilization. J Trauma 2007;63(1):83-89.

[18] Gleizes V, Jacquot FP, Signoret F, et al. Combined injuries in the upper cervical spine: clinical and epidemiological data over a 14-year period. Eur Spine J 2000;9(5):386-392.

[19] Greene KA, Dickman CA, Marciano FF, et al. Acute axis fractures. Analysis of management and outcome in 340 consecutive cases. Spine 1997;22(16):1843-1852.

[20] Haffajee MR. A contribution by the ascending pharyngeal artery to the arterial supply of the odontoid process of the axis vertebra. Clin Anat 1997;10(1):14-18.

[21] Hsu WK, Anderson PA. Odontoid fractures: update on management. J Am Acad Orthop Surg 2010;18(7):383-394.

[22] Inamasu J, Guiot BH. Vascular injury and complication in neurosurgical spine surgery. Acta Neurochir (Wien) 2006;148(4): 375-387.

[23] Julien TD, Frankel B, Traynelis VC, et al. Evidence-based analysis of odontoid fracture management. Neurosurg Focus 2000;8(6):e1.

[24] Kwon BK, Vaccaro AR, Grauer JN, et al. Subaxial cervical spine trauma. J Am Acad Orthop Surg 2006;14(2):78-89.

[25] LeBlang SD, Nunez DB Jr. Helical CT of cervical spine and soft tissue injuries of the neck. Radiol Clin North Am 1999;37(3):515-532, v-vi.

[26] Lennarson PJ, Mostafavi H, Traynelis VC, et al. Management of type II dens fractures: a case-control study. Spine 2000;25(10): 1234-1237.

[27] Levine AM, Dacre A. Traumatic spondylolisthesis of the axis. In: Clark CR, ed. The Cervical Spine, ed 4. Philadelphia: Lippincott Williams & Wilkins, 2005:629-650.

[28] Levine AM, Edwards CC. The management of traumatic spondylolisthesis of the axis. J Bone Joint Surg Am 1985;67(2): 217-226.

[29] Management of vertebral artery injuries after nonpenetrating cervical trauma. Neurosurgery 2002;50(3 suppl):S173-S178.

[30] Müller EJ, Wick M, Russe O, et al. Management of odontoid fractures in the elderly. Eur Spine J 1999;8(5):360-365.

[31] Ogden JA. Radiology of postnatal skeletal development. XII. The second cervical vertebra. Skeletal Radiol 1984;12(3):169-177.

[32] Panjabi MM, Simpson AK, Ivancic PC, et al. Cervical facet joint kinematics during bilateral facet dislocation. Eur Spine J 2007;16 (10): 1680-1688.

[33] Przybylski GJ, Harrop JS, Vaccaro AR. Closed management of displaced Type II odontoid fractures: more frequent respiratory compromise with posteriorly displaced fractures. Neurosurg Focus 2000;8(6):e5.

[34] Razack N, Green BA, Levi AD. The management of traumatic cervical bilateral facet fracture-dislocations with unicortical anterior plates. J Spinal Disord 2000;13(5):374-381.

[35] Rushton SA, Vaccaro AR, Levine MJ, et al. Bivector traction for unstable cervical spine fractures: a description of its application and preliminary results. J Spinal Disord 1997;10(5):436-440.

[36] Starr JK, Eismont FJ. Atypical hangman's fractures. Spine 1993; 18(14):1954-1957.

[37] Tashjian RZ, Majercik S, BifflWL, et al. Halo-vest immobilization increases early morbidity and mortality in elderly odontoid fractures. J Trauma 2006;60(1):199-203.

[38] Ulrich C, Woersdoerfer O, Kalff R, et al. Biomechanics of fixation systems to the cervical spine. Spine 1991;16(3 suppl):S4-S9.

[39] Vaccaro AR, An HS, Lin S, et al. Noncontiguous injuries of the spine. J Spinal Disord 1992;5(3):320-329.

[40] Vaccaro AR, Falatyn SP, Flanders AE, et al. Magnetic resonance evaluation of the intervertebral disc, spinal ligaments, and spinal cord before and after closed traction reduction of cervical spine dislocations. Spine 1999;24(12):1210-1217.

[41] Vaccaro AR, Madigan L, Bauerle WB, et al. Early halo immobilization of displaced traumatic spondylolisthesis of the axis. Spine 2002;27(20):2229-2233.

[42] Vives MJ, Garfin SR. Flexion injuries. In: Clark CR, ed. The Cervical Spine, 4 ed. Philadelphia, PA: Lippincott Williams & Wilkins; 2005.

[43] White AP, Hashimoto R, Norvell DC, et al. Morbidity and mortality related to odontoid fracture surgery in the elderly population. Spine 2010;35(suppl 9):S146-S157.

第10章 后路微创颈椎椎间孔扩大成形术
Minimally Invasive Posterior Cervical Laminoforaminotomy

Laura A. Snyder and Richard G. Fessler

定义

- 颈椎神经根病是一种神经系统病症,其特征在于颈椎脊神经、神经根或两者的功能障碍。
- 通常表现为神经根支配区从颈部向手臂和(或)手部放射的单侧疼痛。
- 由于神经根受影响,可能存在感觉丧失,运动功能丧失和反射发生变化。
- 本章重点介绍微创后路颈椎间孔扩大成形术治疗颈椎神经根病患者。

解剖学

- 可以在颅骨中线触到枕外隆突(EOP)。上项线是从EOP向外侧延伸的厚嵴(图1A)。
- 浅筋膜位于颈后皮肤和皮下脂肪下面(图1B)。
- 在浅表筋膜深处,各解剖结构在解剖学上被有序的深筋膜和几个筋膜间隔平面划分(图2)。
- 有3个主要的深筋膜层:浅层、中层和深层。
  - 一层附着于EOP、上颈部线、韧带以及颈椎的棘突。
  - 它围绕斜方肌分开。
  - 颈椎深筋膜的深层附着在中线的韧带上。
- 颈部后方最表面的肌肉是斜方肌,它附着于EOP枕骨上项线中部、C7-T1到T12的棘突、棘上韧带以及项韧带(图3)。
- 下一层肌肉是头夹肌,它起于C7至T3的项韧带和棘突,并且插入上项线的外侧部分(参见图1B)。
- 竖脊肌位于颈椎区域的深处,包括颈髂肋肌、颈最长肌、颈夹肌和头夹肌。
- 颈椎肌肉组织的深层包括颈半棘肌和头半棘肌(参见图1B)。
- 棘突从椎板的交界处向后突出。
- 椎板和椎弓根的交界处形成侧块,并产生上、下关节突或小关节(图4)。
- 每个下位颈椎的上关节突关节面都朝向上后方;下关节突关节面朝向下前方。
- 上关节突的关节面与相邻头端椎体的下关节突关节面连接,形成关节突关节的骨性结构。
- 每个椎弓根都有椎弓根上、下切迹,相邻椎弓根的上、下切迹组成椎间孔上、下界,脊神经通过椎间孔离开椎管。
- 椎间孔由椎弓根上、下切迹构成上、下方边界;后方为关节面;前方由椎间盘,椎骨关节和椎体组成(图5)。
- 椎间孔的垂直直径约为9 mm,水平直径为4 mm,长度范围为4~6 mm。
- 椎间孔出口在正中矢状面成45°角。
- 脊髓是圆柱形的,并且在前后方向上略微扁平,因此通常具有比前后上看更大的横向直径。
- 脊髓从C3~C6逐渐增大,通常最大横向直径为13~14 mm(图6)。
- 在较低的颈椎中,前后神经根入口区域大约比相应的椎间孔高一个椎间盘节段,其中有其神经束形成的神经根通过。
- 神经束在管内斜着向尾部通过,进入神经根鞘袖,其中感觉和运动神经根被隔开,是硬膜的外侧延伸。
- 当每个背侧神经根接近或进入椎间孔时,呈现椭圆形扩大,即脊神经节。
- 在这个神经节的远端,背侧根和腹侧根汇合形成脊神经。
- 颈椎神经根占正常脊柱中椎间孔的下1/3,通常其上方充满脂肪和相关的静脉。
- 腹侧(运动)部比背侧(感觉)部从硬膜中出现得更靠近尾端,并且腹侧根沿着椎间孔内的背侧根尾端的边界延伸。
- 因此,腹侧根、背侧根或两者的压迫取决于神经根周围的解剖结构,例如脱垂的椎间盘(腹侧根压迫)或来自关节的骨组织(背根压迫)。
- 最可能的根神经压迫部位位于椎间孔的入口区域,因为内侧入口区域的直径小于外侧的出口区域,同时,神经根从硬膜囊发出时最粗,向远端逐渐变细。

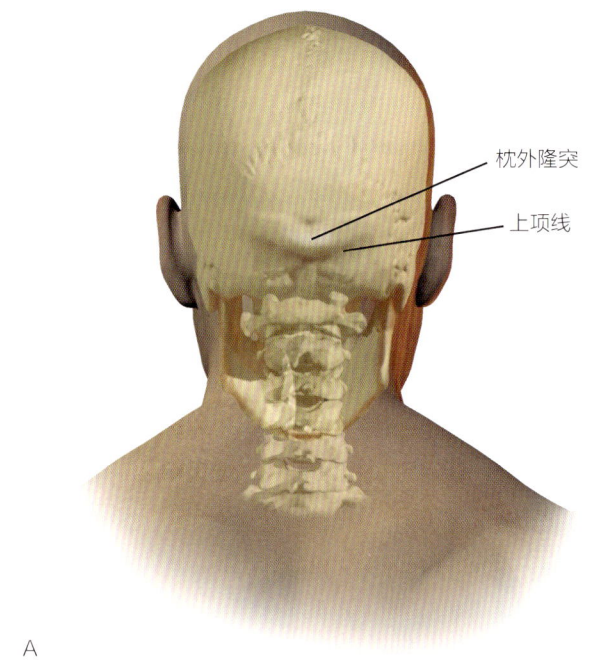
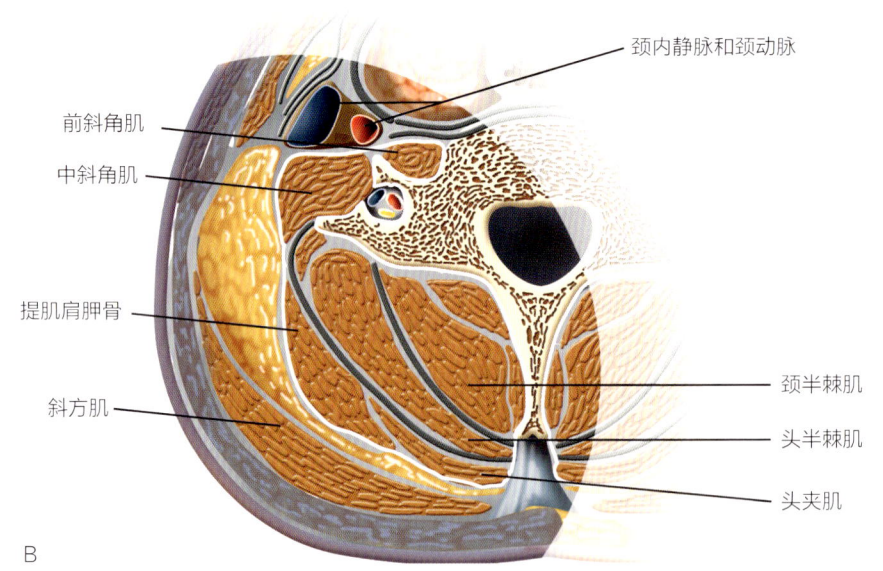

图1 A. 颈部后方的浅表解剖标志。B. 颈部后方的横断面解剖：浅筋膜层（蓝色）和下面的肌肉。

第 10 章　后路微创颈椎椎间孔扩大成形术

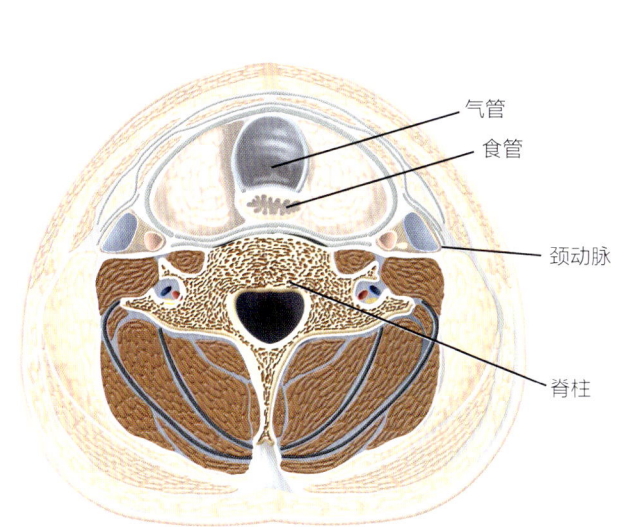

图 2　后方颈椎的横断面解剖：深筋膜层（蓝色）和下面的肌肉。

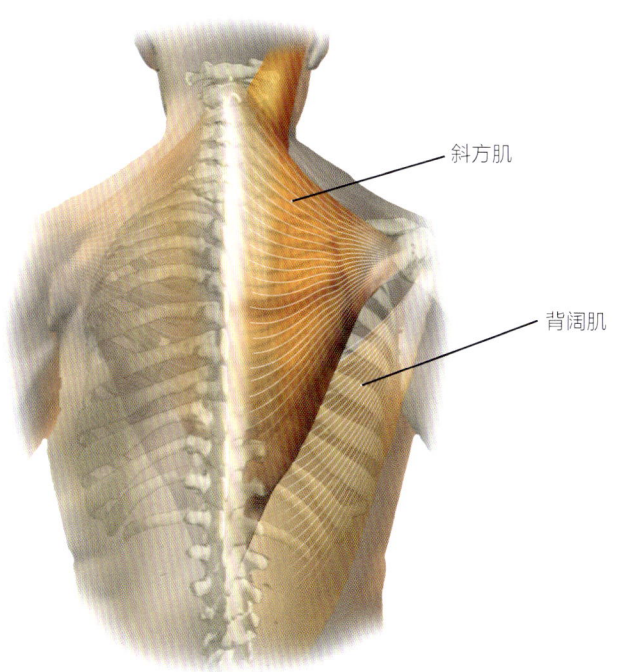

图 3　Trapezius 肌肉解剖结构及其插入点。

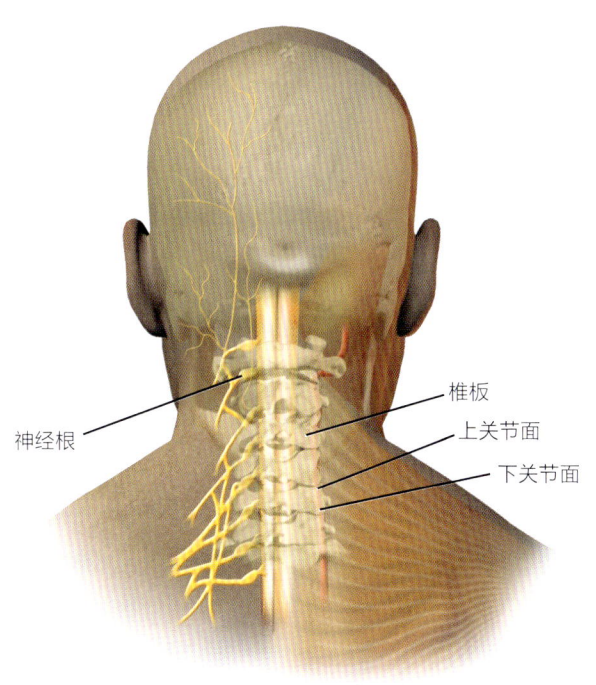

图 4　颈椎后方的解剖结构，上、下关节面，椎板与发出的神经根的关系。

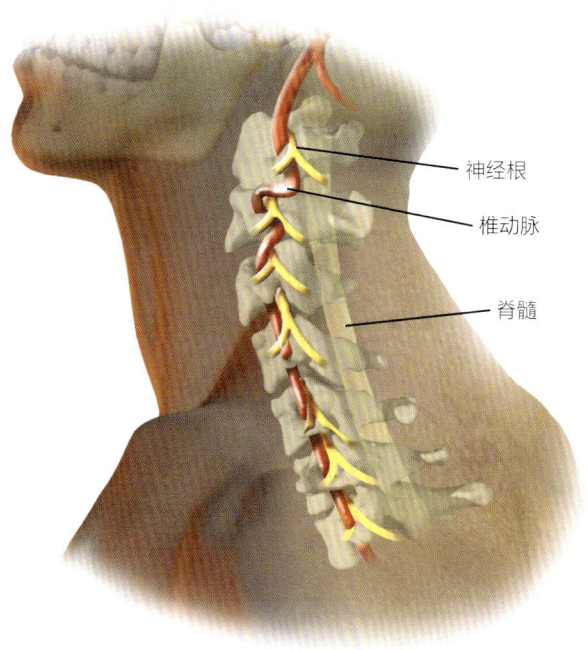

图 5　颈椎的侧视图，椎间孔区域内神经根和椎动脉的出口。

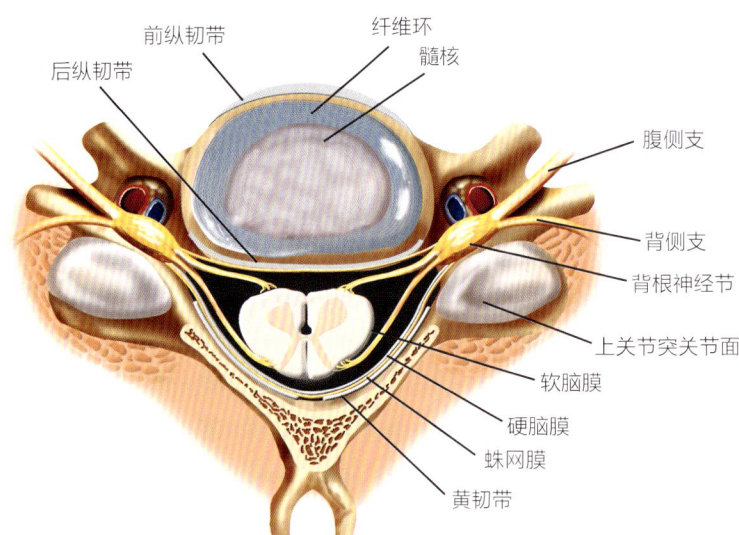

图6 颈椎横断面解剖结构。

- C2-C7神经出口位于相应编号的椎体上方。
- C8神经根由C7和T1之间形成的椎间孔发出。
- 背根神经节通常位于椎动脉和上关节突之间。
- 在矢状面中,椎间孔中的颈椎神经根C3-C8位于侧块的后中点之间,位于每个侧块上方或下方平均5.5 mm处。
- 因此,颈椎神经根进入其椎间孔并在椎间盘的节段,即相同编号节段的椎弓根上方管离开椎管,除了C8,它由T1椎弓根上离开。
- 椎动脉进入C6的横突孔并通过横突孔上升到寰椎水平。
- 在该区域,它位于C2~C6颈椎神经的腹支前方,并被静脉丛和交感神经纤维包裹。
- 在同一颈椎节段,横向椎间距离以及椎动脉之间的横向距离从C3~C6略微增加。

发病机制

- 颈椎神经根病的最常见原因是来自椎间孔内的神经压迫。
- 致病因素包括椎间盘突出或脱出,椎间盘高度降低,前方的钩椎关节以及后方的关节突关节退行性变化(图7A~D)。

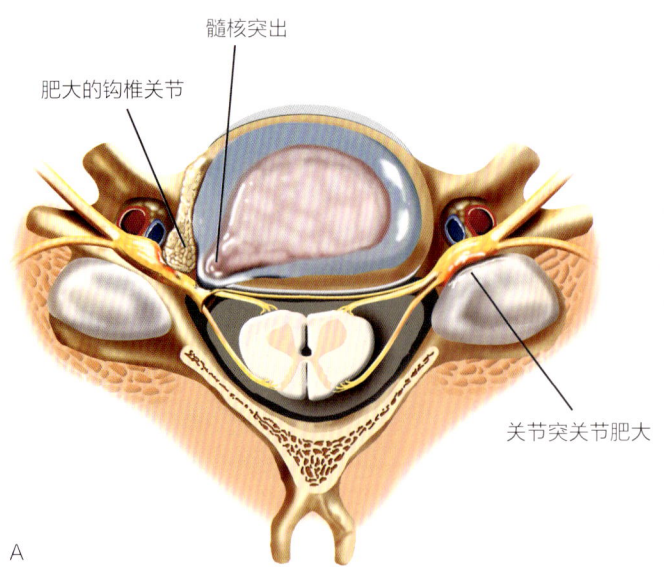
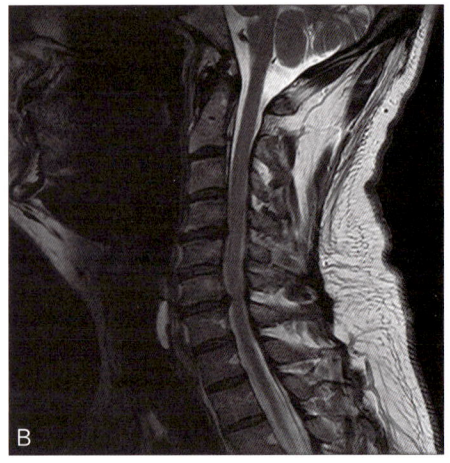

图7 A. 颈椎的横截面解剖描绘了几种病理状态:钩椎关节肥大,关节突关节肥大和髓核突出。B. 因C6-C7侧椎间盘突出导致右侧C7神经根病变患者的矢状位T2加权图像。

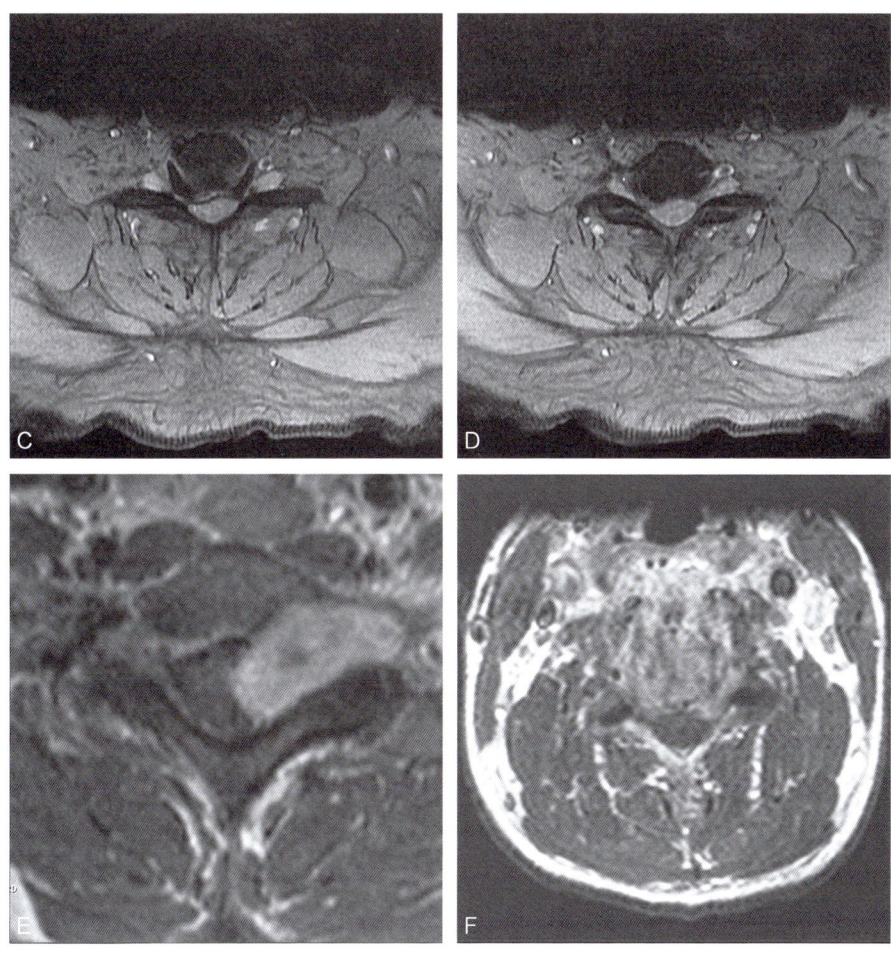

图7（续） C、D. C6-C7椎间盘突出导致右侧C7神经根病变的同一患者的轴向T2加权图像。E. 轴向T1加权MRI，显示左C5-C6神经鞘瘤。F. 轴向T1加权MRI，显示椎间隙左侧有硬膜外脓肿。

- 其他罕见的原因包括肿瘤和脊柱感染（图7E、F）。
- 正常椎间盘本身不含痛觉神经纤维，对疼痛不敏感。
- 当髓核纤维环破裂时，除了外侧后韧带和神经根袖的硬脊膜神经受伤刺激，很少或没有局部疼痛。
- 这种刺激会产生局部的背部和颈部疼痛。
- 在颈椎病的情况下，椎体塌陷并且高度丢失，黄韧带和关节突关节囊倾向于折叠，这进一步减少了椎间孔的空间。
- 有些人提出神经根压迫本身并不总是导致疼痛，并注意到背根神经节也肯定被压迫[7]。
  - 神经根的机械扭曲导致神经微环境中的级联作用。
- 神经根和背根神经节的缺氧会加重压迫的影响。
- 有证据表明炎症介质——包括基质金属蛋白酶、前列腺素E、白细胞介素-6、P物质和一氧化氮——由突出的颈椎椎间盘释放。
  - 这些结果是抗炎剂通常足以治疗根性疼痛的原因。

自然病程

- 颈椎神经根病每年在100 000人中有85人发生。
- 据估计，75%～90%因椎间盘突出导致的急性颈椎神经根病变患者无须手术即可改善。
- 在1994年明尼苏达州罗切斯特市的一项基于人群的研究中，26%的颈椎神经根病患者在诊断后3个月内接受了手术（通常是根性疼痛，感觉丧失和肌肉无力的组合症状），而其余患者则接受了医学治疗。
  - 复发，定义为无症状，间隔至少6个月后神经根病症状再次出现，在中位随访4.9年的患者中发生率为32%。在最后一次随访中，90%的非手术颈椎神经根病患者具有正常的或仅存在轻度的功能丧失。

病史和体格检查

- 患有颈椎神经根病的患者表现出单侧颈部和（或）手臂疼痛，感觉障碍和可能的运动损伤的标志性症状（表1）。
- 患者病史的核心包括位置、发作、持续时间、严重程度、相关症状和触发因素的描述。

表1 颈椎椎间盘突出和解剖关联的分布

节段	百分比颈椎间盘	压缩的神经根	受影响的肌肉	感觉区	反射
C4-C5	2%~5%	C5	三角肌	肩	三角肌和胸大肌
C5-C6	15%~20%	C6	前臂屈曲	上臂、拇指、前臂径向	肱二头肌和肱桡肌
C6-C7	65%~70%	C7	肱三头肌和前臂扩展肌	第2指和第3指	肱三头肌
C7-T1	10%	C8	手固有肌	第4指和第5指	屈指

- 疼痛在急性颈椎神经根病变中最为突出,可以描述为尖锐、电击、疼痛或灼热样。
- 根据所涉及的神经根,它可以位于颈部、肩部、手臂或胸部。
- 传统急性神经根病在疼痛分布中呈现出放射痛。
- 感觉症状,主要是感觉异常和麻木,比运动丧失和反射减弱更常见。
- 临床医生应该记住,感觉症状通常不遵循经典的皮肤分区,因为从个体到个体存在正常的解剖学变异(图8)。
- 对于急性颈椎神经根病患者,手臂疼痛占近100%,感觉障碍占85%,颈部疼痛占79%,反射障碍占71%,运动障碍占68%,肩胛骨疼痛占52%,前胸痛占17%,头痛占9%,前胸和手臂疼痛占5%,左侧胸部和手臂疼痛占1%。
- 通过拉伸所涉及的神经根的动作,例如咳嗽,打喷嚏,Valsalva和某些颈椎运动和某些位置,通常会加剧根性疼痛。
- Splurling试验是最大限度地向受伤侧拉伸并旋转颈部(图9)。
- 当试验阳性时,该试验对于区分颈椎神经根病与上肢疼痛的其他病因(例如周围神经卡压障碍)特别有用,因为该操作仅对颈椎内的结构施加应力。
- 注意有时体格检查可能没有异常发现。
- 患者病史中存在"红旗征"(包括发热、发冷,不明原因的体重减轻,不间断的夜间疼痛,既往肿瘤、免疫抑制或静脉注射毒品),提示临床医生注意肿瘤或感染等更严重疾病的可能性。

影像学和其他诊断性检查

X线片

- X线片的优点是提供了脊柱处于承重状态的影像学表现。

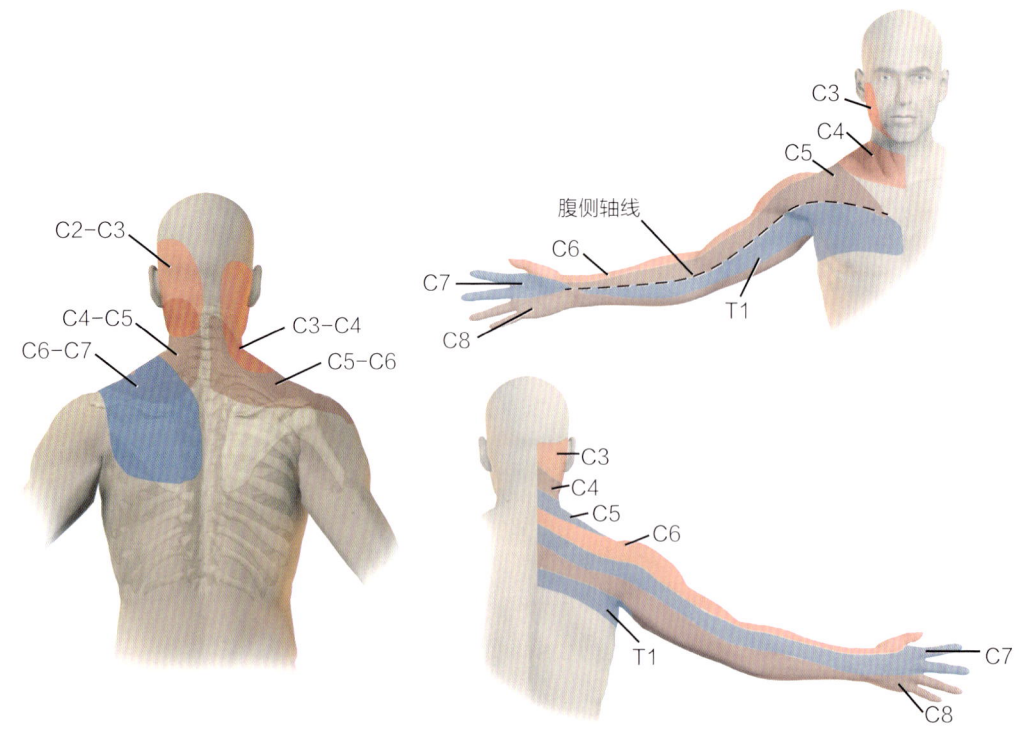

图8 颈椎皮肤分区和感觉症状的部位。

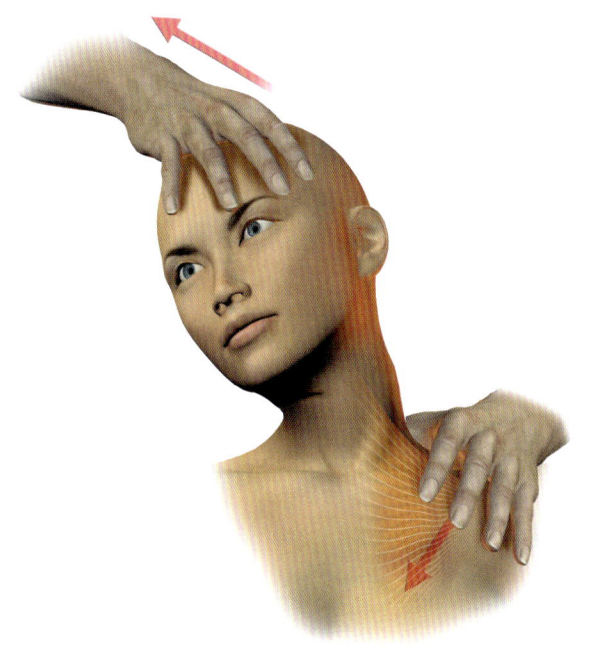

图9　Spurling试验。

- 随着年龄的增长，X线片上的退变表现得会更加普遍。
  - 然而，已经表明有症状的和无症状个体都存在退行性变化。
- 价格低廉，容易拍摄，并提供有关矢状平衡面先天性异常、骨折、畸形和不稳定的信息。
- 屈曲-伸展侧颈椎X线片可以显示可能导致间歇性或位置症状的不稳定性。

脊髓造影

- 充满对比剂的椎管的变化可以间接测量神经压迫。
- 普通脊髓造影的主要缺点是其侵入性。
- 与术中发现相比，颈椎脊髓造影诊断临床神经根受压的准确率在67%～92%之间。
- 在对53例手术证实颈椎病变的患者的研究中，脊髓造影与假阳性结果很少，假阴性率为15%，总体准确率为85%。
- 有关检查颈椎神经根综合征的方法，请参阅本书后面的检查表。

CT检查

- CT允许直接可视化观察导致神经结构受压的病理依据。
- CT还具有高空间分辨率，尤其有助于可视化椎间孔区域。
- CT的另一个重要优点是它可以区分由软组织引起的神经压迫和与骨结构（例如关节面肥大）相关的压迫。
- CT的主要缺点是部分体积平均效应和条纹伪影。
  - 这可能导致图像失真，特别是在较低的颈椎节段或肩宽的个体。
- 颈椎CT报告的准确度为72%～91%。
- 通过将脊髓造影与CT扫描相结合，诊断准确率接近96%。

磁共振影像学检查

- 磁共振（MRI）检查可以直接和非侵入地检测神经结构。
- MRI具有的良好对比度和空间分辨率，可以对椎间盘突出和椎管狭窄进行准确的影像评估。
- MRI正确预测88%的病变，而CT脊髓造影为81%，平面脊髓造影为57%，CT为50%。
- 椎间盘突出通常在无症状个体中通过MRI扫描观察到。
- 可以在10%的40岁以下的和5% 40岁以上的无症状人群中观察到影像学表现椎间盘突出。
- 椎间盘退变通常可以在25% 40岁以下和60% 40岁以上的无症状人群中观察到。
- 因此，影像学的发现应与神经系统检查密切相关。

电生理检查

- 在电生理学上，识别神经根的生理异常并排除引起患者症状的其他神经原因。
- 然而，对于具有明确诊断的神经根病和良好影像学相关性的患者，电生理检查会造成疼痛和产生额外费用。
- 电生理诊断包括两部分：神经传导速度（NCV）和针电极检查［肌电图（EMG）］。
- 行NCV以排除外周神经病。
- 通常分析同一肌节内和相邻肌节内的多个肌肉EMG结果。
- 静息时原电位和正斜波的存在表明去神经支配，但这些变化可能直到神经损伤发生后3周才会检测到。
- 它们在椎旁肌肉中比在四肢肌肉中出现得早。
- 存在轻度神经根病或以感觉神经为主的神经根病的情况下，EMG可能是正常的，并且在没有明显肌力减退的患者中也很少有阳性表现。
- 神经传导研究和EMG已被证明可用于诊断神经根功能障碍和区分颈椎神经根病与其他在体检中不清楚的病变。
- 它们还被发现与脊髓造影和手术有很好的关联。

鉴别诊断

- 腕管综合征。
- 肘管综合征。
- 骨间前综合征。
- 骨间后方综合征。
- 肩胛上神经卡压。
- 感染（椎间盘炎、骨髓炎、硬膜外脓肿）。

- 原发性骨肿瘤。
- 神经鞘瘤。
- 转移性疾病[硬膜外和(或)骨相关]。
- 炎性关节病。
- 颈椎关节综合征。
- 周围臂丛神经瘤。
- 急性臂丛神经炎(Parsonage-Turner综合征)。
- 颈椎扭伤/劳损。
- 肩袖和肩关节紊乱。
- 胸廓出口综合征。
- 带状疱疹。
- Pancoast肿瘤。
- 交感神经介导的综合征。
- 心肌梗死/心绞痛。

非手术治疗

- 活动调整。
  - 教育患者关于疼痛的原因和可能改善疼痛的基本生活调整。
  - 简单的活动调整,以保持头部和颈部在中线和未弯曲的位置可以最大限度地减少颈椎上的压力,从而减轻疼痛和减少神经根压迫。
  - 然而,这些措施的有效性尚未得到证实[10]。颈椎矫形器(或颈圈)有时因同一目的被推荐使用,但鉴于长期固定的效果适得其反,应使用少于1~2周。
  - 在颈椎神经根病的急性期,通常建议避免提大于5~10磅(1磅≈0.45 kg)的物体。
- 物理疗法。
  - 颈部肌肉的核心强化。
  - 手臂和手部练习。
  - 颈椎牵引。
- 药物。
  - 非甾体抗炎药和对乙酰氨基酚通常是神经根病早期最常推荐的药物。
  - 这些药物可以减少炎症反应,这可能是这些病症中疼痛的基础。非甾体抗炎药具有肾毒性和胃毒性的潜在风险。
  - 在高危患者(例如,老年人或接受抗凝治疗的患者)中记住这一点非常重要。
    - 可能需要共同施用胃保护剂,例如质子泵抑制剂。
  - 类固醇通常用于神经根病的急性期作为冲击治疗。
  - 介绍了许多方案,但通常初始口服剂量(每天约1 mg/kg理想体重)之后是2~3周的逐渐减少。
    - 类固醇有许多副作用,例如血糖增高、高血压恶化和胃炎,但短期使用通常很少导致长期并发症。
- 硬膜外注射。
  - 较少有随机临床试验可查询,而那些可用的临床试验通常不提供经过验证的评估。
  - 多项研究表明,这些注射可能是有益的,多达60%的患者报告疼痛减轻。
    - 尽管目前使用透视引导可以将风险降至最低,但这些手术可能具有严重的并发症。

手术治疗

- 后路颈椎椎间孔扩大术的主要适应证是颈椎神经根病,其影像学表现为颈椎椎间盘旁外侧突出或颈椎椎间孔狭窄。
- 开放性后路颈椎椎间孔扩大术以前是椎间孔狭窄的治疗方法。
- 前路治疗颈椎疾病的优势使前路颈椎椎间盘切除术和融合术(ACDF)成为脊柱外科医生的首选方法。
- 与经典的开放性后路椎间孔扩大术相比,颈椎前路手术可以减少肌肉损伤,减少术后疼痛,缩短住院时间[1,5,11]。
- 许多研究表明,后路颈椎椎间孔扩大术仍然是一种非常有效的治疗选择[2,4,5,8]。
- 后方颈椎椎板切除术已显示可在92%~97%的有症状的患者中提供缓解。[5]
- 颈椎椎间孔扩大术的其他适应证包括无中心狭窄的多级椎间孔狭窄,ACDF后持续的神经根症状,以及前路颈椎手术(感染、先前放射、多次前路手术)相对禁忌的患者。
- 然而,后路开放手术有几个主要缺点。包括需要对椎旁肌肉组织进行广泛的骨膜下剥离。这种与入路相关的并发症导致术后严重的疼痛和肌肉痉挛。这种疼痛和功能障碍可能使18%~60%的患者效果不佳[3,6,10]。
- 与ACDF相比,后路仍有几个关键优势,包括直接观察颈椎脊髓和出口神经根。直视椎间孔、直接观察和解决压迫源。
- 后路的另一个显著优点是保留了颈椎的运动节段。这对年轻患者和运动员尤为重要。在老年人群中,通过避免融合,也可以避免加速在发病部分上、下节段退行性改变的风险[3,13]。
- 后路颈椎内镜椎间孔扩大术(CMEF)和后路颈椎内镜椎间盘切除术(CMED)是微创手术,旨在利用后路颈椎减压的优势,同时将与入路有关的并发症发生率降到最低。
- CMEF/CMED的主要禁忌证是存在大的中央型椎间盘突出引起神经根病的症状。
- 使用后入路,颈髓不能缩回以充分解决中心病变。
- 其他禁忌证包括颈椎不稳定或脊柱后凸颈椎畸形。

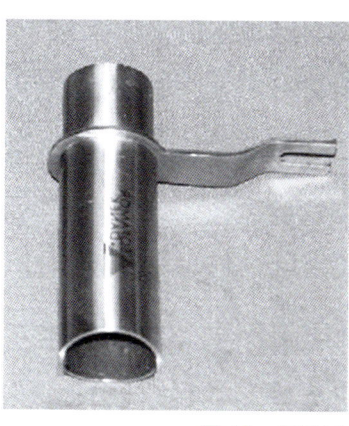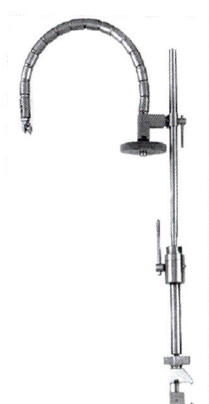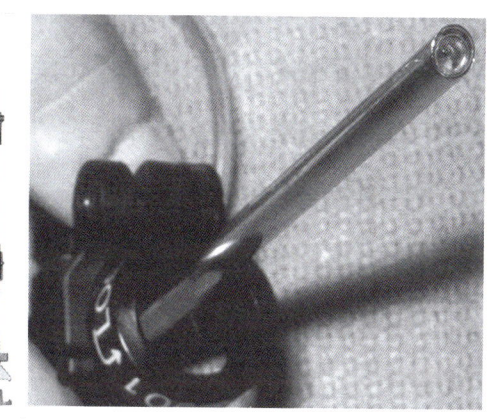

图10　用于MEF的内镜牵开器、摄像机和仪器的METRx系统。

术前计划

- 完整的病史和体格检查可明确患者的颈椎病理改变。
- 急性发作的症状、神经分布区疼痛或感觉异常以及无力可能提示神经根受压。
- 如果上述症状体格检查证实，包括无力、感觉减退、Spurling征的存在或特定神经根分布的反射减弱，则临床上很可能考虑神经根压迫。
- 最重要的是排除脊髓病（反射亢进、共济失调、存在上运动症状）的存在，这将提示椎管狭窄而不是神经根病。
- 颈椎正侧位X线片包括伸屈侧位片对影像评估至关重要。
- X线斜位片有时有助于将椎间孔狭窄与临床症状相关联。
- 这些检查说明了椎间孔狭窄区域、大的骨赘以及脊柱不稳定的存在。
- 颈椎MRI明确椎间盘突出或椎间孔狭窄，并排除中央狭窄的存在。
- 颈椎内植物置入术后患者或临床病史和检查结果与MRI结果无关的患者，颈椎的CT脊髓造影是必要的。
- MRI因未充分显示骨赘的压迫程度而被诟病——这些可以在CT脊髓造影上清楚地看到。
- 我们采用内镜牵开器、摄像机和仪器的METRx系统（Medtronic Sofamor-Danek，Memphis，TN）用于我们的微创内镜下椎间孔扩大术（MEF）手术（图10）。

体位

- 患者行标准气管内麻醉。包括麻醉的过程、体感诱发电位和肌电图监测脊髓。也可以使用动脉导管和心前区多普勒。
- 患者的头部固定在三点Mayfield头架上。
- 将患者置于半坐的位置，头部稍微弯曲。该位置显著减少了失血，并且可以更好地观察受影响的狭窄部位和椎间盘病变。仔细地包裹四肢并再次检查颈部以确保足够的静脉引流（图11A）。
- 手术室内的构造如下：麻醉师位于手术台左侧；洗手台、荧光监视器和视频推车位于右侧（图11B）。

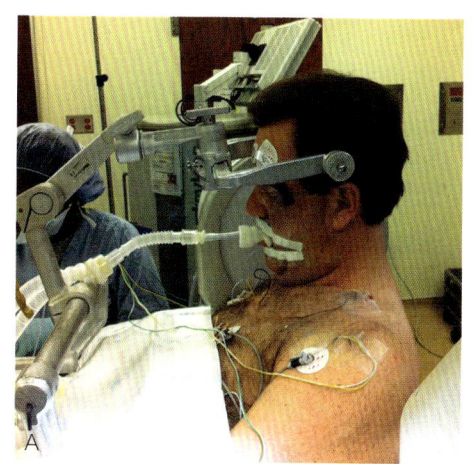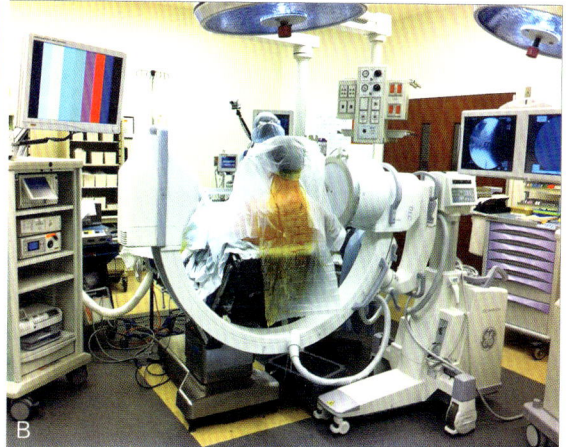

图11　A. Mayfield三点固定装置和坐位患者的术中图片。B. 手术室设置的术中图片。

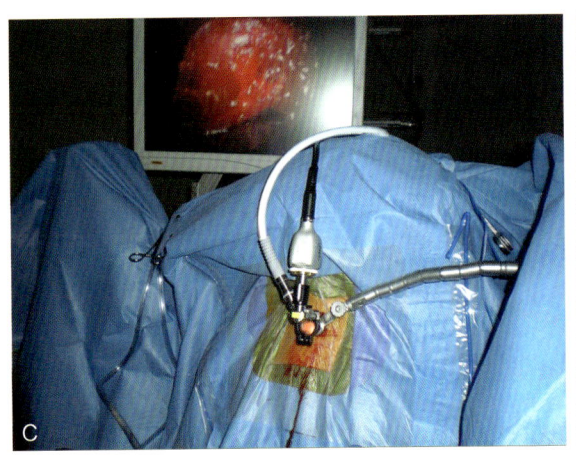
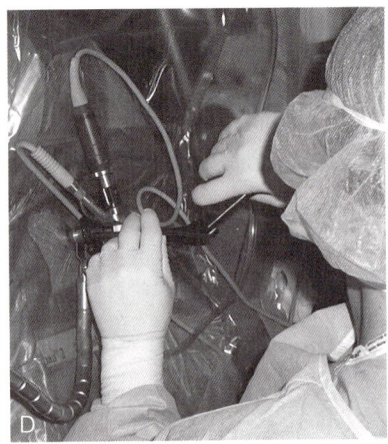

图11（续） C. 术中图片显示手术区域，无菌布盖在C臂和医生的操作屏幕上。D. 这种操作布置的示例及具有内镜设备的特写视图，将这一过程呈现。

- 透视器也从右侧进入。
- 根据医生的偏好，将C臂放在患者头部上方或下方。
- 氧气罐和电刀装置通常位于患者的脚上。
- 将Midas钻头放在患者身后左侧的无菌Mayo支架上。
- 用标准的蓝色无菌盖布，类似于用于常规髋关节置换手术的盖布，以创建我们的手术区域（图11C、D）。
- 在皮肤切开之前常规给予单剂量的抗生素（头孢唑啉或万古霉素）。
- 静脉注射类固醇不是常规给药。
- 通常不需要Foley导管。
- 采用C臂透视图像来判断正确的手术节段。

入路

- 传统后方颈椎椎板切除术是通过认定区域的中线切口进行的。
- 这种入路通常被称为开放式技术，需要足够长的切口，才能显露患侧方关节面复合物。
- 然后从棘突上剥离椎旁肌，这需要破坏其对中线的韧带附着。肌肉附着点也从它们在关节囊、棘突和椎板的骨性结构的位置剥离。
- 为了实现这种肌肉剥离，必须移动目标区域上方和下方的肌肉（图12）。

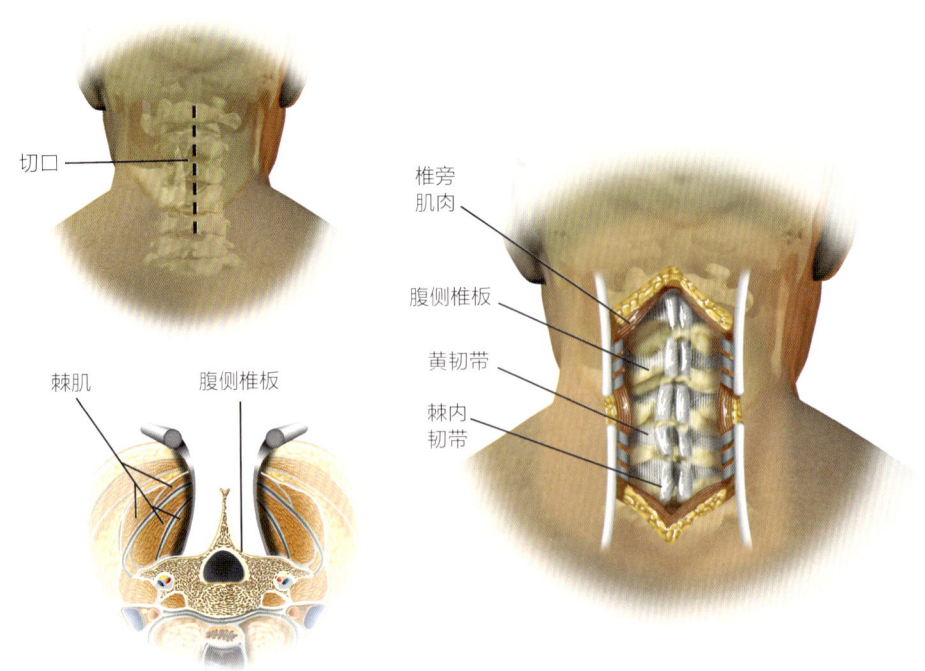

图12 传统的"开放式"颈椎后入路的示意图。

微创颈椎椎间孔扩大术

定位和暴露

- 定位手术节段,中线旁开1.5 cm处纵向切开约18 mm的切口。
- 将肌肉牵开并将筋膜在直视下切开至切口的长度。
- 打开筋膜后,使用Metz剪刀仔细分离肌肉到关节面。
- 使用最小的扩张器在垂直轨迹缓慢进入。
- 透视监测扩张器到达目标间隙(技术图1A)头端椎体侧块的下内侧缘上。依次放置剩余管状肌肉扩张器,直到与符合该内镜系统使用的牵开器管径一致(技术图1B、C)。
- 然后将25°的内镜固定到牵开器系统上。
- 透视定位接在C6-C7间隙处的管状牵开器(技术图1D、E)。

显露

- 电刀和垂体咬骨钳用于显露侧块和椎板。
- 由触及的骨性结构向侧方开始显露,向内侧显露椎板与侧块关节连接处,注意此时不要滑进椎管。
- 存在这种可能性:如果内侧椎板间隙较大,显露期间必须小心,保持器械在骨性标志上方。
- 对于CMEF/CMED手术,重要的是显露目标间隙头、尾端侧块的内1/3部分,以及头、尾端椎板外1/3部分(技术图2A)。

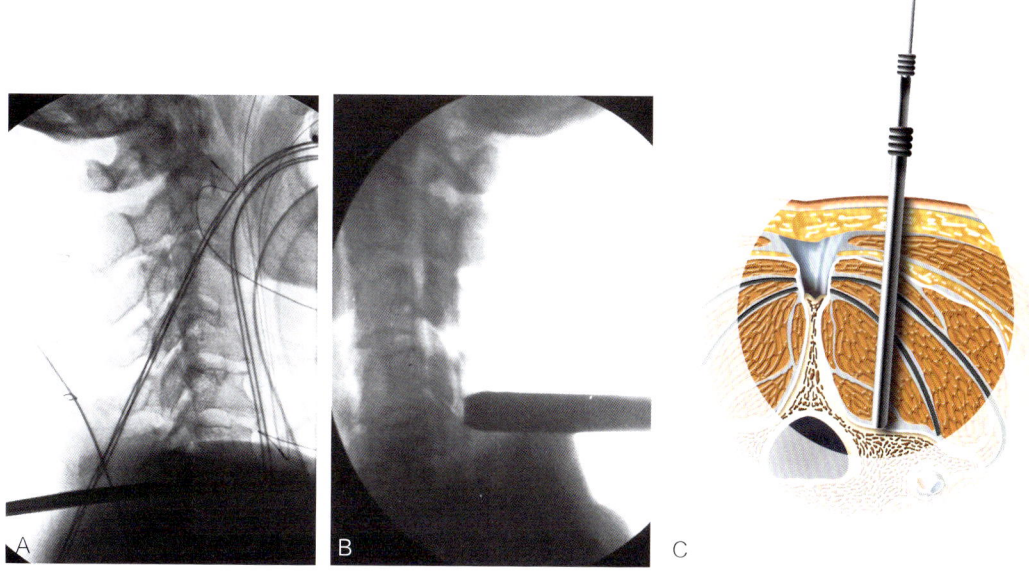
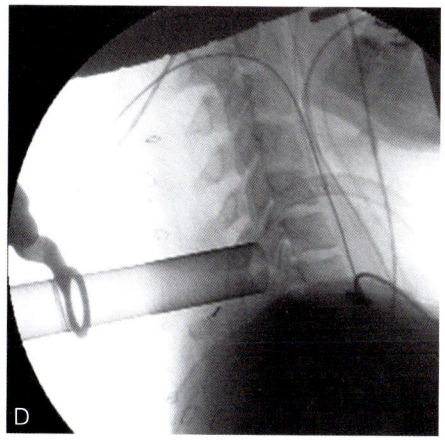
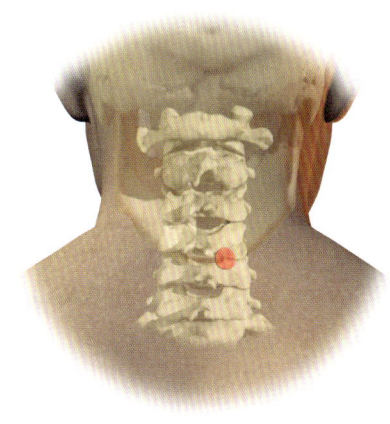

技术图1 A. 第一个扩张器位于C6-C7。B. 术中透视最大号扩张器位于关节面复合体上。C. 图示最大号扩张器位于关节复合体上。D. 透视显示最大号扩张器位于C6-C7节段。E. 用于对接扩张器和工作通道的关节面区域的示意图。

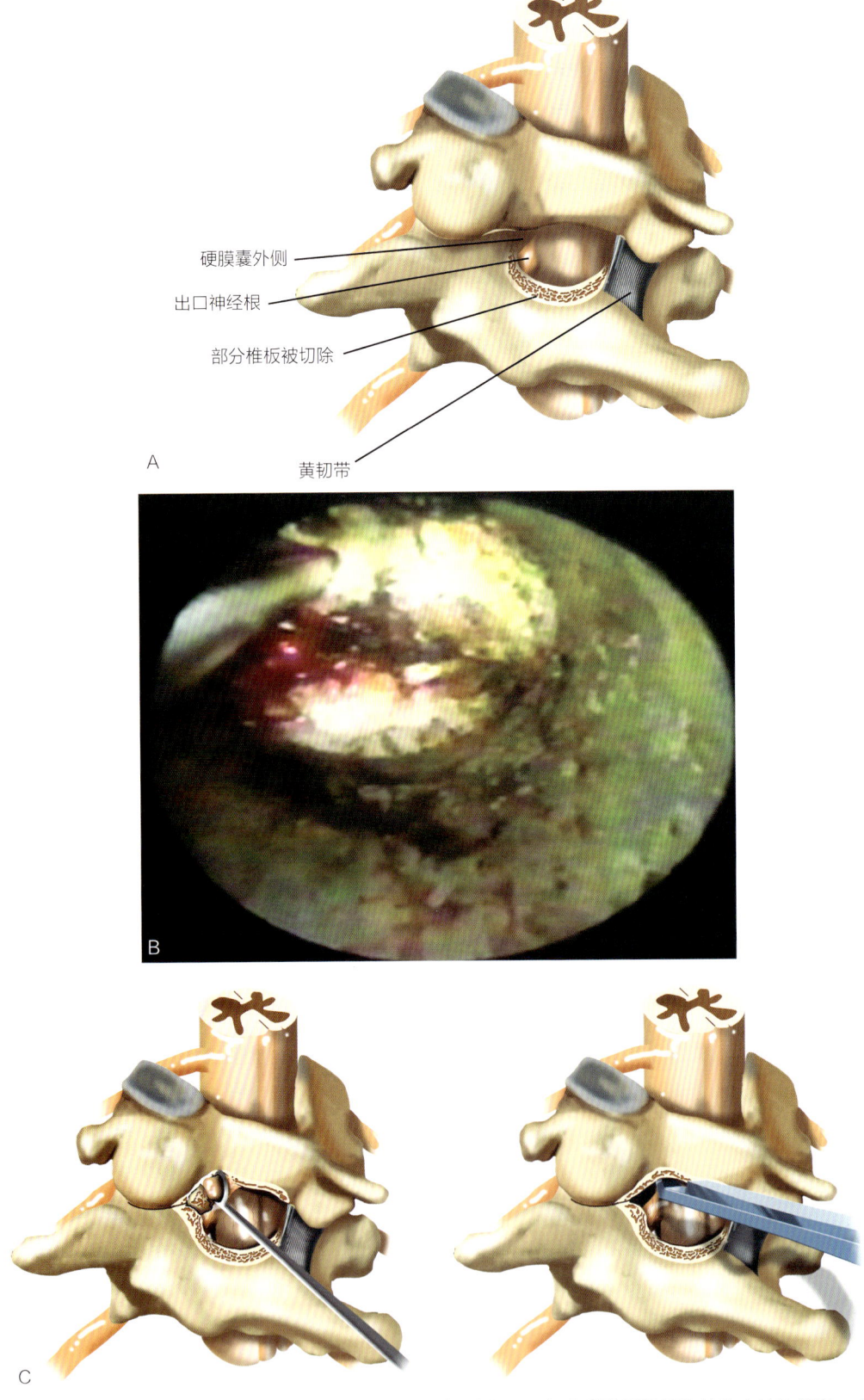

技术图2 A. 图示骨切除区域，出口神经根和硬膜囊外侧。B. 角度刮匙刮除骨性结构上的软组织，小心地用Kerrison咬骨钳切骨。C. 咬骨钳切骨后。

- 使用小角度刮匙将黄韧带从椎板下缘腹侧的表面分离（技术图2B）。
- 透视下确认刮匙的正确放置，确认是否在正确节段的椎板下。从椎板下小心剥离黄韧带和硬膜，防止硬膜撕裂。
- 用内镜专用双极控制硬膜外静脉和黄韧带边缘的出血。对于椎板边缘下方的出血，用45°双极电凝止血。

骨性减压

- 1 mm或2 mm Kerrison咬骨钳切除部分椎板，显露硬膜的外侧缘和出口神经根根部。
- 用Kerrison咬骨钳行出口神经根上方的小关节突内侧部分切除（技术图3A）。
- 用骨蜡和电凝处理骨膜和骨出血。
- 椎板常呈垂直走向，难以用Kerrison咬骨钳咬除。
- 可使用钻头将椎板磨薄磨平。
- 角度刮匙频繁地将软组织从骨骼上刮除，有助于Kerrison咬骨钳的安全使用。
- 镜下磨钻可用于完成关节面内侧部切除，并确保足够的椎间孔减压范围（技术图3B）。
- 最好应用一侧带有安全防护罩的钻头，以防硬膜囊损伤（技术图3C）。

神经根显露

- 颈椎间孔背侧的骨性减压完成后，双极电凝止血、分离围绕神经根的静脉丛。
- 向上或下方移动神经根以探查椎间孔腹侧的骨赘或颈椎间盘碎片。
- 将尾端椎弓根的内上象限磨除，可增加椎间孔腹侧间隙显露空间，且不过度牵拉神经根。
- 用神经钩和微垂体钳取出椎间盘碎片（技术图4A）。用角度刮匙或反向刮匙进行离断，或向下夯实骨赘并取出。
- 最后，探查椎间孔和出口根，以确保没有来自腹侧或背侧的压迫（技术图4B～D）。
- 充分止血，抗生素冲洗切口后，移除管状牵开器并将切口分层闭合，并将Dermabond（Ethicon，Somerville，NJ）放在切口上。

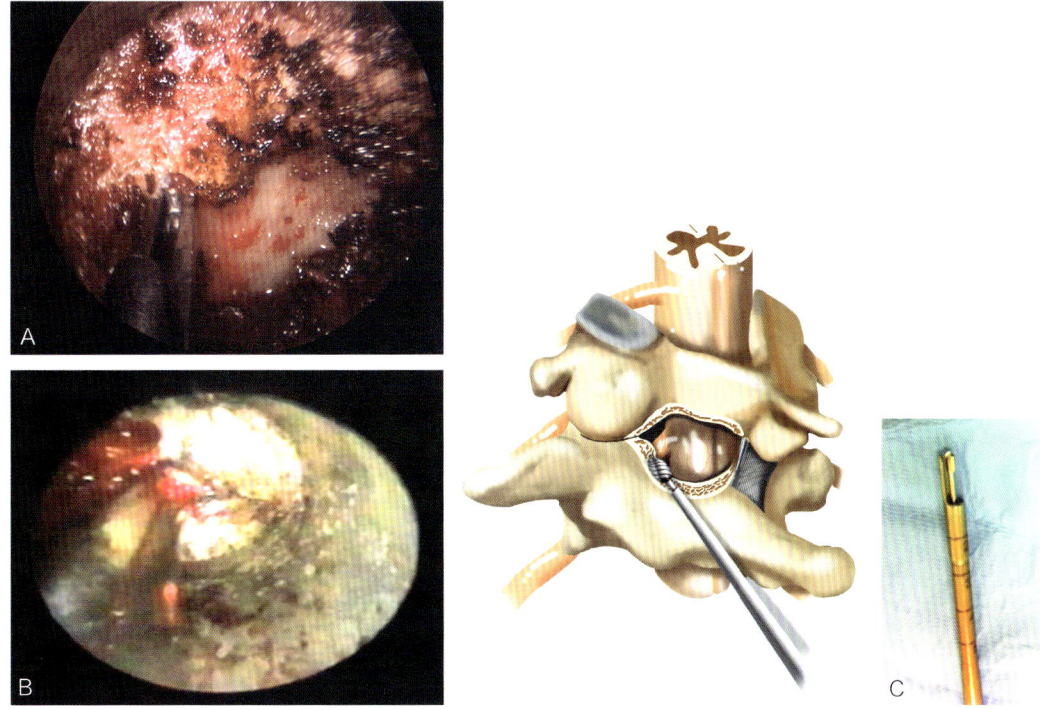

技术图3　A. 图示Kerrison咬骨钳咬除关节滑膜。B. 内镜专用长钻头（例如，具有Midas Rex的AM-8钻或具有MedNext钻头的TAC钻）可用于进一步打薄内侧关节面和侧块。C. 钻头一侧带安全护罩。

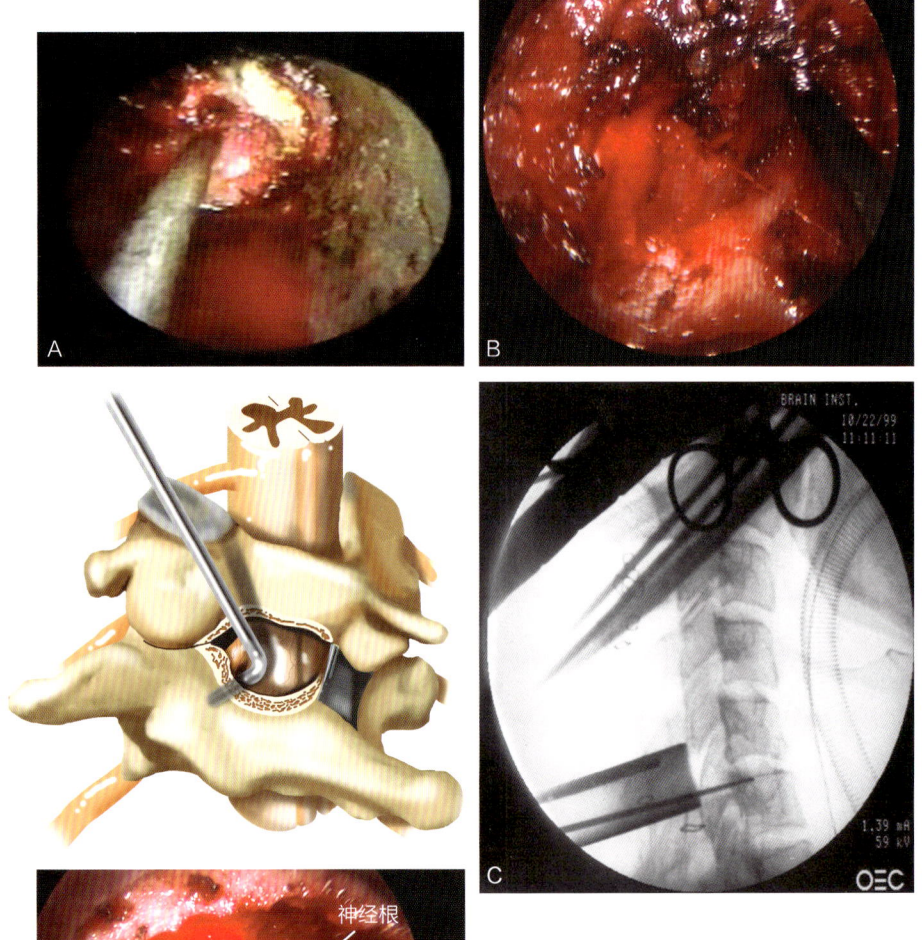

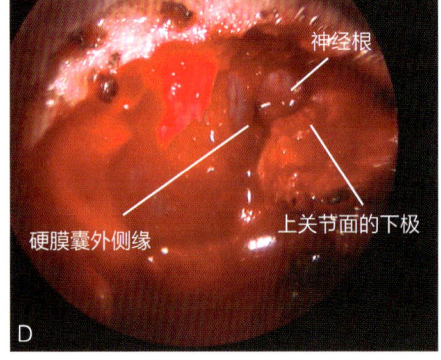

技术图4 A. 小神经钩探查神经根减压是否充分。B. 内镜下照片示采用钝性神经钩探查椎间孔减压是否充分。C. 椎间孔扩大后,观察硬膜囊外侧缘和出口神经根。D. 椎板切开术完成的术中图像。硬膜囊的外侧边缘和神经出口根可以被看见。

要点和失误防范

体位	• 确保颈椎和颈部肌肉组织不会扭曲或保持在不佳的位置。确保颈部、下颌和胸部松弛、无压迫。心前区多普勒监测可用于检测心房内的空气栓塞
定位	• 切口应距离中线1.5 cm,以确保手术显露不太靠近内侧。切口长度和管状牵开器宽度应相同,以确保管进入后足够稳定
切口和通道扩张	• 微型开放式入路用于避免在颈椎中需要克氏针插入和出现潜在的脊髓损伤。第一个扩张器直接抵到椎板。序贯放置扩张器时,不要施加太大的压力,避免穿入椎板间隙

手术入路	• 麻醉诱导后,避免使用肌松剂,以便术中神经监测。沿外侧骨性结构开始显露,后向内侧显露上、下椎板交界处,避免器械滑入椎板间隙
骨显露	• 确认椎板及下面的黄韧带和硬膜,小心分离,避免硬膜撕裂。可用45°成角双极电凝行椎板边缘下方止血
椎间孔扩大	• 椎板可能垂直走向,难以用Kerrison咬骨钳咬到。可用磨钻将椎板磨薄磨平。频繁用角度刮匙将软组织从骨面刮除,有助于Kerrison咬骨钳的安全使用。用小神经钩探查神经根确认减压是否充分

术后护理

- 大多数患者可以在手术当天安全地出院。
- 告诉患者在手术后的第1周或第2周预计颈部肌肉和切口会疼痛。
- 给予麻醉止痛药和肌肉松弛处方药,通常为氢可酮/对乙酰氨基酚和巴氯芬。
- 告诉患者由大便软化剂组成的肠道方案,以避免麻醉药物造成便秘。
- 鼓励患者尽可能行走,不鼓励举起超过10磅(1磅≈0.45 kg)的重量。
- 大多数患者可以在4周内恢复轻松的工作。
- 所有患者在手术后4~6周开始短期的物理治疗,以改善颈部力量和活动能力。
- 大多数患者在手术后6~8周恢复工作,能够开车并停止使用麻醉止痛药。

结果

- 据报道,椎间孔扩大治疗颈椎神经根病术后患者,高达96%的病例达到良好至极好的结果[13]。
- 预后功能不良的因素包括长期术前主诉和长期术前神经功能损害[12]。
- 经过1年和2年的随访,后路CMEF和CMED已被证明是安全有效的手术,可改善患者颈部和手臂的残疾指数和视觉模拟评分[9]。
- 此外,患者似乎表现出良好的长期预后,其中86%的患者在15年后仍然表现良好(图13)[12]。

并发症

- 微创颈椎间孔扩大术的潜在并发症包括颈髓或神经损伤、脑脊液漏和感染。
- 硬膜破裂的治疗包括直接修复可见的撕裂肌肉,脂肪或使用Gelfoam(Pfizer,New York,NY)在撕裂肌肉脂肪上应用以及硬膜密封剂的应用,例如DuraSeal(Confluent Surgical,Waltham,MA)。
- 通过微创入路产生的死腔空间有限,导致术后假性脑膜膨出的发生率降低。
- 颈脊髓或颈椎神经根受损可能存在。通过颈椎筋膜的直视切口和第一扩张器管直接垂直于脊柱放置而没有任何内侧角的小心扩张技术,可以将直接损伤脊髓的风险降到最低。
- 为了尽量减少对颈椎神经根的损伤,必须在处理神经根之前实现足够的骨减压。

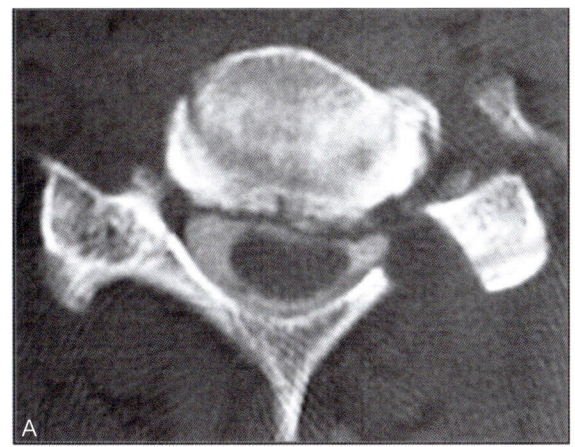 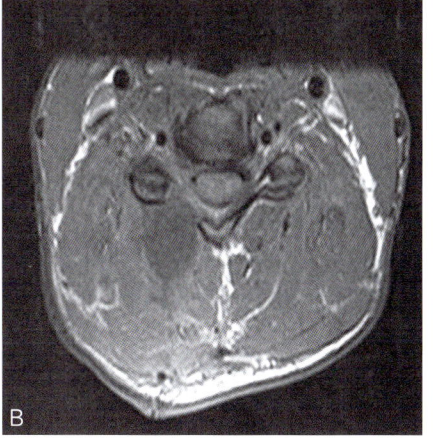

图13 A. 术后CT扫描显示典型的椎间孔切开术缺损,即MEF后具有良好的侧块完整性保存。B. 术后MRI。

- 确切处理神经根周围的静脉出血，并用双极电凝和明胶海绵进行止血。行半坐位有助于减少这种静脉失血。半坐位存在有空气栓塞的可能性，尽管迄今为止在作者的病例中没有观察到这种情况。心前区多普勒的使用可以帮助识别空气栓塞并且可以进行适当的治疗。
- 椎动脉在颈椎神经根之前直接通过。神经根减压和去除骨赘时，应该仔细观察静脉出血是否增加。由于椎动脉周围有丰富的静脉丛，这种静脉出血是接近椎动脉的良好提示。
- 术中保留至少50%的关节面复合体，可避免术后颈椎不稳定。在磨除椎弓根的内上象限时，注意仅磨出允许神经钩进入颈椎神经根后面所需的体积即可。

参考文献

[1] Bailey RW, Badgley CE. Stabilization of the cervical spine by anterior fusion. J Bone Joint Surg Am 1960;42-A:565-594.

[2] Bohlman HH, Emery SE, Goodfellow DB, et al. Robinson anterior cervical discectomy and arthrodesis for cervical radiculopathy. Long-term follow-up of one hundred and twenty-two patients. J Bone Joint Surg Am 1993;75(9):1298-1307.

[3] Fessler RG, Khoo LT. Minimally invasive cervical microendoscopic foraminotomy: an initial clinical experience. Neurosurgery 2002;51 (5 suppl):S37-S45.

[4] Grieve JP, Kitchen ND, Moore AJ, et al. Results of posterior cervical foraminotomy for treatment of cervical spondylitic radiculopathy. Br J Neurosurg 2000;14(1):40-43.

[5] Henderson CM, Hennessy RG, Shuey HM Jr, et al. Posterior-lateral foraminotomy as an exclusive operative technique for cervical radiculopathy: a review of 846 consecutively operated cases. Neurosurgery 1983;13(5):504-512.

[6] Hosono N, Yonenobu K, Ono K. Neck and shoulder pain after laminoplasty: a noticeable complication. Spine 1996;21(17):1969-1973.

[7] Howe JF, Loeser JD, Calvin WH. Mechanosensitivity of dorsal root ganglia and chronically injured axons: a physiological basis for the radicular pain of nerve root compression. Pain 1977;3(1):25-41.

[8] Klein GR, Vaccaro AR, Albert TJ. Health outcome assessment before and after anterior cervical discectomy and fusion for radiculopathy: a prospective analysis. Spine 2000;25(7):801-803.

[9] Lawton CD, Smith ZA, Lam SK, et al. Clinical outcomes of microendoscopic foraminotomy and decompression in the cervical spine. World Neurosurg 2014;81(2):422-427.

[10] Ratliff JK, Cooper PR. Cervical laminoplasty: a critical review. J Neurosurg 2003;98(3 suppl):230-238.

[11] Smith GW, Robinson RA. The treatment of certain cervical-spine disorders by anterior removal of the intervertebral disc and interbody fusion. J Bone Joint Surg Am 1958;40-A(3):607-624.

[12] Woertgen C, Holzschuh M, Rothoerl RD, et al. Prognostic factors of posterior cervical disc surgery: a prospective, consecutive study of 54 patients. Neurosurgery 1997;40(4):724-728.

[13] Zeidman SM, Ducker TB. Posterior cervical laminoforaminotomy for radiculopathy: review of 172 cases. Neurosurgery 1993;33(3):356-362.

第11章 腰椎间盘切除术
Lumbar Discectomy

Bradley K. Weiner and Ronald Mitchell

定义
- 临床上,腰椎间盘突出症的定义为椎间盘物质的正常解剖结构发生局灶性形变,导致腰部神经根的压迫及继发的神经功能障碍。

解剖学
- 组成椎间盘的功能单位有外周的纤维环(纤维同心环,Ⅰ型胶原)及被纤维环包裹的位于其中央的髓核(凝胶状、Ⅱ型胶原蛋白、蛋白多糖)和椎骨终板(透明软骨)。
- 腰椎解剖单元由椎体及其后方结构,以及椎体下方的椎间盘共同组成(图1A)。
- 神经根在硬膜囊内走行(马尾神经),在每一节段发出神经,并依据其走行的上方椎弓根对其编号命名。
- 椎管从内向外进行分区:中央区、关节突关节下区、椎间孔区、椎间孔外(极外侧)区(图1B)。
- 椎间盘突出最好根据以下方式分型:
  - 基于纤维环的完整性,突出物与椎间隙是否相连接(图2)。
  - 基于突出物相对于椎间隙、椎管和受压神经根的解剖位置关系,使用前面提到的命名法(图3)。
- 椎间盘突出准确的解剖分类有助于制订术前计划,并可最大限度地减少手术并发症的风险,如突出物残留和医源性神经损伤。
- 完整的脊柱解剖学知识和对特定患者病理解剖学的理解的重要性不容小觑。

发病机制
- 正常椎间盘内髓核可吸收、释放水分以平衡机械负荷,纤维环将负荷转化为环向应力,从而包裹髓核物质,终板允许营养成分进入髓核并将代谢废物运出。
  - 它们共同构成了3种基本的脊柱节段的功能:活动性、稳定性和附近神经结构的保护。
- 随着早期或中期椎间盘退变(自然老化,伴或不伴有轻微的重复性创伤),终板弥散功能下降,髓核不能更换降解的蛋白多糖,纤维环支持作用减弱(纤维交连性降低,出现裂隙),发生力学功能下降以及髓核突出的可能。
- 许多椎间盘突出不会引起疼痛或神经症状。椎间盘突出、神经根压迫及炎症反应三因素同时存在时,才可能导致神经根功能障碍、相关的神经根病和坐骨神经痛。

自然病程
- 许多研究表明,首次发病的椎间盘突出症经过非手术治疗或随着时间推移,有超过90%的患者得到改善而不需要手术治疗。因此,需要明确的手术适应证。

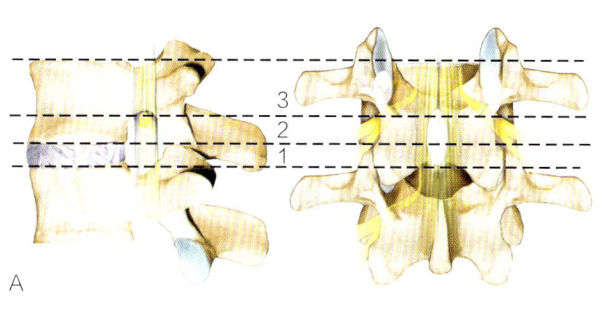

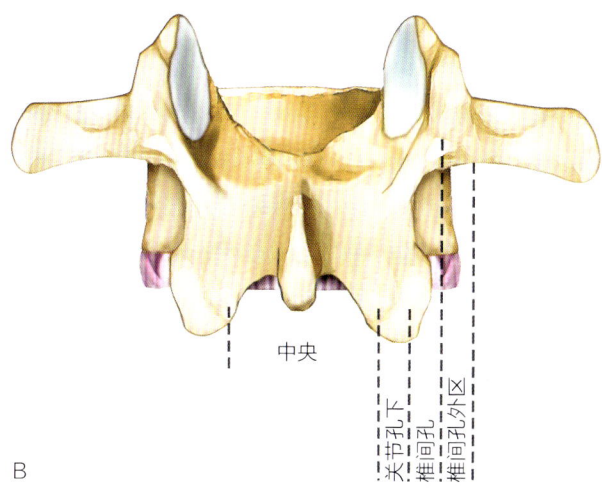

图1　A. 解剖单位。第1层是椎间盘,第2层是椎间孔,第3层是椎弓根。B. 椎管区域。

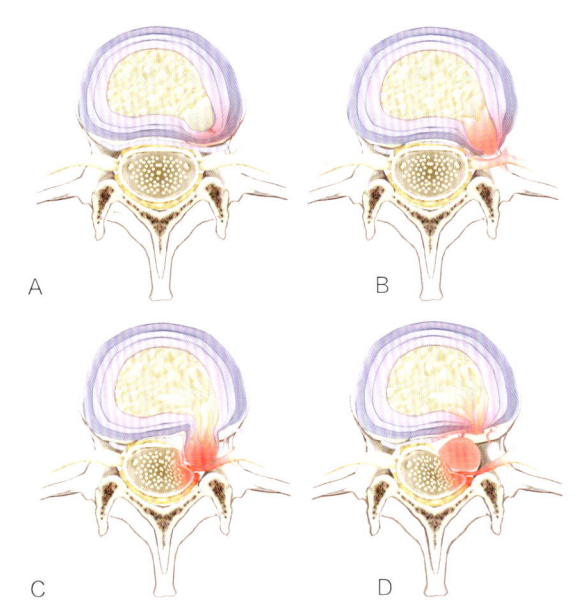

图2 基于与纤维环外层的关系，对椎间盘突出进行分类。A. 突出。B. 纤维环内脱出。C. 经纤维环脱出。D. 游离。

- 绝对指征。
  - 巨大的突出引起大小便功能障碍或马尾神经综合征：立即手术干预。
  - 进展性（逐渐加重）神经功能障碍：越早手术，预后越好。
- 相对指征。
  - 6周到3个月的保守治疗无效。
  - 多次发作坐骨神经痛。
  - 明显的神经功能缺损。
- 对每一个患者，需准确地告知，使其清楚地了解当前的最佳证据：大多数患者在非手术治疗中快速好转。对于那些症状较重，在保守治疗6周不缓解的患者，与继续保守治疗相比，椎间盘切除术具有更好的短期和长期（8年）效果。

病史和体格检查

- 最常见主诉是特定单一根神经根分布区域的疼痛，伴或不伴感觉减退和肌力下降。

影像学和其他诊断检查

- 可使用MRI对椎间盘突出进行诊断及解剖分型，它具有高度敏感性和特异性，结合临床表现，MRI可提供足够信息用于详细的术前计划。
- CT脊髓造影为侵入性检查手段，特异性不如MRI，但当没有或不能进行MRI检查时，其可提供高敏感性的诊断信息。
- X线片可显示椎间隙狭窄，早期骨赘增生或"坐骨神经痛性腰椎侧弯"。虽然X线片不能显示椎间盘突出的直接证据，但对那些保守治疗无效或病情危重的患者，X线片可以排除脊柱的破坏性疾病（如肿瘤、炎症、骨折）。同时可很好地显示骨性畸形如腰骶部移形椎、隐性脊柱裂等，对术前计划和术中定位很重要。

鉴别诊断

- 神经根水平的椎管内、外压迫或刺激。如椎管狭窄、椎间盘炎或椎体骨髓炎、神经肿瘤、硬膜外纤维化（瘢痕）。
- 神经根近端的椎管内、外压迫或刺激：马尾圆锥区域病变，如神经纤维瘤或室管膜瘤。
- 椎管内神经根本身的病变：神经病变（糖尿病，特发性、酒精性、医源性如化疗所致）、带状疱疹、蛛网膜炎、神经根肿瘤。
- 椎管外远离神经根的病变：骨盆或远端肿瘤伴有坐骨神经或股神经压迫、骶髂关节疾病（感染、骨性关节炎）、髋关节骨性关节炎、外周血管疾病。

非手术治疗

- 循证医学证据仍然不明确，但通常建议采用以下方法。
  - 休息：卧床休息（不超过2天或3天），日常活动或工作调整，减肥。
  - 药物：止痛药（仅用于严重疼痛的短期治疗），非甾体抗炎药，逐渐减量的口服类固醇。
  - 运动：物理治疗（McKenzie计划）。
  - 注射：硬膜外或选择性神经根阻滞（起到暂时缓解作用，之后恢复其自然病程），对长期结果无影响。
  - 时间：6周至3个月（除非出现前面提到过的手术绝对指征）。

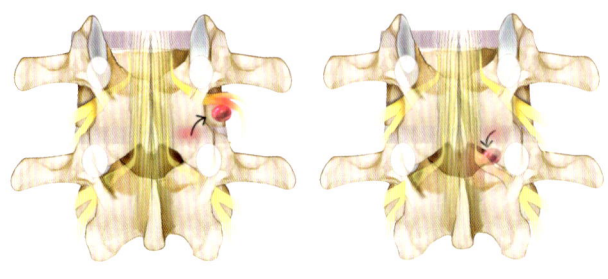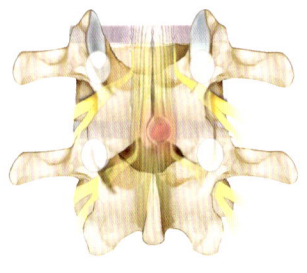

图3 可根据脊柱的解剖，对椎间盘游离方式进行分类（如在椎间盘水平或在椎弓根水平）。可根据神经根的解剖，对神经根压迫位置进行描述（如在神经根的肩部、在神经根的腋下）。

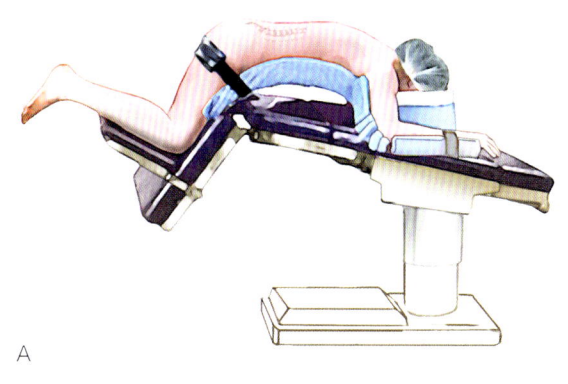
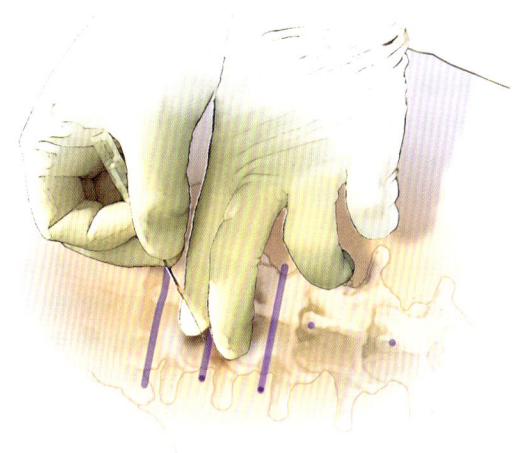

图4 A. 利用Andrews、Wilson或Jackson手术台与跪位的体位。B. 定位针。

手术治疗

- 循证医学证据明确表明：开放椎间盘切除术或微创椎间盘切除术是治疗椎间盘突出近期和远期效果最好、最标准的手术方式。

术前计划

- 术前需回答3个问题，这点很重要：
  - 哪个神经根受累及（根据病史和体格检查进行确定）？
  - 突出物相对椎间隙、椎管、神经根的位置（根据MRI进行确定）？
  - 何种入路可提供最佳的手术视野及病灶显露，而对周围组织的损伤最小？

体位

- 通常采取跪姿体位，患者固定于Andrews架、Wilson架或Jackson架上（图4A）。
  - 髋、膝关节一定程度的屈曲位可减少腰椎前凸，有利于通过椎板间隙入路进行手术。
  - 腹部悬空以降低腹腔内压力、减少自Batson静脉丛回流至椎管内的血液。
- 肩关节外展<90°角，轻度屈曲位。颈部中立位或稍屈曲。
- 注意保护眼睛，并将肘、膝、足部用软垫保护。
- 于病灶的棘突间隙中线外侧放置定位针，C臂机透视定位（图4B），定位准确后取出定位针，在相应皮肤上做标记。
- 病灶侧主要根据术前患者主诉及MRI来确定，但此时也应当再次确认病灶侧并做标记。

入路

- 90%需要手术的椎间盘突出患者采用椎板间开窗入路，该入路适合于L1～S1节段的中央型突出和关节突下区域突出，以及L5/S1的椎间孔突出。
- 10%需要手术的病例采用横突间入路，该入路适用于L1～L5的椎间孔和椎间孔外突出。
- 手术的每一步骤，包括切开、切除、牵拉，动作要轻柔，做到彻底、安全地达到手术目的，而尽可能地减少对周围组织的损伤。

切开和分离

- 使用后正中皮肤切口，从头侧棘突到尾侧棘突，每一个病变节段约1.5英寸（1英寸≈2.54 cm）。
- 轻柔、钝性分离皮下组织，向两侧牵开，显露腰背筋膜。
- 然后，根据突出椎间盘的位置，采用椎板间隙入路或横突间隙入路。

经椎板间开窗入路

- 在突出侧，从中线稍外侧弧形切开腰背筋膜，切开范围与皮肤切口长度相同。
- Cobb 骨膜剥离器轻轻将肌肉（多裂肌）从棘突剥离，向外直至小关节中线外侧水平。
  - 肌肉剥离程度仅限于显露椎板以行开窗术的需要。
- 放置撑开器。我们习惯使用的牵开器：其内侧为钩状，以钩住棘间韧带，外侧为叶片状，以轻柔地向外侧牵拉肌肉（技术图1A）。
  - 术中C臂机透视或者拍侧位片以确认手术节段。
  - 也可采用环形撑开器，使用逐级扩张技术从肌肉间置入，但需注意仔细确定椎板间开窗位置（该撑开器往往倾向于"挤"到靠外的位置）。

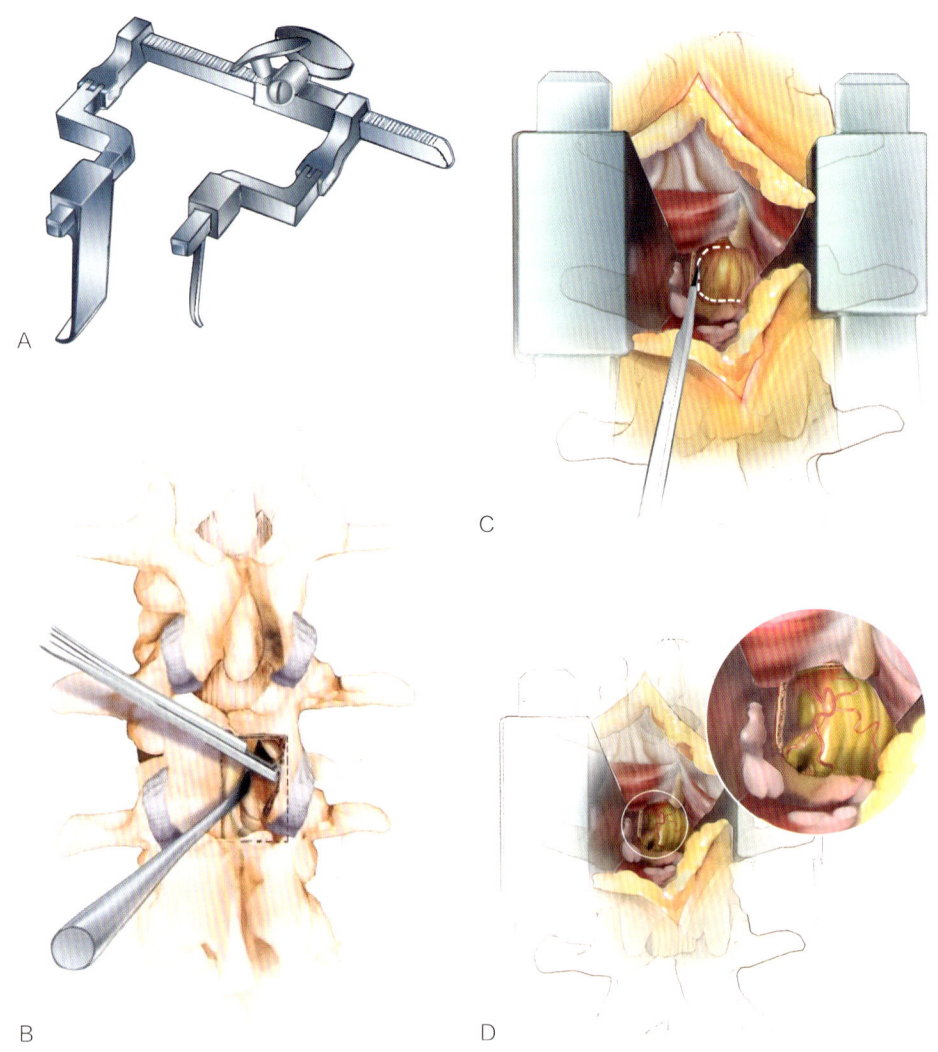

技术图1 A. 肌肉撑开器。B. 椎板切除开窗术。C. 椎板切除开窗与黄韧带。位于椎管区和小关节下区的"典型椎间盘突出"的骨切除方式。对椎间盘向上突出至第二层的，应向头端延伸并向上切除；对椎间盘向下突出至第三层的，可能需向下延伸切除下位椎板的上缘部分。可用锐性刮匙将黄韧带从上方椎板下缘深面止点和外侧关节囊深面刮开，剥离子剥离，形成游离瓣，或切开黄韧带。D. 辨别神经根外侧缘，静脉纵向走行于神经根外侧，向上至神经根肩部，在神经根腋下形成静脉丛。在远端，神经根靠近椎弓根内侧缘。

- 此时,使用手术显微镜(笔者推荐)或带头灯的放大镜可以获得照明良好、放大、清晰的手术视野。
  - 两种方法效果基本相同,术者可根据个人喜好、经验及舒适度进行选择。
- 用枪钳咬除上椎板下方及关节突关节靠内侧部分(技术图1B)。
  - 椎板切除及小关节切除的程度以能充分显露深部受压的神经根,并可完全切除突出的椎间盘为度——不多也不少。
    - 椎管内和关节突下方区域较小的椎间盘突出(典型的椎间盘突出),在下腰椎水平仅需要切除很少的骨性结构。
    - 对于大的椎间盘突出或向头端移位至第二层(椎间孔层面)的椎间盘突出,需切除更多椎板,甚至切除半椎板,但是必须保留外侧椎弓根峡部至少5 mm的宽度,以及至少50%的内侧关节突。
- 通常不需要切除尾侧椎板上缘,除非椎间盘向下移至下方第三层(椎弓根层面)。
- 黄韧带的处理可采用 Rick Delamarter 和 John McCulloch 皮瓣法,或 Rob Fraser 劈开法(技术图1C)。
  - 前者保留黄韧带作为屏障减少后方瘢痕增生,后者处理后黄韧带覆盖较少但却保留了黄韧带的力学完整性。
- 辨认走行神经根的外侧缘。
  - 通过与其固定伴行的静脉及神经根与椎弓根的解剖关系,可容易辨认神经根(技术图1D)。
  - 然后可轻轻分离、牵拉这些伴行静脉显露下方纤维环。
  - 偶尔会存在变异,在走行神经根外侧可见异常神经根,同样也是靠位于纤维环表面的静脉进行辨别。然后通过此窗口进入椎间盘。

突出物显露

- 对位于椎管或小关节下的第一层或第二层(85%位于该层面)的突出,轻轻向内拉行走根,可以显露突出的椎间盘。
  - 如果神经根不能移动,术者需切除关节下区域更多的骨质(内侧关节突关节切除),以显露、探测与神经根有毗邻关系的椎弓根内侧缘。
  - 椎间盘头侧的安全区域为走行神经根的外侧、出口神经根的腋下区。
  - 一旦较大的椎间盘碎片被摘除,神经根便可移动,从而有更大的空间处理椎间盘。

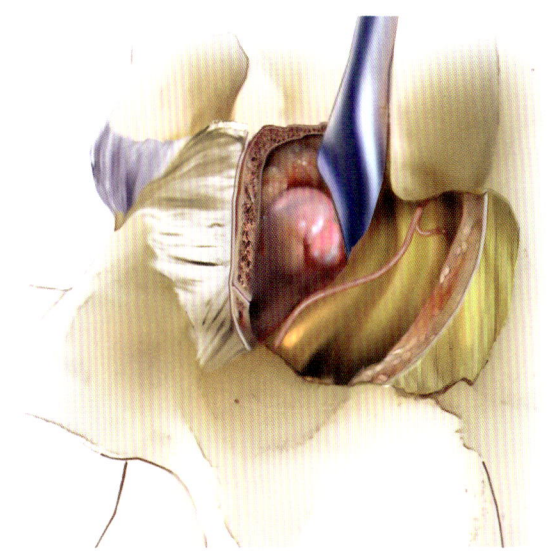

技术图2 神经根的牵拉最小且有间歇性。

  - 在上腰椎(L1-L3),由于靠近脊髓圆锥,牵拉神经要小心,限于40%的牵拉幅度,即牵拉幅度不超过单侧椎板一半的距离(技术图2)。
    - 当未在椎间盘附近区域操作时应放松对神经根的牵拉;髓核钳清理时应让神经得到休息,再用髓核钳时轻轻牵开神经,这样可以最大限度减轻对神经的损伤。
  - 在椎间盘的上、下方轻柔地填塞小块明胶海绵或止血纱布进行止血,手术结束时取掉。
    - 如用双极电凝,应小心操作不要损伤神经根。
- 突出椎间盘向尾端游离至第三层时(不常见,约5%),常位于走行神经根的腋下。通常不需要牵拉神经根,只需轻轻将其挑出即可(通常是游离的)。

椎间盘切除

- 任何游离的椎间盘都应该用髓核钳取出。用圆头带钩神经剥离子探查小关节下区域或硬膜囊、神经根下方,取出残留的椎间盘碎片。
- 切开纤维环(对于纤维环未完全破裂的椎间盘突出则为第一步),进入椎间隙。使用长柄15号神经拉钩顺着走行神经根的方向牵开神经根。
- 用髓核钳取出椎间隙内所有松动的髓核碎片(技术图3),冲洗椎间隙。
  - 更为激进的椎间盘切除术(椎间盘完全切除术)可以降低复发率,但存在腰痛加重及退变加剧的风险。
  - 应注意操作深度,避免穿破椎间盘前方引起血管损伤,术者需注意不要突破前方纤维环。

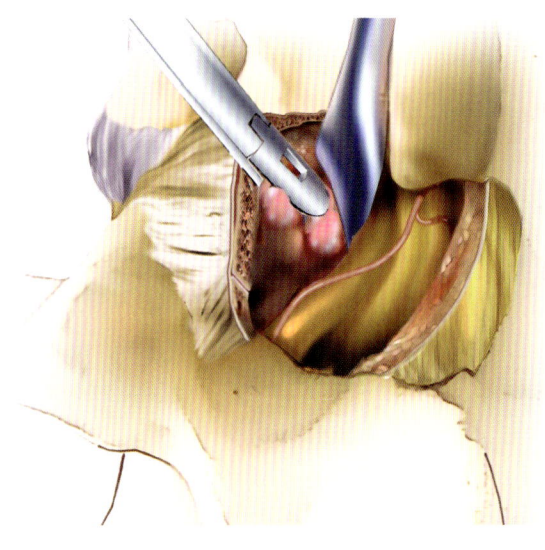

- 当取出所有松动的髓核碎片,神经根活动度正常后,即完成椎间盘切除术。
- 取出神经根拉钩以及明胶海绵。
- 彻底冲洗手术切口。冲洗并取出神经根拉钩一般可以止住硬膜外的出血。
  - 如果还有出血,可再次暂时置入明胶海绵,即可以止住出血。
- 除非有活动性出血,一般不放置引流管。关闭手术切口时分三层缝合[筋膜、皮下组织、皮肤(皮下使用可吸收缝线)]。

技术图3 椎间盘切除术。纤维环切开后,用髓核钳去除突出椎间盘及椎间隙松动的髓核。

横突间开窗入路

- 距正中线1.5指宽纵行切开腰背筋膜(技术图4A)。
- 在多裂肌内侧与最长肌外侧之间,用手指钝性分开,触到关节突关节。
- 放入牵开器(技术图4B),术中C臂透视确定手术节段。
- 用电刀切开显露上关节突顶及关节突关节外侧部,并做部分切除(技术图4C、D)
- 用圆头带钩神经剥离子向外侧轻轻牵开横突间膜。
- 轻柔钝性分离,显露出口神经根及位于其下方的椎间盘。此时需要动作轻柔、耐心、良好的照明和放大镜(尽管手术效果相似,但这里笔者仍再次推荐使用手术显微镜)。在神经根的背侧神经节周围,有大量的脂肪组织和静脉丛,所以在髓核钳进入前,需清楚地辨认神经根。
- 用圆头带钩神经剥离子和髓核钳去除椎间盘碎片,尽量少或不牵拉神经根。然后进入椎间隙内,切除所有松动的髓核。
- 冲洗伤口,然后止血,并且如前所述进行切口缝合。

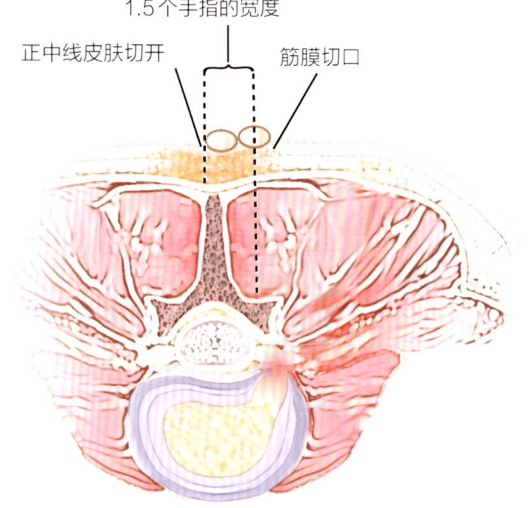
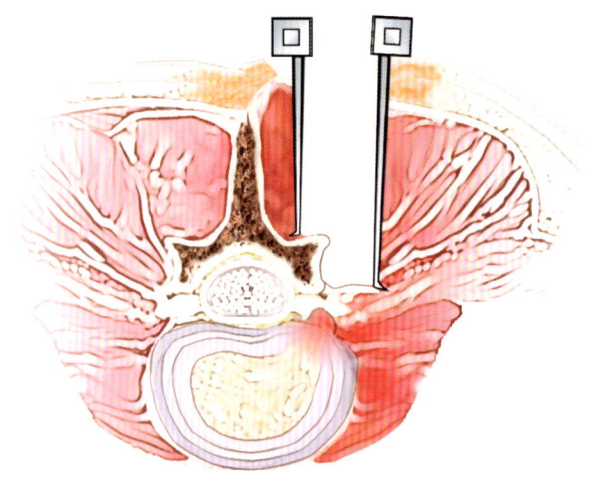

A   B

技术图4 A. 于中线外1.5横指宽处切开腰背筋膜。B. 牵开。

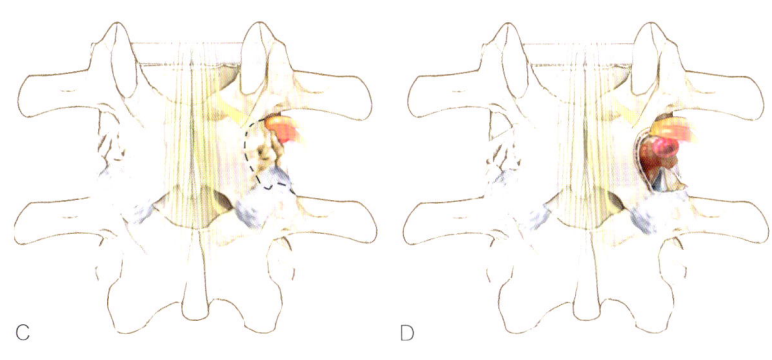

技术图4（续） C. 阴影区域代表椎间盘切除术中骨性切除的区域。D. 向外牵开横突间膜，以便暴露和切除突出的椎间盘。

要点和失误防范

显露、探查或手术的节段错误，术前标记手术节段并在术中加以注意	• 术者应认识到肥胖患者前凸增大，即使皮肤切开位置正确也很容易显露错误的节段，因此在进入椎管前，应进行术中透视以确定正确节段 • 术者应认识到可能存在移行椎（腰椎骶化或骶椎腰化）。用应随时将术中透视图像与术前MRI图像进行对比。MRI可清晰地显示突出的椎间盘及无退变的移行椎间隙[狭窄的椎间隙，T2高信号，有（或无）发育不完全的关节突关节]
翻修和首次椎间盘切除术之间椎板间开窗术的区别	• 在翻修术中，向头侧及向外侧切除椎板及部分切除关节突，以显露"正常"的硬膜囊（在硬膜外瘢痕的上、外侧） • 显示走行神经根较困难（瘢痕形成及特征性伴行静脉的消失），但其与椎弓根的关系不变。椎弓根内侧缘容易辨认，轻轻分离椎弓根内侧的组织（瘢痕、神经根）以鉴别神经根和椎间隙 • 如神经根完全没有活动度，则需切除更多的内侧关节突关节，在下位椎弓根上缘水平切开椎间盘，以保证在出口神经根的内侧和走行神经根的外侧之间进入椎间隙
不建议在椎间盘翻修术中采用横突间入路切除椎间孔和椎间孔外侧型椎间盘突出，因首次手术会使该手术入路扭曲变形而增加手术困难	• 应使用椎板间入路，切除头侧椎体的下关节突内侧，进行（或不进行）椎间融合，该方法比较安全并显露充分
在术前MRI上可以很好地识别神经根异常	• 术者需在MRI旁矢状位上的椎间孔区域、MRI横断面上的椎管区域，注意大的、特别圆的软组织团块。它看起来和其他神经根不一样（而像一个大的、圆形的突出的椎间盘组织），但却有着神经根组织的信号特点，应怀疑神经根畸形或共根畸形

术后护理

- 术后，在患者麻醉清醒、疼痛允许、轻便的腰围保护的情况下，即可鼓励患者下床走动。约85%患者当天出院。其余15%的患者为年纪大或有恶心呕吐反应的，需当晚留院观察24小时。
- 回家后，患者即开始逐渐增加行走距离、后伸锻炼、带腰围。对改善缓慢的患者，可采用理疗。最初数周避免提重物、过度弯腰和扭腰。
- 如果一切恢复良好，患者可于术后1周开始开车，进行力所能及的轻体力工作。需避免重体力劳动6～12周，以保证充分的软组织愈合（皮肤、肌肉、纤维环）。远期活动不受限制。

结果

- 术后8年优良率达85%。
- 有明显医学或社会合并症的患者（糖尿病、烟瘾）、劳动赔偿或诉讼及心理性疾病（抑郁）的患者，手术疗效稍差。对于在术前未接受超过6个月治疗的患者，情况也是如此。
- 解剖学上，椎间盘突出较大（硬膜囊受压1/3或以上）和高位椎间突出（L2-L3或L3-L4）的患者预后较好。那些在L5-S1有反向滑脱的患者效果没那么好。
- 术前必须有翔实的知情同意书。

并发症

- 与手术者有关的并发症：手术节段错误、左右侧错误、椎间盘残留、医源性不稳定、Battered 神经根综合征、硬膜囊撕裂、出血、手术体位导致的损伤（眼睛、尺神经等）。
- 手术环境或与患者有关的并发症：伤口感染、椎间隙感染、尿潴留、血栓性静脉炎或肺栓塞。

推荐阅读

[1] Atlas SJ, Deyo RA, Keller RB, et al. The Maine Lumbar Spine Study, Part II. 1-year outcomes of surgical and non-surgical management of sciatica. Spine 1996;21:1777-1786.

[2] Boden SD, Davis DO, Dina TS, et al. Abnormal magnetic-resonance scans of the lumbar spine in asymptomatic subjects. A prospective investigation. J Bone Joint Surg Am 1990;72(3):403-408.

[3] Lurie J, Weinstein J, Lurie JD, et al. Surgical versus nonoperative treatment for lumbar disc herniation: eight-year results for the spine patient outcomes research trial. Spine 2014;39:3-16.

[4] McCulloch JA. Microdiscectomy. In: Frymoyer JW, ed. The Adult Spine: Principles and Practice. New York: Raven Press, 1991:1765-1783.

[5] McCulloch JA, Weiner BK. Microsurgery in the lumbar intertransverse interval. Instr Course Lect 2002;51:233-241.

[6] Spangfort EV. The lumbar disc herniation. A computer-aided analysis of 2 504 operations. Acta Orthop Scand 1972;142:1-95.

[7] Weber H. Lumbar disc herniation. A controlled prospective study with ten years of observations. Spine 1983;8(2):131-140.

[8] Weiner BK, Dabbah M. Lateral lumbar disc herniations treated with a paraspinal approach: an independent assessment of longer-term outcomes. J Spinal Disord Tech 2005;18(6):519-521.

第12章 腰椎减压术
Lumbar Decompression

Bradley K. Weiner and Ronald Mitchell

定义

- 作为衰老过程的一部分,退行性变化可能导致椎管内或关节突下区域(伴或不伴椎间孔区域)的神经组织受压。
- 这种椎管狭窄可能导致神经源性跛行或单神经根病变。

解剖学

- 椎体的功能单位的描述见图1。更多细节在第11章的解剖学部分中阐述。
- 椎管狭窄症的分类最好根据压迫的程度、椎管累及的区域和症状的严重程度来进行。
- 精确的解剖分类便于制定术前计划,并可最大限度降低手术并发症的风险,比如手术节段错误或医源性神经根损伤。

发病机制

- 退行性改变可影响椎间盘、软组织和脊柱节段的关节突关节。
- 椎间盘髓核膨出、黄韧带肥厚、折叠及关节突关节骨赘形成均可导致神经受压。偶尔情况下,硬膜外脂肪过多症也可产生椎管狭窄症,尤其见于胰岛素依赖型糖尿病患者。
- 这种压迫缓慢发生并逐渐影响走行神经根的血液供应(动脉流入和静脉流出)和硬膜内脑脊液的自由流动。比如当处于行走等情况下,神经根对营养的需求增加但却得不到满足、有害的代谢产物不能被运走,导致神经生理功能障碍,从而产生临床上下肢的感觉障碍和跛行症状。
- 与腰椎间盘突出症一样,许多椎管狭窄患者无症状,这表明神经根功能和适应性所固有的其他影响因素同样重要(如吸烟、血管疾病、糖尿病)。

自然病程

- 轻度至中度症状和轻度至中度神经压迫的患者可能对保守治疗有效果。除非压迫加重,否则症状通常保持稳定,既很少缓解也很少加重。
- 症状较重、神经压迫较重的患者,其症状加重的可能性也较大,其对保守治疗无效,需要手术治疗的可能性也越大。

病史和体格检查

- 椎管狭窄的临床症状一般表现为神经源性跛行(70%)、单神经根病(15%),或两者兼有。
- 椎间孔狭窄(占10%～15%的病例)临床上可根据严重的单个神经根病变和MRI的旁矢状面影像或CT矢状面重建影像学表现(图2)来诊断。

影像学

- 如第11章所述,MRI是腰椎管狭窄症诊断和解剖学分类的最好选择。
- CT脊髓造影是侵入性检查,比MRI能更好地显示狭窄的骨性成分。屈-伸位的脊髓造影可显示动态的椎管狭窄。CT脊髓造影对于既往有手术史(MRI很难区分是否由瘢痕组织所致)和伴随脊柱畸形(比如脊柱侧凸)患者尤其有用。
- X线片可显示冠状面(椎体侧移)或矢状面(椎体滑脱)上的不稳定,该类患者除了要做减压外,还需要做不稳定节段的融合。患者需拍摄直立的正位、侧位和屈-伸位片。

鉴别诊断

- 血管性跛行、双侧髋关节骨关节炎、周围神经病变和充血性心力衰竭或冠状动脉疾病等"泵的问题"导致周围血管流量不足。

非手术治疗

- 有轻、中度间歇性跛行或单根脊神经病变症状的患者,物理治疗、非甾体抗炎药、硬膜外或根袖的封闭治疗可能会有效。当该类患者的症状复发时,许多患者会选择再重复以上这些治疗或带着症状生活。
- 有重度间歇性跛行症状的患者一般对保守治疗无效,或对保守治疗仅短暂有效。大多数会选择减压手术。与椎间盘突出相似,手术的绝对指征包括马尾神经综合征和进展性的神经功能障碍患者。

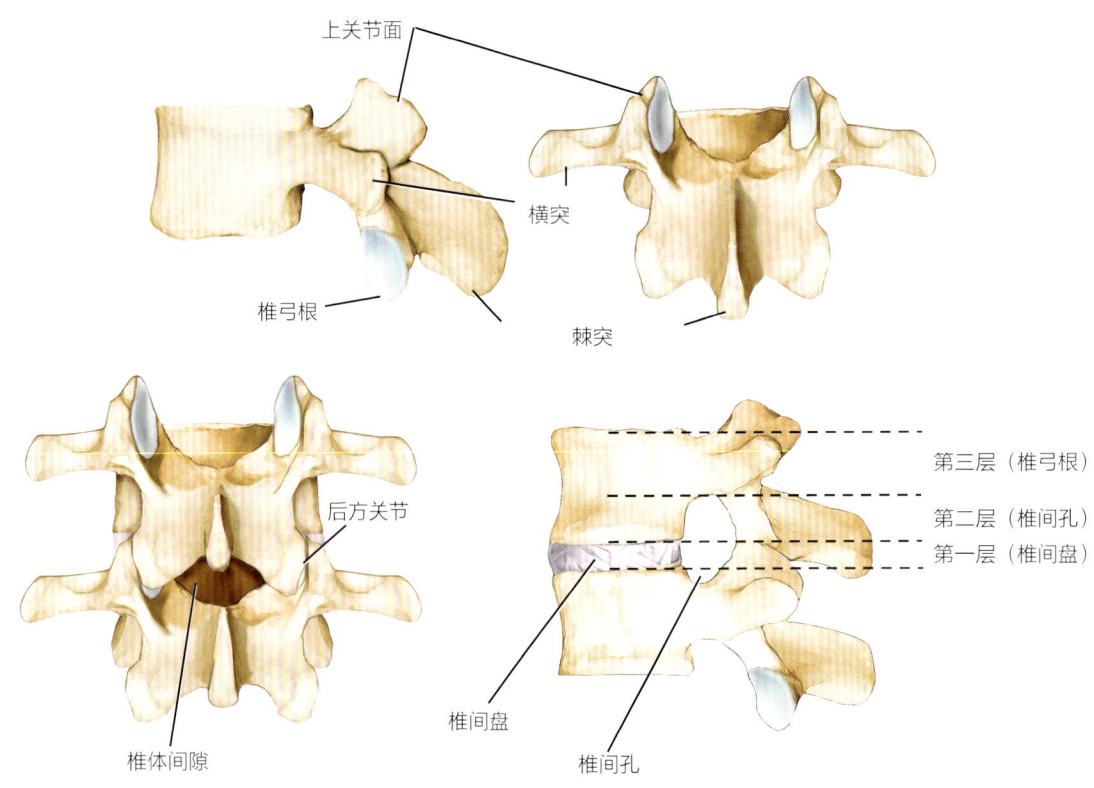

图1 腰椎的功能单位。

手术治疗

- 循证基础是明确的:椎板切除减压术或椎管成形术已被长期实践证明具有良好的长期疗效,并且被认为是椎管狭窄手术的金标准。在保守治疗失败的患者中,减压手术的长期疗效优于持续的非手术治疗。

术前计划

- 术前规划至关重要,应该回答几个问题:
  - 患者的临床症状是什么?
  - 涉及的哪些节段?
  - 是否涉及"节段间"?
  - 是否涉及椎间孔?
  - 是否存在相关的疾病:椎间盘突出,滑膜囊肿或退行性腰椎滑脱或侧方移位?
- 这些答案将指导选择手术方法,以便于在创伤最小的情况下安全、彻底地对受压迫的神经组织进行减压并减少对正常组织的损伤。

体位

- 俯卧于有良好衬垫的支架床上(通常为Andrew、Wilson或Jackson手术床,参见第11章中的图4A)。髋关节和膝关节微屈减少腰椎的前凸,以方便进行椎板间操作。腹部应腾空以减少腹压、减少静脉血回流至椎管内。
- 肩关节微屈且外展小于90°,眼睛、肘关节、膝关节和足均应很好地衬垫。
- 用针头置于手术节段的棘突间隙内或间隙旁,并在C臂机透视下定位明确手术节段,然后取出针头并在皮肤上做好标记(参见第11章中的图4B)

手术入路

- 经过初步的剥离后,应该显露椎管狭窄节段的:椎板间

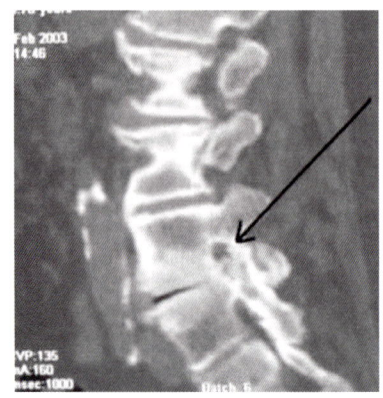

图2 上关节关节尖端由于骨赘形成引起典型的椎间孔狭窄,在CT矢状位重建中得到证实。

窗口或横突间窗口。
- 传统椎板间入路的椎管成形术或椎板切除术，约占90%需手术减压的椎管狭窄症患者。
  - 通常要在腰椎椎管中央和关节突下方区域对神经组织造成压迫的骨性组织及软组织进行减压。
- 也可以使用两种微创的方法，其疗效与传统的入路相似：通过单侧入路进行显微镜下减压，通过棘突截骨术进行显微减压。
  - 两种技术均可通过单侧入路达到对狭窄的椎管进行双侧减压的效果。

切口

- 取后正中切口，范围为病变节段最上位椎体节段棘突至最下位椎体节段棘突（每个节段大约1.5英寸）。
- 皮下组织轻轻地牵开显露腰背筋膜。

传统椎体间开窗减压术

- 沿后正中的皮肤切口方向切开腰背筋膜，显露每个节段的棘突。
- 使用Cobb骨膜剥离器将椎旁肌（多裂肌）从棘突和椎板上剥离，直至显露至双侧关节突关节中部。
- 然后放置撑开器，术中透视确认手术节段。
- 此时，可以根据手术医生的喜好或经验，选择手术显微镜或头灯或双目放大镜增加照明和视野的清晰度。
- 沿中线切开头端上位椎板下缘，进入黄韧带附着点的上缘。
  - 黄韧带的附着点一般平齐于关节突的最头端。
- 然后，继续切开椎板侧方至关节突外下方区域（内侧关节突关节切除），再切除下位椎板的上缘（技术图1）。
- 对骨性组织的减压可以显露和切除压迫硬膜囊和神经根的软性和硬性组织，注意安全操作和彻底减压，避免医源性损伤。
  - 手术时保留双侧关节突关节的50%以上，且至少保留关节突关节外侧部分5 mm以上。
- 若伴有先天性椎管狭窄的病例［累及解剖学上"第三层"（参见第11章），约占15%的病例］，需要彻底切除中线部位的椎板，因为该部位的椎板本身也是构成椎管狭窄的病理基础。
- 若无先天性椎管狭窄或脊柱畸形，在大多数情况下，中央椎管的减压范围从关节突关节的上缘至下缘就足够充分了，因为大部分中央椎管狭窄发生于椎间盘、黄韧带和内聚的关节突关节部位。
- 切除软性和硬性的压迫组织后，硬膜囊和神经根就可获得减压。
  - 这包括切除全部黄韧带（在中线上：减压中央椎管；止于关节囊下关节面的止点；通过切除内侧关节突以获得关节下区域的充分减压）和潜行切除上关节突的尖部和骨赘。
- 通常情况下，无须牵拉下方的硬膜囊和神经根，因为大部分病理结构都能从后方看到、切除方便的。
- 如合并有下列情况则需一同处理。
  - 退变性滑脱需要内固定或非内固定骨融合术，这将在接下来的章节中讨论。
  - 滑膜囊肿需要完全切除，其假性包膜应从硬膜上轻轻剥离。
  - 突出的椎间盘的处理同第11章所介绍的内容。
- 若有其他节段受累，重复上述步骤即可。通常情况下，对于退变性椎管狭窄症的减压，需保留每个节段的椎板桥（椎板切开术），而对于先天性椎管狭窄症而言，则需中线部位的全椎板切除来获得"第三层"区域的减压。
- 冲洗创口和止血。是否放置引流取决于渗血的程度。分三层关闭切口（筋膜、皮下组织和皮肤）。

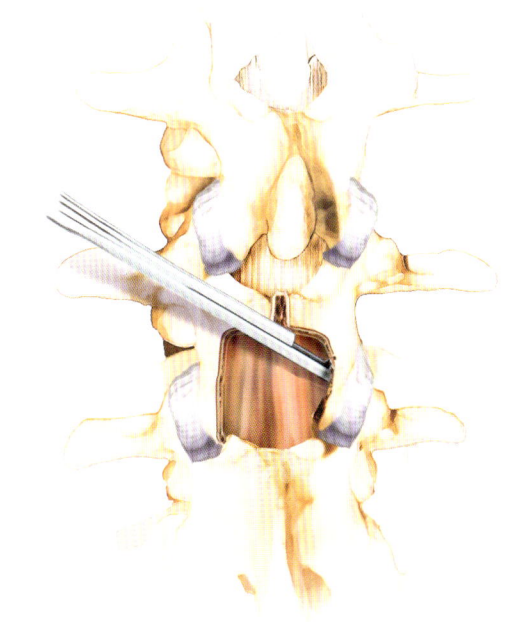

技术图1　椎管成形术或椎板切除术后，可以显示黄韧带，每个节段的黄韧带以潜行的方式完整的切除，切除内侧关节突以获得关节下区域骨性狭窄的减压。

椎板间开窗显微减压术

单侧入路

- 单侧入路椎板间开窗显微减压适用于以单神经根病变,伴或不伴神经性间歇性跛行,以及退变性椎管狭窄症伴轻度或无滑脱的病例。
  - 换言之,最适用于可通过椎管成形术即能获得充分减压的病例。
- 单侧入路减压与前述的处理同侧病变的操作相类似。
- 对侧减压需切开棘突与椎板交界部位的下半部,通过显微镜的角度调整可以看到对侧的黄韧带并予切除(在棘间韧带下方操作),然后进一步切除对侧椎板(黄韧带附着的全部区域)和全部黄韧带(技术图2)。
- 该术式的技术要求较高,手术效果与显微镜下微创椎间盘切除手术相似。

棘突截骨入路

- 通过棘突截骨的显微减压对于喜欢传统入路的医生来说是个创伤较小的手术方法。
  - 该入路可以显露传统后正中线入路的解剖结构,但保留了棘突、棘间韧带和棘上韧带。
- 与经典的椎间盘摘除手术相似,采用单侧入路。
- 从后方棘突与椎板交界处切断棘突。
- 放置撑开器后,再进行经典的双侧椎板间开窗及减压(技术图3)。
- 取出撑开器后,棘突将返回原位,一般会与残存的椎板重新愈合。

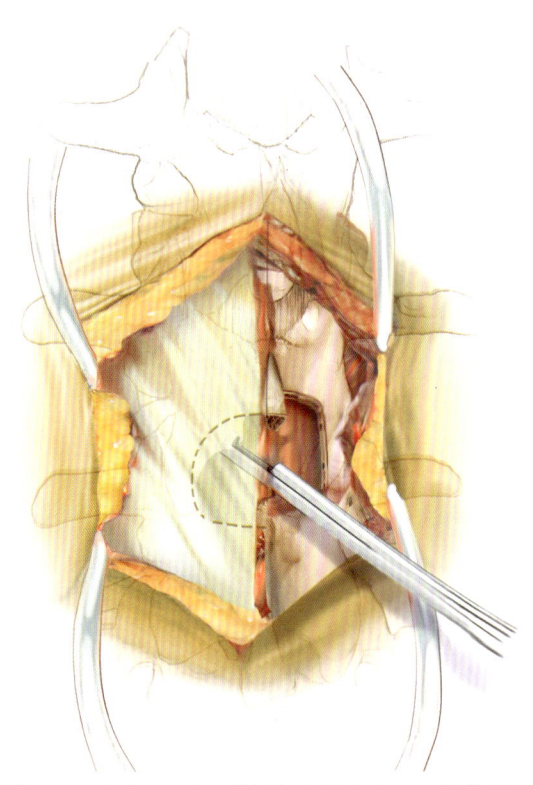

技术图2 显微减压。使用单侧入路单侧减压。对侧通过在棘突间韧带下方以潜行的方式进行减压。

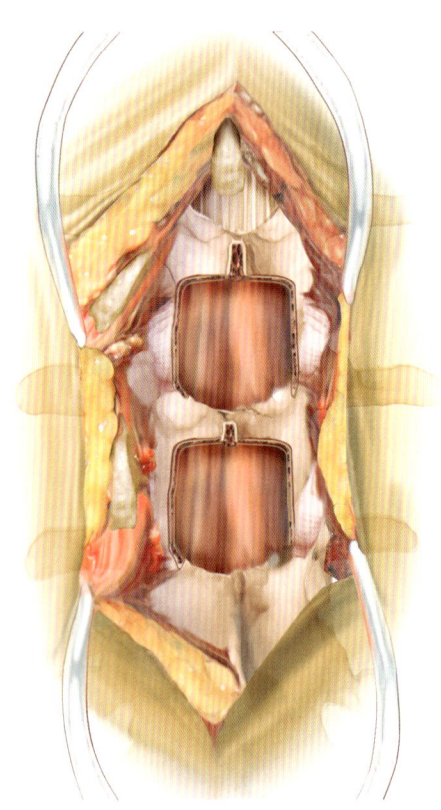

技术图3 棘突截骨入路。使用单侧入路并且在棘突基底处截断。然后牵开棘突,显露常规的"椎板间窗口"。在减压后,棘突复位并且通常能与残留的椎板愈合。

经横突间开窗椎间孔减压术

- 椎间孔狭窄可伴随或不伴随中央椎管和关节突下区域的狭窄(详见以上论述)。除L5-S1以外(可通过椎板间开窗减压),椎间孔狭窄需通过横突间开窗减压。
- 采用经椎板间开窗进行充分的椎间孔狭窄减压时,需切除外侧关节突,这会导致该节段潜在的不稳定,而横突间开窗则损伤更小、更简单更容易显露椎间孔区域,且需要切除的外侧结构最少。
- 用手指将多裂肌向内侧牵开,将最长肌向外侧牵开,将撑开器放置在这个肌间隙。
- 用电刀切开显露上关节突顶部和外侧椎弓根狭部结构。
- 在关节囊内进行操作,以便保护其下方的出口神经根,然后切除全部上关节突顶部,进行椎间孔的骨性减压(技术图4)。如伴随有软组织性狭窄(黄韧带嵌入在关节突下区域的止点或外侧型椎间盘突出)也需同时处理。
- 最后冲洗、止血和关闭切口,如前所述。

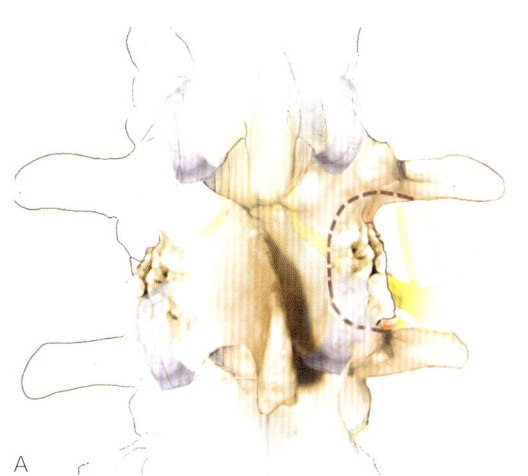 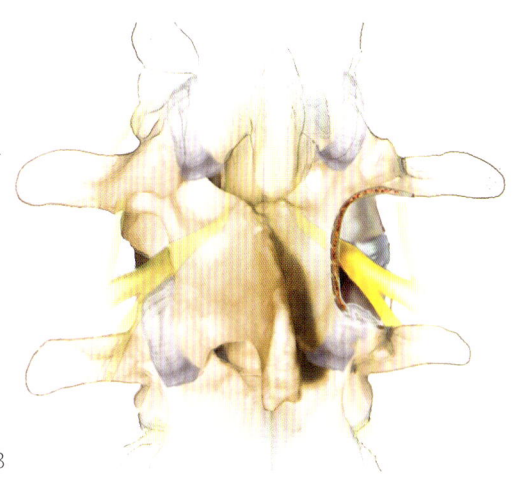

技术图4 椎间孔减压术。通过椎旁入路(A)切除上关节突的顶部和部分峡部,以实现对椎间孔发出的出口神经根的减压(B)。

要点和失误防范

手术节段错误,这始终是一个关注点	• 如何避免出现这种情况详见第11章
由于中央瘢痕形成而使翻修减压变得困难	• 可先找到残存的椎板,并向头端与外侧切开椎板,显露以前未被显露的硬膜囊和神经根,然后以正常的硬膜囊为指示,向尾端和内侧进行减压

术后护理

- 术后患者用轻便的腰围固定,鼓励患者一旦在麻醉充分苏醒和疼痛允许的情况下及早起床行走。大约25%患者经23小时的观察后出院。其余的患者(老年患者和那些有合并症的患者)要待病情稳定和能充分活动后出院。
- 回家后患者应努力逐渐增加行走,腰部拉伸和使用腰围,对恢复进展缓慢的患者可做些理疗。
- 如果一切恢复良好,一周后可恢复开车和力所能及的轻体力劳动,术后6~12周内避免重体力劳动,以便确保软组织能充分愈合,术后远期的活动不受限制。

结果

- 大多数患者,手术后短期和长期(4年以上)疗效优良率达80%。再手术率约为15%。
- 患有严重合并症(例如糖尿病、重度吸烟、外周血管疾病、冠状动脉疾病)的患者手术效果差一些。有证据表明,那些在手术前进行硬膜外注射的严重跛行患者的手术结果更差。而主要表现为下肢疼痛的患者其手术效果似乎更好。
- 建议给予患者完全的知情同意,因为毕竟这些手术对患者是有创的。

并发症

- 与术者有关的并发症有：手术节段错误、左右侧错误、减压不充分、医源性不稳定、神经根损伤、硬膜囊撕裂、血肿、体位性并发症（如眼睛、尺神经损伤）。
- 与手术环境和患者有关的并发症：伤口感染、尿潴留、血栓性静脉炎或肺栓塞。

推荐阅读

[1] Herkowitz HN, Kurz LT. Degenerative lumbar spondylolisthesis with spinal canal stenosis: a prospective study comparing decompression with decompression and intertransverse process arthrodesis. J Bone Joint Surg Am 1991;73A:802-808.

[2] Johnsson KE, Rosén I, Udén A. The natural course of lumbar spinal stenosis. Clin Orthop Relat Res 1992;(279):82-86.

[3] Katz JN, Lipson SJ, Chang LC, et al. 7 to 10 year outcome of decompressive surgery for degenerative lumbar spinal stenosis. Spine 1996;21:92-98.

[4] Weiner BK, Fraser RD, Peterson M. Spinous process osteotomies to facilitate lumbar decompressive surgery. Spine 1999;24:62-66.

[5] Weiner BK, Walker M, Brower RS, et al. Microdecompression for lumbar spinal canal stenosis. Spine 1999;24:2268-2272.

[6] Weinstein JN, Lurie JD, Tosteson TD, et al. Initial results of 'SPORT': operative and nonoperative treatment of lumbar spinal canal stenosis. Reported at the International Society for the Study of the Lumbar Spine Annual Meeting, 2006.

[7] Weinstein JN, Tosteson TD, Lurie JD, et al. Four year results of the SPORT Trial. Spine 2010;35(14):1329-1338.

第13章 胸腰椎后外侧融合内固定术
Posterolateral Thoracolumbar Fusion with Instrumentation

Sreeharsha V. Nandyala, Alejandro Marquez-Lara, Junyoung Ahn, and Kern Singh

解剖
- 椎弓根形态学见表1。

影像学和其他诊断性检查
- 拍摄站立位后前位和侧位X线片。
- 过伸、过屈位X线片有助于评价细微的不稳定(图1)。
- 脊柱畸形的病例脊柱全长正、侧位X线片有助于评价冠状位和矢状位是否平衡。
- 左右侧屈位有助于评价侧凸的柔韧性以决定融合节段。
- CT扫描有助于明确椎弓根形态尤其是畸形病例。

手术治疗

适应证
- 退变性疾病。
  - 脊柱滑脱。
  - 医源性不稳。
  - 椎间盘源性腰痛。
  - 假关节形成。
- 成人畸形。
  - 侧凸进展。
  - 神经损害。
  - 保守治疗无效的腰背痛。
  - 畸形继发呼吸功能损害。
  - 冠状位或矢状位失平衡。
- 儿童畸形。
  - >50°的进展性侧凸。
  - >75°的后凸畸形。
  - 支具治疗无效的、骨骼未成熟的进展性侧凸。
  - Ⅱ度以上的特发性、峡部裂性滑脱。

术前计划
- CT有助于评价椎弓根解剖形态(图2)。
- 一般可通过阅读前后位X线片以评价椎弓根是否适合植入内固定器械。
- 轴位片有助于明确椎弓根宽度、长度和进钉点。

体位
- 患者俯卧于可透X线的手术台上(图3)。
- 确保患者的颈部处于中立位且没有过伸。
- 患者前臂置于90°或稍外展以减少损伤肩袖的可能。患者手臂稍下垂、前屈约10°。注意保持腋窝悬空以防臂丛神经受压麻痹。
- 肘部沿内上髁放置软垫以防尺神经受压。
- 胸垫应放置在腋窝以远剑突以近的部位。女患者防止乳房及乳头受压。
- 髂部垫应放置在髂前上棘远端2横指的位置。腹部悬空以减少硬膜外出血。

表1 椎弓根形态学

部位	胸椎	腰椎	骶椎	共同点
尺寸	由宽度最小的T5(平均4.5mm)分别向头、尾端逐渐增宽	宽度由尾端向头侧逐渐减小	S1椎弓根最宽(平均18mm)	在中间的椎体最窄
水平角度	内倾角由T12向T1(平均30°)逐渐增加	内倾角由L1向L5(平均30°)逐渐增加		除了T12,其余椎体均有内倾角
垂直角度	向T2角度逐渐增加,然后稍减;由L1(2°)向T12(10°)的向上角度增加较大	L5稍向下成角;L3和L4中立位;L1和L2向上成角		
长度	T8椎弓根最长(45mm),向头尾侧逐渐减小	腰椎椎弓根平均50mm		T12椎弓根长度变异较大

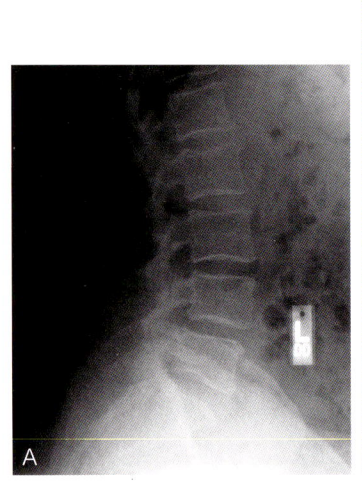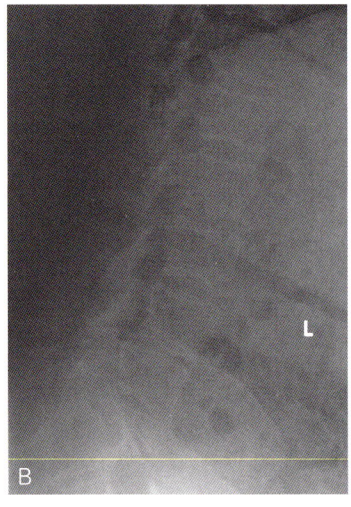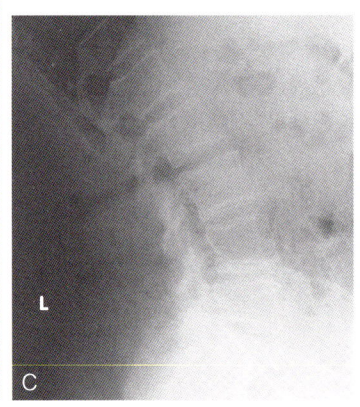

图1 侧位腰椎过伸、过屈位片显示L4-L5节段椎体不稳。

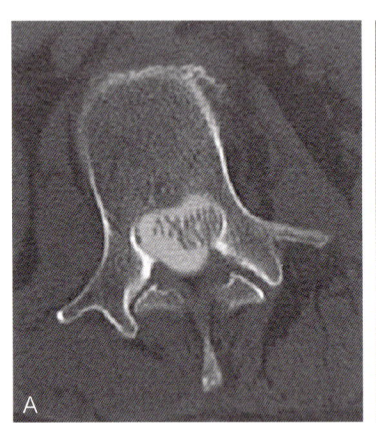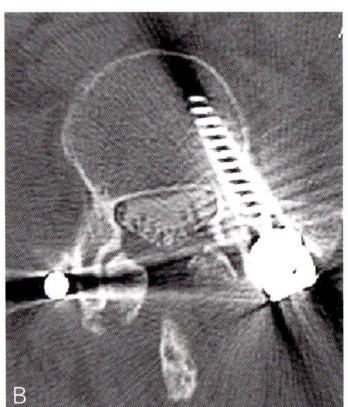

图2 可使用CT来评估拟置入螺钉的椎弓根。

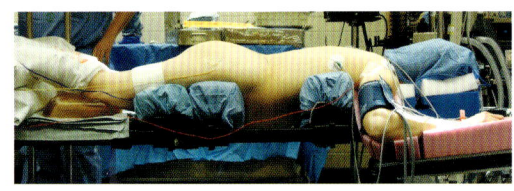

图3 患者俯卧于Jackson手术床上。

- 正确放置胸部和髂部垫子可通过重力作用恢复脊柱的矢状位序列。

手术入路

- 两个入路最常用：后正中入路和椎旁入路。
- 后正中入路可直接显露椎管，所以最为常用。
- 旁正中入路又称Wiltse入路，最早用于腰椎滑脱、极外侧椎间盘切除和微创肌间隙入路（如微创椎弓根螺钉植入或TLIF手术）。
- 详细的椎弓根螺钉入钉点见表2。

表2 椎弓根螺钉入钉点

部位	入钉点
上胸椎(T1～T3)	横突中线与峡部外侧的交点
中胸椎(T4～T9)	横突近端与上关节突外1/3交点
下胸椎(T10～T12)	横突中点与峡部外侧的交点
腰椎	横突中点与峡部外侧2 mm
骶椎	L5～S1关节面下外侧

胸腰椎椎弓根螺钉置入

椎弓根入钉点

- 仔细显露腰椎后部骨性结构后来确定合适的椎弓根螺钉入钉点。常用确定入钉点的解剖标志有关节突外缘、峡部和横突(技术图1A)。
- 对于许多患者,椎弓根确切入钉点可能存在变异。故应遵循以下原则:术前影像学资料研究(如通过CT或者前后位X线片确定椎弓根和峡部外侧缘的关系)对提示解剖变异有一定帮助。
- 在下胸椎(T10～T12)和上胸椎(T1～T3),椎弓根入钉点在横突中线与峡部外缘交点。
  - 在中胸椎(T5～T9)椎弓根入钉点相对偏内侧和头侧,在横突上缘与上关节突外1/3交点(技术图1B)。
- 在腰椎,椎弓根入钉点在横突中点与峡部外侧2 mm垂线交点。
- S1的椎弓根入钉点在S1上关节突下外侧。
- 应用4 mm高速磨钻钻破皮质约5 mm(技术图1C)。
- 另外,可通过术中透视所见"牛眼征"确定椎弓根皮质入钉点,尤其是患者解剖结构扭曲时(技术图1D)。

椎弓根内开路

- 应用直径3.2 mm的手钻沿着椎弓根轴线经入钉点钻入(技术图2A、B),在腰椎,透视监视下钻入35～40 mm;在下胸椎和上胸椎钻入25～30 mm,在中胸椎钻入30～35 mm。
  - 可通过术前测量横断面CT或MRI上椎弓根长度确定螺钉长度。
  - 应用手钻可以减少钻破骨皮质的风险——钻入时遇到较大阻力(皮质),手钻前进困难时,可以通过调整角度进入正确钉道。
  - 另外,"变速杆"样器械有助于探查椎弓根。该器械仅应用较柔和的压力、旋转、扭动着向前进入椎弓根,该技术使器械可在骨松质内进入椎弓根而不穿破皮质。该过程如同由中央静脉将导丝插入静脉分支,其过程是为器械提供一个引导,可以在骨皮质之间进入椎弓根。
- 对于S1椎弓根,手钻内倾25°、头倾10°并指向骶骨岬(通过侧位X线影像确认骶骨岬)(技术图2C)。
  - 椎弓根螺钉的最理想部位应当达到三面皮质固定(骶骨前、后皮质与S1上终板相交的皮质)(技术图2C)。
- 弹性球头探针探查钉道底壁和椎弓根四壁均未穿破,由于椎弓根内外侧比较狭窄,较容易穿破。
  - 如果进针点不正确,在进入横突腹侧15～20 mm深度时,有可能穿破椎弓根内壁而进入椎管。
  - 选择正确的进钉点后,如果内倾不够,在进入20 mm后有可能穿破外侧皮质;然而,如果入钉点太偏外,在进入较浅时可能就穿破外侧壁了。

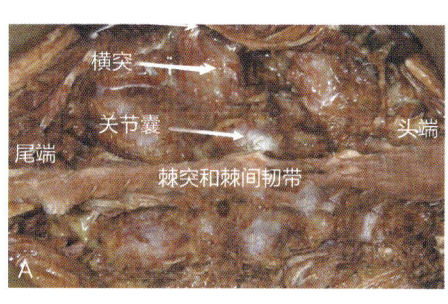
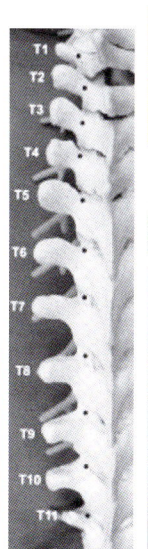
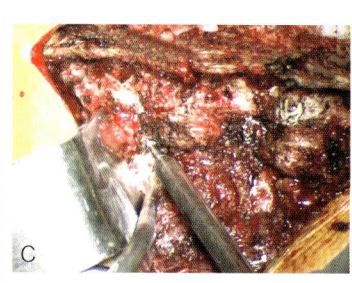
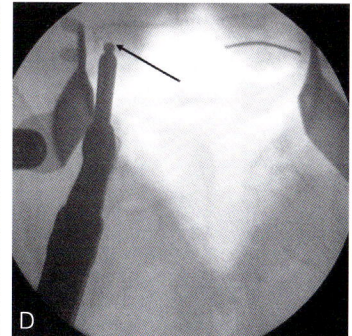

技术图1　A. 腰椎的后路解剖。B. 胸椎椎弓根螺钉的进针点。C. 以4 mm磨钻对椎弓根后侧皮质开孔。D. 透视下的"牛眼"征可被用来确定进针点的正确性。

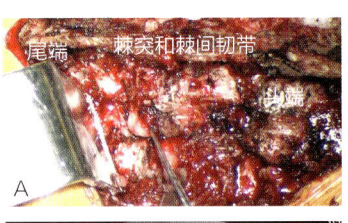
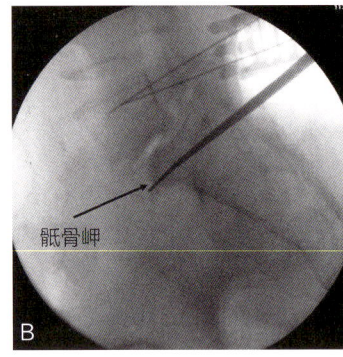
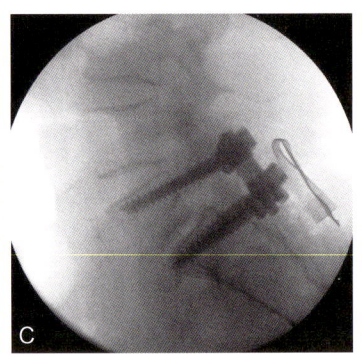

技术图2 A. 手钻进入椎弓根。B. 骶骨椎弓根螺钉的三皮质通路。C. 使用骶骨三皮质通路技术的L5-S1内植物。

椎弓根螺钉选择

- 可以用止血钳夹住球头探针露出椎弓根入钉点的部位,再用直尺测量需要椎弓根螺钉长度(技术图3A)。
- 通常,需要用比拟置入椎弓根螺钉直径小1mm的丝攻以获得螺钉最佳的把持力,但如果椎弓根硬化,丝攻直径则应该与预置入螺钉一致,对于骨质疏松的患者,不需要攻丝。
- 攻丝以后,再次用球头探针确认椎弓根骨皮质及椎体前缘完整性。
- 将一根克氏针插入钉道,然后准备其他钉道。
- 透视确认所有克氏针位置正确,准备植骨床(技术图3B、C)。

植骨床制备

- 切口大量冲洗,高速磨钻去皮质,尽量保留局部的骨质。
- 用高速磨钻将准备融合节段的横突、峡部、小关节外侧面去皮质。
- 将移植骨置入植骨床。可联合应用自体髂骨、自体棘突或椎板碎骨、同种异体骨、脱矿骨基质或BMP等(技术图4)。
  - 在置入椎弓根螺钉之前,在横突、峡部、小关节外侧面去皮质并植骨以防置入螺钉后影响植骨床。
- 植骨后,按克氏针标记的进钉角度慢慢将椎弓根螺钉拧入。

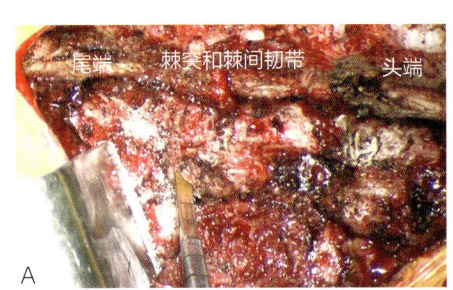
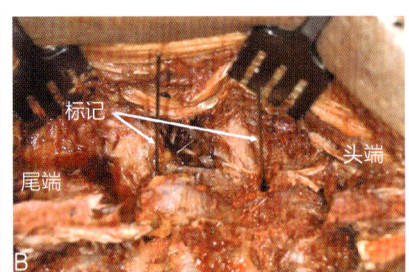
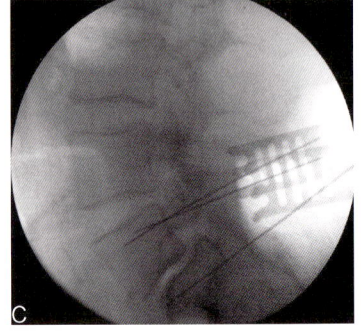

技术图3 A. 球头探针进入椎弓根钉道,使用止血钳标记椎弓根钉道的长度。B、C. 透视下的钉道指示物显示钉道正确性。

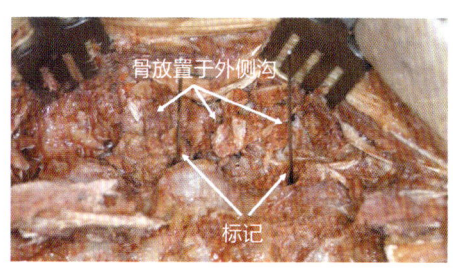

技术图4 去皮质后,在植骨床上进行植骨。

骨盆固定

- 在长节段畸形重建、肿瘤和外伤影响到下腰、骶椎时可能需要用到骶骨、骨盆固定。
- 现在,应用髂骨螺钉能很容易地完成骨盆固定。
- 切除髂后上棘后,在髂结节远端1.5 mm确定入钉点。
- 用磨钻或咬骨钳在髂骨上做一个凹槽,以方便螺钉头可以沉入髂后上棘。
- 将"变速杆"插入进钉点,在骨盆内、外板之间,贴着内壁开路。
  - 钉道通常指向髋关节。
  - 由于内侧皮质较外侧厚,所以外壁较易穿破。
- 用球头探针探查髂骨内外侧壁是否穿破。
- 测量钉道深度并置入髂骨螺钉,螺钉直径通常7.5～8.5 mm,长度通常60～80 mm(技术图5)。

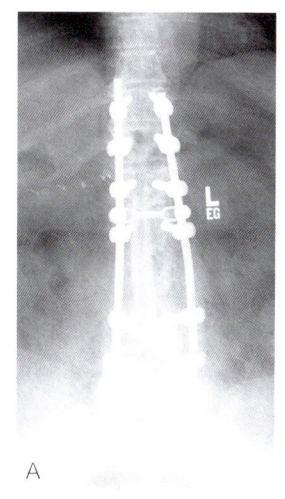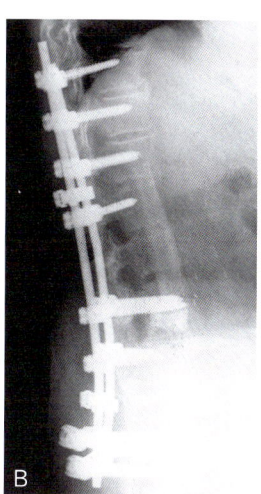

技术图5 融合到骨盆(使用髂骨螺钉)。

横连接

- 在多节段固定中,横连接可显著提高抗旋转和抗屈曲的强度。
- 根据固定长度可选择1、2或3个横连接,如果选择应用多个横连接,尽量增大每个横连接之间的距离,以最大程度增加内固定系统的强度。

钩子置入

- 在椎弓根、横突或椎板均可放置钩子。
- 置入的钩子可增加内固定的稳定性。
- 一个钩子系统通常由两个相对的、分布于一或两个节段的钩子组成,其主要应用于内固定系统的末端(技术图6A)。
- 在各种钩子中,椎弓根钩固定强度最大,椎弓根钩刃口朝向头侧,置入下位椎体上关节突和上位椎体椎板钩部板之间,其U形头卡在椎弓根上增加稳定性(技术图6B)。
  - 用骨刀凿除部分下关节突显露椎管外缘,以免置入钩子时损伤。用刮匙刮除上关节突软骨,椎弓根钩成形器置入椎间关节,处理后置入椎弓根钩(技术图6C)。
- 根据需要,椎板钩可置入上椎板(方向朝下)或下椎板(方向朝上)(技术图6D)。由于椎板钩部分需要放入椎管,所以要谨慎使用。通常,在同一节段应尽量避免同时置入两个椎板钩(例如,两个刃口向上或向下的椎板钩置入同一椎板)以避免占据过大的椎管容积,除非椎管容积足够宽大。

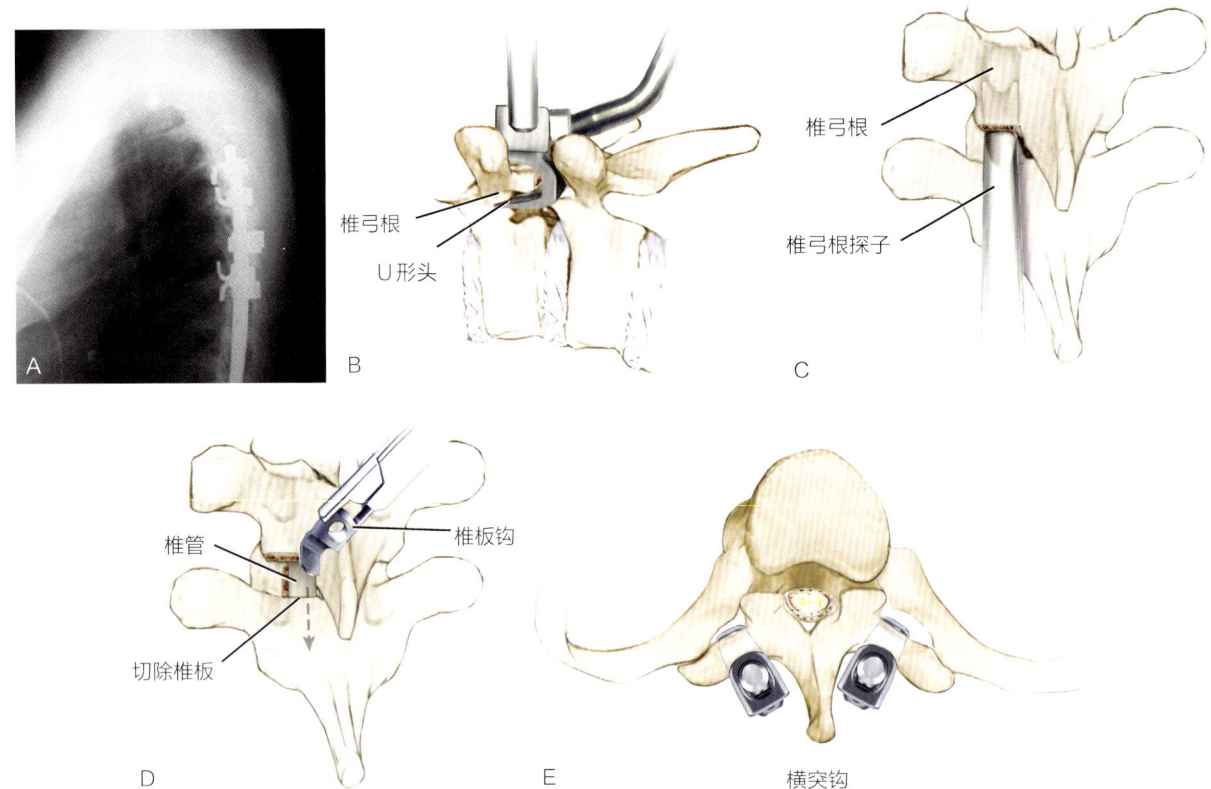

技术图6 A. 成对的胸椎钩。B. 安装胸椎椎弓根钩。C. 椎弓根钩成形器为椎弓根钩的放置成形。D. 在椎板上缘放置一个方向朝上的椎板钩。E. 朝上、朝下的横突钩。

- 切除椎板上的黄韧带,并用枪钳咬除椎板钩与椎板接触面的部分骨面以增加椎板钩与椎板的贴合度。
- 在不能应用椎弓根钩和椎板钩时,可应用横突钩。横突钩的刃口可朝向头侧或尾侧,但朝向尾侧者较多。置钩前用横突钩成形准备骨面后再置入横突钩,虽然横突钩强度不如椎弓根钩和椎板钩,但其可以避免侵及椎管(技术图6E)。

要点与失误防范

• 术前仔细研究影像学资料(如CT)有助于精确的椎弓根螺钉置入	• 穿破椎弓根内壁或下壁可能会损伤出口神经根,通常椎弓根穿破内壁的进钉深度为15~20 mm
• 当患者解剖结构不清时,需要应用透视明确进针点	• 当椎弓根螺钉的进针点太靠内时有可能损伤相邻上位小关节

术后护理

- 尽管应该根据患者的个体病情决定,但应用确实的、多节段椎弓根螺钉固定术后,没有必要应用支具固定。

并发症

- 感染。
  - 腰椎后路手术的感染率随内固定器械应用的增多而增加。
  - 单纯椎间盘髓核摘除手术的感染率是1%;而椎间盘髓核摘除加椎体融合手术的感染率为6%。
  - 虽然近年来胸腰椎后路融合内固定的报道大量增多,但感染率仍为5%~6%。

- 假关节形成（不融合率，尤其是腰骶段）
  - 后外侧横突间融合术后的不融合率为3%～25%。
  - 吸烟是引起不融合的危险因素之一。
  - 报道的腰骶部的融合率差异较大，为22%～89%。
  - 应用髂骨螺钉后L5-S1的融合率达92.5%。

- 神经和血管损伤
  - 虽然在胸腰椎椎弓根螺钉置入过程中存在损伤胸腹部大血管的潜在风险，但发生率较低，较少见到报道。
- 据报道，椎弓根螺钉损伤神经根的可能性较低（0.2%）。

推荐阅读

[1] Ali RM, Boacjie-Adjei O, Rawlins BA. Functional and radiographic outcomes after surgery for adult scoliosis using third-generation instrumentation techniques. Spine 2003;28:1163-1169.

[2] Bernard TN Jr, Seibert CE. Pedicle diameter determined by computed tomography: its relevance to pedicle screw fixation in the lumbar spine. Spine 1992;17:S160-S163.

[3] Bernhardt M, Swartz DE, Clothiaux PL, et al. Posterolateral lumbar and lumbosacral fusion with and without pedicle screw internal fixation. Clin Orthop Relat Res 1992;284:109-115.

[4] Bridwell KH, Lewis SJ, Edwards C, et al. Complications and outcomes of pedicle subtraction osteotomies for fixed sagittal imbalance. Spine 2003;28:2093-2101.

[5] Brown CW, Orme TJ, Richardson HD. The rate of pseudarthrosis (surgical nonunion) in patients who are smokers and patients who are nonsmokers: a comparison study. Spine 1986;11:942-943.

[6] Brox JI, Sorensen R, Friis A, et al. Randomized clinical trial of lumbar instrumented fusion and cognitive intervention and exercises in patients with chronic low back pain and disc degeneration. Spine 2003;28:1913-1921.

[7] Fischgrund JS, Mackay M, Herkowitz HN, et al. Degenerative lumbar spondylolisthesis with spinal stenosis: a prospective, randomized study comparing decompressive laminectomy and arthrodesis with and without spinal instrumentation. Spine 1997;22:2807-2812.

[8] Fritzell P, Hägg O, Wessberg P, et al. Chronic low back pain and fusion: a comparison of three surgical techniques: a prospective multicenter randomized study from the Swedish lumbar spine study group. Spine 2002;27:1131-1141.

[9] Horowitch A, Peek RD, Thomas JC Jr, et al. The Wiltse pedicle screw fixation system: early clinical results. Spine 1989;14:461-467.

[10] Horwitz NH, Curtin JA. Prophylactic antibiotics and wound infection following laminectomy lumbar disc herniation. J Neurosurg 1997;86:975-980.

[11] Keller A, Brox JI, Gunderson R, et al. Trunk muscle strength, crosssectional area, and density in patients with chronic low back pain randomized to lumbar fusion or cognitive intervention and exercises. Spine 2004;29:3-8.

[12] Kornblum MB, Fischgrund JS, Herkowitz HN, et al. Degenerative lumbar spondylolisthesis with spinal stenosis: a prospective long-term study comparing fusion and pseudarthrosis. Spine 2004;29:726-733.

[13] Leufven C, Nordwall A. Management of chronic disabling low back pain with 360 degrees fusion: results from pain provocation test and concurrent posterior lumbar interbody fusion, posterolateral fusion, and pedicle screw instrumentation in patients with chronic disabling low back pain. Spine 1999;24:2042-2045.

[14] Lonstein JE, Denis F, Perra JH, et al. Complications associated with pedicle screws. J Bone Joint Surg Am 1999;81(11):519-528.

[15] Lynn G, Mukherjee DP, Kruse RN, et al. Mechanical stability of thoracolumbar pedicle screw fixation: the effect of crosslinks. Spine 1997;22:1568-1572.

[16] Matsunaga S, Sakou T, Morizono Y, et al. Natural history of degenerative spondylolisthesis: pathogenesis and natural course of the slippage. Spine 1990;15:1204-1210.

[17] Molinari RW, Bridwell KH, Lenke LG, et al. Complications in the surgical treatment of pediatric high-grade isthmic dysplastic spondylolisthesis: a comparison of three surgical approaches. Spine 1999;24:1701-1711.

[18] Moore KR, Pinto MR, Butler LM. Degenerative disc disease treated with combined anterior and posterior arthrodesis and posterior instrumentation. Spine 2002;27:1680-1686.

[19] Parker LM, Murrell SE, Boden SD, et al. The outcome of posterolateral fusion in highly selected patients with discogenic low back pain. Spine 1996;21:1909-1916.

[20] Rechtine GR, Sutterlin CE, Wood GW, et al. The efficacy of pedicle screw/plate fixation on lumbar/lumbosacral autogenous bone graft fusion in adult patients with degenerative spondylolisthesis. J Spinal Disord 1996;9:382-391.

[21] Sato H, Kikuchi S. The natural history of radiographic instability of the lumbar spine. Spine 1993;18:2075-2079.

[22] Steinmann JC, Herkowitz HN. Pseudarthrosis of the spine. Clin Orthop Relat Res 1992;284:80-90.

[23] Suk SI, Kim WJ, Lee SM, et al. Thoracic pedicle screw placement in deformity: is it safe? Spine 2001;26:2049-2057.

[24] Weinstein SL, Dolan LA, Spratt KF, et al. Health and function of patients with untreated idiopathic scoliosis: a 50-year natural history study. JAMA 2003;289:559-567.

[25] Weinstein SL, Ponseti IV. Curve progression in idiopathic scoliosis. J Bone Joint Surg Am 1983;65(4):447-455.

[26] Zindrick MR, Wiltse LL, Doornik A, et al. Analysis of the morphometric characteristics of the thoracic and lumbar pedicles. Spine 1987;12:160-166.

第14章 经椎间孔腰椎间融合术与后路腰椎间融合术

Transforaminal and Posterior Lumbar Interbody Fusion

Saad B. Chaudhary and Mitchell F. Reiter

定义

- 至今已有多种腰椎融合术用于治疗各种各样的腰椎疾病。
- 各种融合技术都有相应的优缺点,外科医生可根据患者的特点选择合适的术式。
- 标准的腰椎融合术包括:
  - 腰前路椎间融合术(ALIF)。
  - 腰后路融合术(PSF),包含两种方式:
    - 后路椎板间和关节突融合术。
    - 后外侧横突间融合术。
  - 前、后路联合腰椎融合术(AP或360°融合)。
  - 腰后路椎间融合术(PLIF)以及由此发展而来的经椎间孔腰椎间融合术(TLIF)。
- PLIF手术采用的是后路手术入路,包含彻底的椎间盘切除、终板准备,并应用结构性植骨块或融合器行椎间融合,可辅助后路的内固定器械。
- TLIF手术与PLIF手术类似,是由PLIF手术改良而来的。它是通过单侧的、比PLIF更靠外侧的路径达到椎间融合区域,并结合使用椎弓根螺钉固定。
- PLIF和TLIF是应用广泛的技术,相比其他的融合手术有如下优势[3]:
  - 通过单一的后路手术可以处理腰椎三柱病变,并可达到360°融合。
  - 在椎间盘源性疼痛患者中,可直接处理作为潜在疼痛源的椎间盘。
  - 融合率很高,接近于创伤更大的前、后路联合手术所获得的融合率。
  - 在必要时可直接进行神经减压。
  - 使用该技术可进行一些脊柱矫形手术,包括非对称性椎间隙塌陷、腰椎滑脱和轻度的后凸畸形。
- 同时,PLIF和TLIF可避免前路椎间融合术所固有的一些缺点。
  - 降低前路手术相关并发症的风险,包括血管损伤、血栓栓塞性疾病、男性的逆行性射精。
  - 为以后需要做前路翻修或相邻节段的关节成形术留有余地。
- 但是,PLIF和TLIF也有缺点:从后路进行椎间准备和器械操作时有损伤神经根的潜在风险。

解剖

- 后路椎间融合术采用的是标准的腰椎后路手术入路。
- TLIF和PLIF手术的应用解剖几乎是相同的,两者都使用正中切口和标准的后路显露技术。
- PLIF和TLIF手术都需要通过后路切开纤维环到达椎间隙。
- 两者的最大区别是PLIF手术采用双侧的且更靠近中线的入路进入椎间隙,而TLIF手术采用的是单侧的入路且几乎将该侧的关节突关节完全切除,以更靠外侧的入路进入椎间隙(图1)。
  - 这样,进行TLIF手术时,出口神经根损伤的风险更大,而PLIF手术损伤走行神经根的风险大。

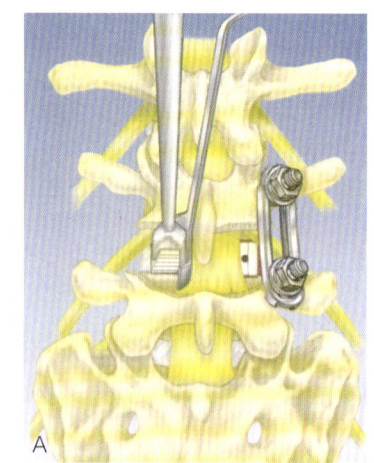
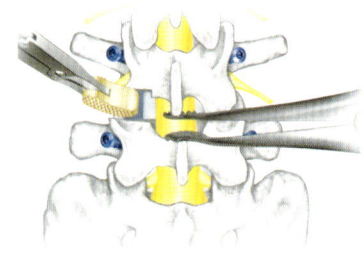

图1 A. PLIF手术,两侧小关节完全切除后分别从两侧进入椎间隙。为了方便显露椎间隙,需要将神经根牵向中线。B. TLIF手术,单侧小关节切除后,从更外侧入路进入椎间隙。TLIF手术常常不需要向内侧牵拉神经根(图A的版权:Medtronic Inc.;图B的版权:Synthes Inc.)。

- 在行TLIF和PLIF手术时,进入后纤维环和椎间隙是极其重要的一步,这需要了解局部的神经解剖结构和纤维环的三角形工作窗,这个三角形工作窗包含如下部分:
  - 走行神经根和硬膜囊形成三角形的内侧线。
  - 出口神经根靠近椎体水平的部分形成三角形的外侧线(如L4神经根相对于L4-L5间隙的TLIF或PLIF)。
  - 下位椎体的椎弓根上缘形成三角形的底。
- 一簇纵横交错的硬膜外静脉丛覆盖在椎管和椎间孔的表面。
- 如果仔细显露,可获得一个宽1.5 cm和高略大于1.5 cm的三角形工作窗。
- 一个塌陷的成人腰椎椎间隙平均高度为12～14 mm,前后径约35 mm[5]。

病因学

- PLIF和TLIF技术是解决腰椎退行性疾病时最常用的技术。关于退行性疾病发生进程的病理生理学讨论不在本章的范围内,在本书的其他章节有相关论述。
- 常见的病因包括:
  - 腰椎滑脱
  - 成人脊柱畸形
  - 复发性椎间盘突出
  - 退变性椎间盘疾病/盘源性疼痛
- PLIF和TLIF手术能够在椎间隙区域融合腰椎的前柱,相比后侧融合有更好的生物学及生物力学的优势:
  - 众所周知,腰椎前柱支撑身体80%纵向负荷;因此,椎间结构性植骨所受的是压应力,能够促进融合。
  - 由于椎间结构性植骨能分担载荷,所以它可以明显地减轻后路内固定器械的屈曲应力,从而避免内固定器械的失败。
  - 椎间隙已被证明是促进椎间融合的最佳环境,其原因如下:
    - 可提供大面积的、富含血供的骨松质植骨床。
    - 椎间隙融合需要的跨越距离相对短于横突间融合所需要的跨越距离。
    - 外层纤维环作为一层屏障,可减少在椎间植骨块愈合的过程中纤维组织长入植骨块。

适应证

- PLIF和TLIF手术适合于椎间盘纤维环内层破坏或退变所致的盘源性疼痛,以及髓核摘除术后的慢性下肢痛,其原因如下[10,13]:
  - 这两种手术方式都可以直接处理作为疼痛源的椎间盘,而且临床也证实了其治疗椎间盘源性疼痛结果优于单独的后侧融合,因为后者没有摘除导致疼痛的椎间盘并进行融合。
  - 它们能重建椎间高度,对局部后突畸形能进行一定的矫正,而不会对后路内固定器械施加太大的应力。
  - 它们可以通过恢复椎间孔高度、椎板切除及椎间孔切开,来间接或直接对出口和走行神经根进行减压。因为这些特点,PLIF和TLIF特别适合由于椎间盘突出或椎管狭窄所致的椎间盘源性疼痛合并根性症状的患者(图2)。
- PLIF和TLIF手术也可成功地应用于轻度的、峡部裂所致的腰椎滑脱,从而成为前后路联合融合手术的另一种选择[11]。
  - PLIF和TLIF能直接减压椎管和出口神经根,也可通过重建椎间隙高度间接减压椎间孔。
  - 相对于单独的后侧融合,附加椎间融合可提高融合率。
  - 对于有手术指征的腰椎滑脱患者,结合恰当的内固定器械,PLIF和TLIF手术可复位滑脱椎体和前倾角,重建腰椎前凸。对于有经验的外科医生,通过广泛的减压和术中神经监测,有些重度的腰椎滑脱也可通过PLIF和TLIF手术成功复位、固定。
- PLIF和TLIF也可作为治疗成人畸形手术的辅助术式,如退变性脊柱侧凸和腰椎滑脱,其优点如下:
  - 它们能在融合的远端和腰骶段提供前柱的支撑,而无须附加前路手术。

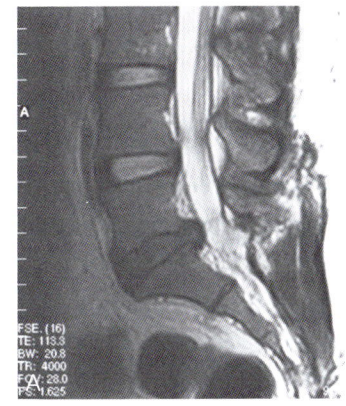

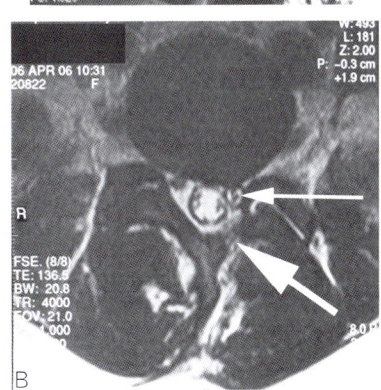

图2 A. 腰椎矢状位T2加权像显示L5-S1椎间盘切除术后复发。B. 同一患者的T2加权轴位像,显示左侧S1神经根(细箭头所示)受突出的椎间盘压迫向背侧移位,以及之前手术的左侧椎板切除后的缺损(粗箭头所示)。

- 它们能提高融合率,这对于因为椎管狭窄而需要进行中央椎管减压、无法进行椎板间融合的患者很有帮助。
- 它们能通过松解非对称性椎间隙塌陷,提供椎间隙结构性支撑,而获得一定程度的畸形矫正。
- 最近有些研究显示,一般的退变性滑脱附加椎间融合并没有好处,其最好的治疗方法还是后路椎板减压和融合手术。
- PLIF和TLIF还可以提高临床上融合困难患者的融合率,如:
  - 不愿意或不能戒烟者。
  - 糖尿病患者或全身使用激素者。
  - 接受化疗者或拟融合部位接受放疗者。
  - 其他情况,如临床医生认为附加椎间融合是合理的,因为存在可能影响后侧融合的情况。

禁忌证

- PLIF一般不应用于脊髓圆锥(一般在L1-L2)或以上的平面,在有脊髓的平面应用TLIF手术要非常小心。
- 严重的骨质疏松症也是一个相对禁忌证,因为在处理椎间隙时会破坏大部分终板,从而导致椎间内植物的沉降。
- 神经解剖异常,比如神经根共根畸形时,PLIF或TLIF手术则不能进行。
  - 即使在一些"正常"的神经根解剖中,上下神经根发出角度的变异也会使神经根在椎间隙入路的操作中遭到损伤的危险增大。在这种情况下手术要很小心,如果觉得不安全就要放弃椎间融合术。
- 严重的局部后凸畸形患者不适合应用PLIF或TLIF手术,而采用前路椎间融合术治疗往往更为合适,因为前路手术能松解前纵韧带和纤维环组织。
- 无法复位的、重度滑脱患者也不适合应用PLIF和TLIF手术,因椎间隙内相邻椎体的上下终板重叠的面积太小。

非手术治疗

- 在考虑行PLIF和TLIF手术之前,应该根据患者疾病的病理生理学应用标准的非手术治疗,直至这些方法无效时才考虑手术治疗。
- 非手术治疗通常包括镇痛药、物理治疗、调整运动和生活方式联合应用的综合治疗方法。如果适用,疼痛介入治疗技术也应考虑,如痛点注射、小关节阻滞或硬膜外类固醇注射等。
- 手术治疗常适用于经保守治疗数月后症状仍不改善者,而且其症状严重程度超过手术治疗可能带来的风险。

手术治疗

- 就像前面提到的,PLIF和TLIF可以治疗多种脊柱疾病,并且在某些特定的条件下,有显著的优势。
- 鉴于其适用范围广,脊柱外科医生需要了解这些技术的适应证,并且必须能够正确地应用。
- 虽然PLIF和TLIF手术是非常有用的手术方式,但必须注意,这些手术的技术要求高,应该只有经过严格的培训、术前计划和具备精细的手术技巧后方可施行。

术前计划

- 术前应当仔细参考影像学资料,以确定合适的椎弓根螺钉型号和置入轨迹,以及椎间隙的前后径。
- 需要测量椎间隙高度、相邻间隙高度以及腰椎的整体序列,以帮助确定最佳的椎间植入器的型号。
- 需要评估应该进行直接减压或间接减压。
- 采用TLIF手术时,如果患者有根性症状,则椎间入路应从症状侧进行;如果双下肢症状一样严重,则从神经压迫较重的一侧进行。
- 尽管有时候很难,但术前仍需要仔细研究每一个患者的MRI,以鉴别可能存在的神经解剖异常,如神经根共根畸形。
  - 如果怀疑有神经根共根畸形,TLIF手术应从对侧进行,术前应告知患者椎间融合可能难以完成,因为术中可能会发现对侧也有神经变异。
  - 对于PLIF手术,如果出现神经根共根畸形,那么只能行单侧的PLIF。如果术前就已辨认神经根共根畸形,应该强烈考虑换成TLIF手术。
- 计划融合节段的畸形需要进行术前评估,这样在术中能够采取措施来矫正畸形。

体位

- 患者俯卧于可以透视的手术床上,如Jackson脊柱手术床(图3)。

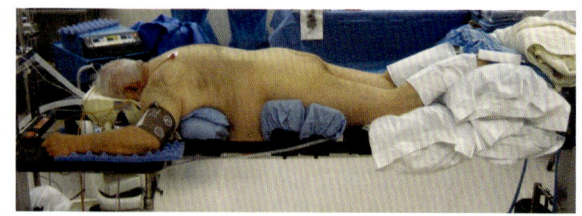

图3 患者取俯卧位,腹部悬空,下肢用加压装置,屈膝,所有骨性突出部位衬垫。固定导管和连接线,使其不从患者身体下面通过,可以方便术中透视。

- 腹部悬空，避免压迫腔静脉。这种操作方法可以减少硬膜外静脉丛充血和术中出血。
- 应常规留置尿管和使用双下肢序贯加压设备。
- 小腿下垫枕以保持膝关节轻度屈曲，以尽可能减小腰部神经根的张力。
- 术中应予考虑使用体感诱发电位的电生理监测和"自主运行"肌电图监测。电生理监测也可用于椎弓根螺钉刺激试验，以帮助发现椎弓根壁的破裂。

入路

- 采用标准的腰后路，包括显露到横突的外侧端，这样可以进行充分的横突间融合术。
  - 有些外科医生选择更有限的显露，并且不进行后外侧的融合，希望借此保留血供和横突间肌肉的附着，这样可以减少术后竖脊肌的功能障碍和纤维化，从而提高疗效。
  - 现在已经有了真正的微创TLIF技术。在该技术中，可以方便通过通道和经皮穿刺器械来完成手术，本章节对这种改良将不予讨论。外科医生在考虑采用微创技术之前，必须先精通开放的椎间融合术的操作技术。
- 对于标准的TLIF手术，棘突和棘间韧带常可以完整保留的。保留这些结构可以尽可能减少硬膜外瘢痕的形成，也可为后侧的融合提供更大的面积。
  - 如果需要进行对侧的椎管减压，TLIF手术可以改成全椎板切除减压术。
- PLIF手术有两种暴露方式，这在后面章节中将详细介绍。
  - 广泛切除：包括切除大部分椎板、双侧小关节突。
  - 有限切除：是双侧椎板切除、内侧小关节切除术。

经椎间孔腰椎间融合术

椎弓根螺钉置入

- 显露完毕后，以横突和上关节突外侧缘的连接点作为椎弓根螺钉的入钉点。
- 然后应用高速磨钻或锥子开口，再用开路器钻出螺钉通道，椎弓根探针探查钉道。
- 双侧置入多轴钉。
- X线透视或影像导航系统、肌电图反应或两者合用以确认螺钉的正确位置。
- 如有必要，在螺钉置入前可用高速磨钻或刮匙对横突进行去皮质。这样做有利于后侧的融合，因为当椎弓根螺钉置入后会在一定程度上阻挡对横突间的植骨床的准备。

椎间隙撑开

- 置入椎弓根钉后，下一步是撑开使椎间隙后缘张开。
  - 正常的腰椎间隙是呈前凸的，所以从狭窄的后缘置入一枚大小适中的椎间融合器是比较困难的。
  - 在撑开器撑开后，椎间隙变成中立位，这样可以在尽量少切除骨质的情况下进行椎间隙的处理。
- 撑开椎间隙的方法有多种，它们也可以联合应用以达到理想腰椎曲度的获得。撑开技术的选择主要基于外科医生的个人偏好，因为所有三种方法都是有效的。
- 撑开方法1：应用钉棒撑开。
  - 双侧椎弓根螺钉上安装连接棒，临时锁上螺帽。
  - 用一个标准的撑开器撑开双侧的连接棒(技术图1A~C)。
  - 为了撑开，连接棒要略长于最后需要使用的长度。
  - 多轴钉钉头的角度需要尽可能地朝外，使棒的内侧空间尽可能大。这样有利于从外侧入路到达椎间隙而无须拆除连接棒。
  - 另外，有些内固定系统由撑开工具直接撑开螺钉，不需要装棒。
  - 这种撑开器械避免使用较长的连接棒，而且在椎间隙的准备和融合器的置入中不影响操作。
    - 术中需要透视侧位片来判断椎间隙后缘的撑开情况。
    - 一旦撑够了，锁紧螺帽以维持撑开状态。
    - 对于骨质疏松患者，需要注意不能过撑螺钉，因为这样会导致其松动。
- 撑开方法2：通过棘突撑开。
  - 通过在棘突间置入一撑开器来达到撑开目的(技术图1D)。
  - 通过棘突间撑开可以减少因为过分撑开椎弓根螺钉而引起松动的风险。
- 撑开方法3：利用椎体间撑开器。
  - 另外一种撑开方法是利用椎体间撑开器置入椎间隙后旋转来恢复椎间隙高度(技术图1E)。
- 这种方法可减少施加于后路内植物上的应力，是最有力的椎体间撑开方法。

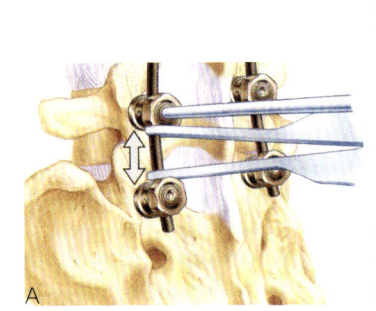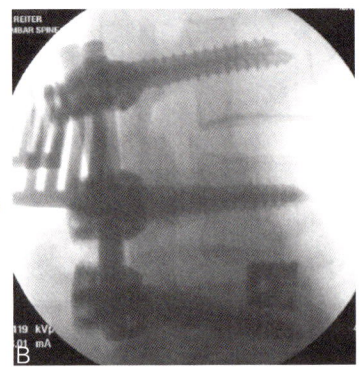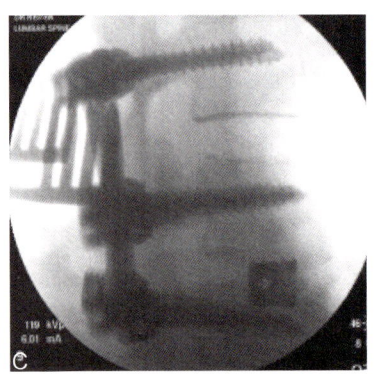

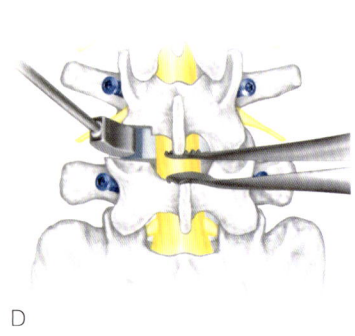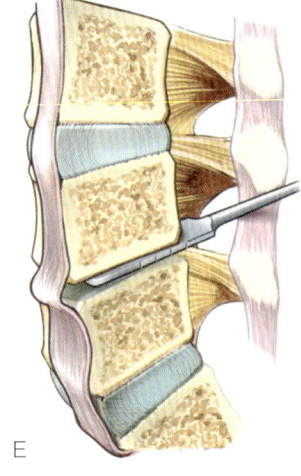

技术图1　椎间撑开技术。A. 将撑开器置于两个螺钉的连接棒上。B. 两间隙的TLIF手术。上位椎间隙在利用钉棒撑开之前仍保持轻度的前凸。C. 上位椎间隙撑开后，方便进入椎间隙处理终板和融合器的植入。D. 椎板撑开器置于相邻的棘突间。E. 椎间撑开器或绞刀插入椎间隙（图A的版权：Depuy Spine;图D的版权：Synthes Spine;图E的版权：Aesculap）。

- 但是在进入椎间隙之前，不可能应用椎体间撑开器，因此不能使用该方法。

一侧小关节切除

- 显露上位椎体的下关节突，用骨刀或咬骨钳将其切除（技术图2A）。
- 用刮匙将附着在下位椎体上关节突上的黄韧带去除，然后用枪钳将上关节突切除。为了充分显露椎间隙，椎弓根上缘以上的整个上关节突都要切除，这样可以很容易地看到和探到椎弓根的顶部(技术图2B)。
- 用枪钳将外侧椎板和椎弓峡部的下部分咬除，这样可以显露椎间孔和后外侧纤维环。
- 辨认三角工作区，即出口根、走行根和椎弓根上缘所形成的三角形区域(技术图2C)。
  - 出口神经根位于上位椎弓根的下缘。
    - 出口神经根可以直接看到或探到，但不能过多地刺激，因为敏感的背根神经节就在这个区域。
    - 虽然确定出口神经根很重要，但要注意没必要将根袖上的脂肪组织去除而把神经根分离出来；甚至在某些情况下，只要探到神经根的确定位置就可以了，而不需要完全显露出来。
  - 走行神经根和硬膜囊的外侧缘位于三角形的内侧部分。用神经根拉钩将神经根和硬膜囊牵向中线以便充分显露纤维环后外侧(技术图2D)。
  - 在所有的腰椎手术中，如果无法定位神经根，可以先找出与之相对应的椎弓根，然后沿着椎弓根的内下缘探查寻找神经根。
- 将神经根和硬膜囊牵向中线，通过上述描述的三角工作区显露纤维环的后外侧，用双极电凝小心将纤维环上的硬膜外静脉丛分离、止血(技术图2E)。
  - 这一步可能会有大量的出血，用棉片和止血材料如明胶海绵、Floseal、Surgiflo等将有助于止血。
  - 术者在处理硬膜外静脉丛的出血时，如果不小心可能会损伤出口根或走行根。术中时刻注意这些神经组织的位置、仔细的止血是至关重要的。

椎间隙处理

- 用神经根拉钩将硬膜囊和走行神经根拉向中间，充分暴露后外侧纤维环。TLIF手术的一个优点就是稍微拉开神经根和硬膜囊就能显露椎间隙。但根据局部神经根解剖，即使是TLIF手术，也可能需要拉开走行神经根。

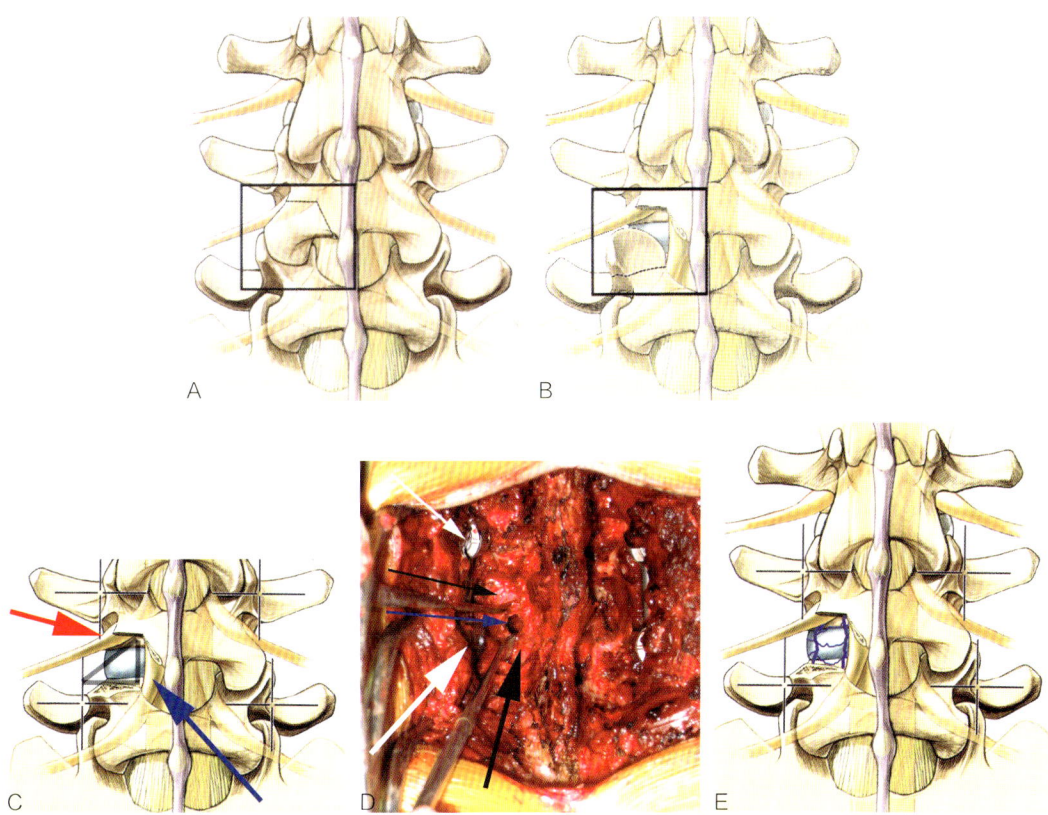

技术图2　A. 切除下关节突。B. 切除上关节突。C. 灰色框标示的是一侧关节突关节切除后显露的三角形工作区。出口神经根（红箭头所示）形成三角形工作区的外侧边，走行神经根和硬膜囊（蓝箭头所示）构成三角形工作区的内侧边。D. 术中切除关节突关节和椎间盘摘除术后的实物图像。L4和L5的椎弓根螺钉分别以白色的小箭头和大箭头标出。轻轻拉开L4神经根（黑色小箭头）和L5神经根（黑色大箭头），在它们两者之间可以看到通过纤维环进入椎间隙的小窗（蓝色箭头）。E. 后外侧的纤维环上有硬膜外静脉丛覆盖着。在止血时为了避免神经损伤，术者需要时刻记住神经根的位置（图C、E的版权：Aesculap）。

- 在神经根外侧的纤维环上用尖头刀切开一个方形小口子，通过这个口子进行椎间隙的操作（技术图3A）。
- 在处理椎间隙的关键步骤中，有套合适的手术工具是至关重要的。这些工具常常由椎间内植物或内固定材料的供应商提供，一般应该包括（技术图3B）：
  - 椎间隙的刮刀用来撑开椎间隙、处理终板。
  - 带角度的刮匙以方便处理对侧的椎间隙。
  - 锉刀、环形刮匙和反向刮匙帮助处理终板。
  - 如果椎间隙后缘狭窄，可用骨刀或骨凿来扩大椎间隙的入口。
  - 可用长直形和斜形的髓核钳来清理椎间隙。
- 建立了纤维环上的窗口之后，一般用绞刀或撑开器从小到大依次处理椎间隙（技术图3C、D）。
  - 透视侧位片有助于明确插入椎间隙的深度。触探、明确前方和前外侧的纤维环，但绝不可穿破，否则可能发生灾难性的大血管损伤。
  - 一般用在椎间隙里面的器械会有刻度标记以防止插入过深损伤前方纤维环。术前根据MRI或CT扫描估计椎间隙的前后径，有助于判断器械可进入椎间隙的深度。
- 撑开间隙并刮除椎间盘组织后，联合应用刮匙和髓核钳彻底摘除椎间盘，并刮除终板软骨，直到持续渗血的骨性组织（技术图3E、F）。
  - 在准备拟植入椎间融合器的终板区域时要小心，因为终板破坏后融合器植入会较为困难而且术后会发生沉降。

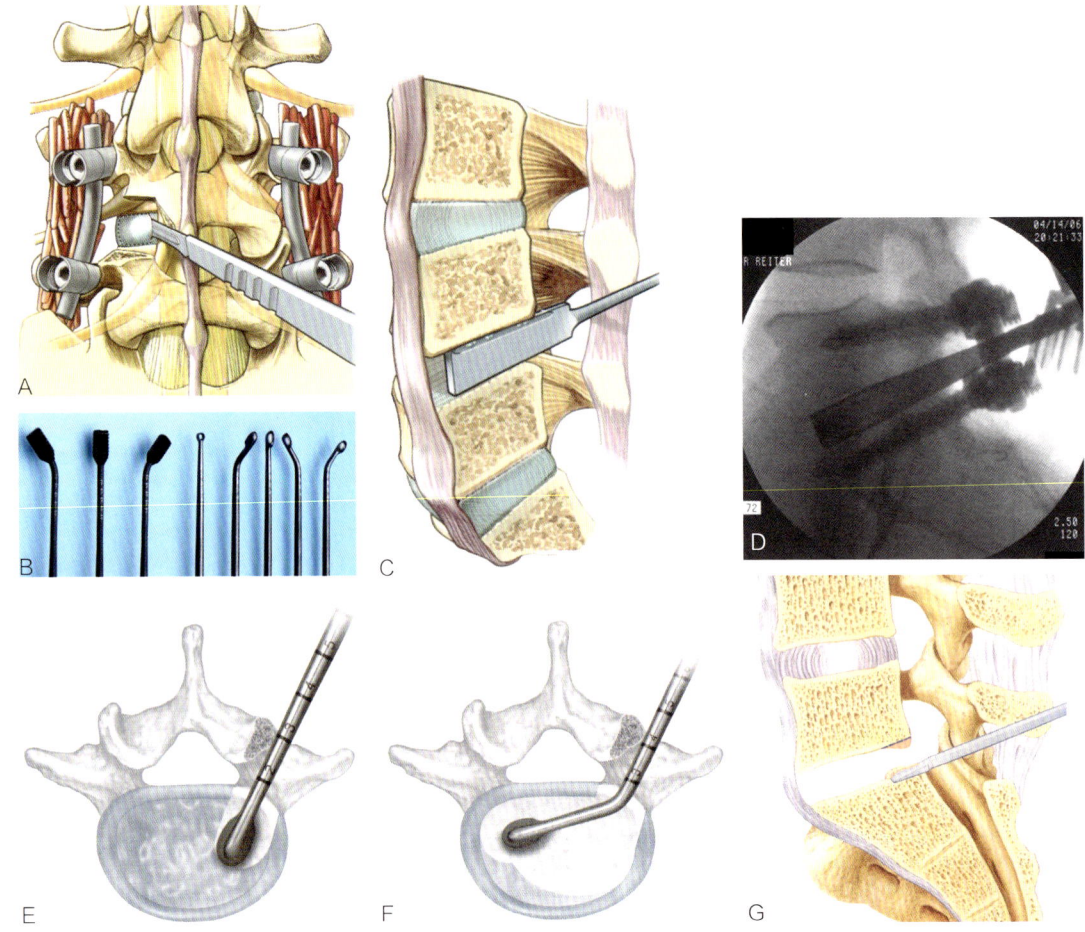

技术图3 A. 由于TLIF手术是从外侧进入椎间隙的，在切开纤维环时常常可以不需对神经根牵拉。B. 处理椎间隙的工具（从左到右）：向左成角的铨刀、直形铨刀、向右成角的铨刀、环形刮匙、反向刮匙、直形刮匙、向左成角刮匙、向右成角刮匙。还有一些图中没有的工具，包括撑开器、绞刀、骨凿、直形和带角度的髓核钳。C. 演示绞刀插入椎间隙。旋转绞刀可以去除软骨终板，便于骨融合。D. 侧位透视片显示插入L5-S1间隙内的绞刀。为了避免破坏终板，在处理椎间隙时需要保持与椎间隙平行的方向进行。E、F. 直形的（E）和带角度的（F）刮匙能使处理的椎间隙面积尽可能大，便于充分彻底地处理好间隙。G. 切除终板后缘的骨赘以便于进入向上、下凹陷的椎间隙（图A、C的版权：Aesculap；图B的版权：Biomet Spine；图E、F的版权：Synthes Spine；图G的版权：Depuy Spine）。

- 有些TLIF技术要求在融合器植入区以外的、非负重终板区上打孔显露骨松质。椎间隙的前缘用骨刀，其他区域用刮匙或锥子打孔。
- 由于终板的形态有凹下的特点，有时需要用骨刀或骨凿切除椎体的部分后缘，以扩大椎间隙入口，便于放置型号适中的融合器（技术图3G）。但术者需牢记，过多地切除椎体后缘会有导致融合器退出压迫神经根的巨大风险。
- 完成椎间盘摘除和终板处理以后，可见上、下椎体的骨质。
- 为了减少神经损伤和术后疼痛，在处理椎间隙和植入融合器时需要注意以下几点：
  - 尽量轻拉神经根和硬膜囊，而且在整个手术过程中要间歇性松开神经根拉钩。
  - 硬膜囊绝不可被牵拉过椎管中线。
  - 特别在做翻修手术时，神经根和硬膜囊在拉开之前要先自椎管底部和椎间隙进行充分的松解分离。
- 融合器选择以不需要过度拉开神经组织就能置入为宜。
  - 这一点对于选择带螺纹的、圆柱状融合器较为重要，因为这种融合器的高度和宽度是一样的；因此，高度合适的融合器相对于椎间隙来讲可能会太宽了，置入时不安全。

融合器植入

- 在TLIF手术中,有许多种融合器植入技术:
  - 两个垂直排列的同种异体腓骨或钛网置于椎间隙的后方,前方则填塞骨松质(技术图4A)。
  - 使用一枚斜形、带螺纹的柱状融合器或用同种异体骨皮质制作的骨栓(技术图4B)。
  - 使用一枚斜向植入的正方形PEEK融合器或子弹形的同种异体骨皮质。
  - 将一枚弧形钛合金融合器、PEEK融合器或是同种异体骨皮质融合器置于椎间隙正中央的前方,其后方植入骨松质(技术图4C)。
- 尽管已从生物力学上证实融合器置于椎间隙前方要优于后方,但并无临床研究证明这几种植入方式有疗效上的差异。
- 在如何选择融合器和植入方式时,术者需考虑几个方面的因素:
  - 无须过度牵拉神经组织就能置入这种融合器。
  - 大量的骨松质能填充于融合器内或同种异体移植物内及其周围。
  - 融合器的形状和植入位置在加压椎弓根钉后能有助腰椎前凸的恢复[7]。
- 本章节接下来将介绍单枚弧形的钛合金融合器、PEEK融合器、异体骨融合器置于椎间隙的前方、正中央位置的方法。
- 终板处理完后,用融合器试模来确定融合器的型号(技术图4D),可用透视来确认试模型号的大小。
- 然后在椎间隙的前方和侧方紧密填充颗粒状的内植物。
  - 颗粒状的内植物有多种选择,包括自体髂骨、椎板减压或小关节切除下来的骨块、同种异体骨、同种异体的脱钙骨基质、陶瓷的骨移植物填充剂、骨诱导物如骨形成蛋白。
  - 移植物的选择取决于术者的经验、患者本身存在的可能影响融合的因素、患者的选择、花费和有效性。
- 用内植物打入器将尽可能多的植骨块打入椎间隙。如应用置于椎间隙前方中央的融合器,椎间隙前方25%应先紧密植入颗粒状的移植物。
- 在最后植入融合器之前,需再次用试模确认颗粒状的内植物没有阻挡融合器的植入。
- 然后将融合器植入椎间隙,置于前方并尽可能位于椎间隙的中央。
  - 植入位置可根据术中透视正、侧位来确认。

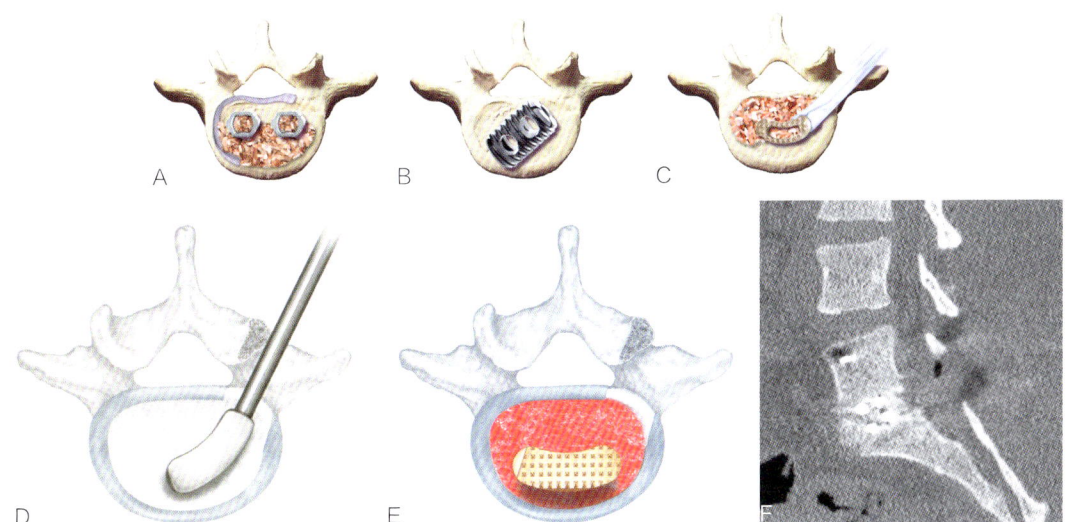

技术图4 A~C. 显示TLIF手术几种椎间植入器的类型和植入位置。A. 直立的融合器或内植物置于椎间隙的后方,前方植入骨松质。B. 斜向植入单枚带螺纹融合器。C. 融合器置于前中央而骨松质植入后方。D. 插入试模以选择相匹配的融合器,并确保植在椎间隙的骨松质不会阻挡融合器的植入。E. 结构性内植物(融合器)置于前方,骨松质充填于椎间隙的剩余空间里。F. 术后CT矢状位重建显示植骨块位于椎间隙的前方、后方及中间——钛合金的融合器内部(图D~F的版权:Synthes Spine)。

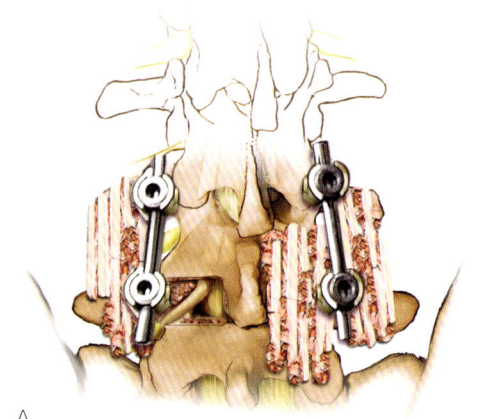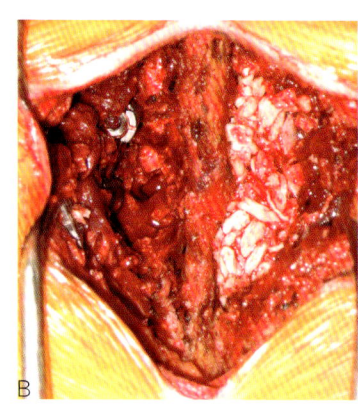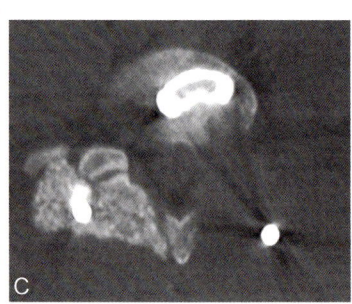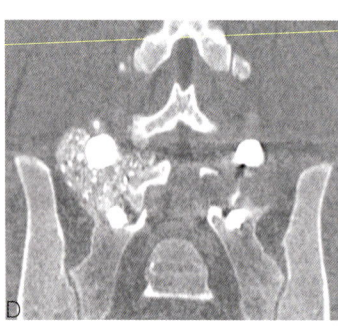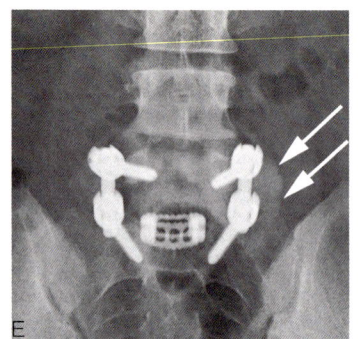

技术图5 A. 图示后外侧和椎板间植骨。B. 术中照片显示单右侧的后侧颗粒形植骨。C、D. CT横断面（C）和冠状面（D）显示后外侧和椎板间植骨。E. 术后摄片示单边后外侧区域坚实的骨性融合（白箭头所示）。判断后外侧的融合情况有时候要比判断椎间融合情况容易些。

- 可用直形或带角度的打入器来帮助放置融合器于合适位置。
- 然后再将颗粒状植骨颗粒充填于融合器的后方（技术图4E、F）。

后外侧植骨

- 内植物放置完毕后，松开置于棘突上或椎弓根上的椎间撑开。对椎弓根螺钉进行加压、锁紧螺帽。
- 对前方椎间隙进行加压，同时后路加压以恢复脊柱的曲度。
- 然后将对侧的棘突、椎板、关节突和横突进行去皮质（最好能在植入椎弓根螺钉前对横突进行去皮质）。
- 然后将颗粒状植骨物置于去皮质之后的椎板间、关节突和横突间区（技术图5）。
  - 如果保留了棘间韧带，它将防止对侧的植骨颗粒进入减压后暴露的椎管及椎间孔。
  - 有些医生也喜欢将植骨颗粒置于同侧的横突间，但是需要防止植骨颗粒进入椎管或者压迫神经根。
- 术后常规透视脊柱的前后位及侧位X线片。

切口关闭

- 切口关闭之前，要再次进行彻底的止血、检查神经组织以确保没有内植物进入椎管。
- 可用堵鼻鼓气法来检查硬膜囊的完整性。
- 放置引流管，标准地逐层缝合切口。

后路腰椎间融合术

- PLIF的大部分技术与前述的TLIF类似，除了在PLIF手术中进入椎间隙的路径是双侧的，且更靠近中线。
- 这一节介绍PLIF操作过程，重点是阐述TLIF和PLIF技术的不同点。
- 如以上显露部分所介绍的，有两种显露方法（技术图6）：
  - 广泛切除，包括较宽的椎板切除和双侧小关节完全切除。
  - 有限切除，双侧半椎板切除和内侧的小关节切除。

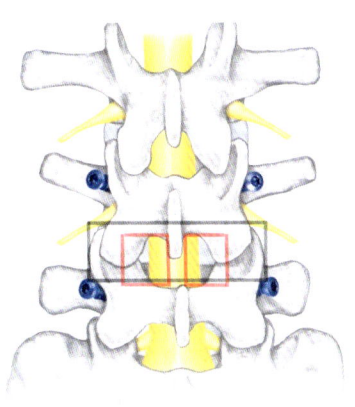

技术图6 两种PLIF显露方法需要切除的骨性部分。灰色线条表示较宽的椎板切除和完整的小关节切除。红线表示双侧椎板切除和部分小关节切除。

- 选择应用较宽的椎板切除和完整的小关节切除主要基于以下几方面因素：
  - 它能提供植入椎间融合器所需要的最大的显露范围和最少的对神经的牵拉。这本质上是双侧的TLIF手术。
  - 如果融合间隙的椎弓根间距较小，如身材矮小患者和上腰椎病变，强烈推荐用这种方法。
  - 它会导致医源性的不稳，因此需要辅助椎弓根螺钉内固定。即使有椎弓根螺钉固定，双侧的PLIF也意味着更不稳的情况。对于骨质较差的患者，椎弓根螺钉可能会松动，导致内固定系统不稳，融合器也可能会移位。
  - 它消除了后侧小关节融合的可能，减少了后外侧融合植骨区的骨性接触面积。
- 有限切除是指双侧椎板切除和小关节内侧切除：
  - 由于保留了棘突、棘间韧带，更重要的是保留了小关节的外侧部分及峡部，因此有助于生物力学稳定性。
  - 对于不应用后路内固定系统的患者应该用这种显露方法。
  - 对于宽椎间隙患者可能较难使用该技术，因为没有进行广泛的小关节切除，导致高椎间隙患者融合所需要的较大的椎间内植物难于置入。
  - 这种方法也需要对神经根及硬膜囊进行适当的牵拉，有较高的神经损伤的风险，因此只有术者对PLIF手术非常熟悉时方可进行。
- 显露完毕后，与TLIF手术一样打入椎弓根螺钉，撑开椎间隙。
  - 如果在显露时采用有限切除技术，且在操作时没有破坏椎体的稳定性，PLIF手术也可以不用椎弓根螺钉固定。

椎板切除和小关节部分切除

- 如果采用有限切除技术，先用刮匙将黄韧带从上下椎板的附着处和下位椎体的上关节突附着处分离。
- 接着用枪钳咬除相邻的椎板和上、下关节突内侧1/2部分。
- 在双侧反复重复这一过程，直至在椎管两侧各建立一个可以显露椎间隙的工作窗。
  - 如果采用的是有限切除技术，必须小心操作以保留棘突、棘间韧带、峡部和小关节的外侧1/2。
- 与TLIF手术一样，在操作过程中，需要辨认出口、走行神经根，避免损伤神经组织。为了降低神经根损伤的风险，需要充分咬除椎管外侧的骨性结构，以便在进入椎间隙时不需要过分牵拉走行神经根。
- 较宽的椎板切除和双侧小关节切除技术只是扩大上述操作的范围。
  - 切除棘突和棘间韧带的内侧部分可以使硬膜囊更容易拉向中线。
  - 为了获得较大的工作窗，可将小关节完全切除，这样可以通过更靠外侧的入路显露椎间隙(图1A)。
- 显露完毕，通过前面描述的三角形工作区可以进入后外侧的纤维环，头端可以到达下位椎体的椎弓根上缘、外侧到达出口神经根、内侧到达走行神经根和硬膜囊(技术图2C)。
- 与TLIF手术一样，需要小心止血、分开硬膜外静脉丛。

椎间隙处理

- 椎间隙的处理与前面描述的TLIF手术基本一样，但PLIF手术需要在纤维环上两侧开窗，且开的窗比TLIF手术更靠中间。
- 将硬膜囊和下位神经根牵向中间，联合应用绞刀、刮匙和髓核钳彻底摘除椎间盘组织，直到显露终板。
- 在不应用后路内固定的PLIF手术中，为了减少发生椎间内植物沉降的风险，获得椎间内植物与终板足够的接触面积是至关重要的。
  - Closky等[2]研究表明，对于骨密度水平和身材正常的患者，椎间内植物的接触面积需>6.2 cm²或约2.5 cm×2.5 cm。
  - 相对于处理恰当的、无内固定的PLIF手术，附加内固定可以降低椎间内植物沉降的风险，但不能提高临床疗效。

椎间融合器植入

- PLIF手术需要从椎管两边各植入一结构性的椎间内植物(技术图7)。
- 与TLIF一样，PLIF手术有多种内植物可以选择，包括结构性的自体骨或同种异体骨、螺旋形或方形的钛合金或PEEK融合器。

- Herkowitz 等[5]和 Lee 等[9]提醒绝大部分融合器与终板的接触面积达不到不使用内固定的 PLIF 手术要求,只有附加椎弓根螺钉固定时,这些融合器方可应用。
- 在椎间融合器周围剩余的空间内,应尽量多而紧密地充填颗粒状的内植物。
- 透视明确椎间内植物的位置。

后外侧植骨及切口关闭

- 与 TLIF 手术类似,加压(如果应用椎弓根螺钉内固定),后外侧植骨,关闭切口。

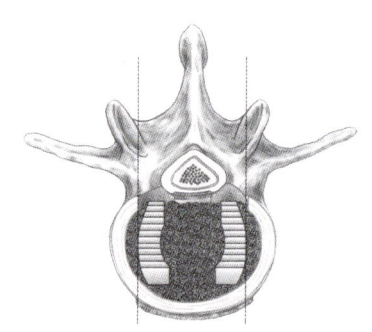

技术图 7　PLIF 手术双侧植入融合器,周围填满骨松质(版权:Medtronic)。

要点与失误防范

手术指征	• 与所有的腰椎融合手术一样,好的临床效果很大程度上取决于指征选择 • 为了治疗盘源性下腰痛而进行的融合术成功率较低,而降低期望值可增加这类患者对手术的满意度 • 对于翻修手术,由于硬膜外广泛的瘢痕组织粘连使得手术操作具有挑战性,从更外侧的入路进入椎间隙可以减少对神经组织的牵拉,这些神经组织往往被纤维组织所包裹
椎间隙入路和处理	• 在技术条件允许的情况下应用撑开技术来尽量撑开椎间隙 • 用骨刀或骨凿来处理内凹的终板面,以便于进入椎间隙、放置一个型号适中的椎间植入器 • 需要用到一系列的椎间处理工具,包括带角度的刮匙,以进行广泛的摘除椎间盘组织和软骨终板 • 椎间融合对这种手术成功与否是至关重要的,因此必须花大量的时间和精力来处理椎间隙。术者对椎间隙的处理不可草草了事 • 在应用手术器械对椎间区域进行操作时,为了避免严重破坏终板,应当小心保持手术器械以与椎间隙平行的轨迹进行操作
神经损伤	• 在手术过程中,切开纤维环之前,辨认出口神经根的位置是重要的一步 • 椎板切除不足可能会导致显露不充分、神经牵拉过度、造成神经损伤 • 如果出口神经根从硬膜囊发出的角度较小,那么就会导致三角形工作区变小,需要将出口神经根稍向外牵拉 • 将硬膜和走行神经根拉向中线时,动作要轻柔,切不可拉过中线 • 对神经组织的牵拉要间歇性松开,以保证这些敏感的神经组织的血供 • 自由节律肌电图监护仪可以提供神经损伤的实时反馈,有助于减少神经过度牵拉导致损伤的风险 • 在每一次手术器械进入椎间隙或放置椎间植入器时,都要非常小心地观察有没有硬膜或神经根的损伤 • 当有神经解剖变异、硬膜外大出血或复杂的硬膜撕裂时,手术操作会变得非常困难,术者可能得放弃椎间融合,否则可能导致灾难性的后果
硬膜外出血	• 后侧纤维环区的硬膜外出血比较麻烦,强烈建议应用止血药如明胶海绵、Floseal 或 Surgiflo 等 • 在应用双极电凝止血时需要特别注意辨认清楚神经组织 • 如发生硬膜撕裂,在技术条件允许的情况下,应该尽快修补,因为硬膜内压力下降会导致硬膜外静脉丛充血,从而大大增加出血量
植入椎间融合器	• 切除部分骨性结构以建立宽松的进入椎间隙的通道,以便放置型号适中的椎间融合器 • 如果进入椎间隙的通道较小或是椎间隙高度较大,就应该仔细选择融合器的类型 • 由于宽度较小,矩形比圆柱形的融合器更容易植入高度较大的椎间隙,因为植入圆柱形融合器需要更大的横向显露空间 • 在融合器的植入过程中,可透视并用带角度的打压器将融合器植入理想的位置

术后护理

- 患者术后第2天就可以下地活动。
- 对于TLIF手术或是附加内固定的PLIF手术，一般术后不需要使用支具保护，但也取决于医生的习惯。
- 对于未附加内固定的PLIF手术，绝大部分医生喜欢在术后应用胸-腰-骶椎的外固定支具。
- 术后需要一系列的X线片来评估骨性融合情况。

结果

- PLIF和TLIF手术的融合率接近，研究显示骨性融合率为89%~100%。最近有些大样本研究显示融合率在95%以上[8,11,12]。
- 不同的研究显示临床疗效差别较大，但大部分研究显示PLIF与TLIF的临床效果与前路椎体间融合术及前后联合入路融合术之间的疗效差不多。
- 大多数应用视觉模拟量表（VAS）和Oswestry功能障碍指数（ODI）来评价PLIF与TLIF手术疗效的研究表明，PLIF和TLIF手术的总体满意率在80%以上[4,8,9,15]。
- 远期研究显示PLIF和TLIF手术一旦获得骨性融合，其疗效能长期保持稳定。

并发症

- 神经损伤是PLIF和TLIF手术不太常见的并发症，文献报道其发生率为0~4%。多数损伤是由于神经根的过度牵拉所表现的神经功能障碍可恢复[14,16]。
- 硬膜撕裂是较常见的并发症，根据以往的报道，在PLIF和TLIF手术中其发生率为0.5%~18%。
  - TLIF手术的硬膜撕裂发生率明显低于PLIF手术，可能是由于在行TLIF手术时，相对从更外侧进入椎间隙，对神经根和硬膜的牵拉程度较小[6]。
  - 最近的研究显示，PLIF和TLIF手术的硬膜撕裂发生率有明显下降的趋势，为1%~5%。
- 椎间内植物移位或失效在TLIF手术中是较少见的并发症，但在没有附加内固定的PLIF手术中，其发生率可达2.4%。选择型号适中的椎间内植物，并在椎间隙里充分填充植骨材料有助于减少这种并发症的发生。
- 其他不是PLIF和TLIF特有的并发症包括切口感染、出血、椎弓根螺钉位置不良和硬膜外血肿等。

参考文献

[1] Carragee EJ, Hurwitz El, Weiner BK. A critical review of recombinant human bone morphogenetic protein-2 trials in spinal surgery: emerging safety concerns and lessons learned. Spine J 2011;11(6):471-491.

[2] Closkey RF, Parsons JR, Lee CK, et al. Mechanics of interbody spinal fusion. Analysis of critical bone graft area. Spine 1993;18:1011-1015.

[3] Enker P, Steffee AD. Interbody fusion and instrumentation. Clin Orthop Relat Res 1995;300:90-101.

[4] Hackenberg L, Halm H, Bullmann V, et al. Transforaminal lumbar interbody fusion: a safe technique with satisfactory three- to five-year results. Eur Spine J 2005;14:551-558.

[5] Herkowitz HN, Rothman RH, Simeone FA, eds. The Spine, ed 5. Philadelphia: Saunders Elsevier, 2006.

[6] Humphreys SC, Hodges SD, Patwardhan AG, et al. Comparison of posterior and transforaminal approaches to lumbar interbody fusion. Spine 2001;26:567-571.

[7] Kwon BK, Berta S, Daffner SD, et al. Radiographic analysis of transforaminal lumbar interbody fusion for the treatment of adult isthmic spondylolisthesis. J Spinal Disord Tech 2003;16:469-476.

[8] Lauber S, Schulte TL, Liljenqvist U, et al. Clinical and radiologic 2- to 4-year results of transforaminal lumbar interbody fusion in degenerative and isthmic spondylolisthesis grades 1 and 2. Spine 2006;31:1693-1698.

[9] Lee CK, Vessa P, Lee JK. Chronic disabling low back pain syndrome caused by internal disc derangements: the results of disc excision and posterior lumbar interbody fusion. Spine 1995;20:356-361.

[10] Lin PM. Posterior lumbar interbody fusion (PLIF): past, present, and future. Clin Neurosurg 2000;47:470-482.

[11] McAfee PC, DeVine JG, Chaput CD, et al. The indications for interbody fusion cages in the treatment of spondylolisthesis: analysis of 120 cases. Spine 2005;30(6 suppl):S60-S65.

[12] Miura Y, Imagama S, Yoda M, et al. Is local bone viable as a source of bone graft in posterior lumbar interbody fusion? Spine 2003;28:2386-2389.

[13] Moskowitz A. Transforaminal lumbar interbody fusion. Orthop Clin North Am 2002;33:359-366.

[14] Okuda S, Miyauchi A, Oda T, et al. Surgical complications of posterior lumbar interbody fusion with total facetectomy in 251 patients. J Neurosurg Spine 2006;4(4):304-309.

[15] Potter BK, Freedman BA, Verwiebe EG, et al. Transforaminal lumbar interbody fusion: clinical and radiographic results and complications in 100 consecutive patients. J Spinal Disord Tech 2005;18:337-346.

[16] Villavicencio AT, Burneikiene S, Bulsara KR, et al. Perioperative complications in transforaminal lumbar interbody fusion versus anteriorposterior reconstruction for lumbar disc degeneration and instability. J Spinal Disord Tech 2006;19:92-97.

第15章 髂骨取骨与骨移植术
Iliac Crest Bone Graft Harvesting

Sreeharsha V. Nandyala, Alejandro Marquez-Lara, Junyoung Ahn, and Kern Singh

定义

- 大多数外科医生认为，自体骨移植是实现脊柱融合术的金标准。
- 自体骨移植可用于脊柱前路或后路手术的任何一个节段。
- 髂骨后侧是最常用的非结构性、骨松质的取骨部位。
- 用于颈椎椎间融合的三面骨皮质的结构性植骨，通常在髂骨前侧取骨。

解剖

- 髂骨前方。
  - 髂骨前表面有一凹窝。
  - 髂前上棘（ASIS）后方2~3 cm是髂嵴最厚的部位（髂结节）（图1A）。
  - 通常股外侧皮神经穿行于ASIS内侧，但会偶尔罕见地横穿走行于ASIS的外侧，此时存在手术受损的风险（图1B）。
- 髂骨后方。
  - 髂嵴后侧厚14~17 mm。

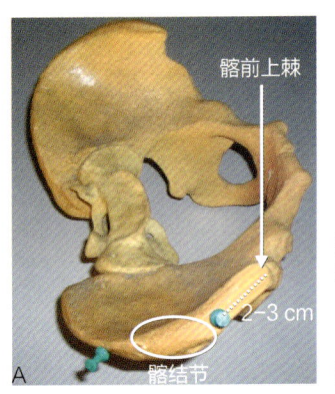
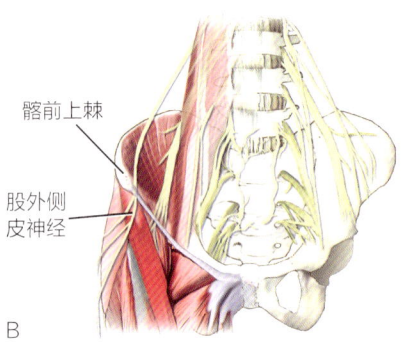

图1　A. 髂嵴前部理想的取骨部位是髂前上棘（ASIS）向后2~3 cm。B. 股外侧皮神经一般走行于ASIS内侧。C. 臀上神经于髂后上棘前方8 cm越过髂嵴。D. 臀上动脉从坐骨大孔穿出。

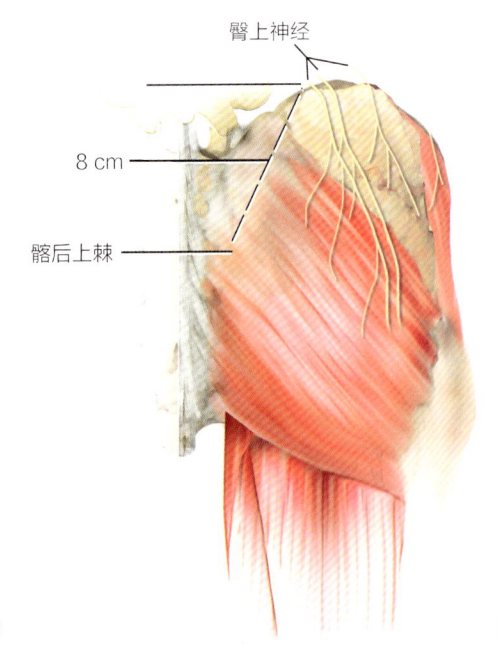
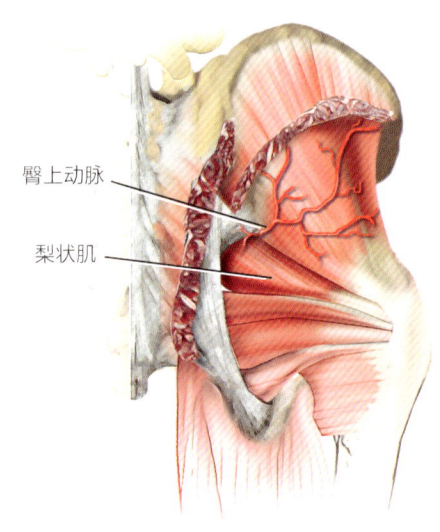

第15章 髂骨取骨与骨移植术　147

- 臀上神经在髂后上棘（PSIS）上方7～8 cm越过髂嵴，所以在采用外侧切口时，可能会损伤到它（图1C）。
- 臀上动脉经坐骨大切迹穿出骨盆，因此取骨到达坐骨切迹处时可能会损伤到该动脉（图1D）。

手术操作

体位

- 在同侧坐骨结节下方垫上一卷毛巾或一个毯子，可以更加方便地暴露髂前上棘。

手术入路

前侧髂嵴取骨

- 平行于髂嵴，以髂结节为中心切开皮肤。
- 沿切口向深部切到髂骨嵴，骨膜下分离肌肉，暴露髂骨翼，注意保护筋膜，使其能够修复，以尽量减少取骨部位的术后疼痛（技术图1）
  - 臀上神经分布于起自髂骨外侧的阔筋膜张肌、臀中肌和臀小肌。
  - 附着于髂嵴的腹肌由节段神经支配，因此在髂嵴上方切开皮肤，可以避开节段神经并且是安全的。

后侧髂嵴取骨

- 臀部内上方的皮下可触到的一浅窝即为髂后上棘。
  - 行垂直PSIS的切口可减少损伤臀神经的风险。
  - 在后侧髂嵴做一个斜行或弧形切口。臀神经于PSIS前7～12 cm处越过髂嵴至臀外侧，因此应在该神经分布区域的内侧做切口。
- 切开皮下组织直到髂嵴。
- 使用Bovie电刀切开髂嵴。
- 从髂骨的后外侧，自骨膜下剥离肌肉。
  - 臀大肌、臀中肌和臀小肌源于髂骨外侧。臀中肌和臀小肌受臀上神经支配，臀大肌受臀下神经支配。
  - 椎旁肌群由节段神经支配。

后侧髂嵴取骨：正中皮肤切口

- 脊柱后正中手术切口向远端延伸，于切口远端外侧的皮肤和皮下脂肪下暴露髂嵴，这样可以避免二次皮肤切开。
- 切开覆盖在PSIS内表面结实的筋膜，这有利于取骨完成后关闭筋膜。
- 使用电凝，对PSIS的外侧进行骨膜下分离。

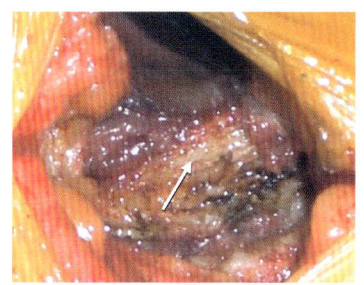

技术图1　髂嵴前部（箭头所示）。

前侧三面皮质骨髂嵴取骨

- 暴露髂嵴前部，使用摆锯做平行切口穿透内板和外板（技术图2A）。
- 可用弧形骨刀做内板和外板的纵向切口以完成取骨（技术图2B、C）。

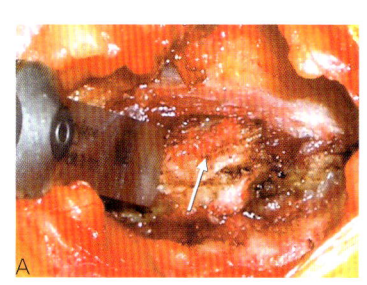 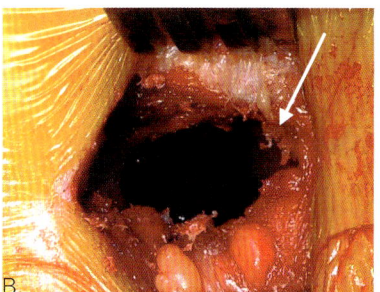 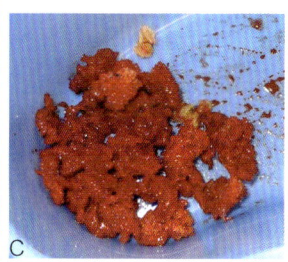

技术图2　A. 使用摆锯在髂嵴前部（箭头所示）做两个平行切口。B. 髂嵴前部取骨后的缺损区（箭头所示）。C. 髂嵴前部所取的三面皮质骨。

髂骨后侧植骨术

骨皮质松质条

- 暴露髂嵴后侧，使用Taylor拉钩充分暴露手术区域。
- 注意不要穿透坐骨切迹以免伤及臀上动脉。
- 去除坐骨切迹附近的骨质会减少形成坐骨切迹的骨量，从而导致骨盆不稳定。
  - 从假骨盆、坐骨切迹的头端进行取骨是非常重要的。大骨盆（假骨盆）指的是骨盆环的头端部分，骨盆环即骨盆的内径。
  - 作为解剖标志，患者俯卧位时在PSIS前部向下画一假想垂线作为尾部取骨界限的标识（技术图3A）。
- 用直骨刀从髂嵴边缘开始切取多块垂直的骨皮质松质条，使用弧形骨刀截断骨块的远端骨质（技术图3B、C）。
- 切取多块垂直的皮质松质条后，可用刮匙再取一些骨松质（技术图3D）。

揭开髂后上棘

- 用咬骨钳或骨刀切开PSIS表面的骨皮质，采集位于内外板之间的骨松质（技术图4A）。
- 用刮勺通过这个打开的窗口进一步刮取更多的骨松质（技术图4B）。

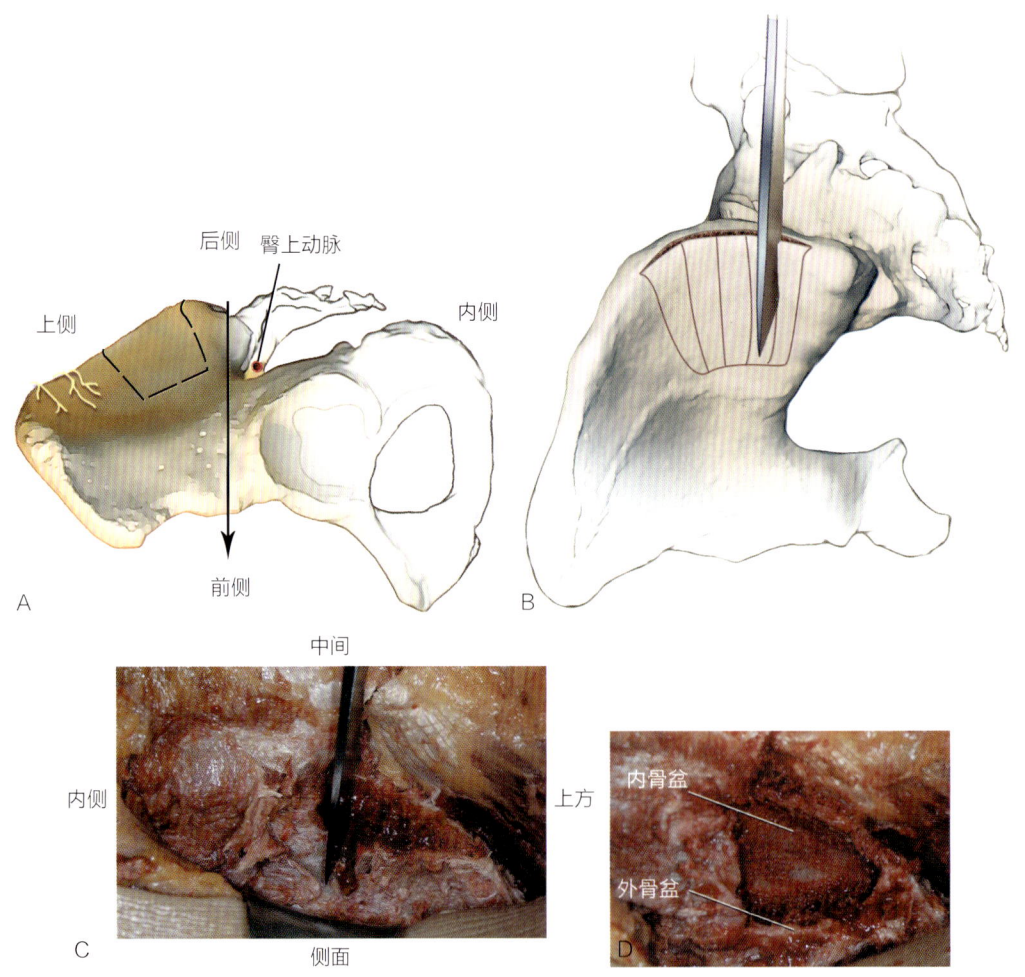

技术图3 A. PSIS前的垂线是安全取骨区域的尾端界限，避免伤及出入坐骨切迹的神经、血管。B、C. 使用骨刀在髂骨后侧切取多条骨皮质松质条。D. 髂骨后侧取骨后的缺损。

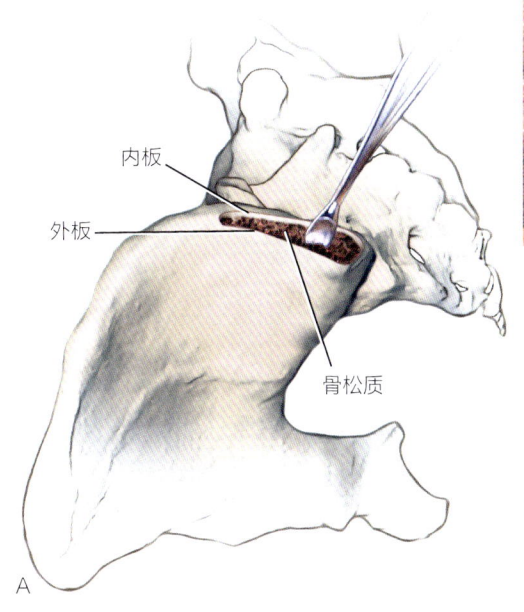
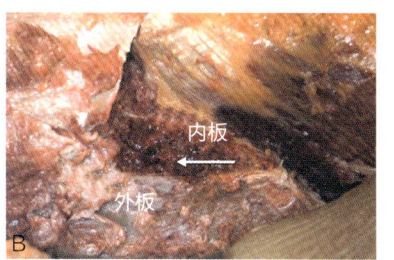

技术图4　A. 切开PSIS表面的骨，以暴露位于其下的骨松质。B. 切开PSIS表面的骨后，暴露骨松质。

重建髂嵴

- 已经有多项重建技术来改善取骨部位的美观和功能，并减少潜在慢性感觉减退的发生。
- 可将骨水泥塑形后回植入取骨后的骨缺损部位，尤其是进行结构性植骨取骨后（技术图5A）。
- 在髂骨内外板中间填入同种异体骨碎片以利于骨重建。
- 在骨缺损区填充同种异体骨或脱钙骨基质后，将聚乳酸膜进行塑形后置于骨缺损区，以利髂骨外侧区结构的重建（技术图5B）。

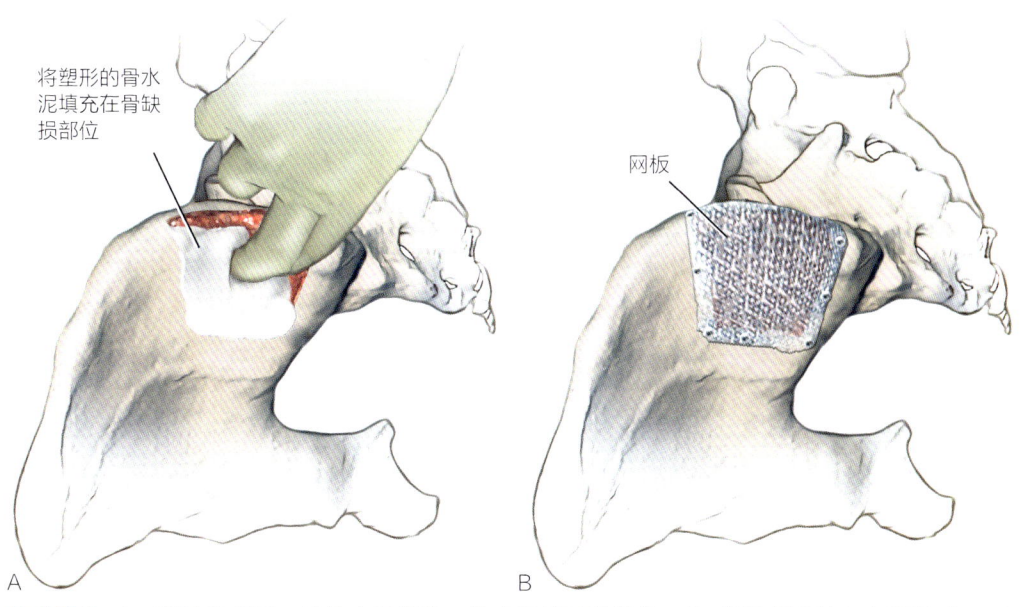

技术图5　A. 取骨完成后，将骨水泥塑形、填充在骨缺损部位。B. 在缺损部位加上网板（mesh sheet）覆盖，以利重建髂嵴。

要点与失误防范

髂嵴后部的暴露	• 保留外板可以减少骨膜下痛觉,同样,保留髂嵴的最远端以方便在需要时同侧放置髂骨螺钉
股外侧皮神经	• 股外侧皮神经穿行于髂前上棘内侧2~3 cm,避开此区域能减少损伤该神经导致感觉异常性股痛的风险
臀上神经	• 臀上神经于PSIS前8 cm处越过髂嵴,该神经受损可致臀后部麻木和痛性神经瘤,所以首选垂直切口
臀上动脉	• 在坐骨切迹附近操作时需谨慎,此处有臀上动脉穿出,如果取骨区太靠近坐骨切迹,有可能易伤及该动脉。伤及该动脉可能会使其缩回骨盆可致大出血

并发症

- 取骨区疼痛是常见并发症。
  - 症状多在3个月内缓解。
  - 慢性取骨区疼痛超过3个月可能会逐渐减弱。
- 前路易伤及的神经有股外侧皮神经、髂腹股沟神经、髂腹下神经。
  - 股外侧皮神经受损会出现感觉异常性股痛(大腿外侧感觉异常)。
  - 当腹壁从髂嵴前端向内牵拉时可能伤及髂腹股沟神经。髂骨内侧的拉钩也可压住该神经。髂腹股沟神经受损的典型症状是髂骨至腹股沟和生殖器部位的放射痛。
- 后路易伤及的神经有臀神经、臀上神经和坐骨神经。
  - 手术时剥离到坐骨切迹或手术器械如骨刀过深进入坐骨切迹,均可损伤到坐骨神经。在分离进行到此区域前,应该先用手探知、触摸该切迹的骨边缘。
  - 臀部神经受损致臀部麻木,偶尔会导致臀部痛性神经瘤。
- 伤及臀上动脉较为少见,但在取骨过于接近坐骨切迹或不正确地放置拉钩、骨膜剥离器时也会发生。
  - 如果该血管被切断,血管可能会缩回到骨盆内。
  - 若撕裂臀上动脉,可在原位紧压后进行包扎或修补。可直接用手指将血管向骨头方向施压。
  - 如无法探及出血的血管,应填塞该区,然后前路通过腹膜后或经腹膜途径进行结扎或修补。
  - 另一种治疗方法:使用栓子或Fogarty导管进行动脉栓塞。
- 髂骨内板手术时可能伤及旋髂深动脉、髂腰动脉、第4腰动脉而导致大出血。
- 全层取骨区可能会发生疝,可能会出现髂骨区肿块、疼痛及类似肠梗阻样等症状。绞窄性疝或梗阻罕有发生。
- 骨折。
  - 髂骨后侧缺失大块骨会破坏骶髂关节和骶髂后韧带的力学重心,导致不稳定。
  - 不稳将压力传至骨盆环,致耻骨上支、耻骨下支骨折。
  - 这类患者的症状与脊柱其他疾患导致的相似症状常难以区分。该症的典型病史是骨盆区有弹响声或异响,同时伴大腿部和臀部疼痛。
  - 采用前路,从距离ASIS<3 cm的地方取骨,可导致由于附着在ASIS上肌肉引起的撕脱性骨折(缝匠肌、阔筋膜张肌)。
- 取骨区感染发生率为1%~5%。
- 骨膜下仔细剥离与取骨后使用凝血剂(明胶海绵等)止血可以减少血肿的形成。
- 对于部分患者,尤其消瘦型患者,进行三面骨皮质取骨后会导致皮肤畸形。应进行附着筋膜的仔细缝合以减少软组织的缺损。

推荐阅读

[1] Cowley SP, Anderson LD. Hernias through donor sites for iliac crest bone grafts. J Bone Joint Surg Am 1983;65(7):1032-1035.

[2] Ebraheim NA, Yang H, Lu J, et al. Anterior iliac crest bone graft: anatomic considerations. Spine 1997;22:847-849.

[3] Kurtz LT, Garfin SR, Booth RE. Harvesting autogenous iliac crest bone grafts: a review of complications and techniques. Spine 1989;14:1324-1332.

[4] Robertson PA, Wray AC. Natural history of posterior iliac crest bone graft donation for spinal surgery: a prospective analysis of morbidity. Spine 2001;26:1473-1476.

[5] Schnee CL, Freese A, Weil RJ, et al. Analysis of harvest morbidity and radiographic outcome using autograft for anterior cervical fusion. Spine 1997;22:2222-2227.

[6] Silber JS, Anderson DG, Daffner SD, et al. Donor site morbidity after anterior iliac crest bone harvest for single-level anterior cervical discectomy and fusion. Spine 2003;28:134-139.

第16章 腰椎前路椎间融合术、椎间盘置换术及椎体次全切除术

Anterior Lumbar Interbody Fusion, Disc Replacement, and Corpectomy

D. Alex Stroh, Brad W. Moatz, and P. Justin Tortolani

定义

- 腰椎间盘退变是一种年龄相关的老化过程，其早期改变包括椎间盘高度丢失和椎间盘生化结构及椎间盘生物力学行为的渐进性改变。
- 椎间盘退变在大部分人中是没有疼痛的，但在某些患者，退行性改变确实可引起疼痛，从而导致一种临床称之为退变性椎间盘病（DDD）的疾病，尚不清楚椎间盘退变性疼痛为何仅存在于部分患者而不是大部分患者。退变性椎间盘病的病因是多方面的，包括基因及环境因素。
- "盘源性疼痛"这一词用来形容椎间盘退变引起的疼痛。

解剖

- 椎间盘由外层的纤维环和内层的髓核构成（图1A）。
- 椎体终板由中央部位的骨松质及边缘坚硬的骨皮质构成。
- MRI可以提供关于椎间盘髓核含水量的信息，退变的椎间盘在MRI的T2加权像上表现为低信号（显示为黑椎间盘）（图1B）。
- MRI影像所表现的黑椎间盘不一定与症状性下腰痛有关联。

发病机制

- 多种理论已经提出以解释椎间盘随年龄增大而逐渐退化的机制。
  - 营养减少和废物转运下降。
  - 活性细胞浓度下降。
  - 基质蛋白、蛋白多糖及水分丢失。
  - 酶活性降低。
  - 基质劳损。
  - 髓核突出。

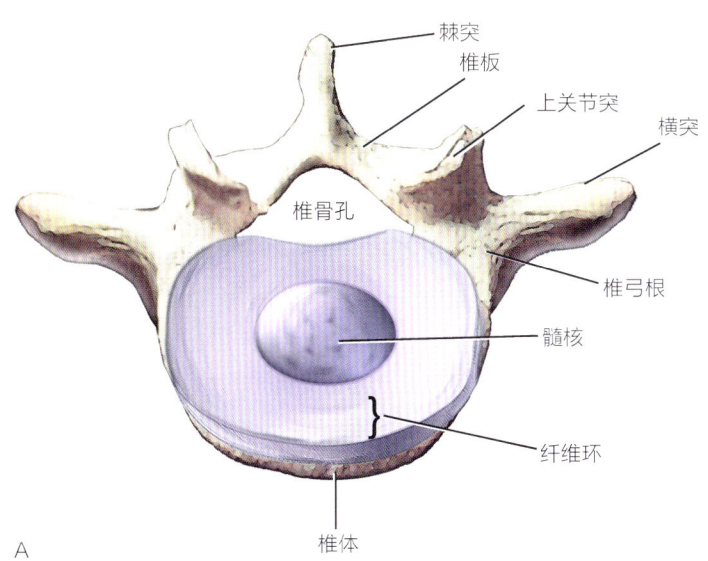
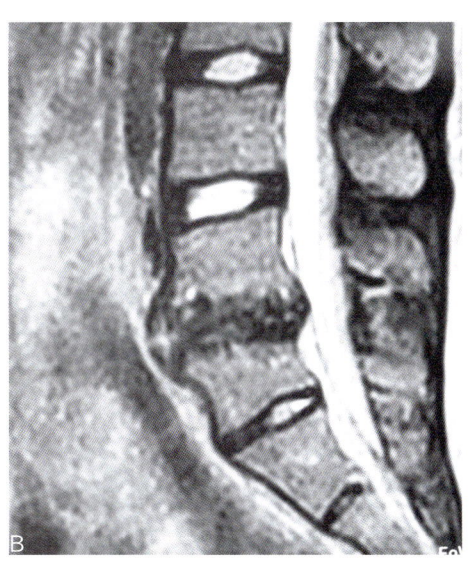

图1 A. 椎间盘由外层的纤维环（放射状排列的胶原纤维）和内层的髓核（含有较多的水分和蛋白多糖）组成，腰椎椎体中央的骨松质被周围相对坚强的骨皮质所包围。B. T2矢状位图像显示L4-L5椎间盘退变。相比邻近的椎间盘，该髓核是低信号的（黑色），邻近的椎间盘因为含水量相对较高而表现出高信号（白色），椎体的终板是不规则的，椎体前方骨赘形成。

- 椎体终板微环境的改变,比如包括静脉丛淤积和氧张力下降,是发病的附加因素。
- 已知尼古丁对于椎间盘是有害因素,或许是经上述机制发挥作用。
- 数种因素参与了盘源性腰痛的产生:椎间盘结构和功能的改变,炎症细胞因子的释放以及退变椎间盘的神经长入,而正常条件下,仅在纤维环的最外层有少许神经分布。

自然病程

- 影像学能够发现的椎间盘退变通常出现在30岁左右。
- 创伤后椎间盘突出、椎体终板损伤及某些基因因素可使退变提前发生。
- 随着椎间盘内部结构的改变,椎体终板的变化也变得逐渐明显起来。也会出现明显的相应改变:
  - 前方、侧方或者后方骨赘形成。
  - 可见沿终板排列的Schmorl结节、囊性空洞。
  - 终板硬化。
- 椎间盘、骨性终板及最后小关节突复合体的退变,最终将限制退变节段腰椎的活动度。在此阶段,患者通常更多主诉背部僵硬、酸胀而并非疼痛。椎管狭窄所引起神经源性跛行的疼痛较腰痛更加难以忍受。
- 自然发展的椎间盘退变的最终阶段是自体融合。
- 应当告知患者椎间盘退变是一种随年龄增长而发生的、不可避免的过程,任何背部疼痛的经历都可能但不一定与椎间盘退变有关。
- 绝大部分患者仅有偶发的下腰痛,退变性椎间盘病引起长期不适者罕见。

病史和体格检查

- 腰椎退变性椎间盘病的患者无明显特征性的疾病史,体格检查无阳性结果。
- 典型的椎间盘源性腰痛常在对腰椎施加一轴向负荷后加重,比如在前屈坐位或站立位时(如刷盘子、吸尘、剃须或是刷牙)。
- 相反,在侧卧(如胎儿方位)或是直立于水中等姿势、对于椎间盘的负荷最小时,可以缓解部分疼痛。
- 如果伴有下肢痛(但是影像学上却无神经压迫),则是非根性痛,区别在于它不按照腰椎神经根的分布区疼痛,且通常不伴有肌力下降、反射异常、麻木及针刺感等。
- 偶尔患者会叙述在某次腰椎外伤后第一次出现腰痛,影像学可以观察到退变椎间盘的上位或下位终板的陈旧性骨折,这就与其外伤史吻合。
- 腹壁疝、肥胖以及腹壁手术史(如腹直肌转移术)引起的躯干肌肉组织的损伤会加重椎间盘源性腰痛。
- 应该在病史、体格检查及影像学资料中寻找其他可能导致腰痛的原因,包括腰肌劳损、腰椎滑脱、髓核突出、压缩性骨折、假关节、肿瘤和椎间盘炎症等。
- 诊断为单纯退变性椎间盘病的患者神经学检查应该是完全正常的。

影像学和其他诊断性检查

- 站立位X线片。
  - 侧位片可以测量椎间盘高度,并可与其他椎间盘对比(图2A)。
  - 正位片可以显示非对称性、冠状位的椎间盘退变,而该变化可能就是退变性侧凸的前兆。
  - 过伸过屈位摄片有助于诊断腰椎假性滑脱及真性滑脱。
- MRI能够提供椎间盘的精细影像信息,包括椎间盘的退变程度、椎间盘与邻近终板和周围神经结构的关系(图2B)。
  - "modic改变"根据终板在MRI的表现可分为以下类型。
    - 0型:无改变。
    - 1型:T1黑,T2亮(代表骨髓水肿和炎症)。
    - 2型:T1亮,T2亮(表示从正常红骨髓转换为黄骨髓)。
    - 3型:T1黑,T2黑(软骨下硬化)。
  - modic改变并不总是见于DDD,在个别健康人中也可见到。这种改变可能代表上下终板生物力学应力分布的变化[13]。
- 诱发性椎间盘造影用生理盐水使椎间盘压力增高,从而试图复制出患者的典型腰背痛,试验中患者要保持清醒,以便能对疼痛的性质和程度做出客观的反馈,通过与生理盐水同时注入造影剂也可以推断椎间盘结构的改变。
  - 研究表明,诱发性椎间盘造影术会加速椎间盘退变[15]。
- 在注入造影剂之后,CT椎间盘造影能够提供更多的关于椎间盘形态的细节(图2C)。
- 常规实验室检查,包括全血细胞计数、红细胞沉降率和C反应蛋白有助于排除椎间隙感染;有时,严重椎间盘退变的放射学表现与感染很相近。

鉴别诊断

- 退变性椎间盘病。
- 椎间盘炎。
- 化脓性椎体骨髓炎。

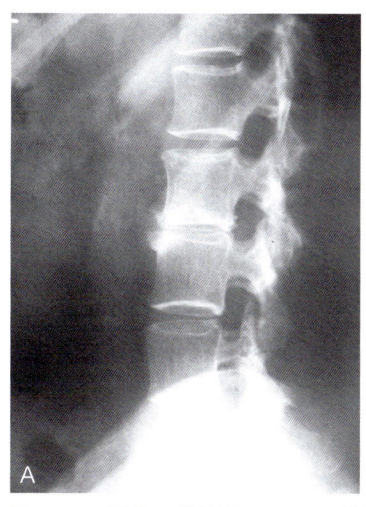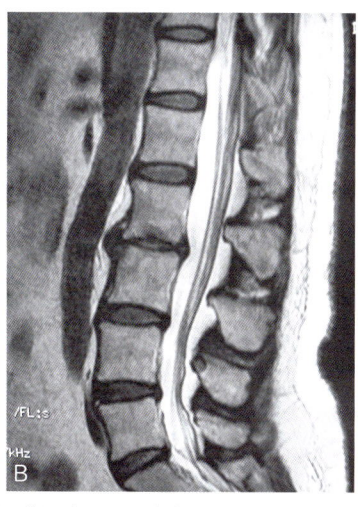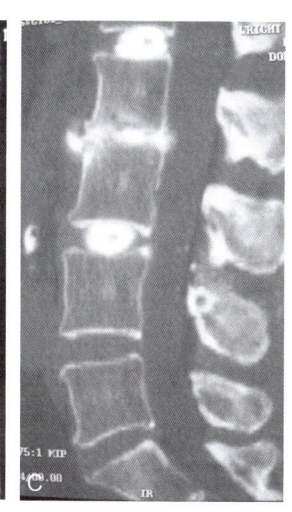

图2 A. 侧位X线片显示L2-L3椎间隙退变。B. 该患者的矢状位T2图像显示L2-L3椎间盘的髓核信号变低，椎间盘向前后膨出。C. 矢状位CT椎间盘造影显示L2-L3椎间盘纤维环及髓核完整性的丢失，造影剂外漏。患者的临床表现与L2-L3变化相吻合。L1-L2、L3-L4椎间盘造影作为椎间盘构造和患者疼痛的阴性对照。

非手术治疗

- 退变性椎间盘病类似于髋关节和膝关节的骨性关节炎，受累的软骨（在椎间盘则是胶原蛋白、水分和蛋白多糖）在压力负荷下而逐渐失效。
- 减轻体重和限制活动（避免重负荷的活动）是有效的、首要治疗手段。
- 非甾体抗炎药。
- 针灸和推拿治疗。
- 配合水下或路上练习的理疗。
- 缓慢骨盆牵引。
- 甲强龙疗法。
- 硬膜外注射麻药治疗重度疼痛。

手术治疗

- 适应证。
  - 非手术治疗无效的椎间盘源性腰痛。
  - 非手术治疗无效的化脓性椎间盘炎。
  - 需要彻底椎间盘摘除的脊柱畸形。
- 完全、彻底的椎间盘切除，以暴露出足够大的植骨面，能够有效提高前路椎间融合的融合率。
- 多种方法可以实现椎间重建和融合，包括结构性自体骨移植（髂骨或者腓骨）、结构性异体骨（如股骨环或者肱骨环、股骨头、骨钉）或合成材料（钛合金、PEEK、碳纤维、复合材料），这些合成材料中装有骨松质或是含有BMP-2蛋白的明胶海绵。
- 无论应用哪种方法，重要的前提条件都是椎间隙内植物必须能够承受椎间的压力，并且能够提供骨融合所需的生物环境。

- 特定的椎间融合器需要用特制的工具植入[如Bag-bykuslich（BAK; Zimmer Spine, Warsaw, IN）、腰椎锥形融合器（lumbar-tapered cage, LT）（Medtronic Sofomor-Danek, Memphis, TN）、Bengal 碳纤维融合器（DepuySpine, Raynham, MA）]。
- 美国FDA已经批准将BMP-2用在前路椎间融合术中，与髂骨植骨相比，使用BMP-2的融合率更高[5]。

术前计划

- 仔细评估X线片、MRI或CT，防止漏诊腰椎假性滑脱和真性滑脱，这可能会影响手术方案。
- 可以结合X线片或MRI检查来估计最终要使用的内植物的尺寸。
- 尺寸过大的内植物可能导致神经组织的过度牵拉，降低人工腰椎间盘的活动度。
- 轴向的MRI扫描可以定位两侧髂总静脉汇合成下腔静脉的水平和主动脉的分叉部位。
- 在L5-S1这一间隙，部分患者的椎间隙相对骨盆较深，耻骨联合有时会阻挡视野的暴露和椎间隙的操作，因而侧位片评估耻骨和椎间隙对于正确进入椎间隙和避免误差显得至关重要。

体位

- 参见第49章。
- 将一块2～3 cm厚的泡沫垫摆在手术床的床垫上，其上放置一充气枕，再将患者摆放于充气枕上。充气枕允许在术中调节腰椎前凸。泡沫垫则将患者身体垫高，同时可将患者手臂向后摆放，术中透视时不致阻挡。

- 将患者置于可调节手术床上,在手术中可以根据需要调节腰椎的前凸。
- C臂透视成像系统对于每一个患者和内植物的放置至关重要,在摆好体位、准备手术切开之前,确定可以充分获得手术区域解剖标志的透视图像是非常有益的。

手术入路
- 参阅第49章。
- 前路腹膜后入路通常可以显露L2-L3至骶骨。
- 肾脏血管限制了显露范围进一步向上方延伸。
- 侧方显露腰椎可暴露L2椎体及以上水平。

腰前路椎间盘切除

暴露
- 确定手术间隙,并用一枚腰椎穿刺针或螺钉插入椎体以确定中线部位(笔者不选择插入椎间隙,因为这样可能造成额外的椎间盘损伤)(技术图1A)。
- 透视前后位和侧位片,确认中线部位,中线标记物同时也可用于定位手术节段椎体。
- 在L5-S1水平,将左侧髂总静脉和髂动脉牵向左侧右侧髂动、静脉则拉向右侧。在L5-S1上位的间隙则要将主动脉和下腔静脉拉向患者右侧。
- 可以用手持式Hohmann拉钩、特制的别针、克氏针等器械将大血管牵开并固定,上述器械均可直接放置于椎体上(事实上这样减轻了大血管移位到手术操作区的风险)(技术图1B)。
  - 此外,可以将不锈钢或可透视的静脉牵开器固定于腹部撑开器系统架上(Omini)或是悬浮的环形撑开器上。但是当术中撑开器有移动时,血管会通过撑开器叶片的下方进入手术操作部位,是这种叶片型撑开器的缺点。可透视型撑开器的优点就是在透视时能够获得更好的术野。此外,叶片型撑开器术中易调节,无须重新插入椎体。
- 将血管尽可能地向侧方牵拉以获得最大的椎间隙的术野,这一阶段视野过小,将会影响椎间盘切除和接下来任何椎间内植物放置的质量。

椎间盘切除
- 用长柄10号刀片,沿上终板由侧方开始向中线切开椎间盘,切开时始终注意要向远离大血管的方向移动,避免意外伤及侧方的大血管。如果可能的话,最好将刀片插入软骨终板和骨性终板之间,应以双手把持刀柄,以更好地控制和协调(技术图2A、B)。
- 用大号、锋利的骨膜剥离器从上位和下位终板铲下尽量多的软骨。通过调整骨剥与椎体终板的角度并用手将其上下撬剥,就可以像剥除一大片橘子皮一样几乎整块切除椎间盘(纤维环和髓核)(技术图2C)。
- 用长柄2号和3号刮匙刮除剩下的椎间盘组织,直到后纵韧带(技术图2D)。系统性刮除能够将终板软骨彻底刮尽,因此,先从下位终板开始由前向后刮,然后同样处理上位终板。
  - 将刮匙作为切割工具而不是刮器使用会使它更有效率,为此,笔者也就更加青睐锋利、无角度的刮匙,将其插入软骨终板和骨性终板之间,通过上下撬剥来使用。

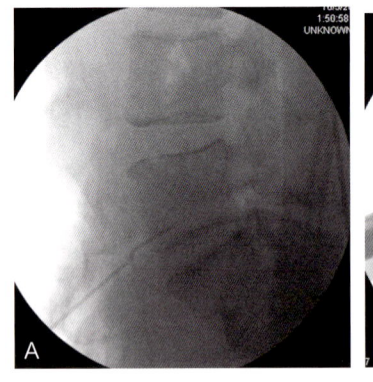 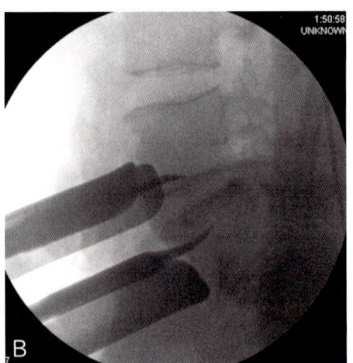

技术图1 A. 侧位像显示椎体针位于拟切除L4-L5椎间盘上方的L4椎体。B. 侧位像显示尖锐的Hohmann拉钩置于上方的L4椎体和下方的L5椎体上,叶片形拉钩可以被置于Hohmann拉钩的外侧以提供更好的视野。

第16章 腰椎前路椎间融合术、椎间盘置换术及椎体次全切除术　155

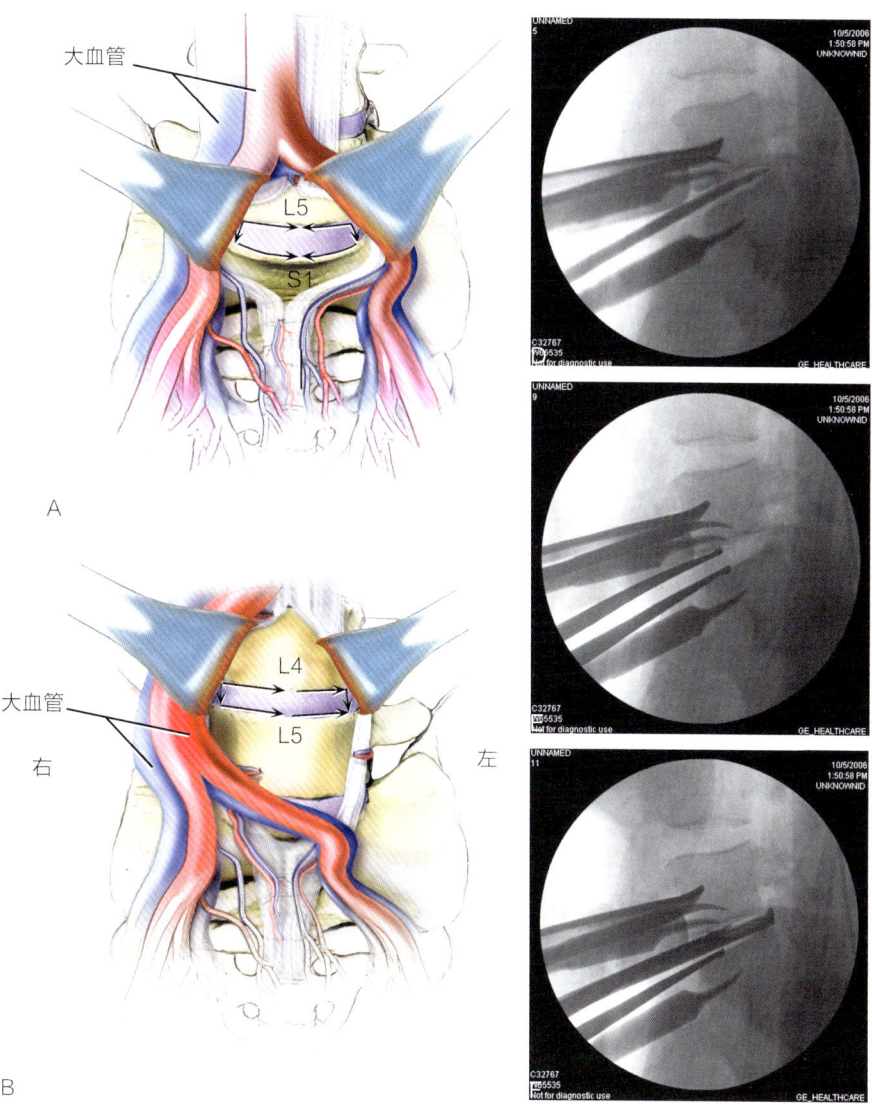

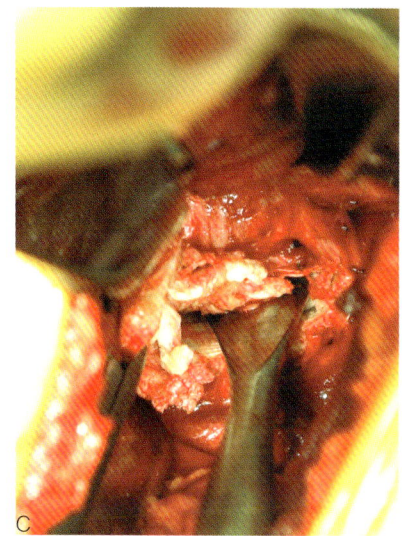

技术图2　A、B. 手术刀的切割方向。在L5-S1水平，手术区在大血管的分叉区以内，所以手术刀的方向永远是朝向内下方的，目的在于远离大血管。在L4-L5水平及以上节段，大血管被牵拉到患者的右侧，所以手术刀的运行方向应该是向左、向下。C. 一个大的骨膜剥离器被置于椎间盘软骨与椎体之间，以尽可能多地、整片地拿掉椎间盘组织。D. 侧位像显示用一个2号骨膜剥离器来切除椎间盘的软骨终板。E. 侧位像显示用一个终板间撑开器在椎间隙内进行撑开。这个撑开器可以使椎间隙的后侧显示得更清楚。应注意将该撑开器安放于椎体的前外侧坚强的骨性终板上，以避免对椎体的松质骨区造成损害。F. 侧位像显示用一个4 mm长的椎板咬骨钳对椎间孔进行减压。

- 无须常规切除后纵韧带,但是椎间后外侧的椎间盘组织必须彻底清除,原因如下:
  - 终板边缘的骨骼最为坚硬,因而可以为椎间内植物提供最牢固的支撑。
  - 在放置椎间内植物时,残留的椎间盘组织会被推向后方的硬膜外间隙,从而导致医源性椎间盘突出。
  - 如果说椎管的前路减压是手术目的之一,那么在这一区域没有清晰的视野,将不可能看到并清除突出的椎间盘或椎间盘骨赘复合物。
- 椎间盘切除的侧方范围应由拟植入的内植物宽度决定,但是必须注意椎间盘后方的切除范围要足够宽,因为人们往往自然倾向于切除较少的、位于后方的椎间盘组织。
- 可以在椎间隙的前侧方放置一个终板撑开器,这样可以使后方的椎间隙显露得更好(技术图2E)。
- 将一带角度的椎板咬骨钳向后方伸达椎间孔,可以清除向后方突出的或是突向椎间孔的椎间盘组织,事先明确硬膜的腹侧边界能够提高这一操作的安全性(技术图2F)。
- 清除后方的椎间盘组织时,硬膜外出血可能较多,可以用蘸有凝血酶的止血棉或是移除椎间撑开器止血。

前路椎间融合

- 椎间盘切除完成以后,就可以插入椎间隙试模来估计最终内植物的尺寸(技术图3A)。通过与手术间隙相邻的正常椎间隙的比较,可以得出试模的适宜尺寸。此外,骨性终板与试模的间隙应<1 mm,这样可以确保最终内植物的紧密贴合。
- 对于诸如LT融合器这样带螺纹的内植物,需在椎间隙试模上加装一保护套管,这样可以防止不小心将大血管卷入椎间隙。
- 根据侧位透视影像,将铰刀插入至合适的深度(技术图3B),需要当心的是,铰刀应朝着椎间隙的中间部分向后方进入,不能穿过上位或下位终板。
  - 铰刀打磨不当,会使某一终板破坏过多,从而最终导致内植物沉降而使融合失败。由于铰刀会沿阻力最小的通路进入,因此一个异常硬化的终板可能会引起铰刀对终板的不对称打磨。
  - 最后,将螺纹椎间融合器拧至合适的深度和方向(技术图3C、D),第1枚融合器(在使用双融合器时)沿铰刀的路径植入,在植入融合器的过程中透视侧位片以确保融合器的位置不至于过深或者过浅。融合器植入的深度不应超过铰刀的深度,否则易导致螺纹剥落,极大地降低其固定强度。

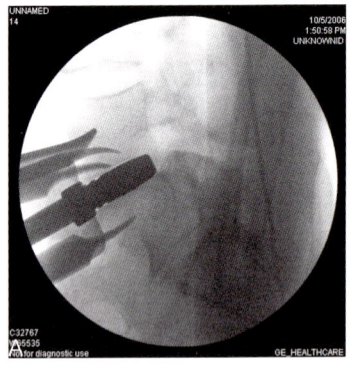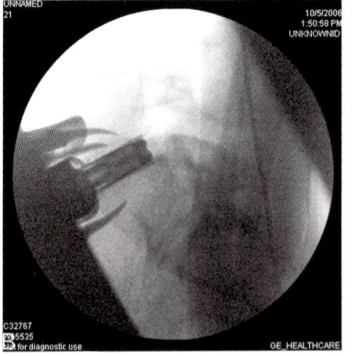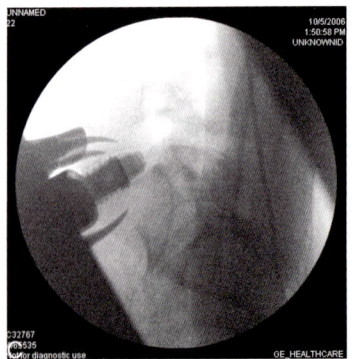

技术图3 A. 侧位片显示在椎间隙内有一个不透X线的椎间隙试模,该试模的高度与位于其上的L3-L4椎间隙的高度基本相同,而且与上下终板之间存在最多1 mm的间隙。B. 侧位片显示前路器械的铰刀位于椎间隙内。因为椎体在前后径上略短于左右径,所以铰刀要略与椎体后缘有一定距离,正如图中所示的那样。C. 侧位片显示一个螺纹椎间融合器已经被植入椎间隙,融合器植入的方向应当与椎体终板的方向平行。

第16章 腰椎前路椎间融合术、椎间盘置换术及椎体次全切除术　157

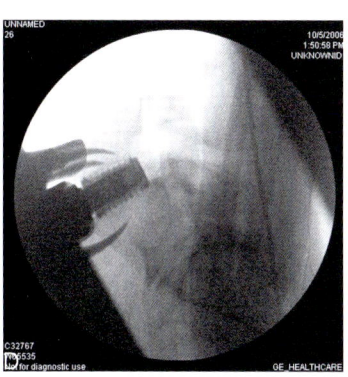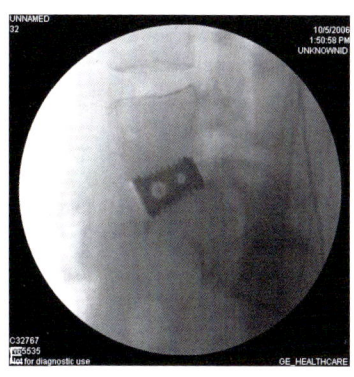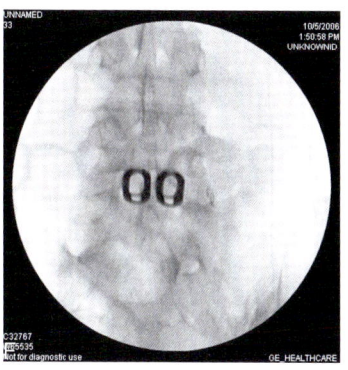

技术图3（续）　D. 最终椎间融合器植入的深度不能超过铰刀的深度。E. 椎间融合器植入完成后的侧位片、重叠的椎弓根影像提示是一个标准的侧位图像。F. 前后位X线片显示两个平行的椎间融合器。

- 保存最后铰刀进入深度的C臂机图像，便于术者在植入融合器时参考。
- 植入第2枚融合器时以植入第1枚融合器时的路径和深度作为参考。手术最后应进行标准的正侧位透视以确定两枚融合器位置均良好，侧位片上完全重叠的椎弓根影提示得到的是准确的侧位影像（技术图3E、F）。
  - 融合器的位置应尽量靠近终板的外围，以分散更大范围的压应力。放置在前缘的融合器通过增加压缩负荷可能具有生物力学优势[6]。

无螺纹独立前路椎间融合装置

- 建议采用次全椎间盘切除术，其中保留外侧大部分纤维环，通过保留外侧纤维环增加稳定性。内植物的试模可以作为椎间盘切除范围的参考。
- 撑开椎间隙，将试模覆盖的上下椎体软骨终板完全切除。
- 通常，选择能填满椎间盘空间的单个融合器，在融合器两侧填入植骨材料。使用产品专用器械（技术图4A）将融合器置于椎间隙的中央。
- 通过融合器上的装置或附在融合器上的金属面板，分别向上下椎体置入锁定螺钉（技术图4B）。熟悉产品特定的螺钉起点和轨迹是至关重要的，因为它们可以是与正中线对称的，也可以向左右平移以保证在双侧髂血管之间安全钻孔。

辅助治疗

- 自体移植材料或BMP-2浸渍的胶原海绵可用作植骨材料。BMP-2已被美国FDA批准用于使用钛合金LT融合器的单节段前路椎间融合术（Medtronic Sofamar Danek, Memphis, TN）[4]。
- 同时附加后路的融合可以增加整个结构的刚度，适用于伴有不稳的患者。从理论上讲，经椎弓根螺钉固定可以减少传递至前路融合器的应力，能够提供即刻稳定性。经小关节固定其稳定性较差，但是可以减少刚度而使前方应力增加。目前很少有证据显示，不同的术式选择会有不同的结果[8]。

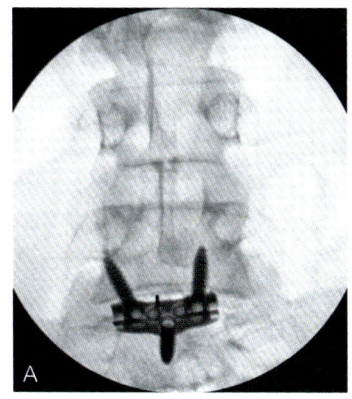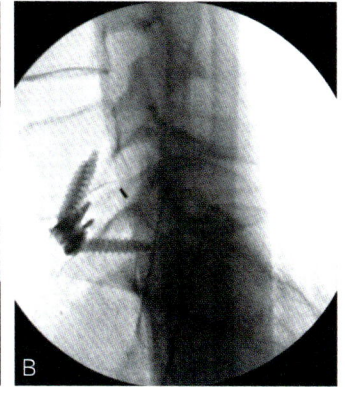

技术图4　正（A）侧（B）位显示单独使用的ALIF装置的正中位置和螺钉轨迹。

腰椎间盘置换术

- 在透视下获取椎间盘上位椎体或下位椎体的标准前后位片，确定正中线（技术图5A）。可以在脊柱结构上插入一枚螺钉来作为参考。
- 用试模测试上下椎板区域的大小（技术图5B）。楔形试模确定椎间盘的高度和前凸角（技术图5C～E），这个需要切除椎间隙与试模完全贴合。
- 然后用人工椎间盘专用凿在椎体上从前向后直接切割骨嵴或齿状槽，用于对准人工椎间盘并防止旋转（技术图5F），最后植入人工椎间盘（技术图5G～I）。

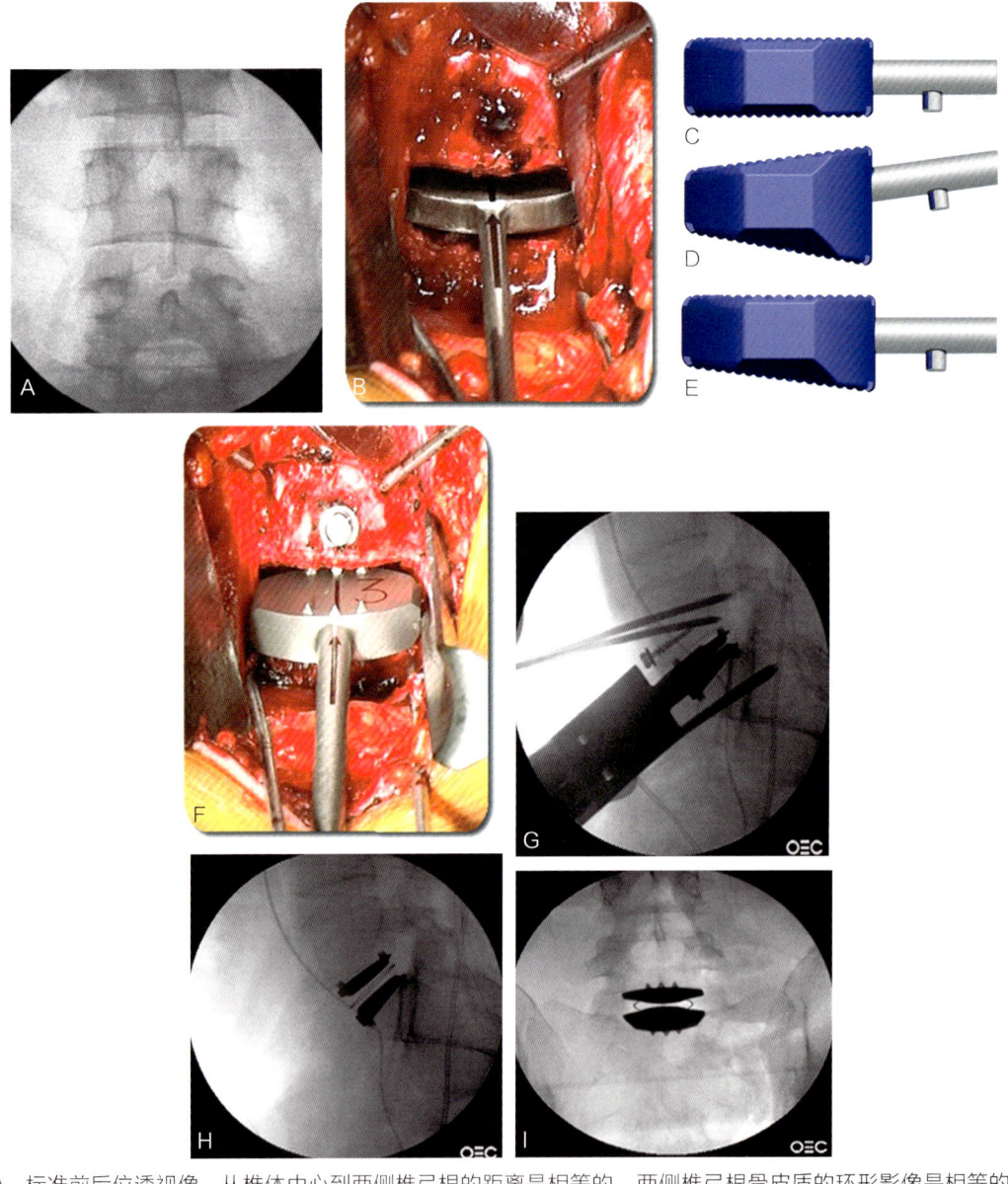

技术图5 A. 标准前后位透视像。从椎体中心到两侧椎弓根的距离是相等的。两侧椎弓根骨皮质的环形影像是相等的（以保证脊柱没有发生旋转），最后，棘突应该平分椎体，棘突是最不可靠的解剖学标志，因为它们经常会有畸形，特别是在L5、S1节段。B. 一个分级试模，也叫"指挥棒"，可以用来模拟显示最终内植物覆盖椎体终板的程度。应选择在矢状位、横轴位上能很好地覆盖椎体边缘终板的最大型号。C～E. 使用不同高度和前凸角的、透X线的试模可以保证挑选到最适患者解剖的内植物。F. 将通道切割器引入椎间盘位置。G. 侧位透视显示内植物插入位置。插入的器械处于连接状态时，可对最终位置进行微调。H、I. 所有器械移除后的侧位和AP位透视图。内植物最终应位于AP位图像的椎体中心及侧位图像的中线（矢状中线）或椎体中心的后方（图B～E的版权：DePuy Spine, Raynham, MA）。

腰椎前路椎体次全切除术

椎骨切除术

- 腰前路椎体切除的适应证包括腰椎爆裂性骨折、腰椎间盘置换或者椎间融合术的严重失败(如椎体骨折)、腰椎骨髓炎、后凸畸形矫正以及椎体的恶性病变等。
  - 对于血管瘤椎体的切除,术前需行血管栓塞(技术图6A)。
  - 行椎体切除时,拟切除椎体的上下位椎间盘必须彻底清除(参见上述关于椎间盘切除的技术)。
  - 这使得术者能够确定中线部位,并明确切除椎体的深度和宽度。
  - 椎间盘切除后的空间可以允许术者用大号的咬骨钳以便更快地切除椎体(技术图6B)。
- 应将撑开器放置于拟切除椎体的上位及下位椎体,以便为术者及助手提供一个清晰的视野。椎体的出血较终板出血更加迅猛,所以助手要看清视野以便及时将血吸走,为术者创造清楚的术野。
- 可以用咬骨钳咬除整块椎体直至其后缘皮质,倘若需去除其后缘骨皮质,可以用带角度的刮匙从椎间隙进入椎体后缘平面,再用枪钳或者带角度的刮匙将后缘皮质从腹侧硬膜上刮除(技术图6C)。
  - 无病变的正常椎体骨留作椎间融合用。

椎间植骨

- 椎体切除完成以后,就需要将形状合适的内植物或是植骨块放入缺损内。将棉签的木头端切下后,做成骨缺损的长度并用来估计椎间内植物的尺寸。这在对植骨块进行切割、塑形时尤其有效,因为卡尺和直尺不容易直接放入骨缺损内以进行精确的测量。
- 用棉签核对骨缺损的高度进行由前向后的测量与检查。必须记住骨缺损部位的形状可能是前凸的,因而植骨块或者其他内植物需塑形与之匹配。
- 诸如股骨头、腓骨或者股骨干之类的异体骨可以用摆锯塑形,使之与椎体间缺损紧密贴服,使用异体骨的优势就是可以将碎屑状的自体骨装入异体骨,它与宿主椎体骨的弹性模量相近,而且也能够逐渐实现骨性融合。
- 自体、三面骨皮质的髂骨和自体腓骨都有很强的融合能力,但是也会带来取骨部位的损伤。
- 通常金属笼最易塑形以适应骨缺损间隙的大小,而且金属笼内能够装入切除椎体时所获得的碎骨(技术图7A)。但是相对于骨块而言,其缺点就是价格昂贵,植骨融合的接触面相对较小。

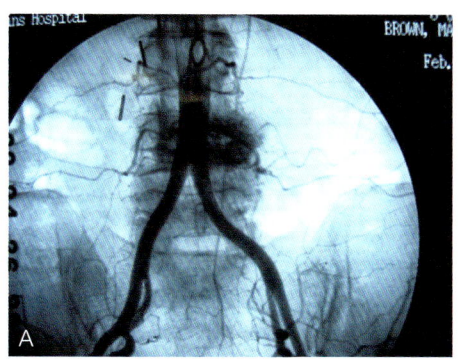

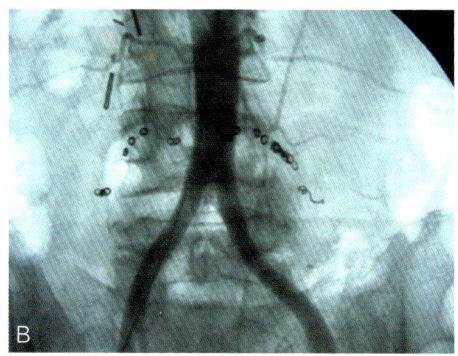

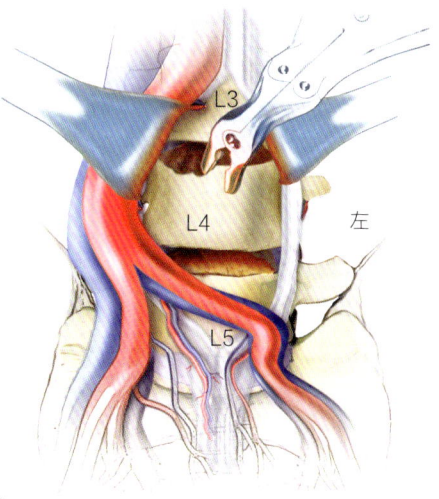

技术图6 A. 65岁,肾肿瘤L4椎体骨转移,栓塞前血管造影显示主动脉的分叉部位,L4椎体左侧血供增强。B. 栓塞后血管造影显示L4椎体左侧血供较前明显减少,椎体周围血管网中可以见到栓塞的小栓子。C. 前路椎体切除术中手术医生使用大的咬骨钳切除椎体的边缘直至整个椎体。

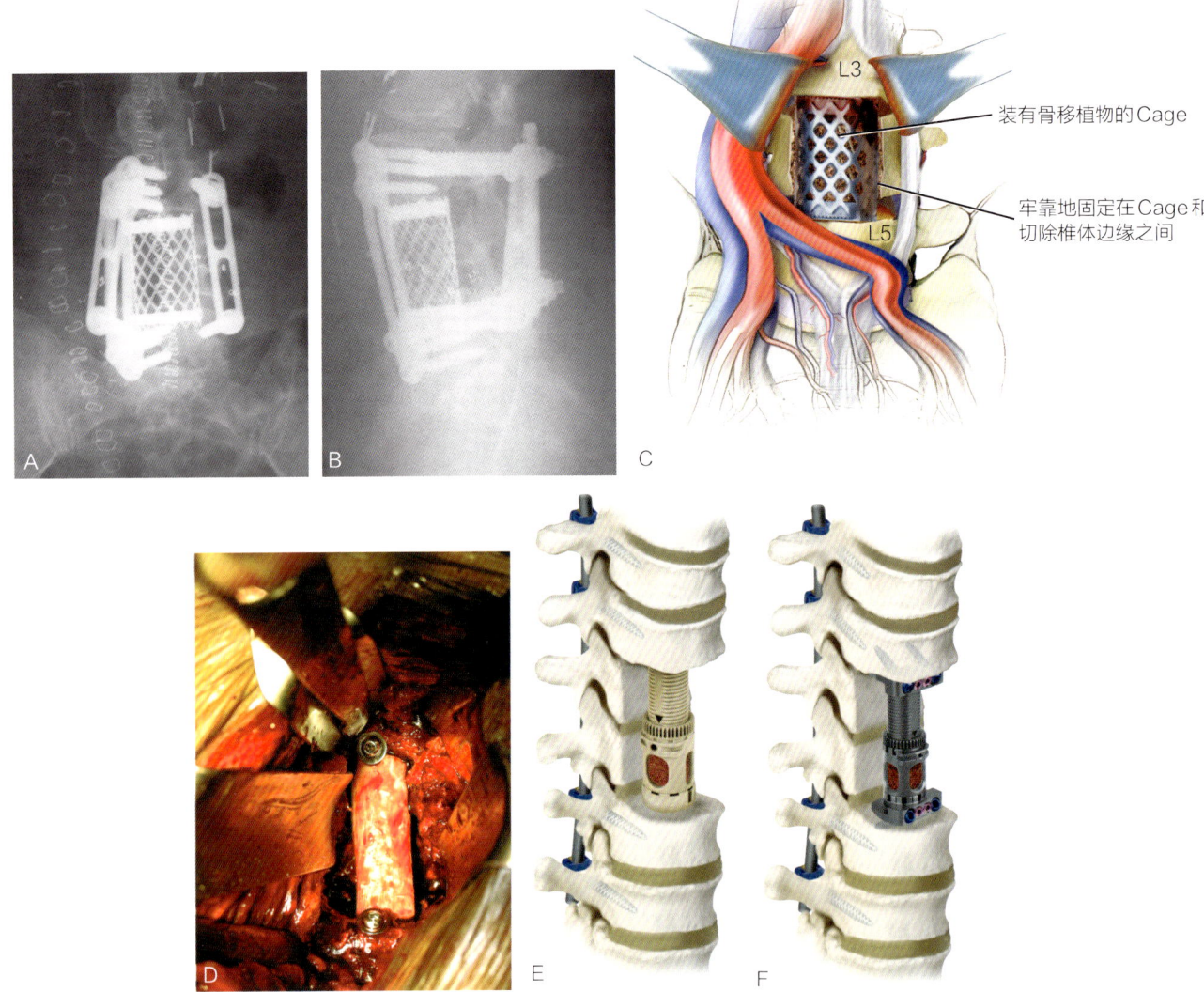

技术图7 A、B. 后路减压融合椎弓根钉固定,前路椎体次全切除钛网加自体骨重建以及前侧钢板固定患者的术后正、侧位X线片。C. 前路椎体次全切除后的椎体支撑物要与椎体的切除缘紧密接触,以促进两者的融合。D. 一例63岁化脓性L3椎体炎男性患者的术中影像。病灶清创、冲洗,椎体次全切除后前路异体骨重建,用4.5 mm的带垫片的皮质螺钉固定防止异体骨块脱出。E、F. PEEK聚合物和钛可延长融合器应紧贴间隙,有利于缺损空间的精确重建 [由Globus Medical(Fortify)提供,Globus Medical Inc. Audubon, PA.]。

- 在不影响减压效果及病变清除的前提下,椎体切除的宽度应尽可能窄(技术图7B)。
  - 可以促进新生骨向椎间植骨长入。
  - 提高椎间内植物的稳定性。
- 可在骨缺损部位的上、下两端各植入一带有垫圈的椎体螺钉,防止异体骨退出(技术图7C、D)。
- 同种异体支撑植骨,如股骨头、肱骨或腓骨可以使用摆锯切割使其紧密贴合到椎间隙(技术图7D)。同种异体骨移植的优点是,它可以填充有颗粒化的自体骨,其弹性模量与宿主椎骨相似,随着时间的推移,两者将骨性融合成一体。

- 可延长的椎间融合装置已经开发出适合前路单个或双个椎体切除术后的重建术。在椎间植入这种装置,并予旋转延长直到与上、下终板有严密的接触界面(技术图7E)。
  - 它们在单椎体切除重建的使用中,能够达到更准确的高度恢复和简化操作程序,因为该设备的高度可以延长到几乎任何缺损。
  - 可延长的椎体间装置的一个潜在缺点是骨移植物体积的减少和骨移植物与椎体终板的贴合不佳。考虑到多椎体切除和潜在的不稳定性,建议同时进行后路融合。

要点与失误防范

将一脉搏血氧饱和仪置于患者左足第1趾,可以在手术牵拉大血管时为术者实时提供关于下肢末梢灌注的反馈	对于有静脉损伤而需要修复的患者,不宜严格限制其下腔静脉滤网的预防性植入,肺栓塞虽然罕见,但是其后果十分严重
Cobb刮匙或终板撑开器穿透软骨终板会增加内植物沉降的可能	早期(不超过2周)出现的内植物位置不佳或者移位容易再次手术调整,因其前方软组织平面仍然存在
浸有凝血酶的止血棉或者是去除椎间隙撑开器可以快速有效地对硬膜外出血进行止血	过大的椎间盘假体将椎间隙过度撑开,会影响腰椎的活动度甚至造成腰骶丛的牵拉伤致使术后出现新的下肢疼痛
术前用记号笔标记足背动脉和胫后动脉的位置,这样术后发生下肢肿胀时更容易评估术后动脉的搏动情况	

术后护理

- 患者麻醉苏醒之后,就应立刻进行一次全面的神经功能检查并采集简单病史。特别注意询问患者是否出现了新的腿痛。倘若出现新的腿痛,应即刻进行CT椎管造影或者单纯CT平扫,以确保没有骨块、椎间盘组织或是部分内植物压迫神经根。
- 术后12～24小时留置胃管有助于降低术后腹胀及肠梗阻的发生率。
- 术后第2天即鼓励患者下床行走。
- 由术者决定术后是否使用腰围或者腹带,佩戴后可减轻术后早期腹部切口的张力。
- 对于腰前路椎间融合术后患者而言,在其融合牢固之前,应避免重体力活动。如果在正侧位和过伸过屈位X线片上难以判断是否融合牢固,薄层CT扫描可资鉴别(图3)。
- 对于人工椎间盘置换术后的患者,应待终板与假体结合牢固之后开始体力活动。诸如Charite(DePuy Spine, Raynham, MA)这样的非限制型的人工椎间盘置换术后的患者,需要骨骼长入方能达到牢靠固定,一般建议术后数周禁止工作。

结果

- Tropiano等[17]在证据水平为Ⅳ级的报道中指出:在Prodisc人工腰椎间盘置换术后的患者中,平均随访8.7年,患者的腰背痛、神经根性痛和功能受限获得了显著改善。
  - 然而,对7个腰椎人工椎间盘与融合术的随机对照研究的分析,发现两者并没有显著的结果差异,并且指出在支持人工椎间盘的研究中可能存在问题选择和报告偏差[9]。
- 腰前路椎间融合术,钛笼加自体髂骨移植的融合率高达97%,而装有髂骨块的异体骨笼其融合率仅为48%[14]。
- 在使用钛笼进行融合的腰前路手术患者中,在钛笼中填充包有BMP-2的胶原海绵的患者,其融合率及临床疗效显著优于在钛笼中填充髂骨块的患者[4]。
  - 随后的调查对BMP-2的安全性和有效性提出了质疑。一项对472例患者的纵向研究和一项对行业数据的独立回顾研究均显示,与自体移植物相比,接受ALIF和BMP-2治疗组的逆行性射精率增加(7% vs. 1%),而功能性结果几乎相同。他们还注意到,使用BMP-2会增加癌症风险,这种风险较小,在临床上并不明显。
  - 一项对146 278例接受腰椎融合手术的老年医保患者的队列研究显示,接受BMP-2的患者和没有接受BMP-2的患者在新的肿瘤诊断率上没有差异(分别为15%和17%的新的肿瘤诊断率)[7]。目前BMP-2与肿瘤发生的关系还不确定。
- 腰椎间盘置换术的临床疗效和屈伸活动范围与手术操作的准确性有关[10]。

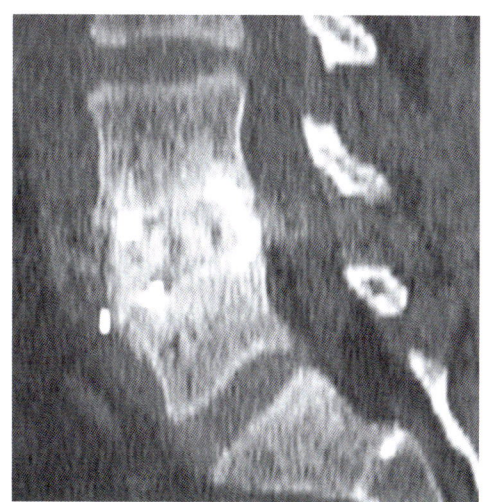

图3 A. 使用含有BMP-2明胶海绵的螺纹状融合器进行腰前路椎间融合术,术后3个月矢状位薄层CT扫描显示新生的骨小梁已经桥接椎间隙。

- 在经过仔细选择的患者中,无论是否使用器械,后外侧融合(360°融合)都是有效的。然而,最合适的患者和这种方法的结果在文献中尚未明确[12]。

并发症

- 腰前路椎间盘切除、椎间融合、椎间盘置换以及椎体切除的大部分并发症与手术入路有关[1,3,11,17](参见第49章)。
- 腰前路椎间融合最常见的并发症是假关节形成和内植物失败,如内植物移位或断裂。
- 腰椎间盘置换的并发症主要取决于内植物的种类,大体可以归纳如下[16,18]。
  - 内植物失败:金属终板破损、滑动核移位或破裂、聚乙烯降解等。
  - 植骨失败:下沉、椎体骨折、内植物移位或者脱位。
  - 医源性畸形:后凸、侧凸。
  - 宿主反应:骨溶解、异位骨化。
  - 感染。
- 腰前路的翻修手术发生大血管损伤和血栓栓塞的可能性是首次手术时的6倍[11],术前放置静脉滤网、留置导尿管、经皮静脉通路导丝对于降低这些风险至关重要。

参考文献

[1] Bertagnolli R, Zigler J, Karg A, et al. Complications and strategies for revision surgery in total disc replacement. Orthop Clin North Am 2005;36:389-395.

[2] Boden SD, McCowin PR, Dina TS, et al. Abnormal magneticresonance scans of the lumbar spine in asymptomatic subjects: a prospective investigation. J Bone Joint Surg Am 1990; 72(3):403-408.

[3] Brau SA, Delamarter RB, Schiffman ML, et al. Vascular injury during anterior lumbar surgery. Spine J 2004;4:409-412.

[4] Burkus JK, Heim SE, Gornet MF, et al. Is INFUSE bone graft superior to autograft bone? An integrated analysis of clinical trials using the LT-CAGE lumbar tapered fusion device. J Spinal Disord Tech 2003;16:113-122.

[5] Carragee EJ, Don AS, Hurwitz EL, et al. 2009 ISSLS Prize Winner: does discography cause accelerated progression of degeneration changes in the lumbar disc: a ten-year matched cohort study. Spine 2009;34(21):2338-2345.

[6] Comer GC, Smith MW, Hurwitz EL, et al. Retrograde ejaculation after anterior lumbar interbody fusion with and without bone morphogenetic protein-2 augmentation: a 10-year cohort controlled study. Spine J 2012;12(10):881-890.

[7] Cooper GS, Kou TD. Risk of cancer after lumbar fusion surgery with recombinant human bone morphogenic protein-2 (rh-BMP-2). Spine 2013;38(21):1862-1868.

[8] Hueng DY, Chung TT, Chuang WH, et al. Biomechanical effects of cage positions and facet fixation on initial stability of the anterior lumbar interbody fusion motion segment. Spine 2014;39(13):E770-E776.

[9] Jacobs W, Van der Gaag NA, Tuschel A, et al. Total disc replacement for chronic back pain in the presence of disc degeneration. Cochrane Database Syst Rev 2012;9:CD008326.

[10] McAfee PC, Cunningham BW, Holtsapple G, et al. A prospective, randomized, multi-center FDA IDE study of lumbar total disc replacement with the CHARITE™ Artificial Disc vs. lumbar fusion: part II: evaluation of radiographic outcomes and correlation of surgical technique accuracy with clinical outcomes. Spine 2005;30:1576-1583.

[11] McAfee PC, Geisler FH, Saiedy SS, et al. Revisability of the CHARITE Artificial Disc Replacement: analysis of 688 patients enrolled in the U.S. IDE study of the CHARITE Artificial Disc. Spine 2006;31:1217-1226.

[12] Mummaneni PV, Dhall SS, Eck JC, et al. Guideline update for the performance of fusion procedures for degenerative disease of the lumbar spine. Part 11: interbody techniques for lumbar fusion. J Neurosurg Spine 2014;21(1):67-74.

[13] Rahme R, Moussa R. The modic vertebral endplate and marrow changes: pathologic significance and relation to low back pain and segmental instability of the lumbar spine. AJNR Am J Neuroradiol 2008; 29(5):838-842.

[14] Sasso RC, Kitchel SH, Dawson EG. A prospective, randomized controlled clinical trial of anterior lumbar interbody fusion using a titanium cylindrical threaded fusion device. Spine 2004;29(2):113-122.

[15] Simmonds MC, Brown JV, Heirs MK, et al. Safety and effectiveness of recombinant human bone morphogenetic protein-2 for spinal fusion: a meta-analysis of individual-participant data. Ann Intern Med 2013;158(12):877-889.

[16] Tortolani PJ, McAfee PC, Saiedy S. Failures of lumbar disc replacement. Semin Spine Surg 2006;18:78-86.

[17] Tropiano P, Huang RC, Girardi FP, et al. Lumbar total disc replacement: seven to eleven year follow-up. J Bone Joint Surg Am 2005;87(3):490-496.

[18] van Ooij A, Oner FC, Verbout AJ. Complications of artificial disc replacement: a report of 27 patients with the SB Charité disc. J Spinal Disord Tech 2003;16(4):369-383.

第17章 胸椎前路椎体次全切除术
Anterior Thoracic Corpectomy

Sheeraz A. Qureshi, Samuel C. Overley, Morgan N. Chen, and Andrew C. Hecht

定义

- 胸椎前入路手术能够为各种不同脊柱疾病提供减压、稳定、融合的方法,例如畸形、创伤、感染、肿瘤、椎间盘突出。

解剖

- 胸椎椎体在横断面呈心形。
  - 胸椎椎弓根呈椭圆形,其上下径大于左右径。
  - 第4椎体椎弓根宽度最小[10],平均4.4 mm。
  - 其宽度变化从T12至T4逐渐减小,从T3至T1又逐渐增大。
  - 椎弓根平均高度8～15 mm,平均宽度3～10 mm。
- 椎弓根的内侧皮质是最厚的,然而,在内侧皮质内缘与硬膜之间没有硬膜外间隙存在[19]。
- 关节突关节更靠近前方,而且其上下方都与肋骨相互构成关节。由于胸椎逐渐向腰椎过渡,胸椎椎体的形态逐渐向腰椎转变,关节突关节面也从冠状位逐渐转向矢状位。
- 在胸椎前路手术中,应注意到脊髓血供的问题,手术入路参考第3章。

发病机制

椎间盘突出

- 胸椎间盘突出不常见,仅占需手术的椎间盘突出的1%[16]。
- 75%的胸椎椎间盘突出发生在T8-L1水平,其中T11-T12最常见。分型主要有中央型、中外侧型、外侧型和旁中央型。
  - 大部分胸椎间盘突出为中央型和中外侧型,而且这两型椎间盘突出容易钙化。
- 伴有创伤的双峰分布(将在下文讨论)在年轻人的急性髓核突出(HNP)和老年人的退变性HNP中很常见[16]。
- 胸椎椎管相对来说比较狭小。
  - 神经症状主要是前方突出的椎间盘直接压迫脊髓导致。压迫可以导致脊髓后移和局部血管功能障碍。

感染

- 脊椎感染的机制目前仍有争议。通常认为主要的感染路径有:来自于其他感染灶的血行播散;从附近的感染灶的直接扩散;细菌种植引起的直接感染。
  - 血行播散的两种途径是经过静脉或者动脉播散。
  - 静脉血行播散理论认为,细菌通过巴特森(Batson)静脉丛被带入脊柱,与肿瘤的转移机制类似[2]。
  - 支持动脉血行播散的学者认为,靠近前纵韧带的干际端常常是感染起始的部位,这个部位有细菌容易留滞的终末动脉网[22]。

肿瘤

- 大部分脊柱肿瘤都是转移性肿瘤,脊柱是肿瘤骨转移最好发的部位[21]。
- 恶性肿瘤细胞通过硬膜外无静脉瓣膜的巴特森静脉丛被带入脊椎[2,8]。一个最新的解剖学模型显示,恶性肿瘤细胞也可以通过节段动脉转移[23]。

创伤

- 椎体及附件、肋骨、胸骨,共同使胸椎成为一个相对比较稳定的脊柱节段[1]。
- 通常高能量的损伤才能造成胸椎的损伤。
- 损伤暴力主要有轴向压缩、屈曲、侧方压缩、屈曲旋转、剪切、屈曲牵张和过伸暴力。
- 外伤性椎间盘突出最常见于T11-T12,继发于真正的肋椎关节和关节突关节面趋向于矢状面,两者都增加了屈伸力矩。

自然病程

椎间盘突出

- 手术指征与腰椎/颈椎相似:脊髓病,保守治疗无效的根性痛和进行性神经功能恶化。
- Wood等报道了20多例通过MRI确诊的、无症状的胸椎间盘突出患者[24]。所有患者在平均26个月的随访中依然没有任何症状,而且通过复查MRI发现,大部分患者突出的椎间盘变小了或者没有任何变化。
  - 到目前为止仍然不知道有多少有症状的胸椎间盘突出患者会逐渐出现症状。
- Brown等[3]报道了55例患者共计72个胸椎间盘突出[3]。54例患者首先采取保守治疗,最终15例需要手术治疗。11例有下肢症状患者中有9例转为手术治疗。2例患者因脊髓病而采取了手术治疗。所有的55例患者最终都恢复到了最初的功能水平和活动能力。
  ○ 那些有下肢症状的患者或者有脊髓病的患者需要手术治疗的可能性大。

感染
- 胸椎骨髓炎很少见，占所有骨髓炎的2%~4%。
- 金黄色葡萄球菌是常见的致病菌，几乎占所有化脓性感染的50%[5]。
- 脊椎感染的发生率正随着免疫功能不全和老年人群的增多而增多，静脉注射毒品的滥用和有创性诊断、治疗的增多也导致脊椎感染的发生率增高。
- 在未用药物和手术治疗情况下，脊柱骨髓炎的病死率>70%[12]。抗生素的应用和脊柱前路病灶清创术已经将脊柱骨髓炎的病死率降到了15%以下[6,15]。
- Carragee报道了72例脊柱骨髓炎患者单纯采用抗生素治疗[6]，最终有超过33%的患者需要手术清创治疗。治疗结果与患者的年龄、免疫功能相关。

肿瘤
- 超过90%的脊柱肿瘤都是由其他地方转移来的。
- 原发在乳腺、前列腺、肺、肾脏、甲状腺的肿瘤更易于转移到脊柱[21]。
- 影响脊柱前方结构的肿瘤可能是良性，也可能是恶性的。
- 好发于脊柱前方的原发性、良性肿瘤主要是骨巨细胞瘤和血管瘤。一般侵犯脊柱前方结构的恶性肿瘤主要有骨肉瘤、软骨肉瘤、骨髓瘤、淋巴瘤[18]。
- 随着诊断方法的进步，已经可以对脊柱肿瘤做出更准确的诊断和分期[11]。
- 化疗和放疗已经能够延长患者生存期、局部控制肿瘤增大[17]。
- 脊柱肿瘤治疗的目的包括保护神经功能、稳定脊柱、彻底切除肿瘤和畸形的矫正。

创伤
- 脊柱胸腰段骨折是最常见的脊柱损伤。
- 由胸椎椎体、胸骨、胸廓共同构成了一个天然的稳定结构[1]。
- 这个部位的损伤需要很大的暴力，不稳定的损伤通常是高能量损伤的结果，例如车祸、高处坠落伤和挤压伤。
- 这类患者可以伴有其他脏器损伤，例如气胸、肺挫伤和血管损伤。
- 尽管大部分胸椎损伤的患者不伴有神经症状，但胸椎损伤常导致完全性的神经损伤，这是因为胸椎椎管比较狭窄、薄弱的脊髓血供和损伤能量过高[4]。

病史和体格检查
- 神经系统检查。
  ○ 下肢运动功能检查可发现皮质脊髓束的损伤情况。
  ○ 针刺觉和轻触觉检查可以帮助定位脊髓损伤平面。
  ○ Babinski征阳性和阵挛阳性是上运动神经元损伤的标志。
  ○ 膝、踝反射亢进是上运动神经元损伤的标志。

影像学和其他诊断性检查
- 术前MRI和CT脊髓造影检查是很有用的。MRI是确定诊断和定位病变部位的关键性检查。普通的CT扫描对于显示骨骼很有作用。
- MRI影像上每个显示有骨破坏的患者都需要进行CT扫描，例如肿瘤、感染，CT可以帮助术前评估骨缺损的程度和决定最佳的手术重建的方式。
- 如果因为检查时不能静卧或者体内有金属内植物或者其他原因导致患者的MRI检查影像不清或者不能进行MRI检查时，则需进行CT脊髓造影检查。
  ○ CT可以很好地显示后纵韧带或黄韧带的钙化、骨化。
  ○ CT脊髓造影同样也可以很好地鉴别出脊髓的压迫主要是来自于前方突出的椎间盘还是因为椎管狭窄引起的环形压迫。

鉴别诊断
- 脊柱肿瘤。
- 感染。
- 横贯性脊髓炎。
- 强直性脊柱炎。
- 骨折。
- 肋间神经痛。
- 带状疱疹。
- 颈、腰椎间盘突出。
- 胸腔和腹腔脏器疾病。
- 肌萎缩性侧索硬化症。
- 多发性硬化症。
- 动静脉畸形。

非手术治疗

椎间盘突出
- 无脊髓病变的患者大部分都可以进行保守治疗。

- 保守治疗方案需包括非类固醇类抗炎镇痛药应用、休息、活动方式的调整和针对保持躯干稳定性的物理治疗[3]。
- 其他治疗方案包括肋间神经阻滞和药物运用：如麻醉剂、三环类抗抑郁药、五羟色胺再摄取抑制剂和某些抗癫痫药。

感染

- Carragee[6]证实椎体骨髓炎患者有一半以上白细胞计数正常的，而所有免疫功能正常者其血沉均增高。
- 脊柱感染应该使用基于培养获得的敏感抗生素和脊柱制动来保守治疗。
- 切开或者CT引导下活检可以协助确定敏感抗生素。
- 治疗通常为静脉应用抗生素6周后改口服抗生素。
- 感染科医生可以帮助指导抗生素的使用。
- 佩戴支具制动可以稳定脊柱、减少疼痛和防止畸形。
- 支具对于椎体破坏超过50%的患者尤为重要，因为他们发生脊柱畸形的风险更大[7]。
- 血沉是反映临床治疗效果的指标。

肿瘤

- 脊柱肿瘤的治疗是一个包括神经放射学、病理学、肿瘤学和脊柱外科学等多学科的综合治疗。
- CT引导下活检可以确诊76%～93%的病变[11,21]。
- 转移性肿瘤没有破坏脊柱的稳定或者没有快速进展的神经损害症状，则可以选择非手术治疗[21]。
- 非手术治疗包括放疗、化疗、栓塞和支具保护。
- 大部分原发性脊柱肿瘤都需要进行手术治疗。

创伤

- 大部分胸椎和胸腰段脊柱损伤都可以通过非手术治疗而获得良好的效果。
- 对于没有神经损害症状或者脊柱稳定性存在的患者可以采用保守治疗，保守治疗包括卧床休息、支具固定和镇痛[13,20]。
- 非手术治疗的并发症主要有压疮、血栓栓塞、泌尿系感染和迟发型疼痛[14]。

手术治疗

- 椎间盘摘除的适应证：
  - 前方压迫导致脊髓病变持续性加重。
  - 下肢无力或瘫痪。
  - 保守治疗无效的根性痛症状。
  - 矫正畸形。
- 椎体次全切除的适应证：
  - 骨折导致脊髓前方受压。
  - 转移性或原发性胸椎肿瘤。
  - 骨髓炎。
  - 脱出游离的椎间盘迁移到椎体的后方。
  - 后纵韧带骨化。
- 植骨、骨笼或同种异体骨移植进行植骨融合的适应证：
  - 感染。
    - 虽然有争议，但是脊柱前方的感染仍然可以通过彻底的病灶清创、术后抗生素应用、骨笼或者同种异体骨移植、脊柱内固定而获得成功治愈。
  - 肿瘤。
  - 创伤。
  - 退行性疾病。
  - 畸形的矫正（脊柱侧凸，脊柱后凸）。
- 骨水泥[聚甲基丙烯酸甲酯（PMMA）]使用的适应证：
  - 预期寿命<1年的肿瘤患者进行脊柱前柱重建。
  - 预期需要进行放疗或者化疗的患者。
- 前路钢板使用的适应证：
  - 前、中柱不稳定。
  - 后路内固定失败翻修。
  - 假关节形成。
- 后路钉棒系统使用的适应证：
  - 患者年龄<30岁。
  - 胸椎或胸腰段Cobb角<65°。
  - 侧屈位胸椎或腰椎代偿性侧凸<20°。
  - 平背畸形（T5～T12角度<20°）。

胸椎椎间盘切除术

- 剥离肋横和肋椎关节的关节韧带后，将肋骨头部切除（技术图1）。
- 咬骨钳咬除尾端椎体椎弓根上缘，暴露硬膜腔。
- 术者应当沿椎弓根上缘到达椎体和椎间隙，探查突出的椎间盘。
- 突出的椎间盘可用小角度刮匙或髓核钳切除。
- 可切除相邻椎体的一小部分（1～2 cm）以方便椎间盘的切除。如果椎间盘严重钙化或已迁移至椎体后面，对相邻椎体进行半椎体切除，将有助于对椎间盘的切除。
- 位于脊髓腹侧以远的椎间盘部分应当最先切除，切除这部分椎间盘和骨质将形成一个空腔，其余的椎间盘可以通过这个空腔切除，切除过程中要确保所有的用力方向都是指向椎体前方，而背离椎体后方的硬膜囊的。
- 笔者提倡尽量保证后纵韧带的完整性，因为切除后纵韧带常常导致硬膜外的出血。用神经剥离子或神经根拉钩伸进后纵韧带，从上位椎弓根到下位椎弓根探查以确保减压彻底。如果需要切除后纵韧带，用双极电烧灼后纵韧带，然后用髓核钳或椎板咬骨钳或刮匙小心地切除。

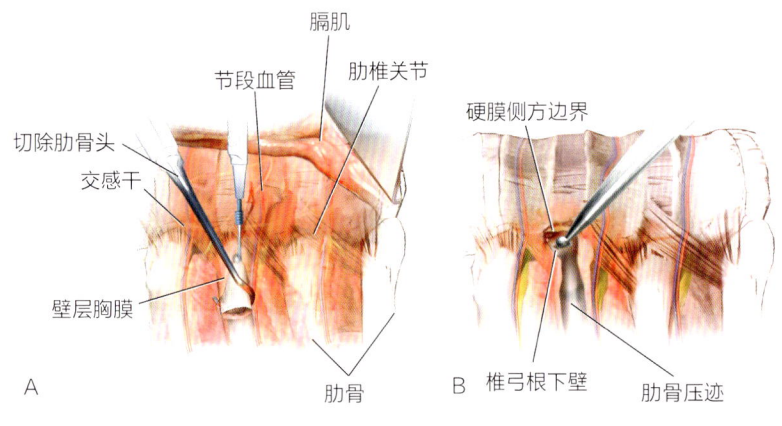

技术图1　一旦切除了横肋和肋椎关节，就可以用高速钻头去除肋骨。

微创胸椎间盘切除术

- 患者俯卧在可透视的手术床上。
- C臂正位定位手术节段，注意椎板的头尾方向。
- 在关节突关节的外侧平面，通过皮肤和筋膜进行2～3 cm的垂直切口，以便倾斜的工作通道可与外侧的关节突复合体的内侧1/3对接，并覆盖目标椎间隙（技术图2）。
- 用手指向下钝性分离，到关节突复合体，或者手术者可以通过逐级管状扩张器如METRx端口系统对接在前面所述的所需位置。
- 确认扩张套管的合适位置（正位X线片套管的中间1/3位于外侧关节突上以及侧位片套管中心处位于椎间隙）。
- 通过可弯曲臂将工作通道固定在手术台上，推入显微镜。
- 绝缘的单极和双极电切术被用于解剖剩余的上层组织，直到显露关节突复合体/横突连接处。
- 使用高速磨钻，除去横突的头端部分和关节突关节的侧面，直到黄韧带。

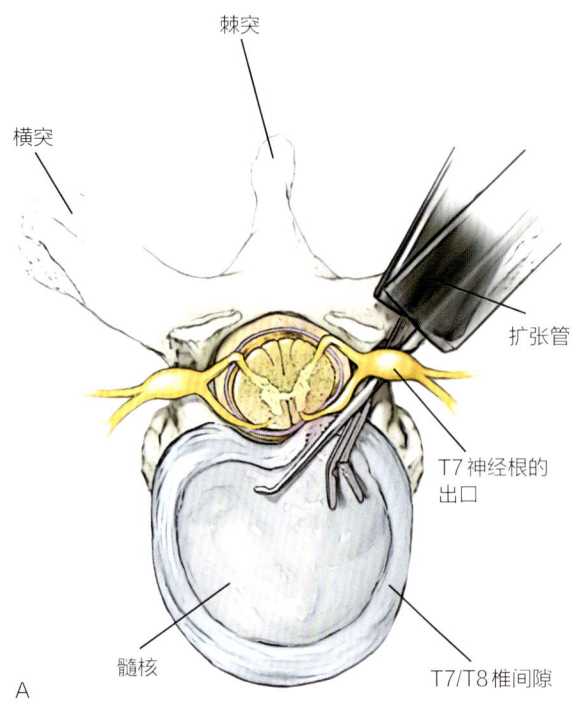
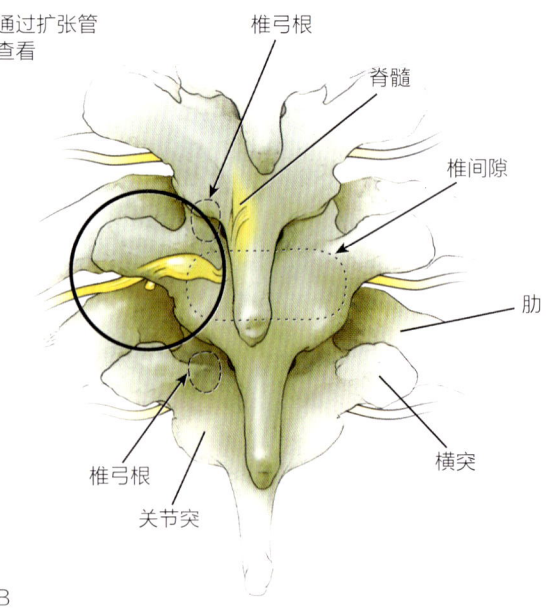

技术图2　A. 后外侧入路至胸部椎间隙。B. 倾斜扩张通道，以便于双侧减压而不会触到脊髓。

- 小心地去除黄韧带,从下方的神经根和脊髓的侧缘间可以看到突出的椎间盘,直视下将其取出,避免牵拉损伤脊髓。
- 入路的倾斜角度几乎就是椎间隙的侧视图,从而允许通过单侧切开术进行双侧减压。
- 用神经根牵开器保护内侧的脊髓和侧下方的出口根,用11号的刀片以十字形或方形切开纤维环。
- 去除突出变性的髓核;通过切开的纤维环口子用压力冲洗椎间隙,彻底止血后取出工作通道[9]。

胸椎或胸腰段椎体次全切除术

- 确认椎体的后缘。
  - 切除椎体上、下方的椎间盘。
  - 用10号刀片将纤维环从侧方切至前正中。
  - 用骨膜剥离器将椎间盘从终板上剥离下来。
  - 用刮匙或咬骨钳摘除椎间盘。
- 然后进行椎体切除,使用4 mm的磨钻,切除椎体中的大部分骨质。
  - 用咬骨钳咬除剩余的骨质,椎体次全切除完成(技术图3)。
  - 根据病理性质,为了更好地减压可能需要将后纵韧带切除。
- 对于向后突出的爆裂性骨折碎片,首先要用4 mm球形磨钻将它打磨变薄。
- 然后用一个薄而锋利的刮匙将骨折碎片从硬膜囊上刮下。
  - 在这步手术操作中快速和仔细操作很重要,因为此时可能有硬膜外的大量出血。
- 对于突入椎体后方的骨折块,应首先取出对侧椎管(视野深部)的骨块皮质,以防减压后膨出的硬膜囊阻挡剩

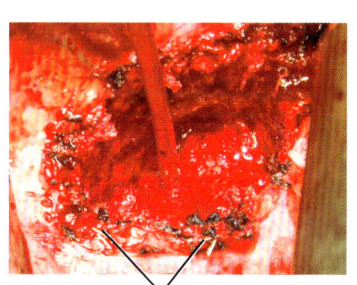

技术图3 椎体次全切除术的视野。

余骨折块的取出。
- 当硬膜囊膨出到椎体次全切除后的骨槽中时证明减压彻底,而且椎管的全部宽度已经得到减压。

安装钢板

- 高速磨钻去除侧方终板上的突起和肋骨头,为安装钢板准备一个平坦的骨床。
- 用锥形的开口器开口、导引后,在固定节段的头端和尾端分别置入后方胸椎双皮质螺栓。
- 钉道要与终板平行并轻度地向前方倾斜以防止穿入椎管(技术图4A)。

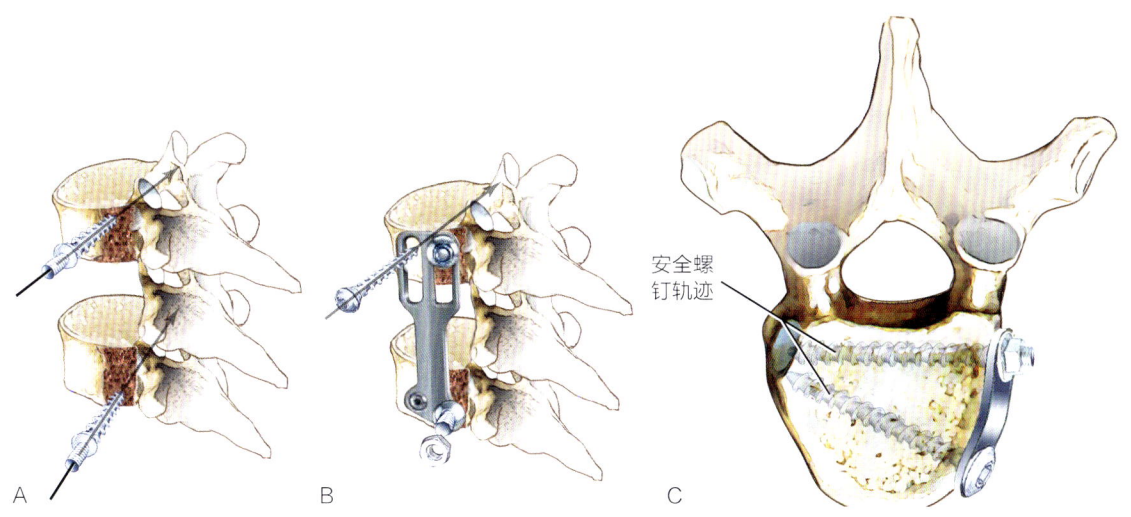

技术图4 安装钢板与螺钉。A. 骨赘已经切除,钉道要求与终板平行,并且轻微向前倾斜以避免螺钉向后进入椎管。B. 螺帽固定好后侧螺栓后,准备安放前方螺钉。C. 螺钉一定要与硬膜囊有一个安全的距离。

- 如果需要矫正矢状位畸形或者安装椎体间植骨、融合器，可使用椎板撑开器来撑开上下终板。
- 将合适长度的钢板连接在螺栓上，钢板不能延伸到邻近节段的椎间隙水平（技术图4B、C）。螺母松弛地将钢板固定在后方的螺栓上。
- 用开口器或锥子开口，然后将合适长度的前方螺钉以轻度向后成角的方向置入。
  - 一般来说，最好安放双皮质螺钉，因为椎体的骨松质对螺钉的把持力较差，尤其是肿瘤和感染患者。

钉-棒内固定系统

- 在矫正冠状面畸形方面，应用前路钉-棒内固定系统比用后路内固定系统需要融合的脊柱运动节段少。
- 椎间孔位置决定了前路椎体螺钉的进钉点，椎间孔位置能确认椎体后方皮质。
- 术者首先在头端和尾端的椎体中间偏外侧置入螺钉，两个螺钉到椎体后方皮质距离应当相等（技术图5）。
- 每个椎体的螺钉尖端都应该穿透该椎体的对侧皮质，角度指向椎体的后外侧角。
- 其他的螺钉置入方式与之类似。
- 根据每种内固定系统的不同要求置入连接棒，在上紧螺帽前需要矫正脊柱畸形。

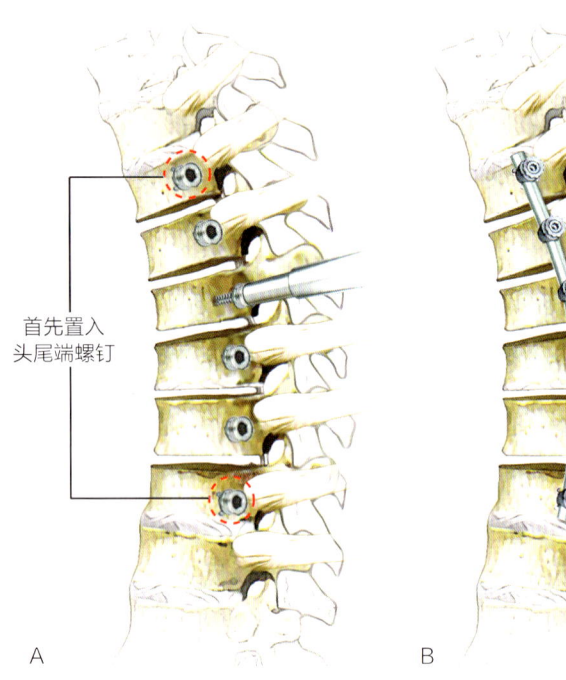

技术图5　安放钉-棒内固定系统。

植骨和骨笼置入

- 准备足够大的植骨融合床是极其重要的。
- 需要彻底的去皮质。
- 尽管仍在沿用将植骨块植于渗血的软骨下板，但如果在相邻的椎体上开槽或钻洞而将植骨块嵌进去可以防止植骨脱出。
- 置入植骨块之前，通过撑开相邻椎体纠正脊柱后凸畸形。
  - 在撑开过程中要特别注意防止损伤相邻节段终板，特别是骨质疏松患者或其他能导致骨质下降的疾病（肿瘤、感染）。
- 当植骨放入后对椎间隙加压固定。
- 如果用三面骨皮质的髂骨进行植骨融合，笔者建议将光滑平整的骨皮质面面向椎管。
- 单节段椎体次全切除后的骨缺损可以由三面骨皮质的髂骨填充，而更大的骨缺损则需要自体的游离排骨或者长管状异体骨移植来稳定脊柱。
  - 根据患者的身材，肱骨干一般最适合于胸椎。
- 对于置入钛网者，钛网的边缘可以根据需要修成合适的形状（技术图6A）。
  - 另一种可供选择的是堆叠式的融合器（例如用PEEK材料制作），可以根据测量的长度直接进行选择。
- 内含植骨的融合器放在撑开的上下终板之间（技术图6B）。
- 当松开撑开器后，融合器就会稳定。
- 植骨应填充在融合器内及其周围。

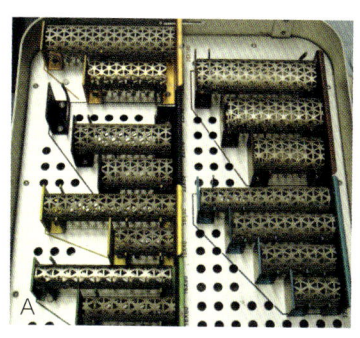 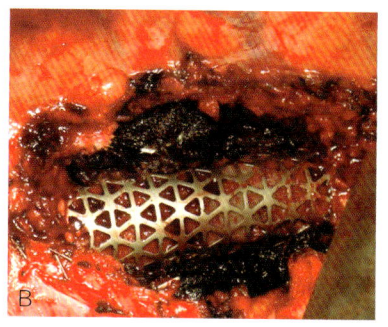

技术图6 A. 钛笼。B. 置入钛笼。

聚甲基丙烯酸甲酯

- 聚甲基丙烯酸甲酯（PMMA）适合于脊柱肿瘤且预计生存期不长的患者，或是骨质不佳或愈合能力低不适合前路椎体植骨的患者。
- 它能提供脊柱的即刻稳定性且抗压能力最强。
- 用斯氏针将PMMA一起穿入相邻的椎体可以起到强化、固定PMMA的作用。
- 将斯氏针折弯可以防止其移位。
- 为了增加骨水泥的交错结合，可在相邻椎体上多穿几个洞。

要点与失误防范

胸椎椎体次全切除	在椎体次全切除结束前保持椎体后纵韧带的完整性可以减少硬膜外出血
植骨的选择	预计生存期短的患者或者术后需要辅助放疗和化疗的患者可以用PMMA重建脊柱，提供脊柱最大的短期的稳定性
植骨的大小	植骨块不可以小于应有的尺寸，否则植骨块容易松动移位
胸椎间盘切除术	在切除突出的椎间盘时，髓核钳的方向应当永远是远离硬膜的

术后护理

- 24小时胸腔引流量<150 ml时拔出胸腔引流管。

并发症

- 在切除椎弓根时可能伤及出口神经根。
- 血管损伤。
- 肋间神经痛。
- 肺不张。
- 神经损伤。
- 节段错误。
- 进入硬膜外腔时大量出血。

参考文献

[1] Andriacchi TP, Schultz A, Belytschko T, et al. A model for studies of mechanical interactions between the human spine and rib cage. J Biomech 1974;7:497-507.

[2] Batson OV. The role of the vertebral veins in metastatic processes. Ann Intern Med 1942;16:38-45.

[3] Brown CW, Deffer PA Jr, Akmakjian J, et al. The natural history of thoracic disc herniation. Spine 1992;17(6 suppl):S97-S102.

[4] Burke DC, Murray DD. The management of thoracic and thoracolumbar injuries of the spine with neurological involvement. J Bone Joint Surg Br 1976;58:72-78.

[5] Butler JS, Shelly MJ, Timlin M, et al. Nontuberculous pyogenic spinal infection in adults: a 12-year experience from a tertiary referral center. Spine 2006;31:2695-2700.

[6] Carragee EJ. Pyogenic vertebral osteomyelitis. J Bone Joint Surg Am 1997;79(6):874-880.

[7] Frederickson B, Yuan H, Olans R. Management and outcomes of pyogenic vertebral osteomyelitis. Clin Orthop Relat Res 1978;(131):160-167.

[8] Harada M, Shimizu A, Nakamura Y, et al. Role of the vertebral venous system in metastatic spread of cancer cells to the bone. Adv Exp Med Biol 1992;324:83-92.

[9] Khoo LT, Smith ZA, Asgarzadie F, et al. Minimally invasive extracavitary approach for thoracic discectomy and interbody fusion: 1-year clinical and radiographic outcomes in 13 patients compared with a cohort of traditional anterior transthoracic approaches. J Neurosurg Spine 2011;14(2):250-260.

[10] Kretzer RM, et al. A computed tomography-based morphometric study of thoracic pedicle anatomy in a random United States trauma population. J Neurosurg Spine 2011;14(2):235-243.

[11] Lis E, Bilsky MH, Pisinski L, et al. Percutaneous CT-guided biopsy of osseous lesion of the spine in patients with known or suspected malignancy. AJNR Am J Neuroradiol 2004;25:1583-1588.

[12] Makins GH, Abbott FC. On acute primary osteomyelitis of the vertebrae. Ann Surg 1896;23:510-539.

[13] Mumford J, Weinstein JN, Spratt KF, et al. Thoracolumbar burst fractures. The clinical efficacy and outcome of nonoperative management. Spine 1993;18:955-970.

[14] Rechtine GR II, Cahill D, Chrin AM. Treatment of thoracolumbar trauma: comparison of complications of operative versus nonoperative treatment. J Spinal Disord 1999;12:406-409.

[15] Rezai AR, Woo HH, Errico TJ, et al. Contemporary management of spinal osteomyelitis. Neurosurgery 1999;44:1018-1025.

[16] Sekhar LN, Jannetta PJ. Thoracic disc herniation: operative approaches and results. Neurosurgery 1983;12(3):303-305.

[17] Simmons ED, Zheng Y. Vertebral tumors: surgical versus nonsurgical treatment. Clin Orthop Relat Res 2006;443:233-247.

[18] Simon MA, Springfield D. Surgery of Bone and Soft-Tissue Tumors. Philadelphia: Lippincott-Raven, 1998.

[19] Vaccaro AR, Rizzolo SJ, Allardyce TJ, et al. Placement of pedicle screws in the thoracic spine. Part I: morphometric analysis of the thoracic vertebrae. J Bone Joint Surg Am 1995;77(8):1193-1199.

[20] Weinstein JN, Collalto P, Lehmann TR. Long-term follow-up of nonoperatively treated thoracolumbar spine fractures. J Orthop Trauma 1987;1:152-159.

[21] White AH, Kwon B, Lindskog D, et al. Metastatic disease of the spine. J Am Acad Orthop Surg 2006;14:587-598.

[22] Wiley AM, Trueta J. The vascular anatomy of the spine and its relationship to pyogenic vertebral osteomyelitis. J Bone Joint Surg Br 1959;41-B:796-809.

[23] Willis TA. Nutrient arteries of the vertebral bodies. J Bone Joint Surg Am 1949;31(3):538-540.

[24] Wood KB, Garvey TA, Gundry C, et al. Magnetic resonance imaging of the thoracic spine. Evaluation of asymptomatic individuals. J Bone Joint Surg Am 1995;77(11):1631-1638.

第 18 章 侧方入路椎间融合术
Lateral Approaches to Interbody Fusion

Keith W. Michael and S. Tim Yoon

定义

- 侧方入路椎间融合。
- 有许多不同的名称包括极外侧椎间融合(XLIF)、直接外侧椎间融合(DLIF)或斜向腰椎椎间融合(OLIF)。这通常被称为经腰大肌入路,因为在腰椎,它需要穿过腰大肌。侧方入路也可用于胸椎的手术。
- 通常,这项技术依赖于神经监测和直接可视化的结合,以安全地穿过侧方腰骶神经丛。

解剖

- 在浅层解剖后,将腹壁外侧肌肉分开,抵达腰椎。这直接进入腹膜后间隙。
- 腰大肌位于腰椎外侧,由一个薄而滑的筋膜覆盖。
- 腰大肌内横穿腰骶神经丛、生殖股神经和外侧皮神经(图1)[1,7]。
- Moro等[5]确定并计算了12具尸体中腰丛和生殖股神经相对于每个椎间盘间隙的位置。虽然在每个椎间盘水平一般都有从前向后分布的趋势,但每一个体都有与"典型"情况不同的明显变异[5]。
- 随着向尾端腰椎的走行,腰骶神经丛覆盖了腰椎腹外侧的更多部分。
- 侧方髂嵴通常略低于或位于L4-L5椎间隙的水平。然而,患者之间存在差异,有时高髂嵴可能会阻止从直接侧方入路平行进入L4-L5椎间隙(图2)。
- 在上腰椎,肋骨可能会干扰脊柱的直接侧方入路。这可能需要选择一个与椎间盘间隙不完全平行的切口,或者切除一根肋骨以方便进入椎间隙(图2)。
- 腰椎前后位和侧位片有助于评估肋骨和髂嵴与目标椎间隙的相对位置。
- 主动脉、下腔静脉和髂总血管位于前纵韧带腹侧。术前轴位片可以显示这些结构的位置,用以了解每个患者的安全区域(图3)。

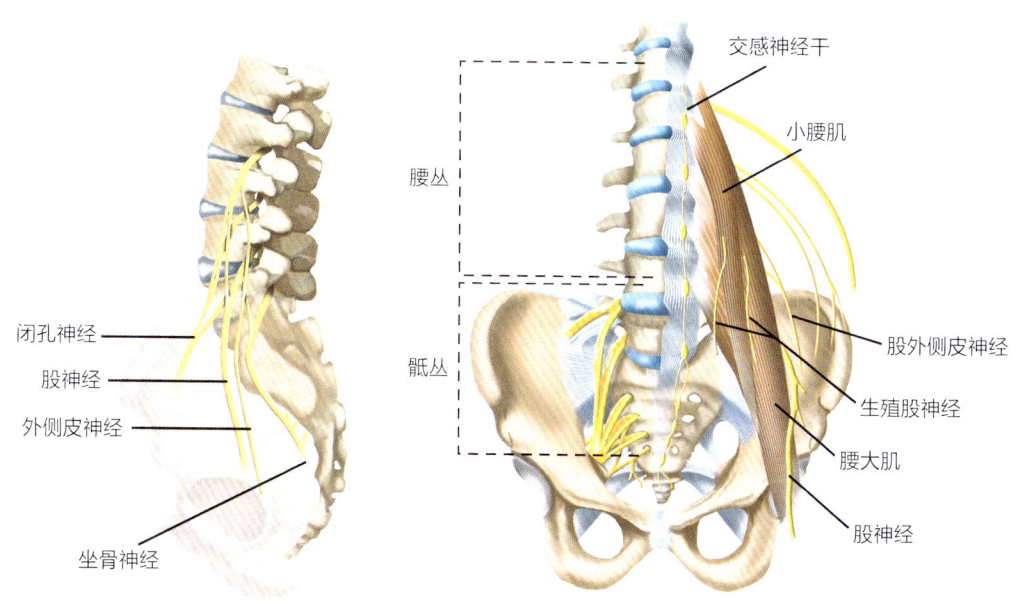

图1 腰丛从椎间孔发出,穿过腰肌,在向尾部走行时逐渐偏向腹侧。

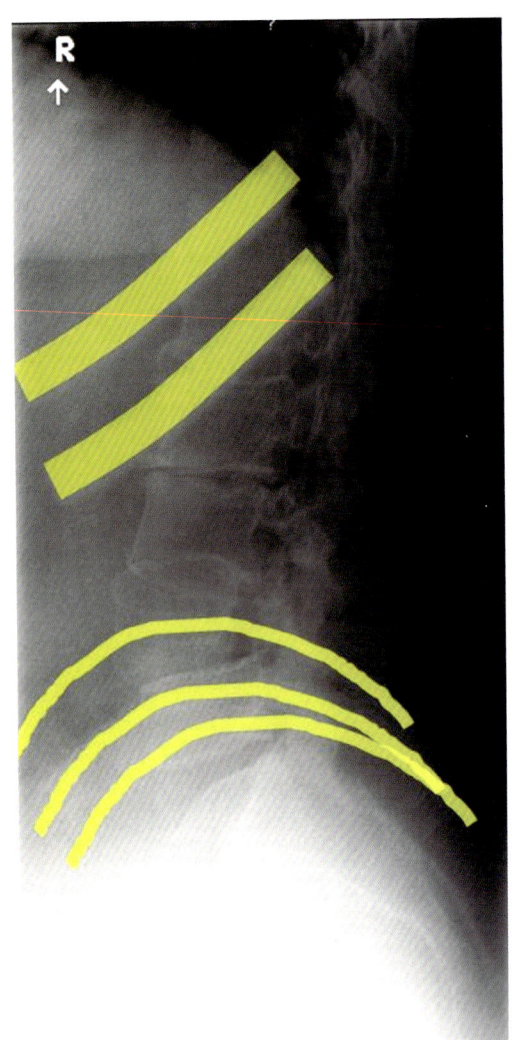

图2 腰椎侧位X线片显示肋骨和髂嵴与腰椎的重叠影，以确定可进入的椎间隙水平。

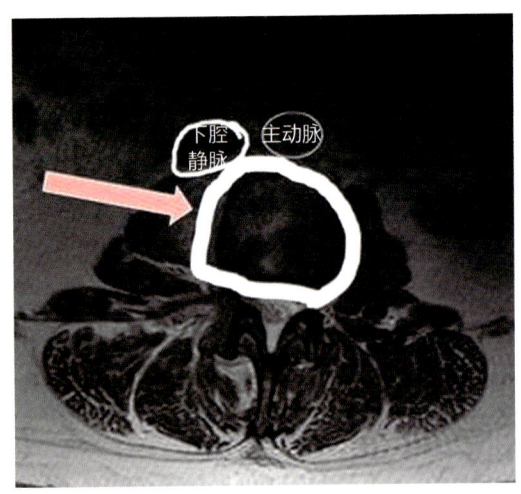

图3 轴向成像可对手术窗口进行术前规划，包括评估主动脉和下腔静脉的接近程度。

手术治疗

适应证

- 轻度腰椎滑脱。
  - 峡部裂型。
  - 退变型。
- 畸形
  - 脊柱侧凸。
  - 脊柱后凸。
  - 与经椎弓根截骨术（PSO）联合应用。
- 椎间孔狭窄伴椎间盘真空征和失稳。
- 邻椎病伴失稳。
- 椎间盘炎药物治疗失败。
- 其他需要椎间融合的情况。

术前计划

- 前后位和侧位片可以评估每个椎间盘层面相对于髂嵴和肋骨的可及性。
- 确定手术侧。通常情况下，椎间盘从凸侧（即椎间盘较开放的一侧）进入，以便于椎间盘内操作。然而，在脊柱侧突病例中，如果按照这个方式进入L4-L5间隙（凸侧），这可能会将其他节段置于凹侧。外科医生通常会在同一侧进行手术（在L4-L5为凸侧，其他节段为凹侧），这样在凹侧的操作很不方便（图4）。在柔韧性较好的侧凸中，患者侧曲体位可以显著缓解这一问题。极少数情况下，外科医生会选择翻转患者，使其他节段也从凸侧进行操作。
- 制订神经监测计划。一般采用肌电图监测。这包括自由运行的肌电图和体感诱发电位。肌电图有助于监测腰骶神经丛的运动支，但不能监测感觉神经。无法监测生殖股神经和股外侧皮神经。
- 确保麻醉计划与神经监测计划一致。患者在手术过程中必须有肌肉抽动，以便进行肌电图监测。

体位

- 手术台上的体位摆放对侧方椎间融合术极其重要。
- 通常，该手术是在中间可折弯或屈曲的常规手术床上进行的。通常情况下，手术床的方向是相反的，双脚位于底座位置上，这样C臂就可以在胸腰椎下方自由通过。
- 患者摆放在一个尽可能垂直的标准侧位上。这可以在透视下通过倾斜手术床进行微调。
- 髂嵴应位于手术床折弯处头端约4英寸（1英寸≈2.54 cm）的位置。这使得手术台的弯曲能够打开椎间隙，同

第18章 侧方入路椎间融合术

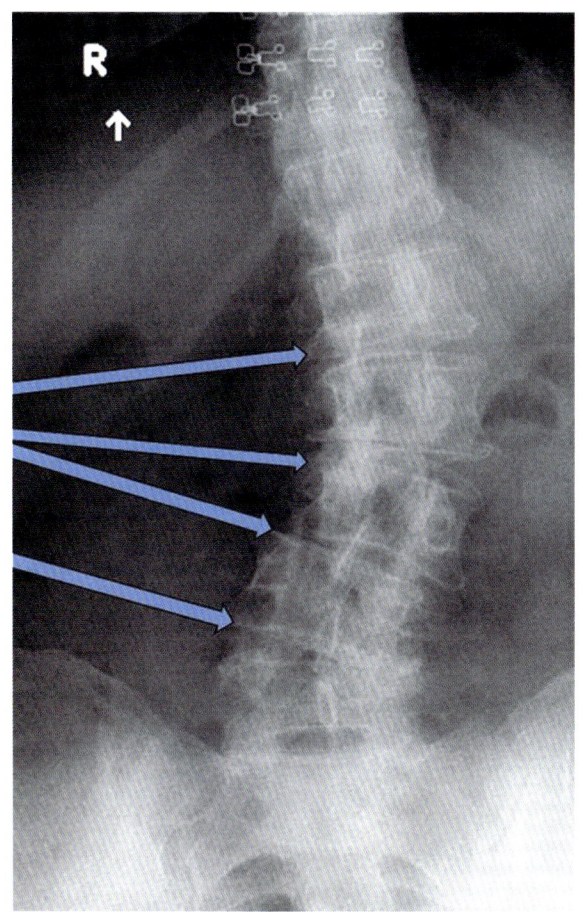

图4 前后位腰椎X线片有助于在术前计划中确定最佳入路。手术入路通常由L4-L5椎间隙的方向或侧凸的凸侧决定。左右屈曲位片可以用来确定侧凸的柔韧性，通常可以通过折弯手术床来获得这种侧曲的效果。

时仍能为C形臂在手术台下方提供足够的空间，以获得L4-L5椎间隙的良好侧位像（图5A）。
- 髋部呈约30°的屈曲以消除髂腰肌的张力。膝关节屈曲约30°，以代偿髋关节的屈曲，并使双侧足部在手术台上保持良好的姿势。
- 一旦摆好体位，在折弯手术床之前，用胶带将患者固定在手术床上。首先，固定患者的臀部（在髂嵴下方）和胸部（在腋窝下方）。其次，用两条交叉的胶带固定双腿，因为在手术过程中有可能需要倾斜手术床（图5B）。
- 患者固定完成后，折弯手术床。通常情况下，在折弯手术床的长尾端时，在基座处折成反 Trendelenburg位。目的是使目标椎间隙垂直于地板。用手感觉凸侧腹斜肌的张力，从而确定手术床是否达到足够的弯曲度，然后使用反 Trendelenburg 位使腰椎与地板平行。可能需要用胶带对臀部再固定一次。

手术入路
- 腰椎手术入路可分为单切口技术和双切口技术。
- 单切口技术，是指在椎间盘间隙的直外侧创建一个切口，切口的位置尽可能与椎间盘的两个终板平行（图6A）。
- 双切口技术是在直外侧的后方先做一个切口。然后，在脊柱直外侧做第二个切口，方法与单切口技术相似。
- 后方辅助切口可以让手指在切开外侧腹部肌肉组织之前分离确定腹膜后间隙，并且便于用手指将操作器械（通过后切口）引导到椎间隙的外侧（图6B、C）。
- 单切口技术也可以安全使用，但必须特别注意辨认腹膜后间隙，可能需要更大的切口，以便手指通过同一切口而不是后方辅助切口进入。
- 如果累及多个节段，可使用单个纵形切口或多个平行于每个目标椎间隙的横向小切口。采用定位良好的多个横切口，其优点是确保每一个切口能够在没有过度软组织牵拉的情况下直接对准每个椎间盘进行手术操作。

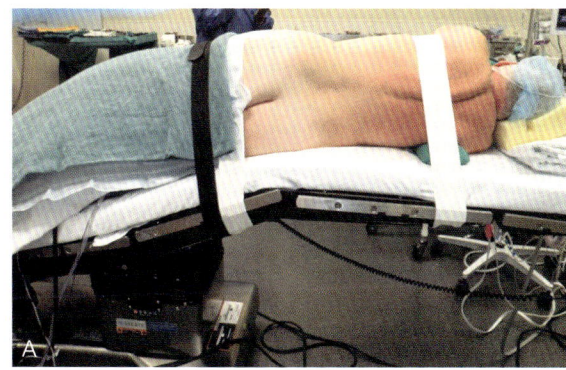 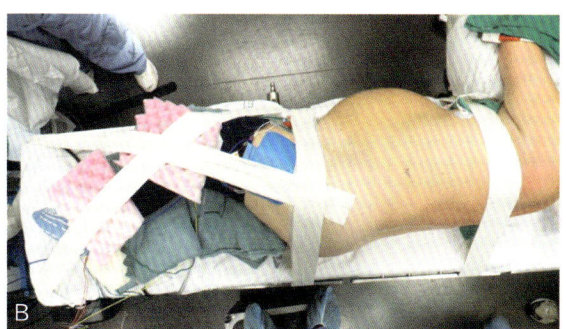

图5 A. 髂嵴位于手术台折弯处头端约4英寸（1英寸≈2.54 cm）的位置。这可以通过弯曲手术台张开椎间隙，同时允许C形臂在手术台下面自由通过。B. 将胶带固定在臀部和胸部，然后再用交叉胶带固定在双下肢，以便在倾斜手术台时保证安全。

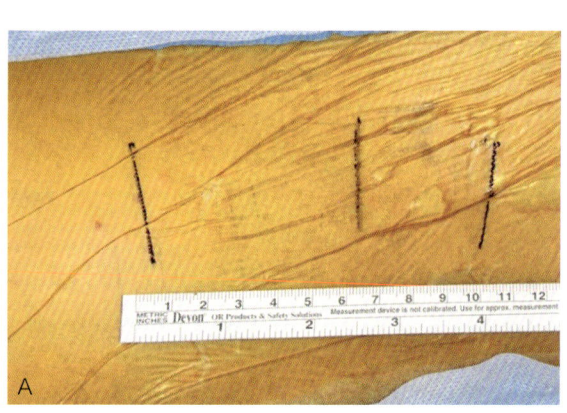
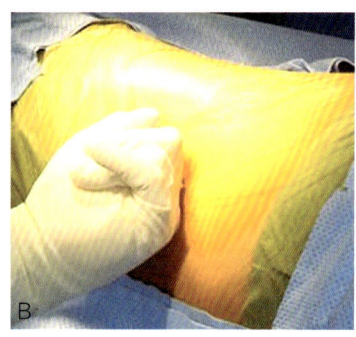
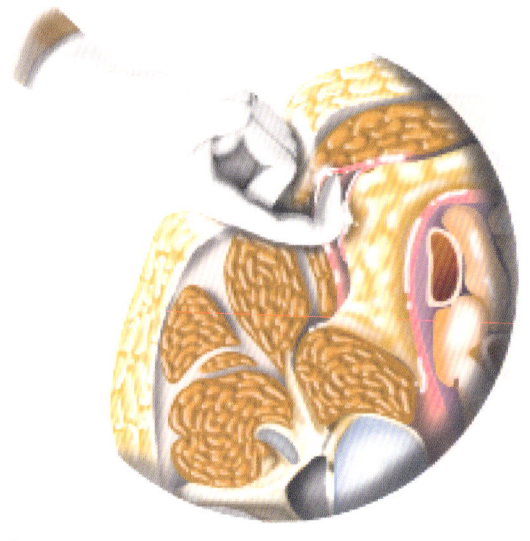

图6 A. 设计了3个切口，每个切口平行于各自的目标椎间隙。这是一种无附加后部切口的单切口技术。B、C. 后部切口可让手指确定椎间隙并直接引导操作器械到达椎间隙。

切口定位[2,6]

- C形臂应摆放成平行于地板（即光束应该为水平方向）。调整手术床，以获得椎间隙一个完美的前后位图像。身体、椎弓根和棘突作为参考标志。
- 一旦获得了真实的前后（即光束是水平向的）位图像，将C形臂旋转90°到侧位像。然后，调整手术床的角度以获得终板平行的图像。尽管这些步骤将椎间隙摆成垂直和水平面并非绝对必要，但对于外科医生在整个手术过程中保持方向的准确性和确保在安全区域操作是非常有帮助的。
- 使用导丝或其他可透射线仪器，在皮肤上标记目标椎间隙的前后边界，同时C臂透视椎间隙的真实侧位像。标记切口，使其与椎间盘的方向完全平行，由于前凸或后凸的改变，椎间盘在每个节段都可能发生变化（技术图1）。

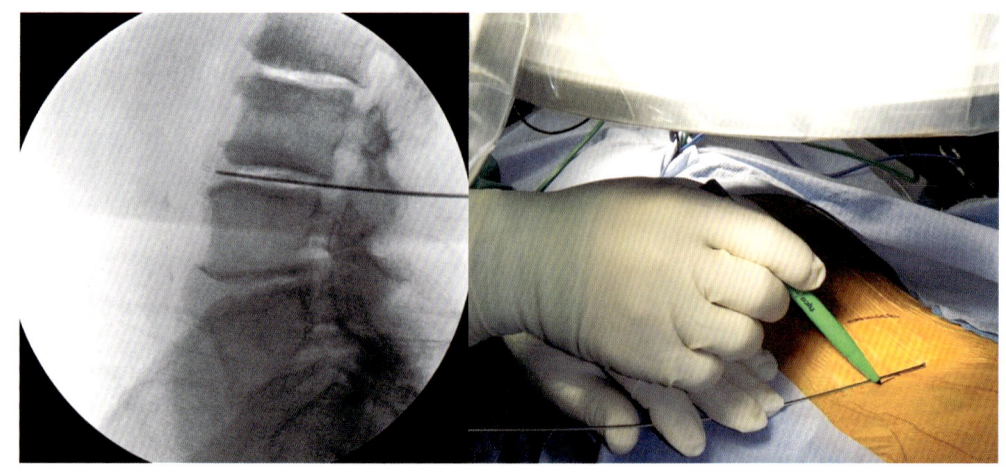

技术图1 在每个手术节段，通过透视使导丝平行于椎间隙来确定手术切口。

手术入路解剖

单切口技术

- 切开皮肤后,经皮下组织切开至外斜肌上的筋膜。
- 切开腹外斜肌、腹内斜肌、腹横肌和筋膜进入腹膜后间隙。锐性、钝性分离,或电刀都可以用来切开腹部肌肉的外层,但建议仔细钝性分离,以减少腹膜损伤的机会。尽量减少对腹壁肌肉和神经的破坏可能会降低疝的风险。
- 腹膜后间隙的特征包括腹膜后脂肪的存在,使组织感觉非常滑,并能感觉腰大肌组织的条纹。在多数情况下,可以直接触诊椎间盘和椎体的突起(技术图2)。

双切口技术

- 在与椎间隙重叠的拟做横切口的位置往后约5~8 cm处做纵向切口,长约4 cm。
- 通过分离筋膜和腹肌进入腹膜后间隙,这可以通过手感确认。
- 手术入路是通过标准的横切口,依次切开皮肤、皮下组织向下到筋膜层。
- 一根手指通过后方切口进入腹膜后间隙,用于在肌肉下方向上推,并与横切口对齐。单极电刀可以安全地将腹部肌肉和筋膜分开,进入腹膜后间隙。

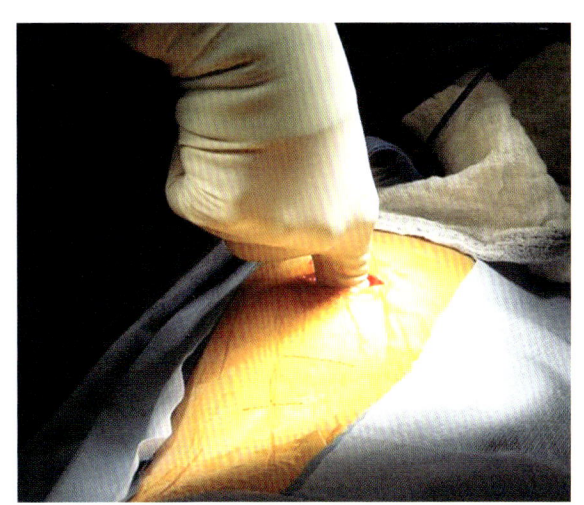

技术图2 手指轻柔的分离可以确定腹膜后间隙、腰大肌和椎间盘侧面。

导针放置

- 确保手术入路为腹膜后入路后,通过腰大肌放置一个小扩张器进入椎间隙。这一步的神经监测将提醒外科医生注意靠近运动神经,可能必要时要变换撑开器的方向。一旦撑开器定在椎间盘外侧,神经监测显示安全的,就可以将导针放入椎间隙内。
- 如果切口定位准确,导针将完全垂直并位于切口中心,以便进入到椎间隙的中心。
- 当使用第一个扩张器的时候,要非常小心地用手指(可通过同一切口或是后方的切口)引导扩张器进入和离开椎间盘的侧面。这可以防止意外的肠道损伤。
- 导针的理想位置因手术节段的不同而有所差别。尽管将导针稍微放在中点靠后的位置操作更方便,但由于腰丛神经的存在,在L4-L5间隙或是其他间隙由于位置靠后而致神经监测报警,建议导针在中央或是略靠前方位置进入椎间隙。导针的方向应与透视光束一致,从而只能看到一个叠影的圆圈(技术图3)。

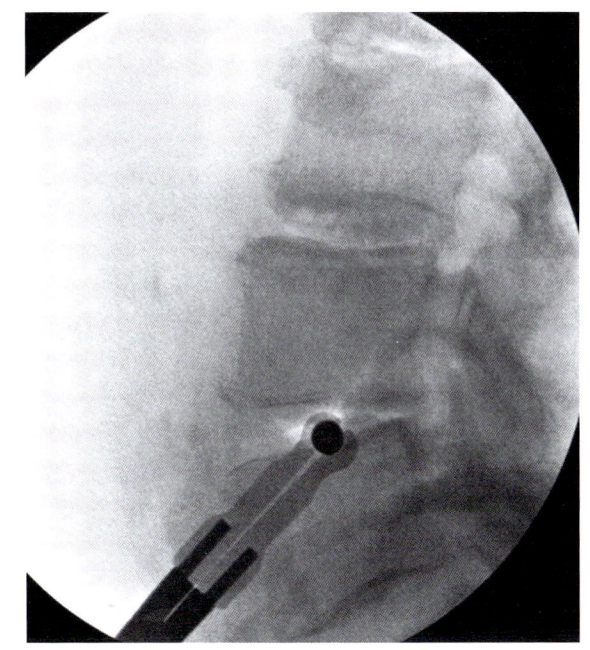

技术图3 在透视下,导针位于椎间隙中点略靠后的椎间盘外侧,方向与透视光束平行。

显露

- 导针就位后,用一系列逐级扩大的软组织扩张器将软组织和腰大肌钝性扩张。每个扩张器连接到肌电图神经监测系统,以帮助监测腰骶神经丛的运动神经。
- 从最小的扩张器开始,把它穿过导针。顺时针和逆时针方向旋转扩张器,轻轻地向椎间盘的外侧面推进。在扩张期间附加神经监测系统,以明确扩张过程是否安全。确保肌电图电极位于后侧,通常在扩张器探头上用一条线标出,因为这里最容易碰到腰骶神经丛和出口神经根。
- 重复这个步骤,直到最大号的扩张器扩到椎间盘的外侧,而且各种监测参数显示是安全的。
- 许多外科医生更喜欢"浅层锚定"的方法,即扩张器放置在腰大肌表面,而不是穿过它。一旦撑开器放在腰大肌表面上,可以在直视下分离腰大肌。这就降低了神经损伤的风险,特别是对于肌电图神经监测无法检测到的感觉神经。

锚定及撑开器放置

- 将撑开器的臂连接到固定在手术床前部的底座上。
- 将神经监测夹头连接到撑开器上,可在放置撑开器时进行神经监测。
- 将撑开器的臂连接到撑开器上(技术图4)。
- 根据系统和安装撑开器臂的位置,将撑开片向前或向后撑开。通常在腰椎,它往往是锚定在略靠后的位置,而撑开片向前撑开[5]。
- 向前、头侧和尾端打开撑开片,固定光源。此时,结合直视下和神经监测探头,查看椎间盘外侧残留的软组织。当"浅层锚定"时,可能需要分离腰大肌。应记住,神经监测系统不会检测到感觉神经。在进行椎间盘切除术或使用双极电刀之前,检查神经结构是很重要的。
- 一旦确认切口内没有神经结构,后方的撑开片可以通过锚定叶片插进椎间隙。这应该在直视下进行,以避免进入到相邻的神经结构。可选用前方的撑开片放置在前纵韧带上协助撑开前方的软组织,从而为椎间盘切除时避免伤及前纵韧带提供一个参照。

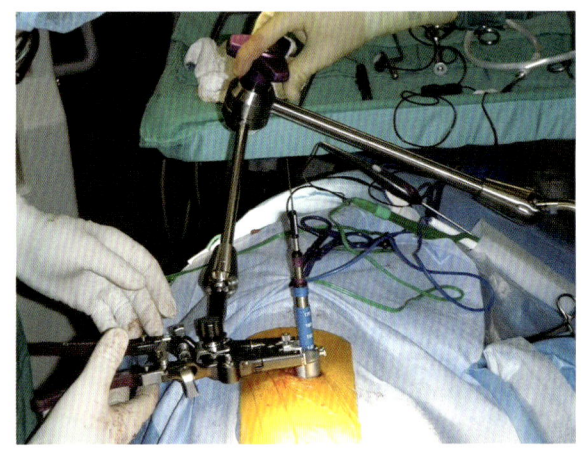

技术图4　扩张器就位后,在固定支持臂前,应保证撑开片的张开方向与椎间隙一致。

椎间盘切除

- 侧方纤维环暴露后,在纤维环上做一矩形切开,用垂体钳取出髓核。
- 沿上、下终板软骨表面插入Cobb剥离器,特别注意不要侵犯骨性终板。使用前后位透视确保Cobb剥离器切开上、下终板上极外侧的纤维环(技术图5)。取决于不同的节段、椎间隙的方向、椎间盘终板的形状,可选用带角度的或是直的Cobb剥离器。
- 结合使用刮匙和刮刀,进行完整的椎间盘切除。可旋转的刮刀有助于椎间盘切除;然而,鼓励慎重使用这个工具,因为它们可能极易导致终板的破坏。
- Kerrison咬骨钳可用于开始切除椎间盘时,去除椎间盘上覆盖的纤维环或骨赘,以改善术野。

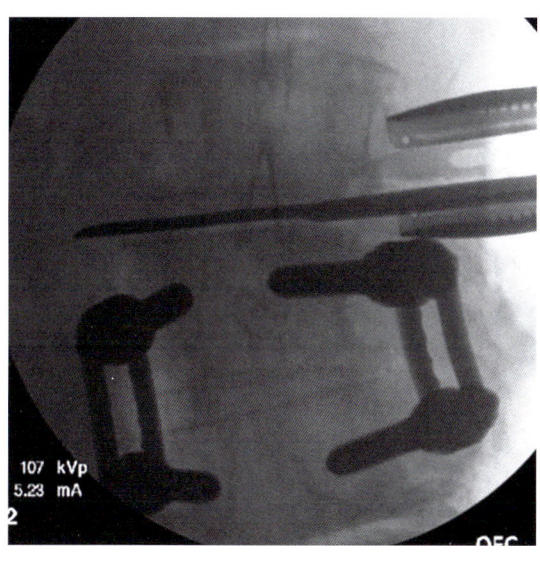

技术图5 当用Cobb切开对侧纤维环时，前后位透视图像用于监测Cobb的位置。

试模和融合器型号确定

- 当完整的椎间盘切除术完成后，使用试模确定融合器的型号。除了选择合适的高度，还要选择深度和宽度。
- 放置融合器的宽度到达两侧终板的外侧缘，可改善冠状面的畸形，并降低融合器向终板塌陷的可能性。这可以通过透视AP位确认（技术图6A）。
- 融合器的大小取决于解剖情况。大号融合器在生物力学上更有优越，但更大的印迹需要更多的分离显露，因此更可能碰到神经结构（技术图6B）。

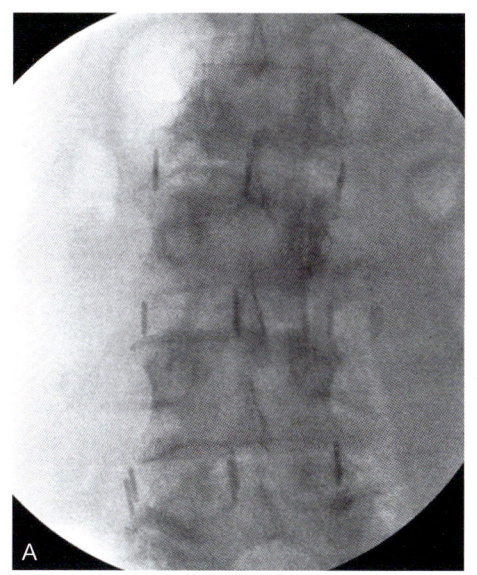

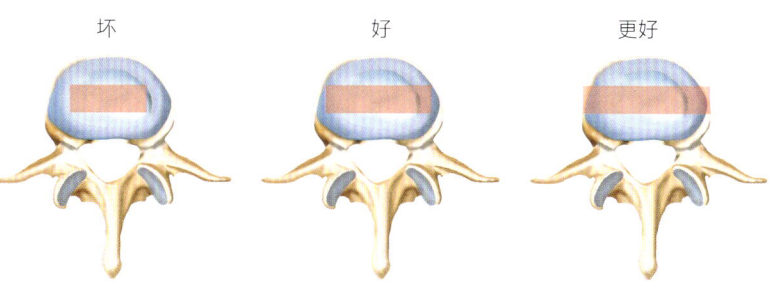

技术图6 A. 前后位透视用于确认融合器覆盖了两侧外侧骨皮质，以减少塌陷的可能性。

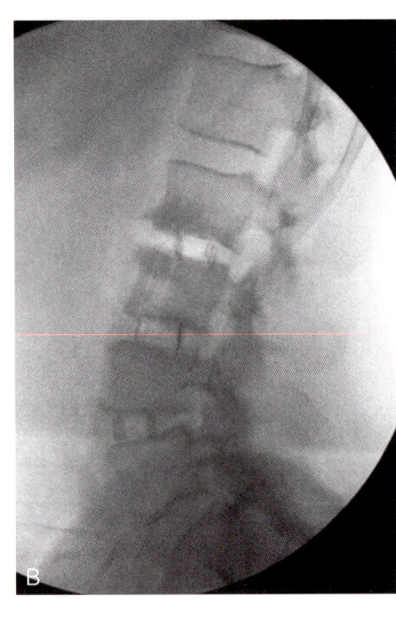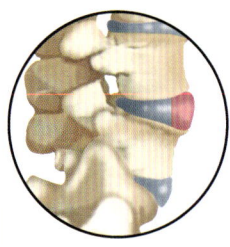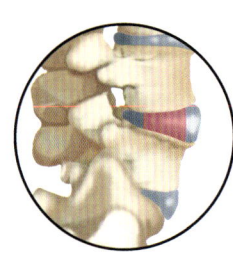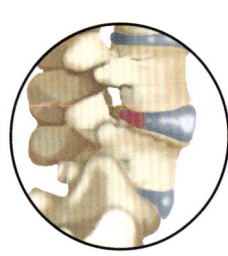

技术图6（续） B. 在前后位上增加宽度可以增加接触面积，以防止塌陷，同时不影响融合面积。融合器在前后位上应该居中。

前纵韧带松解

- 在矢状面不平衡的情况下，可以进行刻意的松解以获得额外的前凸。这一过程被一些外科医生称为前柱序列重排（ACR）。
- 当需要适度的矫正时，前纵韧带的松解都可以作为前后路联合手术的一部分来完成，或者当需要更多的矫正时，可以作为后路（截骨）、前路、然后再后路（压缩和固定）的一部分来完成。
- 这就需要在前纵韧带前方做仔细的分离，并且用撑开器来保护主动脉和腔静脉。通常，两侧的纤维环松解之后，清除椎间盘，之后再插入试模。
- 一旦在最初的试模中获得了合理的张力，就可以在直视下切除前纵韧带。
- 然后插入较高的融合器或前凸型的融合器试模。应注意避免放置过于前凸或过高的融合器，这会导致融合器摆放太靠前。
- 通常情况下，为防止移位，在前纵韧带松解之后需要螺钉固定。
- 20°或30°的脊柱前凸融合器带有椎体突片，可进行螺钉固定。

移植物准备与植入

- 临床上用的大多数融合器是由聚醚醚酮制成。融合器里应该装满植骨材料。这些植骨材料可以用周围封合或是植骨滑片的方式固定在融合器内。
- 融合器可以通过打击的方式置入椎间隙；但是，这有破坏终板的风险。植骨滑块可以安全地置入融合器，同时减少终板破坏的风险（技术图7）。
  ○ 应在AP位透视的情况下植入融合器，以确保融合器中的标记线延伸至或略超出双侧椎体骨皮质外侧缘。

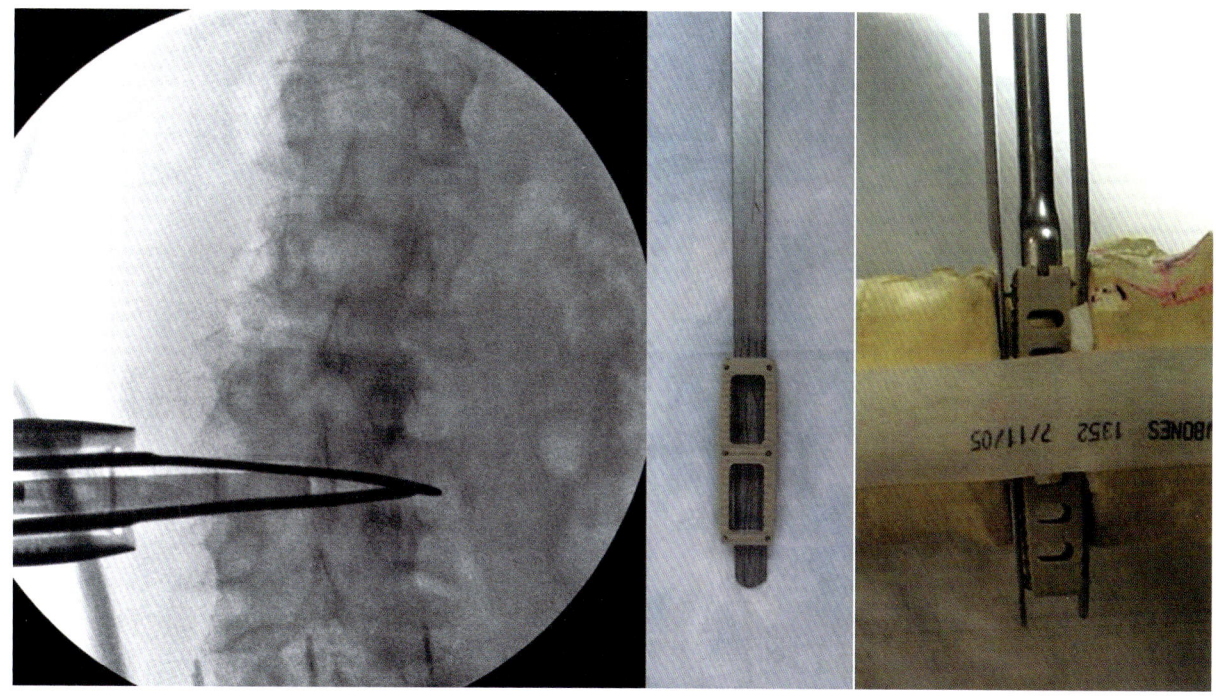

技术图7　顺着植骨滑块置入融合器，同时防止终板的破坏。

切口关闭

- 通过最后的AP位和侧位透视片再确认融合器的位置。
- 去除撑开器前彻底止血。当发现顺着撑开器渗血的时候，先部分闭合撑开器并缓慢的取出。
- 逐层缝合，包括腹外筋膜。
- 如果进入胸腔，必须放置胸管。

辅助固定

- 当计划后路固定时，不需要额外的前路固定。
- 经皮椎弓根螺钉固定（单侧或双侧），常用于加强侧方椎体间植骨的稳定性。这通常是在侧位椎体间融合术后，换成俯卧位进行的。有关更多信息，请参阅椎弓根螺钉内固定的相关章节。
- 如果术中前纵韧带松解，融合器移位的风险明显增加。在这种情况下，可能需要额外的前方固定。
- 在某些情况下，椎体螺钉通过与连接棒、连接板或通过融合器本身进行固定可以改善生物力学稳定性。然而，这通常需要对腰大肌进行更多的分离，从而会增加并发症发生率。

要点与失误防范

保持垂直方向	• 旋转和倾斜床而不是C形臂来微调图像可以提高外科医生的方向感。这种方法使撑开器保持垂直。这在多节段病例和旋转畸形病例中尤其重要 • 在撑开器的限制范围内垂直操作将防止过度向前剥离影响前纵韧带，或者过度向后剥离影响后纵韧带和硬脊膜 • 这也有助于将融合器以完全侧方的方向植入
椎间融合器尺寸	• 尺寸过小的椎间融合器会增加塌陷的风险，尤其是骨质疏松的患者 • 将Cobb剥离器穿过上下终板间最外侧的纤维环，将有利于置入一个横跨整个椎体两侧缘的融合器
终板破坏	• 过度用力地将Cobb剥离器插入终板，可能导致终板破坏 • 可旋转刮刀如果使用不当，通常会破坏终板 • 大的融合器与椎间隙不完全平行，有可能导致终板破坏。使用植骨滑块可以避免这种情况

前纵韧带的保护	- 前纵韧带充当一个前张力带,可以使融合器撑开椎间孔和后方的结构,达到间接减压的目的 - 此外,前纵韧带的破坏会显著增加融合器移位的风险,特别是如果计划再行俯卧前凸体位手术时,可能会进一步张开椎间隙 - 如果术中发现前纵韧带破坏,则应谨慎地采用直接螺钉固定或前方加压钢板固定融合器,以降低融合器移位的风险 - 了解撑开器的前方的撑开片与前纵韧带的相对位置,确定前纵韧带的位置,并用额外的撑开器保护它,可以降低术中破坏的风险
前纵韧带松解	- 可用于矢状面不平衡的情况下,以获得额外的前凸角 - 与PSO一起使用,以实现额外的畸形矫正(图7) - 必须保护邻近的血管结构 - 为了防止移位,经常需要用螺钉固定融合器 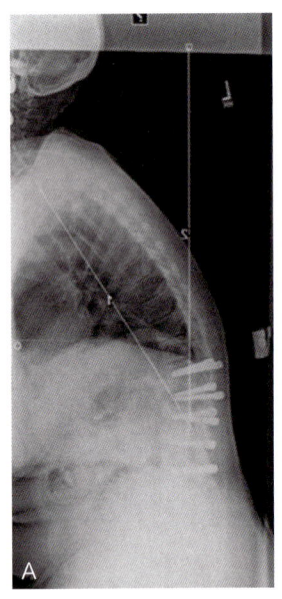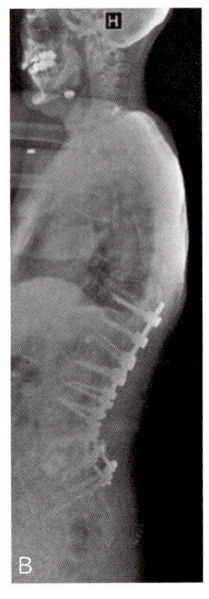 图7 术前(A)和术后(B)侧位片显示使用L4的PSO和T12-L1外侧椎间融合器实现了矢状位平衡矫正。

术后护理

- 与标准的后外侧融合或前外侧融合相比,侧方椎体间融合术后不需要额外的治疗措施或活动限制。
- 前柱和后柱都有支撑(假设进行了后柱增强固定),术后通常不需要支具保护。
- 通常,微创腹膜后入路的患者通常比开放后外侧融合的患者恢复活动快、疼痛小[10]。

结果

- 术中失血量较开放性后路融合少[4]。
- 肥胖患者的预后或并发症发生率无显著差异[9]。
- 早期和中期治疗成人退行性脊柱侧弯的结果数据表明,与开放后路融合历史组相比,发病率、失血和总体并发症发生率更低[2,8]。

并发症[3,4,9,11]

- 腰大肌麻痹。
- 腰骶丛损伤。
- 股四头肌麻痹。
- 股外侧皮神经损伤。
- 生殖股神经损伤。
- 融合器下沉。
- 融合器移位。
- 终板损伤。
- 前纵韧带断裂。
- 血管损伤。
- 疝/假疝。
- 肠管损伤。

参考文献

[1] Benglis DM, Vanni S, Levi AD. An anatomical study of the lumbosacral plexus as related to the minimally invasive transpsoas approach to the lumbar spine. J Neurosurg Spine 2009; 10(2):139-144.

[2] Dakwar E, Cardona RF, Smith DA, et al. Early outcomes and safety of the minimally invasive, lateral retroperitoneal transpsoas approach for adult degenerative scoliosis. Neurosurg Focus 2010;28(3):E8.

[3] Galan TV, Mohan V, Klineberg EO, et al. Case report: incisional hernia as a complication of extreme lateral interbody fusion. Spine J 2012;12(4):e1-e6.

[4] Knight RQ, Schwaegler P, Hanscom D, et al. Direct lateral lumbar interbody fusion for degenerative conditions: early complication profile. J Spinal Disord Tech 2009;22(1):34-37.

[5] Moro T, Kikuchi S, Konno S, et al. An anatomic study of the lumbar plexus with respect to retroperitoneal endoscopic surgery. Spine 2003;28(5):423-428.

[6] Ozgur BM, Aryan HE, Pimenta L, et al. Extreme Lateral Interbody Fusion (XLIF): a novel surgical technique for anterior interbody fusion. Spine J 2006;6(4):435-443.

[7] Park DK, Lee MJ, Lin EL, et al. The relationship of the intrapsoas nerves during a transpsoas approach to the lumbar spine: anatomic study. J Spinal Disorder Tech 2010;23(4):223-228.

[8] Phillips FM, Isaacs RE, Rodgers WB, et al. Adult degenerative scoliosis treated with XLIF: clinical and radiographical results of a prospective multicenter study with 24-month follow-up. Spine 2013;38(21):1853-1861.

[9] Rodgers WB, Cox CS, Gerber EJ. Early complications of extreme lateral interbody fusion in the obese. J Spinal Disord Tech 2010; 23(6):393-397.

[10] Rodgers WB, Cox CS, Gerber EJ. Experience and early results with a minimally invasive technique for anterior column support through extreme lateral interbody fusion: XLIF. Musculoskelet Rev 2007;1:28-32.

[11] Tonetti J, Vouallat H, Kwon BK, et al. Femoral nerve palsy following mini-open extraperitoneal lumbar approach: report of three cases and cadaveric mechanical study. J Spinal Disord Tech 2006;19(2):135-141.

第19章 微创经椎间孔腰椎椎间融合术
Minimally Invasive Transforaminal Lumbar Interbody Fusion

Reginald S. Fayssoux and Choll W. Kim

定义

- 微创经椎间孔腰椎椎间融合术(MIS-TLIF)是对于Wiltse暴露法的一种改进,用于减压和运动节段的椎间融合,使用专门的拉钩、仪器以及影像设备引导,以最大程度减少手术创伤。
- 标准TLIF是一种成熟的腰椎运动节段减压和融合技术,该技术中使用中线暴露进行单侧的小关节突切除,暴露Kambin三角,进而进入椎间盘空间进行椎体间融合。
- 与标准的后外侧融合术相比,TLIF可以提高融合率,通过恢复椎间盘高度间接减压及前柱支撑,而无须前路与腹膜后路联合暴露。术者在权衡这些优势同时,必须尽可能减轻使用TLIF技术对神经根出口和横穿神经根造成神经损伤的风险。
- 与标准的开放式TLIF相比,MIS-TLIF通过较小的旁正中切口进行,并且通常与微创后路(即关节突)融合和器械相结合,不再需要后外侧融合[1],因此,MIS-TLIF主要依赖于椎间融合,避免假关节形成,以取得良好临床疗效。
- 与标准手术相比,MIS-TLIF被证明具有更少的失血量,更快的术后恢复和更低的感染率[1,2,4]。MIS-TLIF可以通过保留重要的肌腱附着和维护背阔肌筋膜的完整性,改善其长期预后[3]。
- 与标准TLIF相比,MIS-TLIF更依赖于透视成像引导,因此对于术者,工作人员和患者的辐射暴露会增加,但放射线的暴露量会随着外科医生的经验而减少。使用荧光透视或计算机断层扫描CT图像进行导航可以减少术者和工作人员的辐射暴露。

解剖学

椎旁解剖

- 腰部多裂肌是腰部脊柱的关键稳定器[4]。
  - 最大、最内侧的腰椎旁深层肌肉。
  - 起源于棘突根部,并在尾侧1~2个水平附着于椎骨的上关节突(图1)。
  - 主要产生短而有力的运动,在腰部屈曲过程中产生最大的力量,以优化其在运动过程中稳定腰椎运动段的能力。
- 传统的中线椎板切除术分离多裂肌肌腱损害了多裂肌的功能。
- 相比之下,旁正中入路保留了多裂肌肌腱附着。

椎间盘切除

- Kambin三角是到达椎间盘空间的解剖学安全通道,从硬脑膜囊、上方的神经根和下方的椎体上缘通过(图2)。

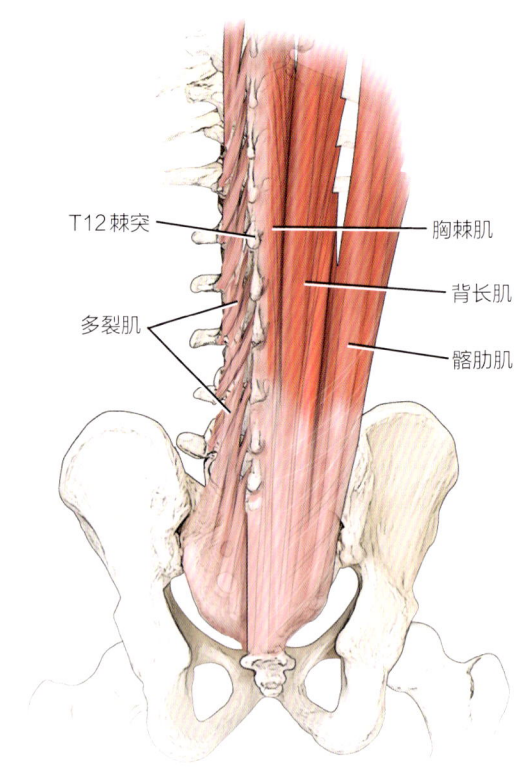

图1 腰部多裂肌是最大、最内侧的腰椎旁深层肌肉。起源于棘突根部,并在尾椎侧一到两个节段水平附着于椎体的上关节突。它们在腰椎椎旁肌肉中具有独特的功能,尽管活动程度有限,但能会产生很大的力量,这说明它们在维持运动节段稳定性中起着关键作用。

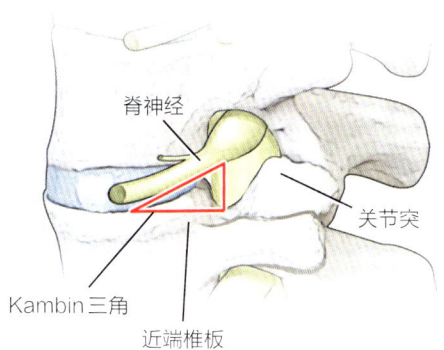

图2 Kambin三角是通向椎间盘空间的安全通道，由硬脊膜囊、上方的神经根和下方的椎体上缘围成。

- Kambin三角的暴露是通过切除腰椎关节突完成的。在我们描述的这项技术中，进行了完全切除腰椎骨关节突。下关节突被去除大部分，但是需保留一部分以在插入融合器时保护背根神经节，去除上关节突直到椎弓根的上缘。
- 出口神经根紧贴其相邻椎弓根的内侧和下部，敏感的背根神经节通常位于椎弓根下方。

椎弓根螺钉放置

- 经皮椎弓根螺钉的放置需要了解后部结构的解剖以及在各种影像视图上椎弓根的影像投影。
- 椎弓根螺钉放置的解剖学起点通常位于横突中点水平线和关节突关节外侧面的垂线交点处。上关节突根部-横突交界处的突起是明显的解剖标志。
  - 起点越靠外侧，则需要内倾角越大。这对于骨盆狭窄的患者可能是个问题，因为髂嵴后部可能会限制椎弓根螺钉置入。
  - 起点越靠内侧，关节面破坏的风险越大。
- 椎弓根螺钉放置的影像起点通常在X线影像学椎弓根的外侧面。在低位腰椎，由于椎弓根内倾较大，可选择解剖学起点，但不一定与X线影像学椎弓根的外侧面相吻合。
- 对于漏斗形的椎弓根，影像学上的椎弓根与解剖学上的椎弓根峡部相关联。在圆柱状（即没有峡部椎弓根），尤其是内倾角度较大的下腰椎中，X线影像学椎弓根与解剖学相关性不大。
- 椎弓根在胸腰交界处呈矢状位，越向尾侧向内成角越大，在S1，椎弓根通常向内成角超过20°。

病史和体格检查

- MIS-TLIF对老年患者术后早期恢复是有利的。患有严重骨质疏松症患者进行MIS-TLIF疗效并不理想，因为很难避免终板损伤和后续发生的植入物沉陷。
- MIS-TLIF在肥胖患者中具有挑战性，一方面难以获得良好的影像学成像，另一方面难以通过狭窄的工作通道来操作器械。然而，在术后恢复方面体现的优势在肥胖患者中最为明显，因为MIS-TLIF和标准术式之间软组织暴露的程度差异最大。
- MIS-TLIF可作为对先前正中手术患者进行翻修手术的一种可考虑术式，因为可以避免通过瘢痕组织进行暴露。但是，由于根管内硬膜外出血造成的瘢痕组织与先前手术相似，可能会使Kambin三角的暴露复杂化，并且处理先前的椎弓根螺钉固定器械会显得更加困难。

影像学和其他诊断性检查

- 术前应对椎弓根进行影像学评估，以确保椎弓根螺钉置入的可行性。如果没有重新置入椎弓根螺钉可能性，应该考虑应用其他固定方式（例如棘突椎板固定）。
- 狭窄的骨盆（后髂嵴间的距离狭小）会使下腰椎椎弓根螺钉的置入更加困难。在此情况下，可能需要考虑使用更简单的皮质骨椎弓根螺钉固定或其他固定方式。
- CT和MRI的轴向截面可用于识别椎弓根螺钉的起点，并估计螺钉的直径和长度。
- 在术前成像时辨别神经根异常，如果是单侧的，则应考虑实施对侧的MIS-TLIF技术。也可以考虑不需要牵拉神经根的替代技术（例如不使用椎间融合器的标准后外侧融合术，通过前路或侧入路的腹膜外前路融合术以及后路MIS融合固定术等）。
- 通常，在脊髓或脊髓圆锥水平实施TLIF技术，将伴随严重的神经系统损伤风险，应慎用此项技术。

手术治疗

- 适应证。
  - 存在以下情况的单节段或双节段腰椎病变：
    - 不稳定性椎管狭窄症（例如退行性或峡部裂型脊椎滑脱）。
    - 有症状的退变性椎间盘疾病。
- 相对禁忌证。
  - 高度腰椎滑脱（3级或4级）。
  - 严重骨质疏松。
  - 神经根畸形。

- 实施MIS-TLIF的方法有多种,不同技术在减压和椎间盘切除方面均相似,但在用于恢复椎间隙高度的方法,补充椎间融合的融合技术以及用于稳定运动节段的内固定工具等方面可能有所不同。
  - 这项技术置入椎间融合器时需要进行次全椎间盘切除术,依次扩张椎间隙和对侧关节面的融合并进行双侧椎弓根螺钉固定。
  - 在合适患者中,使用替代技术的其他方法也可以获得成功。
    - 椎间隙可通过椎弓根螺钉扩张。
    - 后侧或后外侧植骨可作为椎间融合的补充。
    - 后路器械/稳定装置的替代方法包括单侧椎弓根螺钉置入,对侧关节面螺钉加单侧椎弓根螺钉置入,棘突椎板螺钉加单侧椎弓根螺钉置入和单独的棘突椎板螺钉固定。

术前计划

- 一般情况评估。
  - 骨质疏松症。
  - 影响骨愈合的潜在问题(使用尼古丁、糖尿病等)。
  - 既往手术史及硬膜外瘢痕的严重程度。
  - 肥胖和所需拉钩、刀片的深度。
  - 是否需要对侧减压。
- 影像学评估。
  - 运动段的活动度。
  - 狭窄程度和性质。
    - 确定减压的头侧/尾侧范围。
    - 是否需要在对侧去除骨赘。
  - 神经根异常(易在T1加权轴向成像中看到)。
  - 椎弓根方向、直径和椎弓根螺钉长度。

体位

- 将患者俯卧于可透视的脊柱手术床上,最好用Jackson手术床的Wilson框架附件来定位患者手术部位,以帮助暴露手术节段。随着椎间隙高度的恢复和对放射影像学校准的关注,尚未发现因后凸影响融合的问题。
- 谨慎放置上肢以避免医源性损害(例如臂丛神经麻痹、尺神经压迫、肩袖损伤及肌腱炎)。
- 臀部伸展有助于获得运动节段的脊柱前凸。
- 膝关节弯曲可降低腰部以下神经根的张力。
- 房间设置(图3)。
  - 实施TLIF手术时,当C形臂X线机从曝光的另一侧进入时,C形臂的基座需要先锁定,而吊臂可以"摇动"进出,便于频繁成像,这样可以减少术者离开手术领域的次数。频繁成像对于学习曲线的初始阶段尤为重要。
- 手术台位于TLIF对侧的臀部位置。
- 光源位于TLIF的同一侧。

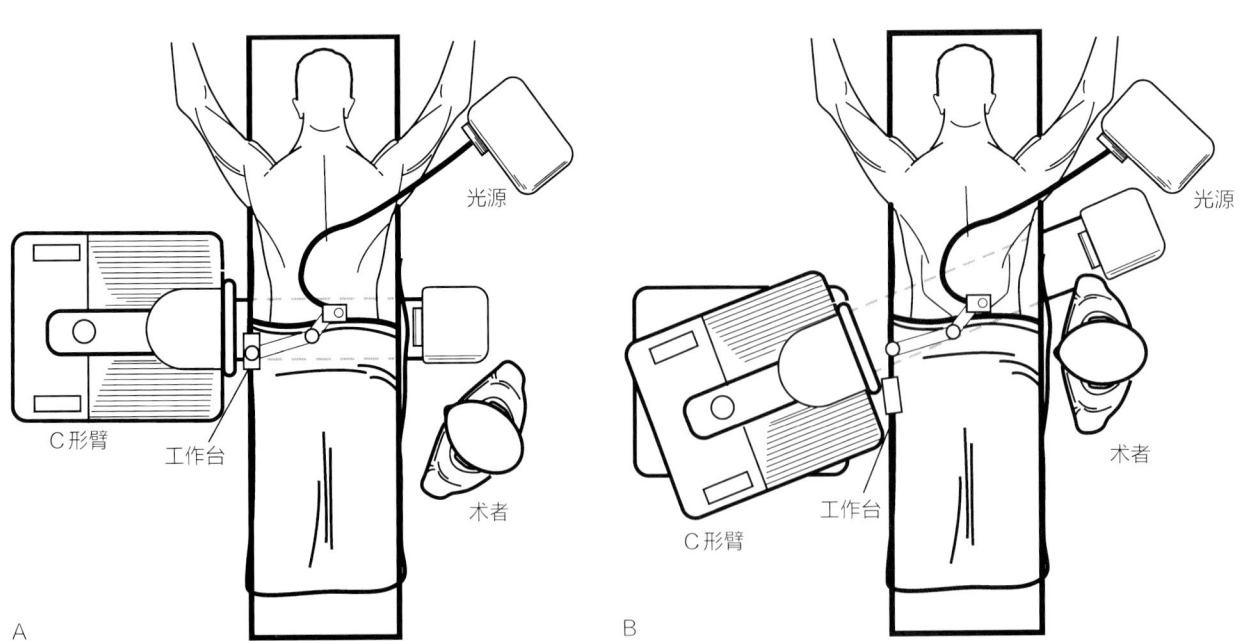

图3 房间设置。A. C形臂应位于术者的对侧。B. 这样C形臂可以轻松地摆动至侧面,方便术者进行手术暴露,并能轻松地将其放回原位以加速成像速度。

影像学

- 术中X线透视成像的统一术语有助于获得可重复的成像，笔者推荐使用以下内容：
  - 推入/推出。
  - 朝头侧/朝尾侧。
  - C形臂角度的增加/减少。
  - 向头/向尾移动。
  - 向头/向尾摇摆。
- 正确的前后位和侧位图像对于MIS-TLIF技术至关重要。根据笔者的经验，取得"完美"图像的最佳方法是将图像从"不完美"依次转换为"完美"，再回到不完美。

体位和切口

- 定位
- C形臂应以垂直地面的位置开始透视（"90-90"）。
- 旋转手术台（如"飞机样旋转"），直到获得一个标准的前后位图像。然后，向头尾方向倾斜C形臂，直到椎板对准成一条线。C形臂不应该像彩虹形状那样旋转。
  - 然后，通过倾斜C形臂，直到获得水平终板为止。正确的椎体前后位图像应将上终板显示为一条线，椎弓根左右对称，并位于上位终板的正下方，棘突应该在正中线（如脊椎畸形，在脊柱侧凸的情况下可能会产生误导）（技术图1A）。
  - 体表画有椎间隙的水平线可用于引导C形臂的位置，获得准确对齐的侧面图像。
  - 正确的侧位图像应显示上位终板为一条高密度线，椎弓根相互重叠。
- 对于前凸角度较大的椎间盘（例如L5-S1），可以将患者放至头低脚高俯卧位，以方便进入椎间隙。
- 切口位置。
  - 在前后位图像上标记出中心线（技术图1B）。
  - 标记出两条距中心线约4 cm的两条平行直线。
  - 在侧位像上平行椎间隙作皮肤标记点（技术图1C），以此为中心点做长约3 cm的切口。

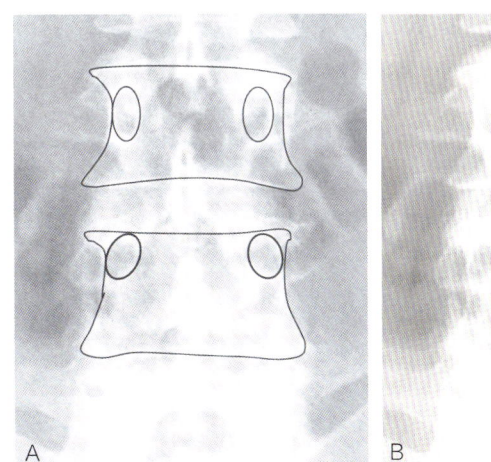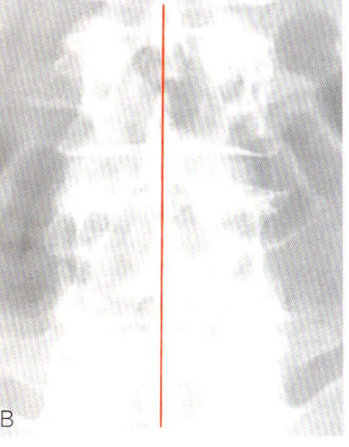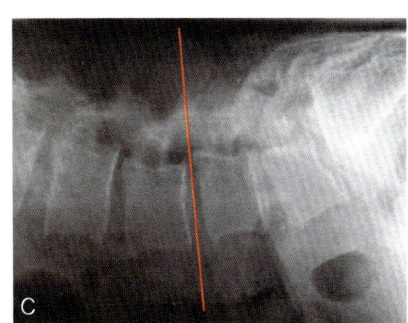

技术图1 A. 理想的椎体AP图像棘突应位于中线处，椎弓根应该对称并紧贴上层终板；上层终板应变成一条高密度线。此图像中的下椎体（L4）是理想的AP图像。此图像中的上椎体（L3）相对旋转，使得椎弓根并不对称。B. 获得手术节段的理想AP图像后，标记中线，并标记距中线4 cm的垂直平行线。并在标记线上做正中切口（2.5 cm），使这些切口的中点刚好位于与椎间隙位置（在侧面成像时）。C. 与椎间隙对齐的点就是2.5 cm皮肤正中切口的中点。

单侧经椎间孔腰椎椎间融合术的显露

- 用11号刀片做皮肤切口，皮肤切口应与其下的筋膜切口相一致，用手指沿多裂肌和最长肌之间的间隔暴露至小关节的外侧面（技术图2A、B）。
- 目标关节突关节处的多裂肌附着通过Cobb骨膜剥离器进行剥离，使用C臂机进行定位。由于下腰椎的生理前凸存在，下腰椎各关节突关节非常靠近，很容易无意间从错误的关节突关节上游离肌腱，导致出血和肌肉损伤的增加，而这可以通过在剥离肌腱前仔细进行透视定位来避免。

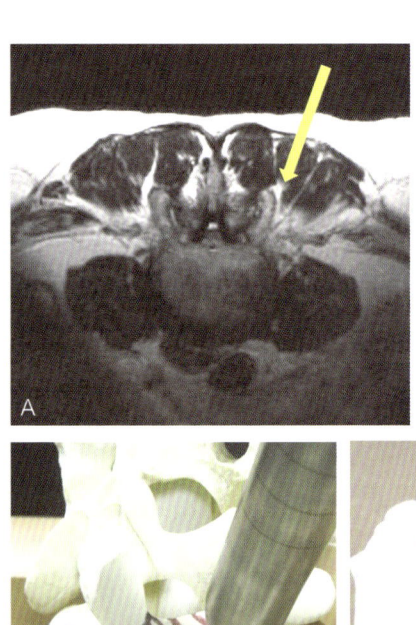
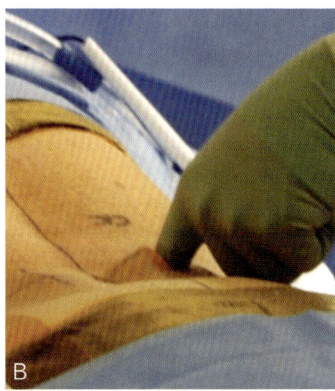
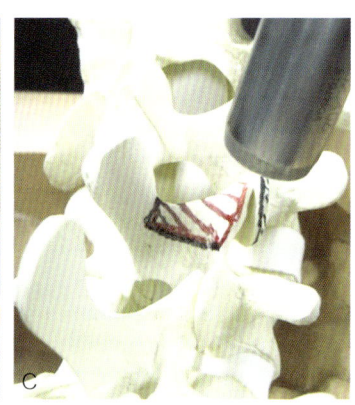
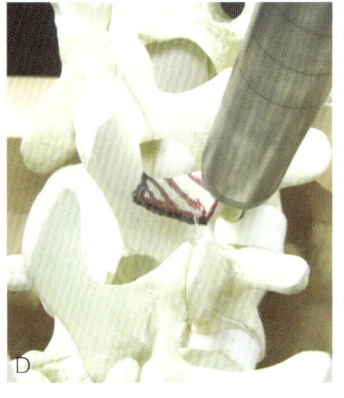
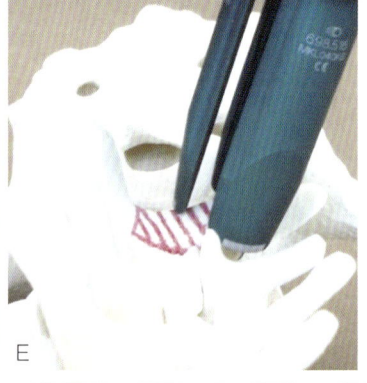
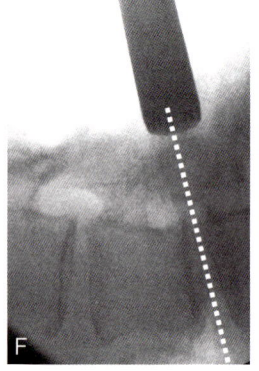
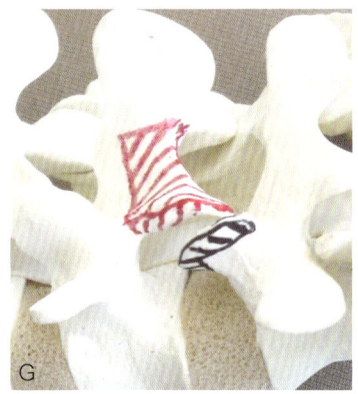
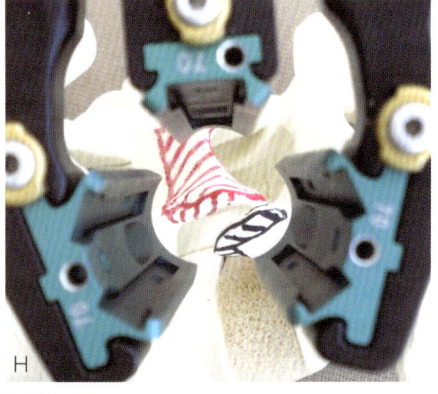
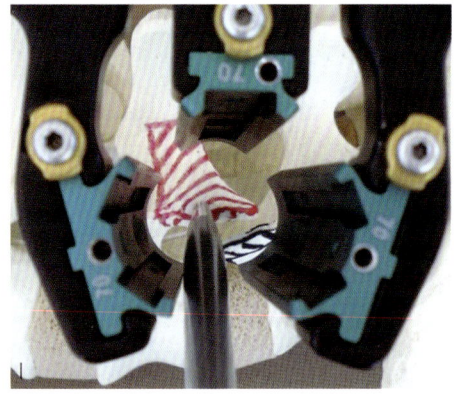

技术图2 A. 切开皮肤后，椎旁筋膜与皮肤切口对齐。B. 用手指沿多裂肌和最长肌之间的间隔暴露至小关节的外侧面。C、D. 从关节面关节游离多裂肌肌腱后，使用扩张器扩大手术通道并显露关节面关节。E、F. 拉钩应向内侧成角并与椎间隙对齐。G、H. 棘突内侧的基底部和关节面关节的外侧是关键的解剖标志。拉钩、叶片和撑开装置应足以可视化这些标志，但应尽可能减少撑开程度，以避免肌肉损伤。I. 拉钩叶片之间存在间隙（与管状拉钩系统相反），允许手术器械在通道内部成角度操作。

- 待关节突关节处的肌腱剥离后，系列扩张套管直达关节突关节(技术图2C、D)。转动扩张器，有助于剥离肌腱附着。
- 拉钩叶片的长度沿扩张管的侧面进行测量，将安装适当尺寸叶片的拉钩放入扩张管周围，围绕扩张套管前后旋转拉钩叶片有助于显露——类似于从手指上脱下一个戒指时的动作。
- 拉钩叶片的位置应使其与椎间隙对齐，朝内指向关节突关节和棘突根部(技术图2E、F)。
- 关键标记点(技术图2G、H)。
  - 内侧：棘突根部。
  - 外侧：关节突关节线。
- 拉钩开口最小化可减少肌肉损伤。
- 拉钩叶片间留有间隙，方便手术器械操作(技术图2I)。

小关节突切除和对侧减压

- 电凝灼烧手术区域内的椎旁肌纤维，更好暴露棘突和关节面关节的底部。
- 标记目标关节间隙(技术图3A、B)。
- 上位椎板下缘切除到与上位椎体下终板平齐(技术图3C)。
- 保留黄韧带以便在移除下关节突的过程中保护硬脑膜囊。
- 黄韧带用弯刮匙分离，并用Kerrison咬骨钳咬除以显露硬脑膜囊。
- 切除对侧黄韧带和关节囊以实现对侧减压(技术图3D)。如果需要更多地进入对侧，则可以去除棘突根部的骨性部分。调整拉钩角度是获得理想手术通道的关键，该通道允许进入对侧侧隐窝(技术图3E、F)。或者辅以对侧暴露也可以用来对侧侧隐窝减压。

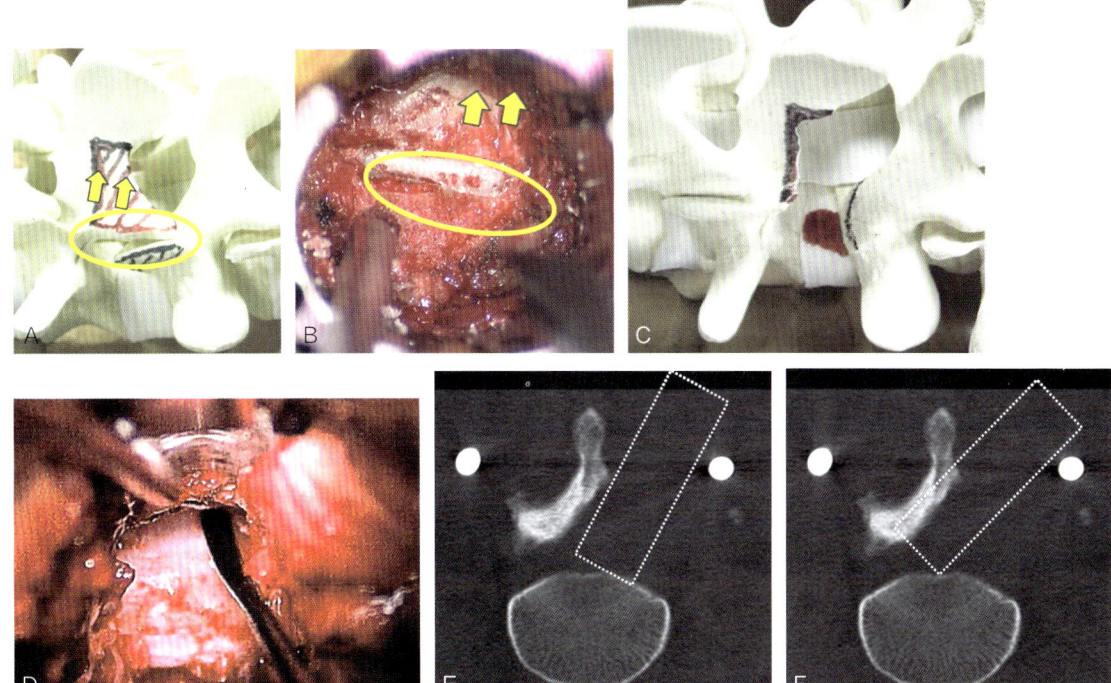

技术图3　A、B. 关节突关节（黄色圆圈）是界定暴露范围的关键解剖标志。磨钻用于去除下关节突至棘突根部的骨头（黄色箭头）。C. 切除关节突和狭部，留下足以保护背根神经节的骨性部分。上关节突需完全切除至椎弓根。D. 彻底对侧减压可以通过调整拉钩的角度来进行。E、F. 调整拉钩角度，从棘突根部切除骨块，以充分观察对侧椎管和侧隐窝便于神经减压。

椎间盘切除

- 拉钩叶片固定于目标椎间隙，并向外移至Kambin三角。
- 上关节突应彻底切除，必须注意在用于椎间融合器放置的通道内，没有骨性结果的阻挡。残留的骨结构（通常是椎弓根上缘的上关节突根部残余）会导致放置较大尺寸的融合器时，向内横移而损伤神经根。当去除所有上关节突关节后，通常不需要牵拉膜囊，即可安全地放置融合器。
- 硬脑膜囊应紧贴椎体后方牵开，让神经根能从融合器放置的术野中避开。这在翻修中尤为重要，因为原先的硬膜外出血和瘢痕导致硬脑膜囊通常附着在椎体后方，从而增加了神经损伤的风险。
- Kambin三角中的椎间盘暴露。
- 双极电凝烧灼硬膜外静脉，应在全程中对走行神经根及神经根出口的位置进行评估，避免无意中造成神经根损伤。
- 用15号刀片的手术刀做水平切口，随后旋转打开纤维环。
- 用咬骨钳或骨刀切除椎体后缘骨赘，便于进入椎间盘间隙（技术图4C）。我们通常会保留后上缘，以减少融合器撞击出口神经根以及减少融合器向后迁移。
- 直头和弯头刮匙和刮勺用于椎间盘次全切除和终板准备。
  - 结合钝性铰刀及撑开器便于椎间盘髓核组织清楚显露及椎间隙高度的恢复。我们建议避免使用锐性旋转刀片，特别是骨质疏松的患者，因为有损伤终板的风险。
  - 透视检查可以用来帮助确定椎间盘切除的彻底性，椎间盘切除最易漏掉的部分是同侧外侧椎间盘和对侧后侧椎间盘。
  - 切除椎体后缘的骨赘及借助弯头刮匙有助于去除椎体软骨终板，因为凹形终板会使椎间盘切除术显得困难。
  - 充分松解椎间盘间隙和恢复椎间高度有助于腰椎滑脱的复位。

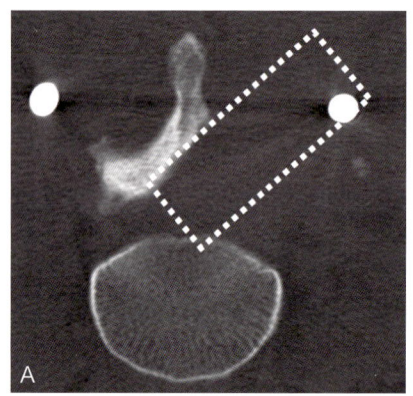
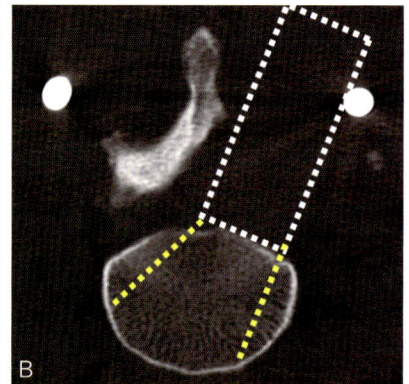
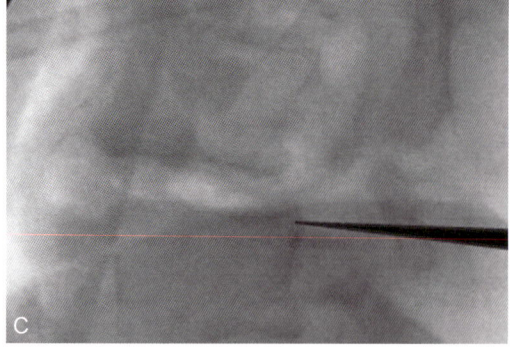

技术图4 A. 将拉钩定位到Kambin三角以进行椎间盘切除术和终板操作。B. 注意难以进入椎间盘切除术的区域：同侧外侧椎间盘间隙和对侧后侧椎间盘间隙。C. 骨刀用于切除下位椎体后上方的骨赘，便于器械进入椎间隙。

融合器选择和植入

- 依次试模，直到获得良好的型号选择。融合器尺寸过小会增加后部器械的压力，增加内固定失败的风险。融合器尺寸过大可能会危及终板和随后的移植物下沉。
- 融合器的选择包括倾斜型和香蕉型融合器。
  - 倾斜型的融合器更容易植入，但如果植入物的塑形不当，由于终板凹形的存在，融合效果可能不太理想。
  - 香蕉型融合器较难放置，但在生物力学上更为稳固，且不容易向后移位。
  - 应谨慎使用子弹型融合器（主要是为了便于置入而进行的改良），因为在强行植入过深时可能会破坏纤维环前方。
  - 最近的创新是可扩张型融合器，它允许融合器在植入时处于收紧状态，以最大限度地减小对神经根的损伤，待植入物进入椎间隙后再扩张恢复椎间隙高度（技术图5A、B）。
- 骨移植物在椎间盘间隙前部进行填充。局部自体移植骨与同种异体骨移植用于填充椎间盘前部空间。
- 小心植入融合器，以免损伤走行神经根或出口神经根，尤其是在融合器植入过程中注意保护出口神经根（技术图5C）。
- 如果发生终板损伤并且融合器陷入终板，则术后存在融合器下沉的风险。在这种情况下，可以使用试模将融合器推向椎间隙的对侧，然后将第二个融合器植入终板凹陷的位置，以防止第一枚融合器退回到原先终板损伤的凹陷处。
- 纤维环切开处可以用纤维蛋白密封剂密封。

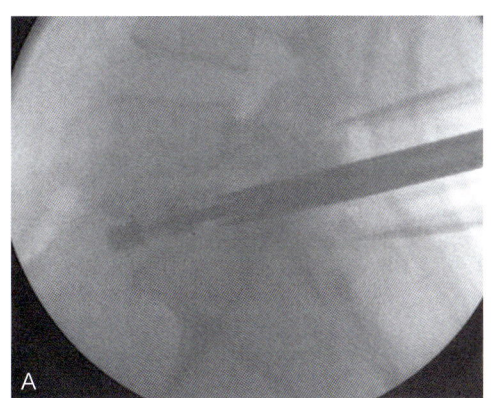
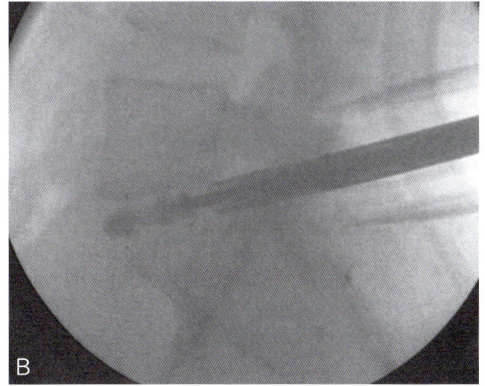
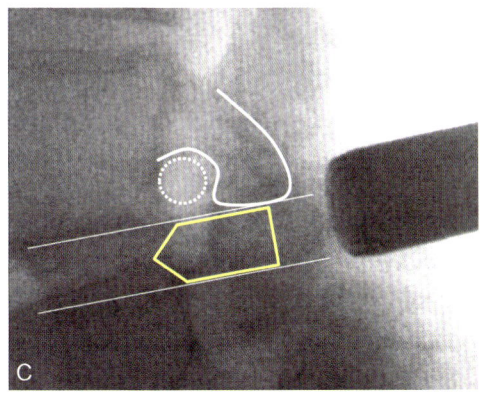

技术图5 A. 将可扩张融合器以最小高度植入，以便更安全地进入椎间盘空间，从而减少了对神经根的压迫。B. 然后将融合器在椎间隙中撑开，以恢复椎间盘的高度并支撑椎间隙。C. 在融合器植入时注意保护出口神经根和背根神经节。

椎弓根螺钉置入

- 双侧椎弓根螺钉置入是最稳定的结构。对于骨密度正常，有合适椎弓根螺钉固定器械的年轻患者，可以选择单侧置钉。
- 在目标节段获得清晰的正位图像，这是保证经皮椎弓根螺钉安全置入的最关键步骤。我们推荐在进行侧面成像之前先在正位成像下将导引定位套管插入所有椎弓根。
- Jamshidi定位针插入椎弓根外侧缘适当起点处，通过触诊确定解剖学起点应与影像学上起点相匹配，如果不匹配，需确认前后位X线成像是否清晰正确（技术图6A）。

- 轻轻敲击针尾，使针尖进入骨结构，距皮肤上方20 mm的针杆上画一条线，表示从椎弓根起点到根部的长度。
- 定位针平行于终板，并保持合适内倾角，用锤轻轻敲打，使针头朝着椎弓根内侧边界前进，当20 mm标记到达皮肤时，尖端应位于椎弓根内侧边缘的内侧。在侧面成像时，尖端应刚好超过后椎体后缘线（技术图6B）。
- 斜向成像（"牛眼成像"）非常有用，尤其有助于内侧角度较大的L5和S1椎弓根螺钉的置入，并且可以检查螺钉是否突破内侧壁和外侧壁。
  - 从前后位视图开始，C形臂在轴向平面中（倾斜）成15°角，以使与椎弓根轴成切线位。
  - 定位针向前推进到影像中的椎弓根中心，使针轴与C形臂保持一致。
- 在确保有足够的筋膜切口以放置椎弓根螺钉后放置导针（肌肉/筋膜会被截留在椎弓根螺钉头部下方）。将导针通过Jamshidi定位针的尖端插入"松脆"的松质骨中。如果骨质太硬无法手动插入导针，则可以用锤轻轻敲击夹住Jamshidi针顶部上方5 mm导针的持针器（技术图6C）。检查侧面影像上的导针位置后，即可确定螺钉长度。

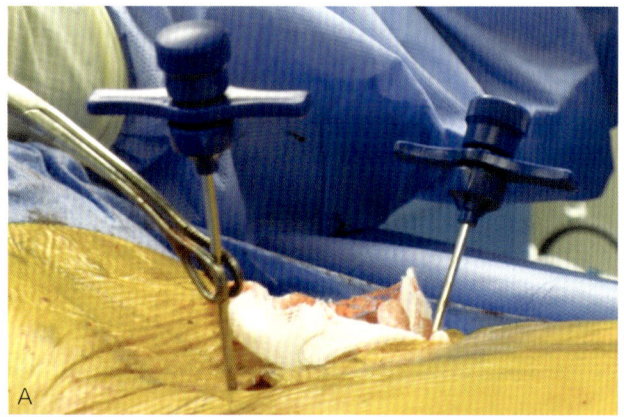

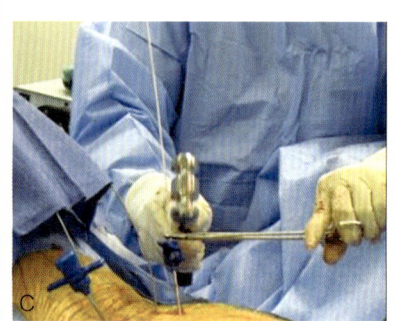

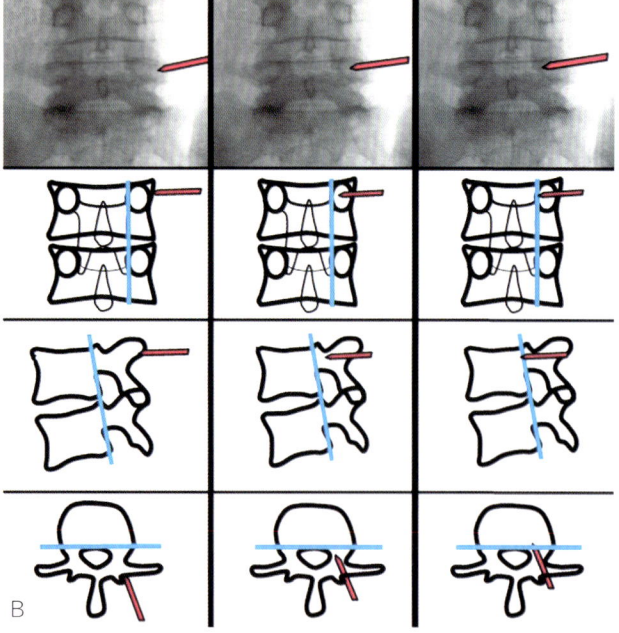

技术图6　A. Jamshidi针定位在透视影响图片的椎弓根起点上，并在前后位透视下检查其正确位置。B. 用Jamshidi针在影像学上准确定位椎弓根，需要了解与影像学相关的解剖知识。一旦Jamshidi针在前后位成像中已接近椎弓根内侧，则在外侧成像时应正好穿过位于椎体后壁。C. 导针插入过深会导致严重的血管或内脏损伤。在Jamshidi针上方5～10 mm处用持针器固定导丝，然后轻敲持针器插入导针。

攻丝和螺钉置入

- 插入套管用于扩张导针周围的肌肉。
- 用导针引导对椎弓根进行攻丝,我们通常选择较螺钉直径小1 mm的丝攻。应在荧光镜下进行攻丝,以防止导针随着丝攻不经意向前插入造成潜在的灾难性后果。
- 可以使用触发式肌电图检查丝攻对椎弓根的破坏情况。
  - 阈值(8～10 mA)提示应放置与丝攻直径相同的螺钉,以免破坏椎弓根。
  - 若存在椎弓根破坏的电生理证据,应用前后位和倾斜成像对椎弓根通道进行仔细的影像学评估。如果怀疑椎弓根破坏,应考虑重新放置导针或终止螺钉置入。
- 在荧光透视成像监测下将螺钉套在导针上置钉,以防止不经意间的导针向前推进(技术图7A)。一旦螺钉越过椎体后壁,就可以取下导针。
- 椎弓根螺钉植入深度应足够,以避免切迹过高。影像学侧位透视可以帮助螺钉插入深度的判断(技术图7B)。如果需要多节段固定,则必须注意正确对齐螺钉的高度,以便于连接杆的置入。

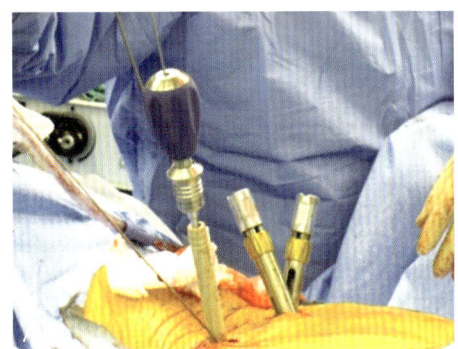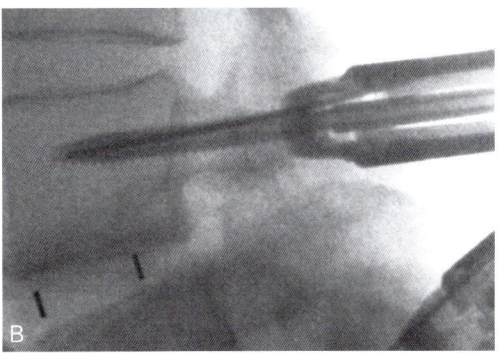

技术图7 A. 在神经电生理监护下用带套管的丝攻进行椎弓根攻丝,然后置入螺钉。应同时进行侧面X线像透视,防止导针位置移动。B. 一旦螺钉尖端超过椎体后壁5 mm,就可取出导针,以减少导针在套管内无意向前推进的可能。螺钉应插入较深,避免后退,同时进行侧位X线透视指导。对于多节段的椎间融合,应将螺钉插入足够深度,以保持螺钉的多轴运动,便于连接杆的插入和固定。

连接杆安装

- 用MIS卡尺确定连接杆的长度。
- 如有必要,应在将连接杆进行预弯塑形,以便于置入,防止损伤固定结构。
- 在侧面X线透视成像下将连接杆穿过筋膜并插入螺钉尾帽中(技术图8)。必须避免筋膜卡在螺钉头/杆下面,因为这可能导致术后严重的腰背疼痛。
- 必须确保连接杆插入螺钉尾帽内。

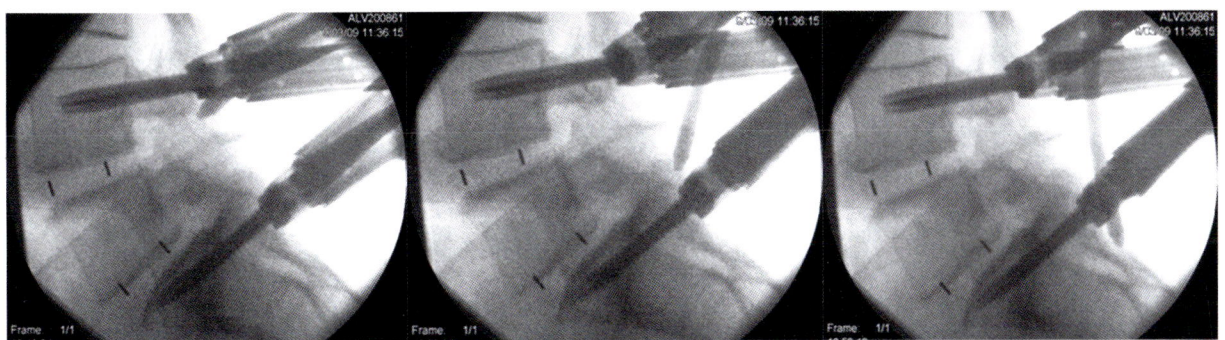

技术图8 选择适当长度的预弯连接杆,将其插入到螺钉的尾帽中,旋紧螺帽并加以固定。

棒植入

- 连接杆复位器可用于将杆置入到螺帽中。如果操作可能,请确保螺钉头存在多轴运动,否则需要将螺钉略微后退。
- 放置螺帽,根据需要进行压缩或撑开操作。
- 取下套件,在关闭切口前对肌肉/筋膜钳夹情况进行最后检查。
- 如果需要进行腰椎滑脱复位,可以先将连接杆固定到尾侧螺钉中,利用器械将头侧椎弓根螺钉提拉入连接杆中,此技术取决于螺钉具有良好位置及把持力,以防止拔出(技术图9)。

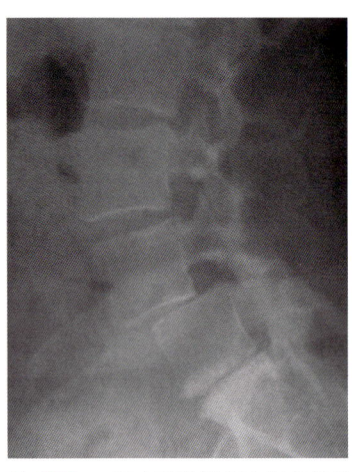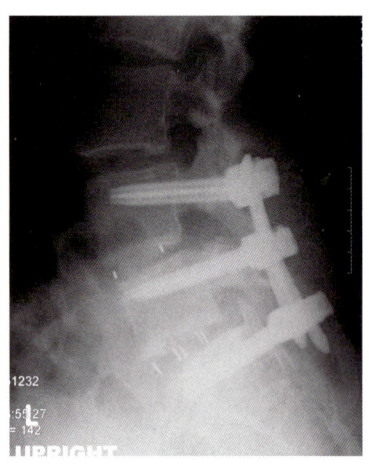

技术图9 彻底清除椎间盘组织并放置椎间融合器后,使用杆复位技术进行L4-L5滑脱的复位。

切口关闭

- 压迫手术部位2~3分钟,以减少肌肉出血。
- 仔细检查硬膜外间隙,通常我们认为不必使用筋膜下引流管。
- 用带锥形针的0号Vicryl线关闭肌肉筋膜。
- 再次按压手术部位2~3分钟。
- 皮下层用2-0 Vicryl线缝合。
- 使用局部皮肤黏合剂关闭皮肤。

硬膜囊损伤

- 可以将患者放入头低脚高位,以最大限度地减少脑脊液漏。
- 如果可能,术中进行缝合修复。
- 如果无法进行缝合修复,则对于较小的裂口(<5 mm),我们发现使用分层生物粘贴进行封堵十分有效,如纤维蛋白胶(Tisseel)结合胶原蛋白基质贴片(Dura-Gen)。推挤使用方法是"三层法",即粘贴片、纤维蛋白胶、粘贴片、纤维蛋白胶、粘贴片、纤维蛋白胶。
- 由于无效腔小,术后很少出现脑脊液漏。
- 术后将患者去枕平卧24小时。

要点与失误防范

患者选择	与所有的脊柱外科手术一样,手术指征的把握是取得成功的关键。骨质疏松患者、肥胖患者和患有峡部裂的患者对于这种微创技术更加困难,应在初始学习过程中特别注意
C臂机放置	C臂机应放置在TLIF手术的另一侧,以方便频繁成像
拉钩位置与对侧减压	拉钩的角度是获得足够暴露以进行对侧减压的关键,去除棘突根部可以帮助获得足够的视野

续表

狭部保留	注意适当保留狭部,避免在放置融合器时压迫神经根
去除骨结构	清理用于放置融合器的通道,并防止在插入过程中融合器向内侧移动以损伤神经根
去除椎体后缘骨赘	在清除椎间盘组织时有利于终板保护以及随后椎间融合器的放置
损伤终板	为了减少椎间盘切除过程中手术器械损伤终板的风险,应避免过度使用器械,尤其是在骨质疏松的患者中。如果发生终板损伤,则应放置第二个融合器以避免移植物下陷
椎弓根插管定位	获得清晰的前后位和侧位X线成像对于椎弓根螺钉安全置入至关重要,倾斜成像对于内倾角度较大的椎弓根置钉十分有帮助
导针意外前插	在攻丝和螺钉置入期间应通过X线侧位影像确认其位置
肌肉/筋膜钳夹	闭合切口前,应检查肌肉/筋膜是否有夹带

术后护理

- 围术期抗生素预防感染。
- 尽早动员患者下地活动(可能的话手术当日即可下床)。
- 解痉药是术后疼痛控制方案的有效补充。
- 口服类固醇可用于术后神经根炎,但应利用影像学等方法排除新发的神经系统压迫。

结果

- 与标准TLIF相比,文献报道微创TLIF技术具有术后早期恢复快、失血量减少和感染率低等优点,融合率与开放后路椎间融合技术相近。

并发症

- 感染。
  - 与标准技术相比,MIS-TLIF的感染风险有所降低。
- 出血。
  - 很少需要输血。
  - 硬膜外出血可导致硬膜外血肿,使用筋膜下引流,可降低硬膜外血肿产生的风险。
- 神经损伤。
  - 将硬脊膜囊从紧贴椎体后方进行松解,可最大限度地减少在融合器植入过程中横行神经根受到损伤的风险。
  - 保留狭部结构可最大限度地减少融合器植入过程中神经根受损的风险。
  - 如果发现神经根解剖异常,则应终止操作或者换至对侧进行。
  - 围手术期新发的或者意外出现的术后神经功能缺损应尽快进行处理,进行探查清除硬膜外血肿并确保神经根无受压。
- 脑脊液漏。
  - 通常不需要缝合,大多数较小裂口,可以用分层的胶原蛋白基质贴剂和纤维蛋白密封剂密封处理。
- 内植物问题。
  - 损伤终板可能会导致移植物下沉,并进一步导致椎弓根螺钉固定失败。必须注意避免损伤终板,特别是对于老年骨质疏松患者。
  - 与标准技术相比,由于通过旁正中入路暴露,在置入椎弓根螺钉时需要更大的内倾角度,故引起椎弓根内侧壁破裂的可能性更高。准确的影像图像和神经检测是有效的辅助手段,但神经检测不能消除攻丝时椎弓根破裂的可能。
- 相邻节段退变。
  - 与标准技术相比,由于保留了相邻节段的肌腱附着,可降低相邻节段退变的可能性,但需避免在放置螺钉时损伤上位关节突关节。

参考文献

[1] Dhall SS, Wang MY, Mummaneni PV. Clinical and radiographic comparison of mini-open transforaminal lumbar interbody fusion with open transforaminal lumbar interbody fusion in 42 patients with long-term follow-up. J Neurosurg Spine 2008;9(6):560-565.

[2] Karikari IO, Isaacs RE. Minimally invasive transforaminal lumbar interbody fusion: a review of techniques and outcomes. Spine 2010;35(26 suppl):S294-S301.

[3] Kim CW, Garfin SR, Fessler RG. Rationale of minimally invasive spine surgery. In: Herkowitz HN, Garfin SR, Eismont FJ, et al, eds. Rothman-Simeone The Spine, ed 6. Philadelphia: Elsevier Saunders, 2011:998-1006.

[4] McGirt MJ, Parker SL, Lerner J, et al. Comparative analysis of perioperative surgical site infection after minimally invasive versus open posterior/transforaminal lumbar interbody fusion: analysis of hospital billing and discharge data from 5170 patients. J Neurosurg Spine 2011;14(6):771-778.

第20章 微创腰椎间盘显微切除术和椎板切除术

Minimally Invasive Lumbar Microdiscectomy and Laminectomy

David Greg Anderson, Christopher K. Kepler, and Victor M. Popov

定义

- 腰椎间盘显微切除术是最常见的脊柱手术[1]。
- 腰椎管狭窄症是老年患者脊柱手术最常见的指征[1]。
- 腰椎管狭窄症的病理学表现为椎间盘、关节突关节和黄韧带的退行性改变,最终导致神经组织受压,在某些情况下还出现神经源性症状[6]。
- 研究表明,手术治疗腰椎间盘突出症和腰椎管狭窄症效果良好[1,2,12]。微创减压手术已被证实可降低围手术期并发症,加快患者康复[3,6,7]。
- 本章回顾了采用微创方法进行腰椎减压术治疗椎间盘突出症和腰椎管狭窄症的技术。

病史和体格检查

- 尽管临床表现因人而异,但大多数椎间盘突出症和腰椎管狭窄症患者会有下肢放射痛。
- 椎间盘突出症的典型表现包括沿着单侧肢体某特定的神经根支配区域放射性疼痛。通常有相关的神经损害表现,包括肌力、感觉和反射的变化。
- 腰椎管狭窄症的典型表现是神经源性跛行,包括站立和行走时向一侧或双侧下肢放射的痉挛性疼痛。疼痛通常从近端发展到远端,脊柱前曲(即前倾或坐下)可以缓解疼痛。
  - 这与血管性跛行形成对比,血管性跛行通过站立不动来缓解。腰椎管狭窄症中严重的神经功能障碍并不常见;然而,椎间盘突出症患者通常会表现出反射、运动和感觉功能的变化。在马尾神经明显受压导致大小便失控时,需要紧急手术处理。
- 椎间盘突出症和腰椎管狭窄症的非手术治疗措施包括非甾体抗炎药、硬膜外类固醇注射和物理治疗。

手术治疗

术前计划

- 对于对非手术治疗没有效果的、严重、持续的腿部疼痛症状的患者,可以考虑手术治疗。
- 重要的是证明腰椎受压的神经根分布与临床症状一致。这通常是通过磁共振成像(MRI)或计算机断层扫描(CT)脊髓造影来完成的。

体位

- 手术通常在全身麻醉下进行,也可根据外科医生的喜好使用硬膜外麻醉或腰麻。
- 手术前,应用预防性抗生素和下肢弹力袜。
- 患者俯卧在脊柱手术台上,这种手术台可进行透视成像(图1)。
- 注意不要压迫腹部。
- 应注意确保透视成像的可及性。
- 对腰椎区域进行标准的消毒铺巾。

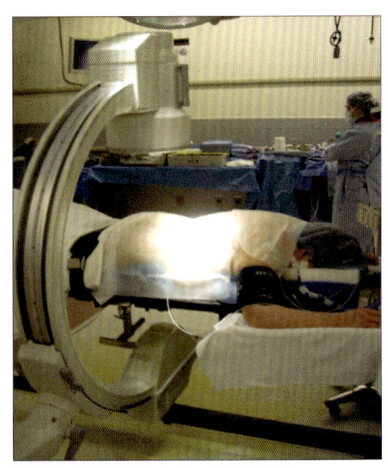

图1 患者俯卧于可透光的手术台上。

单侧减压

切口

- 可触及的解剖标记,包括髂后上棘、双侧髂嵴连线和棘突可用于确定皮肤切口的大致水平。
- 在手术切口位置的中线外侧插入一根定位针,注意避免进入椎管(减少意外穿透硬脊膜)(技术图1)。
- C形臂透视侧片,获得腰椎和定位针的侧位影像,然后使用针的位置和轨迹来规划切口。
- 皮肤切口的长度等于通道的直径,切开皮肤、皮下组织和筋膜。切口位于棘突外侧。

通道放置

- 如果是椎间盘突出症,切口在突出的一侧。
- 在腰椎管狭窄症的情况下,切口位于能更好进入双侧椎管的那一侧,或者在症状性狭窄区减压而不会牺牲过多的小关节或过度切除峡部的那一侧。
- 对于同侧减压,皮肤切口通常位于中线旁开1.5~2 cm处。
- 双侧减压时,皮肤切口一般位于中线旁开3~4 cm,这样可以改变通道角度使其越过中线到达对侧椎管。
- 用一个小的Cobb剥离器对手术部位进行骨膜下剥离显露(技术图2A)。我们更喜欢用这种方法,而不是通过一根克氏针进行扩张,因为克氏针有穿透硬脊膜的风险,而且在创建椎板外手术空间效果较差。
- 通过切口使用扩张器以扩大手术入路(技术图2B)。
- 选择长度适中的通道,沿着扩张器往下放到椎板外侧(技术图2C)。

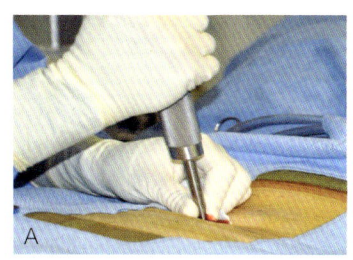
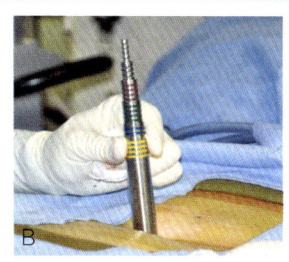
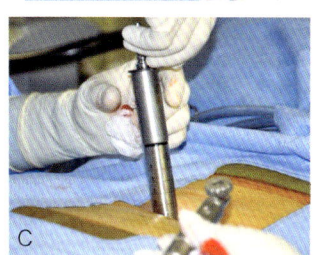
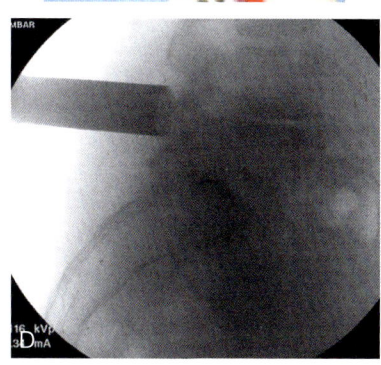

技术图2 A. 使用Cobb剥离器进行骨膜下剥离。B. 逐级放置扩张器,以便放置通道。C. 通道的放置。D. 侧位片透视观察通道所处的节段和位置。

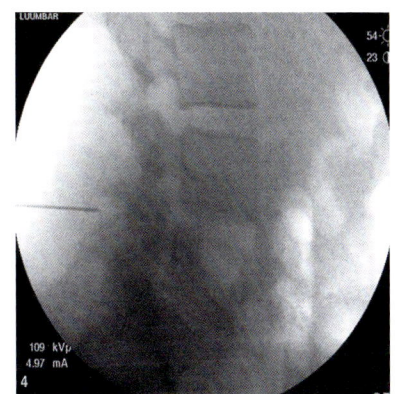

技术图1 定位针用于标定手术切口。

- 通道的直径取决于手术的性质。一般来说,直径为14~18 mm的通道用于椎间盘显微切除手术,而直径为18~20 mm的通道用于椎管狭窄病例。
- 通道通过固定在手术台上的支持臂固定后,透视侧位片确认通道的位置(技术图2D)。
- 如有必要,可调整通道的位置,以便更好地显露病灶组织。
- 在逐级扩张之前避免使用锋利的克氏针,因为可能会意外地穿破硬脊膜。
- 通道的适当长度应从皮肤边缘到椎板表面,尽量减少软组织在通道底部的挤进来。

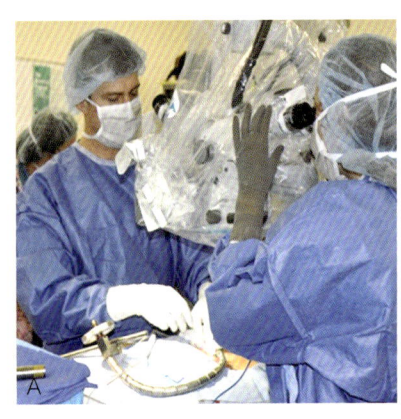
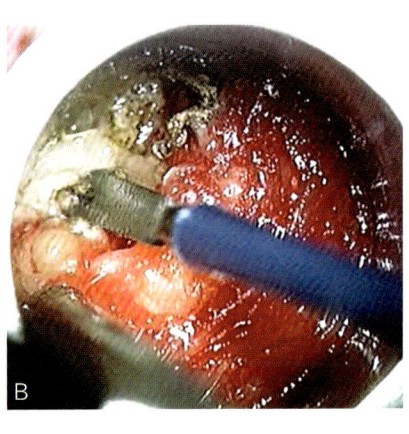

技术图3　A. 摆放显微镜的位置，见到通道底部的组织。B. 使用电灼法清除软组织，显露骨性结构。

通道清理

- 手术显微镜聚焦于通道底部的软组织（技术图3A）。
- 通道底部的残余软组织使用电刀清除，清楚显露骨性结构（技术图3B）。
- 在软组织清除过程中应注意避免损伤关节突关节的关节囊。

同侧减压

- 在减压开始前，应确认椎板下缘、下方的黄韧带和关节突关节的内侧缘。
- 触探峡部外侧缘有助于避免对其骨性组织的过度切除，导致峡部医源性骨折。
- 使用弯刮匙从椎板下表面剥离黄韧带。
- 用枪钳咬除内侧椎板。
- 用一把直的刮匙按黄韧带纤维走行的方向将其分开。
- 根据需要切除黄韧带，观察并切除致压物。
- 可从椎管内触探椎弓根，并作为鉴别脊柱病灶的标志。
- 轻轻拉开硬脊膜，可见到椎管的腹侧和椎间盘。
- 任何游离的椎间盘都是通过使用球形探针将其"扫到"到椎板压部位，然后以予清除。
- 对于脱垂的椎间盘，可使用4号Penfield神经剥离子将其表面一薄层炎性反应膜挑开，并通过撕裂的纤维环进行摘除。
- 不鼓励太大的纤维环切开，因为可能会导致椎间盘突出术后复发。
- 如果存在侧隐窝狭窄，则用尖端弯曲的枪钳切除上关节突内侧缘。
- 同侧椎间孔狭窄也可以通过使用弯曲的枪钳修剪上关节突的顶端来解决。
- 在对神经组织进行充分减压后，用球探进行探查，关闭伤口之前应彻底止血。
- 避免过度切除下关节突或峡部，这可能会导致峡部骨折，导致失稳或持续性疼痛。
- 如果在咬除骨性结构前用高速磨钻磨薄，则需保持黄韧带的完整性，这样在使用磨钻的时候可以保护硬脊膜（技术图4）。
- 我们更喜欢使用3 mm的圆形磨头，而不是火柴头，因为感觉前者更容易控制，尤其是在使用"磨头末端切割"时。
- 在硬膜和其表面的骨性结构之间进行触探，以确保在骨切除前留有足够的骨面，这样可以降低医源性硬脊膜撕裂的风险。
- 在显微镜下，很容易看到神经根周围新生的血管，是体现临床症状的良好征象。

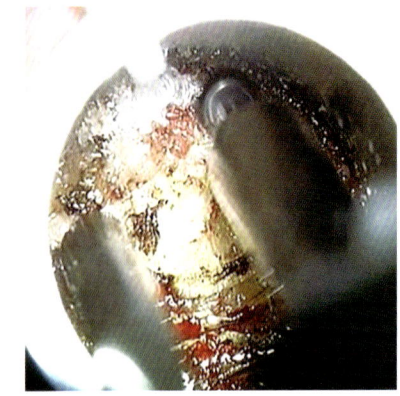

技术图4　使用钻或高速钻削薄椎板。

单侧入路双侧减压

- 当狭窄病变影响到双侧椎管并引起双侧神经源性症状时，应进行双侧神经减压（技术图5A）。
- 切口通常选在最方便进入病变的那一侧，记住椎间孔狭窄通常最容易从对侧减压。
- 切口的定位方式类似于单侧减压，但位于中线旁开3～4 cm处，以方便加大通道的倾斜角度到达对侧椎管。

- 当通道放置在椎板上方后,透视确认通道的位置,行同侧椎板切除,把黄韧带留在原处。
- 然后通道向椎管的对侧倾斜,并倾斜手术台使显微镜直接对准对侧椎管。
- 用磨钻磨除棘突基底和对侧椎板的下表面,可以显露对侧椎管。
- 随着磨钻的磨除进行,外科医生会看到对侧下关节突的骨松质。
- 然后继续磨,直到小关节足够薄,可以用枪钳咬除(关节突内侧切除术)。
- 在使用磨钻的整个过程中,黄韧带应留在原位,以保护下面的硬脊膜。
- 在对侧,黄韧带从关节突腹侧进行松解,剩余的关节突关节可以触探评估。
- 在关节突关节磨得足够薄以后,使用刮匙刮除附着的黄韧带,然后将其取出。
- 触探确认对侧椎弓根。
- 确认出口神经根和走行神经根。
- 根据神经组织受压情况进行骨性与韧带的减压(技术图5B)。
- 对侧减压完成后,将通道转回同侧。同侧减压的方法与前述方法相似。
- 仔细止血,取出通道,缝合伤口。

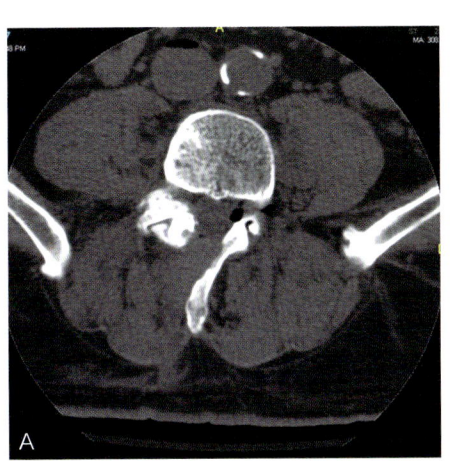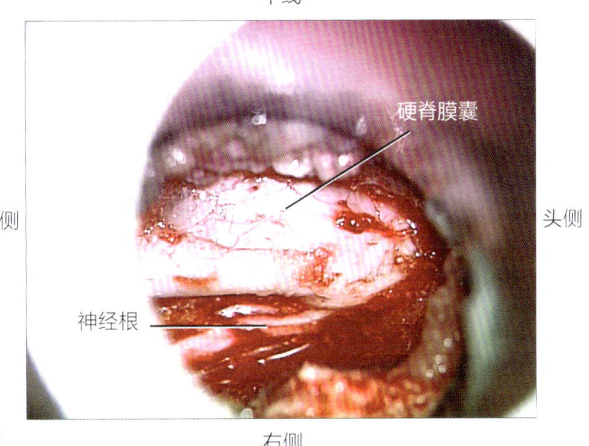

技术图5 A. 双侧椎管减压是通过磨除棘突的基底部并越过对侧椎管完成的。根据需要切除对侧小关节,以减压椎管。然后将通道重新定位,进行同侧椎管减压,直到硬膜没有任何压迫。B. 当硬膜上没有别的压迫时,即获得充分的减压。

切口闭合

- 深部组织(如有可能,胸腰椎筋膜)用间断缝线缝合,然后缝合皮下组织和皮肤。
- 皮下切口用长效局部麻醉剂浸润麻醉,敷料覆盖切口。

要点与失误防范

- 透视定位切口
- 在放置通道之前,用一个小的Cobb剥离器将软组织从椎板上分离出来
- 使用外科显微镜,以获得最佳的手术视野
- 在切除骨质之前触探神经根平面,以降低硬脊膜撕裂的概率
- 在使用磨钻时保持黄韧带的完整,以降低硬脊膜损伤的风险
- 在直接探查和直视下确保神经的充分减压
- 确保手术结束时彻底止血

术后护理

- 常规麻醉后复苏。
- 然后患者可下床和进行日常生活活动。
- 术后当天即可出院。建议每天步行30分钟。
- 根据患者的个人疼痛控制要求,可通过温和的口服止痛药或非处方药物(如布洛芬或对乙酰氨基酚)来实现疼痛控制。
- 手术后10~14天进行门诊复查和伤口检查。
- 推荐进行早期的门诊物理治疗,以协助康复。

结果

- 研究表明,与非手术方式相比,在行走、耐力和疼痛缓解方面,手术效果更佳[1,2,12]。
- 经证明,微创手术至少能取得与开放手术的相当的临床疗效,并可减少术中出血和缩短住院时间[4,5,8-11]。
- 通过微创手术,可减少出血量,减少术后疼痛,缩短住院时间[3,6,9]。

并发症

- 与所有外科手术一样,微创减压手术也会出现并发症。
- 通过细致操作和经验积累,可以将并发症的发生率降到最低。
- 硬膜撕裂的发生率各不相同,但据报道在一项研究中高达16%。这些患者没有发现远期的后遗症[6]。当使用通道时,几乎没有软组织坏死的空间,因此假性硬脊膜膨出或硬膜皮肤瘘的发生率非常低,即使没有进行硬膜修补缝合。
- 无神经外漏的小的硬膜撕裂,可用明胶海绵屑覆盖并涂上硬膜封合剂进行处理[12]。
- 较大的撕裂或神经根外露的撕裂应进行不漏水的方式缝合硬膜。
- 缝合硬膜应在通道下进行,使用显微持针器,使用双臂6-0 Gore-Tex缝线。在缝合过程中,用关节镜下的推结器来打结。
- 通道减压手术的感染率很低。在罕见的伤口感染病例中,应采用清创和适当的抗生素治疗。

结论

- 腰椎管狭窄症微创手术是一种有效的方法,与传统的开放式腰椎减压相比具有许多优点。

参考文献

[1] Atlas SJ, Keller RB, Robson D, et al. Surgical and nonsurgical management of lumbar spinal stenosis: four-year outcomes from the Maine Lumbar Spine Study. Spine 2000;25(5):556-562.

[2] Atlas SJ, Keller RB, Wu Y, et al. Long-term outcomes of surgical and nonsurgical management of lumbar spinal stenosis: 8-10 year results from the Maine Lumbar Spine Study. Spine 2005;30(8):936-943.

[3] Asgarzadie F. Khoo LT. Minimally invasive operative management for lumbar spinal stenosis: overview of early and long-term outcomes. Orthop Clin North Am 2007;38(3):387-399.

[4] Benz RJ, Garfin SR. Current techniques of decompression of the lumbar spine. Clin Orthop Relat Res 2001;(384):75-81.

[5] Guiot BH, Khoo LT, Fessler RG. A minimally invasive technique for decompression of the lumbar spine. Spine 2002;27(4):432-438.

[6] Khoo LT, Fessler RG. Microendoscopic decompressive laminotomy for the treatment of lumbar stenosis. Neurosurgery 2002;51(suppl 5):S146-S154.

[7] Palmer S, Turner R, Palmer R. Bilateral decompression of lumbar spinal stenosis involving a unilateral approach with microscope and tubular retractor system. J Neurosurg 2002;97(2 suppl):213-217.

[8] Park P, Foley KT. Minimally invasive transforaminal lumbar interbody fusion with reduction of spondylolisthesis: technique and outcomes after a minimum of 2 years' follow-up. Neurosurg Focus 2008;25(2):E16.

[9] Podichetty VK, Spear J, Isaacs RE, et al. Complications associated with minimally invasive decompression for lumbar spinal stenosis. J Spinal Disord Tech 2006;19(3):161-166.

[10] Riew KD, Rhee JM. Microsurgical techniques in lumbar spinal stenosis. Instr Course Lect 2002;51:247-253.

[11] Rosen DS, O'Toole JE, Eichholz KM, et al. Minimally invasive lumbar spinal decompression in the elderly: outcomes of 50 patients aged 75 years and older. Neurosurgery 2007;60(3):503-509.

[12] Turner JA, Ersek M, Herron L, et al. Surgery for lumbar spinal stenosis. Attempted meta-analysis of the literature. Spine 1992;17(1):1-8.

第21章 脊柱创伤经皮椎弓根螺钉固定融合术
Percutaneous Pedicle Screw Fixation and Fusion for Trauma

David H. Wei, Kelley Banagan, and Steven C. Ludwig

定义
- 脊柱外科微创技术的进步,特别是经皮椎弓根螺钉固定,降低了手术入路相关的并发症。
- 这些技术已被证明对脊柱肿瘤和畸形患者有利,并越来越适用于处理复杂的脊柱创伤,包括胸腰椎创伤。
- 无论采用开放式或经皮入路,治疗外伤性脊柱骨折的目标都是相同的:稳定脊柱以促进康复;增强神经恢复;防止神经功能恶化,疼痛减轻和术后畸形。

解剖
- 传统的开放式后路手术方法可造成广泛的软组织损伤、肌肉失神经和肌肉萎缩,随后伴有椎旁肌萎缩和强度降低。
- 此外,开放性手术可能导致失血增加、术后疼痛时间延长和感染率升高。
- 相比之下,微创手术需要较小的组织切开分离,因此破坏性较小。下文将讨论重要的相关解剖和解剖学标志。

发病机制
- 胸腰椎旋转损伤最常见的机制是机动车辆事故、高空坠落和家庭暴力。
- 当创伤性损伤导致脊髓损伤时,神经功能的丧失可归因于原发性和继发性损伤过程。
- 当脊髓和脊柱吸收来自创伤的能量,从而导致变形和持续的损伤后压缩改变时,原发性损伤就会持续下去。
- 随之而来的是一系列的继发改变,包括血管变化、细胞膜脂质过氧化、自由基作用、电解质移位、神经递质积聚和炎症。这种级联导致损伤的初始区域以序贯性的方式扩大,导致进一步的灰质丢失和白质退化。

影像学和其他诊断性检查
- 术前高级成像是了解患者的病理解剖和术前计划的关键工具。
- 通常,CT和MRI扫描分别用于评估骨骼和脊髓损伤。
- 此外,MRI可用于评估后韧带结构的损伤情况,这有助于确定损伤的整体稳定性。
- 以术前图像为指导,荧光镜可以在轴平面上精确旋转到在CT或MRI扫描轴位上看到的相应角度。

非手术治疗
- 胸腰椎创伤在传统上是通过牵引、支具保护和卧床休息等保守方法来治疗的。
- 然而,非手术治疗可能会因长期卧床导致相关的复杂并发症。
- 随着微创脊柱手术的发展,我们认识到减少手术时间、减少失血量和减少术后手术部位感染可降低多发性创伤患者的手术并发症[3]。
- 这些原则在脊柱创伤中的应用为患者提供了早期的活动和康复。
- 最近的证据表明,微创脊柱手术的益处包括肺炎发生率降低、重症监护室住院时间缩短、依赖呼吸机的天数缩短以及住院费用降低[1,2,6]。

手术治疗
- 微创经皮椎弓根螺钉固定的适应证仍在确立中。
- 当考虑手术干预时,多个因素非常重要,包括骨折形态、神经系统受累和后方韧带复合体的状态。
- 胸腰椎损伤分类和严重程度评分可用于指导外科医生手术与非手术治疗的决策过程。
- 一旦决定进行手术治疗,微创技术的相关适应证包括不稳定胸腰椎爆裂骨折、保守治疗失败的稳定爆裂骨折、屈曲牵张型损伤、伸展牵张型损伤、不稳定骶骨骨折(需要腰髂固定)和骨折脱位。

术前计划
- 在手术前,彻底了解患者的外科解剖是必要的,因为没有用于椎弓根固定的传统视觉和触觉标志。因此,如果没有最佳的术前透视图像,外科医生必须牢记螺钉错位的潜在风险。

- 此外,还需要计划骨折复位的纠正措施。骨折复位可以通过在骨折部位(图1A)使用小切口开放技术,通过患者体位复位,或通过椎弓根钉使用更多的标准化加压撑开力量来实现。
- 在多节段的创伤病例中,实现生物融合具有挑战性,而且这样做的好处还不完全清楚。如有必要,可在患者生理稳定时,通过分期进行标准化的后正中入路融合手术("损伤控制")。
- 或者,在有前路重建或减压指征的情况下,可以在前方进行融合,在后方行微创经皮椎弓根螺钉技术固定。
- 实现融合的其他选择包括从后路正中切口通过一个套管到达小关节。图1B显示了一种小关节融合的混合方法,结合经皮固定和小切口技术。

体位

- 微创脊柱手术的手术设置和体位与传统开放式手术相同。
- 患者俯卧于可透视的手术床上,注意将整个身体垫好。
- 确保眼睛得到良好保护,颈椎处于中立位,手臂处于90°外展和90°肘部弯曲位置,骨骼突出部位得到良好衬垫,重要结构和远端肢体在手术过程中免受意外伤害。此外,腹部必须没有压力,以改善静脉回流。

手术入路

- 经皮椎弓根内固定可通过以下四种方法之一进行:前后位定位、Magerl(鹰眼)技术、图像引导导航和双平面透视。
- 我们描述前两种方法,因为这是作者的首选技术,原因如下:
  - 通过只使用真正的前后位图像,设置更省时。
  - 除非是在透视前后位和侧位片转换的时候,需保持无菌状态。
  - 两个外科医生可以同时在两侧进行操作,从而减少手术时间和射线暴露。然而,这种技术不是对每个患者都可行的。肥胖、严重变形的解剖结构和骨质疏松可能是妨碍椎体标志物成像的因素。

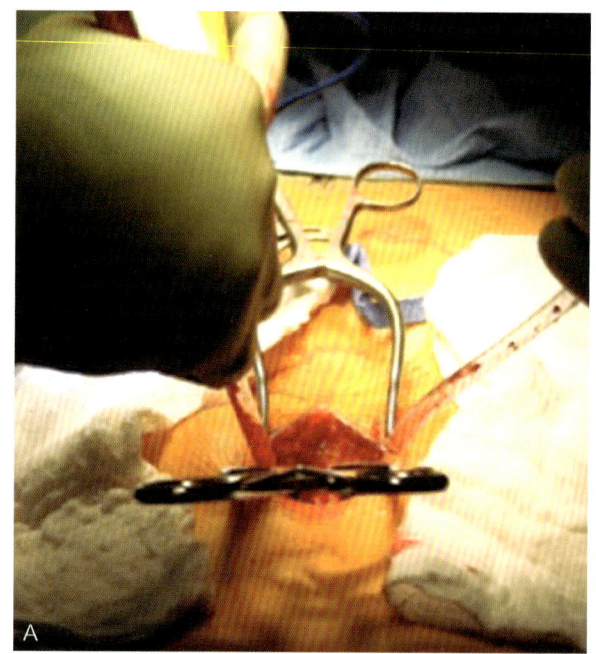 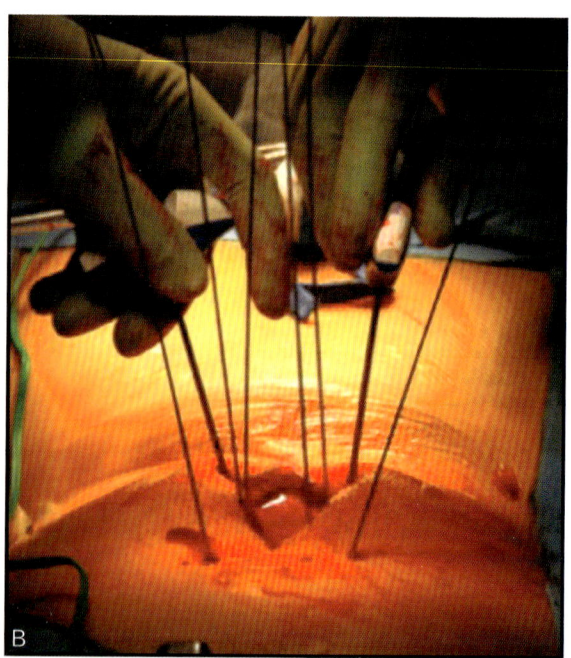

图1　A. 除了经皮椎弓根螺钉置入外,小切口技术可实现生物融合。B. 脊柱创伤患者采用微创技术治疗。

透视成像

- 当进行微创脊柱手术时,透视成像是必不可少的。因此,外科医生必须能够获得清晰的图像并识别在前后位和侧位图中需要治疗的每个椎体。
- 在患者摆好体位之后,外科医生应该获得与脊柱的上终板平行的X线光束的真实前后位图像。这将产生一个单一的终板阴影,因为前缘和后缘相互重叠。
- 此外,椎弓根阴影应刚好与上终板阴影下方棘突到双侧椎弓根之间的距离相等(技术图1)。

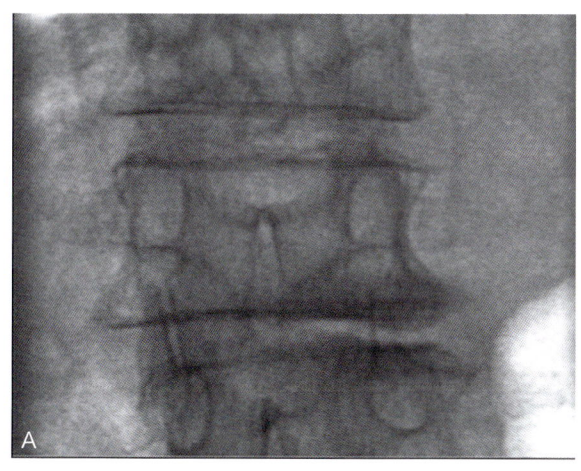
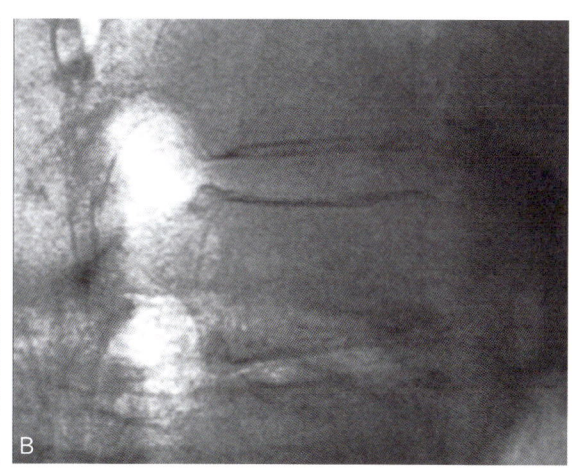

技术图1 真实前后位(A)和侧位(B)图像是在开始经皮针放置之前获得的。

椎弓根进钉点

- 在获得了真正的前后位透视图之后,外科医生通过在脊柱两侧沿椎弓根的外侧边界垂直放置一根克氏针来确定患者皮肤上的起始点。
- 标记该位置,然后将克氏针水平放在每个目标椎体的椎弓根上。
- 第二条线被标记为与前两条纵线相交。
- 接下来,皮肤切口在前述交叉处外侧1 cm。这是由于椎弓根向外发散的轨迹,有助于将皮肤、筋膜切口与骨性目标连在一条线上(技术图2)。

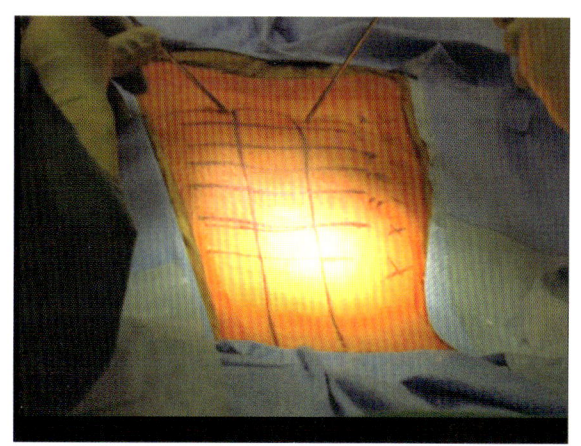

技术图2 术前皮肤标记显示微创螺钉起点。

前后位透视法

- 切开皮肤和筋膜,钝性分离肌肉组织,直到触及横突。Jamshidi穿刺针插入切口,并锚在每个椎弓根的正确进钉点上。
- 这一点是小关节的外侧缘、横突的中线和峡部上坡面的交叉点。
- 获得一个真实的前后位图像来验证这个位置,穿刺针尖应该覆盖在椎弓根的外侧壁中线上。如果把椎弓根看作是一个钟面,那么右侧椎弓根应该在3点钟位置上,左侧椎弓根应该在9点钟位置。
- 透视可同时验证穿刺针的头尾侧方向。一旦确定了穿刺针的正确位置,就用木槌将其敲进皮质几毫米。

- 此时,可将针杆重新对准与上椎体终板平行。
- 然后,在皮肤上方2 cm处标记Jamshidi针杆,以确认进入椎弓根的深度。通过检查术前影像学研究和测量每层椎弓根的长度来确定需要进入的深度。
- 然后,将穿刺针杆平行于真正前后位图上的终板,并以10°~12°的内倾角将穿刺针轻敲到针杆上标记的深度。
- 穿刺针尖应位于椎弓根底部,在椎弓根后壁的前方(技术图3)。将一根钝头导丝穿过穿刺针进入骨松质,并从针尖继续向前深入10~15 mm。
- 当导丝固定到位后将穿刺针取出,对椎弓根钉道进行攻丝,扭入椎弓根螺钉。可使用真实的侧视位像确认螺钉的适当深度。在所有需要置钉的椎体上重复上述步骤。

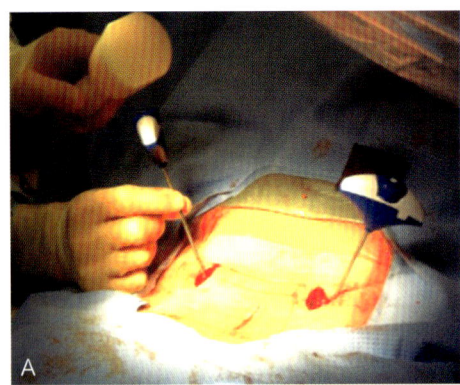
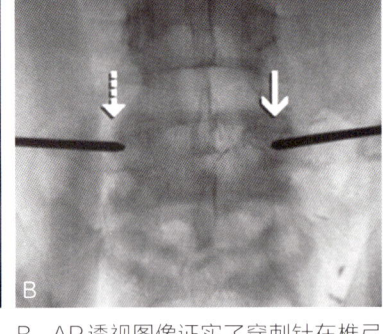

技术图3 A. 将Jamshidi穿刺针插进椎弓根。B. AP透视图像证实了穿刺针在椎弓根内的位置良好。

Magerl法或鹰眼征技术

- 此方法涉及沿着椎弓根轴的透视图像。为了获得鹰眼征(或纵切面)视图,X线束直接与椎弓根轴对准。
- 首先,获得目标椎体的前后位视图。然后旋转C形臂直到X线束平行于椎弓根(通常倾斜到前后位视图10°~30°)(技术图4)。
- 一旦获得准确的图像,皮肤切口应直接在椎弓根上。
- 然后,应采用与其他技术相同的方式进行Jamshidi穿刺针穿刺、换上导丝和椎弓根钉外套管或扭入螺钉。
- 间歇性的透视侧位片或术前影像有助于确认器械进入的深度。
- 以稍微不同的方式获得S1椎弓根的正面视图。因为椎弓根在S1水平不是圆柱形的,所以只有内侧壁在其投影上可见。
- 外科医生必须首先将C臂对准矢状面,使骶骨上终板成一条直线。然后C臂轴向旋转,以获得内侧椎弓根壁的最佳分辨率。
- 与腰椎一样,术前轴位CT或MRI扫描可帮助确定椎弓根内倾角度。

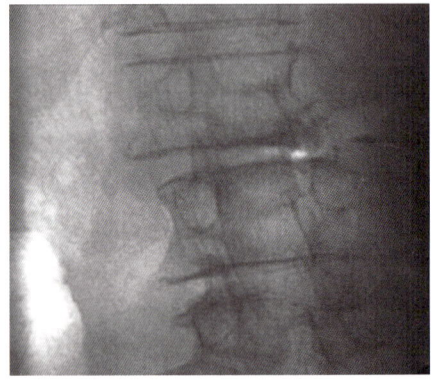

技术图4 透视图像显示了螺钉置入的Magerl技术。

连接棒安装

- 一些基本原则是成功高效地安装经皮连接棒。最重要的是螺钉的定位,特别注意螺钉头在冠状面和矢状面上的对齐。
- 螺钉深度是通过将螺钉推进到某个位置来确定的,在该位置,螺钉遇到小关节外侧面的轻微阻力。
- 螺钉延长件和套管的顶部应在水平和对称角度之间实现平滑过渡。

- 螺钉延长件的顶部可用于评估适当冠状面和矢状面上的棒轮廓。
- 连接棒塑形之后,由于胸腰椎椎板保护性的、叠瓦状结构,应从头侧向尾侧插入。
- 对于多节段的病例,连接棒的安装流程如下:
  - 首先,对棒的长度进行了估算,并对其进行了预弯。
  - 第二,为了最大限度地增强手感,应该双手操作(技术图5)。外科医生的优势手被放置在棒架上,而非优势手可自由操纵螺丝头。
  - 在置棒的同时,外科医生可以旋转每个螺钉头方便棒穿过。要确认成功置棒,外科医生可以尝试旋转螺钉头。
  - 如果可以旋转螺钉头,则必须重新尝试穿棒。
  - 或者,外科医生可以使用另一种工具,如螺丝刀,在棒穿过的每个螺钉头探查,感觉在不在位。

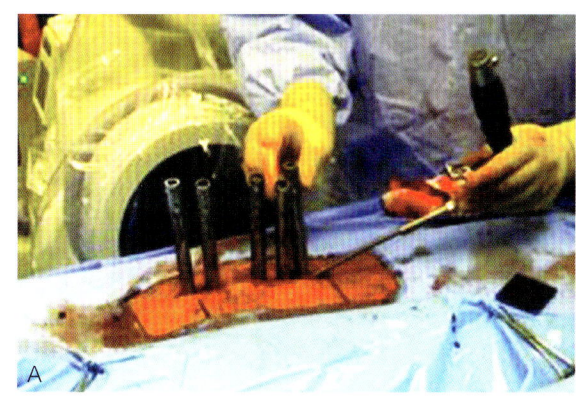
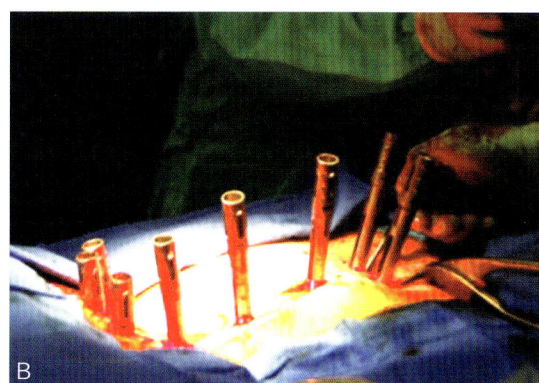
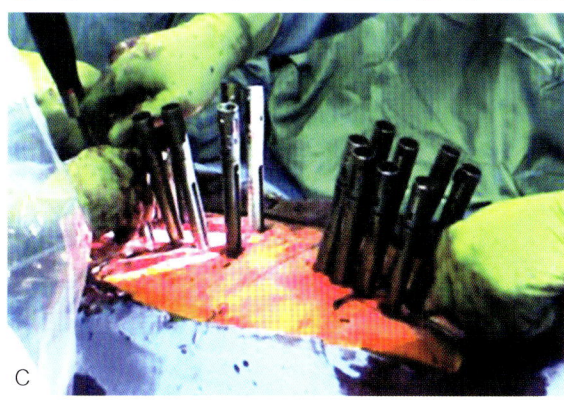

技术图5　A~C. 3个不同角度和阶段的装棒穿棒技术。

要点和失误防范

- Magerl技术可以提供一个很好的椎弓根透视图,但是该技术也有一些缺点
- 首先,这项技术排除了同时在患者两侧工作的可能性,要求每一节段重新调整C臂两次。这会增加对患者和外科团队的辐射暴露
- 第二,这种技术与更高的内侧椎弓根壁穿透率有关,可能是由于进钉点更靠椎弓根的内侧。由于椎管在正面投影时没有很好显示,内侧穿破可能无法识别。因此,椎弓根套管必须置于横突和小关节连接处的外缘,这一点很重要
- 当需要较长或弯曲的连接棒时,穿棒并确认位置可能具有挑战性
- 精确和仔细的椎弓根螺钉置钉很重要,不应忽视。重要的是保持筋膜下的深度,利用棒的曲度,引导其尖端穿过螺钉
- 此外,更先进的植入器械的发展使得多节段手术更容易操作
- 在多节段手术中确定棒的长度也可能是一个挑战。尽管大多数内植物制造商都有相关设备来解决这一问题,但还是应使用侧位透视片进行反复检查,以确认棒的长度是合适的
- 由于上胸椎固有的较大的后凸角度,在经皮椎弓根螺钉固时需要特别注意

续表

- 由于患者的体位和身体状况,有时候很难获得良好的透视图像
- 为了改善透视成像效果,可以将患者的头部放在骨针式头架中,同时向后屈曲颈椎并将脊柱前移,这可能有助于解决透视成像问题
- 以这种方式固定头部,还可以使棒和持棒器从头端椎弓根钉往尾端进行操作,而避免在患者头部周围操作
- 经过胸腰段交界处的多节段经皮固定也可能是一个挑战
- 虽然棒的前凸部分可以很容易穿过胸椎后凸,当棒的后凸部分穿过胸椎顶点时,棒从上胸部区域向腰骶连接处就变得很难穿过
- 将连接棒的后凸部分旋转成冠状面的方式或者前凸的方式,这样更容易穿过胸椎的钉子。如果连接棒的插件能够在原位旋转,也能克服这些困难

术后护理

- 经皮椎弓根固定后,所有患者均应接受标准的术后护理,包括疼痛控制、深静脉血栓预防和渐进性的物理治疗。

结果

- 越来越多的文献对经皮椎弓根螺钉内固定的微创手术的结果进行评估。一些研究已经检测了与微创技术相关的术后感染率。
- O'toole等[5]报道了1 274例平均年龄55.5岁的患者共1 338部位的微创脊柱手术中的3个手术部位感染。简单减压手术的手术部位感染率为0.10%,融合和(或)内固定手术的手术部位感染率为0.74%,总体感染率为0.22%。作者将其并发症发生率与大型开放性脊柱手术临床系列报道的2%~6%的发生率进行了比较,得出结论:微创技术可将术后伤口感染减少近10倍。
- Rodgers等[8]对313例接受微创极外侧椎间融合治疗的患者进行了回顾性研究,未发现手术部位感染。
- Wang等[10]比较了20例采用传统开放椎弓根螺钉固定治疗的A型胸腰椎骨折患者和17例采用经皮椎弓根螺钉技术治疗的患者。作者发现,经皮治疗组切口明显较小,失血量较少,术中时间较短,住院时间缩短,术后疼痛较轻。
- Poelstra等[7]对10例采用损伤控制骨科和微创技术治疗危及生命的不稳定胸腰椎骨折进行了回顾性研究。
  - 由于骨折类型、相关损伤或体型(>300磅,1磅≈0.45 kg)等因素,不可能进行非手术支具治疗,而且所有患者的血流动力学不稳定,无法进行开放性脊柱稳定手术。
  - 对患者进行至少1年的随访。术后CT扫描证实,10例患者共有82枚螺钉,未出现穿破椎弓根。平均失血量为177 ml,患者从切开皮肤到转移到重症监护室的平均时间为95分钟。
  - 所有患者在受伤后48小时内接受了微创脊柱稳定手术治疗,所有患者在创伤中幸存下来,没有进行翻修手术。
  - 作者得出结论,通过微创技术进行损伤控制脊柱稳定对于遭受多系统创伤和复杂不稳定脊柱损伤的患者是合适的。然而,还需要进一步的研究来评估微创手术方法是否真正改善了患者的即刻存活率和最终的功能结果。
  - 对于一个多发伤的患者,微创脊柱内固定可能在早期稳定胸腰椎骨折中起到重要作用,因此可以将延迟手术的相关并发症降至最低。
- McHenry等[4]回顾性分析了在一级创伤中心1 032例胸腰椎骨折患者经过稳定手术后发生呼吸衰竭的危险因素。
- 他们发现以下5个独立的呼吸衰竭危险因素:年龄>35岁,损伤严重度评分>25分,格拉斯哥昏迷评分<12分,钝性胸部损伤,入院后2天以上进行脊柱稳定手术。
- 他们得出的结论是,早期手术稳定胸腰椎骨折是医生能够控制的唯一危险因素,这可能降低多发伤患者呼吸衰竭的风险。

并发症

- 与任何外科手术一样,手术稳定的好处必须与外科手术的风险进行权衡,尤其是在患有多系统损伤的危重患者中。
- 虽然与传统的开放技术相比,失血的风险较低,但在血流动力学不稳定、凝血功能障碍、体温升高或血清乳酸水平升高的情况下,治疗方案应在整个医疗团队之间进行协调,以优化术前风险。
- 与开放手术技术相比,微创手术相关的术后感染率显

著降低。内植物错位、复位丢失和融合失败是微创技术的其他潜在缺陷,还有待确定。

结论

- 微创手术的好处是减少失血,减少术后疼痛,降低并发症发生率,减少住院天数,更快恢复工作。
- 当以这种方式治疗的脊柱退行性疾病时,这些益处已经被证明是真实的。然而,当考虑应用微创疗法治疗脊柱外伤时,这些益处尚未得到证实。
- 创伤患者微创手术的最大好处是减少术后感染率。因此,当外科医生决定是否使用微创技术治疗创伤性胸腰椎疾病时,医生需要为该手术建立合适的适应证,为那些优于常规开放手术的患者提供手术,如果该技术无效,制定翻修方案,并尽量减少并发症。

致谢

感谢资深编辑兼作家Dori Kelly, MA对本文稿的无私帮助。

参考文献

[1] Cengiz SL, Kalkan E, Bayir A, et al. Timing of thoracolomber spine stabilization in trauma patients; impact on neurological outcome and clinical course: a real prospective (rct) randomized controlled study. Arch Orthop Trauma Surg 2008;128(9):959-966.

[2] Croce MA, Bee TK, Pritchard E, et al. Does optimal timing for spine fracture fixation exist? Ann Surg 2001;233(6):851-858.

[3] Kerwin AJ, Frykberg ER, Schinco MA, et al. The effect of early surgical treatment of traumatic spine injuries on patient mortality. J Trauma 2007;63(6):1308-1313.

[4] McHenry TP, Mirza SK, Wang J, et al. Risk factors for respiratory failure following operative stabilization of thoracic and lumbar spine fractures. J Bone Joint Surg Am 2006;88(5):997-1005.

[5] O'Toole JE, Eichholz KM, Fessler RG. Surgical site infection rates after minimally invasive spinal surgery. J Neurosurg Spine 2009;11(4):471-476.

[6] Pakzad H, Roffey DM, Knight H, et al. Delay in operative stabilization of spine fractures in multitrauma patients without neurologic injuries: effects on outcomes. Can J Surg 2011;54(4):270-276.

[7] Poelstra KA, Gelb D, Kane B, et al. The feasibility of damage control spinal stabilization (MISS) in the acute setting for complex 1 thoracolumbar fractures. Presented at the 23rd Meeting of the North American Spine Society; October 14-18, 2008; Toronto, Canada.

[8] Rodgers WB, Cox CS, Gerber EJ. Early complications of extreme lateral interbody fusion in the obese. J Spinal Disord Tech 2010; 23(6):393-397.

[9] Scalea TM, Boswell SA, Scott JD, et al. External fixation as a bridge to intramedullary nailing for patients with multiple injuries and with femur fractures: damage control orthopedics. J Trauma 2000;48(4):613-621.

[10] Wang HW, Li CQ, Zhou Y, et al. Percutaneous pedicle screw fixation through the pedicle of fractured vertebra in the treatment of type A thoracolumbar fractures using Sextant system: an analysis of 38 cases. China J Traumatol 2010;13(3):137-145.

第22章 后入路肋横突切除椎管减压前柱重建术

Costotransversectomy for Canal Decompression and Anterior Column Reconstruction via a Posterior Approach

Yu-Po Lee, Charles C. Chang, Ankur D. Patel, and Steven R. Garfin

定义

- 肋横突切除术使用后外侧入路进入胸椎。此入路可以显露后方脊柱、外侧椎管以及椎体的前外侧部分。
- 与正式的前方胸廓切开术相比,肋横突切除术入路可以从胸膜外进入胸椎。由于胸膜腔没有受到侵犯,这降低了肺部并发症的风险[4,13]。而且,前路胸廓切开术对于胸腔入口区域和膈肌附近的水平的显露比较有限,但是肋横突切除术入路可以显露整个胸椎的任何节段。
- 肋横突切除术入路的局限性在于其对前方椎管的显露不良。这使得通过肋横突切除术入路处理位于中央的病灶比较困难,如宽基底的椎间盘钙化或中央型的椎间盘突出。此外,经胸腔入路在多节段受累的情况下可能是有优势的,因为它可以避免手术失血和肋骨切除术后的胸廓不稳定。

解剖学

- 胸椎与邻近的颈椎和腰椎主要区别在于与胸椎与肋骨形成的肋横突关节复合体[7,8,10]。
- 两个主要关节组成肋椎关节。
  - 在腹侧,每个肋骨通过前方肋椎韧带(也称为辐射状韧带)与相邻的椎体及头侧的椎间盘相关节。在背外侧,肋横韧带支撑肋横突关节。
    - 肋横韧带的上部起自横突的下缘延至下位相邻椎体的上缘。
    - 内侧肋横韧带(也称为"关节囊韧带")将肋骨颈后部与横突的前缘连接在一起。
    - 最后,外侧肋横韧带将横突连接到肋骨后结节。
- 由于胸椎从上到下不同节段其骨性结构也有差别,这增加了胸椎三维解剖结构的复杂程度,因此对于胸椎手术需要彻底地了解其解剖结构和进行正确的术前规划。
- 胸椎总共有12节,每一节的尺寸略有变化。具体而言,椎体直径、关节突位置,椎弓根大小,横突和棘突尺寸都存在差异[7,8,10]。
- 椎弓根宽度从T1~T4逐渐减小,从T4~T12逐渐增加。椎弓根宽度T4处约为4.5 mm,而T12处的椎弓根宽度约为7.8 mm。椎弓根的高度和长度往往从T1~T12增加。椎弓根内倾角从T1~T12逐渐变小[7,8,10]。

病史和体格检查

- 彻底的病史和体格检查是完整的术前计划的基础。病史应包括医学和手术史,导致功能性残疾和社会经济问题的社会史,以及疼痛或神经症状的病史。
- 体格检查应包括大体形态变化和步态的观察,有无压痛或肿块,脊柱和关节的活动范围,通过感觉、运动和反射检查评估完整的神经功能。

影像学和其他诊断性检查

- 如前所述,安全的术前计划依赖于对胸椎复杂的三维解剖结构的理解,包括肋椎关节、椎体的解剖参数和神经血管束的位置。
- 准确的影像学检查,包括X线片(图1)和(或)先进的影像学检查方法,对术前计划至关重要。
- MRI是影像学的首选方式,可用于显示相关区域软组织的大多数病理特征,特别是涉及脊髓压迫的情况。
- CT脊髓造影对神经结构的显示也有类似的效果,并且在以前用过脊柱内固定物的情况下尤其有用。
- 对于骨性结构,CT是首选方式。矢状重建和三维CT影像可能是对轴位片的有益补充。
- 通常,需要将MRI和CT影像学检查共同用于术前,因为两者分别侧重于检查部位的软组织和骨性结构。

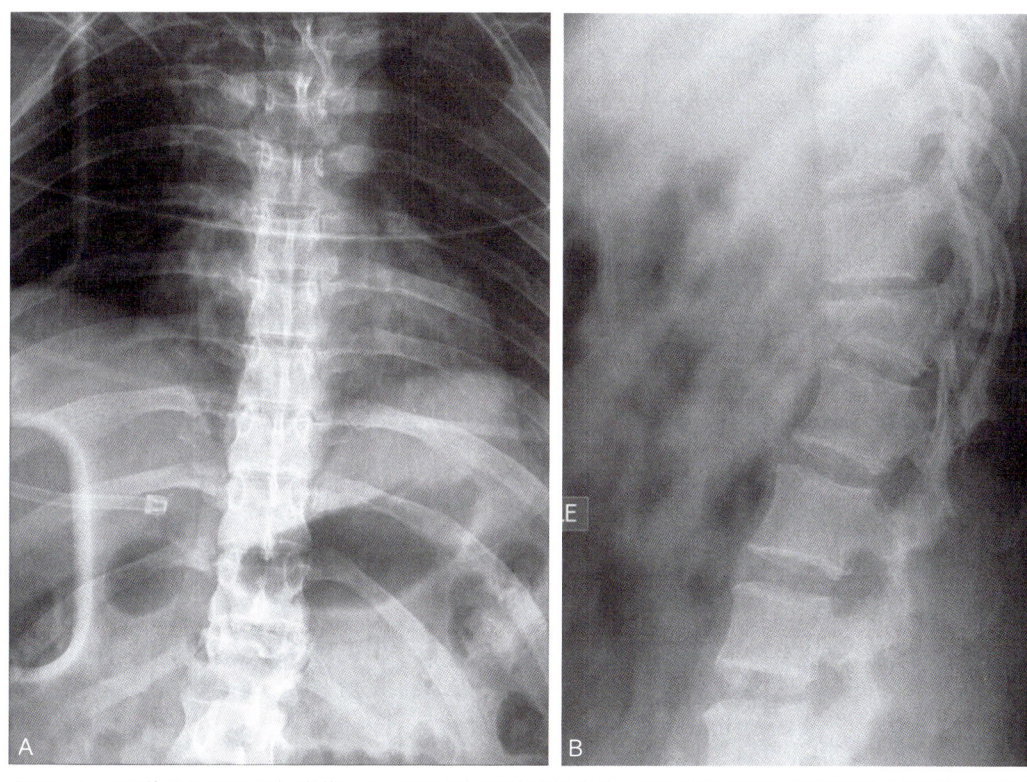

图1 A. AP位显示T12骨折脱位。B. T12骨折脱位的侧位片。最后决定采用肋横突切除术以避免切开膈肌。

非手术治疗

- 选择手术或非手术治疗，取决于疾病的性质。
- 对于一些肿瘤，放疗可能是第一选择。
- 对于大多数胸椎间盘突出症和其他退行性疾病，经常在手术前尝试采用非手术治疗，除非出现神经功能恶化。

手术治疗

- 肋横突切除术最初用作结核脓肿的引流手段[1,6]。
- 较新的适应证包括以下[2,5,6,9,12]内容：
  - 脊柱感染/脓肿的前外侧减压。
  - 椎体活检或部分切除（肿瘤，创伤）。
  - 前方椎管内肿瘤。
  - 旁中央型椎间盘突出的摘除。
  - 先天性后凸或侧后凸畸形。
  - 交感神经切除术。
  - 各种融合，包括有限的前方脊柱融合术。
  - 肋骨疼痛。

术前计划

- 彻底的病史和体格检查至关重要。在怀疑肿瘤或感染的情况下，病史可提供关于肿瘤或感染来源的线索。
- 适当的实验室检查。这些指标包括基本代谢指标、全血计数、凝血酶原时间和部分凝血激酶时间。在怀疑有肿瘤或感染的情况下，还建议红细胞沉降率和C反应蛋白。在怀疑感染的情况下，血培养可能有助于判断病原体。
- 建议准备合适的血液制品。在肿瘤和感染的情况下，可能会有大量的失血，并且可能难以止血。除了红细胞外，还可能需要提前准备新鲜冷冻血浆和血小板。
- 适当的影像学（包括X线片、MRI和CT）检查是必不可少的。
- 如果时间允许，建议在怀疑肿瘤并且不知道原发性肿瘤的情况下进行活组织检查。建议对具有出血倾向的肿瘤（肾细胞癌、血管瘤、血管肉瘤）进行栓塞治疗。
- 与麻醉师讨论将平均动脉压维持在70 mmHg以上以确保充分的脊髓灌注。

体位

- 根据外科医生的偏好，可以使用多种手术体位。作者倾向于在可折叠的手术台上使用俯卧位。我们喜欢用两个纵向的胸垫并将两侧手臂收拢，俯卧于可透视的手术台上，这样可以在切除椎体时保持稳定，又方便透视（图2）。
- 在体位摆好后，消毒范围应该足够宽，以保证充分暴露外侧肋骨。此外，如果需要进行取骨移植，双侧髂后上棘需要同时消毒铺巾。

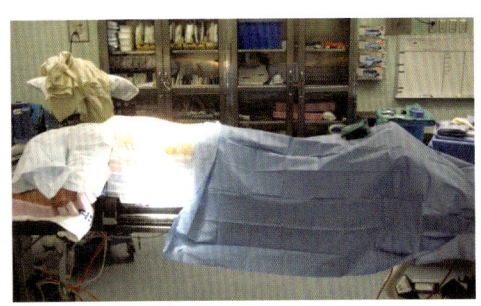

图2 患者体位。笔者更喜欢用可透视的手术台，以便于透视。

手术入路

- 在胸椎间盘切除术中，应在患侧进行肋横突切除术。通常就是神经系统检查较重的那一侧，应与术前影像学检查相一致。
- 在中央型突出，没有偏向一侧的神经症状或神经根性疼痛的情况下，右侧入路可避免对 Adamkiewicz 动脉的损伤，该动脉通常起源于 T8～L2 的左侧肋间动脉。
- 对于其他病变的手术侧的选择取决于病变的位置。

切口和显露

- 先触摸目标节段的棘突并透视侧位片加以确认。请注意，胸椎棘突相对较长且较薄，并且覆盖相邻节段。切口应在拟进行肋横突切除术的位置向上下跨越2~3个节段。
- 根据病变的节段和所需的暴露程度，可以使用各种切口。切口不同于垂直后正中线切口，拟切除肋骨上方的经过中线的T形切口，棘突间连续的旁中央切口，T7上方近端病灶的肩胛骨内缘切口或弧形切口。笔者喜欢使用后正中线切口，可以根据需要向上下延长，以便充分暴露切除肋骨。需要再次强调，消毒铺巾的范围要足够宽。
- 切开皮肤、皮下脂肪后，沿与切口一致的方向纵行切开斜方肌以暴露下面的肌肉（技术图1A）。依照胸椎的不同节段切开菱形肌、背阔肌和胸背筋膜，显露椎旁肌。
- 椎旁肌肉从棘突和椎板处予分离，以显露脊柱。骨膜下剥离可以最大限度地减少失血。然后将肌肉从横突和肋骨上分离以暴露肋横关节（技术图1B）。
- 如果计划做融合，可以在此时进行椎弓根螺钉固定，并且先在肋横突切除术的对侧装棒固定，这有助于在行椎体切除术期间提供脊柱稳定性。
- 采用骨膜下剥离肋骨的前方，小心不要损伤位于肋骨下方的神经血管束（技术图1C）。注意不要进入胸腔。
  - 如果不小心进入胸膜腔，可以用 Prolene 6-0 或 4-0 的缝线以连续锁边缝合修补胸膜。为确保充分关闭胸膜腔，在伤口上倒入生理盐水，进行Valsalva鼓气动作。如果气泡持续冒出，可在手术结束时放置胸管。

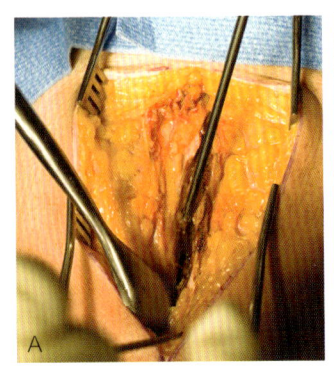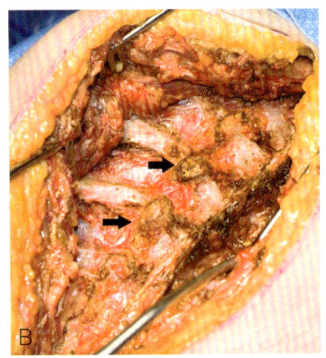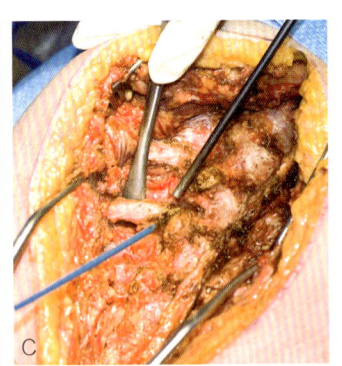
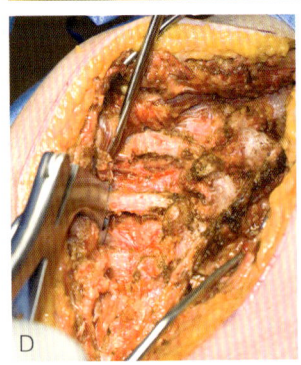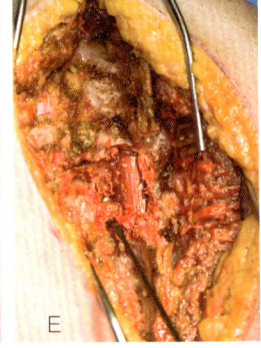

技术图1 A. 笔者更喜欢标准中线入路。在通过皮下脂肪切开皮肤后，沿与切口成一直线的纵向切割斜方肌以暴露下面的肌肉。B. 然后将肌肉从横突和肋骨上抬起以暴露肋横突关节（箭头）。C. 肋骨的前方表面可以在骨膜上升高，小心不要破坏肋骨下方面的神经血管束。D. 从肋椎关节切开肋骨6~10 cm。切断的肋骨可以升高并且胸膜从肋骨的下表面扫过。E. 为了接近肋骨上方和下方的椎间盘并避免脊髓牵拉，椎弓根上方和下方的神经根需要绑扎并横切。图示通过椎弓根下方的脊神经根。

- 从肋椎关节切除6~10 cm肋骨(技术图1D)。切断的肋骨可以抬起来,胸膜从肋骨的下表面分离。应清除肋骨上任何剩余的肌肉附着,以清楚显露拟切除的肋横韧带。仔细观察椎体前外侧表面的胸膜,切断前方肋椎韧带来解除肋椎关节,取出肋骨。
- 一旦拿掉肋骨,可以切除横突以暴露椎间隙。
- 肋间动脉和神经应结扎或牵开,以避免肋骨切除期间出现大量出血。
- 如果计划进行椎体切除术,则椎板切除术可助于椎体的显露和切除。可以标准方式进行椎板切除术显露脊髓。
- 为了进入椎体上下方的椎间盘并避免脊髓牵拉,椎弓根上方和下方的神经根可能需要结扎、切断。我们通常使用2-0丝线结扎(技术图1E)。这通常是可以耐受的,而且没有明显的副作用。

椎体次全切除

- 使用高速磨钻,椎弓根中心向下磨到椎体。
- 然后,可以用咬骨钳咬除椎弓根的外侧部分,并且可以通过向外侧推动椎弓根壁来切除椎弓根内侧部分,以避免对脊髓的损伤。
- 对于感染的病例,此时应该行脓液引流,并且应该对脓腔进行冲洗和清创。在肿瘤病例中,可能遇到溶骨性或实体瘤块。对于溶骨性肿瘤,可以进行囊内切除和彻底止血。对于实体瘤,有可能可以进行整块切除。这些标本可以送到病理学进行检测。
  - 可能需要用到凝血酶、明胶海绵等止血材料,建议在进入瘤腔之前备好这些材料。
  - 可以考虑使用细胞回收机器,但在肿瘤或感染的情况下,不建议使用自体血回收系统。
- 接下来,如果需要更多的暴露则使用1号Penfield剥离器,可以用图1的方法将骨膜从椎体上剥离,并将胸膜与椎体分离(技术图2A)。为了避免损伤节段性血管,建议使用1号Penfield剥离器,从椎体外侧面和前方骨膜下剥离软组织。
  - 如果节段性血管受伤,则夹紧血管以进行止血。然后用2-0丝线或血管夹结扎止血。
- 然后,可以用刮匙和垂体咬骨钳从后侧咬除椎体(技术图2B)。小心不要牵拉脊髓,因为这可能导致脊髓损伤。如果是肿瘤或感染,通常存在空腔。使用刮匙和垂体钳清除腔内病灶。
- 一旦从该腔挖出肿瘤或脓液,就可以用咬骨钳咬除椎体的侧壁。如果需要更多的暴露,用方向朝下的刮匙将椎体后方壁压入前面的空腔,再用垂体钳取出碎片。这降低了脊髓损伤的风险。
  - 始终要保持椎体前壁的完整性,因为主动脉和腔静脉位于椎体前壁的前方。如果前壁已被肿瘤或感染破坏,则在进行椎体切除术之前,分离椎体前壁前方的骨或确定椎体的前方边界再行椎体次全切,以降低血管损伤的风险。
  - 如果需要进一步暴露,多切除一根肋骨可以提供更好的手术视野和操作空间。
- 一旦肿瘤、脓液和肉芽组织被充分切除,咬除足够的椎体以留出植入物或钛网的空间。

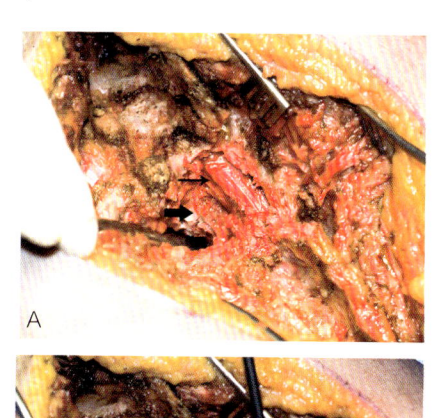
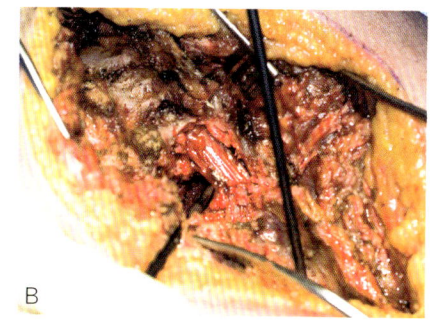

技术图2 A. 使用1号Penfiel剥离器将骨膜从椎体上分离。如果需要更多的暴露,将胸膜与椎体分离。细箭头指向硬膜。粗箭头指向椎弓根。B. 从肋横突切除入路切除骨质后产生的空腔。

椎间盘切除

- 摘除空腔两端的椎间盘,暴露上下椎体的终板。
- 结扎出口神经根将改善椎间盘的显露,方便椎间盘切除的操作。用15号手术刀片在纤维环上作方形切开,切除椎体切除部位的上下方椎间盘。脑垂钳摘除椎间盘组织,并尽可能多地摘除干净。
- 使用刮匙彻底清除软骨终板。沿后外侧方向取出终板以避免任何终板碎片进入脊髓的腹侧。用带角度的刮匙和刮刀可避免损伤脊髓。沿中间向外侧方向刮除终板,这与前后方向操作相比,可以避免前部的血管或后部的脊髓损伤。

植骨笼放置

- 从后外侧放置同种异体移植物或植骨笼,牢固地放在终板上。
- 我们倾向于使用可扩张的笼子。在这些情况下,可扩张的笼子可以有助于避免脊髓牵拉和潜在的神经损伤,因为它在最初摆放时比标准笼子或同种异体移植物短。
- 切除的肋骨提供了极好的植骨材料来源。如有必要,髂嵴可用于额外植骨。脱矿骨基质或其他的辅助材料也可用来促进骨融合。
- 卡钳和试模可用于测量植骨笼的确切尺寸。对椎体切除部位上下方椎间盘和椎体用X线片评估以粗略估计笼子的大小。
- 用切除下来的骨块填充于可扩张的植骨笼里。从后外侧摆放植骨笼以避免损伤脊髓(技术图3)。
- 扩张延长植骨笼并固定到位,透视前后位和侧位片,以确保植骨笼的位置良好。在透视时,请将手柄放在笼子上以防需要重新摆放笼子。扩张延长笼子使其与上下椎体良好接触。用Kocher夹拉笼子而无法拉动,即为固定可靠。
- 后外侧去皮质后将剩余的植骨块植入,然后安装同侧的连接棒。

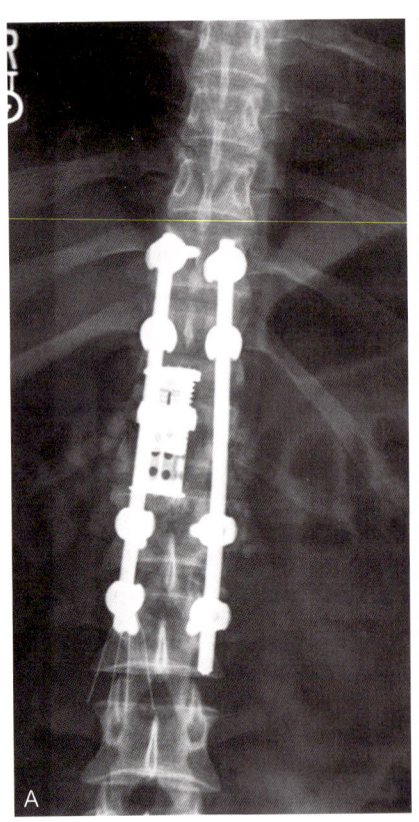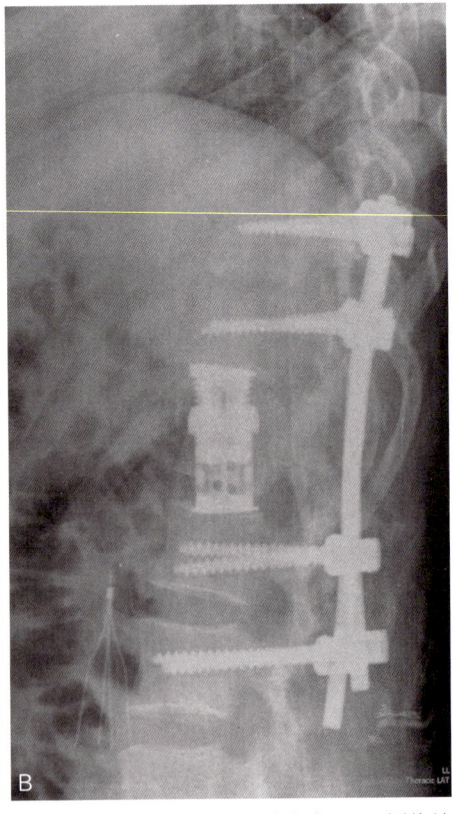

技术图3 A. 术后前后位显示T12椎体切除术和后方T10~L2脊柱融合术。B. 侧位片显示T12椎体切除和可扩张的植骨笼重建术。

伤口关闭

- 在手术完成后,常规关闭切口。
- 建议使用引流管,特别是在有肿瘤或感染的情况下,继续排出感染物或肿瘤细胞。建议采用无编织的、不可吸收的缝线缝合,以降低感染或伤口裂开的风险。

要点和失误防范

影像	• 对于需要经肋横突切除术的任何病变,适当的术中影像学辅助对手术操作是有帮助的。使用射线可透过的手术台有助于术中透视。将手臂抬起固定也有助于透视
暴露	• 肋骨切除不充分可能会产生比预期更靠后侧的手术入路,限制了更多前方结构的暴露。这可能导致为了暴露充分而对脊髓进行牵拉,从而引起脊髓损伤,这必须避免。可以通过向侧方切除足够的肋骨来建立合适的后外侧入路予以避免 • 结扎神经根还可以更方便显露椎体和终板
胸膜受伤	• 在胸膜破裂的情况下,应立即进行修补。在通气时,用生理盐水冲洗淹没术野,可以检查未发现的胸膜破口。如果需要,可以在术后放置胸管
椎体次全切	• 足够的椎体切除术的关键是显露和操作空间。为获得足够好的操作空间,结扎神经根并根据需要将肋骨尽可能靠外切除,以尽可能多的显露椎体
椎间盘切除	• 获得足够的暴露将有利于椎间盘切除术。带角度的工具也会有所帮助。在椎间盘切除术中,将刮匙和锉刀从中间向外侧操作,以避免损伤侧的脊髓腹侧
止血	• 整个手术期间应注意止血。花些时间建立良好的血管通路并确保有足够的血液制品 • 对于肿瘤患者,肿瘤血管的栓塞可以减少术中失血

术后护理

- 任何节段的脊柱手术后患者的处理在很大程度上取决于病变的性质,手术的节段和患者的一般健康状况。作者通常的做法是使用负压球引流肋横突切除术后造成的空腔。
- 适当的镇痛治疗对于减轻呼吸运动时产生的疼痛是有必要的,可以减少肺不张或其他呼吸问题的发生率。
- 预防:术后可继续使用脉冲压力袜。
- 在术后的前12个小时内,允许患者仰卧,因为伤口上的压力阻止了血肿的发生。患者每2小时翻身一次,以防止伤口浸渍和压疮。根据需要,在48小时后每天更换敷料。在14～17天后拆除缝线并且在此期间不要浸湿伤口。对于该部位行放疗的患者,延长拆线时间,以使伤口完全愈合。
- 鼓励患者在术后第1天下床走动。如果可能,可以动员有神经功能缺损的患者用轮椅辅助活动;否则,必需每2小时以滚筒样方式进行翻身以防止皮肤压伤。神经功能缺损患者在手术后48小时开始进行康复训练,在床上进行被动和主动锻炼。
- 通常不需要支具保护。然而,如果需要加强固定,可以使用胸腰椎固定支具(可延伸到大腿),直到X线片显示足够的骨结构支撑。

结果

- 需要肋横突切除术的手术的疗效取决于病变类型、术前病变的范围和解剖位置。
- Bohlman 和 Zdeblick[2]描述了19例接受切除椎间盘突出的患者的结果。其中11例患者行经肋横突切除术入路,而其余8例患者接受了前路经胸椎间盘切除术。5年后,5例患者神经功能正常且无疼痛症状,3例患者出现轻度残余无力或轻度疼痛,偶尔需要镇痛药,1例患者背部疼痛持续恶化需要劳动补偿,2例患者因仍有截瘫而效果不佳。所有患者都没有进行融合。在椎间盘切除时,作者的方法是保留前方的椎间盘和前纵韧带完整,而切除其余的椎间盘。
- 在另一项研究中,Smith等[12]在16例先天性后凸畸形和获得性脊柱侧后凸患者的治疗中使用单个后方正中线切口和肋横突切除术。13例患者预后良好,临床上无重要并发症;2例患者术后有并发症但不需要进行二次手术(包括下肢感觉迟钝和融合尾端骨盆残留倾斜);1例患者的效果不佳,需要手术翻修。总体而言,作者认为,与后路手术联合应用治疗脊柱侧后凸畸形相比,肋横突切除术也可用于行前方脊柱融合术。
- 在Sciubba等[11]的一项研究中发现了类似的结果,该研究回顾了7例患者,其中肋横突切除术与可扩张的植骨笼一起用于矫正由脊柱肿瘤,骨髓炎或骨折引起的胸腰椎后凸畸形。在这些病例中选择了肋横突切除术,因为经前路胸腔入路由于合并症而被认为风险太大。作者注意到53%的脊柱后凸矫正率。没有患者出现神经功能损害或加重,疼痛治疗包括使用少量口服止痛药。
- 也有研究将其用于肿瘤切除的肋横突切除术。Cybulski等[3]对15例患者进行了回顾性研究,这些患者采用改良的肋横突切除术治疗转移性肿瘤导致胸椎管侵犯。其中10例患者同时进行了后方脊柱融合术。作者指出所有患者的椎管减压充分。此外,所有术前能行走的患者术后都保持行走的能力。75%的患者疼痛缓解和(或)神经功能改善。

- 肋横突切除术入路可以是治疗胸椎病变的有用方法。如在引用的研究中所述，该手术存在许多风险，建议在手术前与患者就手术的风险和益处进行充分的沟通。但是，适应证选择正确，其疗效非常好。肋横突切除术最大的好处是，当前路经胸入路被认为风险太大或患者有合并症而不能耐受时采用该入路。

并发症

- 肋横突切除术后可能出现的并发症是脊柱手术的典型并发症。与骨性结构直接相邻的神经血管和内脏解剖结构对手术操作具有一定的挑战，需要注意几种可能的并发症。但总体而言，并发症并不常见。
- 在术中，应注意避免胸膜受损。这种并发症更常见于涉及肿瘤、感染或既往手术史导致胸膜增厚的病例中。如有必要，可在手术结束时放置胸管。
- 从该技术的发展历史看，失血已被认为是后外侧入路的一个主要问题，但术中注意止血，可以很好地控制失血量。在分离和切除椎弓根和椎体前方部分时，需要特别注意不要伤及动脉。
- 肋间动脉和神经应结扎或牵开，以避免切除肋骨时出现大量出血。同样，应避免对肋间神经的损伤，以防止肋间神经痛。
- 其他神经损伤，包括神经根损伤或硬膜撕裂也是可能的。术中应缝合撕裂的硬膜，以防止脑脊液漏。
- 术后，有报道肺炎和尿路感染等感染性并发症。接受肋横突切除术的患者通常会患有多种合并症，这进一步使术后病程复杂化。术后肺不张可能继发于疼痛和制动。伤口感染并不常见，但若发生可以通过适当的冲洗、清创和静脉注射抗生素来治疗。

参考文献

[1] Alberstone CD, Benzel EC. History; Menard's costotransversectomy. In: Benzel EC, ed. Spine Surgery: Techniques, Complications, Avoidance, and Management, ed 2. Philadelphia: Elsevier, 2005:8.

[2] Bohlman HH, Zdeblick TA. Anterior excision of herniated thoracic discs. J Bone Joint Surg Am 1988;70(7):1038-1047.

[3] Cybulski GR, Stone JL, Opesanmi O. Spinal cord decompression via a modified costotransversectomy approach combined with posterior instrumentation for management of metastatic neoplasms of the thoracic spine. Surg Neurol 1991;35(4):280-285.

[4] Fessler RG, Sturgill M. Review: complications of surgery for thoracic disc disease. Surg Neurol 1998;49(6):609-618.

[5] Garrido E. Modified costotransversectomy: a surgical approach to ventrally placed lesions in the thoracic spinal canal. Surg Neurol 1980;13(2):109-113.

[6] Herkowitz HN, Garfin SR, Balderston RA, et al. Thoracic spine: anterior. In: The Spine, ed 5. Philadelphia: Elsevier, 2006:308-319.

[7] Lee DD, Lemma MA, Kostuik JP. Surgical approaches to the thoracic and thoracolumbar spine. In: Frymoyer JW, Wiesel SW, eds. The Adult & Pediatric Spine. Philadelphia: Lippincott Williams & Wilkins, 2004:1011-1041.

[8] Lifshutz J, Lidar Z, Maiman D. Lateral extracavitary decompression. In: Benzel EC, ed. Spine Surgery: Techniques, Complications Avoidance, and Management, ed 2. Philadelphia: Elsevier, 2005:429-434.

[9] Overby MC, Rothman AS. Anterolateral decompression for metastatic epidural spinal cord tumors. Results of a modified costotransversectomy approach. J Neurosurg 1985;62(3):344-348.

[10] Papadopoulos SM, Fessler RG. Thoracic spine; Anatomy and surgical approaches and exposures of the vertebral column. In: Benzel EC, ed. Spine Surgery: Techniques, Complications Avoidance, and Management, ed 2. Philadelphia: Elsevier, 2005: 281-293.

[11] Sciubba DM, Gallia GL, McGirt MJ, et al. Thoracic kyphotic deformity reduction with a distractible titanium cage via an entirely posterior approach. Neurosurgery 2007;60(4 suppl 2): 223-230.

[12] Smith JT, Gollogly S, Dunn HK. Simultaneous anterior-posterior approach through a costotransversectomy for the treatment of congenital kyphosis and acquired kyphoscoliotic deformities. J Bone Joint Surg Am 2005;87(10):2281-2289.

[13] Wiggins GC, Mirza S, Bellabarba C, et al. Perioperative complications with costotransversectomy and anterior approaches to thoracic and thoracolumbar tumors. Neurosurg Focus 2001;11(6):e4.

第23章 脊柱原发性和转移性肿瘤全脊椎切除术
Primary and Metastatic Tumors of the Spine: Total En Bloc Spondylectomy

Hideki Murakami, Norio Kawahara, and Katsuro Tomita

背景

- 通常，刮除或碎块切除一直是脊柱肿瘤的常见方法。
- 然而，这些方法具有明显的缺点，包括肿瘤细胞侵犯周围组织结构，由于难以将肿瘤与健康组织分开而导致部分肿瘤残留的风险。
- 这会导致肿瘤切除不完整以及脊柱恶性肿瘤的局部高复发率。
- 为了减少局部复发并提高生存率，我们设计了完整的整块脊柱切除术(TES)[10,11,14]。
- 在这种方法中，切除范围为整个椎骨或包含恶性肿瘤的整个椎骨，包括整块椎板切除、整块椎体切除和使用T形线锯通过后方入路的双侧椎弓根切开[9]。
- 使用这种技术，我们能够切除整个肿块及其相邻的或宽或窄的正常组织。

解剖

- 以下组织作为脊柱肿瘤向外侵犯的屏障：前纵韧带、后纵韧带、邻接椎管的骨膜、黄韧带、椎板骨膜和棘突、棘间韧带、棘上韧带、软骨终板和软骨纤维环。然而，后纵韧带和椎体侧面的骨膜都是"弱"的解剖屏障。相反，前纵韧带、软骨终板和纤维环是"强"屏障。在脊柱中，一个椎骨可被视为单个肿瘤腔室，周围组织可被视为防止肿瘤扩散的屏障(图1)[5]。

适应证

- 原发性肿瘤的手术指征。
  - 笔者所在单位使用的原发性脊柱肿瘤的手术策略是基于肌肉骨骼肿瘤的Enneking分期系统[3](表1)。
- 转移性肿瘤的手术指征
  - 脊柱转移瘤的手术策略(表2)由三个预后因素组成[12]：
    - 恶性程度。
    - 内脏转移。
    - 骨转移。
  - 使用脊柱肿瘤的手术分类对脊柱转移瘤的范围进行分型(表3)，并相应地采用合适和可行的手术技术进行治疗，例如整块椎体切除术、彻底的碎块切除术、刮除术或姑息性手术。

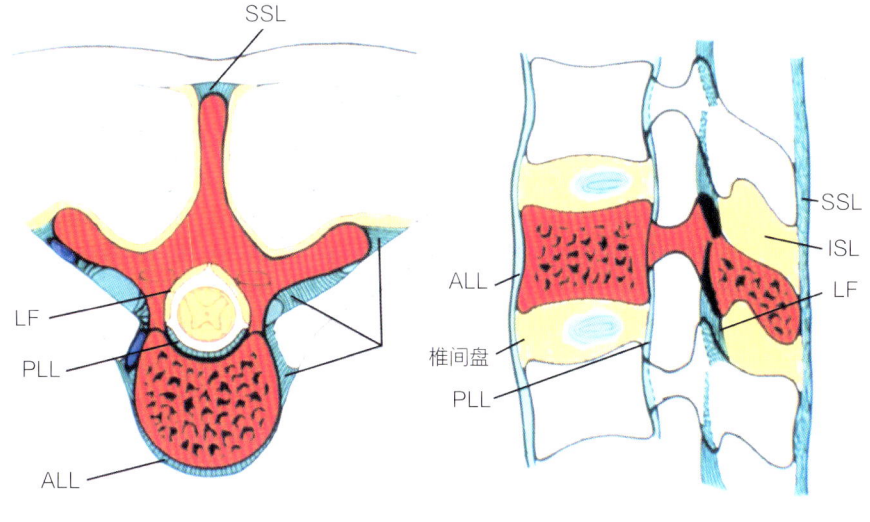

图1 间室和屏障。SSL，棘上韧带；LF，黄韧带；PLL，后纵韧带；ALL，前纵韧带；CL，关节囊韧带；ISL，棘间韧带。

表1 原发性脊柱肿瘤的手术治疗策略

手术分期	污染/残余肿瘤	手术边界	抢救脊髓功能的手术
良性肿瘤			
1. 潜伏			别碰！
2. 活跃	可以/可以	病灶内	减瘤（碎块方式）
3. 侵犯	不可以/不可以	病灶内或病灶边缘	彻底切除（碎块/整块）
恶性肿瘤			
Ⅰ. 低等级	不可以/不可以		
Ⅱ. 高等级	不可以/不可以	窄或宽	整块切除
Ⅲ. 有转移灶	不可以/不可以	（彻底切除：不可行）	

表2 脊柱转移瘤的手术策略

最低要求	ECOG 评分状况 或者 Karnofsky 评分量表	0　3　5 ◀----------◆ 0　30　0% ◀----------◆

预后评分系统			
病灶评分	原发肿瘤	转移到重要器官	骨转移
1	增长缓慢	无转移：0	孤立性
2	适度增长	可控的	多发的
3	快速增长	不可控	

总得分	预期寿命	治疗目标	手术
2	<2年	远期的局部控制	整块的
3			
4	1~2年	中期局部控制	减瘤
5			
6	6~12个月	短期缓解	姑息性减压
7			
8			非手术治疗
9	<3个月	"终点站"临终关怀	
10			

附每个原发肿瘤的评分

1分 = 增长缓慢
　乳腺癌*、甲状腺癌*
　前列腺癌、睾丸癌
2分 = 适度增长
　肾细胞癌*
　子宫癌、卵巢癌、结直肠癌

4分 = 快速增长
　肺癌
　胃癌、食管癌、鼻咽癌、肝细胞癌
　胰腺癌等
　膀胱癌
　黑色素瘤
　肉瘤（骨肉瘤、尤文肉瘤、平滑肌肉瘤等）
　原发性未知转移
　其他罕见的癌症等

注：*作为快速增长的肿瘤，应给予以下罕见类型的肿瘤4分：乳腺癌，炎症类型；甲状腺癌，未分化型；肾细胞癌，炎症型。

表3 脊柱肿瘤的外科分类

	间室内		间室外		多发
类型1 椎体		类型4 侵犯椎管		类型7	
类型2 侵犯椎弓根		类型5 椎旁侵犯			
类型3 椎体-椎板侵犯		类型6 邻椎侵犯			

影像学和其他诊断性检查

- X线片
- CT/MRI
- 骨扫描
- 血管造影和其他检查
- 活检

手术治疗

- TES手术旨在实现完整的肿瘤切除,包括主瘤体和周边的侵犯,以避免局部复发。
- TES的主要对象是原发性恶性肿瘤(阶段1、2),侵袭性良性肿瘤(阶段3),以及具有较长预期寿命的孤立性转移瘤(表1和表2)。
- 从肿瘤生长的观点来看(表3),推荐TES用于3型、4型和5型肿瘤病灶,同时也是1型、2型和6型病灶的相对适应证。
- 1型或2型也可选择做放疗、化疗、椎体切除术或半椎体切除术。
- TES不推荐用于7型。全身治疗或临终关怀可能是这些肿瘤的治疗选择[10,11,13]。然而,最终的方案可以根据患者及其家人和医生之间的讨论而制定。

术前栓塞

- 术前应该栓塞肿瘤供应动脉上、下方的节段动脉以及供应动脉本身。这种栓塞技术可以大大降低术中出血,而且不会影响脊髓功能[4,8,15]。

体位

- 将患者俯卧在用于后路手术的Relton-Hall四柱支撑手术台上,以避免压迫到腔静脉。

手术入路

- 手术入路是根据肿瘤发展程度或受累及的脊柱节段决定的。
  - 单纯后方入路。
    - 对于高于L4的TES,只要肿瘤不涉及主要血管或节段性动脉,首选单一后方入路而不是后前联合入路。
  - 前-后双切口入路。
    - 5、6型肿瘤累及主要血管或节段性动脉需前路分离血管再经后路TES的病例。目前,胸腔镜或小切口技术是前路分离的首选。
  - 后-前双切口入路。
    - 在L5或L4节段的肿瘤,由于髂骨翼和腰骶神经丛的阻挡而在技术上难于进行后路TES时,先行后路的椎板切除和内固定,再行前方的整块椎体切除。

暴露

- 在棘突上行直的垂直正中线切口,并在目标节段的上、下方各延长3个节段。
- 从棘突和椎板剥离椎旁肌,然后向外侧撑开。
- 如果患者曾经做过后路活检,则以类似于四肢保肢的显露方式小心仔细分离并显露。
- 在对关节突关节周围进行仔细分离后,使用大号撑开器撑开肌肉组织,该撑开器为带关节的脊柱撑开器,每侧撑开臂上都有一个专为这种手术而设计的单轴关节。
- 通过张开撑开器并分离关节突关节周围的肌肉,使得暴露范围更广。
- 手术区域两侧必须足够宽,以允许在横突的表面下进行解剖分离。
- 在胸椎,受累及节段的肋骨向肋横突关节外侧切除3~4 cm,将胸膜与椎体钝性分离(技术图1)。
- 为了暴露目标椎体的上关节突,切除上位邻近椎体的棘突和下关节突,并切除附着的软组织,包括黄韧带。

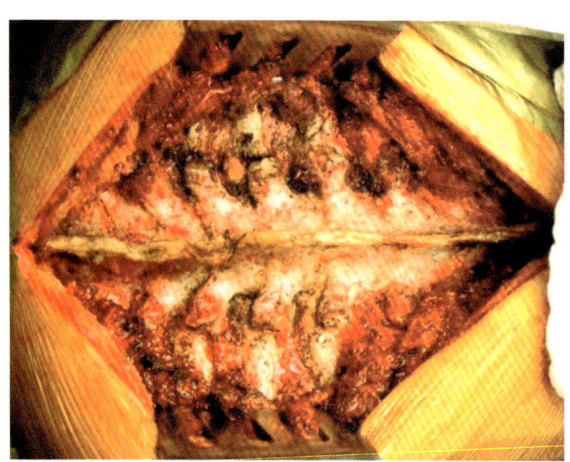
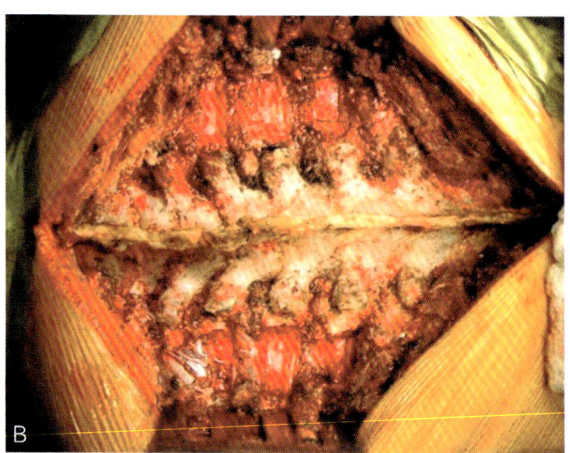

技术图1 A. 暴露。B. 受累及节段上的肋骨从肋横突关节向外切除3~4 cm。

T形线锯导向器放置

- 为了使T形线锯导向器通过神经根管穿出,椎弓根峡部下方的软组织要非常小心的分离,以免损伤相应的神经根。
- 然后,通过椎间孔从头端向尾端方向穿入C形弯曲的塑形线锯导向器。
- 在这个过程中,导向器的头端应沿着椎板和椎弓根的内侧皮质,以免损伤脊髓和神经根(技术图2)。
- 穿过导向器后,其顶端位于神经根管的出口处,可以在椎弓根峡部下方找到。
- T形线锯穿过导线器中间的孔,在线锯每端用把持器夹紧。
- 取出导向器,需保持线锯的张力。

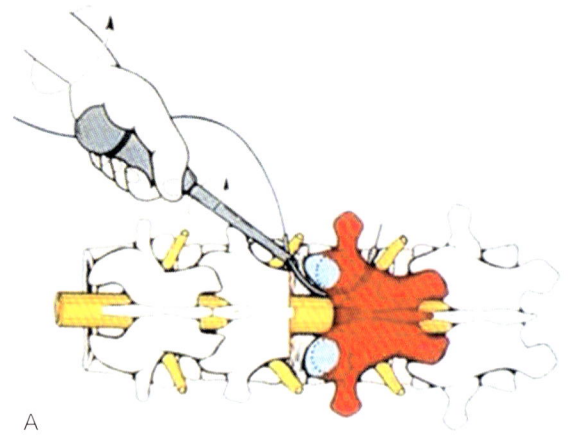
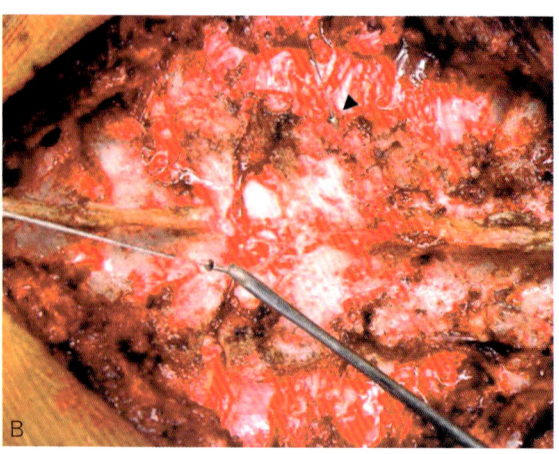

技术图2 A. T形线锯导向器放置的示意图。B. 通过右侧椎间孔从头侧向尾侧的方向穿入C形弯曲的可塑形导向器。

椎弓根切除和整块椎板切除

- 在保持线锯张力的同时,在上关节突和横突的下方将线锯连在一个专门设计的操控手柄上。通过这个过程,放置在椎板下方的线锯即缠绕在椎弓根上。
- 随着来回拉动线锯,将椎弓根切断,然后脊柱的整个后部结构(棘突、上下关节突、横突和椎弓根)被整体地切除下来(技术图3)。
- 椎弓根截面用骨蜡密封,以减少出血,并尽量减少肿瘤细胞的污染[1]。
- 为了在前柱切除后保持稳定性,可进行临时的后路内固定("上、下各两个"节段固定)。

椎体周围钝性分离

- 沿着神经根走行的脊柱节段动脉分支被结扎切断。在胸椎中,拟将受累及的椎体取出侧切断神经根。
- 在椎体两侧通过胸膜(或髂腰肌)与椎体(技术图4)之间的间隙进行钝性分离。
- 通常,用弯曲的椎骨刮刀可以容易地分开椎体的侧面。
- 然后,应从椎体分离节段动脉。

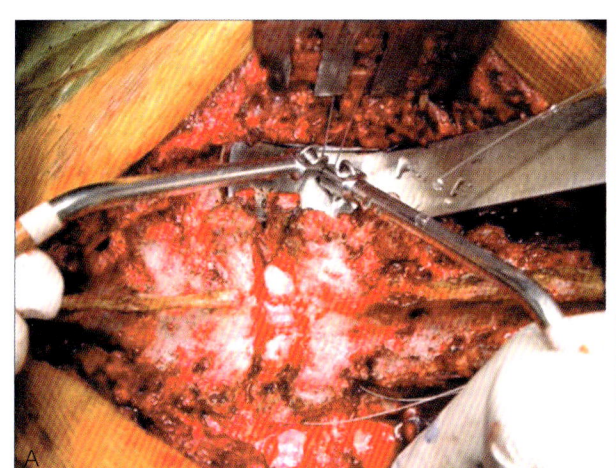
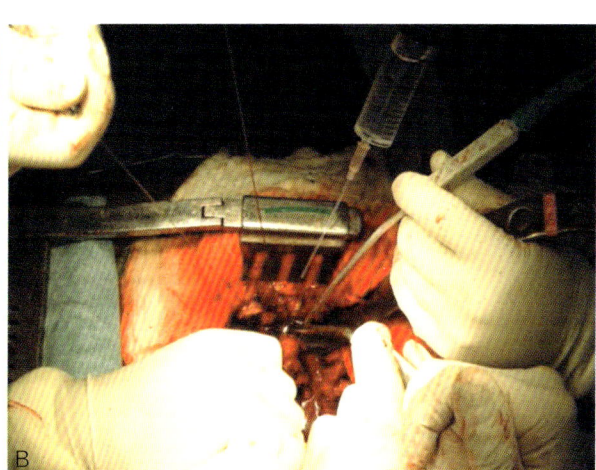
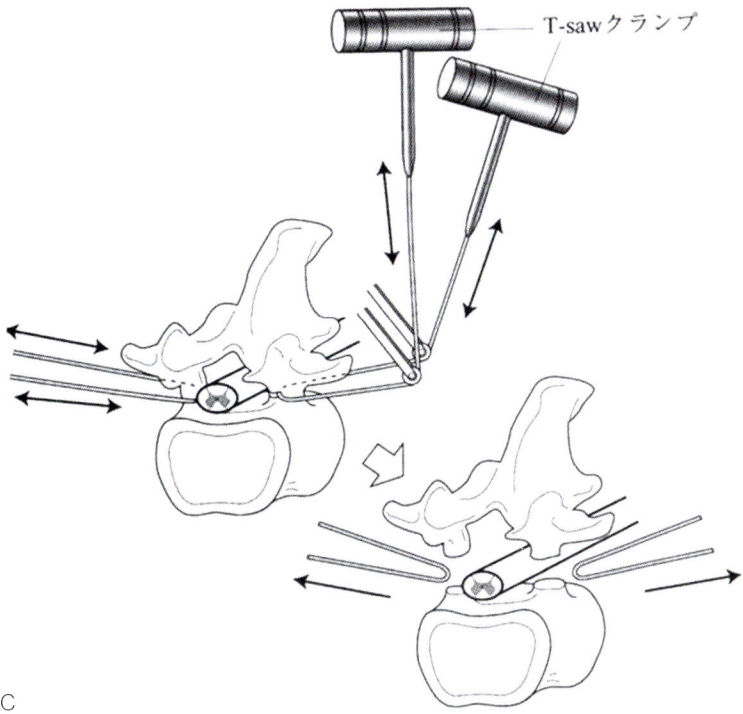

技术图3 A、B. 来回拉动T形线锯切割右侧椎弓根。C. 绘图示意的椎弓根切除。

- 从椎体两侧继续向前分离，用刮刀和术者的手指从椎体的前方小心仔细分离主动脉。
- 当术者的两个指尖在椎体前方碰到时，用刮刀从最小号开始逐级扩大，顺序插入，以扩大解剖分离的范围。
- 一对最大的刮刀保留在位，以防止周围组织和器官的医源性损伤，使手术野足够宽大，方便前柱的操作。

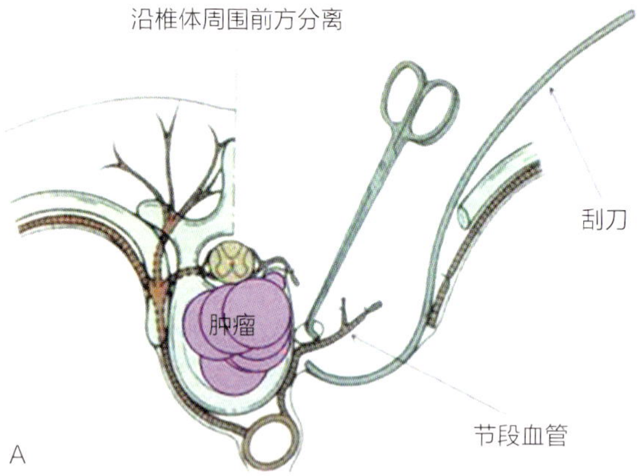

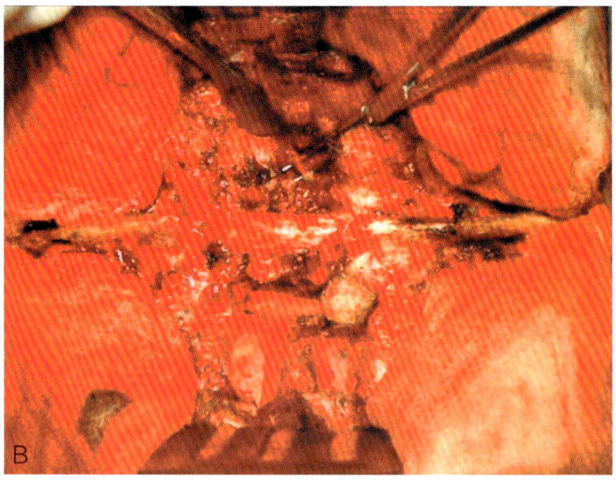

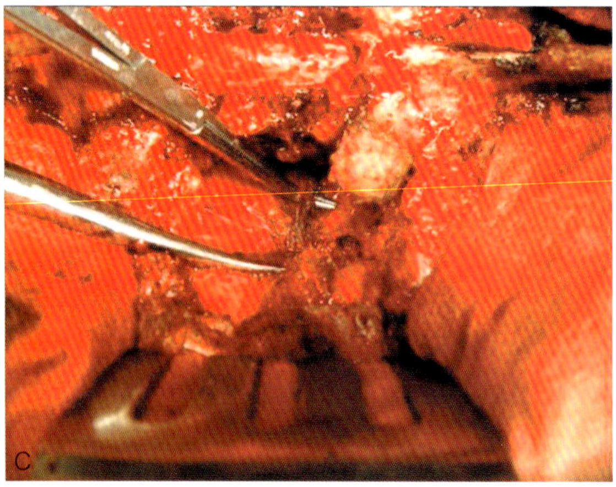

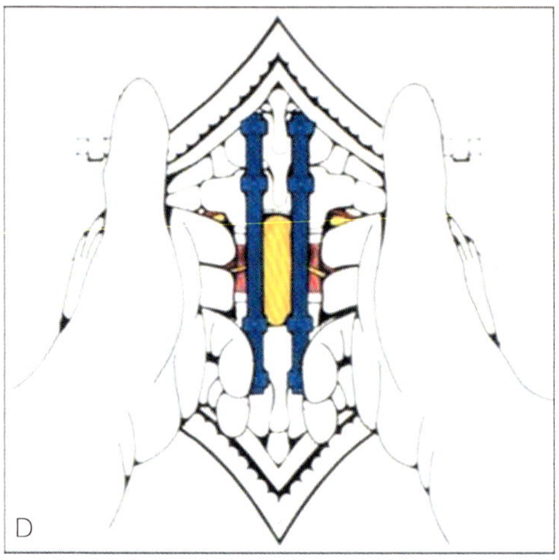

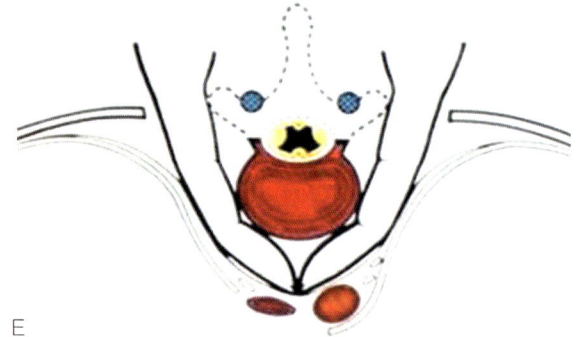

技术图4　A. 前方椎体周围分离的示意图。B、C. 右侧（B）和左侧（C）的节段动脉。D、E. 椎体前方用手指分离周围组织的示意图的后面观（D）和轴向观（E）。

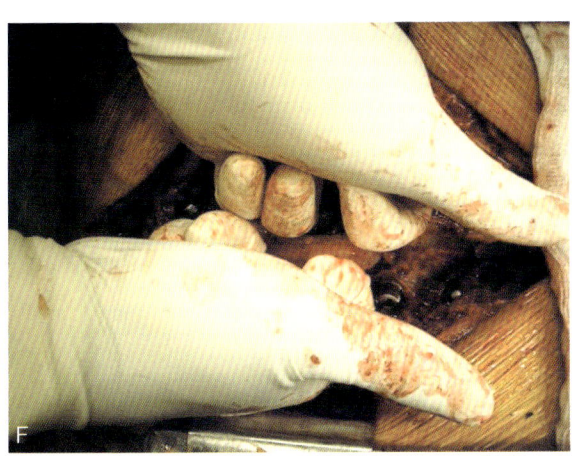
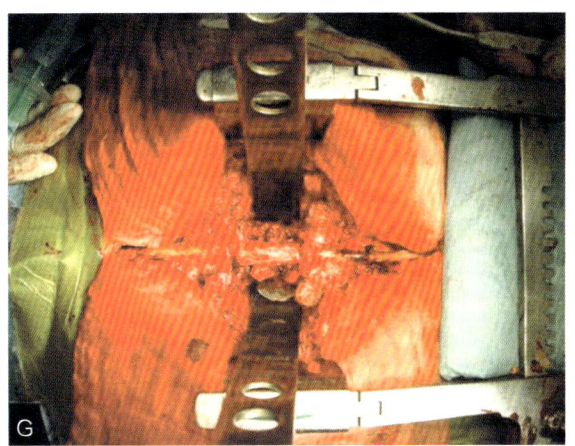

技术图4（续） F. 椎体前方用手指分离椎体周围组织。G. 在目标椎体两侧保留一对刮刀，以保护周围组织和器官免受医源性损伤，并使手术区足够宽以操纵前柱。

脊髓分离和整块椎体切除

- 使用神经剥离子分离脊髓（硬膜）周围的静脉丛和韧带组织。
- 用针探查确认椎间隙，将T形线锯插入椎体的近端和远端的切割平面。现在，钻石T形线锯用于椎体切除术。
- 然后使用齿形保护器，其两边有齿状结构，用以防止线锯滑动。
- 椎骨的前柱，包括前、后纵韧带，用T形线锯一起切割下来（技术图5）。
- 游离的前柱绕着脊髓小心旋转取出，注意避免损伤脊髓。
- 通过该过程，实现了完整的脊髓前方和后方减压（脊柱减压）和椎体肿瘤的整块切除。

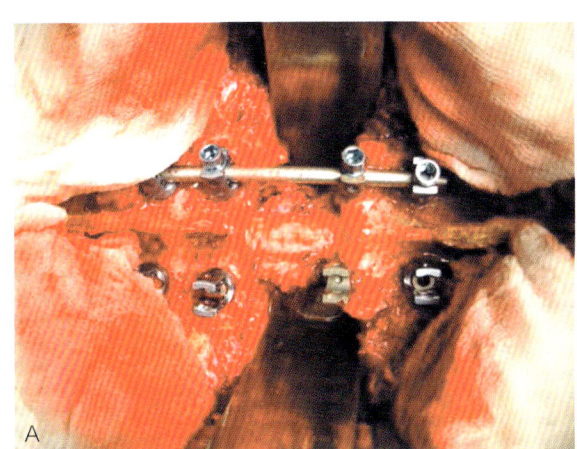
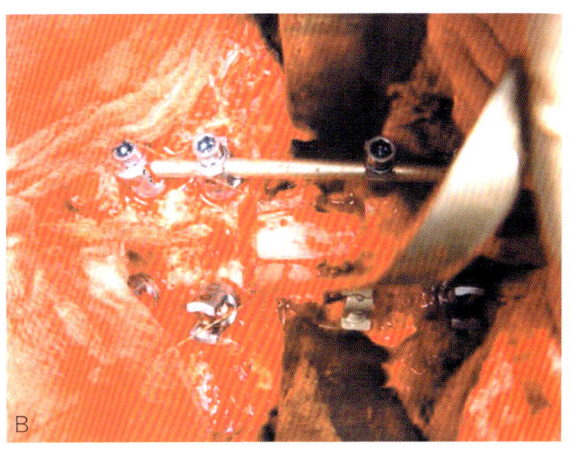
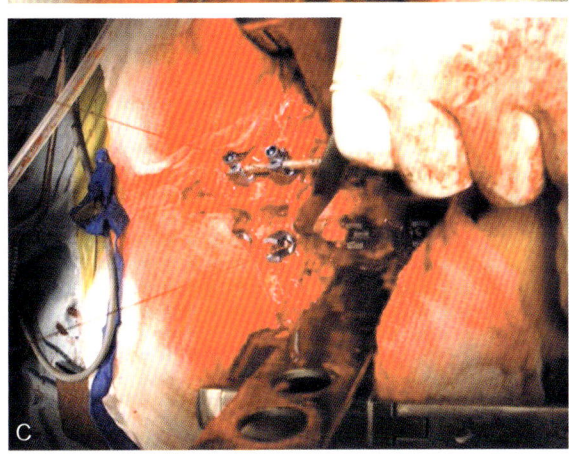

技术图5 A. 在前柱切除后，后方临床固定以保持脊柱的稳定性。B、C. 椎体前柱，包括前、后纵韧带由T形线锯一起切断。两边都有齿状结构齿形保护器，用以防止线锯滑动。

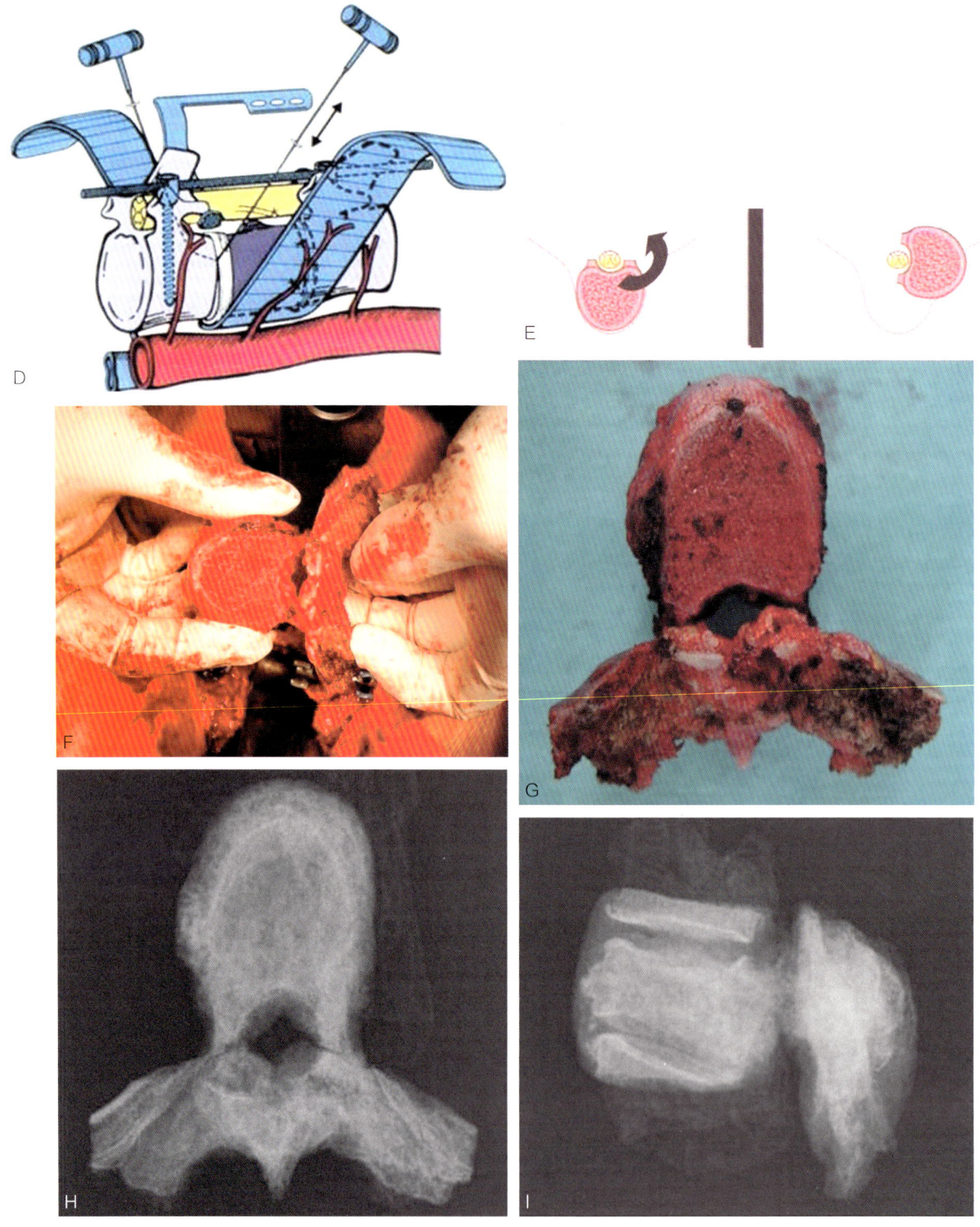

技术图5（续） D. 切割前柱的示意图。E. 整块椎体切除术图。F. T7椎骨整块切除下来的标本图片。G. 沿着间室与屏障一起切除的照片。H、I. 来自T7转移性肿瘤切除标本的透视片：轴位片（H）和侧位片（I）。

前柱重建和后路内固定

- 分别在上下残余椎体的切割面上做锚孔以放置移植物。在上下残余健康椎体内的锚孔中放置椎体间支撑物,如装有自体骨、同种异体骨或骨水泥的圆柱状钛笼(技术图6)。
- 通过透视确认钛笼位置摆放良好后,安装后方内固定,轻微压缩以固定前方的钛笼。
- 通过这种"脊柱缩短"操作,前方的柱状钛笼被紧紧地卡住,即完成前后360°脊柱重建[2,7]。
- 如果切除2个或3个椎骨,建议在后方连接棒与前方钛笼之间增加连接装置(如人造椎弓根)。

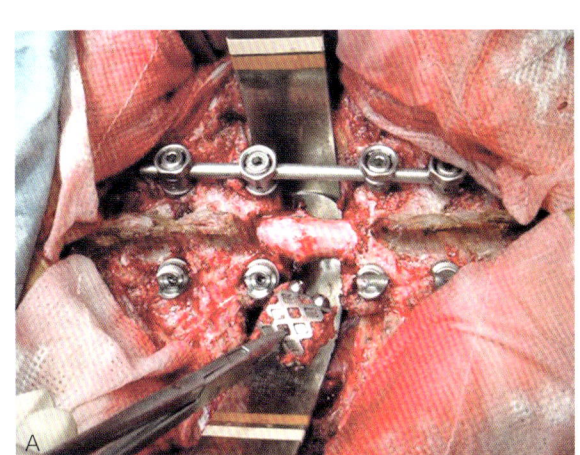
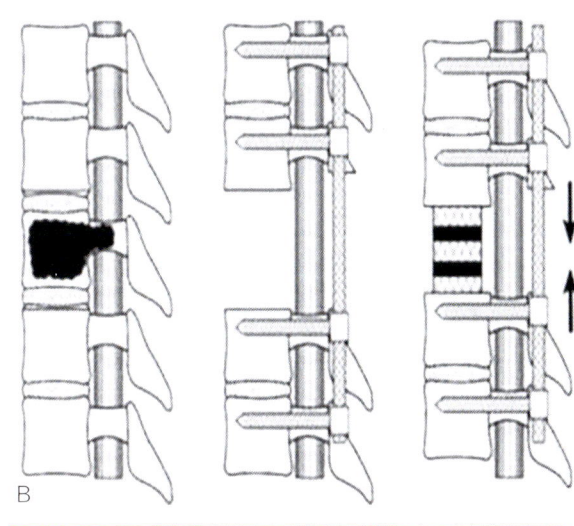
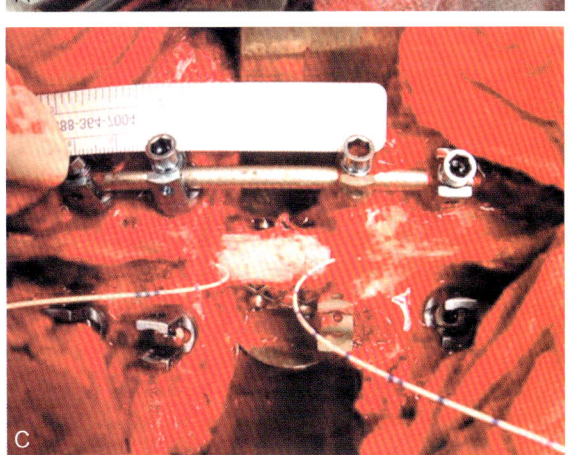
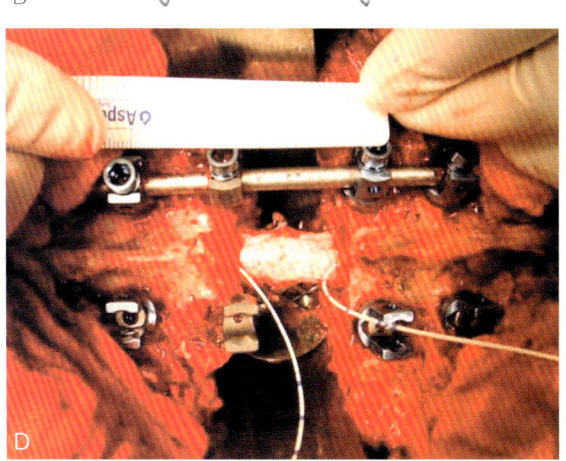
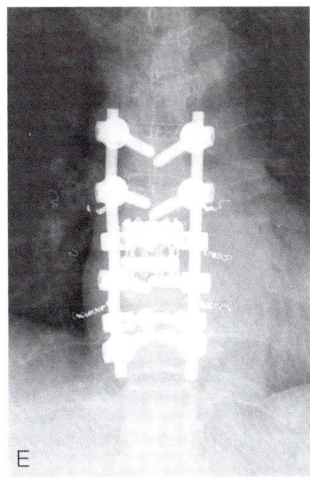
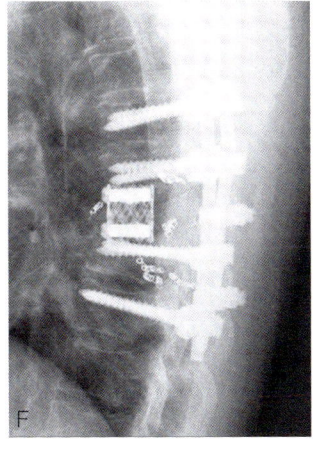

技术图6 A. 将钛笼正确地置入上下残余健康椎骨内的锚孔中。B. 重建方案(侧位图)。C、D. 通过透视确认钛笼的合适位置后,加压后方椎弓根钉(这种情况一般10 mm)使前方的钛笼固定牢靠。E、F. 脊柱缩短后的术后X线片,可见3对术前栓塞线圈。

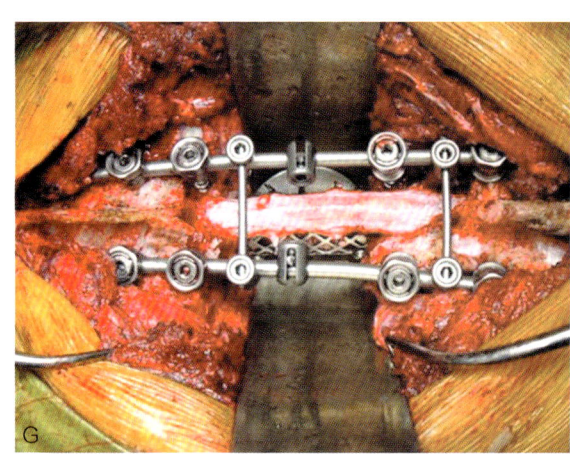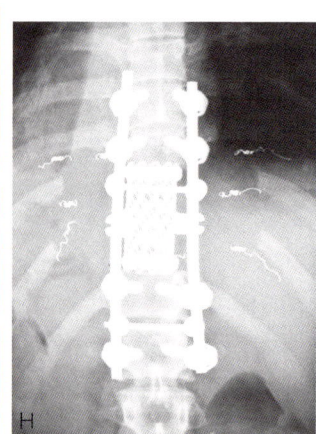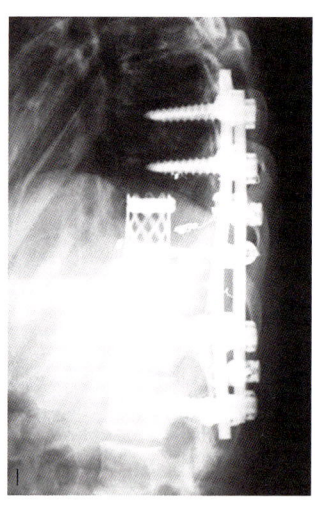

技术图6（续） G~I. 切除两个椎骨。G. 增加双侧人工椎弓根。H、I. 术后X线片显示与人工椎弓根的重建术。

要点和失误防范

硬膜外静脉丛出血[12]	• 在整块椎板切除术后手动将纤维蛋白胶1.5 ml注射到目标椎骨的头端和尾端方向的硬膜外腔，有助于减少硬膜外静脉丛渗血
椎体周围钝性分离	• 根据解剖对每一步都要小心细致分离，这是最重要的也是最基础的 • 在后入路行TES之前，椎体周围的血管使用胸腔镜或小切口技术进行处理。对于肿瘤累及节段性动脉的患者，这比单纯后方入路进行TES更安全 • 在L1和L2的病变处，在解剖腰椎动脉之前，应先将膈肌从椎体分离，因为节段性动脉在椎体和膈肌之间穿行[6]
结扎节段动脉	• 最多可以结扎三条节段动脉，甚至包括Adamkiewicz动脉分支，这不会影响脊髓诱发电位和脊髓功能[4,8,15]
脊髓损伤	• 应避免对神经结构造成机械损伤，特别是侧移、扭转、挤压或牵拉 • 脊髓牵拉会导致不可逆的机械损伤。由于神经根源自脊髓，过度的牵拉神经根也会损伤脊髓
肿瘤细胞污染风险[13]	• 建议用蒸馏水和高浓度的顺铂双重冲洗以根除受污染的肿瘤细胞
脊柱缩短	• TES技术进行脊柱重建的最后一步是后方内固定的适度加压，以固定前方椎体间的假体（短缩5~10 mm），确保其在位牢靠 • 脊柱缩短的这一过程提供了2个重要优点：①前后柱稳定性增加；②脊髓血供增加，有利于改善脊髓的功能[7]

术后护理

- 术后切口负压引流3~5天。
- 允许患者在手术后1周内开始行走。
- 患者佩戴胸腰骶支具3~6个月,直到骨性愈合。

结果

- 从1989—2003年,对284例脊柱肿瘤患者(原发,86例;转移,198例)进行了手术治疗,并随访至少2年。
- 在86例原发肿瘤患者中有33例进行了TES手术;17例恶性肿瘤患者(3例骨肉瘤、3例尤文肉瘤、3例浆细胞瘤、2例软骨肉瘤和其他6种肿瘤各1例)和16例侵袭性良性肿瘤(4例巨细胞瘤、3例成骨细胞瘤、3例有症状的血管瘤,其他6个肿瘤各1例)进行了TES。
- 接受TES治疗的17例原发性恶性脊柱肿瘤(1期和2期)患者的5年生存率为67%,16例侵袭性良性肿瘤患者(2期和3期)的生存率为100%。
- 在同一时期,在198例脊柱转移瘤患者中的64例中进行了TES。在这64例转移性肿瘤中,原发灶来源如下:肾脏,18例;乳房,15例;甲状腺,9例;肺,4例;肝脏,4例;其他肿瘤,14例。
- 64例患者中有43例患者为2、3和4分,接受了TES治疗,其2年生存率为66.6%,5年生存率为46.6%。
- 97例患者中有92例(95%)在死亡或最后一次随访前没有肿瘤复发。
- 97例患者中有5例(5%)局部复发,平均复发时间为术后22.1个月。
- 在所有5例局部复发的患者中,复发均来自残留的肿瘤组织。

并发症

- 大出血。
- 在椎体钝性分离期间损伤主要血管。
- 脊髓损伤。
- 肺或胸膜损伤。
- 术后血肿。
- 脑脊液漏。
- 胸腔积液。
- 乳糜胸。
- 手术内固定失败。
- 感染,尤其是术前放疗者。

参考文献

[1] Abdel-Wanis ME, Tsuchiya H, Kawahara N, et al. Tumor growth potential after tumoral and instrumental contamination: an in-vivo comparative study of T-saw, Gigli saw, and scalpel. J Orthop Sci 2001;6:424-429.

[2] Akamaru T, Kawahara N, Sakamoto J, et al. The transmission of stress to grafted bone inside a titanium mesh cage used in anterior column reconstruction after total spondylectomy: a finite-element analysis. Spine 2005;30:2783-2787.

[3] Enneking WF, Spanier SS, Goodmann MA. A system for the surgical staging of musculoskeletal sarcoma. Clin Orthop 1980;153:106-120.

[4] Fujimaki Y, Kawahara N, Tomita K, et al. How many ligations of bilateral segmental arteries cause ischemic spinal cord dysfunction? An experimental study using a dog model. Spine 2006;31:E781-E789.

[5] Fujita T, Ueda Y, Kawahara N, et al. Local spread of metastatic vertebral tumors. A histologic study. Spine 1997;22:1905-1912.

[6] Kawahara N, Tomita K, Baba H, et al. Cadaveric vascular anatomy for total en bloc spondylectomy in malignant vertebral tumors. Spine 1996;21:1401-1407.

[7] Kawahara N, Tomita K, Kobayashi T, et al. Influence of acute shortening on the spinal cord: an experimental study. Spine 2005;30:613-620.

[8] Numbu K, Kawahara N, Murakami H, et al. Interruption of bilateral segmental arteries at several levels. Influence on vertebral blood flow. Spine 2004;29:1530-1534.

[9] Tomita K, Kawahara N. The threadwire saw: a new device for cutting bone. J Bone Joint Surg Am 1996;78A:1915-1917.

[10] Tomita K, Kawahara N, Baba H, et al. Total en bloc spondylectomy. A new surgical technique for primary malignant vertebral tumors. Spine 1997;22:324-333.

[11] Tomita K, Kawahara N, Baba H, et al. Total en bloc spondylectomy for solitary spinal metastasis. Int Orthop 1994;18:291-298.

[12] Tomita K, Kawahara K, Kobayashi T, et al. Surgical strategy for spinal metastases. Spine 2001;26:298-306.

[13] Tomita K, Kawahara N, Murakami H, et al. Total en bloc spondylectomy for spinal tumors: improvement of the technique and its associated basic background. J Orthop Sci 2006;11:3-12.

[14] Tomita K, Toribatake Y, Kawahara N, et al. Total en bloc spondylectomy and circumspinal decompression for solitary spinal metastasis. Paraplegia 1994;32:36-46.

[15] Ueda Y, Kawahara N, Tomita K, et al. Influence on spinal cord blood flow and spinal cord function by interruption of bilateral segmental arteries at up to three levels: experimental study in dogs. Spine 2005;30:2239-2243.

第24章 骶骨肿瘤手术治疗
Surgical Management of Sacral Tumors

Xiaohui Niu and Hairong Xu

背景

- 累及骶骨的肿瘤主要包括原发性肿瘤和转移性肿瘤。
  - 转移性肿瘤比原发性肿瘤更常见。
  - 最常见的良性骶骨肿瘤是巨细胞瘤。最常见的原发性恶性骶骨肿瘤是脊索瘤,其次是软骨肉瘤。
  - 由神经组织而非骶骨产生的神经鞘瘤被归类为骶骨肿瘤,因为它在临床上与其他骶骨肿瘤相似,并且治疗方法也类似。
- 骶骨肿瘤症状通常是非特异性的或类似于腰椎间盘突出的症状,由于潜在的较大的骶前空间而使肿瘤可以持续发展数月至数年。确诊前肿瘤可能变得非常巨大。
- 通常涉及骶骨的原发性肿瘤是脊索瘤[1]。该解剖位置的肿瘤属于低级别且不太可能出现转移。由于不完全切除导致的肿瘤泄漏可能使局部控制问题变得更严重。活检导致肿瘤细胞局部泄漏,或无经验的手术医生部分切除,可能使患者丧失完全切除的机会。
- 骶骨肿瘤的手术治疗由于丰富的血供和复杂的解剖结构(即神经、血管)而具有挑战性。它常常伴有局部复发和并发症的高风险。
  - 骶骨切除术不常进行。
- 通过了解该部位的解剖结构并充分了解解剖原理,可以安全、有效地进行手术。骶髂关节下边界和神经根都是手术的危险边界。在罕见的情况下,肿瘤可能需要整块切除直肠或肛管加直肠。
- 围手术期并发症可能包括术中和术后大量出血;直肠、膀胱等损伤;伤口并发症;以及术后神经功能障碍。
- 近年来,计算机辅助导航技术在帮助优化术前规划和术中更精准的肿瘤切除方面显示出良好前景。通过应用该技术可以减少局部复发,并且可以最好地维持神经功能。
- 放疗对残余肿瘤可能会有所帮助。

解剖学

骶丛和尾丛

- 腰骶干(L4、L5)在骶骨上方通过。
  - L4和L5的腹侧分支的尾端的部分组合形成腰骶干(图1)。和前三个骶神经的腹侧分支和第四骶神经的腹侧分支的上部一起形成骶丛。
  - S1~S3神经根通过上三个骶前孔发出,S1神经根在骶髂关节平面加入腰骶干,从S1~S5骶盆孔穿出。
  - 骶丛的顶端朝向更大的坐骨孔,位于骶骨和梨状肌前方。
  - 尾椎神经丛来自第四和第五骶神经的腹侧分支的下部以及尾椎神经。
- 骶丛为骨盆、臀部、会阴区、大腿后方、大部分小腿、整个足部和髋关节的一部分支配运动和感觉神经。除了梨状肌、闭孔肌和股四头肌的许多短肌支外,骶丛和尾丛分为以下分支。
  - 臀上神经(L4-L5、S1)。臀上神经与臀上动脉和静脉一起通过梨状肌上孔离开骨盆。神经支配阔筋膜张肌,臀小肌和臀中肌。
  - 臀下神经(L5、S1-S2)。臀下神经与臀下动脉和静脉一起通过坐骨大孔离开骨盆。神经支配臀大肌。
  - 阴部神经丛。阴部神经丛由S3-S4和S1-S2的前方分支部分形成。在臀大肌起源于骶骨边缘的深处,阴部神经必须保留,因为它在坐骨棘后方,然后在坐骨直肠窝的闭孔内肌表面。它位于骶丛的前下方,但与它没有明显的区别。它有以下分支:肌肉分支来自第4骶椎并支配肛提肌、尾骨肌和外侧括约肌。内脏分支起源于第3和第4骶神经,有时来自第2骶神经,分布到膀胱和直肠,在女性中分布到阴道;他们与交感神经系统的盆神经丛交通。会阴神经,阴部神经的两个末端分支中的下方较大的一支,位于阴部内动脉下方。部分神经纤维分布到阴囊皮肤并与股后皮神经的会阴分支相通。这些神经支配女性的大阴唇。会阴神经丛神经发出到球海绵体肌,穿过这块肌肉,并支配尿道海绵体,最后到达尿道的黏膜。阴茎背神经是阴部神经最深层的分支。它在阴

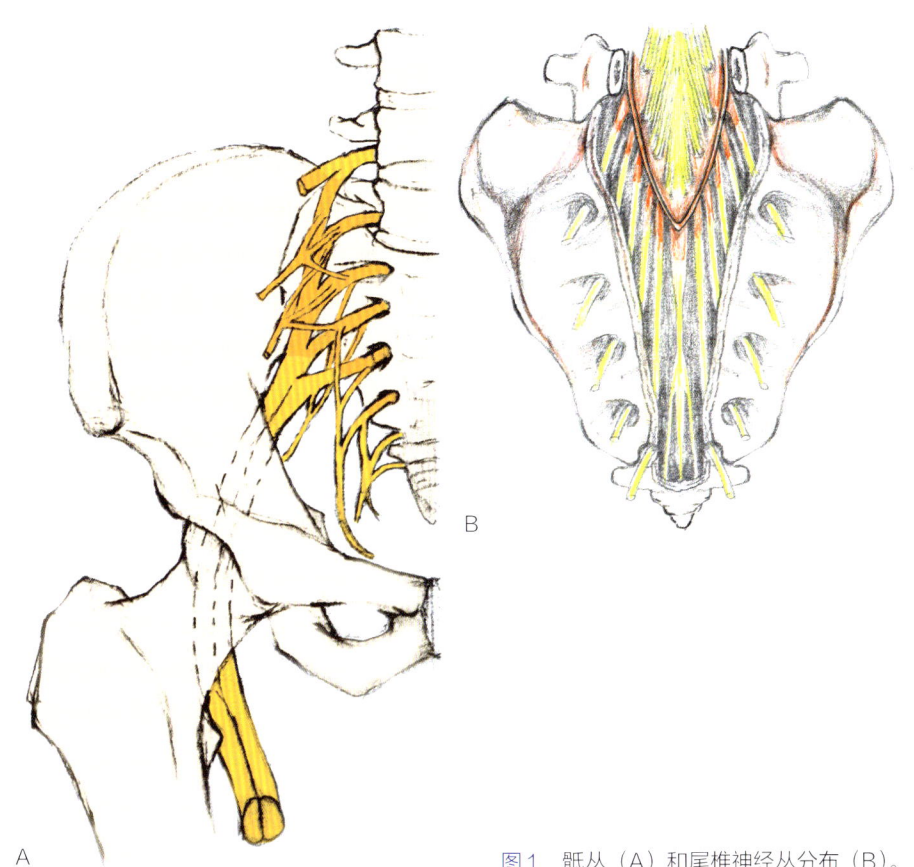

图1 骶丛（A）和尾椎神经丛分布（B）。

茎海绵体形成一个分支，并与阴茎背动脉一起向前延伸，在悬韧带的夹层之间，延伸到阴茎的背部，终止于龟头。在女性中，这个神经非常小并且支配阴蒂。第5骶神经与第4骶神经相连接，并与尾骨神经相连形成尾骨神经丛。从这个神经丛，发出了肛门神经；它们由一些细丝组成，这些细丝穿过骶结节韧带，支配尾骨区域的皮肤。

- 股后皮神经（S1~S3）。它通过耻骨上孔离开骨盆。伴随着臀下动脉到臀大肌，并支配大腿后部和腘窝的皮肤。
- 坐骨神经（L4-L5，S1~S3）。它是人体中最长、最宽的单根神经。梨状肌与坐骨神经之间的关系很接近，可能会发生变异。在大多数情况下，坐骨神经通过梨状肌上孔离开骨盆。它位于短的外旋肌（上孖肌、下孖肌和闭孔内肌）的后部（表面）。然后，它沿着臀部和大腿后部向下延伸，发出运动神经支配腘绳肌。当坐骨神经到达腘窝的顶点时，分叉形成胫神经和腓总神经。
- 硬膜囊终止于S2-S3交界处。当硬膜囊受伤时，会发生脑脊液漏。
- 整个骶骨的根治性切除后，除了会导致括约肌功能障碍之外，还会导致两个下肢坐骨神经支配区域的去神经支配。S3椎体下方的切除不会危及肛门和膀胱功能。

血管解剖学

- 骶骨肿瘤的血供主要包括髂内动脉、阴部内动脉、臀上、臀下动脉、膀胱动脉、直肠髂动脉、髂腰动脉和骶外动脉（图2）。
- 骶骨肿瘤的相关血管，可能在手术中处理，主要包括臀上动脉、骶外动脉和骶中动脉。臀上动脉、肋下动脉和来自腹主动脉的肋间动脉之间存在交通。上、下动脉也与来自髂外动脉的股深动脉接合。骶外侧动脉和骶中动脉之间也有交通。
- 静脉解剖结构通常与动脉解剖结构平行，但是具有高度的变异性并可能由于肿瘤而增多和扩大。

骶髂关节的解剖学和生物力学

- 骶髂关节是在骶骨和髂骨的关节表面之间形成的滑膜结构。关节表面与髂骨结合呈耳状，在关节面之间具有不规则的互补性，为关节提供机械稳定性。骨间韧带，骶髂前、后韧带在该区域是最强的，并且起到加强

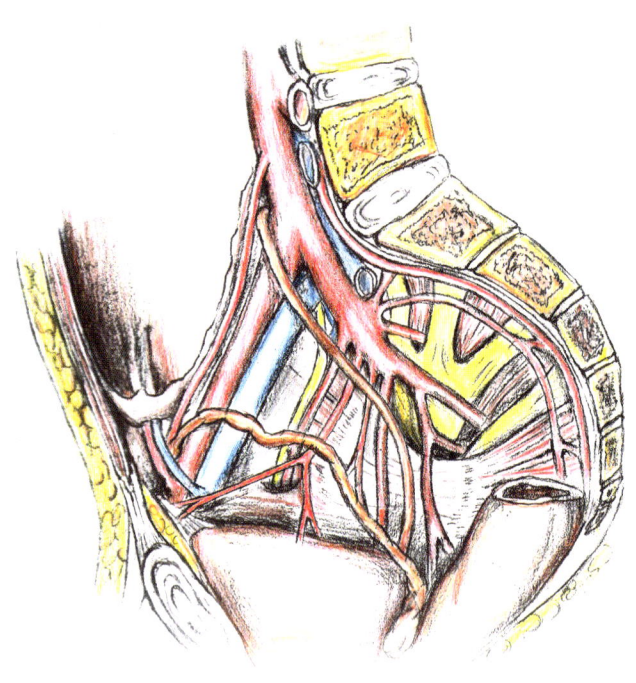

图2 骶骨区的主要血液支配。

关节的作用。

- 如果仅在S1神经孔上方进行骶骨横向部分切除术,平均切除骶髂关节25%,关节的承载能力降至正常的35%。如果在S1神经孔的下方进行骶骨横向部分切除术,平均切除关节的16%,那么关节的承载能力将降低到正常的72%[3]。
- 当进行S1神经孔尾侧横向部分骶骨切除术时,不需要重建手术。在S1神经根上方进行骶骨部分横向切除术时应考虑重建。

肌肉和韧带

- 臀大肌起源于髂骨后侧面、髂后上棘、骶骨和尾骨的后下侧面以及骶结节韧带。臀大肌从骶骨到股骨,分别覆盖骶髂关节和骶棘韧带以及骶结节韧带和一部分坐骨直肠窝。它主要穿入髂胫束筋膜,以及股骨后表面的臀肌粗隆。其供应动脉是臀下动脉、臀上动脉和股深动脉的第一穿支。
- 梨状肌也是骶骨肿瘤切除的非常重要的结构。它起源于骶骨的前方、臀区的脊柱部分,以及更大的坐骨切迹的上缘。它通过坐骨大孔离开骨盆,穿入股骨大转子。
- 竖脊肌起源于附着于骶骨的内侧嵴的前方表面宽而粗的肌腱、腰椎的棘突、棘上韧带,到髂嵴内唇的后部,以及骶骨的外侧嵴,与骶结节和后方骶髂韧带相融合。

它的一些纤维与臀大肌的纤维相连续。

- 骶结节韧带位于骨盆的下部和后部(图3)。它从骶骨(下横骶骨结节、骶骨下缘和尾骨上部)延伸到坐骨的结节。骶棘韧带是一个狭窄的韧带,附着于坐骨棘和骶骨侧面和尾骨上。它与骶结节韧带一起,与坐骨大切迹形成坐骨大孔,与坐骨小切迹形成坐骨小孔。

适应证

- 原发性良性/交界性肿瘤,如骨巨细胞瘤、神经鞘瘤等。建议进行肿瘤切除、刮除或两者结合。也可接受病灶内缘切除。
- 原发性恶性肿瘤,如脊索瘤,软骨肉瘤和尤文肉瘤等。需要广泛或边缘肿瘤切除。
- 转移性肿瘤。手术治疗应根据具体情况进行评估。可以选择切除、刮除和消融。
- 邻近软组织肉瘤累及骶骨。建议整块切除肿瘤和受累骶骨。

病史和体格检查

- 慢性神经受压导致的慢性、钝性腰背或尾椎疼痛是最常见的症状之一。它可能被误诊为腰椎间盘突出症。一些良性肿瘤患者可无症状,偶然机会发现而确诊。
- 骶骨肿瘤的典型症状是慢性下背痛,由于肿块侵犯和压迫而导致排尿和排便习惯的改变。可能很少发生运动功能障碍和大小便失禁。
- 骶骨下段肿瘤可以长到足以在直肠指诊触及他们的前部。
- 一些大的骶骨肿瘤如脊索瘤和软骨肉瘤在臀部表面出现大的肿块。
- 那些患有高度恶性肿瘤的患者可能在数周或数月内遭受剧烈疼痛,并且行走困难。患者通常必须维持在一个固定的位置以减轻疼痛。即使在直肠检查期间可触及,肿块通常也很小。

影像学和其他诊断性检查

X线片

- X线片常常模糊不清,特别是在疾病的早期。在大多数情况下,仅用普通X线片很难得出明确的诊断结果。
- 脊索瘤通常位于骶骨的下段,并且可以在早期通过X线片诊断。巨细胞瘤、单纯性骨囊肿、动脉瘤性骨囊肿等病变常位于骶骨上半部分,体积较大且完全溶解,也可通过X线片诊断。
- 骶骨中的神经鞘瘤几乎完全来自骶神经的前方分支。

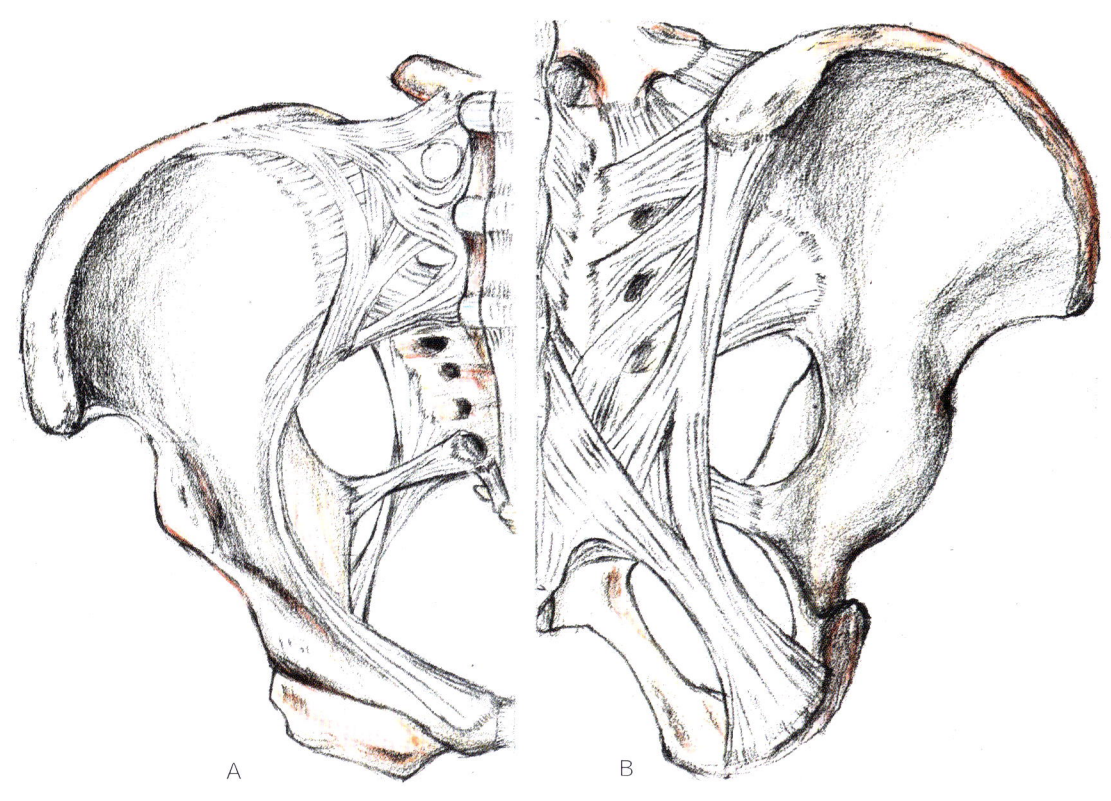

图3 骶骨韧带的前面观（A）和后面观（B）。

扩大的骶前孔可通过X线片进行识别。
- 应该意识到，如果仅进行X线片摄片，可能会错过或延误诊断。
- 然而对于肿瘤，X线片与其他图像的评估对于肿瘤和术后随访(图4)是必要的。

CT和MRI

- CT静脉造影可以很好地评估骨侵入和破坏程度、可能的基质骨化或钙化解剖位置、血供以及肿瘤和内脏器官之间的位置关系(图5)。它有助于良恶性肿瘤的鉴别诊断。
- 胸部CT对评估恶性肿瘤肺转移的分期至关重要。

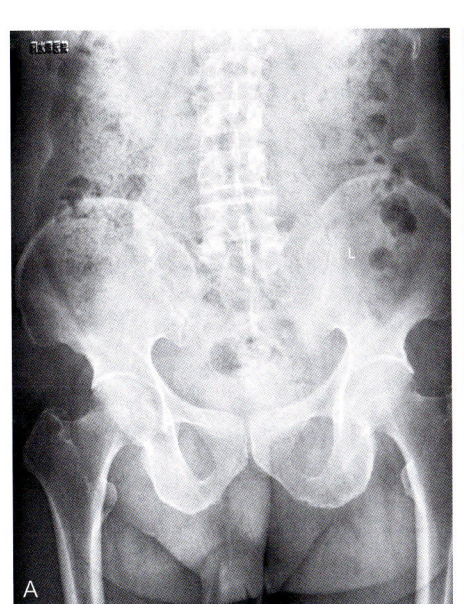 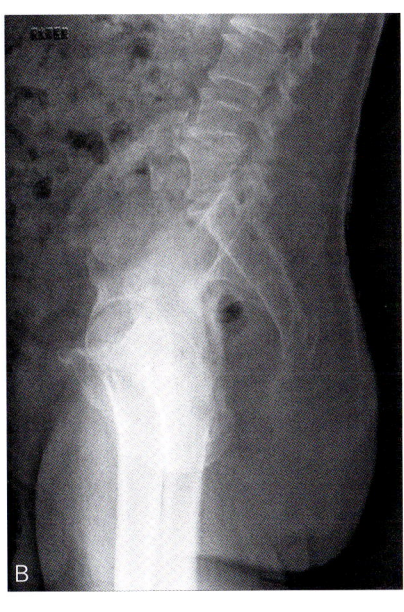

图4 A、B. 骶骨脊索瘤。

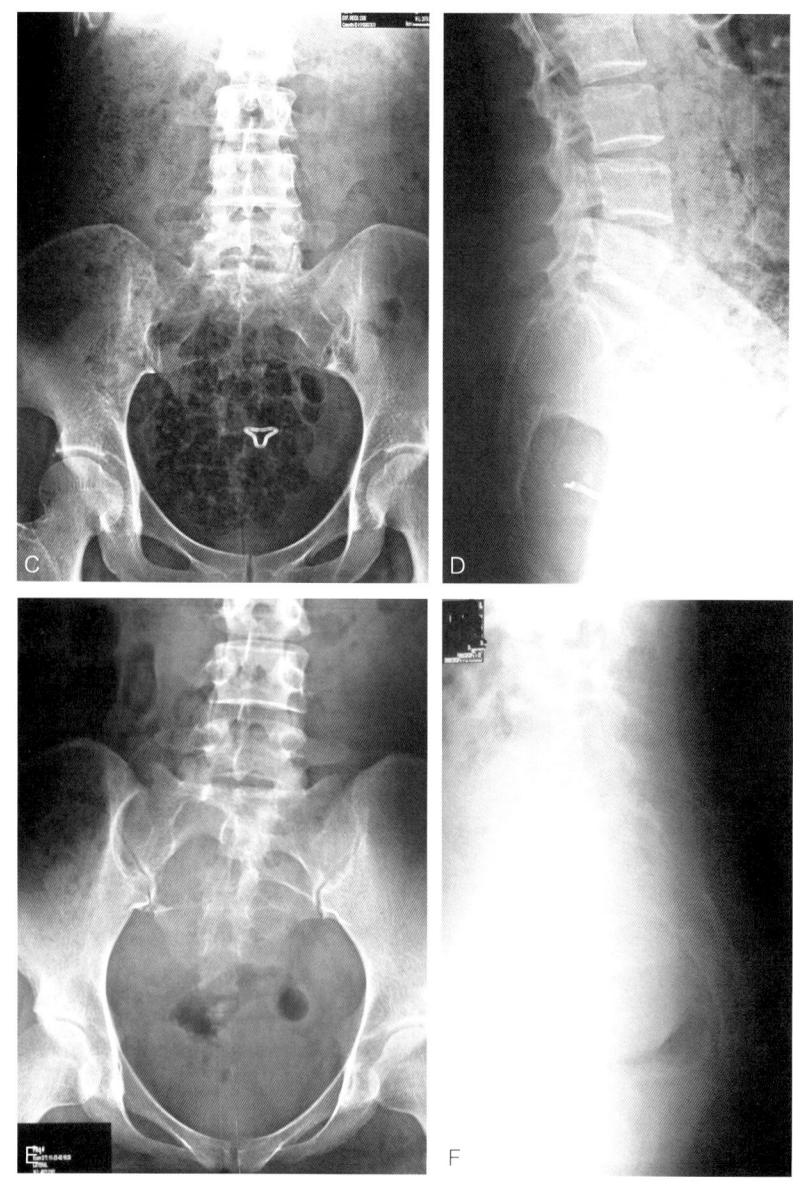

图4（续） C、D. 骶骨骨巨细胞瘤。
E、F. 骶骨的神经鞘瘤。

- 增强 MRI 对软组织肿块受累以及肿瘤与周围组织（即血管、神经、肌肉、内脏器官）之间的关系至关重要。MRI 是软组织影像的最佳检查方法，因为它对软组织的识别能力优于 CT。
- 增强 MRI 可能有助于辅助治疗的系列评估。

骨扫描
- 骨扫描有时可以检测到其他 X 线片无法清楚识别的小的骶骨病变。
- 骨扫描通常用于排除全身性疾病（即转移）。

血管造影
- 血管造影是恶性骶骨肿瘤所必须要做的。
- 有必要通过血管造影术清楚地确定肿瘤的血供和相关的血管解剖结构，以评估手术治疗的风险。
- 手术前选择性栓塞肿瘤供应血管对于减少手术期间的失血是必要的（图6）。它取代了结扎和临时阻塞动脉。然而，应该认识到过度和大面积的栓塞可能增加皮瓣坏死等并发症的风险。

正电子发射-计算机断层扫描
- 正电子发射-计算机断层扫描（PET-CT）可用于评估恶性骶骨肿瘤，尤其是转移性疾病。
- 它有助于检测多部位病变并监测局部复发。
- 它对术前计划价值有限。

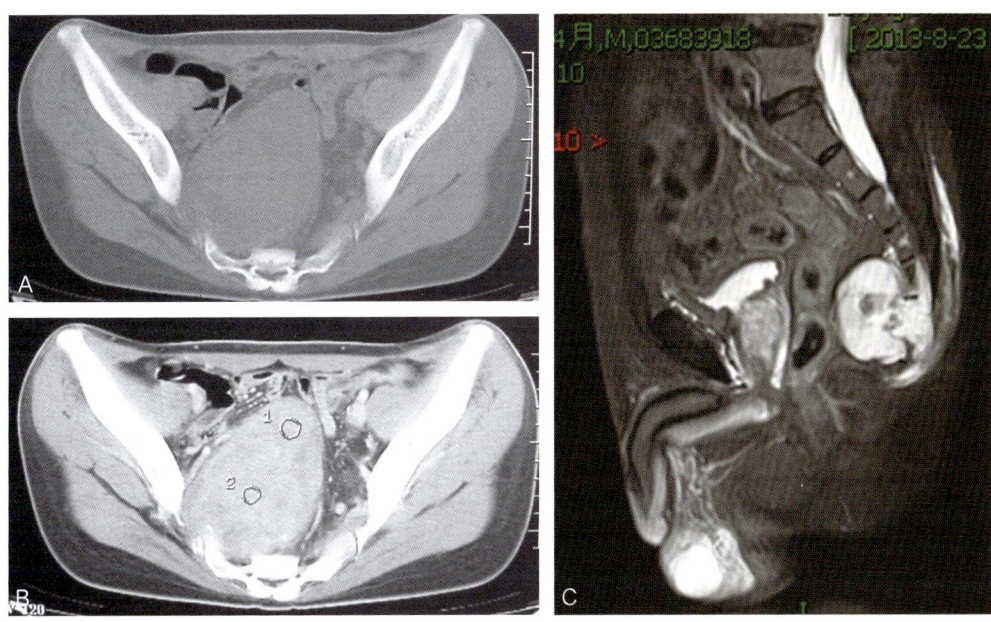

图5 A、B. 脊索瘤的CT扫描与对比。C. 脊索瘤的MRI。

活检

- 活组织检查对于明确的手术治疗具有重要价值。目的是确定准确的肿瘤诊断(良性与恶性)、肿瘤分级(高级别与低级别)和特定肿瘤类型。
- 最常用的技术是针穿刺活检。在大多数情况下不需要进行切开活检。
- 最常用在目标节段上取后正中线进入穿刺点。
- 应仔细规划活检并遵循既定指南,例如将切口设计在最终手术将采用的切口内,从而最大限度减少正常组织的污染。

手术治疗

术前计划

- 仔细研究每个术前影像,包括X线、CT、MRI和血管造影,对于制订手术计划和评估指征及风险至关重要。
- 向上切除的范围应该仔细确定好,以实现精准的切除。目标是尽可能多地保留骶骨神经和良好的边界。由于尾椎尖端在手术过程中容易暴露,也不会影响手术范围,因此一种推荐的精准切除方法是根据矢状位CT或MRI测量尾椎尖端与拟切除骶骨之间的距离。

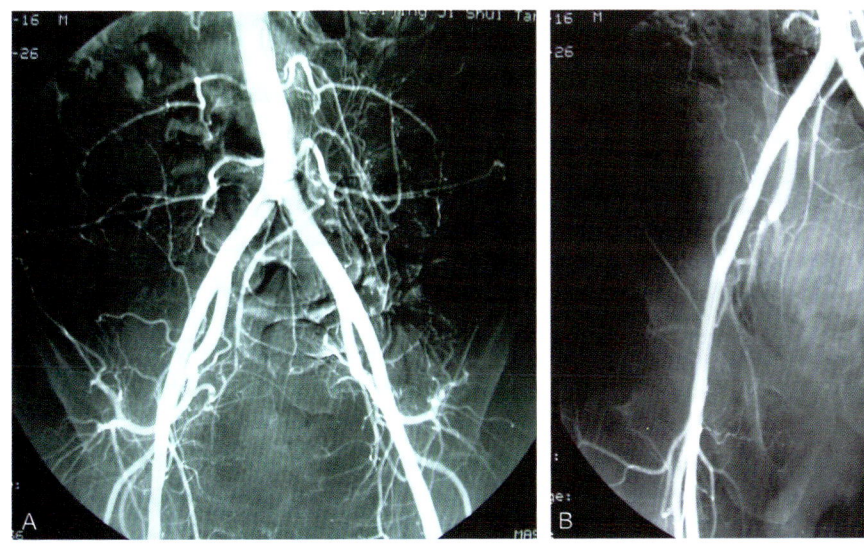

图6 脊索瘤患者的血管造影显示肿瘤栓塞之前(A)和之后(B)的血液支配。

- 建议在手术前12～24小时内进行动脉栓塞。选择性栓塞的血管主要包括髂内动脉、骶骨外侧、髂腰椎和骶中动脉。这些血管通过血管造影鉴定,通常由明胶海绵栓塞。
- 麻醉技术包括控制性降压,控制体温从而减少大的和高位骶骨肿瘤切除术中的失血。
- 准备好血液制品永远不会错,包括红细胞、血浆和血小板。可替代性的输血和补液的途径对手术至关重要。重要的是要持续监测术中失血量并与麻醉师保持充分的沟通。
- 建议在手术前24小时给予口服抗生素,并在手术前12小时进行清洁灌肠。此外,在手术时,所有患者都应该使用导尿管和肛管,以便在手术期间为输尿管、膀胱和直肠提供保护。
- 应考虑预约重症监护病房(ICU)。如果结肠或膀胱受累,与泌尿科医生和普通外科医生进行适当的沟通非常重要。
- 手术过程中可能需要的一切,包括内固定材料、一次性止血装置和其他内植物,都应做好充分准备。
- 如果计划进行计算机导航辅助手术,则应进行CT与MRI的可能图像融合以及随后的手术详细设计。

体位
- 后方入路的俯卧位。
- 前-后方联合入路(腹部骶骨入路联合)的侧卧位。

入路
- 后方入路:从L5到尾骨的后正中线做纵形切口。如果肿瘤非常大,则可以附加一个或两个横切口,并且整个切口像Y字形(图7A)或横向的H字形(图7B)。
- 前-后方入路(联合腹部骶骨入路):它是后路切口和延长的McBurney切口的组合,其从最低肋骨外侧开始并且终止于耻骨结节的顶部(图7C)。

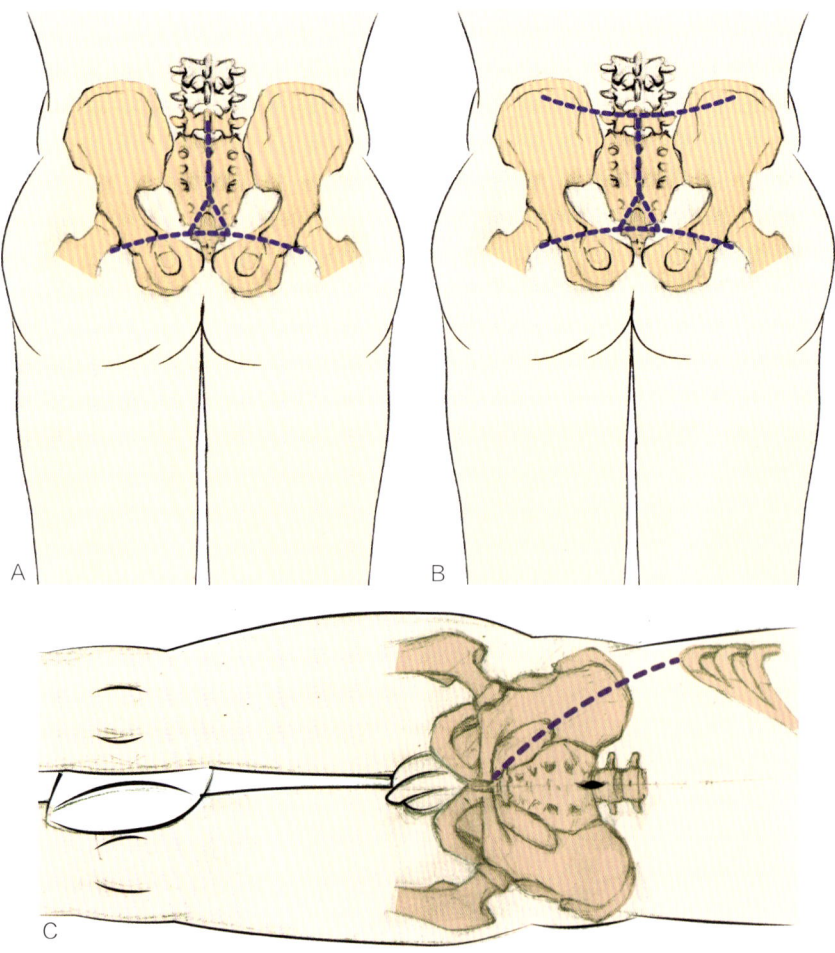

图7　A. 后路Y形切口。B. 后路横向H形切口。C. 侧位延长的McBurney切口。

经前-后方入路骶骨肿瘤切除术

- 将患者置于侧卧位(腹侧-骶骨联合体位)。通常左侧向上,但这可以根据骶骨侧面肿瘤的软组织成分进行调整。

前方入路

- 首先进行扩大的McBurney切口。通过该切口,分离腹壁肌肉组织来探查腹膜后间隙。腹部内容物被推到对侧。在此过程中应妥善保护输尿管。然后,暴露腹主动脉、髂血管和骶中血管。
  - 在大多数情况下,只用这个切口就可以切除神经鞘瘤。
- 该切口可以通过结扎同侧的髂内动脉,并暂时阻塞主动脉来降低出血风险。
- 结扎骶中血管。骶中静脉在骶骨前方与骶神经伴行,它们相互交通形成骶前静脉丛。提示骶前静脉丛的缝合结扎应位于骶骨切除节段的正上方。然后将切除节段下方的静脉丛与骶骨一起切除。通过这个方法,通常可以避免过多的失血。
- 当大肿瘤向前延伸到骨盆时,需要通过该切口仔细钝性分离肿瘤周围的重要血管,以避免不必要的血管损伤和大量失血。
- 对于那些复杂的哑铃型神经鞘瘤,如果骨质出口不够大,通过一个切口无法将肿瘤整块切除,建议首先通过后方切口切除骶骨内的肿瘤,而骶骨外的肿瘤先用纱布保护好。
- 对于全骶骨切除术,为了游离出上两个骶椎的前表面,因为它们的完全切除涉及相当大的难度,S1-S3神经根在腹侧切断并且结扎伴随的动脉和静脉。骶髂关节表面有一些从下向上走行的动脉和静脉。这些血管也应该结扎,以避免在后路进行骶骨切除时出现难以控制的出血。骶髂关节脱白并不容易。所以建议进行腹侧距离骶髂关节外侧1.5 cm处行骶髂关节截骨术。在骶骨腹侧用高速磨钻磨出一个深槽。在骶骨的背侧皮质切断后,最后将骶骨分离并整块取出肿瘤。如果在坐骨大切迹操作时,必须保护臀血管和坐骨神经。
- 如果直肠和骶骨前方表面之间存在致密粘连,则骶骨和直肠应一并切除。

后方入路

- 后方切口从腰椎棘突开始,向下延至尾骨上方3 cm处。然而,切口也可以改良为横向的H形或Y形。如果之前做过开放性活检,应做一个椭圆形切口,以切除整个活检通道。
- 沿切口向下到深筋膜,然后将皮瓣拉到髂后上棘。
- 臀大肌在S3下方沿骶骨边缘切开,在S3上方沿腰背筋膜切开。
- 腰背筋膜纵向切开,在S3节段做横向切开,以暴露并向侧方推动竖脊肌。在从尾骨表面清除软组织后,暴露尾骨。

骶骨截骨术

- 通过测量尾骨与术前计划的拟切除骶骨(技术图1A、B)之间的距离,用电刀在骶骨上标记。在距离骶骨附着处1 cm处将臀大肌切除(技术图1C、D)。应仔细结扎臀肌的血管。
- 如果不涉及竖脊肌,则将它们从骶骨附着处分离并向近侧牵开。然而,如果涉及,则在骶骨切除节段而不是附着处切开。
- 在从尾骨的腹侧和两侧面切下韧带后(技术图1E、F),在骶骨前面存在一些黄色脂肪组织。
  - 通过向前推动脂肪组织,提供了一些操作空间,方便切除在骶骨上附着的盆底肌。
  - 然后可以触摸到骶骨前外侧的骶结节韧带,并予切断。略靠上方可触及骶棘韧带,在前方有些伴行血管。切断骶棘韧带前应将血管结扎。
- 然后暴露出梨状肌。由于一些肌肉隐藏在骶髂关节后面(技术图1G、H),因此只能切除一部分梨状肌。切断骶髂韧带直至骶髂关节的下缘。
  - 在骶前间隙用湿纱布钝性分离肿瘤组织的假包膜,把肿瘤从直肠上分离开来。
- 在切开肛尾缝后,在肠道前表面用手指轻柔地进行钝性分离一小段距离,直到达到经腹解剖的平面。
  - 解剖完成后,使用湿纱布垫来保护内脏。
- 用电刀暴露骶骨的背面。在确认骶骨截骨术节段后,切断截骨术节段下方的背侧骶神经。
  - 重要的是保护好骶骨截骨平面上方的残留神经,结扎伴随神经的血管。
- 将骶后孔上下骨质用不同型号的上颌切割钳切除、扩大。然后,神经根和硬膜就可以清楚显露。相邻上位神经根位于本神经根的前外侧,相邻下位神经根位于本神经根内侧、硬膜外。
  - 在该节段尾侧结扎切断硬膜囊,包括下方的神经根(技术图1I~L)。

- 通过骶后孔开窗扩大,可以识别腹侧的骶前孔。一个神经剥离器放置在骶前孔和骶神经之间,这样可以安全地水平移动骶骨外侧,直到髂骨水平。
  - 骶髂关节截骨在髂骨侧从下向上进行,以对应先前的截骨术。
- 此时,只有骶骨体仍然连接。两个神经剥离器放置在骶前孔和骶神经之间。
- 通过用小刮匙去除骨松质来暴露骶骨的前方皮质。然后非常小心地用骨刀切断它(技术图1M、N)。
  - 切割骨皮质时,务必小心不可切穿它,以避免前方软组织不必要的出血。
- 将前方软组织分离并用止血钳夹持防止出血,同时拉动切除但仍在尾部连接的骶骨。在将骶骨翻过来后切断在腹侧骶骨中附着的直肠韧带。
- 截骨节段下方的骶神经在骶前孔前面切断。
  - 然而,鼓励将骶前孔 S3 以上的骶神经与截骨节段的神经末端进行吻合。神经功能有望在某种程度上恢复。
- 然后整块切除骶骨肿瘤(技术图1O、P)。

伤口关闭

- 在细致止血后,冲洗伤口并使用两个封闭的引流。
- 将竖脊肌和臀大肌缝合在一起。
- 最后,切口以常规方式关闭。

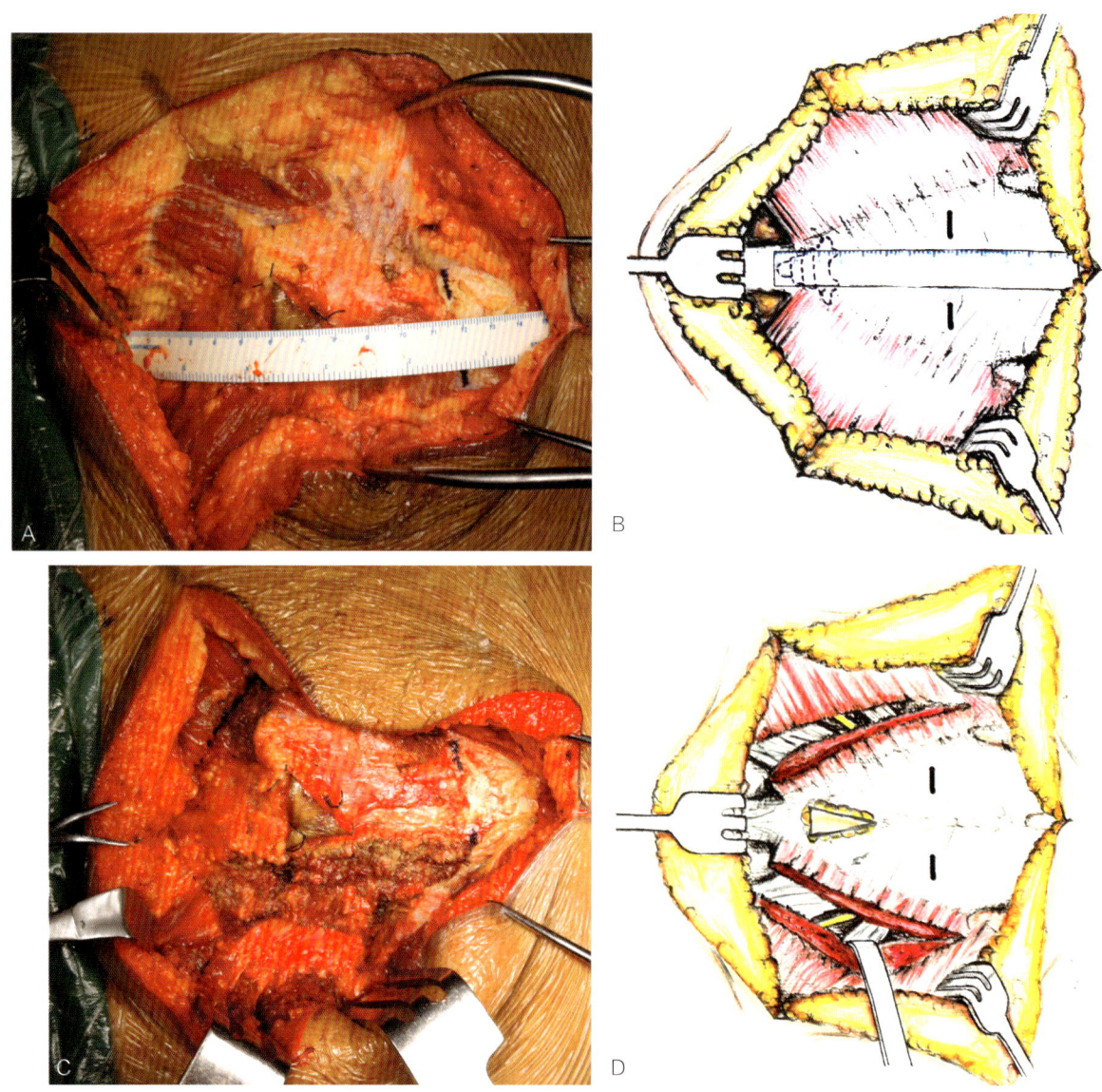

技术图1　A、B. 如果没有可用的导航系统,骶骨截骨平面在后续手术操作之前建议先用电刀标记。C、D. 臀大肌在距离骶骨附着处外 1 cm 处切除。活检通道应与肿瘤一起切除。

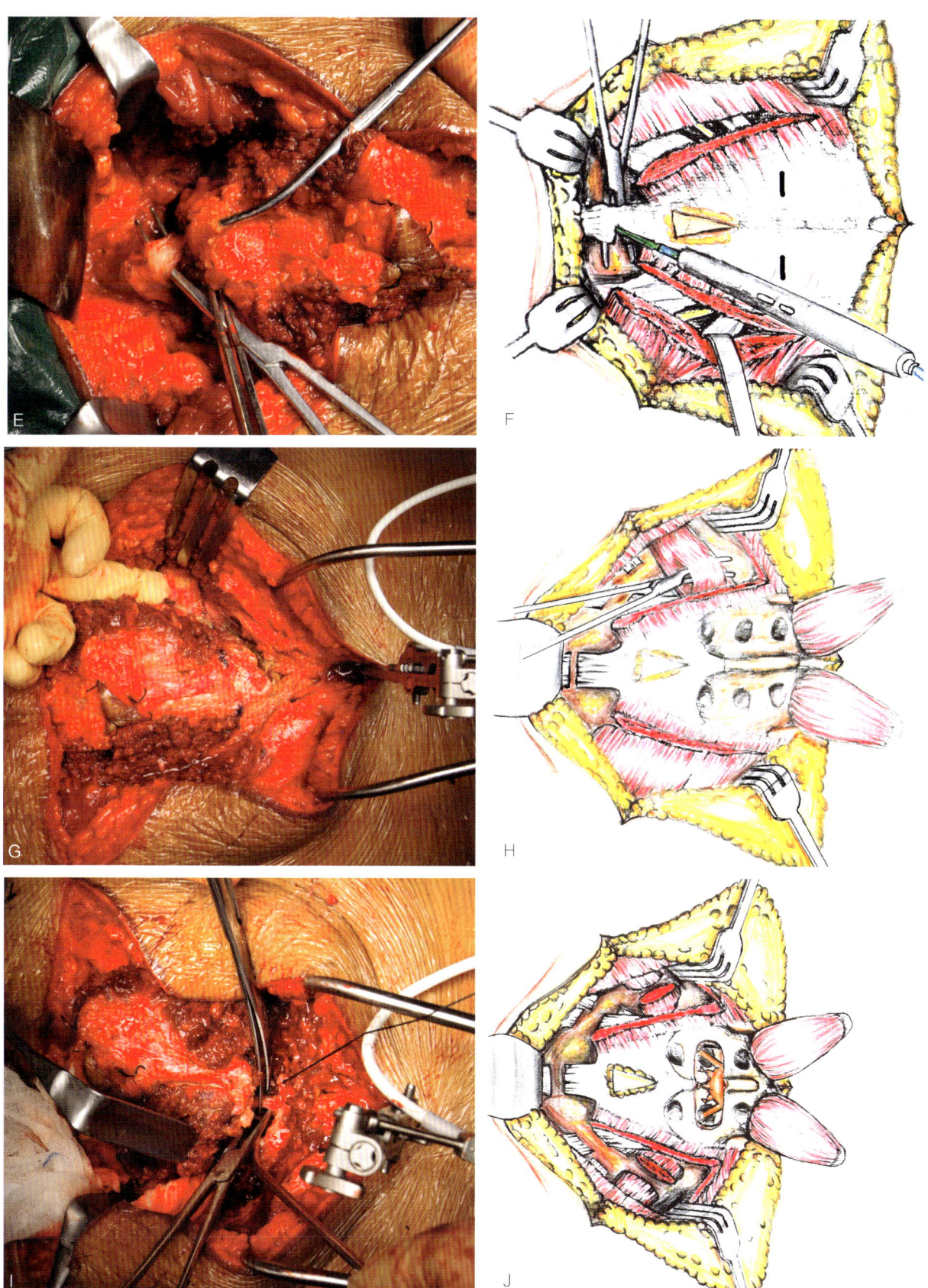

技术图1（续） E、F. 将连接尾骨和其他结构的韧带在腹侧和两侧面切断。G、H. 暴露一部分梨状肌并予切开。I、J. 应切除硬膜囊并小心结扎，以避免不必要的脑脊液漏。

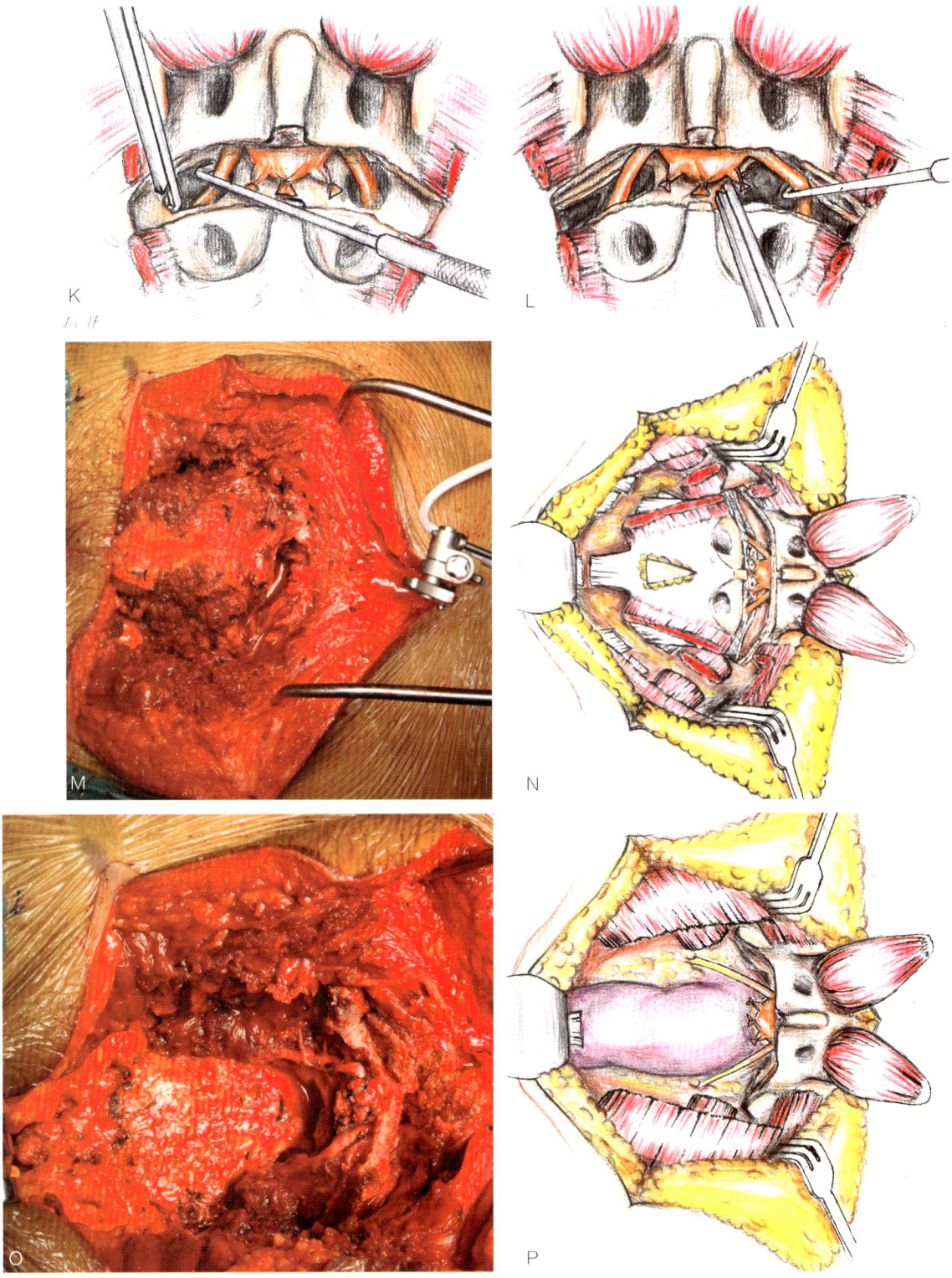

技术图1（续） K、L. 结扎硬膜囊并切除骶骨时，应保护好神经根。M、N. 用骨刀非常小心地打断骶骨前方骨皮质。潜在的大出血是由于骶骨前表面前方软组织中的血管造成的。O、P. 骶骨肿瘤切除后，清楚地看到保存的骶神经和一些骶前黄色组织。

骶骨肿瘤切除术计算机辅助导航技术

- 后方切口从L5开始并向下延伸至尾骨(技术图2A)。竖脊肌和臀大肌充分暴露至骶髂关节的侧面。
- 患者跟踪器放置在离肿瘤相对较远的位置(如髂骨、近端棘突)。它发射红外线,导航系统从该红外线确定肿瘤和周围骨骼解剖结构的位置(技术图2B~D)。
- 在术前影像学上评估竖脊肌和臀大肌的受累情况。
  - 如果未累及,则从图像到患者的注册可以是基于点的(有时是基于面的)。在拉起竖脊肌和臀大肌的皮瓣后,暴露棘突和椎体,作为导航注册的解剖标志。手术医生需要指定配对点的位置并将该信息反馈给导航系统以计算变换模型。注册后,通过在露出的标志上放置导航工具来验证注册的准确性,这是非常重要的。
  - 如果累及,则图像到患者的注册将基于Iso-C。在距离软组织肿块1~2 cm处切断竖脊肌和臀大肌。因此,点注册中使用的那些解剖标志不会暴露。通过Iso-C三维C臂自动轨道旋转190°获得图像。图像在Iso-C的处理器单元中重建并自动传输到计算机导航工作站。 术前CT/MRI以DICOM格式被导入到导航系统。使用"表面相关图像匹配"术前CT/MRI与Iso-C获得的影像进行融合,并且通过MRI/CT的骨性结构自动注册(技术图2E)。然后融合的图像准备好用于3D导航程序。
- 骶骨截骨术由计算机辅助导航系统引导。在整块肿瘤切除后,导航系统可以通过在残余的骶骨上放置导航工具来验证手术边缘是否足够(技术图2F)。
- 然后,在细致止血后,将伤口冲洗并使用封闭系统引流。切口以常规方式关闭。

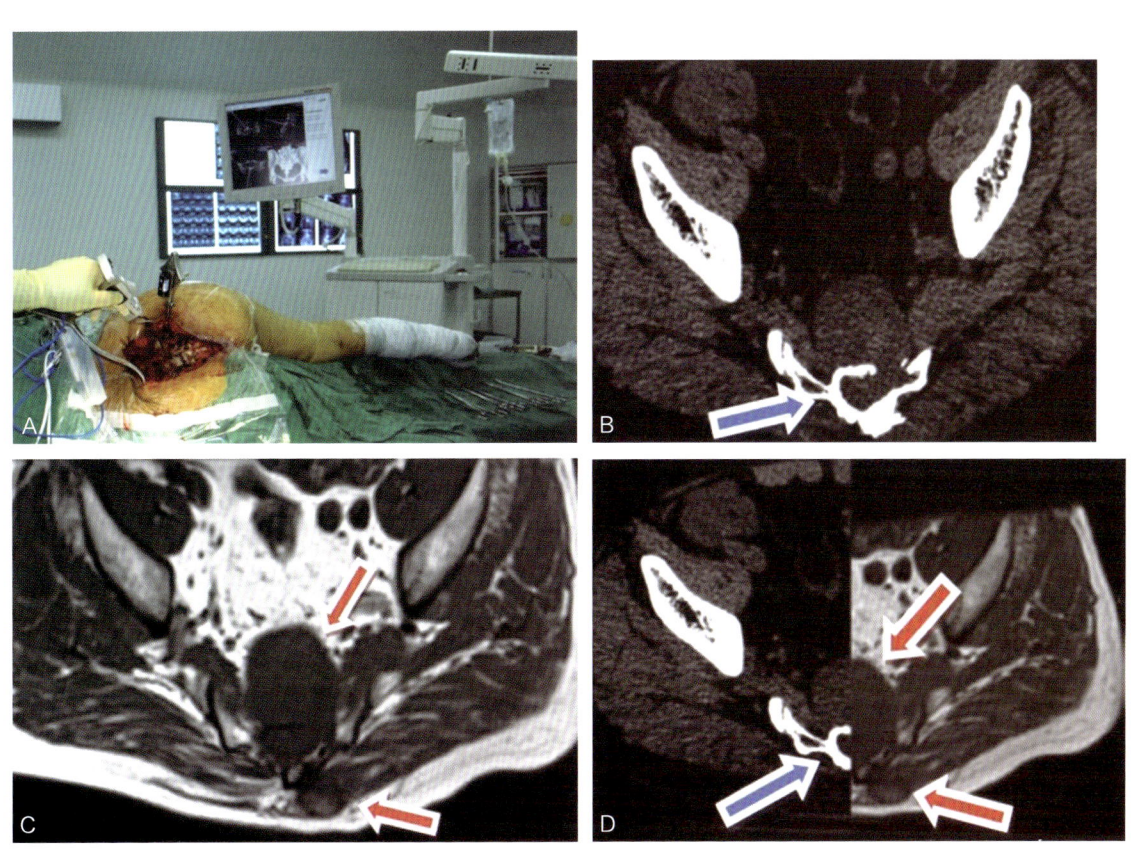

技术图2 A. Stryker计算机导航系统。患者取侧卧位以方便导航操作。手术医生通过导航系统准确地知道肿瘤和周围结构的位置。B、C. 术前CT(B)很好地显示了骨质破坏,MRI(C)显示软组织的累及情况。D. 当影像融合时,CT和MRI的优点结合在一起。

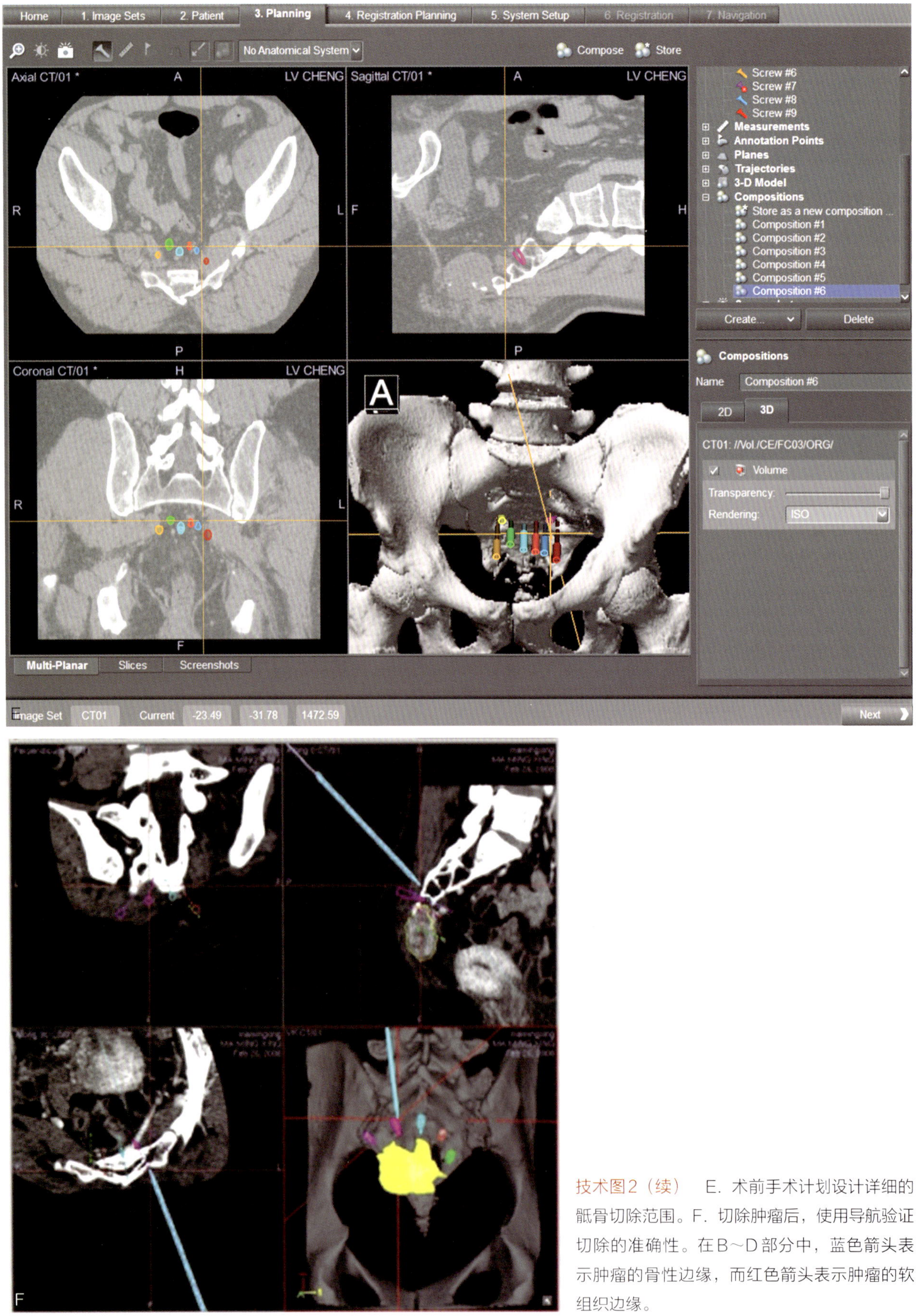

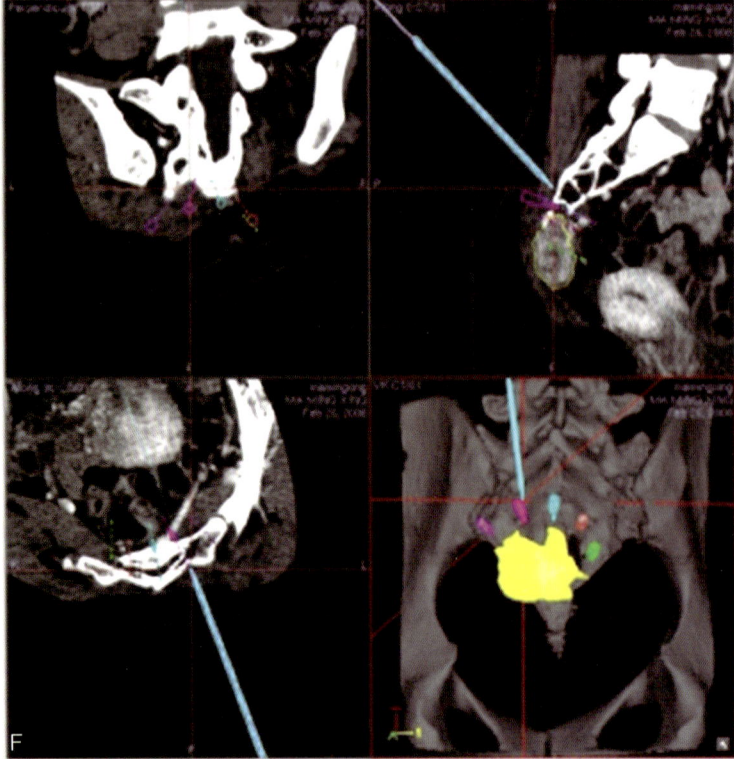

技术图2（续） E. 术前手术计划设计详细的骶骨切除范围。F. 切除肿瘤后，使用导航验证切除的准确性。在B~D部分中，蓝色箭头表示肿瘤的骨性边缘，而红色箭头表示肿瘤的软组织边缘。

全骶骨切除术和钉棒系统重建

- 基于CT和MRI精心规划手术方案,并且术前在标本上模拟实施手术(技术图3A~D)。
- 鼓励使用导航系统,便于精准切除和重建(技术图3E、F)。
- 使用后方入路,患者取俯卧位。后方切口从L3延伸到尾骨。暴露双侧髂后嵴、坐骨大孔、坐骨神经以及L3-L5棘突,关节突关节和横突。完成L5椎板切除术后,切断骶神经,结扎尾侧的硬膜囊。
- 骶髂关节截骨在距离骶髂关节外侧1.5 cm处进行。然后如前所述(技术图3G),切除整个骶骨和肿瘤。
- 两个垂直的L形棒分别固定到双侧的L4-L5椎弓根上(技术图3H)。用一个横连接将两个垂直固定的棒连接固定。
- 每侧髂骨分别用2枚螺钉固定,从而防止腰髂连接处的轴向旋转(技术图3I~L)[2]。

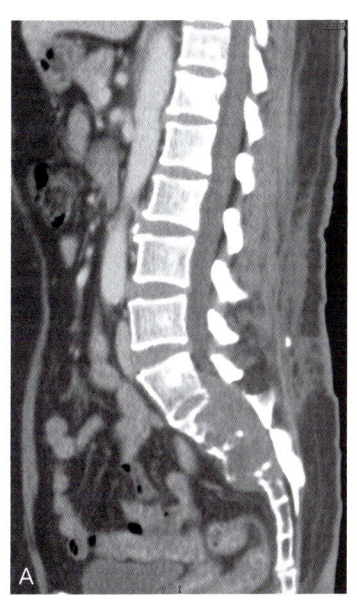
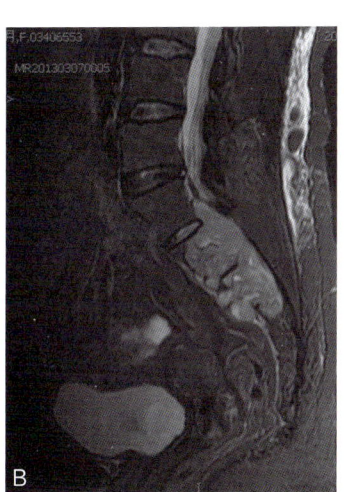
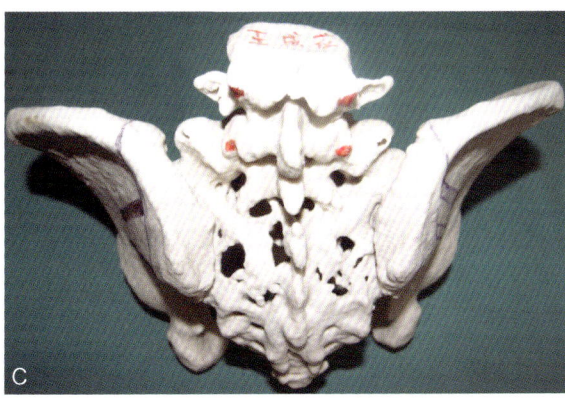
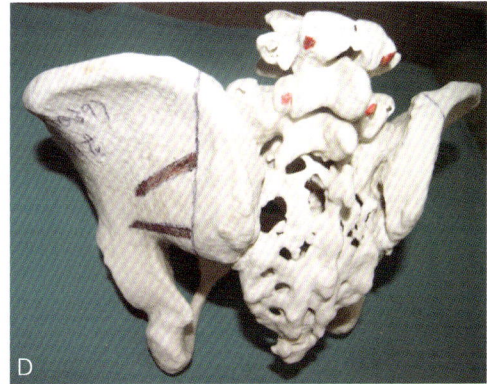

技术图3 A. 术前CT扫描显示恶性肿瘤累及S5。B. MRI更清楚地显示恶性肿瘤的范围。计划完全切除骶骨。C. 骶骨后视图显示了骶骨中的骨质破坏,以及L4-L5中拟置入螺钉。D. 术前计划用2颗螺钉固定髂骨,以增强骶髂关节的稳定性。

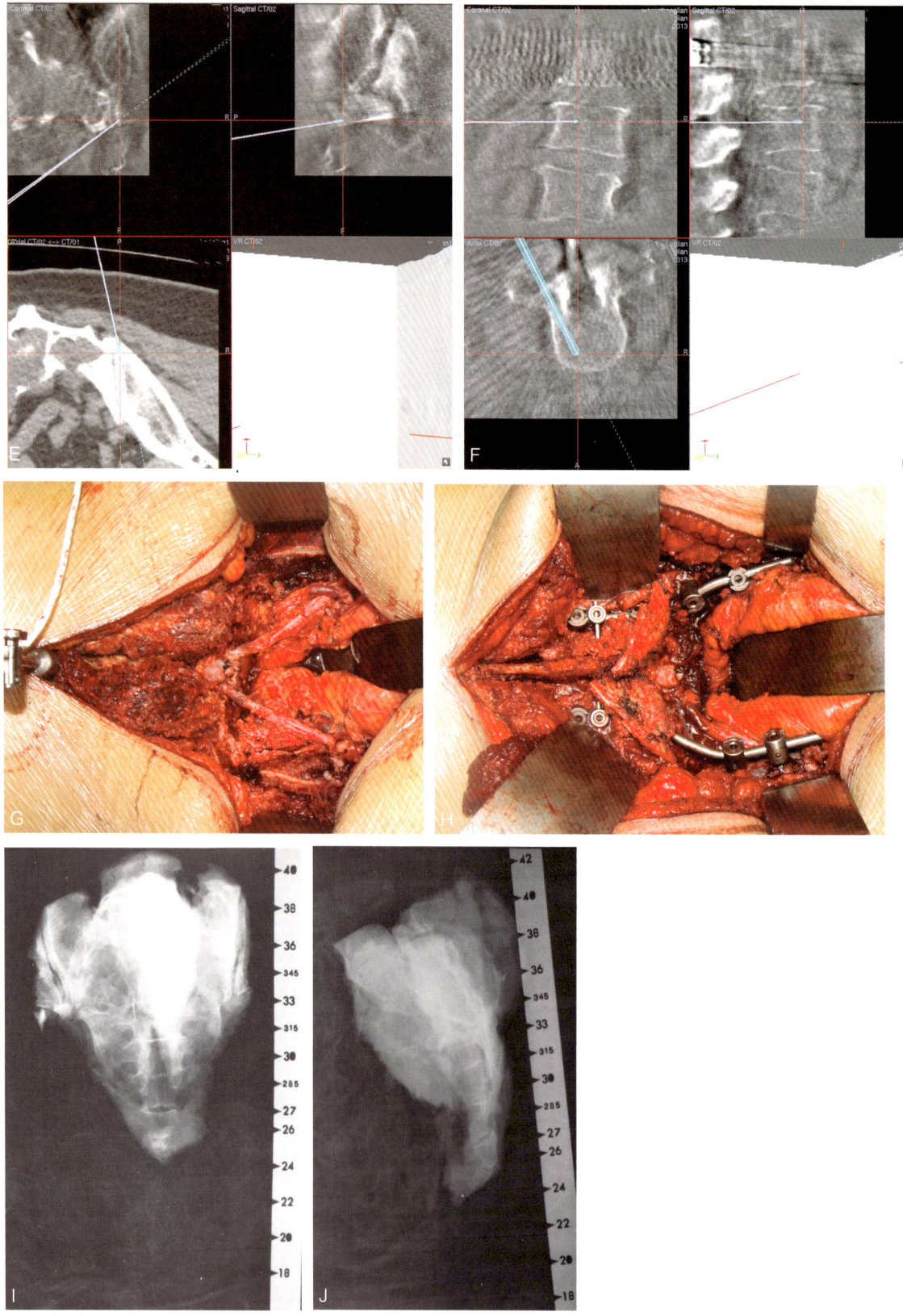

技术图3（续） E. 用导航设计肿瘤的切除。F. 导航也被用于脊柱的螺钉置入。G. 切除肿瘤后，可以清楚地看到剩余的S1神经。H. 螺钉和棒用于构建骶髂关节的稳定性。I、J. 前后位（I）和侧位（J）显示切除的整个骶骨与肿瘤。

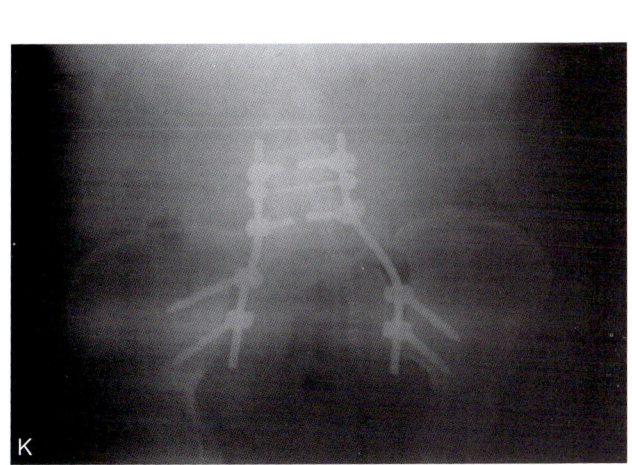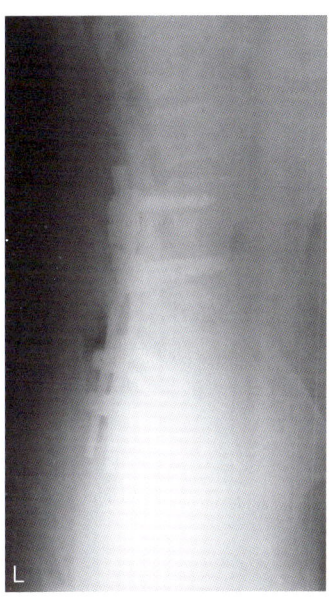

技术图3（续） K、L. 术后前后位（K）和侧位（L）X线片。

要点和失误防范

术前	• 仔细研究术前影像、精心设计手术和充分的术前准备对手术成功至关重要 • 手术前24小时内栓塞对于减少术中失血很重要。选择性栓塞和避免臀上动脉栓塞有助于防止皮瓣坏死
术中	• 后方中线入路是用于骶骨肿瘤切除术最常见的入路。如果肿瘤非常大，可附加两个横向切口以类似横置的H形切口。皮瓣应在深筋膜层分离拉开，以减少坏死的风险 • 如果肿瘤在骶骨上界限清楚，并且不累及竖脊肌，则肿瘤切除后的空腔可以被这些肌肉填满 • 臀大肌、梨状肌、骶结节韧带和骶棘韧带的附着点很容易被肿瘤所累及。建议将这些结构在离附着点至少1 cm以上予以切断，以确保足够大的手术切除范围，从而降低局部复发的风险 • 骶前区域有一层松散的组织，直肠可以很容易地进行钝性分离，以避免不必要的损伤
术后	• 必须保持有效的引流装置在位可靠，直到24小时引流量小于20 ml，因为手术空腔内可能会出现大量血肿并导致严重感染。应避免长时间平卧位，以防止皮瓣坏死 • 术后应密切监测生命体征和引流情况 • 当发生以下一种或多种情况时，应考虑大量失血：短时间内迅速增加引流量，腹部膨胀伴有钝性的叩诊声、休克症状和血红蛋白逐渐减少 • 补液治疗、输血、引流管的临时夹紧、紧急血管造影和栓塞是失血可采用的治疗措施。不建议进行手术探查，因为它有进一步出血和感染的高风险 • 空腔很容易被感染。应密切监测皮肤坏死和伤口感染。早期清创和关闭切口通常会有更好的结果

术后护理

- 如果患者术后仰卧位，则需要定期翻身以防止皮瓣坏死。一旦患者具有稳定的生命体征，应用侧卧位。
- 患者应留在ICU以密切监测生命体征和引流情况。应该特别注意观察术后可能出现的严重出血。
- 继续进行围手术期静脉注射抗生素，直到引流量小于20 ml并拔出引流管。
- 如果不进行重建手术，患者可在术后10~14天开始行走。然而，如果进行重建手术，则在术后4~6周内不鼓励下地行走。
- 所有术后患者都应进行骶骨X线摄片和CT扫描作为

后面可能的随访比较的基线(图8)。
- 对标本的系列评估用于验证手术切除是否符合术前设计(图9)。

结果

- Todd等[4]回顾性分析了53例较大的骶骨切除术患者的直肠和膀胱功能。
  - 在双侧S2~S5神经根切断的患者中,所有患者均显示直肠和膀胱功能异常。
  - 在进行双侧S3~S5切除的患者中,正常的直肠和膀胱功能分别保持在40%和25%。
  - 对于双侧S4~S5切除患者,双侧保留S3神经,正常直肠和膀胱功能分别保持在100%和69%。
  - 在具有不对称骶骨切除术的患者中,保留至少一个S3神经根,正常的直肠和膀胱功能分别保留67%和60%。
  - 对于单侧骶骨切除术,对侧骶神经保留的患者,正常的肠和膀胱功能分别保留87%和89%。

并发症

- 术中大出血是最常见的并发症。血管造影和栓塞可以显著减少术中失血,特别是对于具有高死亡率的骶骨肿瘤(即高节段或相当大的肿瘤)。
- 感染是另一个重要的并发症,当有内固定器械时它是毁灭性的。在围手术期联合应用抗生素是非常重要的。术前肠道准备也是必要的。

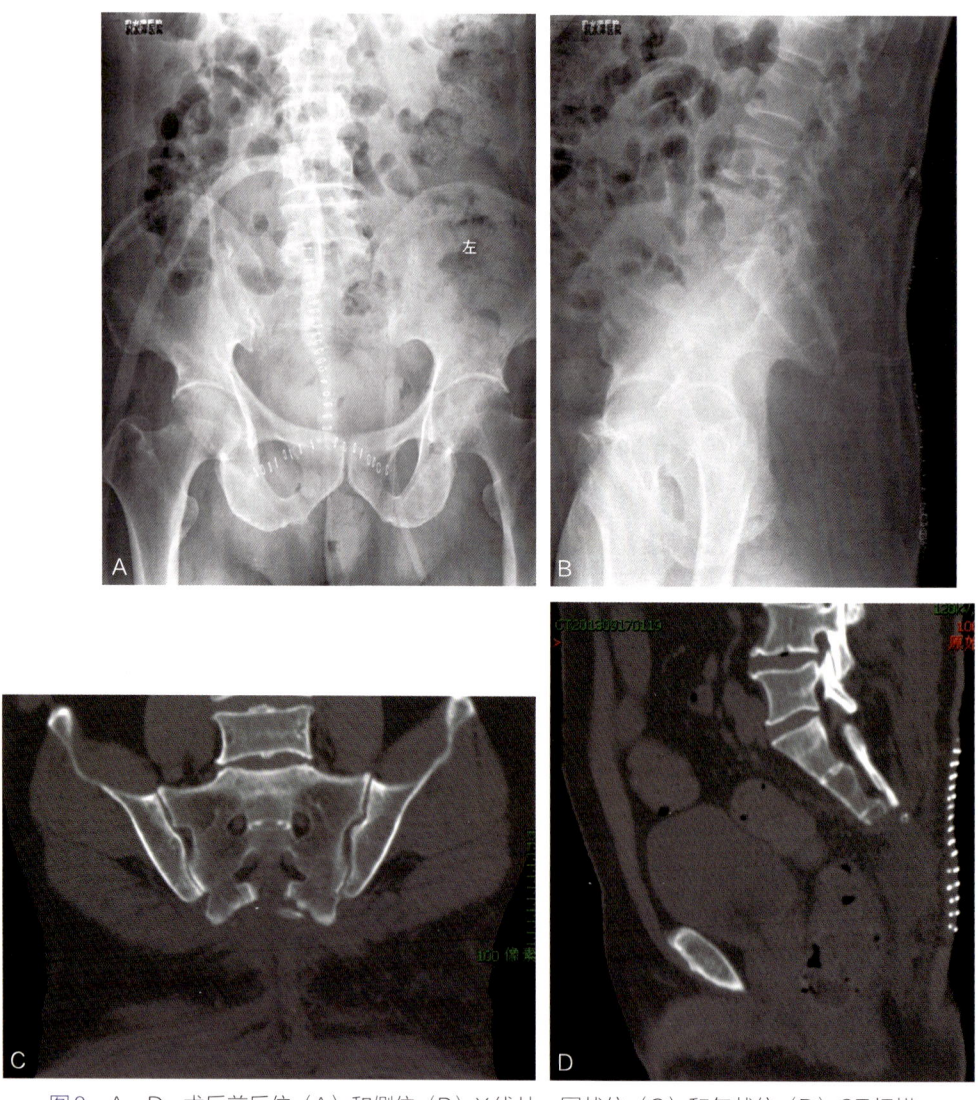

图8　A~D. 术后前后位(A)和侧位(B)X线片、冠状位(C)和矢状位(D)CT扫描。

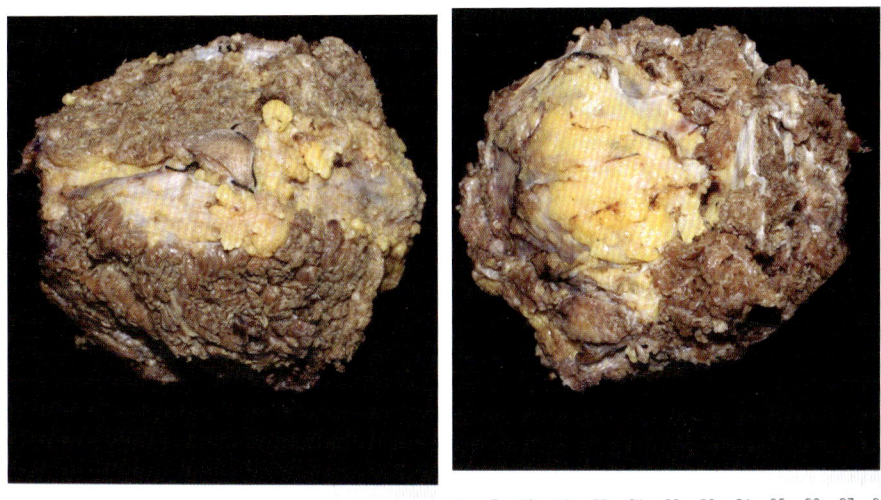
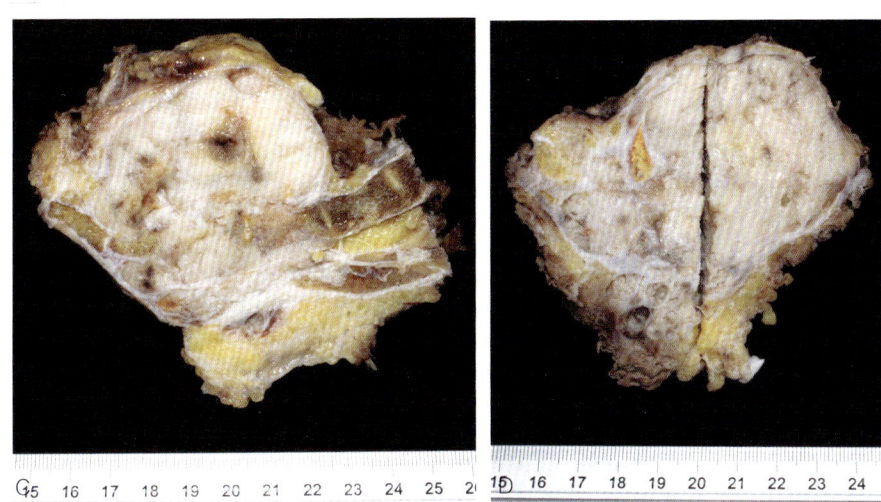

图9 四张显示福尔马林固定的标本。A. 骶骨的后视图显示没有肿瘤暴露于后方。B. 骶骨的前视图显示没有肿瘤暴露于前方。C. 纵行切开的矢状图显示骶骨切除良好。D. 标本的轴位图显示切除边缘在大体上是阴性的。

- 切口问题,包括感染、皮肤或肌肉坏死、不愈合和切口裂开等,是非常具有挑战性的并发症。切除后的大空腔,缺乏肌肉覆盖的伤口以及伤口可能的血肿是已知的感染危险因素。
- 在文献中已经报道了骶骨肿瘤切除术期间的直肠损伤。原因可能是对直肠的直接损害或直肠的血液支配受损。直肠坏死通常会加重感染。
- 神经损伤是一种常见的并发症,特别是当神经受累或肿瘤局部复发时。当肿瘤非常大且伴有广泛的软组织受累时,应特别注意坐骨神经。
- 脑脊液漏是一种少见的并发症。切除硬膜囊后未结扎、高位骶骨肿瘤复发难以结扎硬膜囊可能是主要的两个原因,在临床上应特别注意。

参考文献

[1] Fourney DR, Gokaslan ZL. Current management of sacral chordoma. Neurosurg Focus 2003;15(2):1-5.

[2] Gokaslan ZL, Romsdahl MM, Kroll SS, et al. Total sacrectomy and Galveston L-rod reconstruction for malignant neoplasms. Technical note. J Neurosurg 1997;87(5):781-787.

[3] Hugate RR, Dickey ID, Phimolsarnti R, et al. Mechanical effects of partial sacrectomy: when is reconstruction necessary? Clin Orthop Relat Res 2006;450:82-88.

[4] Todd LT, Yaszemski MJ, Currier BL, et al. Bowel and bladder function after major sacral resection. Clin Orthop Relat Res 2002;(397):36.

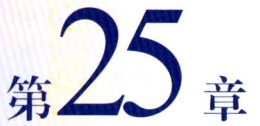

第25章 骨盆切除概述：外科治疗和分类

Overview of Pelvic Resections: Surgical Considerations and Classifications

Ernest U. Conrad III, Vincent Ng, Jason Weisstein, Jennifer Lisle, Amir Sternheim, and Martin M. Malawer

背景

- 骨盆是转移性和原发性肌肉源性及骨源性肿瘤好发的解剖位置。
- 由于骨盆的解剖结构复杂,并且毗邻重要的腹部内脏、血管及神经,因而骨盆的外科切除相比其他好发部位更具挑战。对于一个涉及骨、血管和神经的肿瘤,尤其当它可能涉及邻近的内脏(即肠、输尿管和膀胱)时,在做外科决定之前,充分的术前评估和广泛的影像学资料在这种情况下是至关重要的。我们通常在主要神经、髂血管下方或膀胱、肠附近进行骨的切除和重建。
- 骨盆周围的肿瘤手术,因为其解剖部位特殊,感染及内固定的并发症发生率相对较高。

解剖学

骨盆神经

坐骨神经

- 坐骨神经起自于L4、L5、S1、S2和S3。神经通过坐骨大切迹下行穿过梨状肌到大腿外侧,从坐骨结节进入大腿外侧。10%的患者坐骨神经穿行于梨状肌间,同时与臀下动脉伴行。
- 在大多数手术中早期保护坐骨神经至关重要。坐骨神经形成于腰骶丛的交界处。在骨盆内,坐骨神经的近端应在腰大肌下寻找,远端应在坐骨大切迹处识别。
- 值得特别注意的是,在坐骨大切迹的坐骨神经出口处,要避免损伤伴行的支配臀大肌和外展肌的臀上血管神经及臀下血管神经。因为臀大肌对于大多数骨盆切除后伤口的闭合是必不可少的。

股神经

- 股神经起自于L2和L3腹侧支的后干,并在腰大肌和髂肌下方走行。它跨过表浅的髂肌进入腹股沟韧带下方,位于股动脉的后外侧。
- 在骨盆切除术中,这种神经几乎总是被保留下来。并且应该早期定位。在髂肌和腰大肌的骨盆出口处定位股神经,它位于筋膜下方,穿过两条肌肉,位于股动静脉的侧方。

闭孔神经

- 闭孔神经由L2、L3和L4的前干形成,是由腰丛神经前方分支出最大神经。该神经通过髂腰肌下行,在骶骨上方向远端进入小骨盆,它位于输尿管外侧和髂内血管下方。后该神经穿过闭孔进入大腿内侧,在耻骨上支下方,向前向后分支。
- 由于该神经与肿瘤相距较近,在盆底切除(III型)中,一般常规将该神经切断。

腰丛感觉神经

- 由L2和L3支配的髂腹下(L1)、髂腹股沟(L1)、股动脉(L1、L2)和股外侧皮神经沿髂腰肌向下向外走行,通过腹股沟韧带下方,并通过髂前上棘的内外侧去支配大腿外侧。
- 大多数骨盆手术过程中会牺牲这种神经。

盆腔血管

主动脉分支

- 主动脉沿腔静脉腹部左侧下行,在L4的节段处分支成L4-L5的髂总动脉。髂总动脉在S1的节段处又分支为髂内外动脉。如果血管被大的相邻肿块推动时,分支节段往往会有改变(图1A)。
- 在任何结扎之前确定两个分支节段是至关重要的:主动脉分支和髂总分支。由于解剖变化,即使是最好的外科医生也会将错误的血管结扎。对于穿过中线的肿瘤,这种失误尤其可能发生。需要进行术前血管造影以进行全面评估。

髂总动脉

- 必须早期识别髂总动脉以准确识别主动脉以及髂内动脉(下腹部)(图1B)。对于外科医生来说,髂总动脉的主要解剖学特征如下:

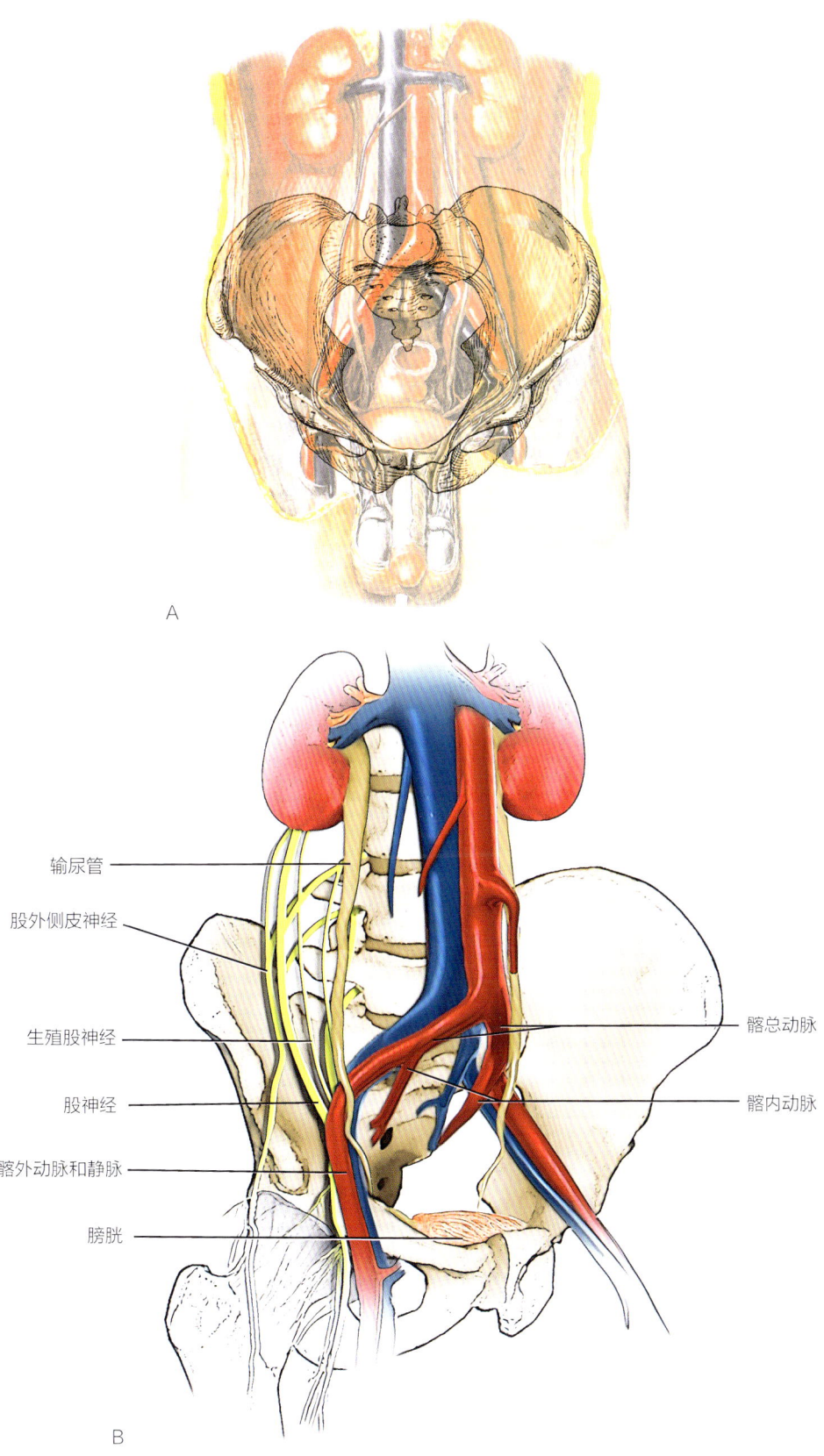

图1 A. 骨盆及其与主要血管，神经和内脏器官的关系。B. 骨盆的关键血管解剖结构的外科手术图。对于髂总动脉和髂内/外髂血管必须特别注意，并且需要在骨盆切除期间夹闭血管（由Martin M. Malawer提供）。

- 没有动脉分支(虽然髂总静脉确实有一个主要的分支,髂腰静脉)。
- 髂总动脉分叉进入髂外动脉和髂内动脉的准确位置在输尿管穿过相邻腹膜的节段处。在早期剥离腹膜时,常规在该位置识别输尿管。
- 未能实现对髂总动脉、髂内动脉或静脉的血管夹闭可导致难以控制的失血。

髂外动脉
- 髂外动脉分支出腹壁上动脉,在股动脉表面向远端延伸到股三角,在该处常为识别相邻结构的标志物。

髂内动脉
- 髂内动脉(腹壁下动脉)从腰骶关节下降到坐骨大切迹并分支成几个动脉。髂内动脉和静脉通常难以识别或结扎。髂内动脉位于其静脉上方,通常很大并且容易被损伤。在改良的骨盆半切除术以及许多骨盆切除术中,常规结扎腹壁下血管。
- 前方分支。
  - 闭孔动脉通过闭孔管(耻骨上支下方)离开骨盆。
  - 臀下动脉在第1、2或第2、3骶神经之间向后弯曲,然后在梨状肌和尾骨肌之间或通过坐骨大切迹进入梨状肌下方的臀部区域。
- 后方分支。
  - 髂腰动脉在闭孔神经和髂外血管后方上行到腰大肌的内侧边缘。然后,在此处分支为腰支、髂支。腰支向腰大肌腰方肌、脊髓提供血供。髂支向骶骨、臀肌和腹部肌肉组织提供血供。在手术期间通常结扎髂动脉分支。
  - 臀上动脉在腰骶干和第1骶神经之间后方走行,并通过坐骨大孔后上方离开骨盆到梨状肌。在进行Ⅰ型和Ⅱ型骨盆切除术时,必须非常小心地保护臀部血管和神经。

输尿管
- 输尿管起源于L1节段处的肾盂,并且在腹膜后到达腰大肌的内侧表面,上方有精索或卵巢血管跨过。
- 输尿管在髂总分叉节段处从腹膜表面由外向内穿入。
  - 这是腹膜后切除较早期识别输尿管的良好标志。
- 输尿管在坐骨切迹平面由内侧进入膀胱的三角区。

死亡冠
- 死亡冠是髂外血管,腹壁上血管和闭孔血管的吻合,位于距耻骨联合约3 cm的耻骨后区域。髂腹股沟平面的撕裂可导致大量出血。
- 耻骨和膀胱之间的腹膜后间隙称为Retzius间隙。

腹股沟管
- 腹股沟管的解剖学界限被描述为从腹股沟深环到浅环长4 cm。"深环"是腹壁上血管侧面形成的"直接"腹股沟区域。直疝三角是腹壁上血管内侧形成的"间接"疝间隙。
- 腹股沟内容物因性别而异:
  - 在男性中,精索包含输精管、睾丸动脉、精索静脉丛、淋巴管、自主神经、生殖神经的髂腹股沟和生殖器分支、提睾肌动脉和肌肉,以及内部精索筋膜。
  - 在女性中,腹股沟内容物包括圆韧带和髂腹股沟神经。
  - 腹股沟前壁由腹外斜肌和腹内斜肌(外侧)的腱膜形成。
  - 后方腹股沟壁从内侧到外侧延伸,由翻转的腹股沟韧带,腹股沟镰和腹横筋膜形成。
  - 上或头部的腹股沟壁由腹内斜肌的弓状腱膜和腹横肌形成。
  - 下或尾端的腹股沟壁由腹股沟韧带和腔隙韧带形成。

边界
- 应在手术早期识别坐骨切迹的内侧和外侧,以保护坐骨神经和臀肌。
- 由髂骨和坐骨大切迹的上缘确定骨盆的上界。
- 骨盆的后界以梨状肌和臀上肌血管和神经为界。在梨状肌下缘,阴部内血管和神经走行于坐骨神经和股后皮神经内侧,向前至梨状肌。
- 下界:在Ⅰ型和Ⅱ型骨盆切除术时应当松解骶棘和骶髂韧带。

手术指征

复发性良性肿瘤
- 对于良性骨肿瘤,很少进行骨盆切除术。偶然的,当良性骨肿瘤多次复发或肿瘤局限于耻骨上下支后,需要进行骨盆切除术。
- 由于继发性软骨肉瘤的高风险性,因而大的孤立性骨软骨瘤或与多种遗传性外生骨疣相关的任何骨软骨瘤也为其适应证。
- 成骨细胞瘤发生在髂骨或髋臼周围。
- 骨巨细胞瘤或动脉瘤样骨囊肿在耻骨上支和髋臼好发。

原发性恶性骨肿瘤

- 骨肉瘤
  - 5%的骨肉瘤发生部位在骨盆。常规治疗通常在诱导化疗后需进行部分盆腔切除或半骨盆切除切除术（截肢）。
- 尤文肉瘤
  - 约25%的尤文肉瘤发生部位在骨盆，需要手术切除。
  - 对于盆腔尤文氏肉瘤建议术前进行辅助放疗。
  - 术前也应常规进行诱导化疗。
- 软骨肉瘤
  - 软骨肉瘤是骨盆中最常见的原发性恶性骨肿瘤。
  - 实体通常比X线片提示得大得多。磁共振影像（MRI）进一步证实了肿瘤的软骨成分。

转移性腺癌：乳腺癌、前列腺癌、肾癌、肺癌、结肠癌

- 转移性腺癌最常见于髂骨或髋臼周围。对骨盆来说，大多数转移性肿瘤需要进行放疗。
- 偶尔，因显著的髋臼破坏而导致病理性骨折的肿瘤需要外科学重建。
- 转移性腺癌中的肾细胞癌是一个例外。通常需要采用切除/刮除和冷冻手术来移除。为了避免手术期间出现严重出血，这些肿瘤通常要采用血管栓塞的方法。

软组织肉瘤

- 腹膜后软组织肉瘤比腹膜内软组织肉瘤更常见，需要进行更仔细的评估；术前需要评估胃肠道、泌尿生殖系统、血管或周围神经系统的受累情况。

影像学和其他诊断性检查

X线片

- X线片（图2）在评估骨盆病变方面价值有限。图像往往模糊不清。
- 在骨盆，尤其是骶骨，早期骨病变难以识别，大多数病损可能会被忽视。由于这些原因，当为了筛查和术后重建评估时，进一步进行影像学检查应该降低门槛。

CT和MRI

- CT和MRI都适用于大多数盆腔肿瘤的初始评估。
- CT静脉造影和三维重建是评估广泛骨侵犯和破坏程度、骨的解剖以及肿瘤与骨盆主要血管之间的关系（图3）的最佳技术。它对骨盆解剖结构的变化程度的显示以及评估肿瘤是否可切除是有价值的。胸部CT对评估肺转移的分期至关重要。
- MRI对比度的变化对显示软组织（即血管、神经、肌肉）和骨质受累情况是至关重要的。MRI是显示软组织和骨髓是否受累的最佳方式。它对于评估骨质疾病和骶骨受累是有效的，并且可能有助于新辅助（诱导）疗法的系列评估。

骨扫描

- 三相骨扫描可用于排除全身转移，评估初始阶段血流的骨质受累程度和肿瘤血管分布。诱导化疗后血管分布的减少可能表明对治疗是有反应的。

血管造影

- 巨大的骨盆肿瘤通常会造成远端血管的屈曲，血管造影对于确定这种血管的解剖结构是必备的（图4）。必须在术前确定各种分叉的节段并筛选出受累血管。尤其对于血管肿瘤和骶骨受累的肿瘤，术前栓塞肿瘤血管有助于最大限度地减少失血。

静脉造影

- 骨盆静脉总是比对应的动脉粗。软骨肉瘤和骨肉瘤中常见肿瘤（壁）血栓，术前静脉造影用于排除这种血栓。可用于帮助制定手术入路计划。建议在所有盆腔切除术患者术后常规使用静脉多普勒。

FDG-PET

- FDG-PET可用于评估恶性肿瘤的"等级"，评估对新辅助化疗的反应，以及监测局部复发。PET与CT或MRI相结合可用于评估肿瘤反应。PET-CT扫描可用于早期发现小的复发灶。在确定手术切除范围时，它在术前计划中起的作用微乎其微。

活检

- 活组织检查的目的是判断肿瘤的良恶性，肿瘤等级（高与低等级）和肿瘤亚型（例如平滑肌肉瘤与恶性纤维组织细胞瘤）。
- 可以通过开放或针刺技术进行活组织检查。
- 因为盆腔肿瘤的开放式活检是一个范围较大的操作，所以推荐将针穿刺活检——特别是CT引导的穿刺活检用于转移性和原发性骨盆肿瘤。

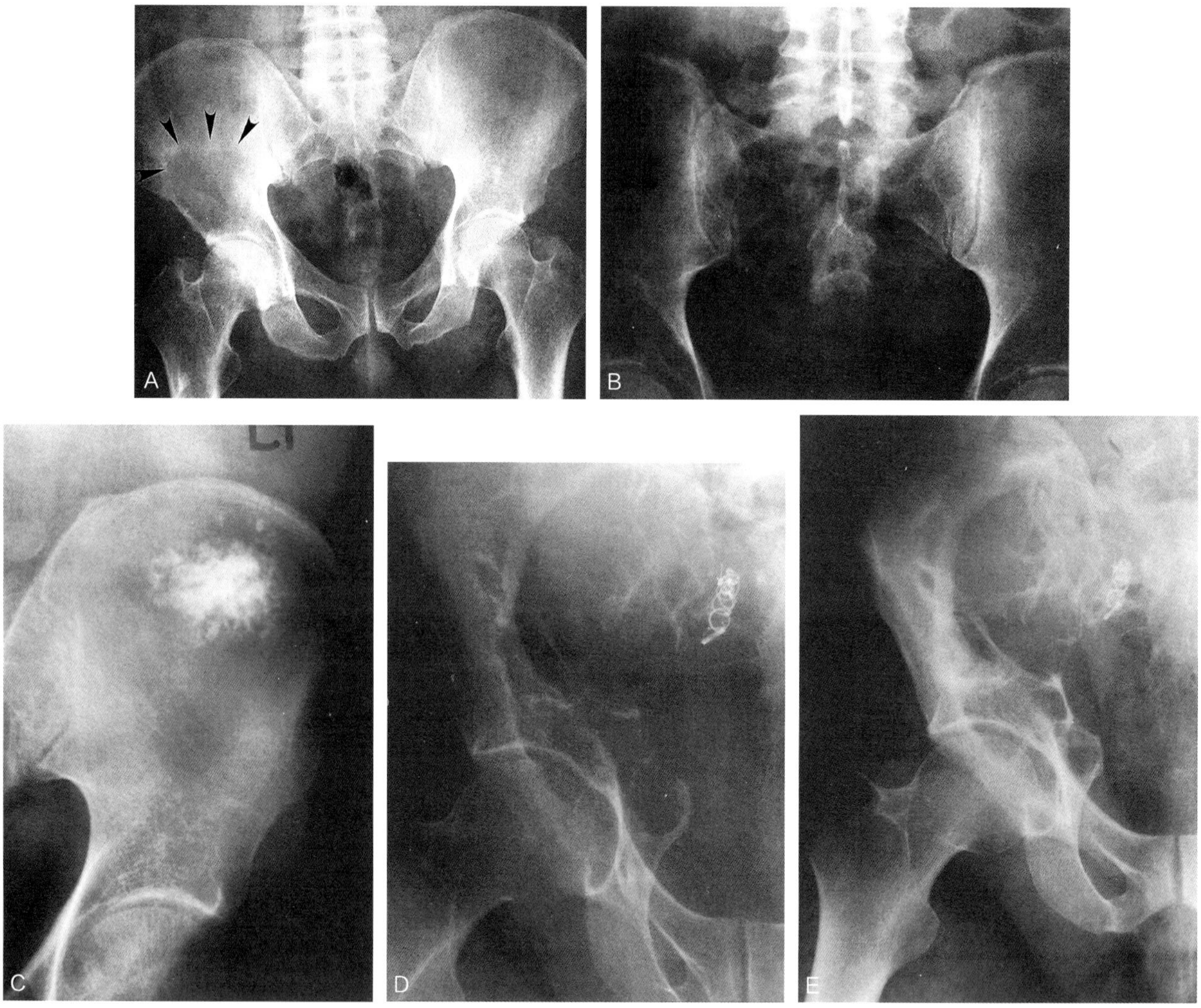

图2 A. X线片显示右髋臼周围区域的骨溶解（箭头），提示皮质是完整的。B. 正常骨盆的前后位X线片。C. X线片显示左髂骨中的软骨化病变。就本例而言，此为骨内病变。在CT引导的骶骨病变核心用针活组织检查（注意线圈位置；D）和6周后（E）24小时后进行X线片检查。

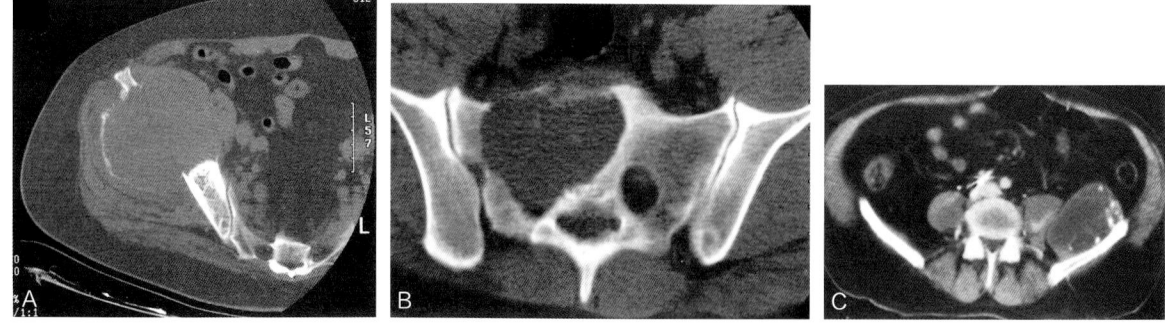

图3 A. CT显示广泛的骨破坏和肿瘤向骨盆和右臀区延伸。B. 骨盆CT显示骶骨有很大的破坏性损伤。C. CT显示髂骨内侧的广泛肿瘤病灶，骨皮质破坏、向骨盆内延伸（A、B图致谢Martin M. Malawer；C图引自DeVita VT, Hellman S, Rosenberg SA, eds. Cancer: Principles and Practice of Oncology, ed 5. Philadelphia: Lippincott Williams & Wilkins, 1997:1789-1852）。

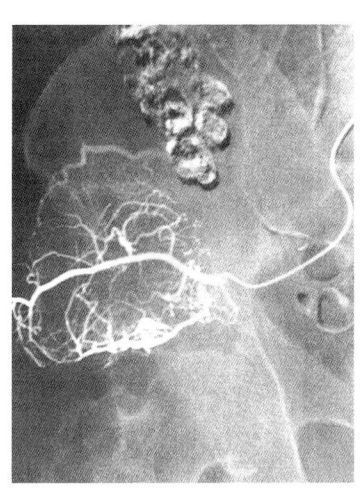

图4　图3A中所示的术前血管造影显示肿瘤病变的血管栓塞（由Martin M. Malawer提供）。

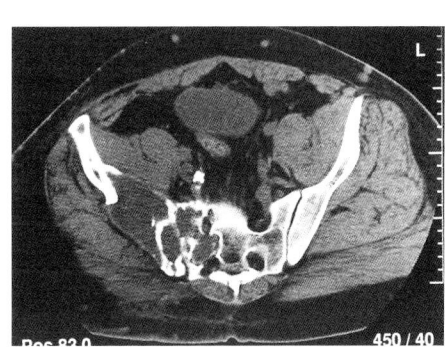

图5　右骶骨、髂骨和髋臼周围区域的高分化软骨肉瘤包围了同侧骶骨孔。对侧骶骨孔的广泛切除，将导致不可逆转的功能障碍（由Martin M. Malawer提供）。

- 活组织检查技术应遵循指南规定，将操作区域控制在肿瘤切除线内，尽量减少正常组织的污染（例如在活检后实现充分止血），并收集到足够的标本进行冷冻切片诊断。前路/后路半骨盆切除术后需要完整的皮瓣/皮肤闭合，所以，活组织检查应避免臀部和腹股沟区域。
- 活检切口也可以在髂骨或腹股沟上横向进行。

解剖学注意事项

- 不能基于单一影像学资料去评估盆腔内肿瘤的整体结构。需结合两种或以上影像学资料的数据去准确地了解。然而，即便有这些信息，术前通常也会低估盆腔肿瘤的整体结构与位置。
- 由于有大量的解剖细节，任何骨盆影像学研究的回顾都必须非常有条理地进行。如以下段落所述，作者由背侧（中间区域）到前部（耻骨联合）回顾了骨盆环的结构。

骶骨、骶椎和骶髂关节

- 通过同侧骶神经孔横切的扩大半骨盆切除患者，大多数能够保留胃肠道和泌尿生殖道的功能。包括对侧骶神经孔的切除将产生严重的功能障碍。由于双侧骶神经根牵涉其中，穿透骶骨并穿过中线的肿瘤被认为是不能够切除的（图5）。以增加双侧骶神经根损伤发生率的代价进行肿瘤切除，在肿瘤的治疗上存在争议。
- 髂总血管在骶骨翼的正前方，所以该部位肿瘤突破皮质可能会直接延伸到血管。骶髂关节（SI）是关键的解剖学标志。主要的神经和血管在其内侧，因此，在SI关节外侧的任何肿瘤或骨盆切除都不会损伤主要的神经血管束。术前应首先通过CT、MRI和骨扫描的联合应用去评估SI关节的肿瘤侵犯。

主要骨盆血管和结构

- 髂总动脉沿骶骨翼分叉，输尿管横跨其腹侧的分叉。骶骨翼周围的大肿瘤通常会使这些结构位移并偶尔侵入这些结构。因为肿瘤累及盆腔主要血管及脏器的情况比较少见，因此这不能作为肿瘤不可切除的指标，需要进行术前计划。如果计划进行必要的治愈性切除，不仅需要en-bloc整体切除肿瘤，而且随后可以用移植物修复结构。然而，当预计进行复杂切除（骨盆和内脏切除）时，必须告知患者，并且必须提前准备必要的设备，通知相关科室辅助。

骶丛

- 目前的MRI影像学技术无法准确识别肿瘤的神经累及。
- 股动脉、骶骨或坐骨神经功能障碍的临床证据通常表明直接的肿瘤侵犯。在大多数情况下，只有在手术时才能确定神经受累是否存在和其受累程度。
- 肿瘤侵犯骶骨能否切除与肿瘤对骶丛的侵袭具有相关性，双侧受累可能是无法切除的指标。

坐骨切迹和神经

- 坐骨切迹是髂骨或髋臼周区切除和改良半切除术中骨盆截骨的标志部位。CT确立了坐骨切迹的肿瘤侵袭范围，它是坐骨神经和臀上肌血管、神经通过的狭窄空间（图6）。
- 梨状肌是划分坐骨切迹的关键结构，因为坐骨神经从梨状肌下孔中发出，而臀上动脉从梨状肌上孔中发出。通过血管造影术能确定供应臀肌的臀上肌动脉和臀下肌动脉的通畅性。
- 如果肿瘤学上可行的话，在术前皮瓣设计中，需考虑臀肌有充足的血液供应。在任何切除中必须保留动脉。

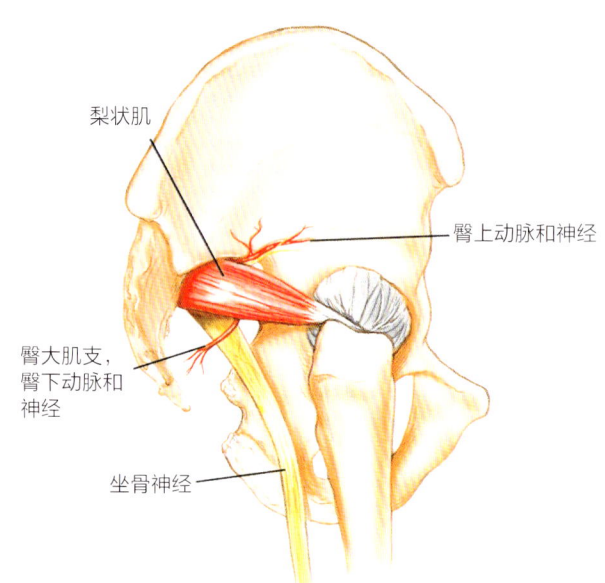

图6 坐骨切迹是坐骨神经和臀上和臀下血管神经通过的狭窄通道。坐骨神经从梨状肌下孔离开,臀上肌血管从梨状肌下孔穿出(由Martin M. Malawer提供)。

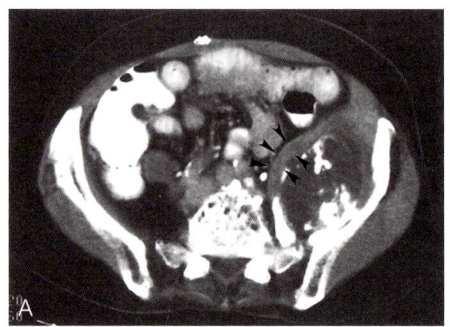
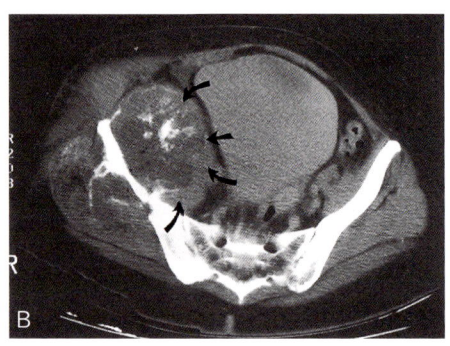

图7 A. 髂肌(箭头)被生长中的骨肉瘤"挤压",并作为肿瘤直接延伸至骨盆脏器的屏障。左髂骨的高分化肉瘤将髂肌挤向中线。B. 骨盆的转移性癌(箭头)倾向于侵入覆盖肌层(由Martin M. Malawer提供)。

动脉距离坐骨切迹顶部骨膜仅几毫米,应仔细分离。

髂骨
- 骨骼的内部由髂肌覆盖,髂肌起源于髂嵴。髂骨由生长的骨肉瘤"推动",并且作为将肿瘤直接延伸至骨盆的解剖结构的主要屏障。因此,髂骨可作为肿瘤切除术的边界。
- 相反,骨盆的转移性癌倾向于在其生长阶段早期侵入覆盖肌层,并且不容易确定肿瘤和附近结构之间的手术平面(图7)。
- 虽然任何盆腔器官都可以被肿瘤浸润,但前方和后方结构(即骶丛、坐骨神经切口和神经、股动脉和神经、膀胱和前列腺)的直接损失风险更大。

骨盆内脏器官
- 盆腔带肿瘤直接累及骨盆内脏器官很少见。左侧肿瘤更可能侵犯胃肠道的组成部分,因为它在那非常靠近骨盆环。
- 在任何盆腔切除术中术前插入直肠管,以便在解剖过程中识别直肠。

髋臼和髋关节
- 与髂骨或耻骨的切除不同,髋臼周围区域的任何骨肿瘤的广泛切除对髋关节的功能造成严重损害。它通常需要整块切除股骨近端和复杂的假体重建。

耻骨
- 神经血管束在上耻骨支表面从股骨三角区中经过,延伸至耻骨支或来源于耻骨的肿瘤紧邻股动、静脉和神经。此外,尿道在耻骨联合的正下方通过。
- 在切除之前必须识别和移动主要血管、神经或内脏等易受破坏的结构。在分离和确认关键结构时,外科医生需避免解剖过程中的医源性损伤。外科医生通过了解确定这些易损害的结构与肿瘤的关系后去决定保肢或截肢,如果需要,则准备必要的血管移植物,并进行安全切除。

手术治疗

术前计划

复发
- 术前计划对于获得最佳的肿瘤学意义上的最理想外科结果至关重要。
- 影像学研究对于解决以下问题至关重要:肿瘤的位置和范围,能够完全切除肿瘤所必须采用的盆腔切除的类型,肿瘤病灶中关键邻近结构的是否累及(即输尿管、主动脉、下腔静脉、膀胱),以及可以实现的重建类型。
  - X线、CT、MRI、骨扫描以及三维计算机体层扫描(3D-CT)行血管造影来从解剖学层面上判断骨和软组织受累的程度。再次评估关键邻近结构的状态——膀胱、结肠、尿道、下腔静脉、骶骨和可能的腰椎范围。
  ○ 使用动静脉造影,去评估术前栓塞、解剖变异、血管闭塞和静脉血栓的情况。
- 如果术前提示输尿管狭窄或变异,考虑可能需要预防性使用输尿管支架。
- 咨询内科医生和麻醉师以评估医疗风险,术前实验室检查和输血需求(例如红细胞、冷沉淀、血小板、血浆)。假设手术期间出现严重失血,通常准备的量等于一次全身输血(>7%体重,以千克计)。
- 还应考虑手术前的肠道准备和预约重症监护室(ICU)。
- 术前制作矫形支具于术后使用。
- 如果左侧结肠受累或左侧骨盆肿瘤较大,必须考虑结肠造瘘和训练,术前均可通过对比增强CT和结肠镜检查发现。
- 必须订购适当的内植物(例如全髋关节置换与鞍状假体)、同种异体骨移植或其他移植物。

体位

- 在手术时,所有患者都应该使用Foley导尿管和肛管。可以在直肠管周围进行直肠缝合,以避免手术过程中的医源性污染。在手术期间,外科医生可以触摸膀胱中的Foley导尿管的气囊和直肠管,以帮助正确识别这些结构。这对于大的骨盆肿瘤特别有帮助,特别是左侧的肿瘤。
- Ⅰ型切除术(髂骨后方):患者侧卧位,前方倾斜以适用于后入路(图8A~D)。
- Ⅱ型切除术(髋臼周围):患者侧卧位,以适用于前后入路(图8E、F)。
- Ⅲ型切除术(骨盆底前方/闭孔环):患者仰卧位,下肢屈曲并外展,以暴露后腹部区域、股三角、会阴、耻骨联合和直肠(图8G~I)。

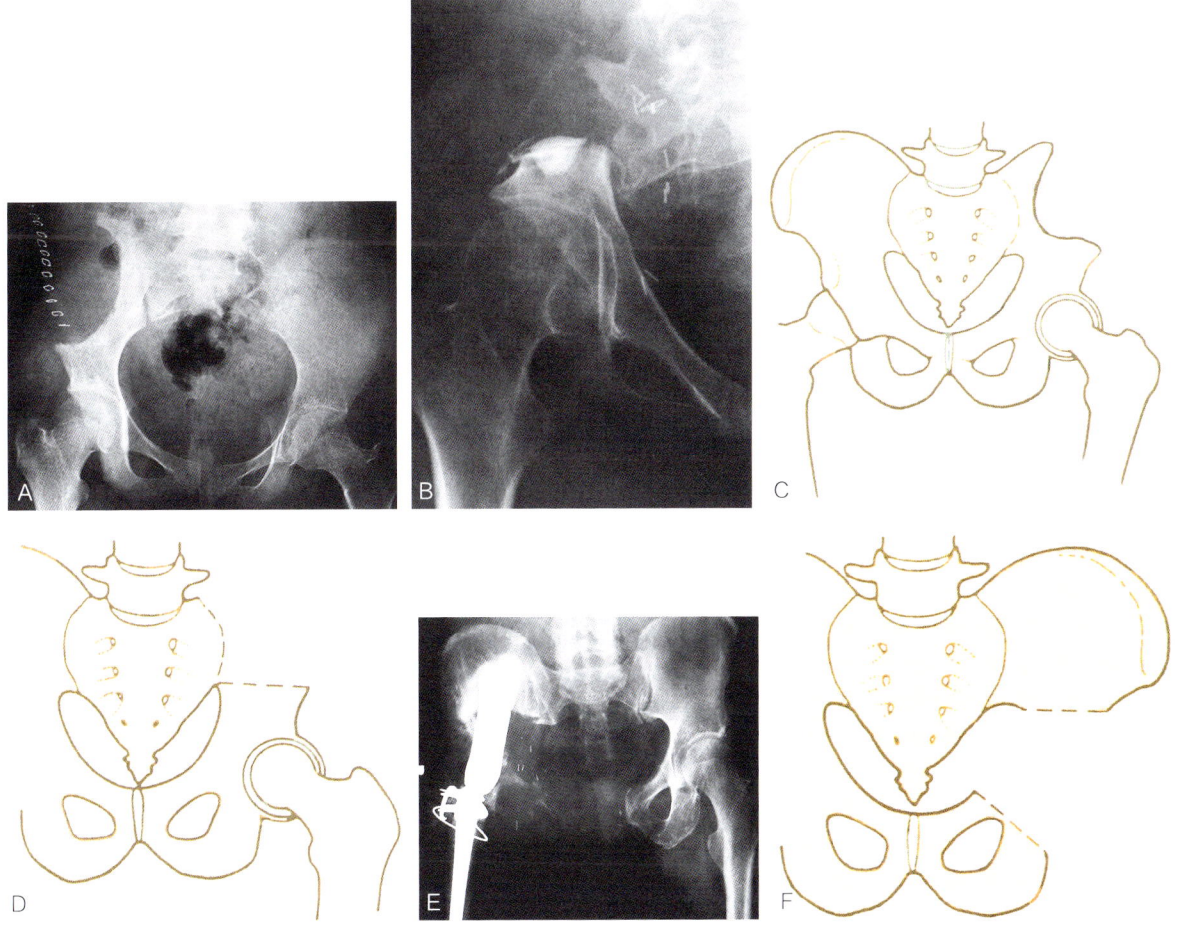

图8 A~D. Ⅰ型骨盆(髂骨)切除可以采用部分切除(A),其中仅部分髂骨被切断;或采用全部切除(B)。部分(C)和完全(D)Ⅰ型切除术见图。E. Ⅱ型盆腔(髋臼周围)切除术。用马鞍假体进行重建。F. Ⅱ型盆腔切除术。

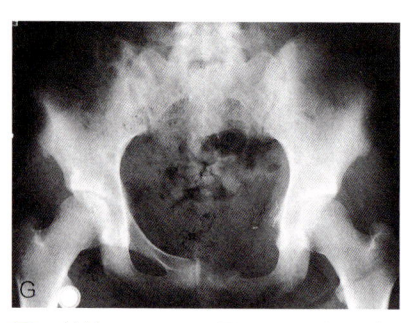
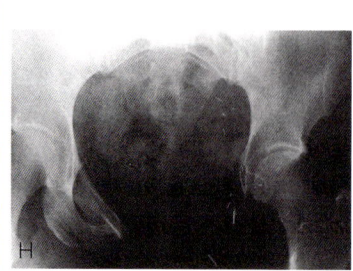
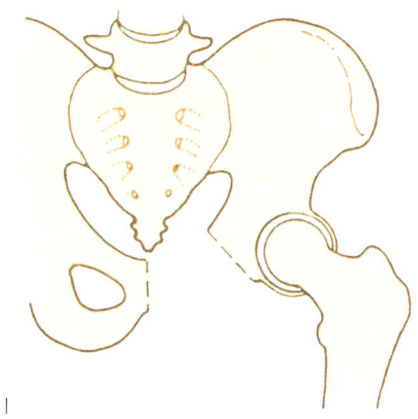

图8（续）　G、H. Ⅲ型骨盆（耻骨）切除术。这些切除术可能包括耻骨上支（G），耻骨下支或上、下耻骨支（H）。I. Ⅲ型盆腔切除术。

入路

- 对骨盆活检或切除最有用的入路是骨盆切口入路（图9）。全部或部分切口可用于充分暴露和切除大多数骨盆环的肿瘤。
- 切口始于髂后上棘，并沿髂嵴延伸至髂前上棘。
  - 然后分为2支：一支沿着腹股沟韧带到耻骨联合；另一支在大腿前方向远侧到大腿长度的1/3，然后横向转至大转子下方的股骨干并随臀大肌向内。
  - 臀大肌皮瓣的反转暴露了臀后区、股骨的近端1/3、坐骨切迹、坐骨神经、骶骨韧带和骶结节韧带，以及起自坐骨的肌腱、骶骨的侧缘及整个半侧臀部。
- 对于在最佳止血条件下都难以进行的盆腔肿瘤切除或可能带来的肿瘤细胞的播散，这两类情况都需要谨慎考虑。必须避免不必要的活检。
  - 如需活检，必须选择合适的技术和入路。活检路径必须沿着未来切口进行定位，远离主要的神经血管束和外展肌。
  - CT引导下的病变部位穿刺活检被认为是诊断肌肉骨骼肿瘤的准确、安全的工具，是笔者首选的方式。
  - 原切口可以用于半切除术，沿大腿向下延长原切口的远端部分，并沿着下耻骨支向前环绕大腿，这样使得后方皮瓣能够用于闭合原切口。

Ⅰ型切除术：髂骨切除术

- 髂骨切除术的切口是腹股沟入路，沿髂嵴并在S1水平向后弯曲。
- 然后，它循着S1关节的长度与一个切口相接合，以暴露髂骨外侧部分，坐骨切迹和臀后区。

Ⅱ型切除术：髋臼周围切除术

- 前方腹膜后入路和沿着股骨的横向前方切口的组合用于进行髋臼周围切除术。
- 然后，掀起一个后侧面的筋膜皮瓣，即臀肌皮瓣。就可以方便地进入和观察后部区域：髋关节、坐骨切迹、坐骨神经和坐骨以及截骨术所需的髋臼上区域。

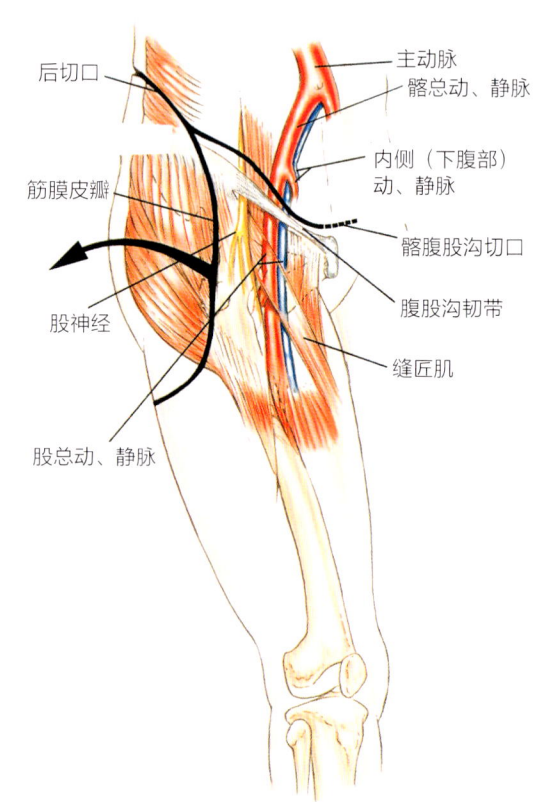

图9　实用的骨盆切口入路（由Martin M. Malawer提供）。

Ⅲ型切除术：盆底和耻骨区
- 切除骨盆底和耻骨区需要3个切口。
  - 主要切口是腹膜后（髂腹股沟）切口，用以进行腹膜后探查和分离主要血管神经。
  - 需要2个纵向切口来做大腿远侧的远端皮瓣，以暴露股三角以及连接到闭孔的内收肌。
    - 一个切口与会阴折痕处一致；另一个切口起自髂前上棘水平的髂腹股沟切口的外侧部分。

Ⅰ型：髂骨后方切除术

- 将患者置于侧卧位，向后方倾斜。
- 使用骨盆切口入路。其腹股沟部分被向中间推进到耻骨联合处，其后支被在S1关节的平面（技术图1A、B）。
- 除了髂肌和臀小肌和部分臀中肌以外，在肿瘤en-bloc切除时，所有肌肉附着物都应从髂嵴移除。腹壁肌肉组织，缝匠肌和阔筋膜张肌从髂嵴横切并从髂骨翻折回来。股直肌保持完整。髂胫束从髂嵴的起源横切，并与臀大肌一起向后翻折。臀肌皮瓣向后内侧掀起并翻折。
- 由于股神经位于该位置，显露髂骨和腰大肌之间时要小心操作。腰大肌和股神经在内侧牵拉，并且髂肌在其上被横切（技术图1C）。
- 髂外动脉位于髂骨下缘，沿髂骨内表面没有主要分支。因此，在Ⅰ型盆腔切除术中不需要结扎大血管。大多数髂骨肿瘤突破外层骨质并横向挤压臀中肌。离肿瘤的下边界2～3 cm臀中肌穿透的地方被横切（技术图1D、E）。尽量保存尽可能多的肌腹是很重要的，因为这将是骨盆内容物软组织覆盖的主要组成部分，并且对于重建外展肌是必要的。
- 使用可伸展的牵开器进行髂骨切除术，该牵开器沿着内表面的下边缘插入坐骨大切迹，并从髂前上棘下方伸出，以保护骨盆内脏（技术图1F）。如图中虚线所示，横断髂骨。保留股直肌的起源和髋臼的顶部完好无损。然后进行髂骨后方的截骨术。可伸展的牵开器沿

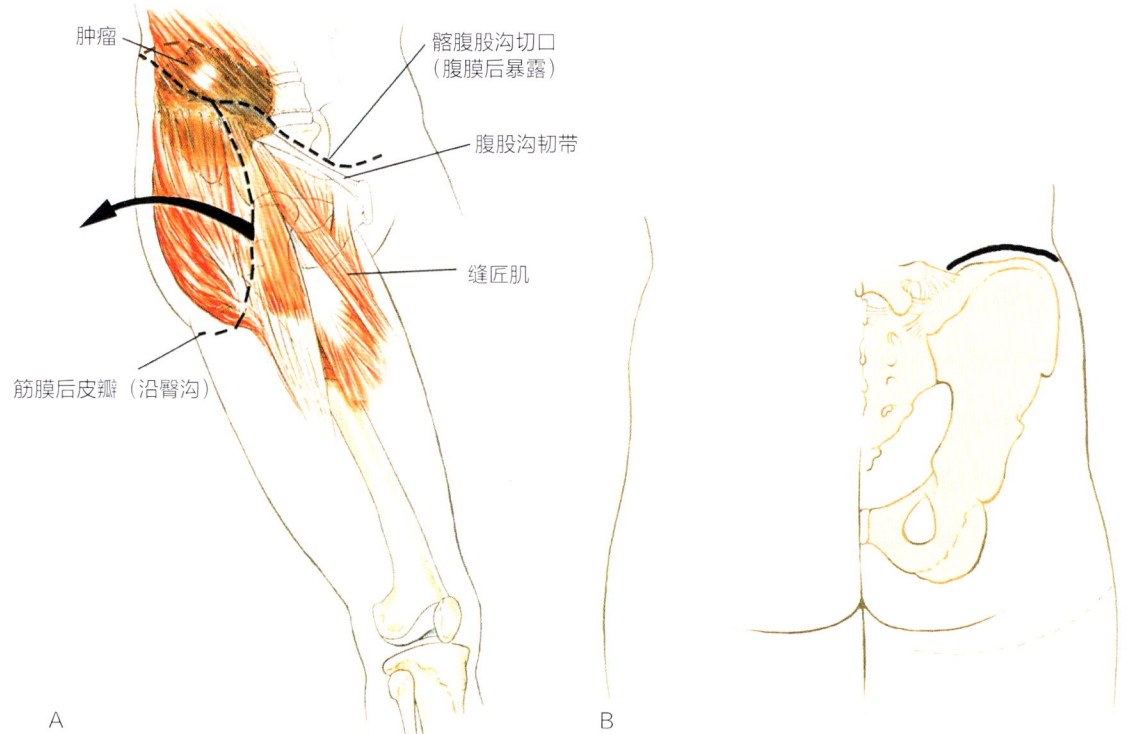

技术图1　A. 切口和手术入路。整个功能切口用于Ⅰ型切除术。臀肌皮瓣暴露整个后部区域：坐骨切迹、坐骨神经、外展肌和髋关节。这种入路可以很好地暴露腹膜后间隙以及后方区域，并可以安全切除髂骨。B. 其腹股沟部分被向中间推进到耻骨联合处。

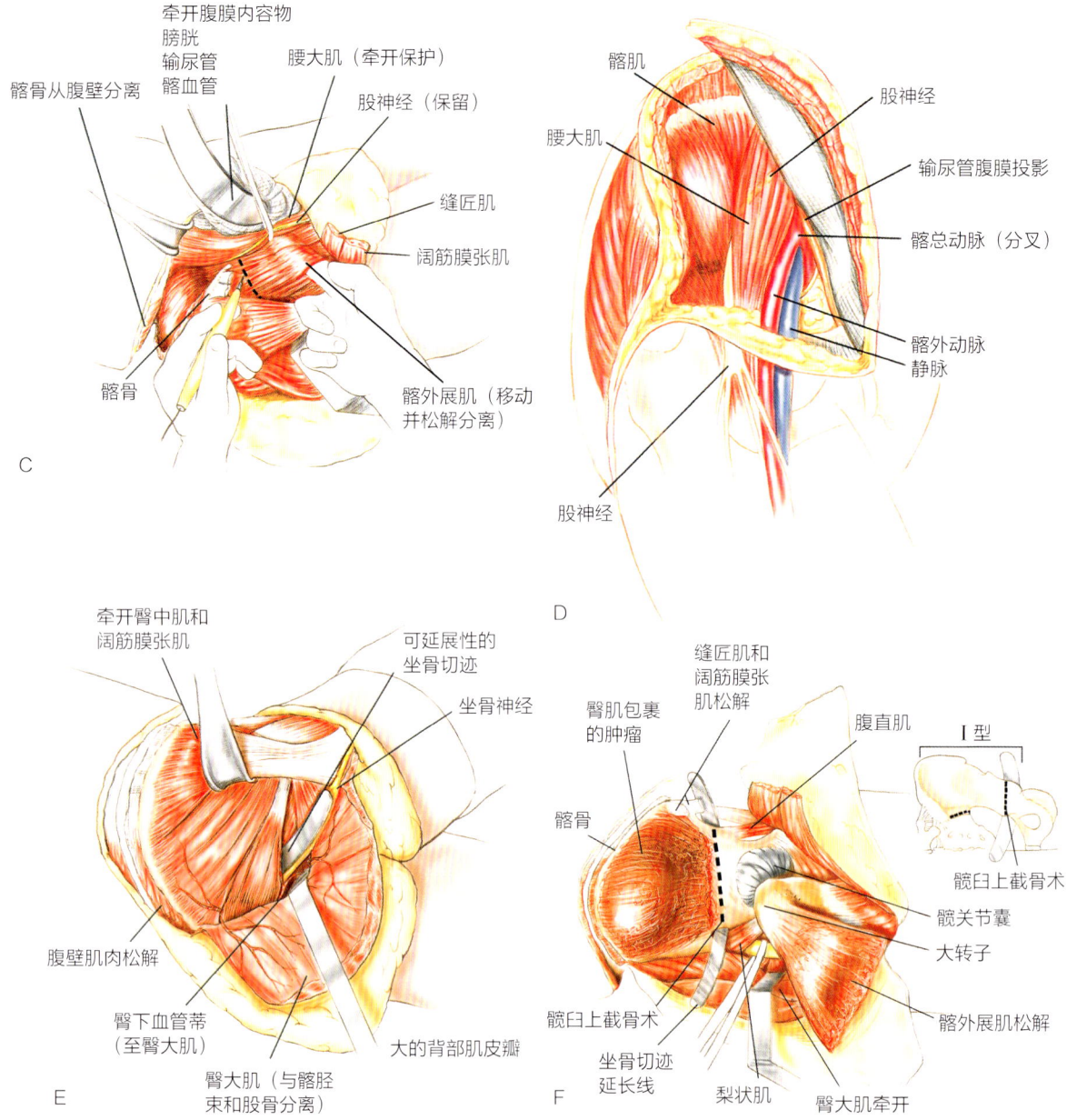

技术图1（续） C. 后方暴露和肌肉松解。腹壁肌肉组织从髂嵴横切出来。缝匠肌和阔筋膜张肌从其腱插入部分横切并向远端翻转。股直肌保持完整。臀肌皮瓣向后内侧掀起并翻转。髂胫束从髂嵴的起源横切，并与臀大肌一起向后翻转。D. 前方（腹膜后）暴露。由于股神经位于该位置，显露髂骨和腰大肌之间时要小心操作，腰大肌和股神经在内侧牵拉，并且髂肌在其上被横切。E. 后方暴露和臀肌松解。暴露后部区域。从髂胫束和股骨中松解分离臀大肌并向后翻转。识别并保护坐骨神经。从髂骨翼上松解分离所有其余腹肌。大多数髂骨肿瘤突破外层骨质并横向挤压臀中肌。离肿瘤的下边界2~3 cm臀中肌穿透的地方被横切（技术图1D、E）。尽量保存尽可能多的肌腹是很重要的。F. 髋臼上截骨术和横断SI关节。一个可伸展的牵开器穿过内表面的下缘插入坐骨大切迹，并在髂前上棘下方伸出，以保护骨盆内脏。髂骨在髋关节囊上方横切，保留股直肌的起源和髋臼的顶部。注意不要进入髋关节内侧。插图：SI关节从骨盆内打开。在尝试打开SI关节之前，必须分离牵开髂血管。

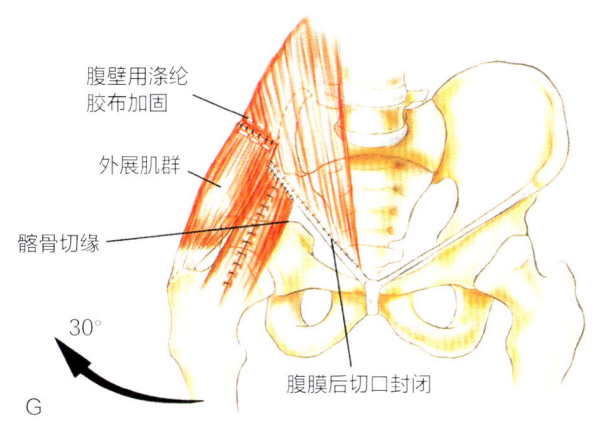

技术图1（续） G. 软组织重建。将臀中肌肌肉缝合到腹壁肌肉组织，同侧下肢外展。必须使用涤纶线来加强这种重建。对阔筋膜张肌和缝匠肌也需要加强缝合（由Martin M. Malawer提供）。

着髂骨的后方边界穿过坐骨大切迹，并且平行于同侧骶翼（技术图1F中的插图）。

- 软组织重建的最重要组成部分是臀中肌的近端边缘与腹壁肌肉的附着。因整个臀中肌都不受影响，这两个肌群的附着没有解剖学联合，所以产生了明显的张力。可以通过将下肢外展来减少张力。使用3 mm涤纶线（技术图1G）对阔筋膜张肌和缝匠肌加强缝合。肌肉层的闭合必须一丝不苟，因为愈合不良和伤口裂开会暴露腹部和骨盆内容物，并且难以控制。

其他重建术

- 尽管已经报道了同种异体移植重建，但没有必要重建由此造成的骨缺损。
- 对于髂骨重建，应使用永久性/组织培养解冻同种异体移植物。但革兰染色具有很高的假阳性率，应该尽量避免。
- 在仔细确定尺寸和方向后切割同种异体移植物，并用4.5 mm重建板固定。术中X线透视确认螺钉位置。
- 两个深软引流管（前方和后方）放置在筋膜闭合深处。

II型：髋臼周围切除术

- 患者处于侧卧位，向后方倾斜以最大化暴露前方。
- 实用切口用于暴露骨盆的前方（内部）和后方（外部）。髂腹股沟切口用于暴露腹膜后平面，后方臀肌皮瓣用于暴露后部区域。
- 首先分离牵拉髂血管，确定并结扎腹壁下动脉。确定并保护坐骨神经和股神经。
- 通过髂骨截骨的节段是从骨盆内识别的，上耻骨支截骨也是如此。因为髂外血管和股血管穿过耻骨，因此耻骨上支定位时需要牵开这些血管（技术图2）。
- 将臀大肌作为肌皮瓣。臀大肌从髂胫束和股骨上分离，向后侧牵开。这暴露了后部空间：髂骨、坐骨切迹、坐骨神经和髋关节。
- 通过后方切口暴露坐骨，并在股二头肌腱插入的节段上方进行截骨。
- 完全去除髋臼周围需要松解骶棘韧带和一些盆底肌肉组织。腹股沟切口与单独的后外侧髋关节切口可以一起用于髋关节暴露和置换、后柱截骨术和坐骨神经暴露。
  - 三种类型的截骨术可用于髋臼周围切除术：髋臼上截骨术、耻骨上支截骨术或坐骨截骨术。
- 全髋关节暴露用于识别坐骨神经和后柱。整个髋关节手术过程开始于外旋肌的分离和股骨颈截骨术。
- 在标准颈部长度（小转子近端1.0 cm）处切割股骨颈。
- 坐骨切迹附近分离坐骨神经，在外周切开髋关节囊。
- 暴露前、后柱以允许髋臼截骨。髋臼上和坐骨切骨术需要仔细暴露和牵拉坐骨神经和臀部血管。

复合同种异体移植髋臼
II型切除术后重建

- II型切除术后可进行几种重建：复合同种异体骨移植，马鞍形假体（The Link Prosthesis, LINK® Endo-Model® Saddle Prosthesis Rockaway, NJ）
- 半骨盆假体[Stryker Periacetabular Reconstruction Prosthesis（PAR), Mahwah, NJ]具有指柄的重建环，以及坐骨股骨关节融合。每种都有独特的技术、并发症、功能缺陷和不同的临床结果。

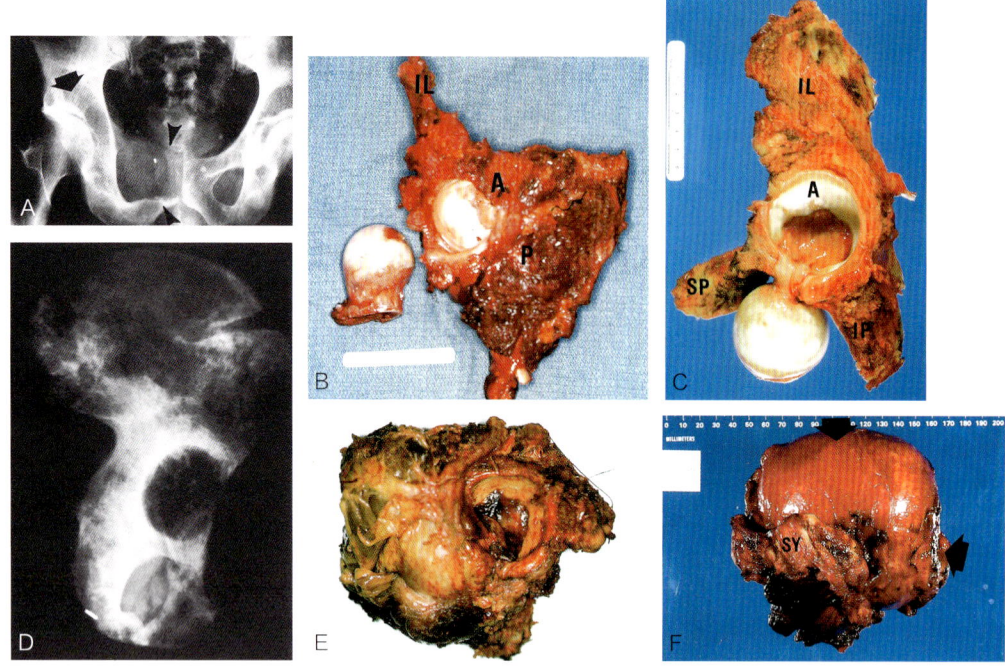

技术图2　A. X线片显示由耻骨上、下支来源的极高度恶性纤维组织细胞瘤，涉及整个闭孔、骨盆底、髋臼内侧和髋臼上方（实心箭头）。B. Ⅱ型或Ⅲ型骨盆切除术后的大体标本。C. 完全内部半切除术后的大体标本（Ⅰ型/Ⅱ型/Ⅲ型骨盆切除术）。D. 切除标本的X线片显示半骨盆完全受累。上切迹为开放活检通道。E. 联合应用Ⅱ型或Ⅲ型骨盆切除的大体标本。F. Ⅲ型骨盆切除术后的大体标本。从闭孔肌内肌（实心箭头）看到大的肿瘤块。IL，髂骨的一部分；A，髋臼；P，整个骨盆底，包括上耻骨上下支；SP，耻骨上支；IP，耻骨下支和耻骨；SY，耻骨联合（由Martin M. Malawer提供）。

- 股骨假体：在进行髂骨截骨切除术之前，通过后方侧入路放置非骨水泥股骨假体。
- 髋臼：将髋臼组件与同种异体移植物组配，并将髋臼组件（水泥和螺钉）放入同种异体移植物中，在螺钉或骨水泥固定前透视确认移植物和髋臼的方向。
- 在固定或骨水泥应用前后用X线片检查髋臼位置。确认髂骨移植物的方向与髋臼杯方向一致，并用重建板和螺钉固定移植物。使用延长的聚乙烯髋臼缘，并考虑使用大的股骨头（32~36 mm）以提高术后稳定性。
- 闭合：使用腹股沟韧带，重建外展肌，特别是如果进行了转子截骨术。骨盆闭合前在髂嵴和腹股沟管置伤口引流导管。

Ⅱ型：肿瘤切除鞍式假体重建术

缺口成形

- 使用磨钻在剩余的髂骨中磨出切迹。
- 切迹应设置在剩余骨骼的最厚区域（通常是内侧）（技术图3A~C）。

股骨近端准备

- 股骨近端准备为了放置标准股骨假体。
- 股骨近端进行扩髓以放置最大直径的柄，假体远端留出2 mm以放置水泥套。
- 一旦扩髓完成，要选择适当直径和长度的柄，将远端股骨骨水泥塞插入所选股骨柄尖端下方2 cm的深度。
- 然后，用生理盐水冲洗股骨管腔并用纱布包裹。一旦准备好了骨水泥（聚甲基丙烯酸甲酯），就移除纱布，并将股骨假体插入有骨水泥的股骨中。

尝试复位

- 试模的复位在评估髋臼内衬（插入部分）的准确长度和确定最佳的软组织张力（技术图3D~K）中是至关重要的。髋臼内衬长度应由髂骨和股骨颈切口之间的距离决定，髋臼内衬的长度提示了从鞍座的凹口到股骨颈的总长度。应选择合适的内衬,若不合适几乎不可能复位,并且,在缩小的关节中留下最小的"活动间隙"。外科医生应该能够将外展肌重新缝合到截骨大转子上的解剖位置,以恢复其外展。
- 复位试验还可以确定在术中运动范围内鞍座部件是否可能撞击现有凹口的区域。这些区域可以使用高速钻头进一步调整轮廓,以防止由撞击导致的活动受限或脱位。术中测试髋关节运动(屈曲至少90°、伸展至30°、外展至45°、内收至中立位,以及旋转)确保没有撞击或脱位的迹象。

外展结构重建

- 使用线缆将大转子截骨和外展肌重新连接到其原始位置。如果标本中包括大转子,使用3 mm涤纶线或线缆将外展结构重新连接到假体上。一旦外展肌机构重建完成,再次测试软组织张力和假体稳定性。将梨状肌和短收肌向前牵出并重新缝合到股骨近端(或假体)。然后,使用不可吸收缝合线(技术图3L~N)将臀大肌重新缝合到其原附着点。
- 骨盆闭合涉及腹股沟管和腹壁与耻骨联合及髂嵴的连接。一旦外展结构重建完成,再次测试软组织张力和假体稳定性。将梨状肌和短收肌向前牵出并重新附着到股骨近端(或假体)。然后,使用不可吸收缝合线将臀大肌重新缝合到其原附着点。
- 对于高位Ⅱ型骨盆切除术,应使用半骨盆假体进行重建。

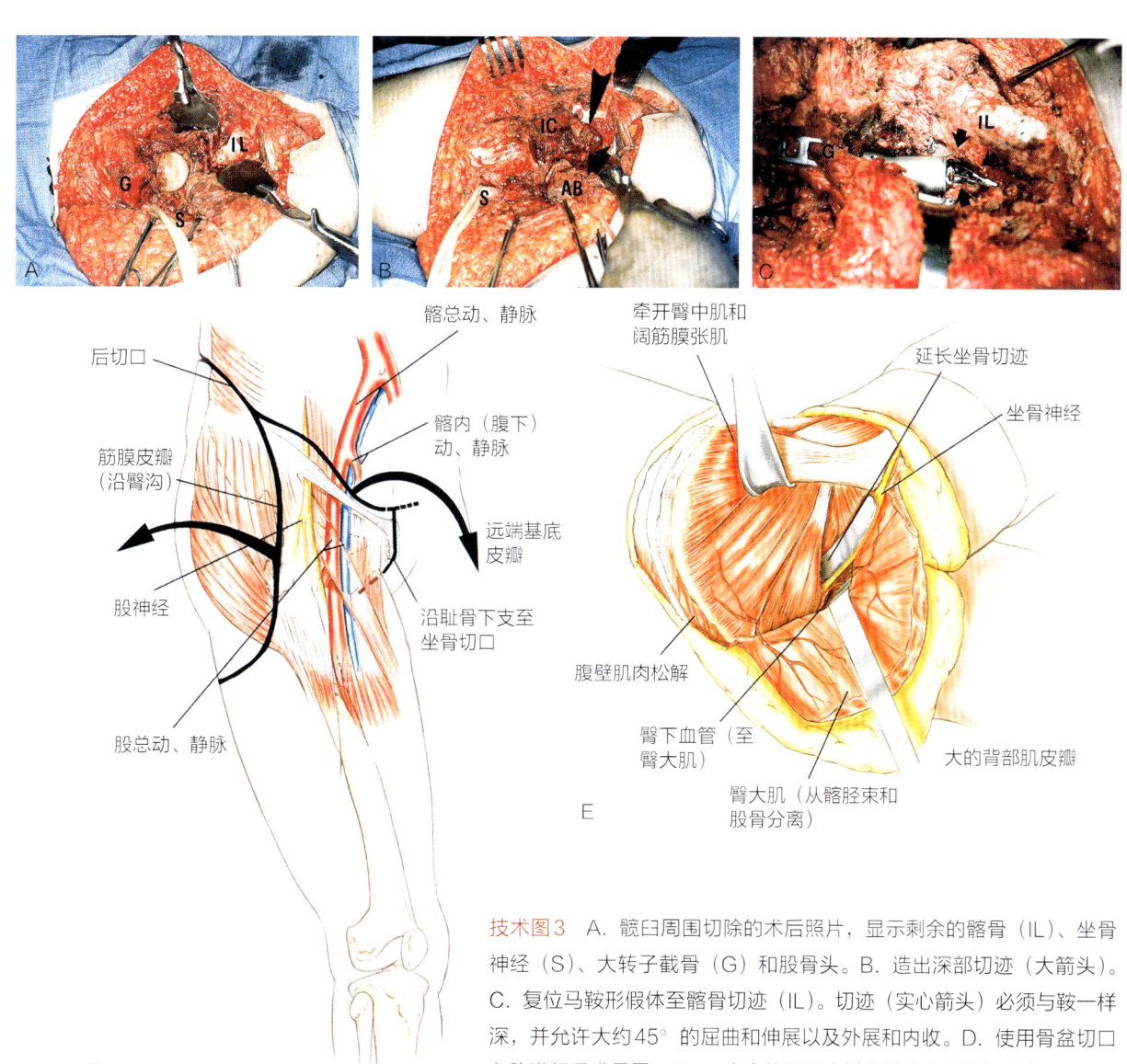

技术图3 A. 髋臼周围切除的术后照片,显示剩余的髂骨(IL)、坐骨神经(S)、大转子截骨(G)和股骨头。B. 造出深部切迹(大箭头)。C. 复位马鞍形假体至髂骨切迹(IL)。切迹(实心箭头)必须与鞍一样深,并允许大约45°的屈曲和伸展以及外展和内收。D. 使用骨盆切口入路进行手术暴露。E. 一个大的臀肌皮瓣在基底内侧松解臀大肌。

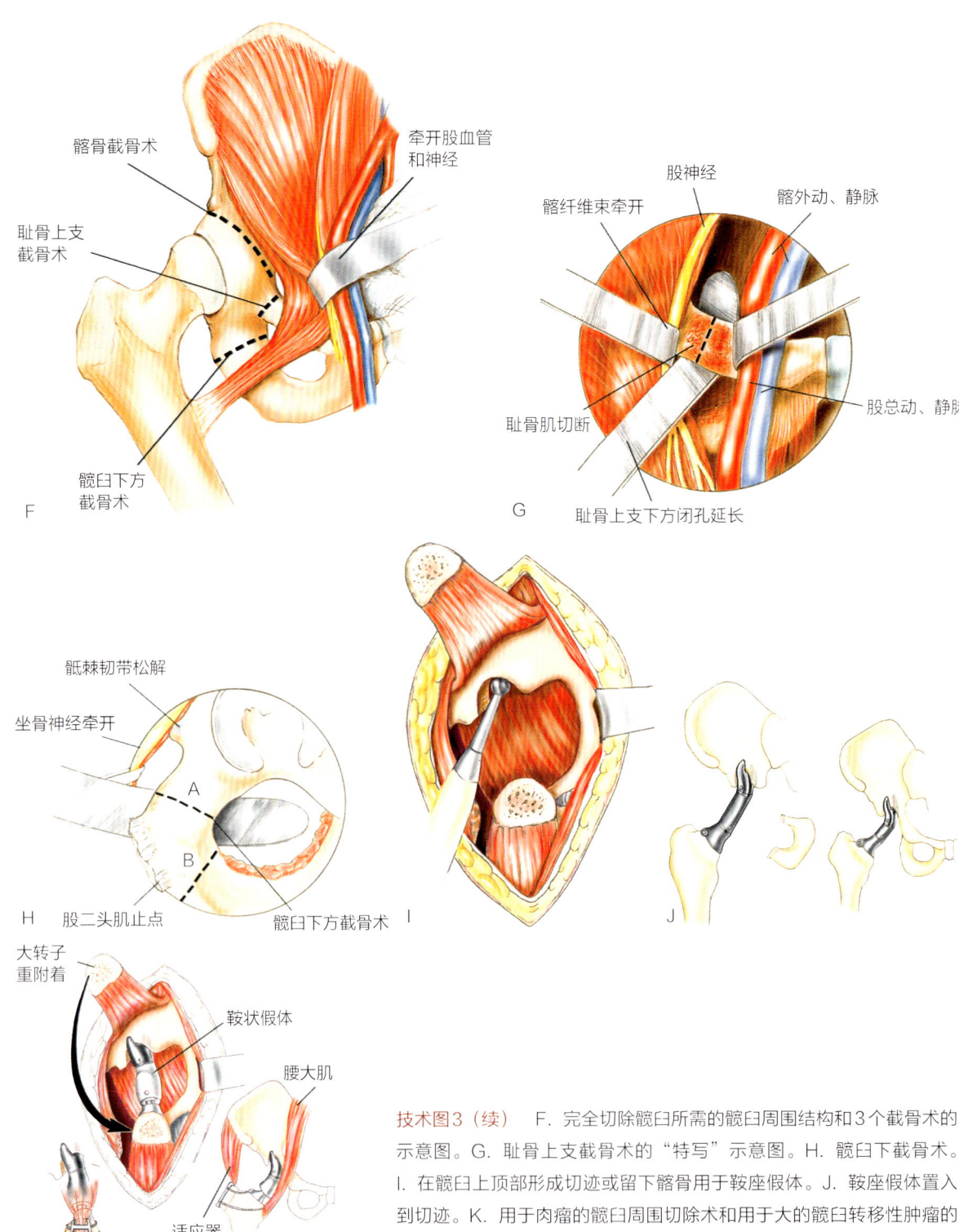

技术图3（续） F. 完全切除髋臼所需的髋臼周围结构和3个截骨术的示意图。G. 耻骨上支截骨术的"特写"示意图。H. 髋臼下截骨术。I. 在髋臼上顶部形成切迹或留下髂骨用于鞍座假体。J. 鞍座假体置入到切迹。K. 用于肉瘤的髋臼周围切除术和用于大的髋臼转移性肿瘤的根治性刮除术后的鞍形假体放置的示意图。术后X线和CT扫描显示常见的术后影像学表现。

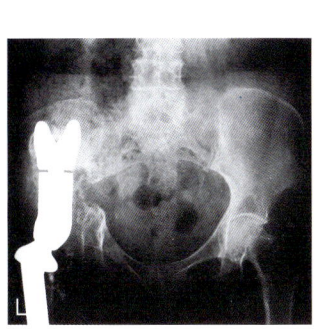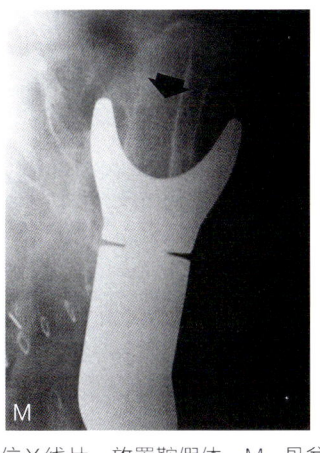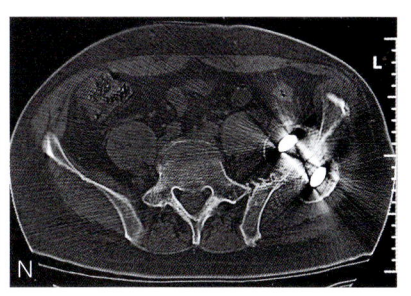

技术图3（续） L. 骨盆的前后位X线片，放置鞍假体。M. 骨盆受累侧的45°倾斜X线片。N. CT扫描显示典型的马鞍假体在位。G，臀肌；S，坐骨神经；IC，髂肌；AB，外展肌。（A~C和L~N图由Martin M. Malawer提供；D~K图来自Malawer M. Reconstruction following resection of primary periacetabular tumors. Semin Arthroplasty 1999;10:171–179）。

Ⅲ型：骨盆底/前方闭孔环切除术

- 使用具有会阴延长的实用骨盆切口（三切口入路）。
- 将患者患侧髋关节垫高。
- 实用骨盆切口的，可向侧面向会阴（内侧）延伸的髂腹股沟入路（参见图1G的技术）。该切口允许通过远端前方皮瓣暴露和松解牵拉股动脉和神经。
- 切口的会阴延伸用于暴露坐骨，此切口通过延伸到坐骨直肠窝，去切除大的耻骨病灶。
- 做一个大型肌皮瓣，精索在内侧翻转。腹股沟韧带从其耻骨起始处向外侧翻转。
- 神经血管束（即股动脉、静脉和神经）向侧方牵拉，暴露内收肌和耻骨肌的起点，从耻骨上横段并向远端翻转。
- 使用切口的横向空间，将肌腱、内收肌和股薄肌的起点从坐骨上横断并向远侧翻转（技术图4）。
- 第一个可伸展的牵开器放置在膀胱前面的耻骨联合后。第二个可伸展牵开器放置在耻骨上支后面和耻骨下支前面、坐骨内侧或外侧，取决于肿瘤边界（技术图4C）。
- 通过耻骨联合和耻骨支进行截骨术。重要的是，要打磨锋利的骨骼边缘，特别是那些靠在膀胱的边缘。
- 众所周知，腹股沟周围的手术伤口与开裂和感染的高发生率有关。因此，伤口闭合后需要充分引流。必须引流3~5天。围手术期静脉注射抗生素一直持续到取出引流管。
- 允许术后运动，可以负重。
- 很少需要用Marlex网格（CR Bard, Cranston, RI）重建骨盆底。

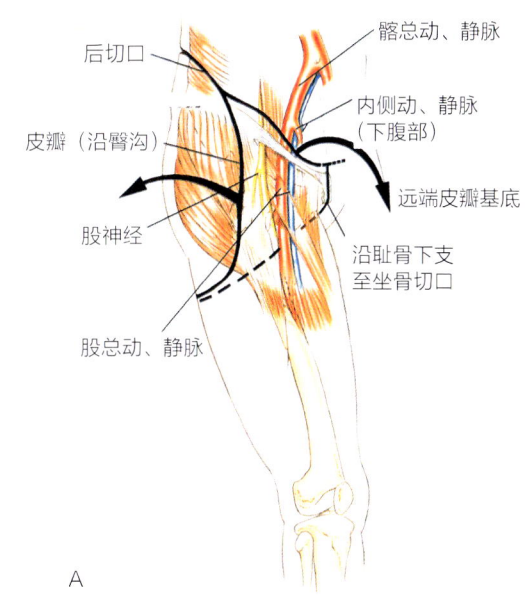

技术图4 A. 实用骨盆切口的可向侧面向会阴（内侧）延伸的髂腹股沟入路。

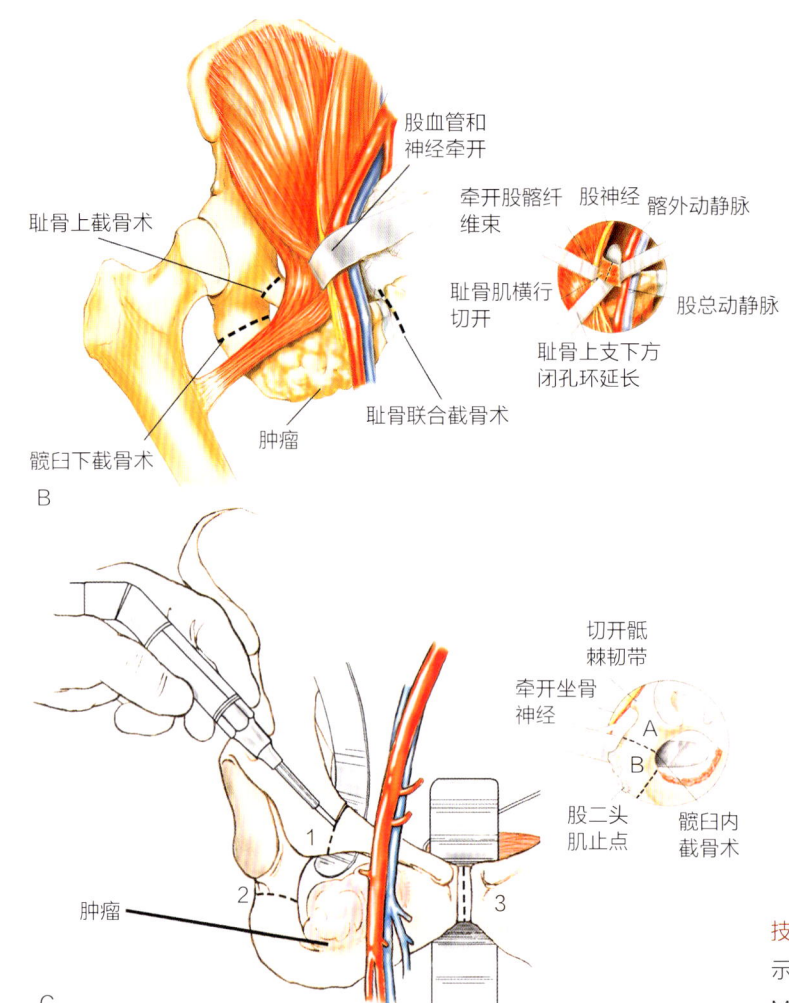

技术图4（续） B. 移除骨盆底所需的3个截骨术的示意图。C. 耻骨联合、耻骨上支和坐骨截骨术（由Martin M. Malawer提供）。

Ⅳ型：半骨盆切除术

- 表1描述了半骨盆切除术以及其他技术。
- 需要从耻骨联合至SI关节扩展到全骨盆的分离解剖。
- 需要完全解剖坐骨切迹、髋关节、坐骨神经和股动静脉。
- 骨盆重建更具挑战性，因为需要在骶骨和耻骨联合处固定，并且难以摆放骨盆植骨块。
- 一些外科医生不建议重建，但接受3英寸（1英寸≈2.54 cm）的缩短和使用骨盆长腿支具。
- 大量术中失血和半骨盆植骨块固定，是本手术的重大挑战。

表1　盆腔切除和重建技术总结

手术技术	体位	切口	显露	血管和神经	切除	重建	关闭切口
Ⅱ型：后方髂骨切除术	侧位并向前倾斜	腹股沟有或无骶骨延长	腹外斜肌	仔细解剖股神经和血管、髂骨、臀部血管	髂腰肌，髂嵴截骨术	同种异体骨，4.5 mm钢板固定	腹壁肌肉至骨盆采用不可吸收的缝合线和两个深部引流管（前后各一个）
Ⅱ型：侧髋臼切除术	直立侧卧位	腹股沟与单独的髋部后外侧切口	斜外侧剥离浅表侧嵴肌，暴露髋部	髂外动静脉、闭孔神经、臀部血管、坐骨神经	髋关节、坐骨切迹、外回旋肌、股骨颈截骨术	修整同种异体骨放置于髋臼；骨水泥、螺钉、4.5 mm钢板	将腹股沟管和腹壁连接到耻骨联合和髂外侧嵴
Ⅲ型：前方闭孔	仰卧	腹股沟切口，向前外侧延长	骨联合到后方髂外侧嵴	股鞘，股外侧皮神经，闭孔神经、动静脉。	在下耻骨支和坐骨之间，取决于肿瘤的位置	如果髋臼前柱完好无损，软组织与同种异体Martex筋膜或Gore-Tex移植；如果不完整，那么骨性闭孔同种异体骨移植	腹股沟管用不可吸收的缝合线缝合，放置深部引流管；预防腹股沟疝
半骨盆	侧位	腹股沟	坐骨联合向外侧嵴和髂外肌肉	外侧髂骨	髂骨和臀部，有或没有闭孔	同种异体骨鞍状假肢	髂嵴侧和髂腹股沟管
臀肌	前倾	后方臀肌	臀部肌肉	坐骨神经、臀部神经和血管	深部近端后方的大转子，如果需要则向下到切迹	—	—
腹膜后（软组织）	仰卧	后外侧髂骨的联合切口	如果涉及肠道，选正中部显露。从髂嵴上剥离腹外斜肌	髂和臀部血管、输尿管、股动脉和神经、坐骨神经	时常注意髂腰肌	腹外斜肌、腹壁重新附着于骨盆边缘	将腹外斜肌重新连接到骨盆边缘
腹股沟	仰卧	耻骨结节到髂嵴	腹股沟、脐带	股鞘、腹壁下血管	腹股沟管	腹股沟韧带	

要点和失误防范

血管问题	• 始终对近端和远端的主要血管进行血管控制，包括动脉和静脉，尤其是主动脉、髂内外血管
术中出血	• 严重出血通常发生在静脉而非动脉损伤。缝合并结扎所有严重的出血点
血栓形成	• 所有患者在手术期间或手术后都有发生动、静脉血栓形成的风险，应在开始的72小时内仔细评估（脉搏）。在离开手术室之前，始终确认术区止血彻底和远端肢体充足的血供和脉搏。如果有任何疑问，请进行术中或术后血管造影
术后出血和凝血功能障碍	• 如果持续性出血，监测凝血因子排除弥漫性血管内凝血，强烈考虑将患者带回手术室。或者进行血管造影，尝试栓塞出血血管。出血的程度和时间对于确定正确的处理方案很重要 • 如果在解剖期间发生大量(＞4.0～5.0 L)出血，则用局部加压填塞伤口直至患者的血压稳定 • 检查凝血酶原时间，部分促凝血酶原激酶时间和术中血小板计数，每6小时查一次，至24～48小时 • 几乎所有患者在手术后都需要密切监测
低钙血症和低镁血症	• 术中一般需要补钙。在手术室和术后均要检查血钙水平 • 大出血后镁损失非常见，特别是接受诱导化疗的患者。最常引起镁损失的药剂是顺铂。接受这种形式化疗的患者术后常规需要大量补镁。如果不加以纠正，可能会发生心脏骤停

续表

神经损伤	• 股神经、坐骨神经或骶神经根,术中可能会发生医源性损伤。损伤可发生在分离解剖(神经失能)或骶骨螺钉固定时。牺牲闭孔神经不会导致严重的功能丧失
输尿管和膀胱损伤	• 对于所有大型肿瘤患者考虑术前放置输尿管支架。导尿管放置可方便术中触探膀胱 • 如果有膀胱壁损伤,予修复两层或三层。如果术中发生血尿或少尿,请仔细检查是否存在膀胱损伤
髋关节	• 在伤口闭合前后透视检查髋关节的稳定性
总结	• 请记住,避免损伤所提到的重要结构的第一步是在解剖过程中花时间识别并标记所有这些结构

术后护理

- 手术后立即检查远端肢体脉搏,前24小时每小时检查1次。后期动脉血栓形成通常是由于内膜损伤引起的。
- 持续性伤口引流液通常是由于腹膜后大量渗出。如果伤口在术后4～7天持续有引流物,应考虑在手术室进行伤口冲洗和引流。
- 所有术后患者在前2周内应每周进行1次的骨盆X线检查。
- 术后初始稳定后,应每周检查术后全血细胞计数及进行其他实验室检查,开始1周每周检查1次,然后每周检查2次。
- 术后活动是高度个体化的。
  - 在Ⅰ型切除术中,腹壁及外展肌在床上以外展固定保持7天,然后佩戴骨盆-大腿支具固定,避免过度内收。
  - Ⅱ型切除和重建的情况各异。具有鞍状假体和复合同种异体移植物的患者在部分负重下维持3～6个月,并且需要骨盆和大腿支具固定2～3个月。
  - 接受或不接受Marlex重建的Ⅲ型切除患者保持卧床,下肢处于中立状态(必须避免外展),以避免会阴切口裂开。骨盆和大腿支具使用约3个月。如果不涉及髋臼内侧壁,可以提前开始完全负重。

并发症

早期并发症

- 出血:术中出血的大多数问题发生在静脉而非动脉出血。常见的并发症是凝血功能障碍和需要大量输血。应监测凝血因子、血钙离子和镁离子。患者在手术期间和手术后应根据需要接受输注红细胞、新鲜冰冻血浆、血小板、钙离子和镁离子。对于术后即刻间隔大失血的患者(每3小时内每小时>500 ml),应考虑术后栓塞以控制失血。
- 动脉血栓形成是由于内膜瓣撕裂而发生的,应该通过多普勒远端脉搏测量来监测,前24小时每小时1次。如果发生动脉血栓形成,则需要立即进行血栓取出术。
- 神经:术后股神经或坐骨神经失能是常见的,应密切观察。
- 输尿管/膀胱:应评估患者的术中血尿或少尿,这可能表明膀胱或输尿管损伤。在手术期间每小时定期测量尿量。留置尿管保持原位4～7天。术后通过逆行性膀胱造影诊断尿道损伤,如有损伤则需要手术治疗。
- 肠道损伤需要修复或切除以及进行可能的结肠造口术。
- 大面积肠梗阻是广泛盆腔手术后的常见问题。术后患者应该在肠道损伤恢复前禁食(放置鼻胃管),直到肠鸣音恢复(通常3～4天)。

晚期并发症

- 感染:骨盆手术后20%～30%的患者出现深部感染。如果发生这种感染,患者必须重返手术室处理,并且必须考虑取出假体和同种异体移植物。
- 脱位:鞍形假体的脱位率为5%～10%。对于"复合"重建,该概率可能更高。
- 同种异体骨的移植失败可能是由于同种异体骨骨折或内固定失败所致。
- 假体失败包括重建环、髋臼帽、螺钉和钢板的失效。
- 盆腔切除术后的发病率和死亡率仍然很高。由于局部复发,感染或不受控制的出血,可能需要进行半骨盆切除术。

推荐阅读

[1] Aboulafia AJ, Buch R, Mathews J, et al. Reconstruction using the saddle prosthesis following excision of primary and metastatic periacetabular tumors. Clin Orthop Relat Res 1995;(314):203-213.

[2] Aljassir F, Beadel GP, Turcotte RE, et al. Outcome after pelvic sarcoma resection reconstructed with saddle prosthesis. Clin Orthop Relat Res 2005;438:36-41.

[3] Cottias P, Jeanrot C, Vinh TS, et al. Complications and functional evaluation of 17 saddle prostheses for resection of periacetabular tumors. J Surg Oncol 2001;78:90-100.

[4] Enneking WF, Dunham WK. Resection and reconstruction for primary neoplasms involving the innominate bone. J Bone Joint Surg Am 1978;60:731-746.

[5] Hillmann A, Hoffmann C, Gosheger G, et al. Tumors of the pelvis: complications after reconstruction. Arch Orthop Trauma Surg 2003;123:340-344.

[6] Ozaki T, Hoffmann C, Hillmann A, et al. Implantation of hemipelvic prosthesis after resection of sarcoma. Clin Orthop Relat Res 2002;(396):197-205.

[7] Renard AJ, Veth RP, Schreuder HW, et al. The saddle prosthesis in pelvic primary and secondary musculoskeletal tumors: functional results at several postoperative intervals. Arch Orthop Trauma Surg 2000;120:188-194.

[8] Shin KH, Rougraff BT, Simon MA. Oncologic outcomes of primary bone sarcomas of the pelvis. Clin Orthop Relat Res 1994;(304):207-217.

[9] Wirbel RJ, Schulte M, Mutschler WE. Surgical treatment of pelvic sarcomas: oncologic and functional outcome. Clin Orthop Relat Res 2001;(390):190-205.

第26章 成人脊柱侧凸
Adult Scoliosis

Andrew P. White, James S. Harrop, and Todd J. Albert

定义

- 成人脊柱侧凸是冠状面上的脊柱畸形，通常伴有轴向和矢状面的异常。
- 成人脊柱侧凸可以根据患者的症状进行分类。
  - 第1组，主要为腰椎管狭窄和神经源性跛行伴有退行性畸形，通常可行腰后路手术治疗。
  - 第2组，主要为进行性畸形，伴/不伴有背痛，常需要做到胸椎的前后路联合手术来达到治疗目的。
- 虽然用于解决这些不同类别的脊柱侧凸的手术原则和技术是相似的，但同时也存在重要的变化。

解剖

- 成人脊柱畸形的解剖特点是畸形涉及冠状面、矢状面和轴面。
  - 腰椎退行性脊柱侧凸的特点是前凸和椎间盘高度的丢失，以及在前后方向、左右方向或旋转方向上的移位（图1A、B）。
  - 长的脊柱弯曲可能涉及整个胸腰段且多伴有明显的旋转，通常是先前已经存在的脊柱畸形的后遗症（图1C、D）。

发病机制

- 青少年脊柱畸形或者其他疾患导致的脊柱畸形均可进展为成人脊柱侧凸。
  - 青少年脊柱畸形的进展主要与中轴线上骨骼负重不平衡的逐渐增加有关。
  - 新出现的成年脊柱畸形通常是脊柱退行性变的结果，也可能与椎体骨质疏松性骨折有关，常常可以导致伴有椎管狭窄和背痛的脊柱畸形。

自然病程

- 青少年脊柱侧凸到成年以后往往发展成一个长的胸腰弯。
  - 50°以上的侧凸进展的概率较大，会导致症状进一步加重。
  - 随着患者年龄的增大，侧凸的柔韧性下降。
- 退行性腰椎侧凸通常涉及的节段较少，可能仅局限于腰椎。

- 退变和畸形能引起椎管、侧隐窝和椎间孔狭窄：
  - 椎间高度丢失。
  - 小关节肥大。
  - 黄韧带褶皱压迫。
  - 椎体压缩变形。
- 可能导致神经源性跛行、神经根性痛和背痛。

病史和体格检查

- 明确患者症状产生的原因是确定外科手术治疗目的的第一步。
- 广泛胸腰椎畸形的患者可能关注到的与侧凸进展有关的因素：
  - 平衡。
  - 步态。
  - 疼痛。
  - 美观。
- 腰椎退行性脊柱侧凸患者主诉多为神经源性跛行。
  - 身体前倾、屈曲的姿势可能会导致患者髋关节和膝关节的屈曲挛缩，从而减轻神经源性跛行的症状（图2）。
  - 在这一类患者中，虽然胫前肌和姆长伸肌肌力会有轻度的减弱，但明显的局部神经体征并不多见。
- 体格检查应该包括以下内容：
  - 评估矢状面平衡需要从侧方来观察，让患者站立、双膝伸直，测量耳重垂线到股骨大转子的距离（前或后偏移），也就是前凸（腰）和后凸（胸）畸形。治疗的目的关键在于实现患者直立位（即头正位于躯干之上，躯干正位于骨盆之上）。
  - 评估冠状面平衡需要从后面观察，让患者站立，测量枕骨重垂线到骶骨中线的距离（左或右偏移）。枕骨重垂线位于骶骨中线时，步态异常会减小。
  - 临床医生应该观察和触诊患者站立位时两侧肩峰的垂直关系。肩部不对称提示可能为了保持直立体位，冠状面上可能存在体位代偿。
  - 临床医生应该观察和触诊患者在左腿站立、右腿站立和双腿直立时两侧髂嵴的垂直关系。骨盆倾斜可能是原发畸形或是脊柱畸形的代偿。
  - 评估髋关节和膝关节的活动范围。长期的脊柱矢状面畸形和神经源性跛行都可能导致髋关节和膝关

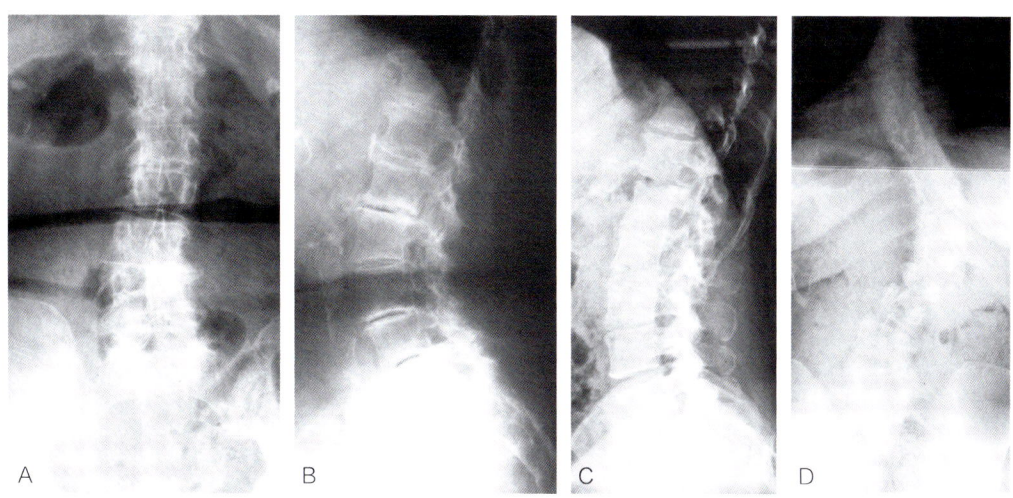

图1　A、B. 退行性腰椎侧凸的前后位X线片（A）和侧位X线片（B）。可看到椎体侧移、旋转及向前滑脱，并伴有明显的椎间隙高度丢失、骨赘形成和软骨下硬化。冠状面上的畸形仅局限于腰椎。C、D. 侧位（C）和前后位片（D）可见一长胸腰弯，伴旋转畸形。

的屈曲挛缩。
- 神经系统检查：局部的、神经系统的阳性体征并不常见，但一个全身的、系统的神经系统检查是必需的。

影像学和其他诊断性检查

放射影像学

- 约0.9 m大小的、患者站立位的前后位X线片可用来判断脊柱畸形的特点：
  - 用Cobb角来测量主弯和代偿弯的大小（图3）。
  - 冠状面平衡：前后位X线片上C7重垂线与S1正中线的关系（图4）。
  - 顶椎（侧方偏离最大的，图5A）。
  - 稳定椎（被Z轴穿过的尾端椎体，图5B）。
  - 旋转和侧向滑脱。
- 约0.9 m大小的、标准的站立位侧位X线片可以显示脊柱畸形的特点：
  - 局部前凸和后凸（图6）。
  - 矢状面平衡；侧位片上C7重垂线与S1椎体正中的关系（图7）。
  - 向前滑脱或向后滑脱。
- 左、右侧弯曲正位片（图8和图9）可用于：
  - 评估脊柱柔韧性。
  - 确定结构性或非结构性侧凸。
- 仰卧牵引位摄片也可用来评估侧凸的柔韧性。

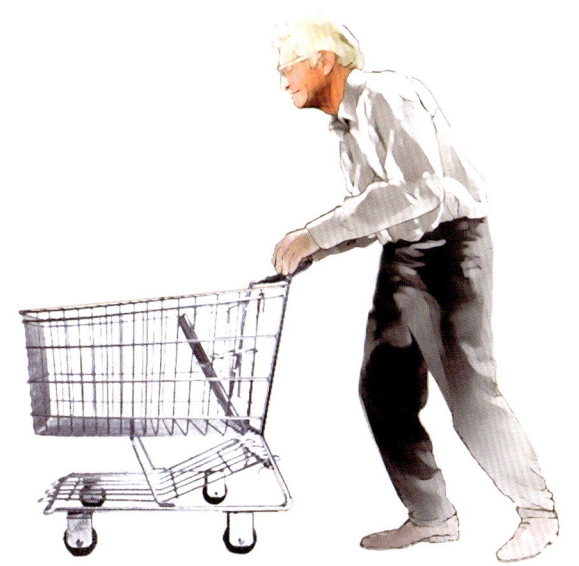

图2　神经源性间歇性跛行经常伴有步态异常。一个前倾、屈曲的姿势可以减轻后方椎间孔的狭窄程度，但是也改变了矢状面的平衡。还可伴有髋关节和膝关节的屈曲挛缩。

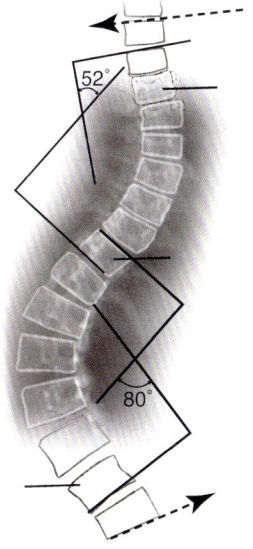

图3　用Cobb角测量冠状面的畸形。用终板（或椎弓根边缘）的延长线来描述脊柱的每一个弯曲。这些延长线的垂线可用来确定侧凸角度。被选用的椎体应该是能测出最大Cobb角的椎体。

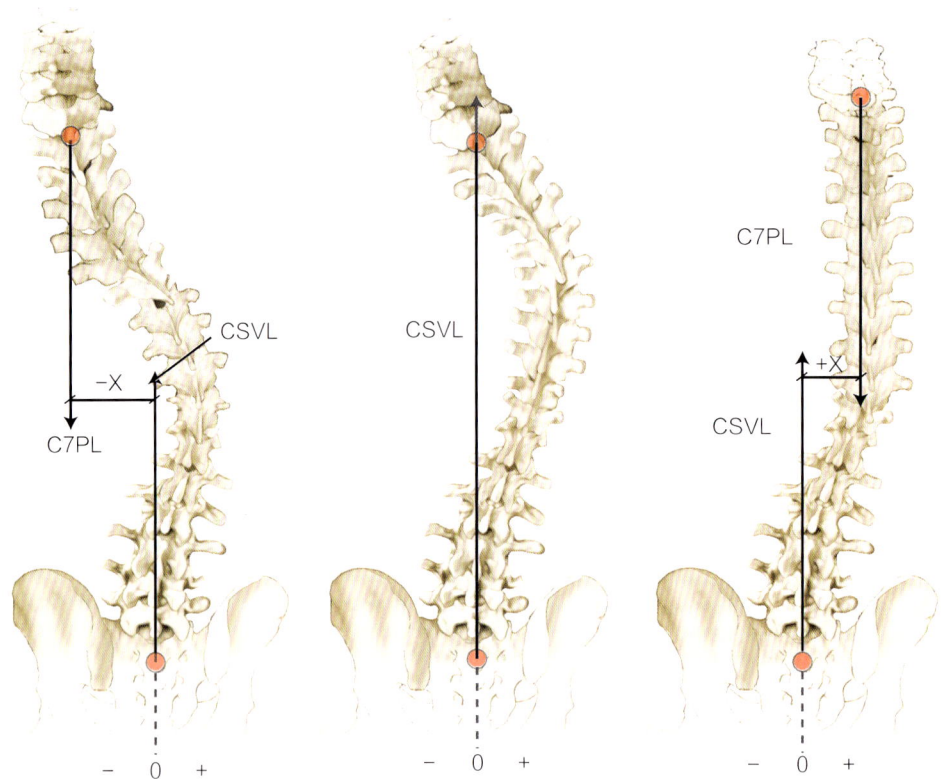

图4 冠状面的平衡通过站立后前位X线片评估。测量通过C7中心的重垂线（C7PL）和S1中心重垂线的距离（从左向右）：负冠状面失代偿，冠状面代偿，正冠状面失代偿。CSVL，骶骨中心垂直线。

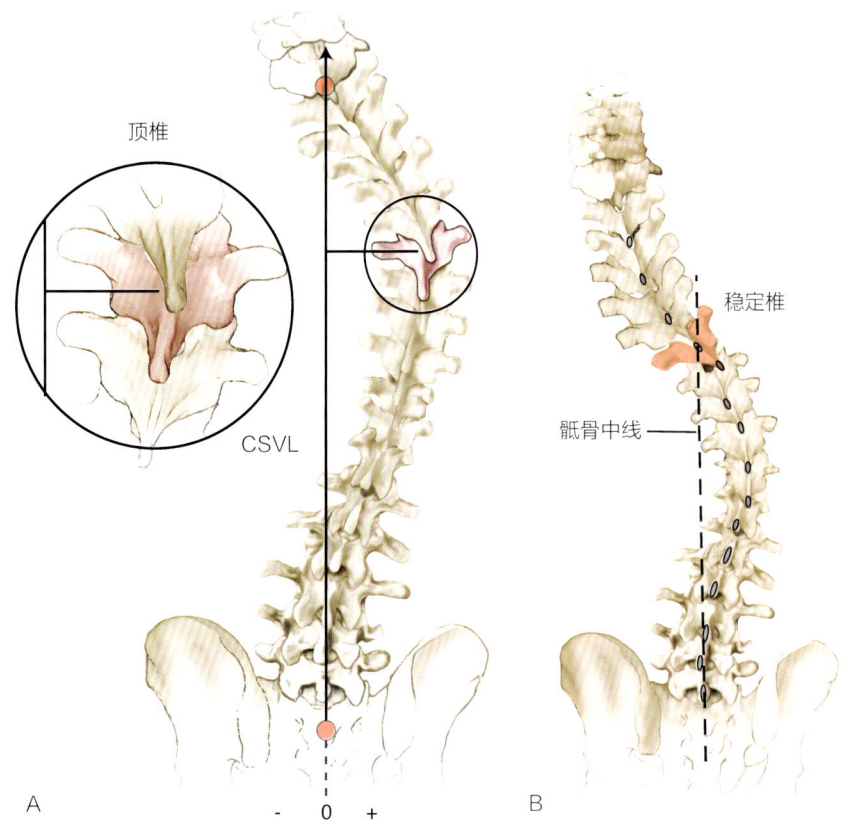

图5 A. 顶椎是后前位片上偏离中心最大的椎体。B. 稳定椎是站立正位片上被S1铅垂线穿过的尾端椎体。CSVL，骶骨中心垂直线。

CT扫描

- 轴向CT：重建了每个椎体的上终板，可以用来测量椎弓根的尺寸，评估潜在的自动融合（可能影响曲线灵活性和手术矫正），并评估局部骨质量（骨质疏松症、硬化、骨赘密度），以作为术前计划的参考。
- X线片和CT可以用来评估患者骨量丢失的程度，根据患者骨的质量制订重建方法。

MRI

- MRI可评估神经受压的情况（图10）、椎间盘的状态、黄韧带以及其他软组织的情况。

双能X线吸收测量法

- 双能X线吸收测量法（DEXA）常常用于有确定风险因素的患者[15]。
  - 有骨折病史的成年人或者有骨折的一级亲属。
  - 白种人。
  - 高龄。
  - 吸烟。

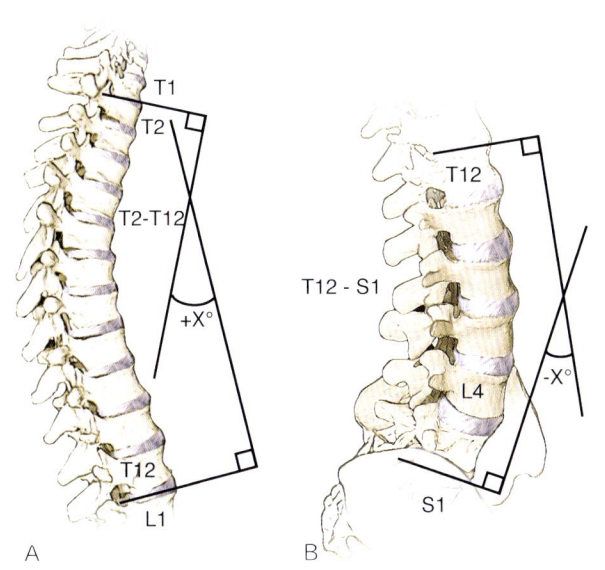

图6　在站立侧位片上测量局部脊柱的前凸和后凸。通常以椎体终板作为测量参考。

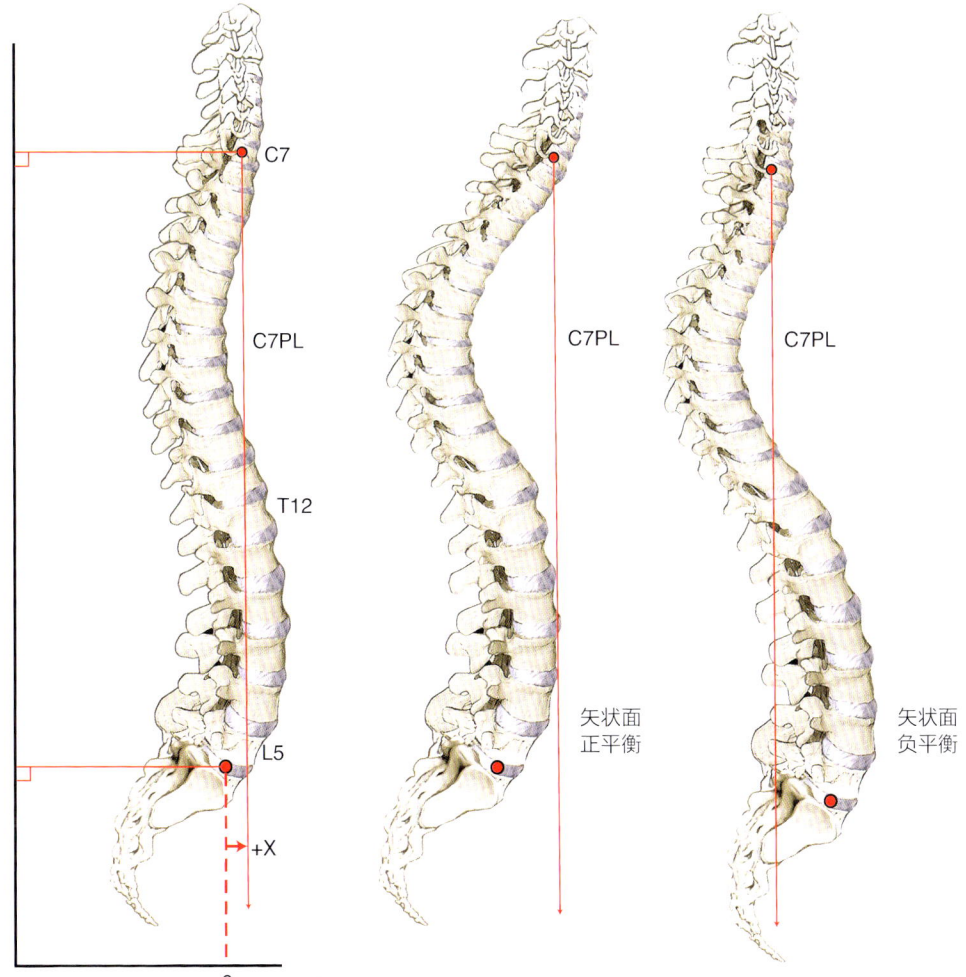

图7　矢状面的平衡根据站立侧位片来评估。C7重垂线（C7PL）和L5-S1椎间隙中央的前方为正平衡，后方为负平衡。

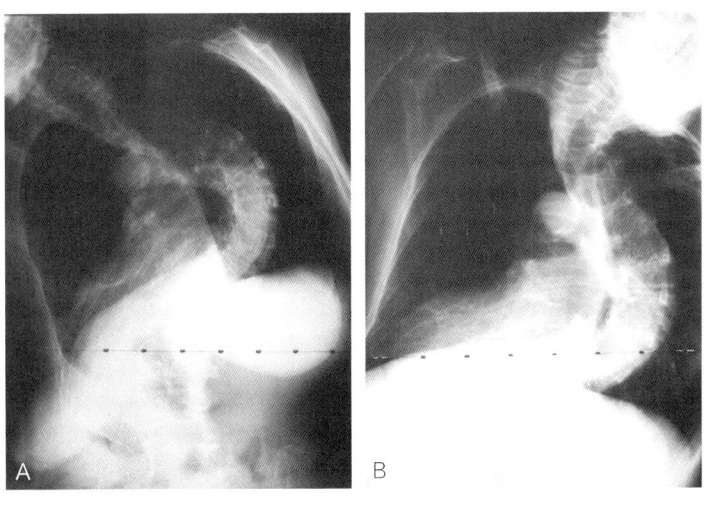

图8 左右弯曲 X 线片有助于评估脊柱侧凸的柔软性，也可用于判断侧凸是结构性的还是非结构性的。

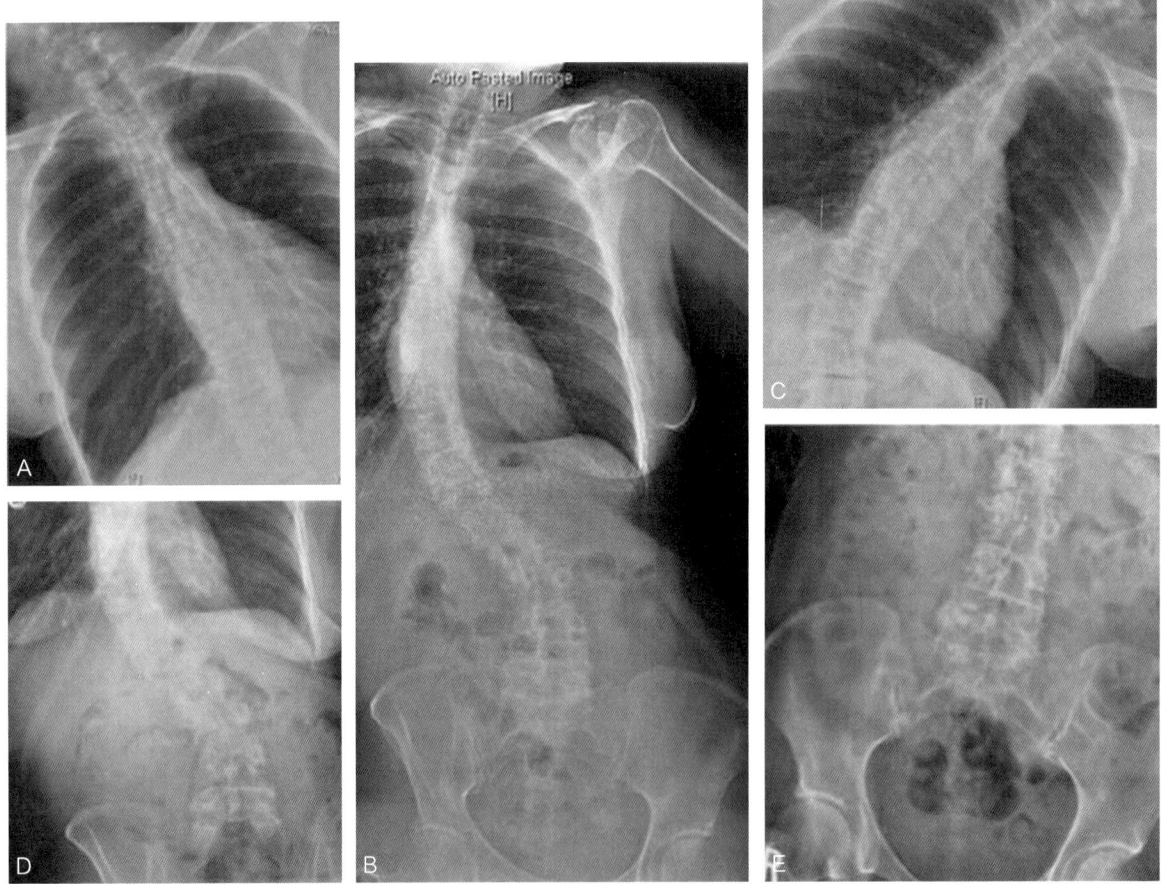

图9 局部侧曲（A、C~E）和全长站立位（B）X 线片将其表征为柔性畸形。A、C. 胸椎侧曲图像显示出几乎完全矫正的胸廓曲线。D、E. 腰椎侧曲图像还表现出腰椎曲线近乎完整的矫正。

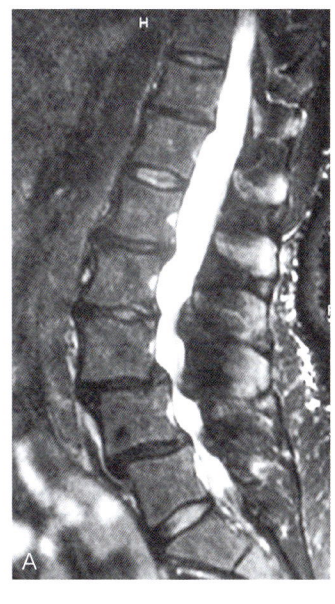
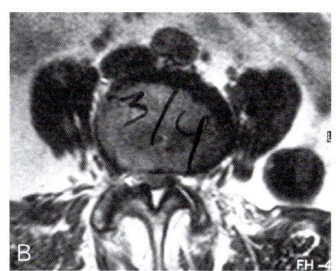
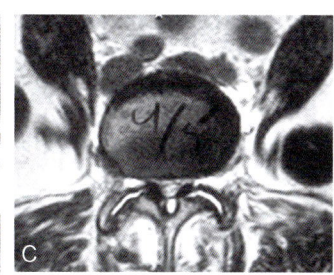

图10 A～C. MRI对于评估有神经系统症状（如跛行）的患者尤其有用。在评价神经系统受压的同时，还可用来评估椎间盘、黄韧带和其他软组织的情况。

- 体重轻。
- 女性。
- 痴呆。
- 健康欠佳或骨质疏松。

激发试验
- 椎间盘造影可以用来判断疼痛的节段，特别是下腰椎。
- 小关节封闭已经用来确定是否该融合到这一节段，特别是对于腰骶区的判断尤其有用[20]。

非手术治疗
- 可以尝试物理治疗方法，重点是：
  - 拉伸和核心力量训练。
  - 姿势训练。
  - 步态训练。
  - 解决髋和膝关节屈曲挛缩。
  - 全身锻炼。
- 如果安全耐受的话，可以使用非类固醇类抗炎药物。

手术治疗
- 因为成人脊柱侧凸畸形性质复杂、病因繁多，其治疗很复杂。
- 良好的术前计划是安全、有效地实现手术目的的关键因素。

术前计划
- 良好的术前计划对于成功地治疗、避免短期和长期的并发症是非常重要的。
- 1968年，手术治疗成人脊柱畸形的并发症包括[17]：
  - 5%的死亡风险。
  - 6%主要神经受损的风险。
  - 20%矫正丢失的风险。
  - 10%深部感染的风险。
  - 40%重要医学并发症的风险。
- 随着手术技术和麻醉技术的提高、神经生理监测的应用以及围手术期管理的进步，这些风险已经显著降低了[1]。
- 脊柱侧凸的患者可能并存很多其他疾病，这有可能增加脊柱手术的风险，甚至成为手术的禁忌证。一个针对这些影响因素的、完整的术前评估以及治疗计划可以通过提高患者的全身情况来减少这些危险性。
- 可控制的、对手术有危害的影响因素包括：
  - 吸烟。
  - 哮喘病史或慢性阻塞性肺病。
  - 冠心病或脑血管疾病。
  - 糖尿病。
  - 营养不良。
  - 骨质疏松症。
  - 抑郁症。
  - 当前较大的生活压力。
- 与围手术期管理医疗咨询专家合作对于提高成人脊柱畸形的治疗效果是很重要的。
- 如果麻醉科同事对手术操作很熟悉，也可以减少风险。
- 一些因素可以直接影响对脊柱侧凸手术治疗方法的选择：
  - 骨质量对于手术方案的设计起着重要的作用。
  - 骨质疏松会有影响，但不是手术禁忌[13]。

入路
- 成人脊柱畸形矫形术通常用后侧入路。
- 前侧入路可以单独使用，但大多数时候还是联合后侧

- 入路来加强畸形矫正以及重建。
- 前入路可以进行软组织的松解,这对于充分的矫形是非常重要的。

骨质疏松椎体的固定策略

- 使用椎弓根螺钉进行固定的脊柱器械对于骨质疏松患者来说效果欠佳[5]。
  - 骨质疏松对骨松质的影响最大。
  - 因为椎弓根螺钉仅与椎弓根峡部的骨皮质产生接触,所以会产生"挡风玻璃上的雨刮器"效应,从而导致螺钉松动、固定失败。
- 骨质疏松椎体的固定策略[4]:
  - 利用相对较强的骨皮质。
  - 加强位于骨松质内的椎弓根螺钉的固定强度。
  - 延长固定节段,即延伸到骨盆,以便"保护"骶骨固定,防止骶骨骨折。
- 可以通过很多方法减少骨–内植物界面并发症的发生。
  - 椎板下钢丝和椎弓根椎板固定器利用了脊柱后侧椎板骨皮质相对比较坚强的优势。
  - 可以通过使用聚甲基丙烯酸甲酯(骨水泥,PMMA)来强化位于骨质疏松性椎体内的椎弓根螺钉的固定强度[21]。
    - 每个椎弓根可注入2~3 ml的PMMA,在透视机监视下进行注射可保证骨水泥不会渗入到神经组织周围。
    - 也可用硫酸钙胶,从理论上来讲,硫酸钙胶具有在体内一定时间后会被骨生长取代的优势。
  - 也可用一些改良的椎弓根螺钉,包括锥形椎弓根螺钉、羟基磷灰石涂层椎弓根螺钉以及可膨胀型椎弓根螺钉。

椎弓根螺钉的选择和放置

- 可通过拧入高把持力螺钉来增强椎弓根螺钉的抗拔出强度:
  - 非充分丝攻(或不丝攻)钉道。
  - 使用锥形螺钉。但使用这种螺钉时,绝不能反转或退出,这种动作会造成螺钉与骨不能紧密接触。
  - 用更大直径的螺钉。这种螺钉可以增加螺钉与骨皮质的接触,从而增加螺钉的把持力,但同时也增加了椎弓根爆裂的风险。
  - 使用较长的螺钉:双皮质固定可以增加螺钉的抗拔出力,但是可能会损伤腹部脏器或血管等组织。
- 为了减少胸椎近端内固定失败,通过将胸椎椎弓根螺钉交替采用"解剖学钉道"和"直接向前的钉道";这将使螺钉直接"拔出"为"犁出"的模式,从而增加固定强度,避免螺钉失败的潜在风险。该原理对于长骨骨折治疗是有效的,在干骺端骨中使用固定角度发散或会聚固定(技术图1)。

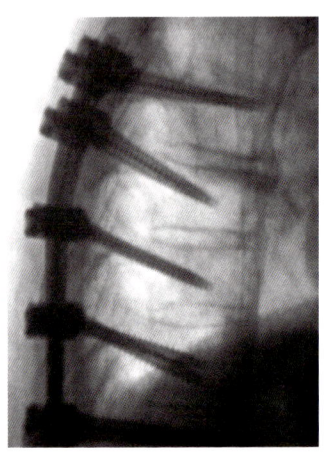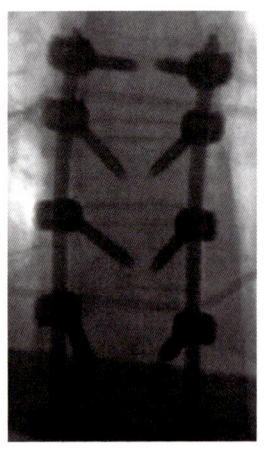

技术图1 这些X线片描绘了胸椎椎弓根螺钉的直接向前钉道(这些图像上最上方和最下方的椎骨)和解剖钉道(这些图像上的中央三个椎骨)。相邻节段处的交替使用两种钉道有助于增强固定。

植骨与融合

- 获得坚强的融合是手术成功的关键。
- 在一项大型的长期随访研究中,成人畸形进行长节段融合后假关节的形成率是24%。在这项研究中,具有显著统计学意义的假关节形成的危险因素有[11]:
  - 胸腰段后凸。
  - 髋关节炎。
  - 胸腹联合切口(与旁正中切口相比较)。
  - 矢状面上的正性不平衡>5 cm。

○ 年龄＞55岁。
○ 不完全骶骨骨盆固定。
- 这些危险因素强调了手术建立合适应力环境的重要性，包括整个矢状面平衡和适当的固定。

骨移植物选择
- 适当的骨移植可以减少假关节形成。
- 骨移植物及其替代品在成人脊柱侧凸的手术治疗中起着多方面的作用，促进融合和畸形矫正技术都可以影响骨移植的选择。
  ○ 在进行畸形矫正时，应使用前路结构性椎间植骨。
    - 如果先进行了前方结构性植骨，那么通过后路在此节段做畸形矫正的效果将会受到一定的影响。
    - 在通过对凸侧加压来进行畸形矫正时，前路椎间结构性植骨可使用椎间植入器械来防止后凸。
    - 在进行结构性植骨时，植骨块可以在朝向凹面的方向上偏心放置，这样将有助于畸形矫正。
    - 结构性椎间植骨在重建脊柱的稳定性方面起着关键性作用，特别是在位于腰骶交界区融合节段的尾端处。
  ○ 颗粒样植骨可在后路的畸形矫正中使用。
- 典型的治疗策略如下：
  ○ 在融合区域的尾端使用结构性植骨（2~4个节段）。
    - 过度的后路操作可能会导致前路结构性植骨的松动或移位。
  ○ 在融合区域的头端使用颗粒植骨。
    - 随后的后路矫形操作将仅限于在那些进行前路颗粒植骨（或没有植骨）的节段进行。

椎间植骨材料
- 植骨的选择以下列条件为考虑因素：
  ○ 成功的融合。
  ○ 植骨可能起到的结构性支撑作用。
  ○ 潜在的并发症和风险。
  ○ 费用。
- 椎间植骨可由以下材料组成：
  ○ 骨（自体或异体）。
  ○ 金属。
  ○ 碳纤维。
  ○ 聚醚醚酮（PEEK）。
  ○ 其他合成材料。
- 为了减少植入材料的沉降，最好采用与骨弹性模量相近的材料。
  ○ 自体髂骨翼植骨块通常是最好的材料，但同时多伴随取骨处的并发症。
  ○ 对于骨质疏松患者，笔者曾使用异体髂骨翼，可以提供以下作用：
    - 与异体的长管状骨相比，该异体髂骨块含有相对较高的骨松质比例和较好的弹性模量。
    - 骨松质移植会有更快的骨长入。
  ○ 碳纤维和PEEK椎间融合器（cage）比金属椎间融合器的弹性模量低（更接近人体生理弹性模量），在对患有骨质疏松的脊柱畸形患者的矫形中尽量避免使用金属椎间融合器。
- 自体骨移植仍然是进行骨融合的金标准，但也有一些缺点：髂骨取骨处的并发症。
  - 供骨区慢性疼痛。
  - 术后血肿、感染。
  - 神经血管损伤。
  ○ 当预计需要在髂骨安装固定装置时，髂骨移植是不可取的。
  ○ 对于广泛的胸腰段融合，自体骨的量可能是不足的。
- 自体骨的替代物包括异体骨、合成骨和骨形态发生蛋白（BMP）。

骨形态发生蛋白
- BMP-2能促进骨融合，这在成人脊柱畸形的治疗中已被证实。
  ○ 70个成年侧凸患者在前路或后路进行侧凸的融合中使用了BMP-2，这些患者或者仅进行了局部骨移植（后路）或没有植骨（前路），避免了肋骨、髂骨或其他自体骨移植的取骨并发症。
  ○ 融合率满意，前路的融合率96%，后路的融合率93%[14]。
- 需要有一定的手术技巧，也可以减少并发症，同时能提高疗效[8,23]。
- 在颈椎手术中使用BMP的风险包括[25]：
  ○ 与软组织肿胀相关的并发症。
  ○ 异位骨化。
  ○ 骨吸收加快。
- 在腰椎手术中，也出现了使用BMP产生不良影响的报道：
  ○ 神经组织周围出现的不该有的骨形成[15]。
  ○ 术后神经根炎。
  ○ 在一个单一节段无内固定的腰前路椎间融合（ALIF）的研究中报告了椎间植骨吸收加快、假关节形成风险增加的不良影响[20]。
- 对成人胸腰椎中靠近腰骶段的两个或四个节段进行融合时，行结构性异体骨移植复合适量的BMP，有较好的效果并且并发症少。

- 例如：使用BMP强化的经椎间孔腰椎间融合术（TLIF）要尽量减少不该有的骨形成的风险。
- 这些措施可能会帮助维持BMP的局部浓度以及减少BMP对周围组织的影响。
  - 在将含有BMP的融合器植入前冲洗椎间隙，而不是植入后。
  - 把含有BMP的海绵完全填入融合器，避免溢出来。
  - 还可以另外把BMP海绵塞入融合器前面。
- 使用可修复的"暗门"、环形切开术。
  - 在纤维环上做一个三面切开的环形瓣膜，内侧保留与纤维环主体相连，当这个皮瓣被边角的缝线提起打开时，可以起到保护硬膜囊的作用。
  - 在椎间盘清除后，置入BMP，前路植骨，安放TLIF融合器后，可以用缝针修复环形切口，还可以用封闭剂加强封闭。

矢状面平衡

- 成人脊柱侧凸手术治疗中唯一最重要的原则是实现和保持适当的矢状面平衡。
- 在中立位时保持脊柱的平衡：
  - 步行时所需要的能量就更少。
  - 缓解疼痛和疲劳。
  - 提高美观效果和患者满意度。
  - 减少未解决（或新的）畸形的并发症。

融合节段选择

- 必须实现矢状面平衡。
- 必须避免交界区问题。
- 患者的症状可以指导融合的节段的选择。
  - 椎间盘造影可以用来评估疼痛的节段，特别是可能要融合到下腰椎时。
  - 椎间关节阻滞已被用来决定融合的节段，特别是在腰骶交界处，有明显指导意义。

X线片

- 约0.9 m站立位前后位片和侧位片。
- 前后位的左右侧曲位片，可用来确定主弯是否为结构性。
  - 如果在左右侧曲位上Cobb角仍>25°，说明这是结构性侧凸[25]。
- 测量侧凸的幅度和柔韧性以及胸弯和腰弯顶椎平移的距离。
- 评价C7的重垂线和经骶骨中心垂线之间的关系。
- 对退行性疾病的X线征象进行分类。
- 注意滑脱（旋转位和侧位），退行性变的脊柱节段会伴发椎管狭窄，这些在手术治疗中一定要考虑到。

融合到骶骨和骨盆

- 在成人脊柱侧凸的治疗中，将融合范围扩大到骶骨是一个重要和有争议的问题。还没有一个适合所有临床情况下的最佳策略，但是已经发现了若干的准则和经验。
- L5-S1融合后的假关节形成率（以及其他并发症）比较高。基于这些原因，一些人主张尽可能避免融合到骶骨。
- 某些情况下需做腰骶部融合：
  - 有症状的L5-S1滑脱。
  - 其他不稳定。
  - L5-S1节段倾斜超过15°，为了充分矫正畸形往往需要复位和融合。
  - 矫正腰椎前凸不足以达到矢状面平衡。
- 可以通过以下手段来减少腰骶交界处假关节形成的风险：
  - 使用多种方法相结合对L5-S1节段进行仔细的360°融合。
  - 使用BMP以进一步提高融合率。
  - 提倡前路内固定：
    - 角固定钢板。
    - 椎体加压螺钉。
  - 单一用后路内固定也可能是满意的，但这必须是基于螺钉在骶骨以双皮质固定以及高把持力拧入。
- 然而在许多情况下，还需额外的固定，比如髂骨螺钉和Galveston技术可以提供较好的帮助。
- 最近，无须固定髂骨的、采用异体骨复合BMP植骨和后路椎弓根螺钉固定已被成功应用，这主要得益于融合速度的加快。但是，这也取决于融合节段的长度。

退行性腰椎侧凸

- 成人腰椎侧凸患者通常会有背痛，也可能出现神经根病变或跛行。
- 对于有典型椎管狭窄的患者，减压是当务之急。
- 手术的目标是矫正畸形并实现矢状面的平衡。
  - 腰椎前凸的丢失会加剧疼痛[22]。
  - 恢复良好的矢状位平衡是获得满意临床疗效最重要

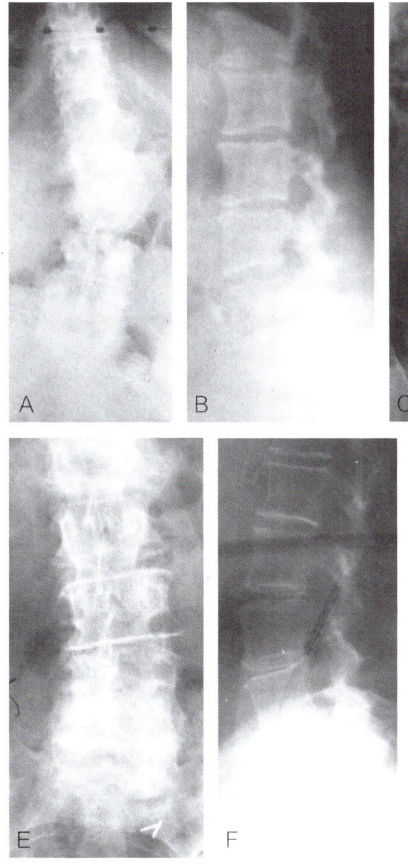

技术图2 A、B. 退行性腰椎侧凸患者的X线片。在术前的前后位上可以看到旋转和侧方滑移（A），侧位片上可见典型的前凸不足（B）。C、D. 一个典型的退行性腰椎侧凸患者的X线，侧凸局限于腰椎。可见L3-L4的侧方滑移（C）和腰椎前凸曲度的丢失（D）。另一个患者，在术前前后位上可见L4～L5倾斜（E），侧位片上可见椎间盘及椎间孔高度丢失（F）。

的因素[9]。

- 典型的患者通常表现为前凸不足和各种程度的脊柱侧凸，胸段的代偿性弯曲柔软且<30°或没有胸弯（图11A、B）。
- 常见的影像学表现包括：
  - 退行性疾病，最常见的是在L5-S1。
  - L3-L4的旋转半脱位（技术图2A、D）。
  - L4-L5倾斜（技术图2A、F）。
- 治疗成人腰椎侧凸手术方式的选择取决于：
  - 产生疼痛的节段。
  - 弯曲的柔韧度。
  - 远端椎体在冠状面上的倾斜程度。
  - 弯曲的程度。
- 对于轻微畸形和骨质较差的患者，原位融合也是可以选择的。但通常仍需恢复腰椎的前凸和冠状面平衡（技术图3）。这可以通过多种方法来完成，但其中的许多方法都需要恢复脊柱前方的高度。

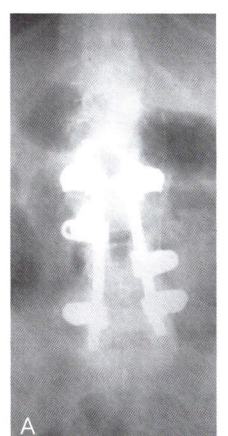 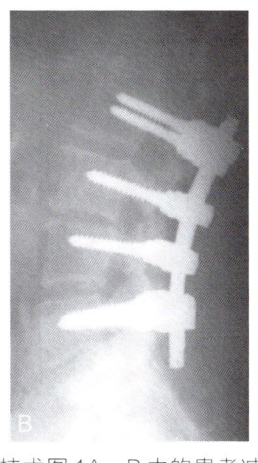 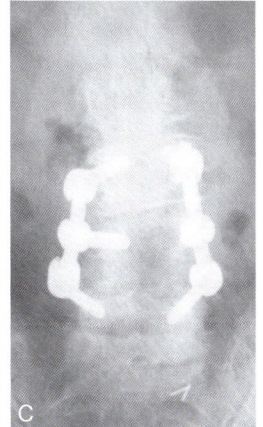 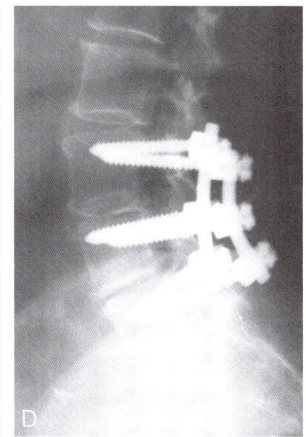

技术图3 A、B. 在技术图1A、B中的患者减压后的X线片，脊柱重建实现了冠状面（A）和矢状面（B）的平衡。C、D. 技术图1E、F中患者的X线片，神经减压、脊柱重建术后恢复了腰椎前凸，达到了矢状面平衡。

TLIF畸形矫正和稳定重建

- 采用TLIF手术可仅通过后侧入路就能达到以上这些手术目的。
- 为了帮助矫正畸形,融合器可以放在凹侧以恢复冠状面平衡。
- 小关节切除并进行后侧加压后,可以恢复脊柱前凸。
  - 一般情况下,单纯后路椎间技术(后路胸腰腰椎间融合)恢复前凸的效果不如前路椎间技术。
- 使用一个能使腰椎伸展到最大限度的Jackson手术台是至关重要的。
- 退行性腰椎畸形融合节段的确定主要由以下因素决定:
  - 术前确定引起患者疼痛的腰椎节段对治疗是有帮助的。
  - 弯曲的顶点要包括在内(通常是L3或L4)。
  - 严重退变的节段也应该包括在内,尤其是当它们表现出横向或旋转滑脱时。

经腰大肌侧方融合术矫正畸形和椎间融合

- 侧方腰椎体间融合术(LLIF)是前方和后方椎间融合术的替代方案,具有良好的矫正畸形作用[16]。
  - 外侧入路为椎间盘切除术和椎体间融合提供了极佳的操作通道(技术图4)。
- 它还可以通过如下方式获得极佳的畸形矫正效果
  - 大号椎间装置的放置,穿过了边缘的骨突环和椎体边缘皮质
  - 完全切除侧方纤维环和骨赘,不破坏前纵韧带和后纵韧带。
- 在许多情况下,它还可以通过恢复节段高度和序列来提供神经结构的间接减压[10,18]。
- 与ALIF和TLIF相比,LLIF通常被认为是安全有效的,但同时也经常被认为与前方大腿不适症状有关,特别是在L4-L5操作时[3,6]。
- 为了避免出现前方大腿不适症状的风险,可采用如下的手术技术[24]:
  - 入路的直接可视化(通过单切口)。
  - 通过腰大肌的直接分离(以限制肌肉和神经丛的挤压或其他创伤)。
  - 通过椎体中间靠前方的入路进入椎间盘,这可能会降低碰到神经的风险(通常位于后方),也可能降低对位于撑开器和横突(TP)之间的神经的压力。
  - 快速进行椎间盘切除和融合术的操作,这会使位于撑开器和横突之间的神经受压时间缩短,从而降低神经损伤的风险。
  - 避免或限制撑开的范围,以降低位于撑开器和TP之间的神经上的受压程度。
  - 使用包括运动诱发电位(MEP)的术中神经监测(IONM),几乎所有神经损伤都难以由传统使用的IONM模式[肌电图(EMG)]检测到,因为最典型的

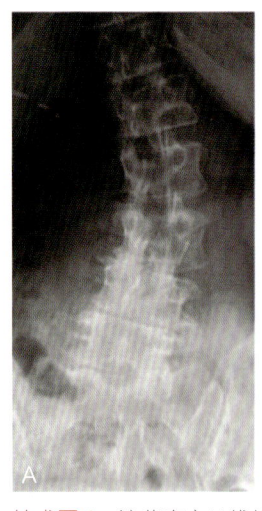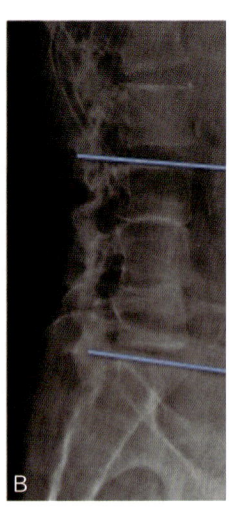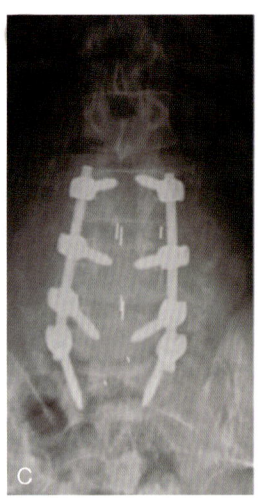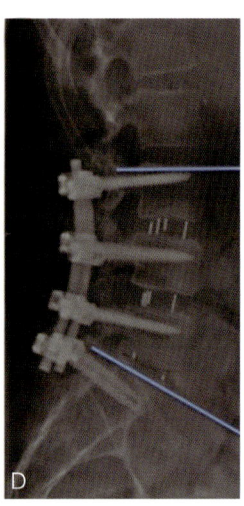

技术图4 这些直立X线片描绘了与侧向(L3-L4和L4-L5)和后方(L5-S1)入路的椎体间重建相关的冠状和矢状矫正。请注意,后方手术内固定几乎不需要进行畸形矫正。仅通过椎间手术实现冠状矫正(A~C)和矢状矫正(B~D)。图A描绘了术前顶端椎骨是L2,并且中央骶骨线将T11平分。然而,通过最大化焦点区段的椎间校正,该患者需要从L3~S1的相对短的区段融合。

神经损伤模式(长时间受压)不会产生神经去极化。然而,MEP可用于检测与这种缓慢和渐进性损伤模式有关的神经功能损害。我们发现这在我们的实践中非常有用。

- 在笔者的实践中治疗脊柱畸形时,有用的其他LLIF手术技术包括:
  ○ 了解畸形对腹膜后结构(血管、腰肌、腰骶丛)位置的影响与计划入路的关系。
  ○ 通过冠状面畸形确定入路的一侧(左侧与右侧)。由于与髂嵴的关系,L4-L5通常只能从凸侧进入。然而,其他节段最好从凹侧进,这样可以通过侧方单个小切口(技术图5)进行多节段的手术。
  ○ 患者摆体位时,最好使目标椎体与手术间的墙壁和地板垂直,这样可以确保直线向下的操作路径可以垂直穿过椎间盘。这可以降低意外穿至后方(进入椎管或对侧椎间孔)或前方(损伤血管)的风险。
  ○ 将椎间植骨装置偏向椎间隙前方摆放有利于恢复腰椎前凸,放在椎间隙靠后位置则有利于恢复椎间孔高度、改善神经间接减压的效果。

融合节段的选择

- 关于头端腰椎应融合到哪个椎体目前还没有达成共识,但是至少要保证有一个稳定的端椎(例如,融合节段的头端椎体至少应被正中线平分)。
- 如果目的是治疗神经性跛行、解除椎管狭窄并防止以后病情进展,而患者已经具有良好的生理曲度,且头端、尾端椎体是平衡的情况下,那么仅进行短节段融合(通常L2-L5)就足够了。
- 然而在很多情况下,比如Cobb角的包含范围是从L1~L5,那么就有必要往头端融合超过胸腰段交界处。
- 在这种情况下,应注意不要将融合停在胸腰椎交界或胸椎后凸的顶点。
- 将融合节段延伸至胸腰椎交界,可以固定到有肋骨辅助的、更稳定的胸椎上,也更可能终止在矢状铅垂线以内,这样减少了内固定失败或交界性后凸的风险。
- 经常遇到的一个难题是融合重建的尾端应在哪里结束。
- 已被接受的融合到骶骨的适应证包括[4]:
  ○ 脊柱滑脱或者以前做过L5-S1椎板切除术的(技术图6A)。
  ○ L5-S1的狭窄需要减压。
  ○ 严重退变。
  ○ L5倾斜>15°(技术图6B)。
- 融合到骶骨的成人腰椎侧凸患者已发现:
  ○ 与那些只融合到L5的相比,需要再次手术的风险增加。
  ○ 有更多的术后并发症。
- 另一方面,融合到L5可能会导致以下问题:
  ○ 有61%的相邻节段退变性疾病。
  ○ 矢状面平衡的改变[12]。
- 如果要融合到骶骨,应考虑髂骨固定,特别是三个以上节段的融合(技术图6C、D):
- 进行L5-S1椎间融合以强化腰骶重建:
  ○ 提高生物力学稳定性[19]。
  ○ 降低腰骶假关节形成的风险[12]。
- 在L5-S1的结构性植骨能够:
  ○ 重建前凸,部分恢复矢状面平衡。
  ○ 通过恢复椎间隙高度减轻椎管狭窄。
- 在这类患者中,髋关节和膝关节屈曲挛缩比较常见,患者习惯于身体弯曲着行走。
  ○ 髋关节屈曲挛缩限制了患者将矢状铅垂线移到髋关节后方。
  ○ 有必要在规划任何一个脊柱畸形矫正的手术前查清患者的髋关节病症。

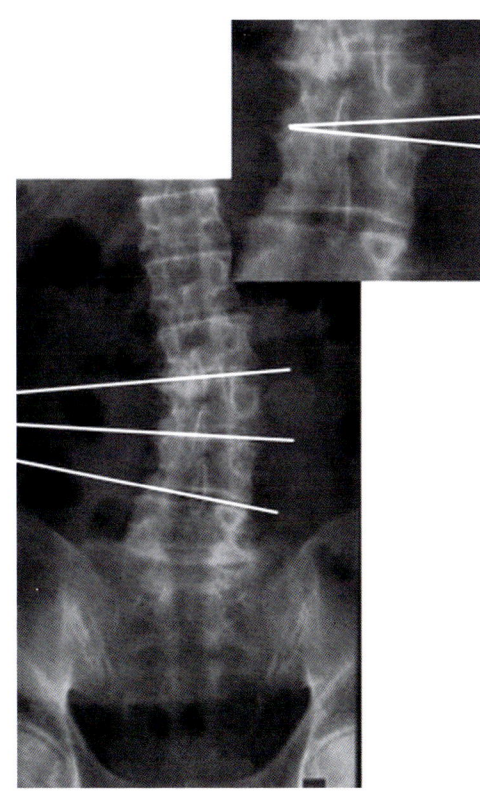

技术图5 从腰部曲线的凹陷处(在这种情况下,从患者的右侧)进入可以允许从小的单皮肤切口接近多个节段。另外L4/L5通常只能从腰部曲线的凹面接近,因为髂嵴通常会阻止入路从另一侧。在这种情况下,最好从患者右侧进入L4/L5。然而,在处理单个节段时,冠状变形的节段可能更容易从凸起进入椎体间空间,因为椎间植入物不太可能阻止椎体间通路,并且因为从"开放"侧可能更容易进行椎间盘切除。

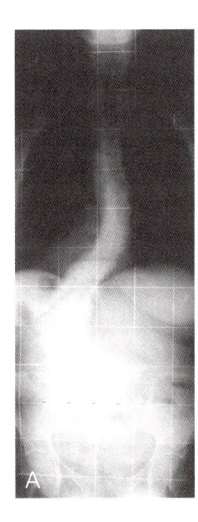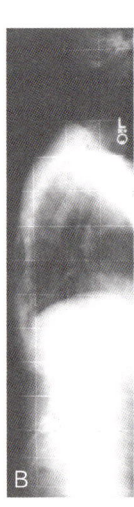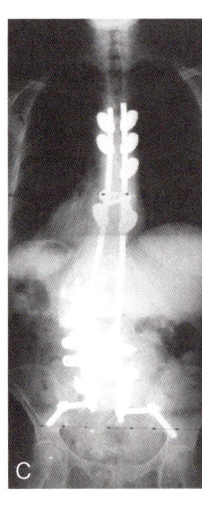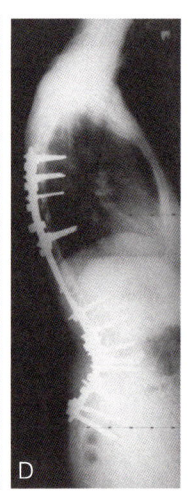

技术图6 在T4至髂骨脊柱侧凸融合术前后拍摄的约0.9 m站立位平片。A、B. 骶骨之所以固定的部分原因在于腰骶区倾斜。由于这名患者骨质疏松，所以医生使用了联合固定技术，包括椎弓根固定和椎板下钢丝捆扎，利用这一技术的目的是尽量保存较为完好的骨皮质。冠状面（C）和矢状面（D）平衡恢复。

胸腰弯（双弯）脊柱侧凸

- 有双主弯的成人脊柱侧凸的患者可出现轴向疼痛。
- 表示畸形在逐渐加重的主诉是：
  - 平衡改变。
  - 步态异常。
  - 外形改变。
- 双弯侧凸的手术治疗往往需要前后路联合进行（技术图7）。
  - 柔韧性相对较差的长节段脊柱畸形，可能需要前路松解以获得有效的复位并进行后路融合。
- 因为成年患者的典型退变，往往需要融合到最后一个腰椎。
  - 左右侧曲片可确定腰椎的柔韧度是否足够把侧凸纠正（参见图8、图9）。
    - 弯曲的僵硬度与患者的年龄和弯曲的幅度有关。
    - 如冠状面畸形>40°，每增加10°，脊柱柔韧度就减少10%。
    - 每10年柔韧度减少5%～10%[9]。
- 双弯畸形的矫正可以通过很多方法实现。必须强调的是，恢复矢状面平衡是最重要的。然后再考虑冠状面和旋转畸形的恢复。如果可能的话，尽量做到重建稳定的冠状面平衡，以及矫正不对称的肋骨，可以增强美观效果和提高患者满意度。
- 与成人腰椎畸形的手术设计相似，决定是否将融合延长到骶骨是比较困难的。
- 下列情况下建议行腰骶融合[5]：
  - 需要进行L5-S1椎管减压的。
  - L5-S1有一个僵硬的、>15°的倾角（技术图6B）。
- 长节段融合至骶骨会增加假关节形成和再次手术的风险。如前面讨论过的，这些风险可以通过前路强化和髂骨固定来避免（技术图7）。
- 融合的头端应包括胸弯，但尾端不应终结于结构性侧凸的任何一个椎体。
- 融合范围内应包括所有的畸形和半脱位。
- 建议使用横连，因为它可以增加长节段内固定的强度[10]（参见技术图7C）。但在胸腰段应尽量避免，因为在这个部位会增加假关节形成的风险[11]。
- 椎体去旋转。

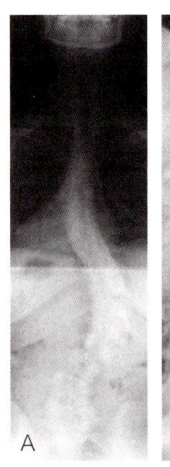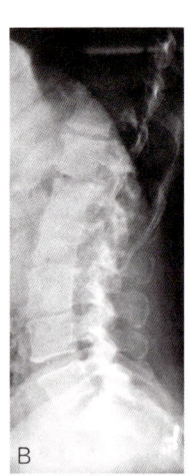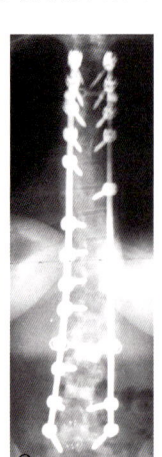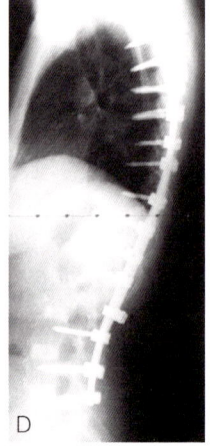

技术图7 A～D. 一个长节段的胸腰弯脊柱侧凸从上胸段融合至L5。为了减少融合节段尾端发生假关节的风险并重建腰椎前凸，先从前路将软组织进行松解、椎间盘清除后，在融合节段最尾端的3个椎间隙进行了结构性植骨，其上位椎间隙行颗粒样植骨。然后，行后路椎弓根固定和融合。

- 僵硬的弯曲会影响手术医生对老年患者旋转畸形的复位。
- 对于相对柔软的旋转畸形，如能有效改善躯干的对称性，则可把旋转畸形复位，这样可以明显增加患者的满意度（技术图8）。
- 另外，在僵硬性脊柱侧凸中，可能还需要联合一些其他手术操作，包括胸廓成形术、凹面肋骨切除术和小关节切除术。

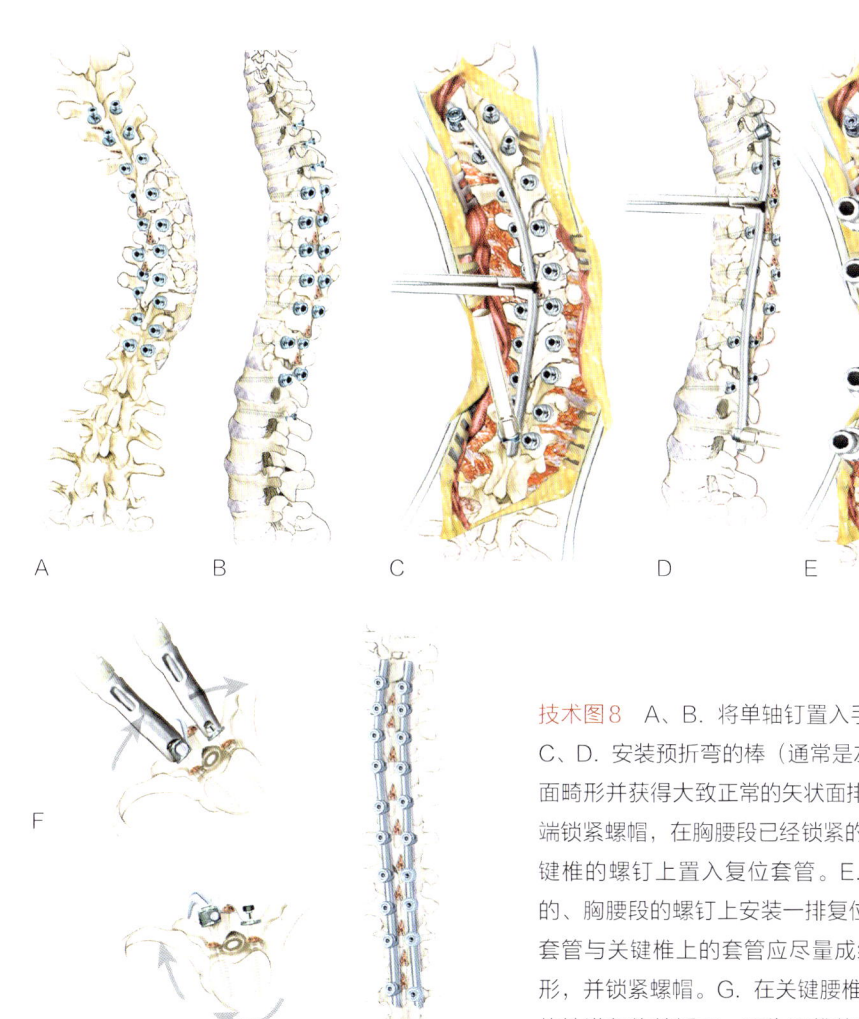

技术图8　A、B. 将单轴钉置入手术区内椎体的椎弓根中。C、D. 安装预折弯的棒（通常是左侧的），转棒以矫正冠状面畸形并获得大致正常的矢状面排列。在胸腰段、头端、尾端锁紧螺帽，在胸腰段已经锁紧的、被认为是矫正畸形的关键椎的螺钉上置入复位套管。E. 在通常是旋转畸形最重的、胸腰段的螺钉上安装一排复位套管。F. 后安装的复位套管与关键椎上的套管应尽量成线性排列以便矫正旋转畸形，并锁紧螺帽。G. 在关键腰椎区的椎尾端则一次一个椎体地进行旋转矫正，因为腰椎的前凸影响了多个复位套管的单次置入。H. 在对侧安装预折弯的棒并锁紧。

要点与失误防范

减少与BMP有关的并发症	• 手术医生应该根据患者情况尽量少使用BMP • 手术医生应当尽量减少蛋白自拟融合区向其他地方扩散 　◦ BMP植入前仔细止血；术后血肿可为蛋白质扩散提供通道 　◦ BMP植入前进行冲洗而不是之后进行 　◦ BMP需植入到坚固的结构中，以限制植入时的挤压作用，从而减少压力传导性的扩散 　◦ 在植入的蛋白质和易感组织间建立屏障。可用凝血明胶隔离BMP和硬膜外腔 　◦ 蛋白质植入邻近区域不用止血海绵和引流管，防止其将蛋白质转移到邻近组织
相邻节段病变的预防	• 术前该节段或椎间盘状况（健康与否）是发生相邻节段疾病的最佳预测因素 • 成人脊柱侧凸患者常伴有一些明显的大范围退行性疾病，与手术方式的选择尤为关联 　◦ 融合不应止于相邻节段有严重退化的椎间盘节段 　◦ 融合术不应止于相邻节段有固定成角度倾斜或半脱位的节段 　◦ 融合时保留邻近节段的上关节突 　◦ 保留棘间韧带和棘上韧带

术后护理

- 可以在畸形矫正术后使用支具，但支具必须是依据术后情况个体化设计的。
- 避免使用矫形术前使用的支具。

- 术后理疗康复重点是：
  - 慢性髋和膝关节活动不便或挛缩患者活动度和灵活度的改善。
  - 步态训练，包括平衡训练。
  - 全身康复训练。

参考文献

[1] Baron EM, Albert TJ. Medical complications of surgical treatment of adult spinal deformity and how to avoid them. Spine 2006;31:S106-S118.

[2] Bridwell KH. Selection of instrumentation and fusion levels for scoliosis: where to start and where to stop. J Neurosurg Spine 2004;1:1-8.

[3] Cahill KS, Martinez JL, Wang MY, et al. Motor nerve injuries following the minimally invasive lateral transpsoas approach. J Neurosurg Spine 2012;17:227-231.

[4] Coe JD, Warden KE, Herzig MA, et al. Influence of bone mineral density on the fixation of thoracolumbar implants: a comparative study of transpedicular screws, laminar hooks, and spinous process wires. Spine 1990;15:902-907.

[5] Cook SD, Salkeld SL, Stanley T. Biomechanical study of pedicle screw fixation in severely osteoporotic bone. Spine J 2004;4:402-408.

[6] Cummock MD, Vanni S, Levi AD, et al. An analysis of postoperative thigh symptoms after minimally invasive transpsoas lumbar interbody fusion. J Neurosurg Spine 2011;15:11-18.

[7] Eck KR, Bridwell KH, Ungacta FF. Complications and results of long deformity fusion down to L4, L5, and the sacrum. Spine 2001;26:E182-E192.

[8] Fu R, Selph S, McDonagh M, et al. Effectiveness and harms of recombinant human bone morphogenetic protein-2 in spine fusion: a systematic review and meta-analysis. Ann Intern Med 2013;158:890-902.

[9] Glassman SD, Berven S, Bridwell K, et al. Correlation of radiographic parameters and clinical symptoms in adult scoliosis. Spine 2005;30:682-688.

[10] Kepler CK, Sharma AK, Huang RC, et al. Indirect foraminal decompression after lateral transpsoas interbody fusion. J Neurosurg Spine 2012;16:329-333.

[11] Kim YJ, Bridwell KH, Lenke LG, et al. Pseudarthrosis in long adult spinal deformity instrumentation and fusion to the sacrum: prevalence and risk factor analysis of 144 cases. Spine 2006;31:2329-2336.

[12] Kuklo TR, Bridwell KH, Lenke LG, et al. Minimum 2-year analysis of sacropelvic fixation and L5-S1 fusion using S1 and iliac screws. Spine 2001;26:1976-1983.

[13] Lane JM, Russell L, Khan SN. Osteoporosis. Clin Orthop Relat Res 2004;425:126-134.

[14] Luhmann SJ, Bridwell KH, Cheng I, et al. Use of bone morphogenetic protein-2 for adult spinal deformity. Spine 2005;30:S110-S117.

[15] McKay W, Sandhu HS. RhBMP-2 use in spinal fusions: focus issue on bone morphogenetic proteins in spinal fusion. Spine 2002;27:S66-S85.

[16] Metkar U, McGuire KJ, White AP. Indirect decompression and interbody fusion for treatment of isthmic and degenerative lumbar spondylolisthesis by minimally invasive trans-psoas approach. Orthop J Harv Med Sch 2011;13. Available at: http://orthojournal.wordpress.com/2012/01/02/indirect-decompression-and-inter-body-fusion-for-treatment-of-isthmic-and-degenerative-lumbar-spondylolisthesis-by-minimally-invasive-trans-psoas-approach/#more-677. Accessed November 15, 2014.

[17] Nachemson A. A long-term follow-up study of scoliosis. Acta Orthop Scand 1968;39:466-476.

[18] Oliveira L, Marchi L, Coutinho E, et al. A radiographic assessment of the ability of extreme lateral interbody fusion procedure to indirectly decompress the neural elements. Spine 2010;35:S331-S337.

[19] Polly DW Jr, Klemme WR, Cunningham BW, et al. The biomechanical significance of anterior column support in a simulated single-level spinal fusion. J Spinal Disord 2000;13:58-62.

[20] Pradhan BB, Bae HW, Kropf MA, et al. Graft resorption with rhBMP-2 in anterior cervical discectomy and fusion: a radiographic characterization of the effect of rhBMP-2 on structural allografts. Spine J 2005;5:181S-189S.

[21] Sarzier JS, Evans AJ, Cahill DW. Increase pedicle screw pullout strength with vertebroplasty augmentation in osteoporotic spines. J Neurosurg 2002;96:309-312.

[22] Schwab FJ, Smith V, Biserni M. Adult scoliosis: a quantitative radiographic and clinical analysis. Spine 2002;28:602-606.

[23] Simmonds MC, Brown JV, Heirs MK, et al. Safety and effectiveness of recombinant human bone morphogenetic protein-2 for spinal fusion: a meta-analysis of individual participant data. Ann Intern Med 2013;158:877-889.

[24] Simpson AK, Harrod C, White AP. Lateral lumbar transpsoas interbody fusion. Tech in Orthop 2011;26:156-165.

[25] White AP, Brothers J, Albert TJ, et al. Surgical techniques to maximize safety of bone morphogenetic proteins in spinal surgery. Minerv Orthoped Traum 2007.

[26] Zeng Y, White AP, Albert TJ, et al. Surgical strategy in adult lumbar scoliosis: the utility of categorization into two groups based on primary symptom, each with two year minimum follow-up. Spine 2012;37:E556-561.

第27章 Smith-Petersen截骨术和经椎弓根截骨术

Smith–Petersen Osteotomy and Pedicle Subtraction Osteotomy

Lukas P. Zebala and Keith H. Bridwell

定义

- Smith-Petersen截骨术（SPO）是脊柱后方结构的V形截骨术，通过闭合截骨间隙缩短后柱延长前柱（图1A）。对于之前行过融合手术的V形截骨，如果截骨通过融合节段称为Smith-Petersen截骨术，如果通过非融合节段，则称为Ponté截骨术。
- 经椎弓根截骨术（PSO）指切除椎体后柱及椎弓根，并经椎弓根通道以V形方式切除部分椎体，以前柱为铰链，闭合中柱和后柱，形成大的松质骨骨面进行融合。

解剖学

- 详细了解脊髓、神经根和椎体的解剖结构，才能保证截骨手术安全。对于SPO，了解棘突间韧带、黄韧带、关节突关节、神经根和脊髓之间的关系对于切除足够的后方结构，闭合截骨间隙、避免截骨面撞击是至关重要的。在PSO中，了解上述解剖结构同样非常重要。此外，明确切除的椎弓根出口根和行走根神经的关系对于安全的闭合截骨尤为重要。
- SPO通过切除关节突关节，部分椎弓峡部和后方韧带（棘间韧带、棘上韧带、黄韧带）形成一个V形截骨术面。闭合截骨间隙时通过椎间隙缩短中间和后柱，自然伸展前柱。
- PSO截骨从椎弓根上方至椎弓根下方进行广泛的椎板切除。在PSO平面，切除双侧椎弓根，并以椎体前方为顶点，楔形切除部分椎体。

发病机制

- 矢状面失平衡分为Ⅰ型和Ⅱ型。
  - Ⅰ型矢状位失衡是指脊柱部分区域在前凸减小或者后凸的位置融合，因为患者能够通过非融合节段进行代偿，因此整体矢状位平衡是令人满意的（站立侧位X线片上C7铅垂线通过L5-S1椎间隙或稍后方）。
  - Ⅱ型矢状面失平衡是指后凸区域邻近的节段退变失代偿导致整体矢状面不平衡（患者在矢状平面向前倾斜）。
  - Ⅰ型患者通过位于后凸下方的腰椎过度伸展来维持矢状位平衡。Ⅱ型患者脊柱后凸区域的上、下节段椎间隙变性或融合，脊柱伸展不能保持矢状位平衡（图2）。
- 脊柱后凸可以是平滑的且涉及多个节段，例如Scheuermann脊柱后凸（图3），或者在一个或两个节段上重度的角状后凸，例如先天性或创伤后脊柱后凸。

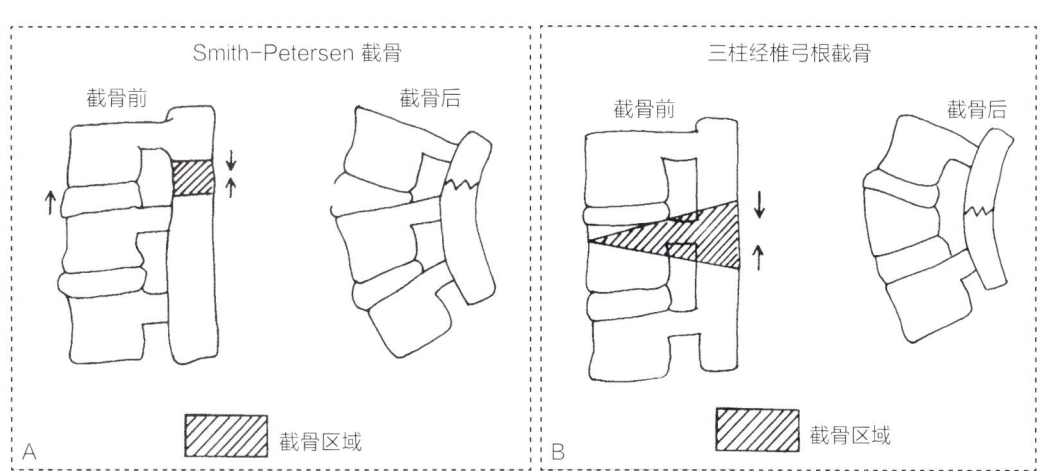

图1 A. SPO的骨切除范围。B. PSO的骨切除范围。

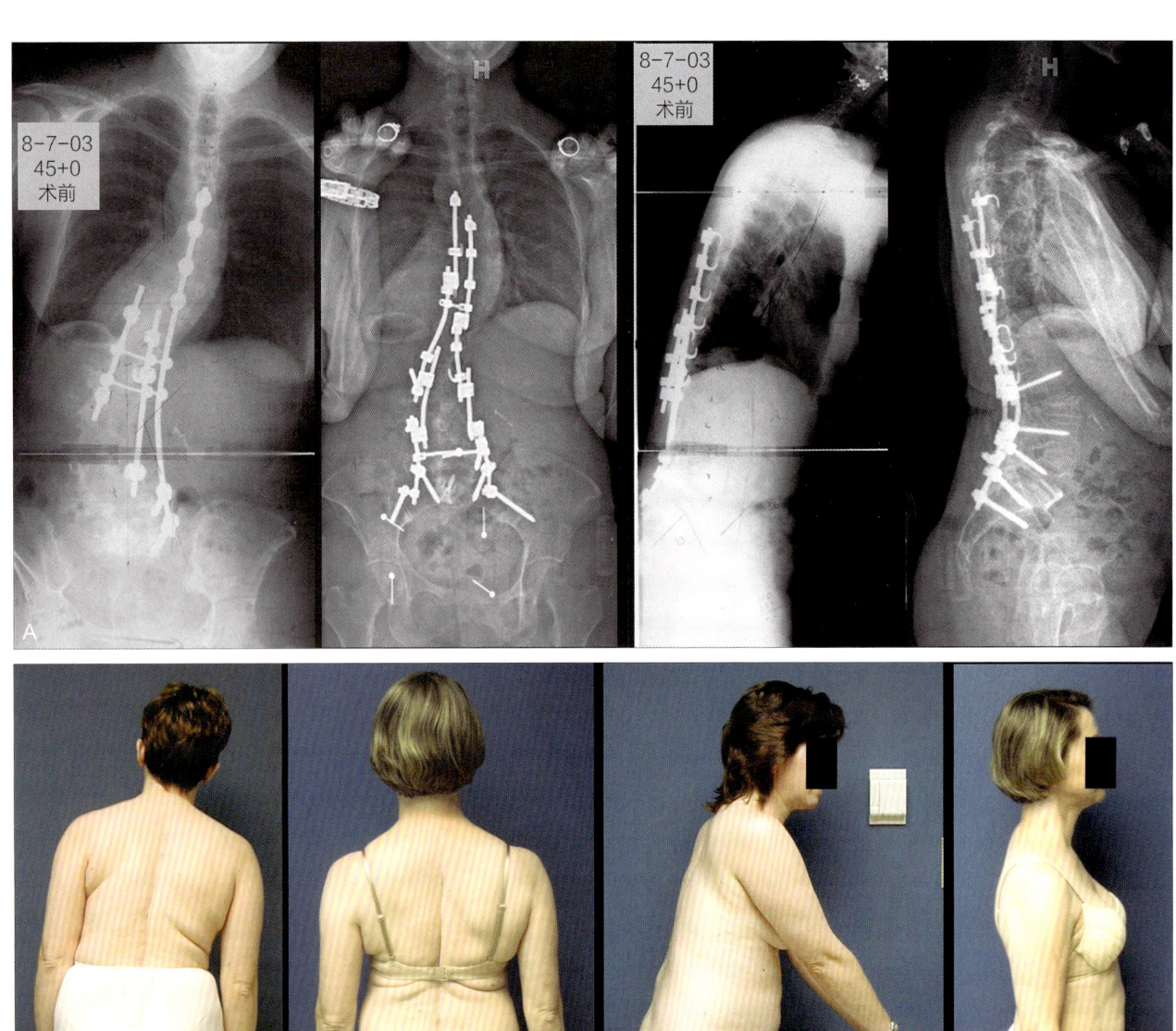

图2 A、B. 患者（45岁女性）已经进行了8次脊柱融合手术，表现为固定的矢状面和冠状面失衡。应用不对称的L2 PSO重建脊柱序列。术后6年随访，影像学和临床外观改善，实现了融合。

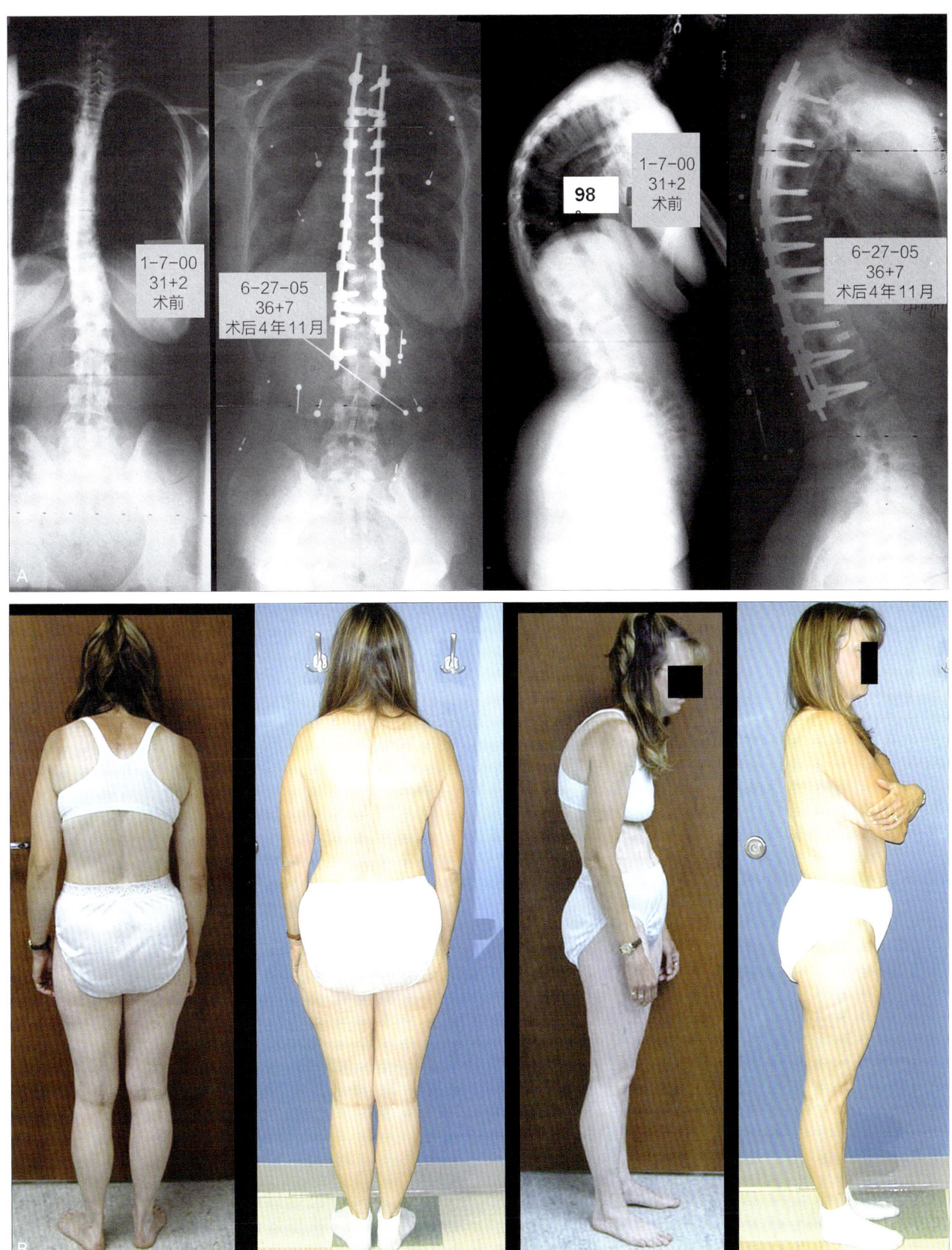

图3 A、B. 患者（31岁女性）在其他医院进行了3次后方脊柱融合手术治疗Scheuermann脊柱后凸，出现胸椎后凸畸形加重，多发性假关节形成和矢状面失衡。翻修手术重新建立脊柱序列，行T5～T12的SPO及前方脊柱融合，T3～L2后方脊柱融合。在术后5年左右的随访中，影像学和临床外观改善，实现了稳固的脊柱融合。

- SPO、PSO 截骨术常用于矫正矢状面失平衡或脊柱后凸畸形。SPO 最常用于矫正 5~10 cm 之间的矢状面失平衡或平滑的渐进性脊柱后凸，而 PSO 则用于矫正大于 10 cm 的矢状面失平衡或腰椎严重的角状后凸。对于具有冠状失衡和矢状失衡的畸形，可以进行不对称 PSO。脊柱切除术（VCR）可用于治疗胸椎或胸腰椎严重的角状后凸。

自然病程

- 导致矢状面失衡和脊柱后凸疾病的自然病程是多因素的，截骨术前必须进行完整细致的检查。
- 畸形的进展导致僵硬性后凸和失代偿，表现为难以忍受的疼痛，日常生活活动能力下降，脊髓病和神经根受压。

病史和体格检查

- 详细的病史应包括了解患者寻求治疗的主要原因，例如进行性畸形、疼痛、功能丧失和神经功能恶化。
- 病史应包括仔细评估目前的止痛药使用情况，因为术前止痛药的使用可能会使围手术期管理复杂化。此外，应注意任何可能增加出血风险的药物（如阿司匹林），并提醒患者在手术前停止使用。
- 询问患者是否使用含尼古丁的产品，特别是香烟，因为吸烟可以增高患者围手术期并发症和假关节形成的风险，可能是手术的相对禁忌证。
- 糖尿病患者在手术前后必须控制好血糖水平，高血糖水平将增高围手术期感染的风险。
- 手术前评估患者的营养状况并进行优化。此外，应进行骨密度测试以评估骨质疏松症，并进行相应治疗或转诊治疗。
- 患有呼吸系统疾病的患者可咨询肺病专家或通过肺功能检查以评估肺功能。在心脏病专家的协助下评估心脏病史。
- 站立位评估整体冠状面和矢状面平衡。
- 患者在检查台上取俯卧位和仰卧位评估畸形的柔韧性。仰卧位几分钟有助于评估脊柱后凸畸形的柔韧性。
- 进行详细的神经系统检查评估感觉、肌力、生理反射和病理放射。完整的神经系统检查评估脊髓病（步态障碍，如宽基步态、失衡）或神经根麻痹（足下垂）。此外，还需要对髋关节和膝关节挛缩进行评估，关节功能障碍可能使截骨矫正和术后恢复更加困难。

影像学及其他诊断性检查

- 影像学评估包括站立位全长正位和侧位，存在冠状位畸形，则行左侧和右侧 bending 位 X 线片，以及全长仰卧或俯卧位 X 线片评估自发畸形矫正。
- 伸展位 X 线片（垫枕置于后凸顶点）和弯曲位 X 线片（垫枕置于前凸顶点）有助于评估矢状面僵硬度。
- 对于矢状面畸形，将站立的正位和侧位 X 线片与俯卧和（或）仰卧支点的 X 线片进行比较将有助于评估畸形脊柱的柔韧性。
- CT 可以评估畸形的融合区域、骨质量、截骨部位的相关骨骼解剖结构，以及可能影响固定点安全置入的骨骼异常（细椎弓根）。CT 脊髓造影有助于评估椎管狭窄区域。
- MRI 评估脊髓和神经根，以及神经轴异常。
- 如果计划行 SPO，评估椎间隙活动度至关重要。

鉴别诊断

- 平滑的长的脊柱后凸（Scheuermann 后凸畸形）。
- 角状后凸畸形（创伤后）。
- 矢状面失衡（Ⅰ型和Ⅱ型）（平背综合征，椎板切除术后凸畸形）

非手术治疗

- 静态畸形患者仅有轻微疼痛和功能障碍应进行非手术治疗。
- 非手术治疗包括制定物理治疗计划，包括心血管训练、姿势训练和腹部肌肉强化训练。
- 对于有中度至重度疼痛的患者，可请转诊至疼痛专科医生，尤其是那些疼痛与其临床检查不一致，或其他非器质性病变导致的疼痛。
- 硬膜外和经椎间孔类固醇注射为神经根压迫患者提供创伤小的潜在诊断和（或）治疗干预。

手术治疗

- SPO 通常用于治疗平滑的渐进的脊柱后凸畸形或 5~10 cm 的正矢状面失衡后凸畸形。
- 通过后凸畸形的顶点行多个节段 SPO。
- 由于截骨闭合会缩小神经孔，可能导致神经根受压，因此进行广泛的关节突关节切除非常重要。通常，单个 SPO 的后凸矫正为每节段 10°或每毫米截骨矫正 1°。

- PSO通常用于角状后凸畸形，椎间隙固定的渐进性脊柱后凸，或大于10 cm的正矢状面失平衡。通常，单个腰椎PSO的后凸矫正约为30°~40°。

术前计划
- 对于需要多节段SPO或PSO复杂畸形患者的治疗，通常需要多学科团队合作。
- 需要对患者的心血管、肺部、营养、血液和代谢系统进行术前评估，以最大限度地提高患者的术前准备。
  - SPO可以在脊柱的任何区域内进行，最常见于胸椎或腰椎。
  - PSO主要在腰椎进行，通常在L2或L3。下腰椎L4或L5的PSO减少了可用的远端固定点的数量。

体位
- 首选具有6个垫的（OSI）Jackson手术床。垫子放置应避免腹部受压，减少腹内压力和术中出血。此外，腋部应无压迫，以减少臂丛神经损伤的风险。
- Halo环或Gardner-Wells牵引弓固定颅骨，使用5~15磅（1磅≈0.45 kg）的术中牵引，面部和眼睛避免受压。
- 手臂以90/90的位置放置在带衬垫的手臂板上，避免对腋窝和肘部的压迫，以降低臂丛神经病或尺神经病的风险。
- 髋关节轻度伸展，膝关节稍微弯曲。PSO矫正时，髋关节可以进一步后伸帮助关闭截骨。
- 安置神经电生理监测导线以监测下肢的感觉和运动功能。

入路
- 标准后正中入路，从最上端融合到最下端融合节段做骨膜下剥离至横突。
- 手术可以分阶段进行，可以先完成腰椎操作再进行胸椎操作，反之亦然，这可以帮助减少失血。麻醉师协助下的控制性降压有助于减少失血。
- 使用抗纤维蛋白溶解药物可以帮助减少手术过程中的失血。

Smith-Petersen截骨术
- 放置椎弓根螺钉，确定计划SPO的所有节段。
  - 或者，先完成SPO再放置椎弓根螺钉。对于严重畸形或解剖结构异常的椎弓根，先完成SPO可以帮助识别椎弓根的内侧和上方边界，以帮助定位椎弓根螺钉放置的起始点。
- 切除棘间韧带至黄韧带平面，并确认中缝。使用Woodson剥离子确保黄韧带和硬膜之间有足够的空间，使用Kerrison椎板咬骨钳从中间向两侧咬除关节突关节和椎弓根峡部做V形截骨（图1A）。
- 结合压缩力和悬臂力实现截骨间隙的闭合（技术图1）。
  - 在治疗平滑的渐进性脊柱后凸时，双侧连接棒塑形至与计划的矢状平面轮廓相符，并固定于头端椎弓根螺钉中。
  - 逐渐施加悬臂（向下）力，将双侧连接棒依次固定在尾端椎弓根螺钉内。
  - 通过依次旋紧椎弓根螺帽，向后凸顶点连续施压以关闭SPO。
  - 压缩力减少脊柱后凸畸形。

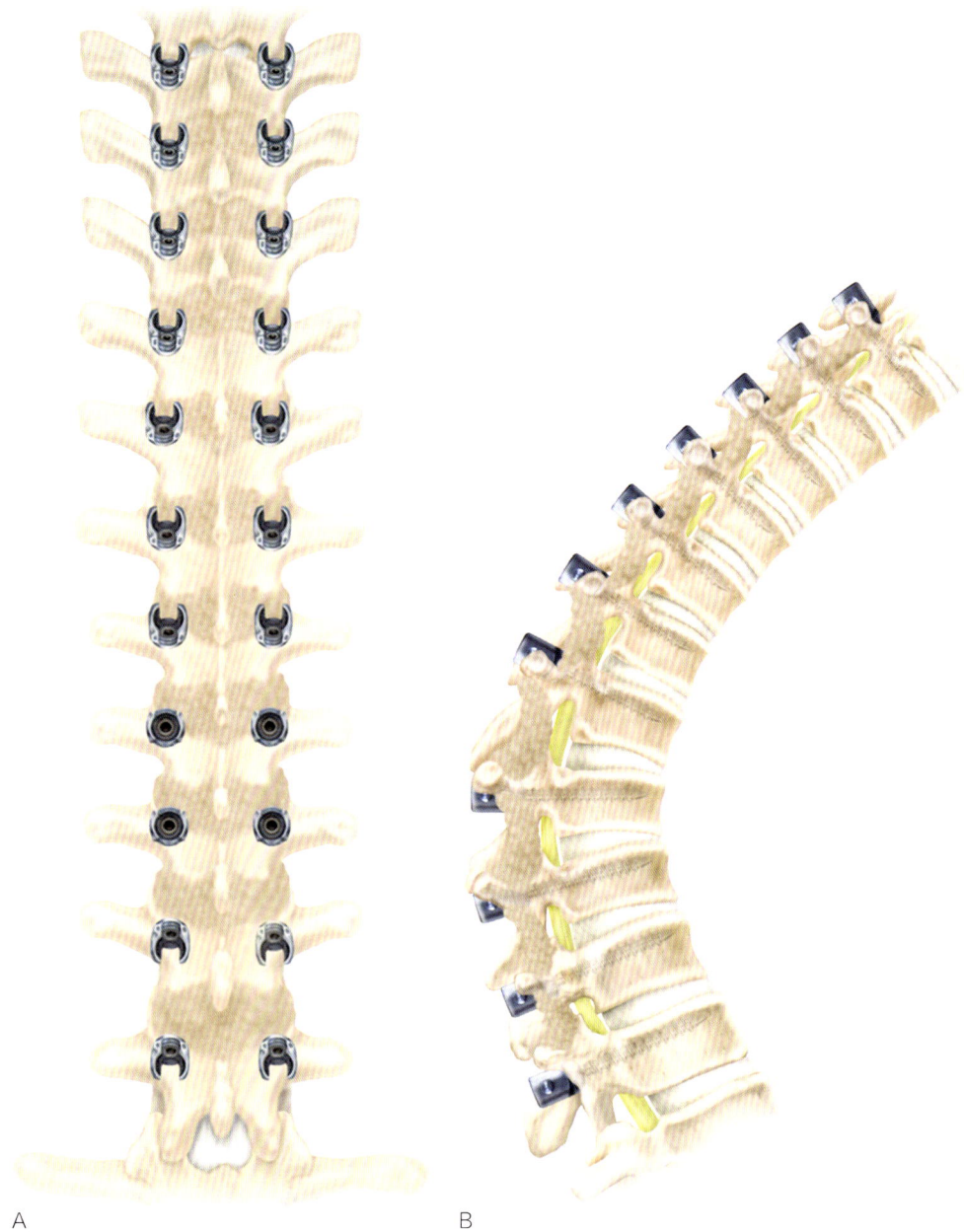

技术图1　A、B. 平滑的胸椎后凸畸形采用多级椎弓根螺钉置入。

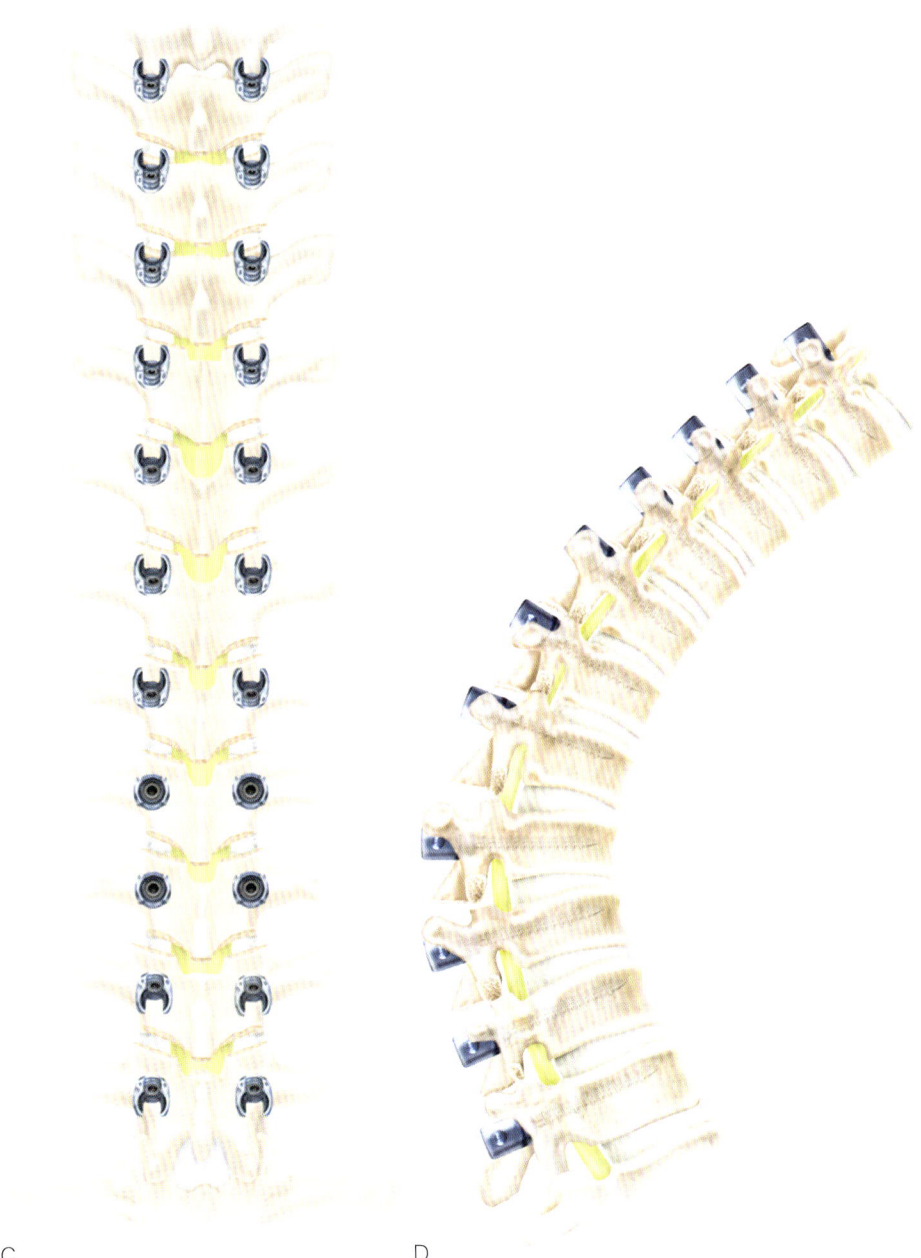

C　　　　　　　　　　D

技术图 1（续）　　C、D. 通过脊柱后凸的顶点进行多个胸椎 SPO；多个 SPO 矢状位矫正。

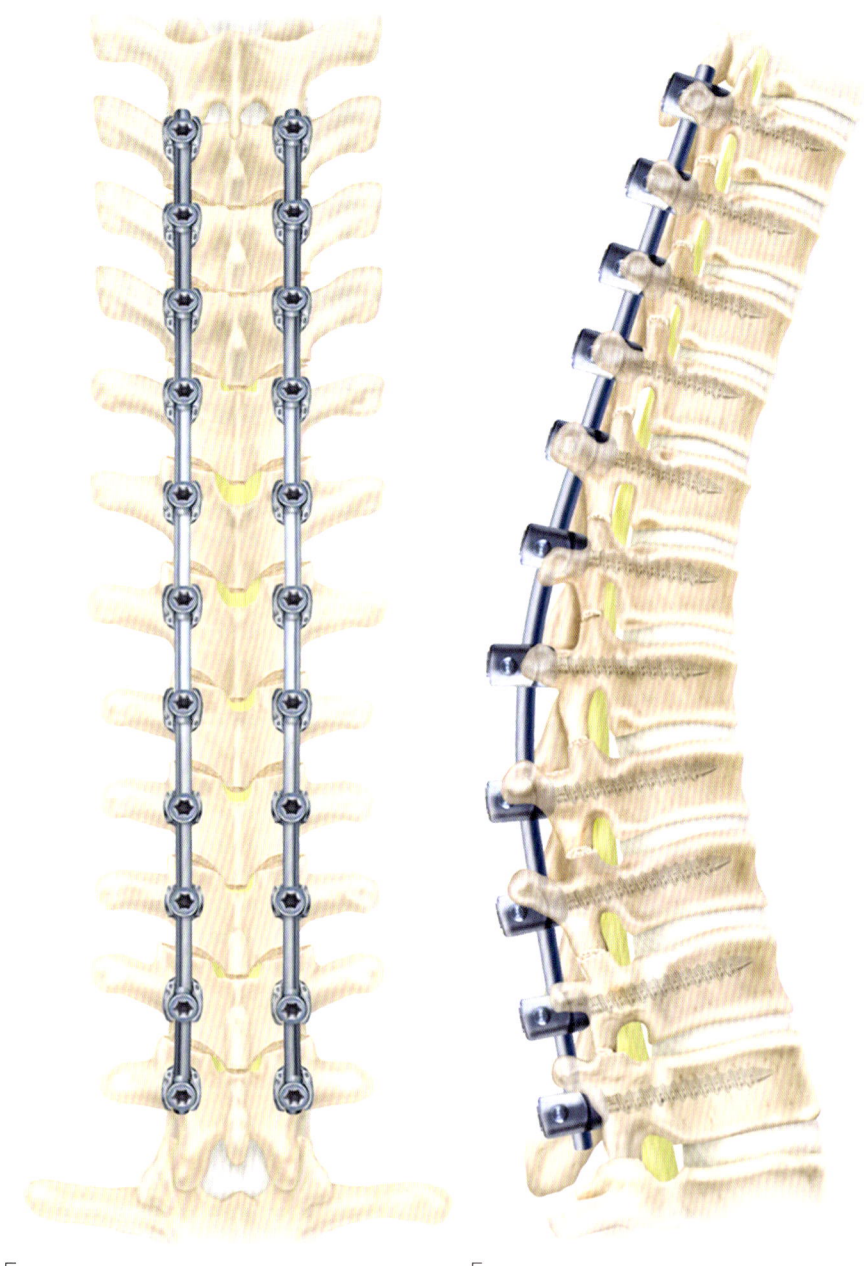

E F

技术图1（续） E、F. 通过双侧杆的悬臂和压缩力逐渐地关闭SPO，矫正平滑的脊柱后凸畸形。

经椎弓根（PSO）截骨术

- 使用Leksell咬骨钳、高速磨钻和Kerrison咬骨钳组合切除椎弓根周围的所有后方结构。
  - 椎弓根由内、外、上、下方结构包围着（技术图2A）。
- 去除椎弓根和椎体的骨松质（技术图2B）。
- 用刮匙将椎体后壁打薄。使用Woodson剥离子或反向刮匙（技术图2C）对后方椎体皮质向前压陷。
- 用双侧Leksell咬骨钳切除两侧椎骨皮质（技术图2D）。
- 在截骨上下节段，通过椎弓根螺钉和棒，施加缓慢向下的压力使两个截骨面靠近，闭合截骨间隙（技术图2E）。
  - 通过棒的悬臂作用帮助截骨间隙闭合。
  - 有时，通过在患者的臀部和大腿下方放置更多的枕头/垫可以伸展骨盆/臀部，有助于截骨间隙闭合。

- 也可以使用第三根棒技术。这依赖于建立中线固定点，通常经过先前的融合区域，固定在PSO点的上方和下方。然后可以使用这些固定点内的棒来使用顺序压缩以闭合截骨术。
- 我们通常不使用特殊的截骨床。然而，这些确实可用于协助闭合逐渐截骨间隙。
- 检查截骨部位以确保在闭合截骨后有足够的减压，而不会造成硬膜或神经根的背侧挤压（技术图2F、G）。
- 非对称PSO在进行楔形切除时需要在畸形的凸侧切除更多的骨质，以便在闭合过程中，凸侧比凹侧闭合得更多，从而可以使患者在冠状平面和矢状面中重新平衡。
  - 在凸侧面后柱切除更多，而且在中柱和前方柱也必须在凸侧面切除更多骨质。
  - 这涉及椎体的转角，相当于在椎体凸侧的侧方和前部切除椎体的2/3，而对于标准PSO则是不需要的。

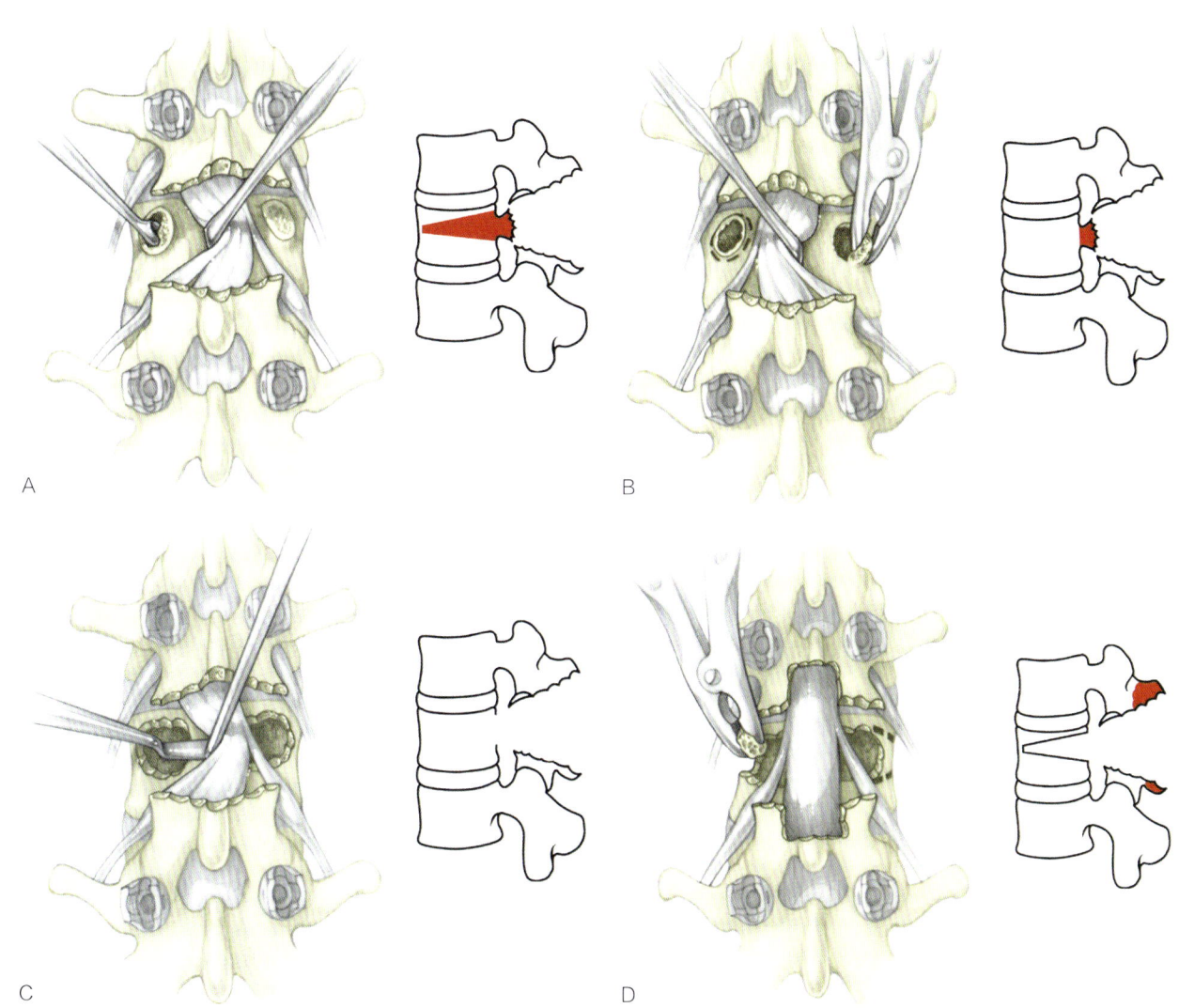

技术图2 A. 切除椎弓根周围的所有后方结构。B. 切除椎弓根和椎体的骨松质。C. 后方椎体皮质用Woodson玻璃桥或反向刮匙向前压陷。D. 椎体两侧皮质用Leksell咬骨钳切除。

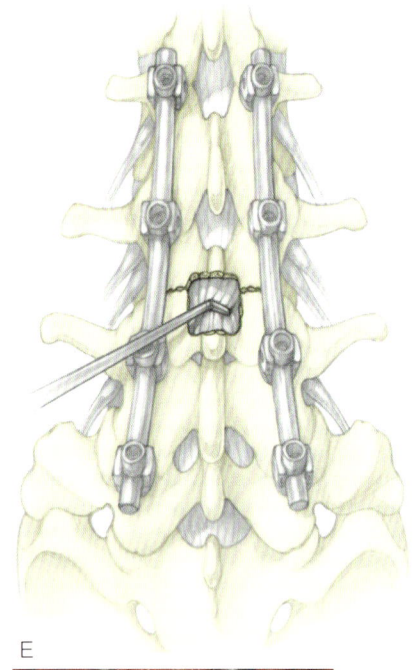
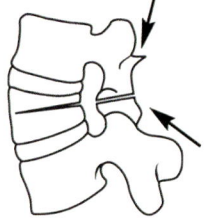
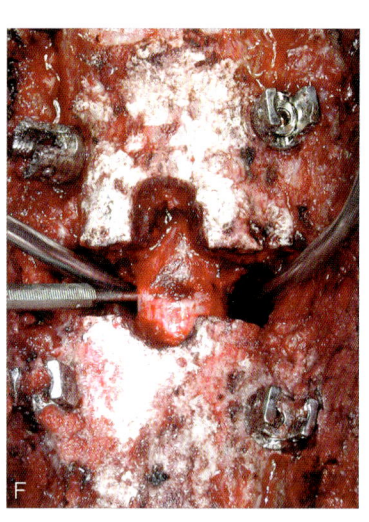
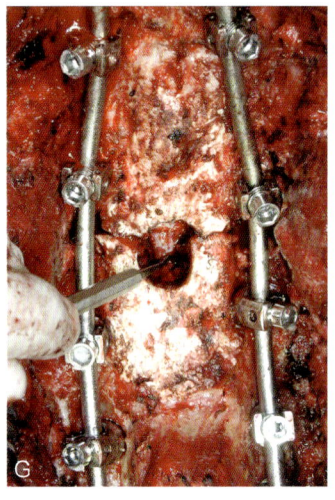

技术图2（续） E. 截骨术通过压缩力，悬臂和胸部和下肢的伸展关闭截骨间隙。F、G. 术中照片显示外科医生在PSO关闭之前和之后评估PSO后部的减压，以帮助预防PSO闭合后对神经的医源性损伤。

要点及失误防范

Smith-Petersen 截骨术	• 椎弓根螺钉固定可以在截骨术之前或之后进行 • 对于严重畸形或解剖异常椎弓根，在椎弓根螺钉置入之前完成SPO有助于识别椎弓根的内侧和上边界以帮助确定入钉点 • 尽可潜行切除椎板内侧面，这样可以切除所有黄韧带 • 如果有可能，限制椎弓根螺钉上施加的力，更多通过后方结构施加传导力
经椎弓根（PSO）截骨术	• 在椎体内对称的楔形截骨，尽量减少闭合截骨间隙时冠状面失代偿的可能确保腹侧硬膜与椎体后缘无粘连，确保椎体后方骨皮质足够薄，控制其向椎体内骨折 • 椎体后方骨皮质太厚则需要更大的力量造成骨折，这增加了腹侧硬膜撕裂的风险

术后护理

- 术后送重症监护室进行密切监测(根据需留观24~48小时),然后转入普通病房。
- 术后第1天可站立及行走。
- 引流管每8小时小于30 ml时可拨除。
- 随着肠鸣音的出现,逐渐开始进食。
- 应用防血栓泵或防血栓袜预防深静脉血栓形成。
- 术后4个月避免脊柱屈曲和轴向负荷。
- 不使用石膏或支具。

结果

- 研究表明,绝大多数患者在2年和5年的随访结果显示,SRS-30和Oswestry健康评分得到改善(20%~30%)[1-3]。
- 三个SPO的矫正效果大致和一个经椎弓根截骨矫正程度相当。经椎弓根截骨术失血量较多[1,5]。

并发症

- PSO相关的严重并发症包括神经损伤、大量失血,如果胸椎和腰椎未融合,则会增加矢状面畸形[2]。
- 腰椎进行经椎弓根截骨术的神经损伤风险明显高于3个SPO的风险。与老年患者手术相关的并发症更为严重[4]。
- 对108例PSO的回顾性分析显示,术中和术后神经功能损伤的发生率为11.1%,其中2.8%的神经损伤是永久性的[4]。
- 多个SPO可以对主要的僵硬矢状面失衡进行实质性矫正。然而,由于截骨手术通常是在脊柱残留的侧凸区域进行的,SPO缩短了凹侧/后部结构,延长了凸侧/前方椎间隙,因此存在加大凹侧角度的风险[1]。

参考文献

[1] Booth KC, Bridwell KH, Lenke LG, et al. Complications and predictive factors for the successful treatment of flatback deformity (fixed sagittal imbalance). Spine 1999;24(16):1712-1720.

[2] Bridwell KH, Lewis S, Edwards C, et al. Complications and outcomes of pedicle subtraction osteotomies for fixed sagittal imbalance. Spine 2003;28(18):2093-2101.

[3] Bridwell KH, Lewis SJ, Rinella A, et al. Pedicle subtraction osteotomy for the treatment of fixed sagittal imbalance. Surgical technique. J Bone Joint Surg Am 2004;86A(suppl 1):44-50.

[4] Buchowski JM, Bridwell KH, Lenke LG, et al. Neurological complications of lumbar pedicle subtraction osteotomy: a 10-year assessment. Spine 2007;32(20):2245-2252.

[5] Cho K, Bridwell KH, Lenke LG, et al. Comparison of Smith-Petersen versus pedicle subtraction osteotomy for the correction of fixed sagittal imbalance. Spine 2005;30(18):2030-2037.

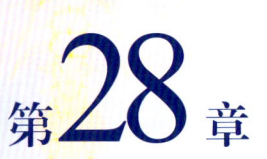

第28章 单一后路全椎体切除术治疗重度僵硬性脊柱畸形

Vertebral Column Resection for Severe Rigid Spinal Deformity through an All Posterior Approach

Michael P. Kelly, Lukas P. Zebala, and Lawrence G. Lenke

定义

- 后路脊柱切除术(VCR)指通过单一的后方入路切除椎骨的前、中、后三柱。
- VCR通常在畸形的顶点进行，用于严重的、僵硬的脊柱侧凸和后凸畸形。

解剖学

- 需要彻底了解椎骨节段和脊髓的解剖结构才能安全地进行这个手术。这包括对严重脊柱侧凸畸形中旋转椎节的特殊解剖结构的了解。必须了解后方结构的形态学和医源性变化，以及脊髓和神经根的走行。

发病机制

- 这些畸形的起源是多种多样的，包括先天性、特发性、肿瘤性、创伤性和医源性的原因。

自然病程

- 导致严重脊柱侧凸、后凸或侧后凸畸形的疾病的自然病程是多种多样的。
- 那些进展为严重、僵硬的畸形的人可能会出现无法忍受的畸形、严重的疼痛、日常生活活动能力下降、脊髓病/脊髓压迫和肺功能障碍。
- 那些无症状的固定畸形(即身体达到平衡无不适主诉)可以采用非手术治疗。然而，必须密切随访，以评估随着时间推移可能出现的畸形进展。

病史和体格检查

- 观察患者站立位整体冠状面和矢状面是否平衡。
- 将患者平卧于检查台，检查俯卧位和仰卧位时的柔韧性。几分钟的仰卧位可以评估后凸畸形的柔韧性。通常情况下，我们将患者仰卧于检查台上，关灯离开，15~20分钟后返回进行重复评估。
- 病史应包括仔细评估目前的止痛药使用情况，因为术前麻醉药的使用可能会使围手术期处理更加复杂。此外，应注意任何可能增加出血风险的药物(如阿司匹林)，并建议患者在手术前停止使用。
- 使用含尼古丁的产品，尤其是香烟，是这种手术的相对禁忌证，因为这会导致形成假关节的风险以及围手术期并发症增加。
- 那些患有糖尿病的患者在手术前血糖必须得到良好的控制，因为血糖控制不佳与围手术期感染的风险增加有关。
- 应在手术前评估患者的营养状况并进行优化。此外，应进行骨密度测试以确定是否有骨质疏松症，并在术前就开始治疗。
- 应评估患者的步态是否有脊髓病的证据(例如，双腿分开的缓慢步态)。
- 必须进行详细的神经系统检查和记录，包括检查病理反射，如不对称的腹部反射、Babinski征和持续的痉挛。病理反射提醒外科医生可能需要在畸形矫正之前先处理椎管内病变(例如，Chiari Ⅱ型畸形、脊髓空洞症、脊髓栓系综合征)。
- 术前必须由初级保健医师、心脏病专家(包括必要的压力测试)和麻醉师进行检查，以降低围手术期发病率和死亡率的风险。
- 系统的回顾应包括对呼吸系统的回顾，以及呼吸损害或呼吸窘迫的任何病史。所有严重畸形考虑行VCR的患者，术前均应行肺功能检查。

影像学和其他诊断性检查

- 一系列的X线片检查，包括站立前后位和侧位全长片、左右侧曲位片、仰卧或俯卧位全脊柱AP位和侧向片(图1)。
- 柔韧性摄片包括俯卧推位和轴向牵引位，有助于评估冠状面的僵硬度。
- 过伸位片(在后凸的顶点垫枕)和过屈位片(前凸的顶点垫枕)有助于评估矢状面的僵硬度。
- 三维(3D)CT用于评估整个脊柱的前后柱，这有助于识别重要的椎体标记(图2)。
- 颅骨到骶骨MRI是评估整个神经轴所必需的(例如Chiari畸形、脊髓空洞症、脊髓栓系综合征)(图3)。

鉴别诊断

- 严重的脊柱侧凸。

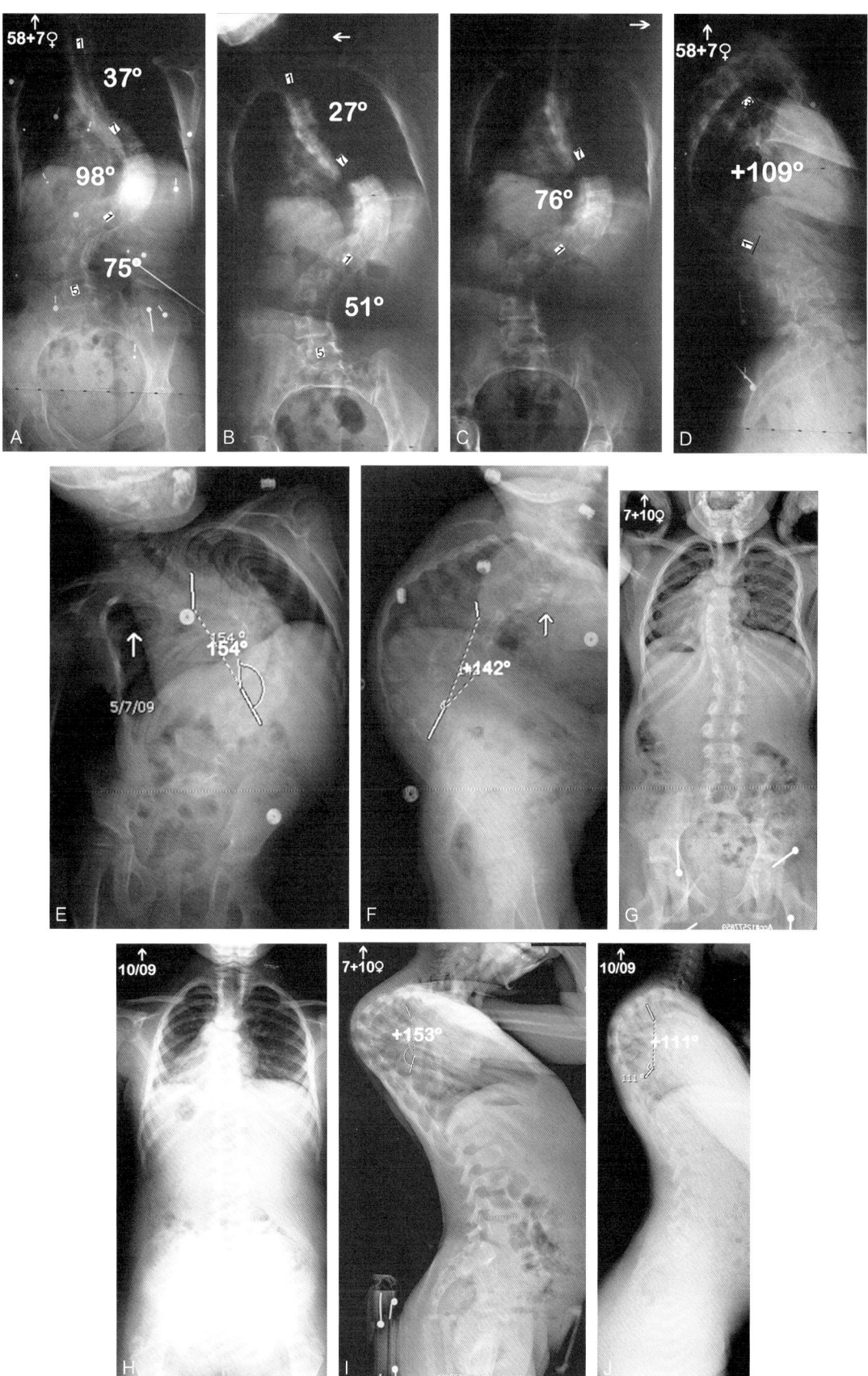

图1 A~D. 病例1，58岁女性，成人特发性胸椎侧后凸畸形。E、F. 病例2，6岁，男，严重的先天性脊柱侧后凸畸形的。G~J. 病例3，7岁，女，严重的153°椎板切除术后后凸畸形伴脊髓病，行Halo重力牵引治疗。

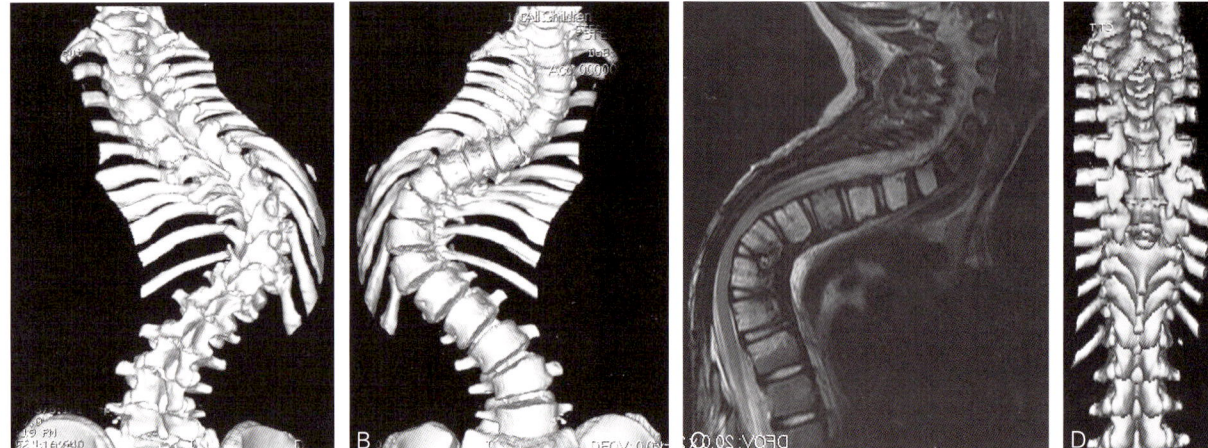

图2　A、B. 分别对患有严重特发性脊柱侧凸的患者进行后方和前方3D CT扫描。C. 病例3，术前矢状位MRI扫描显示椎板切除术后凸畸形伴脊髓栓系。D. 病例3，术前3D CT扫描显示椎板切除术引起的缺如。

- 角状驼背。
- 全脊柱后凸。
- 脊柱侧后凸。
- 固定的冠状和矢状面失平衡综合征（例如Harrington棒固定后的状态）。

非手术治疗

- 静止的畸形且仅有轻微疼痛或生理功能障碍的患者应进行非手术治疗的尝试。
- 非手术治疗包括医生指导下的物理治疗计划，包括心血管功能调节，姿势训练和腹部肌肉训练。
- 对于那些患有中度至重度疼痛的患者，转诊至疼痛科，尤其是那些与其出现的病理不一致的疼痛或其他非器质性原因导致的疼痛
- 与神经根压迫一样，硬膜外和经椎间孔类固醇注射是一种创伤较小的、潜在的诊断性治疗措施。

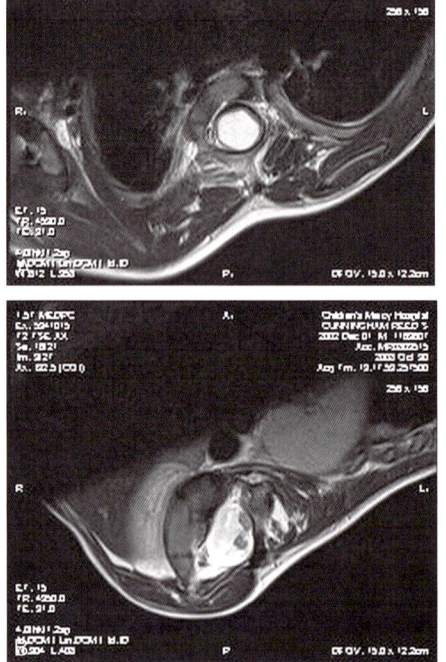

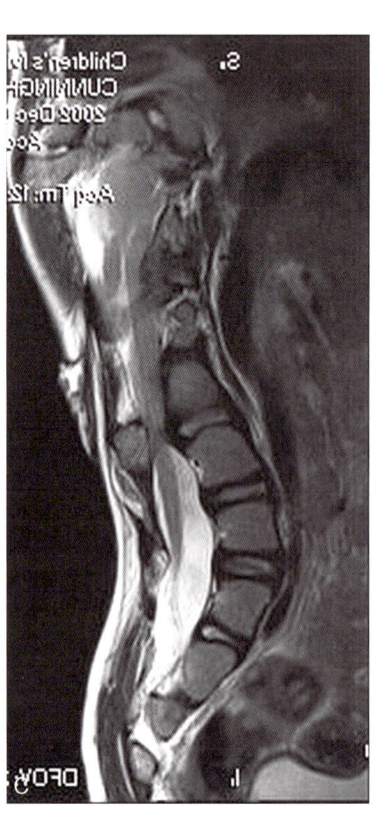

图3　A～C. 病例2，患者的全脊柱MRI显示出脊髓空洞症，出现脊髓纵裂和脊髓栓系。

手术治疗

- 传统上，僵硬性畸形采用分期前路和后路手术治疗，切除僵硬节段并进行重建[2-4]。后路VCR可以进行类似的畸形矫正，具有手术时间短、出血少的优点[6]。
- 畸形的位置通常决定采用VCR（胸椎）或经椎弓根截骨（腰椎）进行矢状面失平衡的矫正。对于不太严重的、椎间盘有活动度的柔韧性较好畸形，多级Ponté/Smith-Petersen截骨可能足以进行畸形的矫正[1]。
  - 柔韧性摄片将有助于确定是否需要三柱截骨或是单纯后柱截骨。后柱截骨术可能平均每个节段矫正10°脊柱后凸，具体矫正度数取决于截骨的平面。对于大的角状畸形，三柱截骨术可以在冠状面和矢状面上进行更大度数的矫形。
  - 我们采用VCR代替前后联合入路，选择通过单一入路进行畸形矫正。
  - VCR几乎都是在畸形的顶点进行。

术前计划

- 对需要VCR治疗的复杂畸形，常需要多学科团队协作。
- 需要对患者的心血管、肺动脉、营养、血液和代谢系统进行术前评估，以最大限度地完善患者的术前储备。
- 需要仔细研究术前CT扫描，警惕后方结构的骨缺损区域，以防止不小心切开硬膜（参见图2C、D）。

体位

- 患者俯卧于有6个垫的OSI Jackson手术床上，妥善摆放这些垫让腹部悬空，以减少腹腔压力和术中出血。
- 我们更喜欢用一个带有5～15磅（1磅≈0.45 kg）牵引力的Halo或Gardner-Wells夹钳，在患者面部不受压的情况下对头颅进行刚性固定。
- 将手臂放置在90°-90°的位置，注意腋窝不能受压，并将肘部充分垫好，以减少臂丛神经或尺神经损伤的风险。
- 压迫部位需仔细衬垫，因为长时间手术操作增加了体位相关的并发症（例如皮肤压疮、臂丛神经损伤）的风险。
- 髋部轻微后伸，膝部稍微屈曲，用多个枕头垫着。
- 连接脊髓监测导线以监测下肢的感觉和运动功能。

入路

- 使用标准后入路，骨膜下剥离。

显露

- 骨膜下剥离，显露拟行内固定融合的最头侧节段到最远端节段或髂骨（技术图1）。
- 在严重脊柱侧凸或侧后凸畸形的顶椎，可能需要胸廓成形术以充分显露该部位的横突。
- 术中需要反复X线片或透视，以检查确认手术节段。
- 必须小心细致地显露，以尽量减少术中失血。

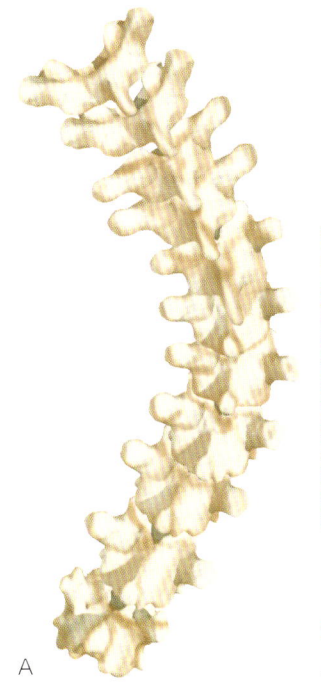
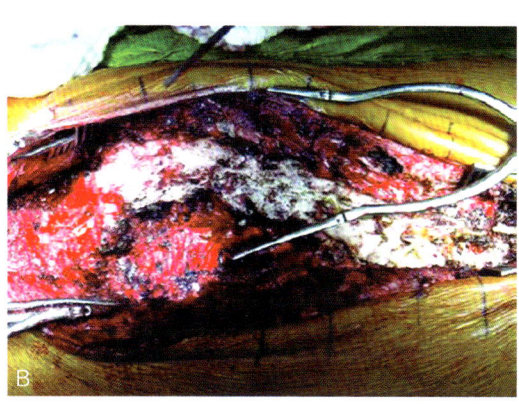

技术图1 A. 后方暴露示意图。B. 显示术中准备行后路VCR截骨的融合在一起的部位。

关节突切除

- 在所有存在运动的节段行下关节突切除,大概切除下关节突3~4 mm。
- 在畸形的顶点周围行Ponté或Smith-Petersen截骨,通常是从上端椎到下端椎下方的一个节段。切除黄韧带和关节突关节。
- 这些截骨术可以使矫形更加顺利地进行,并且可以显露椎弓根的内侧壁,有助于在畸形的凹侧置钉。
- 在那些患有严重顶端后凸畸形的患者中,我们将在所有截骨术之前先置钉。在任何截骨术之前安装临时固定棒以防止截骨时脊柱错位,这具有导致脊髓损伤的风险。

椎弓根螺钉置入

- 笔者采用改良的解剖学徒手置钉技术,沿直线前进的螺钉轨迹,以增加椎弓根螺钉抗拔出强度[5]。术前影像学可以评估每个椎骨的椎弓根螺钉直径和长度(技术图2)。
- 椎弓根螺钉放置以从远端到近端的顺序方式进行。
- VCR截骨节段两端的螺钉对于确保VCR部位的坚强固定是非常重要的。
- 术中透视、CT扫描或导航可用于辅助螺钉的放置,尤其在先前由于融合而解剖结构扭曲的部位。
- 最常使用的是多轴螺钉(或多轴复位螺钉)。
  - 当需要用悬臂折弯棒来矫形的时候,需要用复位螺钉。这通常位于矫形的远端和过度前凸的部位,因为这时候用棒复位比较困难。

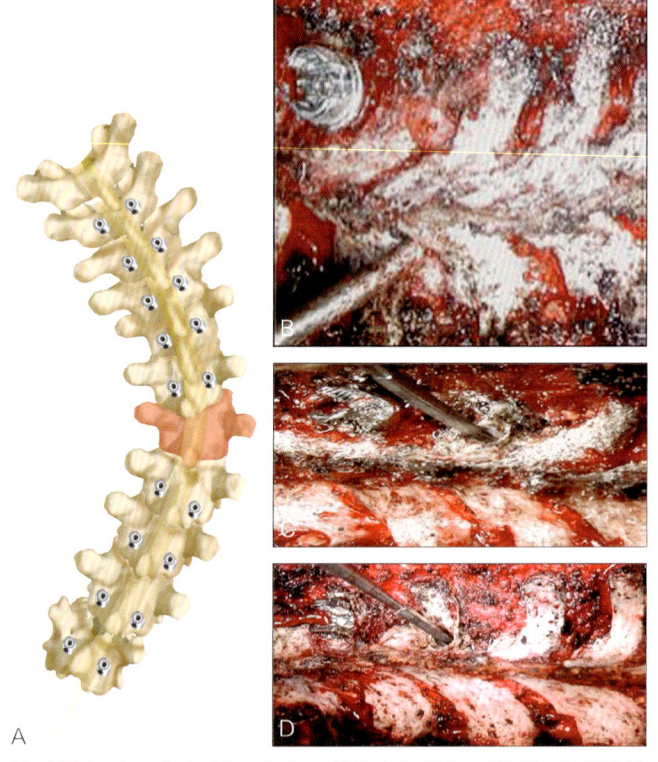

技术图2 A. 椎弓根螺钉在每一节段上都置入,除了计划切除的阴影顶端节段。B~D. 徒手置钉。

脊椎切除

肋横突和椎板切除

- 在胸椎中,在拟切除节段进行双侧肋横突切除术(技术图3A)。
  - 在椎板切除术之前切除5~6 cm的内侧肋骨以尽量降低椎管损伤的风险。
  - 在骨膜下剥离后,切除内侧肋骨,最好是连附着的肋骨头一起切除。然而,通常肋骨头仍保持附着在椎体上,可以在行椎体切除术时一起切除。
- 切下来的肋骨保持完整,而不是呈颗粒状,可用于椎板切除术后闭合时的结构性植骨以桥接上下椎板。接下来,从切除节段的椎弓根头侧向下位椎体的椎弓根尾侧做广泛的椎板切除术(技术图3B、C)。
- 彻底的中央椎管减压是必要的,以防止截骨闭合时背侧硬脊膜受压。双侧的出口神经根通过切除关节突关节和椎弓根来分离松解。
- 截骨节段的神经根用牛头形血管钳暂时夹闭5~10分钟,并注意任何脊髓监测数据的变化。
  - 在胸椎,笔者更喜欢将神经根在背侧神经节内侧处予以结扎。
    - 如果脊髓监测数据保持稳定,则将神经根用两根2-0丝线结扎。
    - 根据我们的经验,在胸椎,可以切断单侧2个或3个连续的神经根而不会有神经症状,除了偶尔会有胸壁麻木以外。
  - 在腰椎,神经根需要保留。

安装临时稳定棒

- 在准备椎体切除术时,先在一侧临时安装连接棒,在切除节段上、下各固定2~3个椎弓根螺钉,以稳定脊柱(技术图4)。
  - 对于极端角状后凸畸形或脊柱侧后凸畸形,安装双侧连接棒以防止脊柱错位。

椎体和椎间盘切除

- 通过椎弓根外侧椎体窗口可以显露椎体的骨松质。通过钝性分离工具和电刀电凝相结合的方式对侧方椎体进行骨膜下剥离。小心剥离椎旁组织,直到前方椎体。特殊撑开器有助于在椎体切除术期间保护这些结构(技术图5A)。
  - 然后将骨松质刮除并保存以用作局部植骨用。
  - 切除凹侧椎弓根是一个挑战,因为它非常硬。
    - 在完全的脊柱侧凸畸形中,由于旋转关系硬膜囊和脊髓位于椎弓根内侧,其腹侧没有椎体。
  - 在以下这些情况下,笔者更喜欢使用火柴头磨钻去除骨皮质。
    - 大部分椎体将从凸侧切除的畸形。
    - 如果首先切除凸侧,可能会出血使视野模糊,侧面首先切除凹侧椎弓根。这会使脊髓向内侧漂移,远离大部分需要切除的区域。

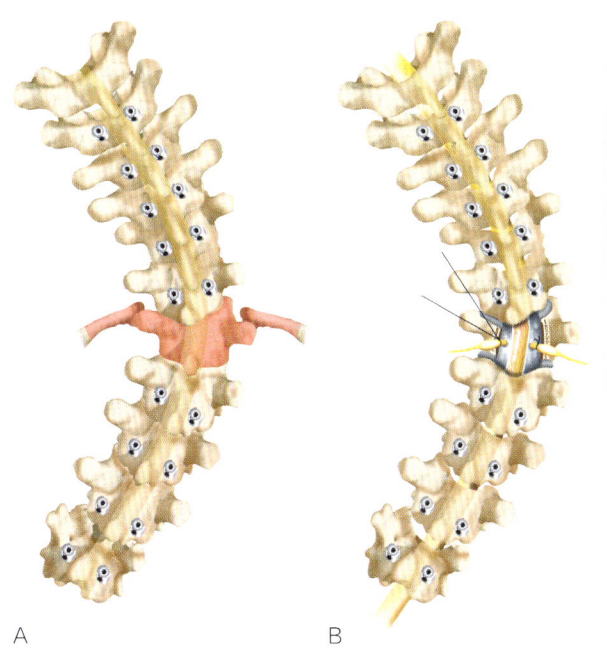

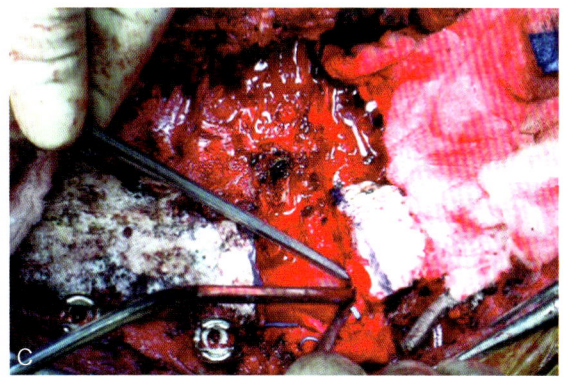

技术图3　A. 阴影部分显示通过双侧肋横突切除术切除与椎骨相邻的肋骨部分。B. 椎板切除术和神经根结扎。C. 椎体切除和融合区域腹侧的潜在减压。

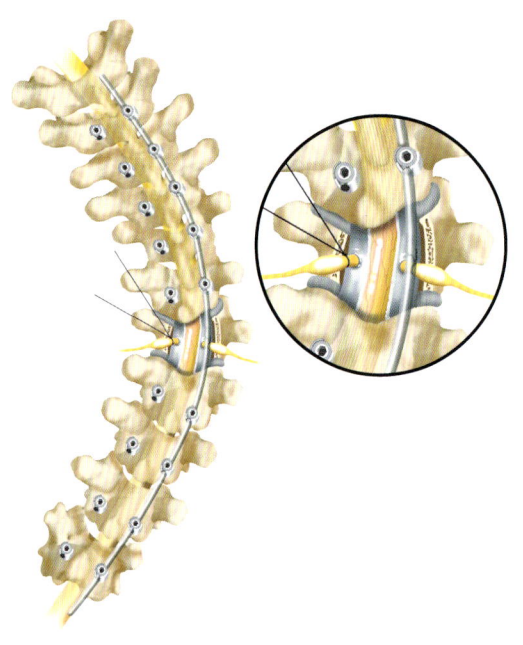

- 除了保留与前纵韧带相邻的一薄层外，切除整个椎体（技术图5B、C）。
- 切除上、下椎间盘（技术图5D、E）。
  - 必须小心保存用于放置植骨笼的终板。
  - 椎体的后壁或椎管的腹侧部分，是切除椎体时最后被切除的一部分，往往通过向下嵌压再取出（技术图5F）。
  - 硬膜囊必须与后纵韧带分离开。
  - 椎体后壁用反角刮匙、Woodson剥离器或专用的后壁切除器（PSO工具；Medtronic Spinal and Biologics, Memphis, TN）切除。
  - 在矫正过程中必须注意去除任何后方骨赘以防止脊髓损伤。

技术图4　安装稳定棒。

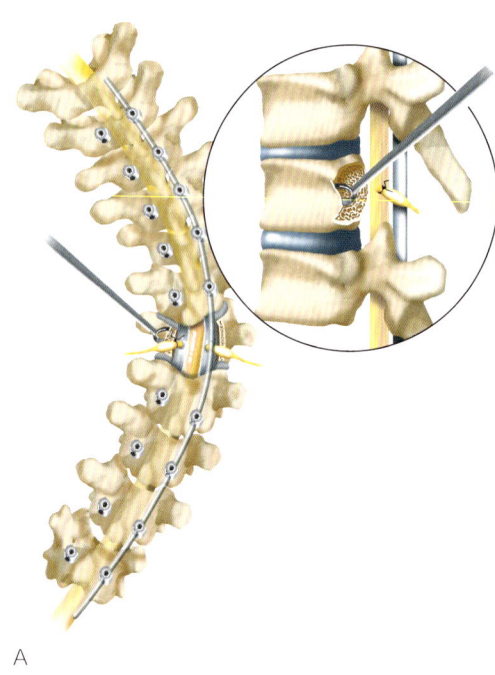

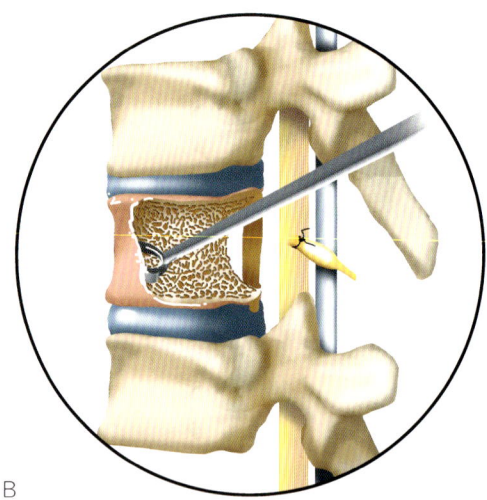

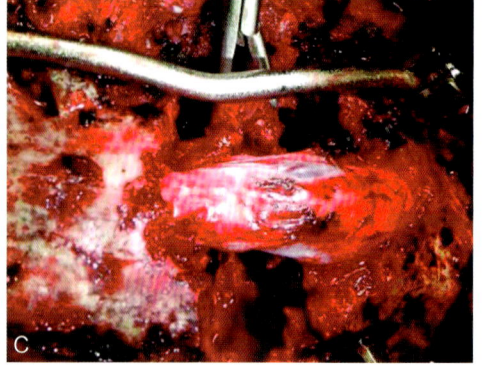

技术图5　A. 椎体侧方入路。B. 从椎体后外侧缘开始进行椎体切除。C. 继续行椎体切除。

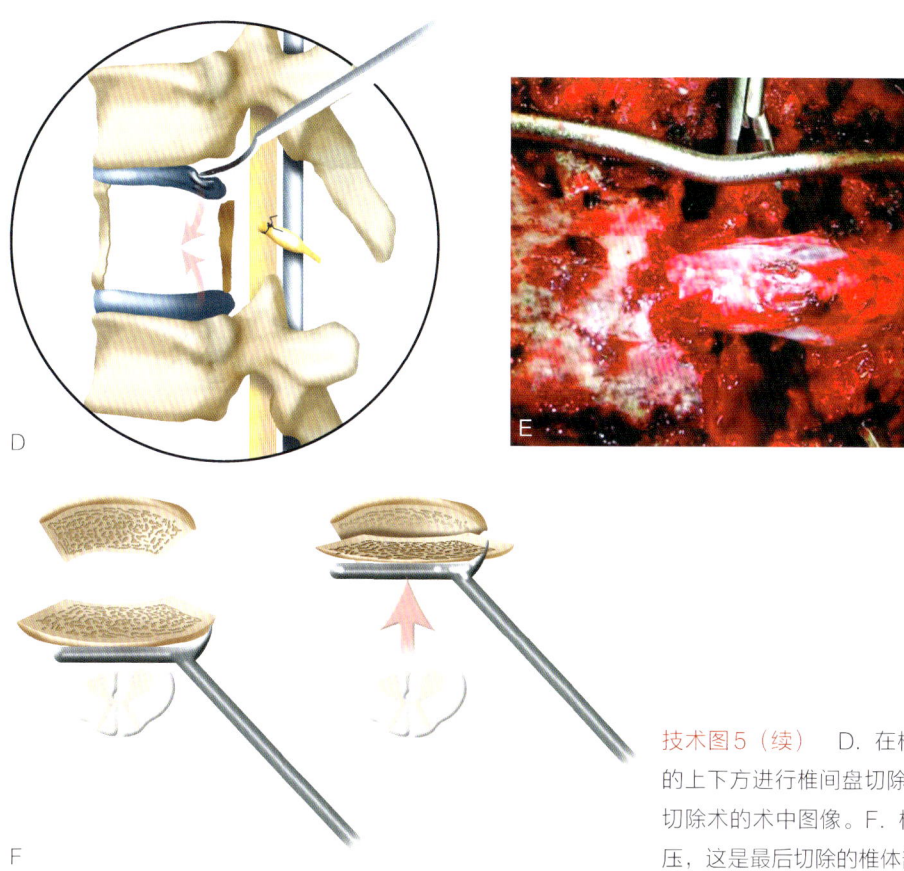

技术图 5（续） D. 在椎体切除术节段的上下方进行椎间盘切除术。E. 椎间盘切除术的术中图像。F. 椎体后壁向前嵌压，这是最后切除的椎体部分。

切除部位闭合

- 现在通过压缩来实现切除区域的闭合（技术图 6A）。凸侧加压可以缩短脊柱。交替渐进进行凸侧加压凹侧撑开，通过短缩脊柱的方法安全矫正畸形。第一步不要撑开，因为这可能会对脊髓造成牵拉并导致神经功能损伤。
  - 在脊柱后凸程度较大的情况下，将结构性植骨笼放在前柱，这防止脊柱的过度短缩，并且在后凸畸形大角度矫正时可起铰链作用（技术图 6B、C）。
    - 植骨笼高度选择，以截骨部位闭合约 50% 为宜。确保没有发生过度的硬膜皱褶，并且神经监测数据没有变化。根据试模大小选择植骨笼，放置在上下终板匹配的位置，植骨笼上下进行加压。
  - 在椎弓根固定良好的情况下，通过螺钉进行加压。
  - 在椎弓根固定不太牢固的情况下，在椎体切除的节段处采用多米诺技术进行闭合。
    - 在闭合期间必须注意防止脊柱脱位或硬膜囊受压。
    - 为了匹配原来形状，将棒切断并折弯后分别装在椎体切除处的上下两端，然后用螺帽原位固定连接棒，上下连接棒通过多米诺连接头相互连接。然后，通过多米诺和持棒器进行加压和撑开，这种力就会分散到多米诺连接头上方和下方多个椎弓根螺钉上。
  - 在闭合后，安装对侧棒。取出临时稳定棒，并安装最终需要的连接棒（技术图 6D、E）。
  - 进行棒的原位折弯塑形，同样的，需要注意防止脊柱脱位或硬膜囊受压。
- 术中行 X 线片透视，检查脊柱序列。
- 使用火柴头磨钻进行椎板背侧和横突的去皮质。
- 椎板切除部位的缺损用之前取下的肋骨覆盖（来自先前进行的肋横突切除术）（技术图 6F）。
  - 肋骨纵向劈开，松质面朝下，从上向下放置在椎板上。
  - 如果空间允许，肋骨可以用缝合线或横连接进行固定。
  - 最后检查硬膜周围，以确保没有硬膜囊受压。

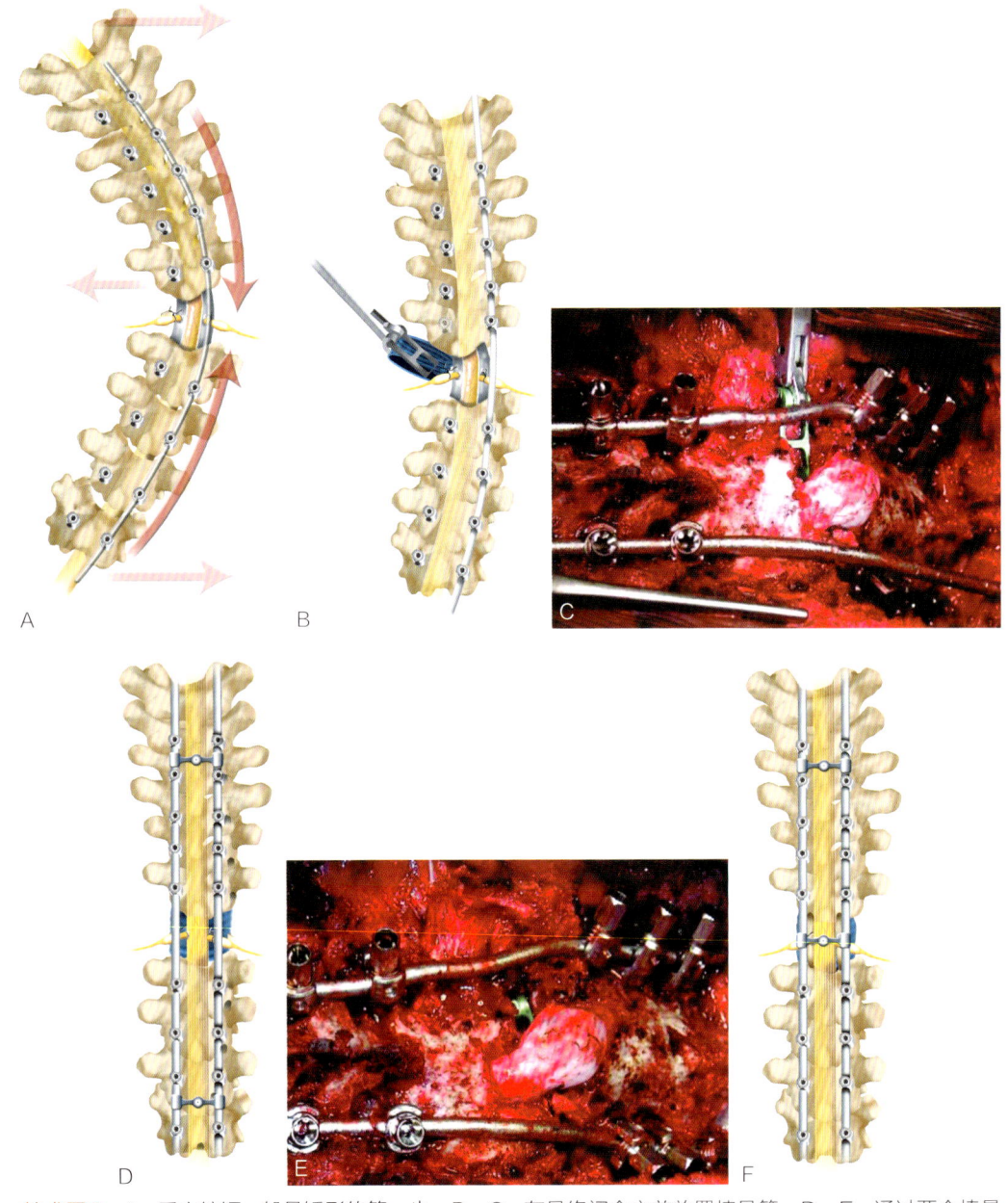

技术图6 A. 后方缩短一般是矫形的第一步。B、C. 在最终闭合之前放置植骨笼。D、E. 通过两个棒最后矫形。F. 在椎板切除后的缺损处植入肋骨。

伤口关闭

- 切口深部放置引流管，并用 0 号 Vicryl 线（Ethicon, Somerville, NJ）缝合筋膜层。筋膜层外再放置引流管并使用2-0 Vicryl缝线缝合皮下组织。使用可吸收的3-0 Vicryl缝线缝合皮肤。
- 在拔管前进行唤醒试验。不用术中做唤醒试验。
- 最后再进行透视，确认内植物的位置和脊柱的整体序列。

要点和失误防范

术前计划	• 多学科协同术前准备,应包括心脏、肺、血液和骨密度检查 • 必须使用包含运动和感觉通路的神经监测
脊椎切除	• 在开始VCR之前,平均动脉压应保持在80 mmHg,以帮助脊髓灌注,血红蛋白应接近30,并且房间应该保持暖和 • 对椎体侧壁进行骨膜下剥离,注意保留节段性血管,可以最大限度减少失血 • 在减压前临时安装稳定棒以防止脊柱脱位 • 从上节椎弓根到下节椎弓根做宽范围的椎板切除术,完全切除小关节 • 识别双侧神经根。在胸椎中,通常只需要牺牲一个神经根。应该在背根节内侧扎断神经根 • 在一侧切除椎体时应该尽可能多地给予切除,以尽量减少临时稳定棒的交换次数 • 在切除椎体后壁之前,脊髓应该没有和后纵韧带/椎体后壁粘连 • 截骨闭合应该缓慢进行,并有持续的神经监测 • 限制截骨闭合至约2.0~2.5 cm,以防止脊髓过度短缩 • 前方放置椎间融合器将限制脊柱短缩的程度,应在截骨初步闭合后再放置
切除完成后	• 在最终截骨加压后继续神经监测1小时,并在离开手术室之前进行正式的神经系统检查 • 自体肋骨移植应覆盖在椎板切除部位,桥接上下残余的椎板,以保护神经组织 • 深层和浅层的引流管可减少术后血肿/积液的形成

术后护理

- 患者通常被送往重症监护室进行密切监测(根据需要进行24~48小时),然后转入医院普通病房。
- 患者在术后第1天活动。
- 保留引流管,直到每8小时小于30 ml。
- 随着肠鸣音的恢复,慢慢恢复饮食。
- 序贯加压装置和防血栓栓塞软管用于预防深静脉血栓形成。

结果

- 图4和图5显示了图1中2例患者的术后结果。
- 其中一位作者(LGL)已经连续做了107个后路VCR病例:
  ○ 63例小儿和44例成人。
  ○ 47个首次手术和60个翻修手术。
  ○ 99个在脊髓区域,8个在腰椎。
  ○ 73例是1个节段,28例是2个节段,6例是3个节段。

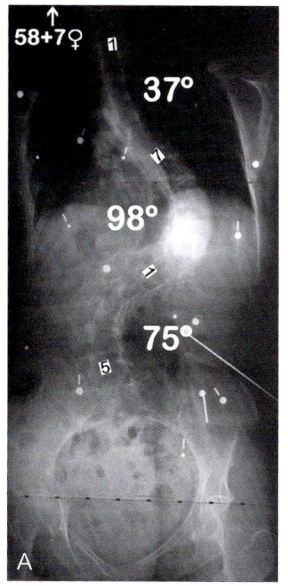 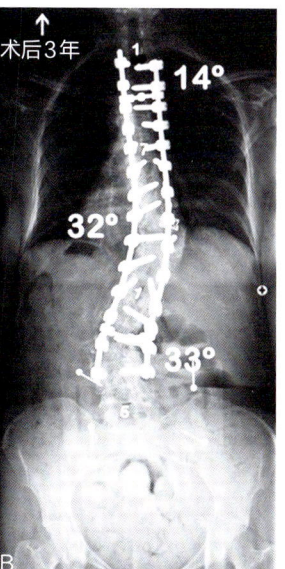 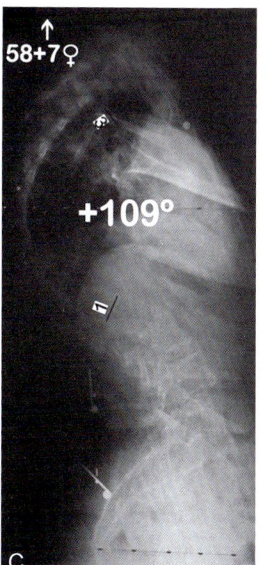 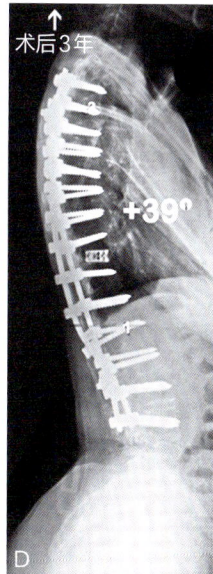

图4 A~D. 病例1,患者接受后路T2~L4脊柱融合术,其中T10节段行VCR,术后3年X线片显示良好的脊柱序列。

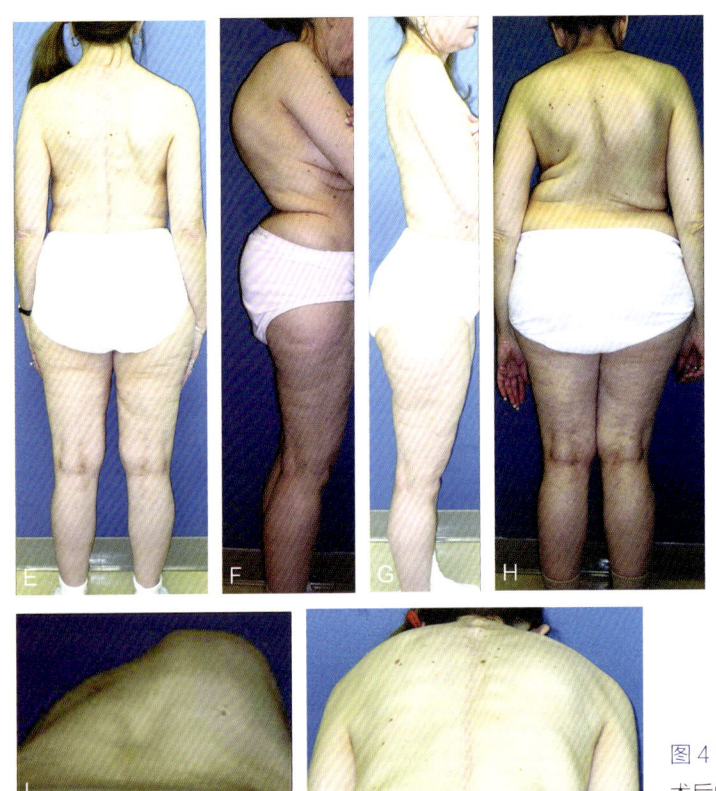

图4（续） E~J. 术前和术后的大体照片。

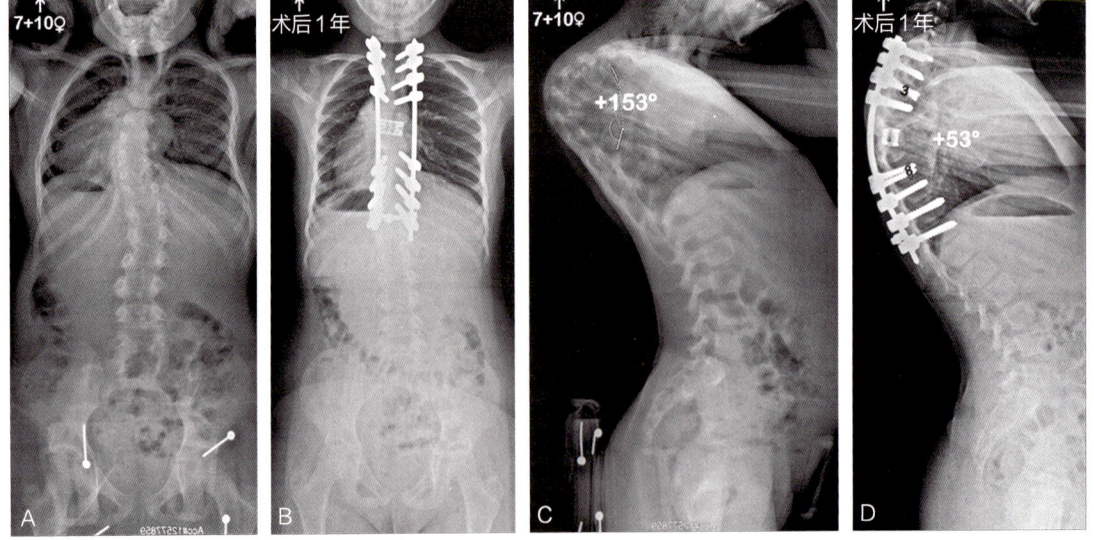

图5 A~D. 病例3，患者接受了双节段后路VCR和T1~T11的脊柱融合术，脊髓病完全缓解。

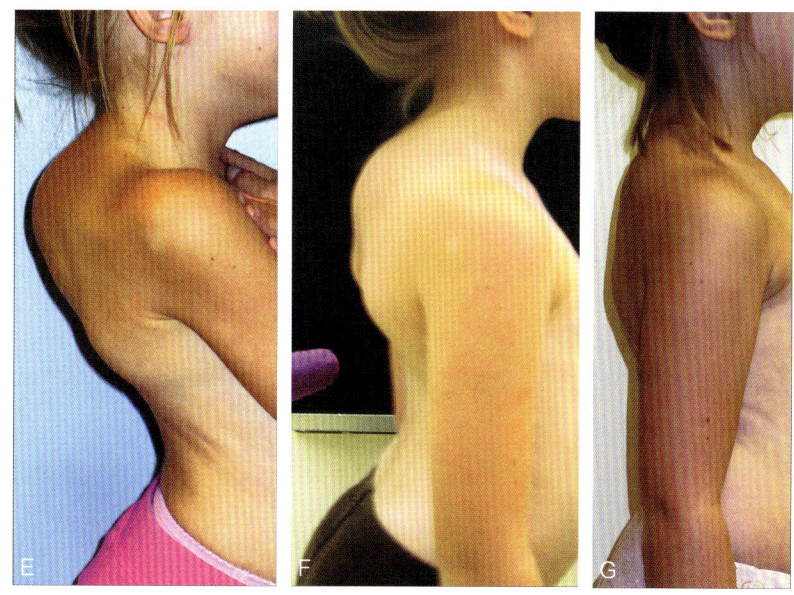

图5（续） E～G. 分别为术前、牵引后和术后1年的大体照片。

- 诊断：严重脊柱侧凸（29例），全脊柱后凸（16例），角状后凸（25例），脊柱侧后凸（37例）。
- 平均矫正：严重侧凸（69%），全脊柱后凸（54%），角状后凸（63%），脊柱侧后凸（56%）。
- 平均估计失血量：1 300 ml；平均手术时间：9小时37分钟。

并发症

- 12例脊髓监测改变：术中通过采取恢复脊髓血的措施全部逆转（平均动脉压增加，减压范围更广，椎间融合器增大，减少脱位）。麻醉醒来后没有神经损伤的表现。
- 2例神经系统损伤：由于先前存在严重的脊髓病，因此无法进行脊髓监测。两位患者麻醉醒来后截瘫，但是感觉存在。后来两位患者都有所恢复，可以行走。

参考文献

[1] Cho KJ, Bridwell KH, Lenke LG, et al. Comparison of Smith-Petersen versus pedicle subtraction osteotomy for the correction of fixed sagittal imbalance. Spine 2005;30(18):2030-2037.

[2] Dick J, Boachie-Adjei O, Wilson M. One-stage versus two-stage anterior and posterior spinal reconstruction in adults. Comparison of outcomes including nutritional status, complications rates, hospital costs, and other factors. Spine 1992;17(8 suppl):S310-S316.

[3] Johnson JR, Holt RT. Combined use of anterior and posterior surgery for adult scoliosis. Orthop Clin North Am 1988;19(2):361-370.

[4] Leatherman KD, Dickson RA. Two-stage corrective surgery for congenital deformities of the spine. J Bone Joint Surg Br 1979;61-B(3):324-328.

[5] Lehman RA Jr, Polly DW Jr, Kuklo TR, et al. Straight-forward versus anatomic trajectory technique of thoracic pedicle screw fixation: a biomechanical analysis. Spine 2003;28(18):2058-2065.

[6] Lenke LG, Sides BA, Koester LA, et al. Vertebral column resection for the treatment of severe spinal deformity. Clin Orthop Relat Res 2010;468(3):687-699.

第29章 Smith-Petersen截骨术治疗脊柱矢状面畸形

Smith–Petersen Osteotomy for the Management of Sagittal Plane Spinal Deformity

Selvon St. Clair and William C. Horton III

定义

- 有多种截骨术用于治疗严重的僵硬性矢状面脊柱畸形。
- 多节段椎体截骨术包括：经椎弓根截骨术（PSO）、全椎体截骨术（VCR）和Smith-Petersen截骨术（SPO）。
- 1945年，Smith-Petersen等首次描述后路截骨治疗脊柱后凸畸形[16]，本章将详细介绍SPO（也称为V形截骨或Ponté截骨术）。

解剖学

- SPO用于矫正或部分矫正和固定矢状面脊柱畸形，包括以Scheuermann脊柱后凸为代表的重度脊柱畸形（图1）。
- SPO常用于胸椎后凸畸形，但它也用于矫正腰椎后凸畸形，例如平背综合征或正常腰椎前凸的丢失。

发病机制

- 多种病因可导致平背综合征，包括Harrington撑开器械固定[5,11,12]、椎体前柱退变、慢性椎体压缩性骨折、邻近节段退变，以及医源性假关节形成导致矢状面矫正丢失[1,4]。
- 此外，SPO也可用于颈胸段后凸畸形，例如强直性脊柱炎。
- 不考虑病因学因素，矢状面脊柱畸形患者的临床表现非常相似。

病史和体格检查

- 患者主诉背部肌肉疼痛，也可能表现为躯体直立时需通过屈膝来代偿，步态不稳并伴躯体前倾感（图2）[10]。

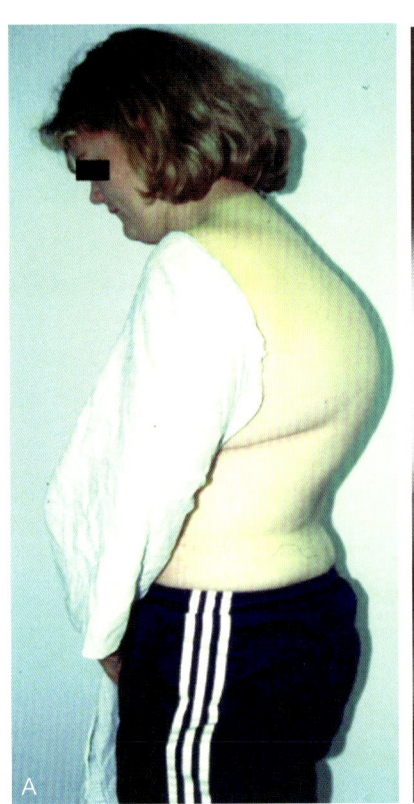
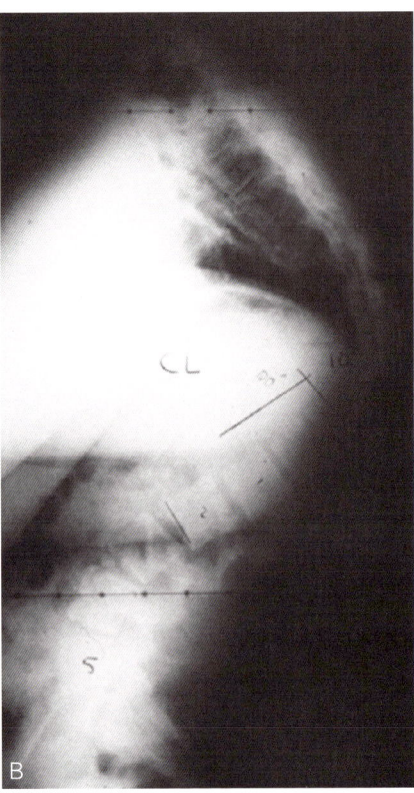

图1 后凸100° Scheuermann病的术前外观像（A）和侧位X线片（B）。

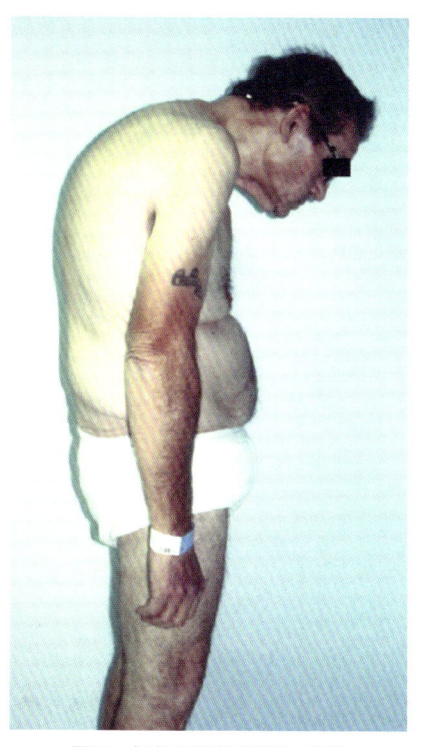

图2 矢状面脊柱畸形外观像。

影像学检查

- 体格检查和术前影像学资料评估脊柱畸形的柔韧性。

- X线片评估矢状面脊柱畸形。拍摄脊柱全长前后位、后前位和侧位片，拍摄体位为站立伸膝，双手置于锁骨上方(图3A、B)[9]。
- 过伸侧位片(枕垫放置于后凸顶点)有助于评估畸形的僵硬度(图3C)。CT对后凸畸形的冠状面和节段解剖进行详细分析。
- 铅垂线法[9,10,13]评估矢状位平衡。
- 正常的矢状面平衡：经过C7中点的铅垂线位于S1椎体的后上角。
- 正矢状平衡：C7铅垂线位于S1椎体后上角前方至少2～3 cm。
- 矢状面失平衡的类型包括：
  - 畸形代偿的中性矢状面平衡。
  - 畸形失代偿的僵硬性矢状面失平衡。
- 术前必须注意股骨和骨盆参数，以评估整体平衡和术前计划[14]。

手术治疗

- 标准SPO主要涉及双侧关节突关节的完全切除以及相应节段重叠的椎板和棘突的切除。
- 后柱切除术必须至头尾端椎弓根平面。关节突关节的切除能够缩短后柱，同时以中柱支点延长前柱(图4)。
- 胸椎SPO中，肋骨头和胸肋关节发挥中柱支点作用。

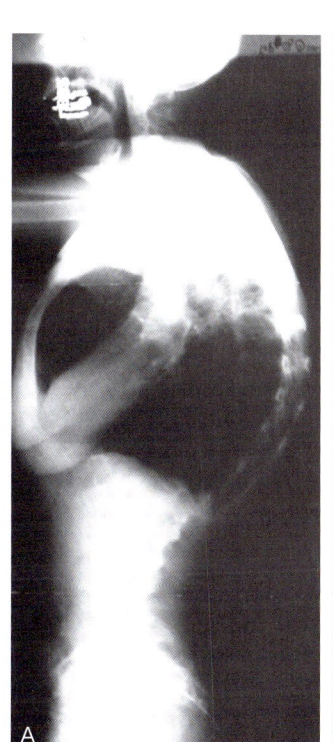
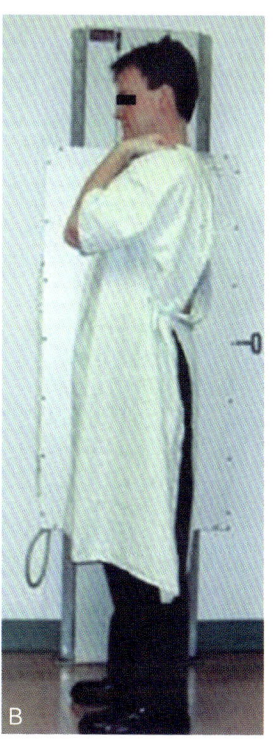
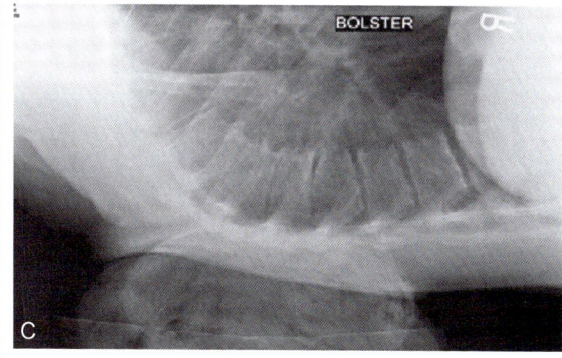

图3 A. 36英寸X线片，手臂遮挡C7～T4区域。B. 正确的拍摄体位。C. 仰卧垫枕侧位X线片。

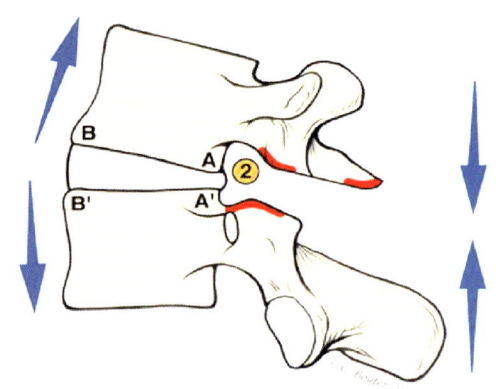

图4 SPO示意图,后柱截骨和角度矫正。

- 通过缩短后柱增加脊柱前凸以恢复矢状面平衡[13]。
- 改良的SPO涉及椎间盘切除、椎间融合器植入及脊柱固定。这种方法可以在不降低椎间孔高度的情况下实现更大程度矫正脊柱后凸,也可以通过不对称放置椎间融合器矫正冠状面畸形[13]。
- 脊柱后凸矫正程度与脊柱前柱的弹性和术前椎间盘高度相关。
- 脊柱强直或椎体前方骨桥形成可严重影响脊柱后凸矫正(图5)。强直性脊柱炎在出现严重的僵硬性畸形的情况下,有效的前柱松解能达到40°~50°的后凸矫正。[15]
- 1 mm的后方截骨能达到大约1°的矢状位矫正效果,其矫正效果与椎间盘的弹性密切相关。如果在后路截骨前进行前路的松解,则前后路联合的手术可使节段矫正效果增加2.5倍[14]。
- 手术指征[2,3,13]如下。
  - Ⅰ型平滑的胸椎和(或)腰椎后凸畸形。
  - Ⅰ型胸椎角状脊柱后凸。
  - Ⅱ型胸椎和(或)腰椎平滑的脊柱后凸畸形,未成年人为正矢状面平衡(6~8 cm)。
  - Ⅱ型平滑胸椎后凸畸形,伴重度矢状面不平衡(>12 cm)。
  - 在脊柱侧弯中,用于三维畸形矫正。
- 禁忌证
  - Ⅱ型僵硬性脊柱后凸,SPO无法纠正[2,3,13]。
  - 在SPO节段椎间隙塌陷、融合(有活动度的椎间隙是先决条件)。
  - 手术区域的感染。
  - 无法松解的前方或侧方骨桥。
- 相对禁忌证
  - 大血管的钙化。
  - 硬膜的骨化。
  - 内固定无法完成的节段稳定。

术前计划

- SPO节段越靠近尾端,则对整体矫正的效果就越大。
- 与严重退变、高度丢失的椎间隙相比,更多活动和高度的椎间隙可完成更多的矫正度。
- 由于后凸矫形后交界区椎间盘退变可出现交界性后凸,因此术前规划需考虑该更大程度的矫正。
- 可行多节段SPO。
- 避免SPO与下端椎骨或上端椎骨相邻,以避免端椎内固定拔出风险。

设备及器械

- 后路内固定系统。
- 可透X线手术床。
- 强烈建议进行术中神经电生理监测:
  - 运动诱发电位(TcMEP)。
  - 体感诱发电位(SSEP)。

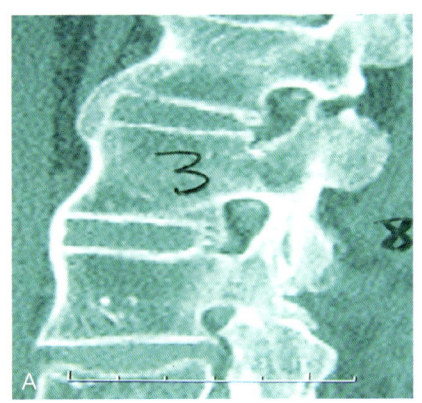 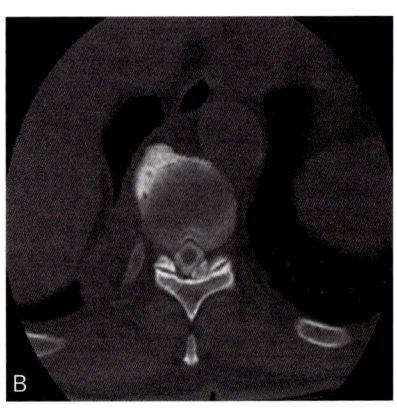

图5 A. 强直性脊柱炎患者,只有一个可活动的椎间盘进行SPO。B. 黄韧带钙化患者,如果不切除钙化的黄韧带将造成SPO闭合困难和神经损伤。

- 肌电图(EMG)。
- D波监测。

体位
- 患者俯卧位,髋关节适当屈曲。
- 对于腰椎畸形,在矫正过程中伸展髋关节使截骨间隙易于闭合。

入路
- 从后凸畸形的顶点开始行后方截骨术。截骨矫形的目的是以椎间盘后方在后纵韧带连接处为支点通过缩短后柱,从而伸展前柱(图5)[16]。
- 通常每1mm后方截骨,可以完成1°矫正[8]。

Smith-Petersen截骨术

- 广泛显露棘突、椎板、峡部、关节突关节、横突的基底部,以及任何有融合的边界。双极电凝细致止血。避免使用明胶海绵,如果使用,应在截骨区域闭合前取出(技术图1)。
- 咬除重叠的棘突,清晰地暴露黄韧带。
- 在截骨平面切除双侧下关节突,至横突底部。
- 从上下椎弓根范围内切除黄韧带,避免SPO闭合出现背部压迫。
- 切除双侧上关节突至横突上部。
- 修整截骨边缘,以避免截骨区域闭合时对硬膜或神经造成医源性损伤。
- 如果不需要矫正冠状面畸形,应对称截骨。
- 可以使用不对称SPO,矫正冠状面畸形,在凸侧进行更广泛的截骨[13]。
- 切除上下椎板足够的宽度,闭合时使上下椎板间尽可能接触,这有助于融合。通常截骨的宽度为6～10mm。
- 闭合截骨产生的间隙,以椎间隙的后方为支点,缩短后柱同时延长前柱。
- 脊柱后路固定器械(手术图2)维持截骨闭合位置。

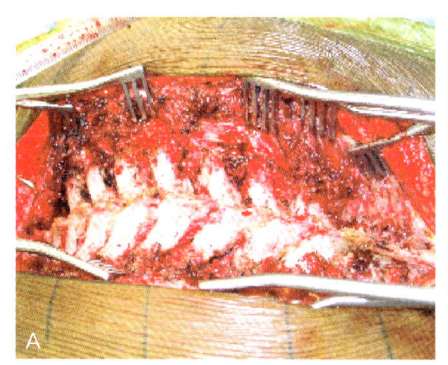 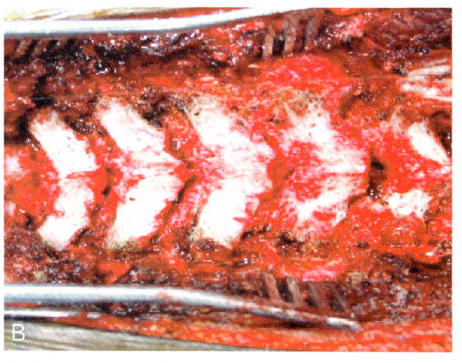

技术图1 A、B. SPO之前(A)和之后(B)的术中照片。

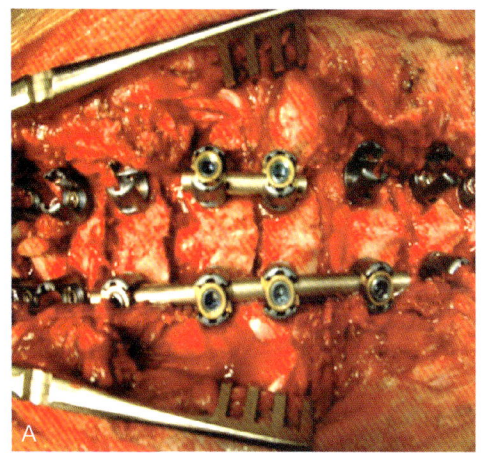 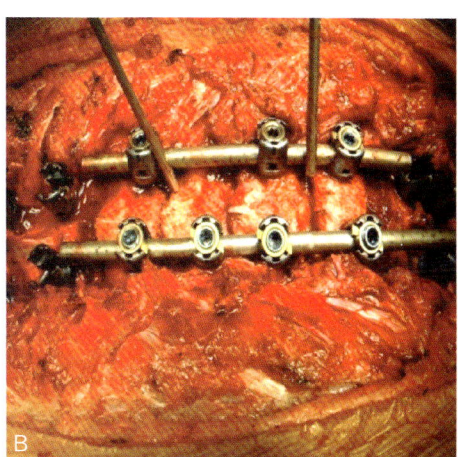

技术图2 A、B. SPO闭合的顶端压缩技术。

- 如果做多个节段SPO，则应使用悬臂复位技术（技术图3A）或顶端压缩技术（技术图3B），在闭合时最大限度地分散应力。如果使用悬臂法，则需要同时操作两个棒分配矫正负荷，并仔细监测端椎固定的应力。
- 去除上、下椎体的椎板和棘突的骨皮质。

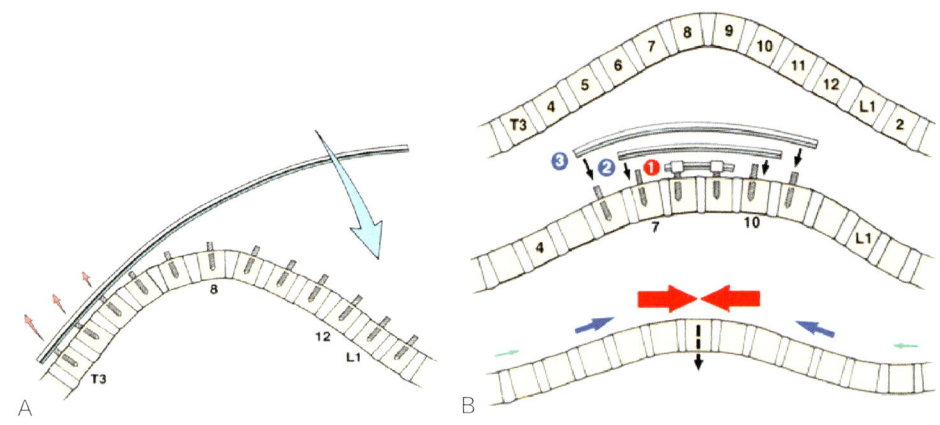

技术图3 A. 悬臂复位技术。B. 顶端压缩技术。

要点及失误防范

- 关注心血管参数可以帮助减少失血
  - 在成人患者，在显露期间的控制性降压可以帮助减少失血；而在截骨和闭合操作过程中，压力应该升高至平均动脉压80 mmHg以上
  - 在儿童患者，显露期间的平均动脉压维持在50~60 mmHg之间，截骨矫正时平均动脉压升高至70~80 mmHg[6]
  - 避免使用骨蜡，它会抑制骨融合
- 仔细规划软组织覆盖。初次显露应仔细保留全厚度皮瓣，特别是在后凸顶点。在翻修手术中，需要保证皮肤的无张力缝合。严重后凸畸形并软组织覆盖单薄的患者可使用低切迹螺钉或单轴螺钉
- 注意黄韧带钙化，在术前CT扫描中可见（参见图5B）。钙化的黄韧带黏附在硬膜背侧，可导致椎管狭窄。在进行闭合前必须完全切除钙化的黄韧带
- 在SPO期间，避免椎弓根受到干扰。使用骨刀截骨时需要特别注意截骨方向，避免将裂缝扩散到椎弓根中。骨折的椎弓根将减弱关键固定点的稳定性，在进行截骨闭合时需要其他的固定
- 避免使用大号的Kerrisons椎板咬骨钳。特别是在合并有侧弯畸形的凹侧面操作，建议使用2 mm或3 mm椎板咬骨钳
- 注意脊髓背侧移位或背侧神经根的罕见病例，这些病例可能需要切除粘连
- 上下端椎内固定螺钉最有可能拔出，因此需要关注螺钉长度和直径
- 在重度胸椎后凸患者中，颅骨牵引可能有帮助。在严重的腰椎后凸畸形中，在矫正过程中伸展手术床有助于截骨闭合；但是，要注意伸展后大腿和胫骨的压力
- 在关闭截骨之前，探查椎间孔大小。通常发现切除的上关节突的尖端保留在椎间孔中（特别是在胸椎中）或保留在关节突基部的剩余部分
- 如果在截骨后无法闭合，检查残留的关节突关节或侧方及前方的骨赘。如果前柱无法松解，可能需要进行更多节段的SPO或转换为PSO
- 闭合时，在顶点附近向前手动加压可以提供额外的矫正力。任何时候使用器械辅助复位，必须确保安全
- 腰椎SPO闭合时，腰椎的前凸增加，硬膜可能会皱褶。如果出现这种情况，可通过扩大切除椎板以提供更大的空间
- 去除横突及固定钉周围骨皮质，大量植骨，注意避免骨颗粒掉入椎管内
- 矫形过程中拍摄侧位片，评估矫正效果

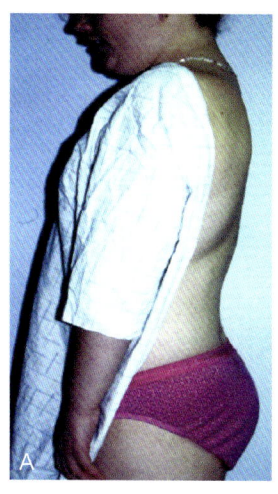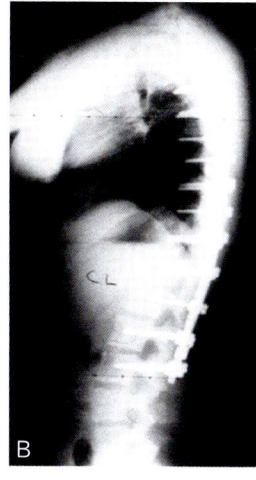

图6 A、B. 术后外观像（A）和术后侧位片（B）。

结果

- 术后矫正效果见图6。

并发症

术中并发症

- 脊柱脱位。
- 神经根受压。
- 脊髓损伤。
- 硬膜皱褶。
- 脑脊液漏。
- 大血管受伤。
- 椎弓根骨折。

术后并发症

- 继发性脊髓或神经根损伤。
- 椎间孔压迫的神经根病[12]。
- 肠系膜上动脉综合征、肠梗阻[7,8]。
- 硬膜外或椎管内血肿。
- 深静脉血栓和肺栓塞。
- 假关节形成。
- 相邻节段退变或交界性脊柱后凸。

参考文献

[1] Berven SH, Deviren V, Smith JA, et al. Management of fixed sagittal plane deformity: results of the transpedicular wedge resection osteotomy. Spine 2001;26(18):2036-2043.

[2] Booth KC, Bridwell KH, Lenke LG, et al. Complications and predictive factors for the successful treatment of flat back deformity (fixed sagittal imbalance). Spine 1999;24(16):1712-1720.

[3] Bridwell KH. Decision making regarding Smith-Petersen vs. pedicle subtraction osteotomy vs. vertebral column resection for spinal deformity. Spine 2006;31(19 suppl):S171-S178.

[4] Bridwell KH, Lenke LG, Lewis SJ. Treatment of spinal stenosis and fixed sagittal imbalance. Clin Orthop Relat Res 2001;(384):35-44.

[5] Casey MP, Asher MA, Jacobs RR, et al. The effect of Harrington rod contouring on lumbar lordosis. Spine 1987;12(8):750-753.

[6] Diab MG, Franzone JM, Vitale MG. The role of posterior spinal osteotomies in pediatric spinal deformity surgery: indications and operative technique. J Pediatr Orthop 2011;31(1 suppl):S88-S98.

[7] Dorward IG, Lenke LG. Osteotomies in the posterior-only treatment of complex adult spinal deformity: a comparative review. Neurosurg Focus 2010;28(3):E4.

[8] Gill JB, Levin A, Burd T, et al. Corrective osteotomies in spine surgery. J Bone Joint Surg Am 2008;90(11):2509-2520.

[9] Horton WC, Brown CW, Bridwell KH, et al. Is there an optimal patient stance for obtaining a lateral 36 radiograph? A critical comparison of three techniques. Spine 2005;30(4):427-433.

[10] Joseph SA Jr, Moreno AP, Brandoff J, et al. Sagittal plane deformity in the adult patient. J Am Acad Orthop Surg 2009;17(6):378-388.

[11] LaGrone MO. Loss of lumbar lordosis. A complication of spinal fusion for scoliosis. Orthop Clin North Am 1988;19(2):383-393.

[12] Lagrone MO, Bradford DS, Moe JH, et al. Treatment of symptomatic flatback after spinal fusion. J Bone Joint Surg Am 1988;70(4):569-580.

[13] La Marca F, Brumblay H. Smith-Petersen osteotomy in thoracolumbar deformity surgery. Neurosurgery 2008;63(3 suppl):163-170.

[14] Lee MJ, Wiater B, Bransford RJ, et al. Lordosis restoration after Smith-Petersen osteotomies and interbody strut placement: a radiographic study in cadavers. Spine 2010;35(25):E1487-E1491.

[15] Simmons EH. Kyphotic deformity of the spine in ankylosing spondylitis. Clin Orthop Relat Res 1977;(128):65-77.

[16] Smith-Petersen MN, Larson CB, Aufranc OE. Osteotomy of the spine for correction of flexion deformity in rheumatoid arthritis. J Bone Joint Surg Am 1945;27:1-11.

第30章 骶骨骨盆固定技术
Sacropelvic Fixation Techniques

Floreana A. Naef and Khaled M. Kebaish

定义

- 骶骨骨盆固定是指使用工具固定骶骨和骨盆的方式。
- 最常见的适应证是骶骨与脊柱的长节段融合。其他适应证包括重度椎体滑脱,需要截骨矫形的平背综合征和骨盆倾斜的矫正。
- 目的是提供安全的远端固定支点,以抵抗腰骶交界处的强大的扭力和牵拉力。
- 可以采用包括Galveston棒、髂骨螺钉和S2髂骨翼螺钉(S2AI)技术在内的多种技术。

解剖学

- 清晰的理解骶骨和骨盆的解剖结构对于安全、准确地放置骶骨和骨盆内固定物至关重要。熟悉骶骨、髂骨和骶髂关节的解剖结构尤为重要。

骶骨

- 骶骨位于脊柱的活动部分和固定部分之间的连接处,起着连接左右骨盆的作用。
- 骶椎融合在一起形成骶骨,横突融合并延伸为骶骨翼。
- 骶骨内大部分为骨松质结构[26]。椎弓根和椎体骨密度最大,骶骨翼密度最小。因此,骶骨椎弓根螺钉最好从外侧向中线置入。
- 骶骨不包含真正的椎弓根,但是骨小梁的走向在骶骨体和骶骨翼之间的聚集形成类似椎弓根的结构。与可活动的椎体相比,这个区域相对较大。S1椎弓根的平均长度为女性(46.9±3.3)mm,男性(49.7±3.7)mm并与中线呈约40°夹角(图1)[29]。
- 大量重要的结构——包括髂内动脉和静脉、骶中动脉和静脉、交感神经、腰骶干和乙状结肠位于骶骨前方,在骶骨骨盆融合术中可能被损伤(图2)[19]。

髂骨

- 髂骨是构成髋骨的3块骨头中最上方的一块。
- 在青少年中,髂骨通过从髋臼放射状软骨与耻骨和坐骨相连。大部分人在13~16岁之间完成这3块骨的融合。
- 在比较瘦的患者身上,髂后上棘是一个较为明显的体表标记,表现为一个较浅的皮下凹陷。左右两侧凹陷的连线大约位于S2水平。
- 坐骨大孔内的结构在骨盆内固定时存在损伤的风险[11]。

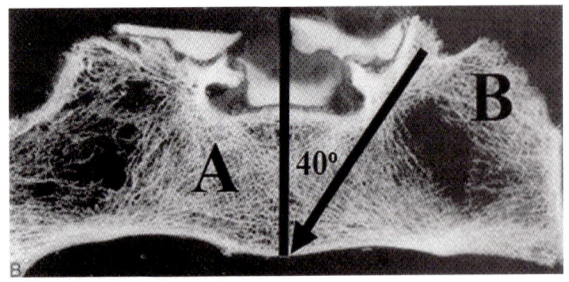

图1 骶骨的横截面。椎弓根和椎体骨密度最大(A),髂骨翼的密度最低(B),箭头所示为S1椎弓根的所处的位置。

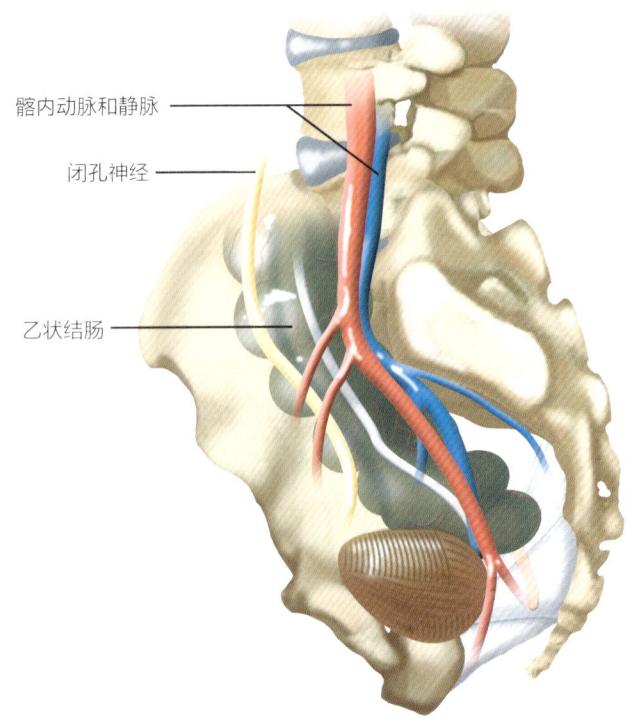

图2 骶骨前方的重要解剖结构。

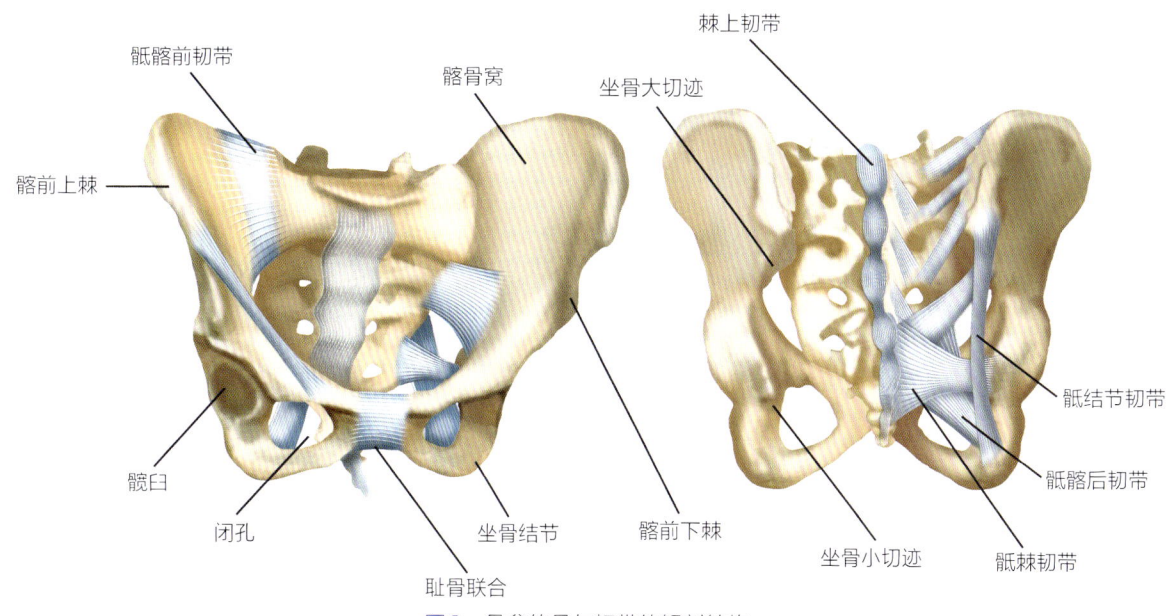

图3 骨盆的骨与韧带的解剖结构。

骶髂关节

- 骶髂关节是一个L形滑膜关节，其表面呈不规则波浪形，相互交锁以维持稳定。骶髂关节的功能是将轴向负荷从躯干转移到骨盆。
- 骶髂关节的稳定性由前骶髂韧带、骨间骶髂韧带和后骶髂韧带维持(图3)。

生物力学

- 腰骶关节融合有很高的假关节的发生率，因此腰骶关节融合手术对于脊柱外科医生而言也是一个挑战[11]。
- 大量的应力集中在腰骶结合处，因此腰骶融合会使骶骨作为一个长杠杆传递来自上位脊柱的屈、伸和扭转力，这些应力会造成融合的松动并有形成假关节的风险[4,7]。
- 骶骨的骨密度较低，因此牢固的固定具有一定的挑战。
- McCord等介绍了腰骶关节支点的概念(图4)，该点定义为L5和S1连接骨韧带的中点[10]。
- 如果骨盆的内固定物从该点前侧通过，固定将会更牢靠，此外，骶髂螺钉从该点前侧通过也会增加固定的稳定性[18]。
- O'Brien等[24]将骶骨骨盆的固定方式分为3个区域(图5)。其中区域3位置的固定最为牢固且位于支点前方的最远处。

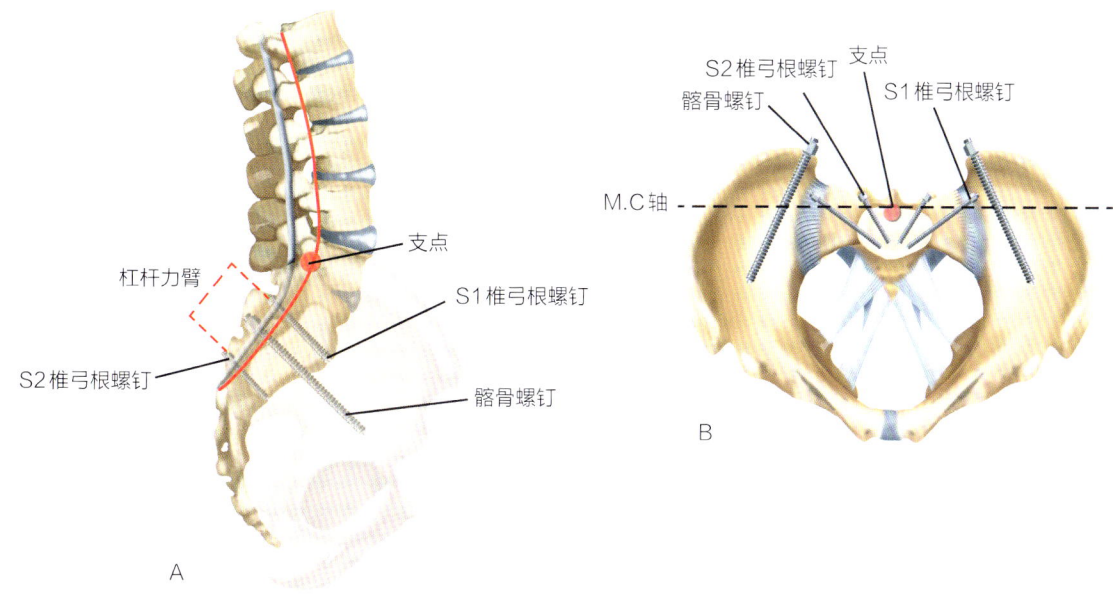

图4 腰骶支点的侧面观（A）和轴面观（B）。

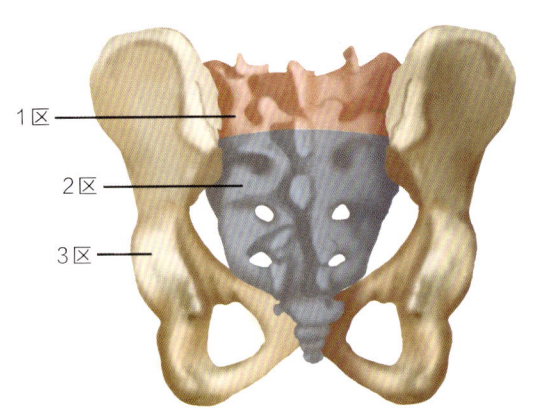

图5　骨盆固定区。生物力学的压力从1区到3区逐渐增加。此外，3区可于支点前方最远端进行固定。

影像学

- 所有脊柱畸形患者均应行站立全脊柱侧位和正位X线片，以评估脊柱的整体情况。
- 由于骶骨复杂多变的解剖结构，CT有助于规划螺钉的置入，但并不总是必需的。
- 应在手术前明确可能影响手术操作的解剖学异常，如硬膜膨出、Tarlov囊肿或既往的髂嵴取骨。

手术治疗

适应证

- 长节段脊柱融合。
  - 长节段的脊柱与骶骨的融合是骶骨骨盆固定最常见的适应证[11]。目前对长节段脊柱融合的定义还有一定的争议。大多数学者认为当融合超过胸腰段水平需要对骨盆进行固定。笔者认为当脊柱融合超过L2水平就需要进行骨盆固定。
  - 长节段的脊柱融合适用于成年人腰椎侧凸、儿童结构性腰骶侧凸、麻痹性脊柱侧后凸、麻痹合并神经肌肉型脊柱侧后凸以及先天性脊柱侧凸[20]。
- 重度腰椎滑脱。
  - Ⅲ度以上腰椎滑脱后路内固定矫形[6]。
  - 置入骶髂固定螺钉可以降低假关节和远期内固定失败的发生率[20]。
- 平背综合征截骨矫形。
  - 平背综合征常继发于腰椎后路融合造成的腰椎生理前凸消失[28]。患者表现为疼痛、矢状位失平衡和尾端椎间盘退变。
  - 矫正该畸形常需要截骨和加长节段融合至骶骨[28]，同时固定骨盆以降低假关节形成的风险。
- 骨盆倾斜矫正。
  - 神经肌肉型畸形的患者常发生骨盆倾斜。
  - 冠状位畸形的矫正通常需要固定骨盆[9]。
- 其他疾病。
  - 较少见的适应证包括骶骨肿瘤所致的骶骨切除、骶骨骨折以及需要腰骶融合的骨质疏松症[20]。
- 尽管骶骨骨盆固定的方式有很多种[11]，但目前仅有3种方式被广泛应用，分别是Galveston L形棒技术[2]、髂骨螺钉技术[15]和S2AI螺钉技术[5,23]。

术前计划

- 术中准备C臂机是非常重要的。
- 手术范围和手术方式的确定需要术者对解剖和患者畸形有深刻的理解。
- 严重的骨盆倾斜患者双侧骨盆会出现明显的不对称，因此需要在手术中根据实际情况调整内固定轨迹。
- 合并有重度骨质疏松的患者可以选用较粗的螺钉，最粗直径可达10 mm，以获得牢固的把持力。
- 既往有髂骨取骨病史的患者不适合应用髂骨螺钉，可采用S2AI等技术来替代。
- 髂骨肿瘤等原因导致髂骨缺损的患者需要在健侧加强固定。

体位

- 患者取俯卧位于可透视手术床，常规脊柱后路手术。
- 在肩关节水平于胸前放置横行衬垫，第二块衬垫放置在髂前上棘水平骨盆前方。胸廓和腹部避免受压。
- 铺巾区域尾端需要显露臀沟起始部，且应避免覆盖髂后上棘。

手术入路

- 手术入路取决于所使用的术式和固定技术，下面将讨论每种技术的具体要点。
- 后正中切口，可根据固定技术的特点进行适当调整。
- 暴露脊柱的整个术区，分离软组织至两侧的横突。
- 尾侧暴露至骶骨，暴露S1的骶孔，以便置入骶骨骨盆内固定装置。
- 髂骨螺钉和Galveston技术需要剥离更多软组织至髂嵴外侧，以便暴露髂后上棘。

Galveston L棒技术

- 标准的后正中切口暴露。我们将详细描述Galveston L棒技术的必要步骤。放置椎板下钢丝及矫正脊柱侧凸的步骤详见其他章节[1]。
- 先放置椎板下钢丝。通过触诊髂后上棘定位,使用Cobb扩张器和Bovie电凝从中线开始向两侧显露,逐层显露皮下组织、腰骶筋膜,直到暴露髂后上棘。
- 从髂骨骨膜下剥离臀肌,直到用手指触及坐骨大切迹。
- 在髂后上棘的筋膜上做纵向或斜向切口。
- 将一个3/16英寸(1英寸≈2.54 cm)的骨盆钢针置入髂骨,深度约6～9 cm。起点在髂后上棘水平的骶髂关节后方,方向朝向髂前下棘。手指触摸坐骨切迹有助于进行定位操作。
- 为了便于正确弯曲L形棒(直径为3/16英寸的不锈钢棒),可将钢针留在适当的位置。
- L形棒的在尾端折第一个较短的弯曲,这端和骨盆钢针平行置入髂骨板。第二个弯曲在棒的头部折成一个较长的弯曲。(技术图1A)
- 移除骨盆钢针,L形棒的较短一端置入髂骨板。
- L形棒的较长一端沿着先前放置的钢丝连接脊柱各活动节段。(技术图1B、C)
- 有些术者倾向于把Galveston棒连接到椎弓根螺钉上。

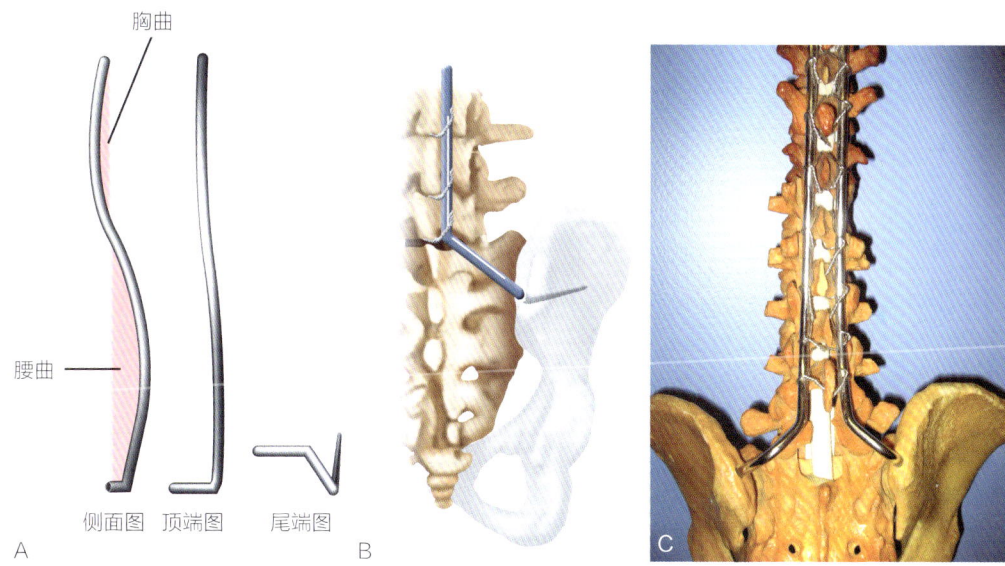

技术图1 A. L形棒的适当塑形。B、C. 分别是线型图和模型,描述Galveston棒的正确置入位置。

骶骨三皮质椎弓根螺钉技术

- 置入髂骨螺钉和S2AI螺钉前需提前置入骶骨（S1）螺钉，在骨盆内固定前应调整好骶骨（S1）螺钉的位置。
- 骶骨椎弓根螺钉可以（通过骶岬）穿过2～3层皮质，三皮质螺钉的抗拔出力是双皮质螺钉的2倍，以此首选三皮质固定[16]。
- 用锥子在S1骶骨孔外侧缘近端1 cm处的起始点突破骶骨背侧皮质（技术图2A）。
- 稍微弯曲的椎弓根探针探测骨松质。方向为向前内侧倾斜30°～40°，向头侧倾斜15°，朝向骶骨岬的前端（技术图2B）。
- 通过术前侧位片评估朝向骶骨岬前方的方向，术中通过侧位透视确认置入螺钉的方向（技术图2C）。
- 使用比螺钉直径小1 mm的丝攻攻丝，通常使用6 mm丝攻，置入7 mm的螺钉（技术图2D）。
- 螺钉孔的5个边界都用探针探查，以验证钉道没有骨缺损。
- 螺钉长度由探针测深确定，螺钉要求穿透两层皮质。
- 在直视下置入螺钉。

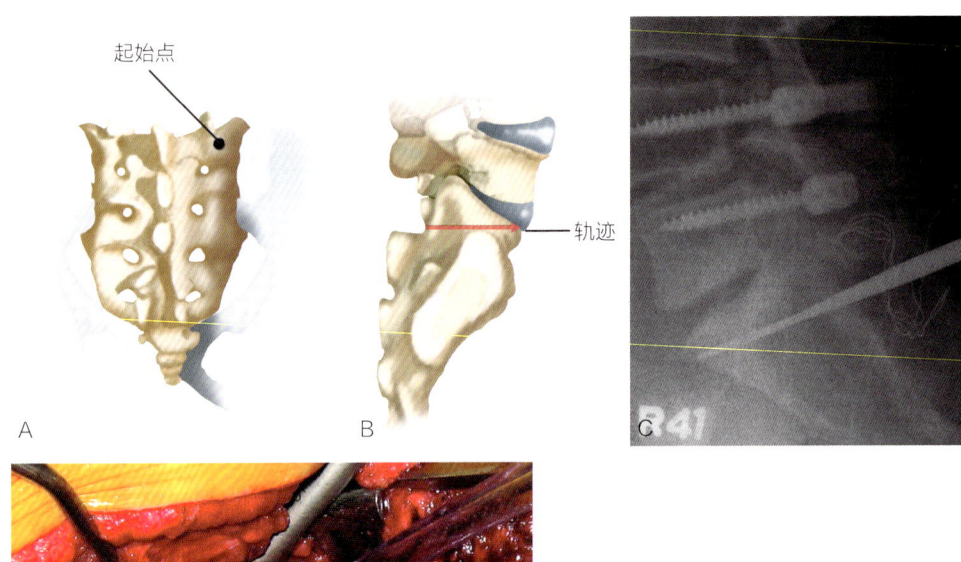

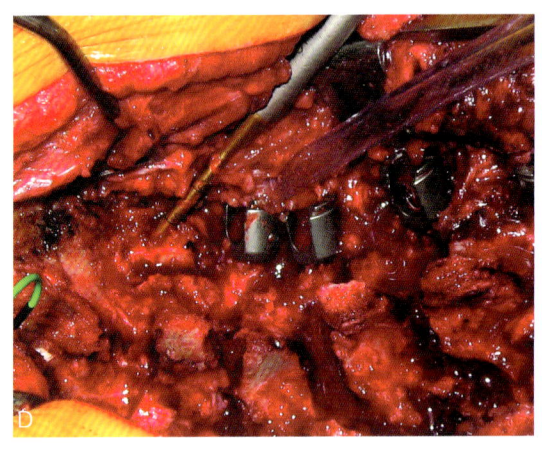

技术图2　A、B. S1三皮质螺钉的起始点（A）和轨迹（B）。C. 术中侧位透视显示椎弓根开路器的运动轨迹，椎弓根开路器向前内侧倾斜30°～40°，向头朝倾斜15°。D. S1三皮质螺钉的放置。使用比置入的螺钉小1 mm的丝攻攻丝，测深器测量深度，并沿钉孔路径放置适当长度的螺钉，以获得双皮质的把持力。

髂骨螺钉技术

- 建议在其他固定螺钉（包括S1螺钉）置入完成后才开始置入髂骨螺钉。
- 使用S2AI技术置入髂骨螺钉时，头侧螺钉特别是S1椎弓根螺钉的位置能帮助术者向内或向外微调S2AI螺钉的进钉点，使之与上位螺钉成线性排列，有助于最后放置连接棒。
- 通过触诊髂后上棘定位，使用Cobb骨膜剥离器和Bovie电凝从皮下组织到腰骶筋膜逐层暴露（技术图3A）。
- 在髂后上棘的筋膜上做纵向或斜向切口。
- 切口向尾端和头侧延伸，注意保护髂后上棘。
- 在髂后上棘上方约1 cm处，用咬骨钳或骨刀去除部分骨皮质。切除的骨量取决于内植物的大小，减少内植物导致的突起[15]。

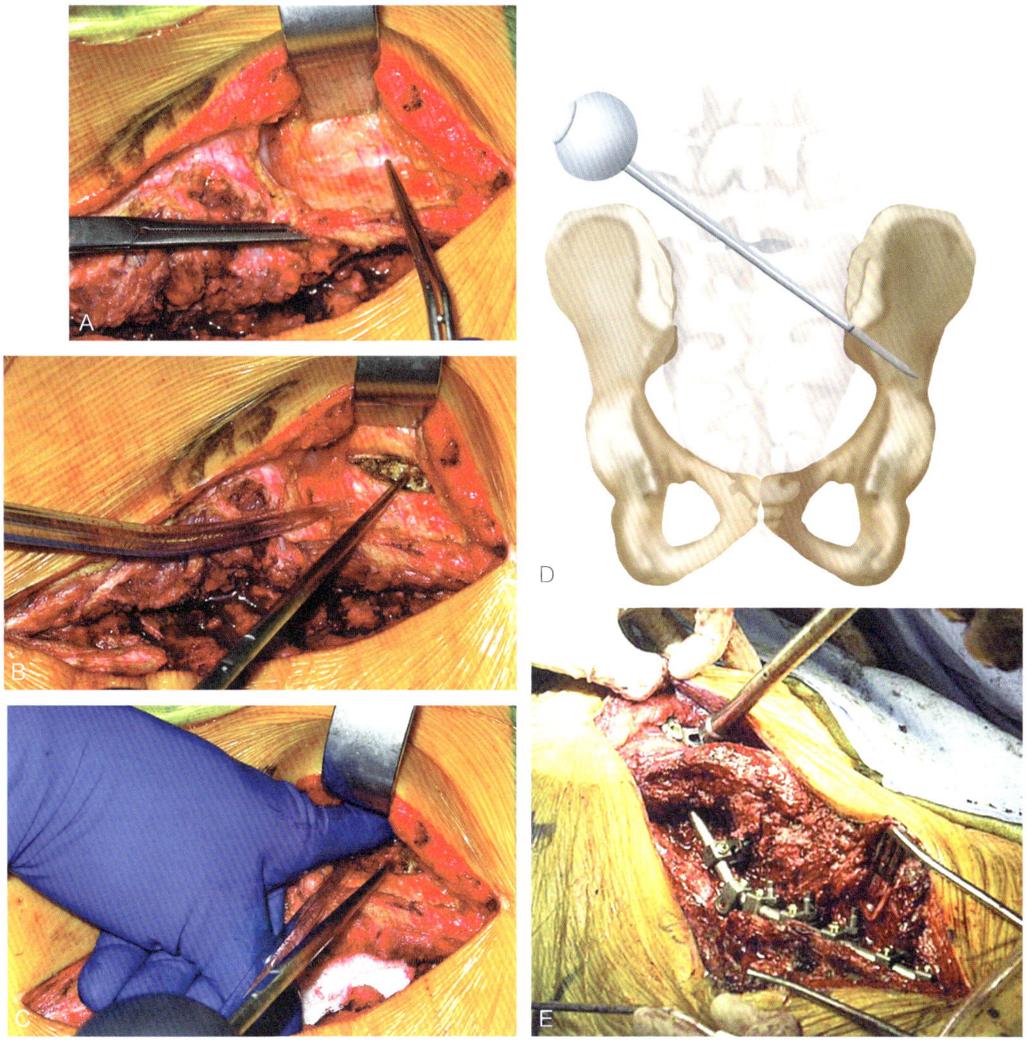

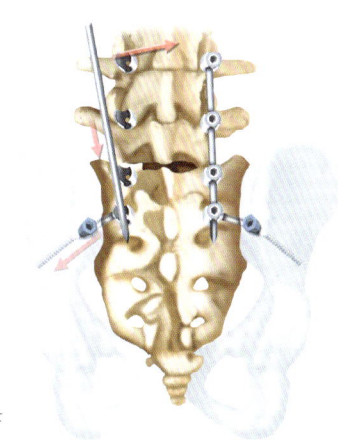

技术图3　A. 放置髂骨螺钉时延长中线切口直至暴露髂后上棘，用拉钩拉开椎旁肌肉以显露手术视野，用镊子标记髂后上棘，然后斜行切开髂后上棘表面的筋膜。B. 随后用椎弓根开路器插进髂骨板，角度朝向髂前上棘。C. 用一个手指插入坐骨大切迹有助于定位开路器。D. 开路器轨迹的线路图。E、F. 髂骨螺钉通过横向连接杆与纵向连接棒连接，横向连接杆位于椎旁肌前方［B、C、E图来自Moshirfar A, Rand FF, Sponseller PD, et al. Pelvic fixation in spine surgery. Historical overview, indications, biomechanical relevance, and current techniques. J Bone Joint Surg Am 2005;87 (suppl 2): 89-106］。

- 使用椎弓根开路器，从髂骨进定点指向到髂前下棘（技术图3B）。
- 置入的路径矢状面从外到内约25°，横截面向尾端髂后上棘方向约30°~35°（技术图3C）。术中X线透视可确认置入路径。此外，将手指放置在坐骨经切迹上可提供解剖学定位，有助于引导置钉方向[20]（技术图3D）。
- 应用圆头探针探查髂峰内外侧皮质没有破裂。

- 应用探针上标记的深度来确定螺钉的长度。常用的螺钉直径为7～8 mm,长度为70～80 mm。
- 使用手持丝锥攻丝,并置入适当长度的螺钉。
- 最后,髂骨螺钉通过横向连接杆连接到纵向连接棒。横向连接杆位于椎旁肌肉的前方(技术图3E、F)。
- 骨盆X线片或C臂机透视可用于确定置入的位置,评估螺钉的轨迹和起始点。
  - 髂骨螺钉的起始点应在髂后上棘上方并指向髂前下棘,接近坐骨切迹的位置。
  - 对于S2AI螺钉,起始点应位于S1和S2骶孔之间的中点,方向指向髂前下棘,并使用前后位摄片以确保螺钉头/尾的位置。泪滴视图将判断髂骨内侧或外侧皮质没有破裂。

开放S2髂骨翼技术(S2AI)

- 置入S2AI螺钉前,应先完成包括S1螺钉在内的其螺钉置入。
- 清晰显露并辨认S1和S2后孔的位置(技术图4)。

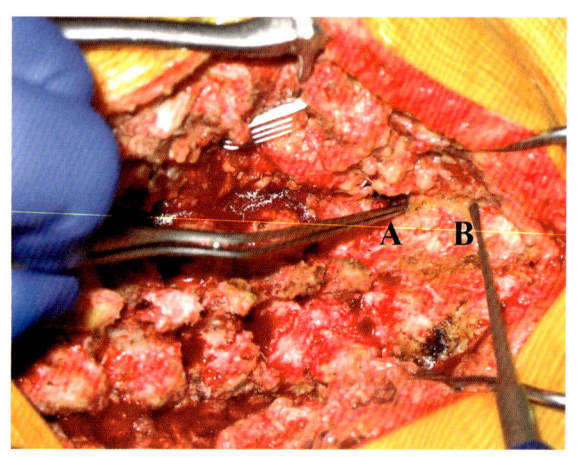

技术图4 标准的中线切口。分别在A点和B点用探针标记S1和S2的骶骨背侧孔。

- 用锥子在起始点的背侧皮质上开口,起始点位于S1骶孔的外侧缘和S1/S2骶孔中线的交点(技术图5A)。
- S2AI的轨迹为在横截面向外侧40°,矢状面向尾端40°指向髂前下棘(技术图5B、C)。
- 2.5 mm直径骨钻穿过骶骨翼、骶髂关节直到髂骨,长度约30～45 mm(技术图5D)。
- 更换直径3.2 mm的钻头以降低骨质劈裂的风险,进一步钻入到大约80～90 mm的深度。
- 钻头到达髂骨深度后即拔出钻头,插入测深器确定螺钉的长度。
- 插入一根直径1.45 mm的导丝,在骨内的导丝长度需要额外增加10～20 mm(技术图6A)。插入导丝的角度持续指向髂前上棘。
- 术中透视确认位置和方向。
- 用空心丝锥在导丝上手动攻丝(技术图6B),并置入合适长度的螺钉(技术图6C)。成人最常用的螺纹尺寸为(8～10 mm)×(80～100 mm)。
- 由于螺钉与脊柱其他螺钉保持一直线,因此不需要额外的横向连接杆(技术图6D、E)。

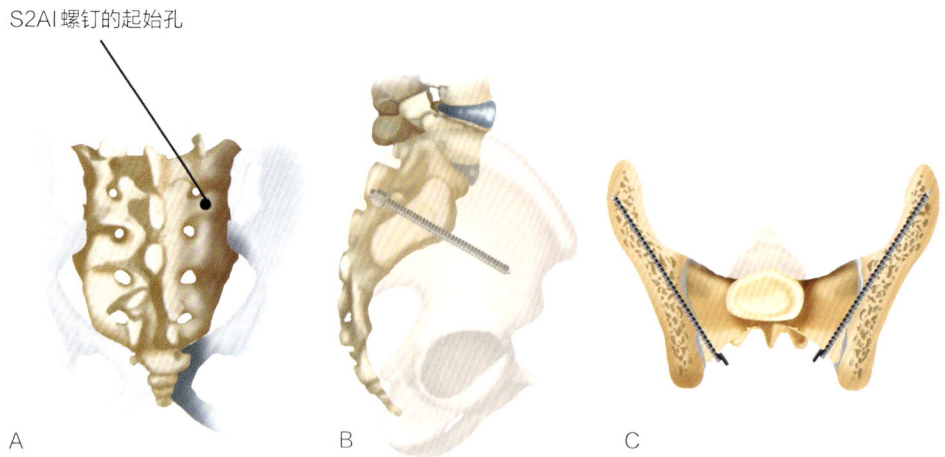

技术图5 A. S2AI螺钉的起始点。B、C. 分别是矢状面和冠状面上S2AI螺钉的最终轨迹。

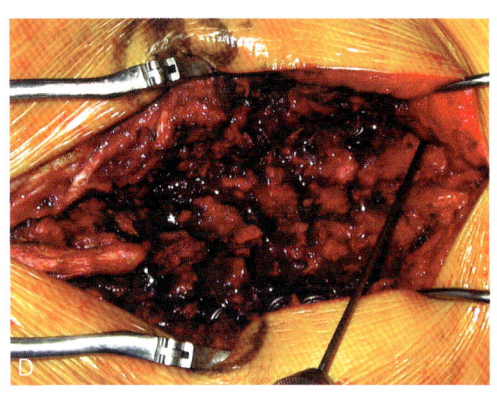

技术图5（续） D. 用钻头钻穿S1关节。

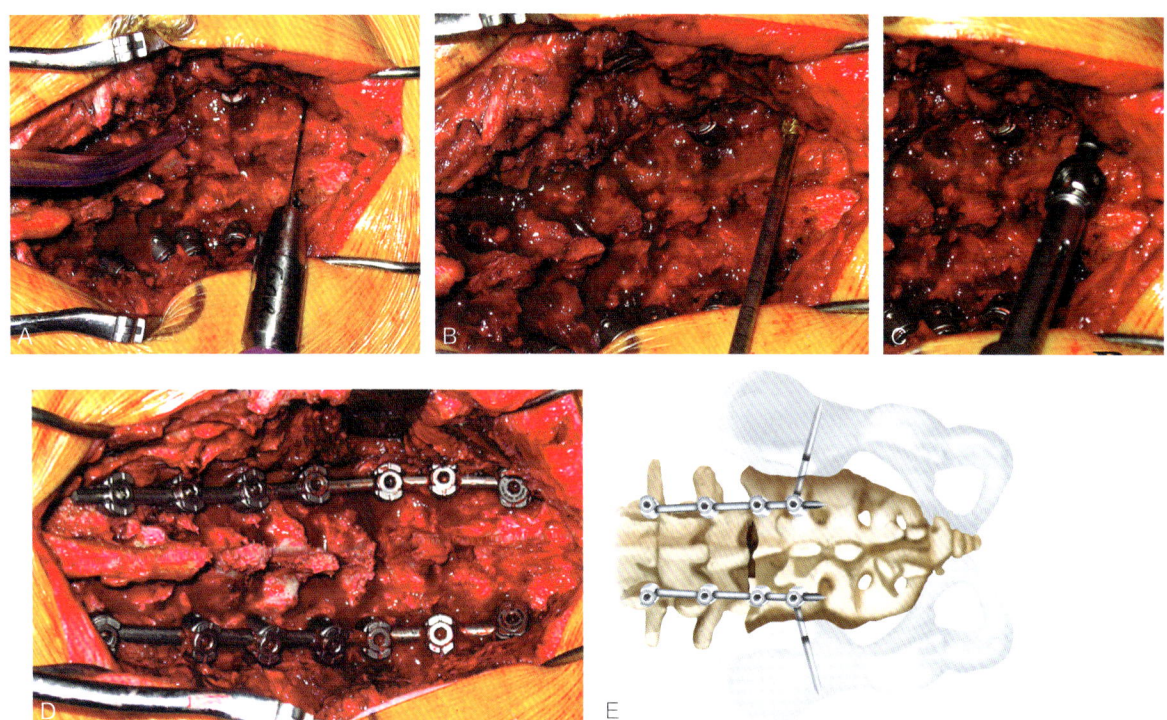

技术图6　A. 移开钻头，安装一根直径1.45 mm的导丝，插入导丝的角度指向髂前上棘。B、C. 空心丝椎攻丝（B）置入S2AI螺钉（C）。D、E. 连接S2AI螺钉和脊柱其他内固定螺钉。

经皮S2AI置钉技术

- 由于S2AI螺钉与脊柱内固定结构成一直线，因此S2AI技术适用于微创经皮入路[17,22]。
- 经皮骶骨骨盆内固定常与经皮腰椎内固定联合使用，有时根据适应证不同可能不需要联合使用。
- 骶骨入路是在S1和S2孔水平的中线切口，切口长度为3 cm（技术图7B）。
- 起始点位于S1孔外侧边缘，位于S1和S2孔之间（技术图5A），可以通过标准正位和骨盆入口位透视来判断。
- Jamshidi针自起点指向髂前下棘，向前推进10～20 mm进入骶骨翼。轨迹为在横截面向外侧40°，矢状面向尾端40°，随着骨盆倾斜的情况而调整变化（技术图5B、C）。
- 泪滴视图可以用来验证置针的轨迹（技术图7A）。
  - 泪滴视图是一种透视视图，将C臂向前方旋转约30°，并向头侧倾斜约30°，这时髂前下棘和髂后上棘重叠形成了泪滴图像。

- 针的位置调整为与泪滴同轴，然后继续向前推进 10 mm 穿过骶髂关节。
- 用一根 1.45 mm 的导丝穿过 Jamshidi 针，方向指向髂前下棘。
- 取出 Jamshidi 针，导丝通过髂骨皮质间松质骨进入髂骨，直至达到足够的长度（技术图 7B）。
- 导丝的位置和角度可以通过透视来确定。
- 通过标记导丝的深度来测量螺钉的长度，螺钉尺寸在成人中通常为 (8～10 mm)×(80～100 mm)。
- 用空心丝锥在导丝上手动攻丝（技术图 7C），并置入合适长度的螺钉（技术图 7D）。
- 由于螺钉与脊柱内固定装置的其余部分保持一直线，因此安装连接棒时不需要额外连接器。
- 在经皮腰椎内固定手术的病例中，从近端向远端通过皮肤和肌肉下方隧道安装连接腰椎和 S2AI 螺钉连接棒。
- 螺钉的最终轨迹和位置与开放式 S2AI 技术相同。

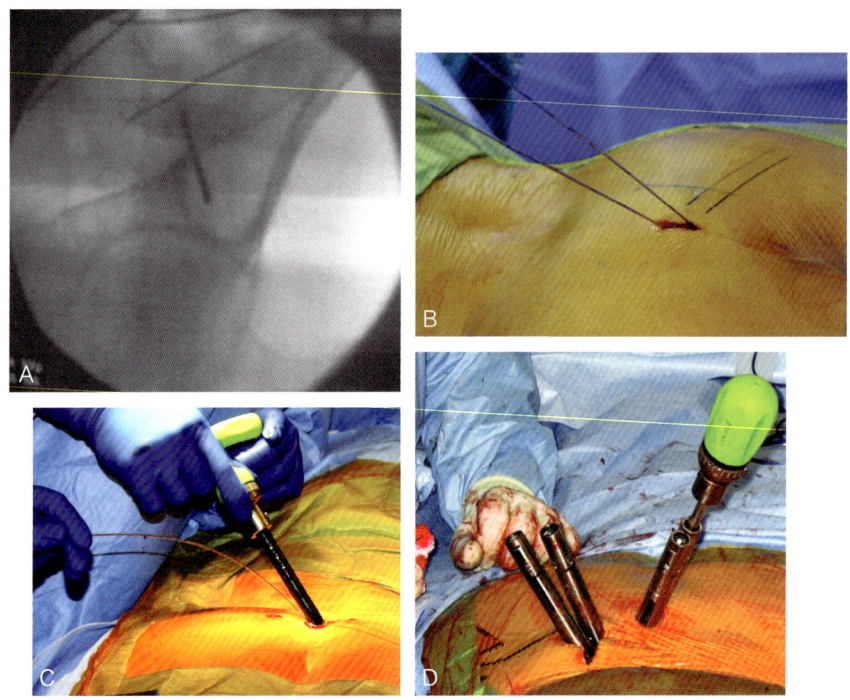

技术图 7　A. 代表性的泪滴视图是一种透视视图，通过将 C 臂向前方旋转约 30°，并向头侧倾斜约 30°，这时髂前下棘和髂后上棘重叠形成了泪滴图像。B. 经皮导丝置入。C. 用空心手持丝锥攻丝。D. 螺钉用手持式钻头（绿色手柄）置入，在微创腰椎手术已完成的情况下，从近端向远端通过皮肤和肌肉下方隧道安装连接腰椎和 S2AI 螺钉连接棒 [A、D 图来自 Martin CT, Witham T, Kebaish KM. Sacropelvic fixation: two case reports of a new percutaneous technique. Spine 2011;36（9）:e618-e621]。

要点及失误防范

适应证	• 融合至骶骨的长节段脊柱融合是骶骨骨盆固定最常见的适应证
泪滴视图	• 泪滴图像是由髂前下棘和髂后上棘重叠形成的，它是骨盆固定置钉的安全通道
周围软组织损伤	• 有损伤坐骨大切迹内组织结构的风险 • 在置钉前应用一个钝头探针来探查钉孔深度 • 应用 C 臂机来验证置钉轨迹，泪滴图像是非常有帮助的

续表

内植物突出	• 翻修最常见的原因 • 在置入髂骨钉前咬除部分骨皮质将钉尾埋入髂后上棘内，选择正中位置的起始点和采用S2AI技术均可降低该情况发生
内固定松动	• 尽量应用较大直径的螺钉 • 加做前方融合可以增加结构稳定性 • 应用S2AI技术降低内固定松动的可能性
作者推荐的技术	• 在作者的研究所，他们使用S2AI技术作为骶骨骨盆固定的主要选择

术后护理

- 手术结束后在手术室唤醒患者，并立即进行详细的神经检查。如果发现神经功能障碍，需要进行影像学检测和外科干预。
- 术后常规进行饮食及疼痛管理。
- 不需要额外的外固定，例如支具和石膏背心。
- 患者可以安排在普通病床，并鼓励其早期活动。
- 术后如果条件允许应尽早开展物理治疗。
- 出院后定期随访，随访内容包括拍X线片和必要的相关检查。

结果

- 三种手术方式都具有良好的融合率[2,9,15,27]。
- 在髂骨螺钉和Galveston技术术后，内植物突出和疼痛是移除内固定物最常见的原因。S2AI螺钉手术术后2年内移除内固定物发生率小于2%，而髂骨螺钉后移除率超过22%[8,12]。
- S2AI螺钉技术中，约60%病例出现骶髂关节的滑膜软骨损伤。最近的一项研究表明，S2AI螺钉随访2年后，骶髂关节没有出现不良反应[27]。

并发症

- 现代骶骨骨盆内固定技术有助于减少并发症的发生。然而，有时候仍然会有严重的并发症发生。本文简要讨论了这些并发症及如何预防避免的方法。
- 相邻组织结构损伤。
  ○ 在置入内植物时有损伤坐骨大孔内和骶骨前方的组织结构的风险。
  ○ 在置钉前可以使用钝头探子来探查钉孔壁和底的完整性[11]。
  ○ 术中透视非常有帮助，尤其是在患者有解剖变异的时候。
- 内植物突出
  ○ 内植物突出可以造成严重的疼痛和不适，是导致翻修最常见的原因[11]。
  ○ 该并发症最常发生在较瘦的患者身上，髂骨螺钉和Galveston技术手术的患者发生率较高[11]。
  ○ 为了尽量降低内植物突出的风险，可以在置入髂骨螺钉的时候可以在髂后上棘做一个凹槽以埋入钉尾，也可选择在靠近中线的位置置钉，或者选择S2AI技术，S2AI螺钉尾端比髂骨螺钉钉尾端深约15 mm[5]。
- 内固定松动。
  ○ 内固定松动是导致内固定取出的第二大原因，如果在松动前已经形成融合可以没有明显的临床症状[11]。
  ○ 松动是由内植物的反复微运动引起，在放射学上可以看到螺钉周围的放射透亮区。
  ○ 在Galveston L棒技术中，L棒短臂的松脱特别常见，这种现象称为挡风玻璃雨刷效应[3,9]。
  ○ 部分使用Galveston技术治疗的患者中，挡风玻璃雨刷效应可能导致疼痛，需要取除内植物[3,9]。
  ○ 使用S2AI和髂骨螺钉技术，螺钉选择尽可能大的直径(成人通常为8~10 mm)，有助于延迟内固定松动，并最大限度地提高融合成功率。
- 伤口感染。
  ○ 目前关于骶骨骨盆固定的伤口感染率的研究报道很少。
  ○ 单纯的骶骨骨盆固定很难确定感染率，因为这些技术常常与上面的脊柱融合手术同时进行，这需要更长的切口和软组织剥离。
  ○ 相关报道，与Galveston棒技术相关的感染率从3%~10%不等[9,21]。
  ○ 在一项81例髂骨螺钉内固定患者的研究中，感染率为4%[15]。
  ○ 在一项27例S2AI技术治疗的患者的研究中，感染率为0%[27]。
  ○ S2AI技术术中剥离较少，这可能是该手术报告感染率较低的原因。
- 不愈合和内固定失败。
  ○ 如果没有发生骨融合，内固定就注定会失败，通常是由于内固定失效或断裂。
  ○ L4-L5和L5-S1的椎体间融合可以增加骶骨骨盆内固定的稳定性，增加融合成功率[13,14,25]。

参考文献

[1] Allen BL Jr, Ferguson RL. The Galveston technique for Lrod instrumentation of the scoliotic spine. Spine 1982;7(3)276-284.

[2] Allen BL Jr, Ferguson RL. The Galveston technique of pelvic fixation with L-rod instrumentation of the spine. Spine 1984;9(4):388-394.

[3] Broom MJ, Banta JV, Renshaw TS. Spinal fusion augmented by Luquerod segmental instrumentation for neuromuscular scoliosis. J Bone Joint Surg Am 1989;71:32-44.

[4] Camp JF, Caudle R, Ashmun RD, et al. Immediate complications of Cotrel- Dubousset instrumentation to the sacro- pelvis. A clinical and biomechanical study. Spine 1990;15(9):932-941.

[5] Chang TL, Sponseller PD, Kebaish KM, et al. Low profile pelvic fixation: anatomic parameters for sacral alar-iliac fixation versus traditional iliac fixation. Spine 2009;34(5):436-440.

[6] Cunningham BW, Lewis SJ, Long J, et al. Biomechanical evaluation of lumbosacral reconstruction techniques for spondylolisthesis: an in vitro porcine model. Spine 2002;27:2321-2327.

[7] Devlin VJ, Boachie-Adjei O, Bradford DS, et al. Treatment of adult spinal deformity with fusion to the sacrum using CD instrumentation. J Spinal Disord 1991;4:1-14.

[8] Emami A, Deviren V, Berven S, et al. Outcome and complications of long fusions to the sacrum in adult spine deformity: Luque-Galveston, combined iliac and sacral screws, and sacral fixation. Spine 2002;27(7):776-786.

[9] Gau YL, Lonstein JE, Winter RB, et al. Luque- Galveston procedure for correction and stabilization of neuromuscular scoliosis and pelvic obliquity: a review of 68 patients. J Spinal Disord 1991;4(4):399-410.

[10] Jackson RP, McManus AC. The iliac buttress. A computed tomographic study of sacral anatomy. Spine 1993;18(10):1318-1328.

[11] Kebaish KM. Sacropelvic fixation: techniques and complications. Spine 2010;35(25):2245-2251.

[12] Kebaish KM, Pullter Gunne AF, Mohamed AS, et al. A new low profile sacropelvic fixation using S2 alar iliac (S2AI) screws in adult deformity fusion to the sacrum: a prospective study with minimum 2-year follow-up. Paper presented at: the North American Spine Society Annual Meeting, November 10 -14, 2009, San Francisco, CA.

[13] Kostuik JP, Errico TJ, Gleason TF. Techniques of internal fixation for degenerative conditions of the lumbar spine. Clin Orthop Relat Res 1986;(203):219-231.

[14] Kostuik JP, Hall BB. Spinal fusions to the sacrum in adults with scoliosis. Spine 1983;8(5):489-500.

[15] Kuklo TR, Bridwell KH, Lewis SJ, et al. Minimum 2- year analysis of sacropelvic fixation and L5- S1 fusion using S1 and iliac screws. Spine 2001;26(18):1976-1983.

[16] Lehman RA Jr, Kuklo TR, Belmont PJ Jr, et al. Advantage of pedicle screw fixation directed into the apex of the sacral promontory over bicortical fixation: a biomechanical analysis. Spine 2002;27(8):806-811.

[17] Martin CT, Witham TF, Kebaish KM. Sacropelvic fixation: two case reports of a new percutaneous technique. Spine 2011;36(9):E618-E621.

[18] McCord DH, Cunningham BW, Shono Y, et al. Biomechanical analysis of lumbosacral fixation. Spine 1992;17(8 suppl):S235-S243.

[19] Mirkovic S, Abitbol JJ, Steinman J, et al. Anatomic consideration for sacral screw placement. Spine 1991;16(6 suppl):S289-S294.

[20] Moshirfar A, Rand FF, Sponseller PD, et al. Pelvic fixation in spine surgery. Historical overview, indications, biomechanical relevance, and current techniques. J Bone Joint Surg Am 2005;87(suppl 2):89-106.

[21] Nectoux E, Giacomelli MC, Karger C, et al. Complications of the Luque- Galveston scoliosis correction technique in paediatric cerebral palsy. Orthop Traumatol Surg Res 2010;96(4):354-361.

[22] O'Brien JR, Matteini L, Yu WD, et al. Feasibility of minimally invasive sacropelvic fixation: percutaneous S2 alar iliac fixation. Spine 2010;35(4):460-464.

[23] O'Brien JR, Yu WD, Bhatnagar R, et al. An anatomic study of the S2 iliac technique for lumbopelvic screw placement. Spine 2009;34(12):E439-E442.

[24] O'Brien MF. Sacropelvic fixation in spinal deformity. In: Dewlad RL, ed. Spinal Deformities: The Text. New York: Thieme, 2003:601-614.

[25] Ogilvie JW, Schendel M. Comparison of lumbosacral fixation devices. Clin Orthop Relat Res 1986;(203):120-125.

[26] Peretz AM, Hipp JA, Heggeness MH. The internal bony architecture of the sacrum. Spine 1998;23(9):971-974.

[27] Sponseller PD, Zimmerman RM, Ko PS, et al. Low profile pelvic fixation with the sacral alar iliac technique in the pediatric population improves results at two-year minimum follow-up. Spine 2010;35(20):1887-1892.

[28] Wiggins GC, Ondra SL, Shaffrey CI. Management of iatrogenic flatback syndrome. Neurosurg Focus 2003;15(3):E8.

[29] Xu R, Ebraheim NA, Yeasting RA, et al. Morphometric evaluation of the first sacral vertebra and the projection of its pedicle on the posterior aspect of the sacrum. Spine 1995;20(8):936-940.

第31章 术中脑脊液漏治疗
Management of Intraoperative Cerebrospinal Fluid Leaks

Christopher G. Kalhorn and Kevin M. McGrail

背景

- 术中切开硬脊膜和术后脑脊液漏的处理在脊柱手术中非常重要。
- 本章讨论可能使患者需要术中切开硬脊膜的危险因素。
- 笔者回顾了外科器械、生物制剂和引流导管，它们有助于硬脊膜裂口的修复。
- 本文针对硬脊膜损伤的位置分别进行有针对性的讨论。

硬脊膜损伤防范

- 仔细研究术前影像可以获得脊柱暴露过程中有价值的信息并发现潜在陷阱。
- 仔细辨识椎板切除和椎板成形术后的改变。
- 脊柱裂在正常成人中发病率约10%～15%，在显露脊椎的过程中这是引起硬脊膜损伤的潜在因素。
- 在颈椎后路手术需要暴露高位颈椎和颅椎关节时需要注意C1后弓不完全骨化的情况。
- 在显露腰椎时L5-S1间隙是一个宽大的间隙，容易引起意外损伤硬脊膜的情况发生。
- 颈椎和胸椎的后纵韧带骨化术中脑脊液漏的风险很高，术前影像检查应尽量充分。

修复原则

- 通常，发生在中线区域的硬膜损伤可以被简单修复，可使用4-0或5-0单股尼龙线，如Prolene线（Ethicon, Somerville, NJ）等材料。
- 笔者更愿意用小型锥形针进行简单的修复，比如使用RB-1。
- 像Castro-Viejo这样的比较好的缝合针可以帮助修复侧隐窝的撕裂。

一般原则和手术安全

- 当术中发生硬脊膜破裂时，应注意避免损伤神经。
- 在靠近神经的区域尽量避免使用外科电刀（Bovie）。
- 在椎管周围操作时尽量避免使用高速切割钻头，对于一位经验较少的术者而言使用金刚石钻头要安全得多。
- 当发生硬脊膜破裂时应使用合适大小的吸引器头，即能保证术野清晰的最小号吸头。
  - 手持式吸引器对于调节吸力是非常有帮助的。
  - 在硬脊膜破裂的情况下最好使用侧方开口吸引器而非顶端吸引器（Grossman吸引器头）。
  - 吸引管应该足够柔软灵活以防止无意中吸入神经根。
- 确保你有一个有能力和经验的助手。这时你真正需要的是一个有经验的助手，以最大限度地显露手术视野，以便你可以初步修复硬膜缺损。
- 一旦发生硬膜破损，应用软质脑棉保护神经（Codman, Warsaw, IN）。
- 然后处理的重点是尽量减少硬膜破损的进一步扩大，必要时获得足够的骨性显露以便对硬膜进行初步修复。
- 在可能的情况下，形成一个不透水的硬膜修复层，并在需要时用硬膜密封胶加固。
- 减压所带来的腰段脑脊液放松，会降低硬膜外静脉丛的压力，这可能导致大量出血，通常可以用双极电凝或凝胶海绵来控制（Baxter Healthcare Corp., Hayward, CA）。

修复材料

硬膜替代物

- 目前市面上有许多可用的硬膜替代材料，其中大部分是牛胶原蛋白的衍生物。
- 它们可作为缝合或修补硬膜的移植物。
- 牛心包也可以作为一种商业使用的可移植的硬膜材料。有一些与牛心包移植相关的无菌性或化学性脑膜炎病例报道。
- 自体移植材料包括脑膜、阔筋膜和自体肌肉移植，可作为填塞物以防止渗漏。

硬膜密封胶

- 目前市面上有许多硬膜密封胶,其中大部分是纤维蛋白胶的衍生物。
- 这些密封胶的薄层可与气雾剂一起使用,以加强硬膜修复。
- 据报道,其中一些产品会造成术后水肿。因此,应尽量少用这类产品来加强修复,避免术后神经受压。

腰椎后路手术硬脊膜损伤

- 腰椎硬膜撕裂可能发生在腰椎暴露、神经减压过程中,或在放置脊柱内固定物时。
- 如果可能,首先要避免泄漏。切除椎板减压时应尽量避免形成尖锐骨边缘。
- 充分调动你的助手,当你在做减压手术时,让你的助手使用钝性神经拉钩或4号Penfield拉钩轻轻地将硬脑膜从骨边缘移开。
- 大多数中线区域硬脊膜损伤可使用原位硬膜修补。
- 发生在外侧隐窝或侧方神经根袖区的硬脊膜损伤较难修复。
- 当侧隐窝出现脑脊液漏时,首先要扩大骨性显露范围,然后应该尽量尝试原位修复硬膜。
- 较大面积的硬膜缺损如果不能被原位修复应使用移植物(例如牛心包或硬膜替代物)。这些移植物可以被缝在脑脊液漏的位置。
- 如果硬膜破损不能被原位修复或修补,可以考虑双重修补并使用硬膜密封剂加强。
- 当脑脊液漏发生在神经根袖区,这些损伤通常难以被原位修补,可以使用硬膜密封剂和纤维袖修补。
- 有时会出现一个较小的腰椎区硬膜破损,并伴有多根马尾神经疝出。在这种情况下需要扩大该裂口,释放出一些脑脊液,从而安全地回纳这些神经,再行硬膜原位修补。

腰椎翻修手术硬膜损伤

- 在既往手术中有脑脊液漏病史的患者,手术前应告知有很大的风险再次出现脑脊液漏。
- 在暴露脊柱的过程中,应用锋利的刮匙来确定关节突和骨性结构。
- 术中操作时,在已切除的椎板边缘使用金刚石钻头可有助于防止脑脊液漏。
- 当瘢痕与硬脊膜紧密粘连时,为了避免脑脊液渗漏,对于粘连区域的瘢痕进行保留而不强行分离。

胸椎后路手术硬膜损伤

- 胸椎后路手术中硬膜损伤的处理原则和腰椎后路手术中基本一致。
- 如果脑脊液漏发生在胸椎的神经根袖,可以结扎甚至切除神经根来防止脑脊液漏。
- 在腰椎或胸椎后路手术中出现脑脊液漏时,我们通常会建议患者在术后48小时内卧床休息,以便于损伤早期愈合。
- 48小时后,患者可以随意活动。

颈椎后路手术硬膜损伤

- 颈椎后路手术中的硬膜损伤通常发生在正中或旁正中区域,可以一期原位修复。
- 可以使用硬膜密封剂加强修补。

颈椎前路手术硬膜损伤

- 脑脊液漏在颈椎前路手术中不如在腰椎手术中常见。
- 笔者在颈椎前路椎间盘切除融合术(ACDF)中观察到的大多数渗漏与使用高功率钻头有关。
- 这些渗漏通常发生在颈神经根袖处。在这个位置,神经根穿出椎间孔区的硬脊膜有轻微的凸起,使硬膜在这个位置更容易受伤。
- ACDF术中,硬膜破损难以进行初步修复。
- 大多数硬膜破损可采用硬膜替代物和全椎间隙的广泛吻合植骨。
- 应考虑放置腰大池蛛网膜下腔引流管。

胸椎前路手术硬膜损伤

- 由于胸前入路存在较大的潜在脑脊液漏的空间,所以术后通常要放置胸导管。
- 应尽量原位一期修补硬脊膜。
- 有时,这些裂口只能通过应用硬膜替代物结合硬膜密封剂进行修补。
- 注意术后胸导管引流量。
- 如果不能确定引流液是正常胸腔积液还是脑脊液,可以取样进行β-2转铁蛋白试验,检测结果为阳性就是脑脊液。
- 如果放置胸导管后发生持续性脑脊液引流管漏,我们建议停止胸导管负压,并进行腰大池引流直到可以移除胸导管为止。
- 根据笔者的经验,胸部的脑脊液漏很少复发。

腰椎蛛网膜下腔引流管放置

- 在出现修补后脑脊液漏或考虑术后脑脊液漏风险较大时,笔者通常会放置腰椎蛛网膜下腔引流管。
- 腰椎蛛网膜下腔引流管可在腰椎减压椎板切除术中放置,此外或采用14G Tuohy针穿刺置管。
- 目的是引流转移脑脊液,降低压力以助于脑脊液漏的愈合。
- 放置腰椎引流管的时候要特别注意,当针头就位后,不要再次调整引流导管,这可能会导致导管意外断裂。
- 腰椎引流管应连接到一个无菌的引流系统。
- 通常置管的位置是L2~L5。

术后处理

- 腰椎引流。
  - 一旦放置腰椎引流,必须进行细致的术后管理。
  - 引流管通常置于患者的脊柱平面,引流收集装置的高度应调节以保持大约每8小时引流80 ml脑脊液的水平。
  - 放置脊柱引流时通常应静脉应用抗生素,我们通常应用头孢唑啉直到拔除引流管。
  - 引流管通常留置3~7天以促进硬膜破裂愈合。
  - 当患者出现复发性脑脊液漏时应该夹闭腰椎引流管。
  - 如果引流管夹闭24小时后没有明显脑脊液渗出的情况,可以拔除引流管。
  - 脑脊液过度漏出会导致大脑桥静脉撕裂和急性硬膜下血肿的形成。
  - 采用良好的消毒技术可将长期置管的感染风险降至最低。引流管埋入皮下也有助于将感染风险降到最低。笔者的做法是在放置引流管的情况下,持续应用静脉抗生素,留置腰椎引流管尽量超过7天。
- 切口引流(血液引流)。
  - 脑脊液漏修补后,会放置一个切口引流管以预防术后硬膜外血肿的发生。
  - 硬膜外血肿主要是由于硬膜囊受到的压迫解除和腰椎硬膜外静脉丛压力降低造成的。
  - 如果引流过度导致患者出现脊髓性头痛可以拔除该引流。

并发症

- 脑脊液漏的临床表现。
  - (脊髓)低压性的头痛表现为患者直立位症状加重而在半卧位时症状改善。

- 新发脑神经麻痹(展神经麻痹)。
  - 展神经是第Ⅵ对脑神经,在颅内有很长的一段路径,因此脑脊液丢失过多会对展神经造成明显的牵拉。
- 恶心和呕吐。
• 对于复发性脑脊液皮肤瘘或复发性症状性脑脊液漏,如果不能通过脑脊液分流得到解决,再次手术探查并尝试修复通常是唯一的选择。
• 假性硬脊膜膨出通常分为小型无症状者和大型有症状外观畸形者。
  - 小型无症状者可以观察。
  - 大型有症状者通常需要再次探查并修复并使用蛛网膜下腔引流管来进行脑脊液的分流。
  - 症状性假性硬脊膜膨出的患者可表现为手术部位疼痛、局部肿胀或低颅压症状,包括持续的体位性头痛、恶心、呕吐,或偶尔的畏光,且直立时加重(图1)。

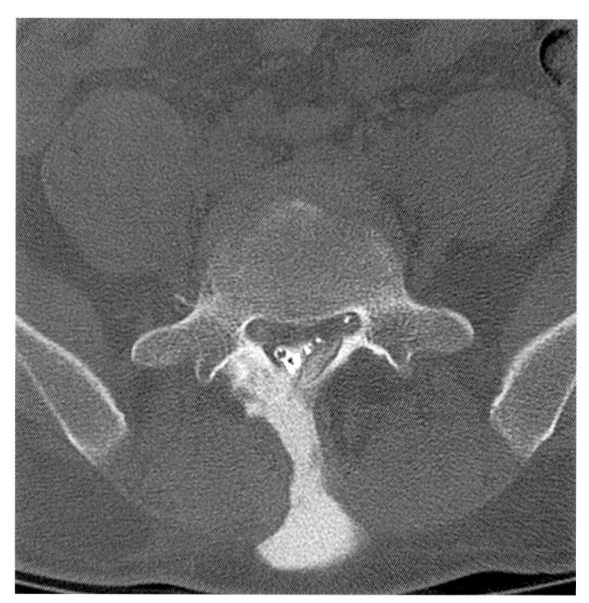

图1 CT横截面显示持续性脑脊液漏产生的假性硬脊膜膨出。

第32章 腰椎翻修手术
Revision Lumbar Surgery

Todd B. Francis and Gordon R. Bell

定义

- 患者需要进行腰椎翻修手术的原因有很多,在所有因退行性腰椎疾病而接受手术的患者中,约有15%需要进行翻修手术[6]。
- "下腰椎手术失败综合征"(FBS)一词被用来描述因退行性原因(通常包括椎间盘)接受腰椎手术后临床效果不佳的患者[8]。
  - 虽然这对于需要腰椎翻修手术的患者来说是一个重要的诊断,通常不包括需要再次手术的创伤、肿瘤、感染或非退行性畸形的患者。

解剖

- 术前必须拍摄负重位的影像,以明确解剖并有助于定位,用骨性标志确定正确的节段尤为重要。
- 对有下腰椎手术史的患者再次进行手术时,脊柱的解剖结构可能被严重改变。在大多数情况下,正常的骨性标志和自然解剖层次会消失,可被致密的纤维性瘢痕所取代。瘢痕深层的硬脊膜可能与之紧密黏附,如果显露时不够小心,术者很容易造成意外的硬脊膜损伤。
- 一般来说,暴露既往手术过的脊柱的关键是识别正常的解剖结构,并最终识别椎管侧壁,这是识别神经的一个关键标志。椎管外侧的残余骨(如关节突关节或骨融合块)和植入器械也可以作为有价值和可靠的标志。
- 当再次腰椎手术时,尤其是有内植物的情况下,最好从侧面开始暴露,辨识关节突或内植物。术者在必要的情况下可去除中间的瘢痕组织并识别硬脊膜。
- 对于没有内植物的患者,最安全的方法是扩大原切口,在原手术部位上下暴露正常的解剖结构。这样就更容易确定正确的节段,并进入到解剖不确定的区域。

病因

- 椎间盘切除术后腰椎间盘突出复发的概率大约为5%~18%[1,2]。
- 腰椎术后症状持续或复发的可能原因有:未能识别或处理所有的病变,例如侧隐窝狭窄、椎间孔狭窄或椎间盘突出、术后不稳定(如滑脱、侧弯、后凸和平背畸形)、邻近节段疾病或瘢痕形成。
- 所有手术后都会留下瘢痕。因此,在脊柱减压手术后出现硬膜外瘢痕化并不一定意味着它是导致患者症状的原因。然而,接受腰椎翻修手术的患者在出现明显的瘢痕化时往往预后较差。
- 假关节在脊柱融合手术中是指在放射学上,融合术的关节间隙未见明显新骨形成[4]。
- 需要翻修的潜在原因可以通过评估首次手术后患者症状缓解的持续时间来推测。
  - 如果患者在手术后没有症状缓解,要么是术者没有解决疼痛的原因,要么是手术操作不当。
  - 症状的短暂缓解(6个月)表明瘢痕增生是症状复发的原因之一。
  - 如果患者经历了很长一段时间的症状缓解(通常超过6~12个月),这表明有新的病变出现在原节段或新发节段。

自然病程

- 初次手术后复发的病因尚不完全清楚,但可能与原发情况相似。换句话说,例如复发性椎间盘突出的自然病程很可能与最初的椎间盘突出相似:在许多情况下症状可自行消失。
- 因此,手术前应尝试保守治疗。

病史和体格检查

- 重要的是要确定患者得到了正确的诊断和治疗。
  - 根据病史和体检,需要确定和提出的3个主要问题如下:
    - 最初的诊断正确吗?
    - 手术类型的选择是否合适?
    - 实际的手术技术是否合适?
- 当评估腰椎手术后出现持续性症状的患者时,仔细检查该患者的治疗和手术病史是非常重要的。
  - 将患者的主诉分为3组:以腿痛为主、腰背痛为主,或腿痛和腰背痛相当。这将有助于医生确定患者持续症状的潜在病因,并做出适当的医疗决策。

- 例如，以腿痛为主，表明疼痛为神经源性。
- 另一方面，以腰背痛为主很可能不是由神经源性原因引起的，而这种情况下疼痛的原因通常很难确定。
- 应仔细询问现病史和既往史的详细资料。
  - 尤其重要的是要确定手术时间线。最初症状的发病和特征，所有脊柱外科干预措施的详细描述，是否有无症状期应予以记录。
  - 必须记录所有药物，特别是麻醉性镇痛药和抗凝药。
  - 重要的是要检查患者最初表现出来的症状，并将其与手术过程进行比较，以确保选择了正确的手术方式。
  - 在这方面，回顾术前病历记录和手术报告非常有帮助，应该随时调阅这些记录。术前应仔细检查手术记录，以便对术中可能出现的不良事件（如硬脊膜损伤）做出讨论。
- 应调查是否存在可能影响预后或症状复发的其他因素。
  - 这些包括是否是工伤，特别是如果与未决的赔偿要求有关。
  - 继发性增重可能是潜在的重要因素。
  - 在计划翻修手术之前，外科医生还必须意识到社会和心理问题，包括抑郁和麻醉成瘾。
    - 这些心理社会因素的存在（工人的补偿、抑郁、焦虑、诉讼等）会对腰椎手术后患者的预后产生显著的负面影响[9]。
    - 当对这些心理社会因素的潜在意义有疑问时，应进行心理评估。
- 患者疼痛的性质和类型可以提供关于疼痛原因的重要信息。
  - 例如，腿痛为烧灼感，表明神经性疼痛，通常对进一步的外科干预没有效果。
  - 同样，持续存在且活动后无改变的腿痛通常提示神经本身病变，不太可能通过再次手术得到显著改变。这种非机械性疼痛并不是神经源性疼痛的典型表现，后者通常是机械性疼痛。
- 在腿痛的患者中，仔细检查下肢关节和动脉搏动对于排除非脊椎原因的疼痛非常重要。这对老年患者尤其重要，他们的脊柱疾病经常与其他退化性疾病共存，如周围血管疾病和骨关节炎。
- 如果存在Waddell征应记录下来。一个更明显的Waddell征是对疼痛的过度反应。其他症状包括皮肤表面压痛、局部干扰、注意力分散现象和模仿。
  - 三个或更多的Waddell症状的出现表明患者的疼痛可能是非器质性的，预示着预后不良，尤其是在进一步的手术中[10]。

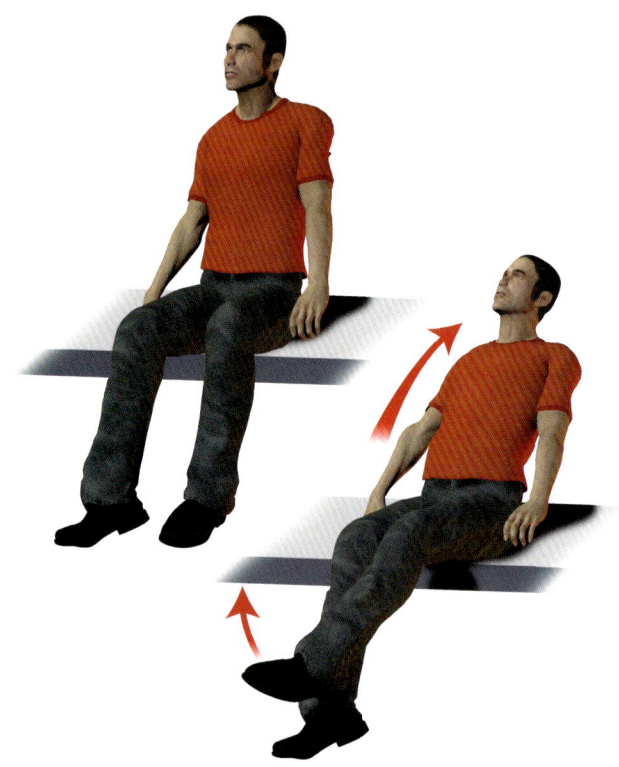

图1 翻转测试。如果直腿抬高试验确实呈阳性，则患者应将手向后翻。

- 分散注意试验包括患者的"翻转测试"，即患者仰卧位直腿抬高试验阳性而坐位阴性（图1）。在进行坐位直腿抬高试验时，对于单纯疼痛的患者，直腿抬高试验很容易达到90°，而对于因神经根受压导致的根性疼痛患者，则表现为需要用双手支撑伴背部向后翻转，以缓解坐骨神经的牵拉力[7]。
- 可以通过模拟一些运动来获得预期结果。例如，保持背部位置不变，患者髋关节旋转造成的轻度躯干位移即可导致背部疼痛（表1）。

影像学

- 理想情况下，所有的患者术前和术后即刻的影像都应该被仔细阅读。这确保了手术可纠正的病理改变是最初存在的，并在手术中解决，应该在正确的节段做充分的减压。
- 所有接受腰椎翻修手术评估的患者都应进行腰椎正位和侧位X线片检查。
  - 这还应包括腰骶部锥筒向下视野侧位片，尤其是L5-S1术后者，有助于了解矢状面和冠状面的轴线结构、内固定的位置和完整性以及骨结构情况。
  - 如果怀疑腰椎峡部有医源性损伤，腰椎斜位可能有意义。
- 腰椎过屈和过伸侧位片可用于评估节段性不稳定性。

表1 血管性和神经性跛行

项目	血管性	神经性
步行距离	固定的	变化的
缓解因素	站立	坐下/弯腰
诱发因素	步行	步行/站立
上坡走路	疼痛	无痛
骑自行车	阳性(疼痛)	阴性(不痛)
脉搏	消失	存在
皮肤	毛发减少/光滑	正常
背痛	偶尔	经常
背部动作	正常	受限
疼痛类型	挤压感/从远到近	麻木/疼痛/从近到远
萎缩	不常见	常见

- 对于大多数腰椎手术后出现持续性背痛或腿部疼痛的患者,应进行腰椎MRI检查。
  - 对于怀疑复发性椎间盘突出的患者,区分复发性和瘢痕性是很重要的,因为前者可能适合手术治疗,而后者一般不适合。造影前后(钆)MRI有助于区分瘢痕和复发性椎间盘突出。椎间盘物质无血管,因此在钆处理后不会增强。而瘢痕则反之,有血管结构,因此会被钆造影后增强。
  - 在使用较老的不锈钢内植物的患者中,由于严重的金属伪影会掩盖细节,MRI通常是无用的。在这种情况下,可以应用联合脊髓造影/CT来进行研究。
  - 钛内植物引起的扭曲失真通常不是一个大问题,但在某些情况下,严重的失真也可能出现,需要进行脊髓造影/CT扫描来判断神经压迫情况。
  - 装有植入性起搏器或内置式除颤器或幽闭恐惧症的患者不适合进行MRI检查,应进行脊髓造影/CT扫描,以判断压迫的情况。
- 冠状位和矢状位重建的非增强CT对评估内植物的位置(尤其是椎弓根螺钉)和评估椎间融合术后是否形成假关节非常有价值。
- 脊柱全长的正位和侧位X线片有一定的诊断价值,是评估脊柱整体力线的常规检查。

鉴别诊断

- 错误的诊断。
  - 原发手术时未见病理改变。
  - 手术适应证不明确。
- 病理改变最初存在,但未能充分处理。
  - 手术节段错误。
  - 手术不充分(病理处理不完全)。
- 新的病理改变。
  - 与先前手术节段相同。
    - 复发性髓核突出。
    - 复发性狭窄。
    - 蛛网膜炎。
    - 硬膜外瘢痕组织。
  - 与先前手术节段不同。
    - 髓核突出。
    - 狭窄。
    - 邻近节段病变(包括滑脱)。
    - 其他病理学改变(如肿瘤)。
- 并发症
  - 感染。
    - 关节盘炎。
    - 骨髓炎。
    - 浅表或深部伤口感染。
    - 与内固定相关的感染。
  - 内固定失效。
    - 内固定断裂或松动。
    - 内固定移位。
  - 假关节形成。
  - 脑脊液漏。
  - 神经损伤。
  - 医源性脊柱不稳定或畸形。
    - 医源性平背。
    - 峡部不稳定导致的椎体滑脱。
- 其他。
  - 非压迫性病理改变。
    - 非脊柱病理改变(如神经病、髋关节病理学)。
  - 社会心理问题(包括慢性疼痛表现、抑郁症、工伤赔偿或诉讼)。
  - 骶髂关节疾病或椎管外关节疾病。
  - 周围神经综合征。

非手术治疗

- 对于复发性椎间盘突出或狭窄,建议尝试一疗程保守治疗,可采用类似于指南推荐的方法治疗。
  - 许多患者会通过物理治疗、非甾体抗炎药、注射治疗或其他疼痛治疗方法使症状得到改善。
- 注射局部止痛剂和类固醇可以缓解骶髂关节疾病或其他椎管外关节疾病,如髋关节关节炎的患者。
  - 背部手术失败的情况下脊柱硬膜外注射的效果难以预测,尽管它可能有一定的作用。
  - 经椎间孔注射可能有助于将神经根疼痛定位到特定

的神经根。
- 患有多种退行性疾病和其他治疗方法难以治愈的原发性背痛的患者可以受益于多学科慢性疼痛管理计划。该项目的成员通常包括疼痛管理专家、物理治疗师、康复医生和精神科医生/心理学家，他们专注于慢性背痛的物理和心理治疗。
- 脊髓刺激对于一些无法确定疼痛原因但患有持续性和难治性背痛或腿部疼痛的患者是一种选择。

手术治疗

术前计划
- 仔细评估手术的适应证。在错误的患者身上做手术或错误的适应证都会导致治疗失败。
- 评估患者的症状、体格检查和影像学检查将帮助外科医生制订最适宜的手术计划。
  - 外科医生必须进行仔细的病史和体格检查，影像学检查必须与临床表现相关联。
  - 主诉背痛、融合手术失败的患者可能存在假关节形成或其他内固定相关问题，这可能是疼痛的原因。
  - 以腿部疼痛为主要症状的患者通常可能是因狭窄或椎间盘突出导致神经压迫。
  - 重要的是，外科医生要将术前、术后的临床和影像学检查结果联系起来。

体位
- 要注意保证患者的腹部不受压迫，以尽量减少硬膜外出血。有很多方法可以实现这一点，作者更倾向于使用Jackson手术床(Union City, CA, Mizuho OSI)。
  - 可以让腹部自由悬吊，从而降低腹腔内压力，减少硬膜外出血。它还有助于实现腰椎前凸(图2A)。
- 跪位也可以用于简单的翻修减压和椎间盘切除术(图2B)。但不建议用作多节段翻修融合，因为它对膝部产生压力，有可能导致医源性平背。
- 对于长时间的手术，建议使用Gardner-Wells钳，以避免对全身产生压力，并减少患者面部出现压力或擦伤的可能性。
- 抬高床头，减少面部水肿，降低眼压。
- 建议在所有骨突起处加垫，以预防压迫性神经病。这包括肘部尺神经和髂前上棘水平的股外侧皮神经。

入路
- 一般来说，如果可能的话，除非绝对必要，尽量避免在之前手术的前侧或外侧入路暴露进行翻修。这些手术产生的瘢痕组织会使修复手术变得困难和危险。
  - 如果必须要采用前侧入路，可从另一侧的前路入路。
- 后入路通常是首选的，因为这是大多数外科医生最熟悉的手术入路，而且大多数有过既往手术史的患者的病变可以通过这种入路轻松处理。后路手术使外科医生在有器械帮助的情况下可以很容易地进入椎弓根，如果需要的话可以暴露整个腰椎和胸腰椎，并提供足够的进入椎间盘的通道。
- 腰椎翻修手术中出血量差异很大。在某种程度上，无血管瘢痕组织的存在减少了出血量。另一方面，翻修手术涉及组织总量通常是相当大的，而显露的范围往往也很大。出血的多少在很大程度上与切口的长度和手术的时间长短直接相关。在很多后路翻修病例中，这两者是同等重要的。
  - 必须仔细止血。这可以通过使用Aquamantys

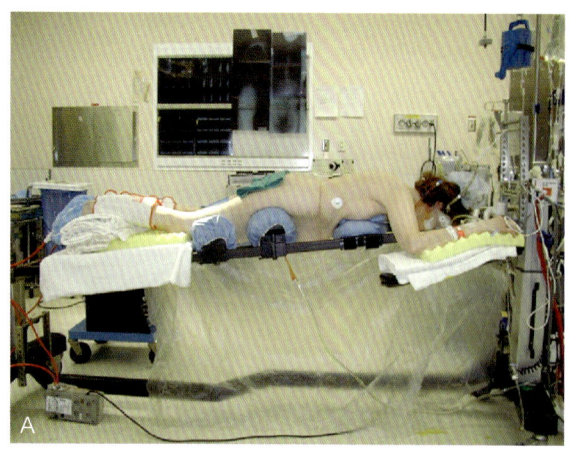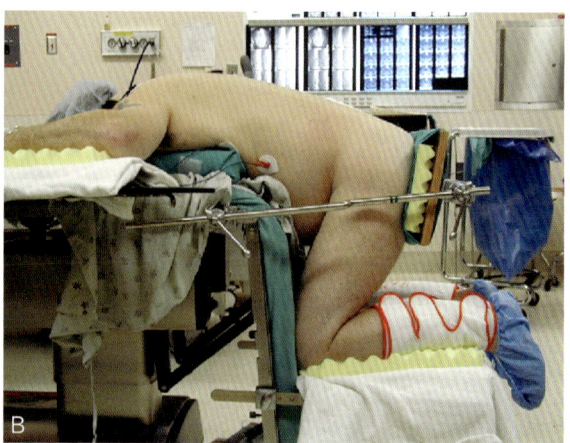

图2　A. Jackson手术台允许患者的腹部自由地悬挂在手术区域下方，减少硬膜外出血，增强腰椎前凸。这种体位是腰椎融合患者的首选体位，可以保持腰椎前凸。B. 腹部也允许以跪姿自由悬挂。这种体位有利于翻修性椎间盘切除术或减压，不需要器械和融合，因为这种体位会使腰椎变平，分开后侧的结构以使入路更容易到达椎间盘。

- （Medtronic, Portsmouth, NH）来促进，这是一种止血设备，使用射频和生理盐水的组合来减少失血。
  - 此外保存血液可以通过使用自体血回输来实现，在这个过程中，失血会被回输至患者体内。
- 前入路或外侧入路可作为后入路的补充，直接进入椎间盘来提高融合率。前入路可通过未切开的组织平面直接进入椎间盘，从而有效治疗术后假关节。此外，前入路能够更彻底地清除椎间盘物质，并便于放置大型内植物，以增加融合的可能性。这避免了后路术后瘢痕所带来的潜在困难。
- 前入路或外侧入路可用于特殊情况，如处理向前突出的椎间植骨或椎间融合器。
- 与后入路相比，侧入路和前入路的主要缺点是对腰椎的暴露通常更有限。因此，当最初的入路是后入路时，它们通常被保留用于局限性腰椎翻修手术。
- 微创技术可用于需要翻修的一些特定患者。
  - 包括复发性椎间盘突出或不同程度的新发椎间盘突出的肥胖患者。
  - 对于因畸形或假关节需要大范围重建和内固定的患者，一般不建议进行微创手术，但也有例外。

后侧入路：椎板切除术和椎间盘切除术

定位

- 麻醉诱导和插管后，患者将腹部自然悬空，俯卧于Jackson手术台上或其他可消除腹部压力的框架上，如Wilson框架或四柱框架。
  - Wilson框架有减少腰椎前凸和分开后侧结构的优势，从而有利于手术入路显露椎间盘。
  - 或者，患者可采用跪位。
  - 对于手术时间较长的病例，建议将患者置于Jackson床，头部采用Gardner-Wells钳固定并维持10磅牵引力。所有的四肢和骨性突起都要小心加垫保护。

显露

- 术前应仔细研究影像学资料，制定最佳显露方案。
  - 一般来说，采用原手术切口进入。
  - 然而，正常的骨标志可能明显失真或缺失。如果后部骨性结构被完全切除，术者可以选择延长切口的近端或远端，以包括相邻的正常骨标志作为参考。
  - 一般来说，从正常的组织显露到异常（以前手术的）范围是比较安全的。
- 需要加深切口时，识别任何可能存在的正常结构残余，如棘突、椎板和关节突关节。必须注意避免硬脊膜的损伤，如果之前做过椎板切除术，硬脊膜可能是裸露的。
- 在许多翻修手术中，会有明显的瘢痕组织存在，这些瘢痕组织大多很牢固，并附着在周围结构（包括硬脊膜）上。
- 一般情况下，暴露应沿骨性椎管的外侧进行，而不是沿中线扩散，因为核心的区域是神经。可通过使用1号Penfield或一个小刮匙分离硬膜囊外侧边缘与神经根。
  - 必须注意不要暴露得太过外侧，以避免对神经根的意外损伤。一些外科医生更倾向于确定神经根的范围，以便将其可视化，从而将损伤风险降到最低。
- 如有必要，应沿整个神经的走行，包括侧隐窝和神经孔。

减压

- 与非翻修手术一样，正确定位的关键是确定椎弓根，因为神经穿过椎弓根下方。这在翻修手术中更为重要，因为通常缺少其他标志。
- 在减压结束时，神经应相对容易回缩，探子应能通过神经根背侧和腹侧，椎弓根可以用Woodson神经剥离子触诊。

后入路：融合和内固定术

定位

- 患者俯卧于Jackson手术台上，全身压力点加垫保护，并采取护理措施，以确保胸垫不会压迫女性患者的乳房组织。
- 标准的Jackson手术台及附件（髂和大腿垫）是允许腰椎最大限度的自然前凸和允许腹部自由悬挂。

显露

- 当正常的解剖结构存在时，如棘突在之前的手术中没有被切除，是一个很好的解剖标志，这些残余的骨性标志取决于之前手术的类型和程度。
- 由于内植物为暴露提供了一个很好的已知标志，因此，手术开始时识别和暴露内植物的侧面通常是有用的。

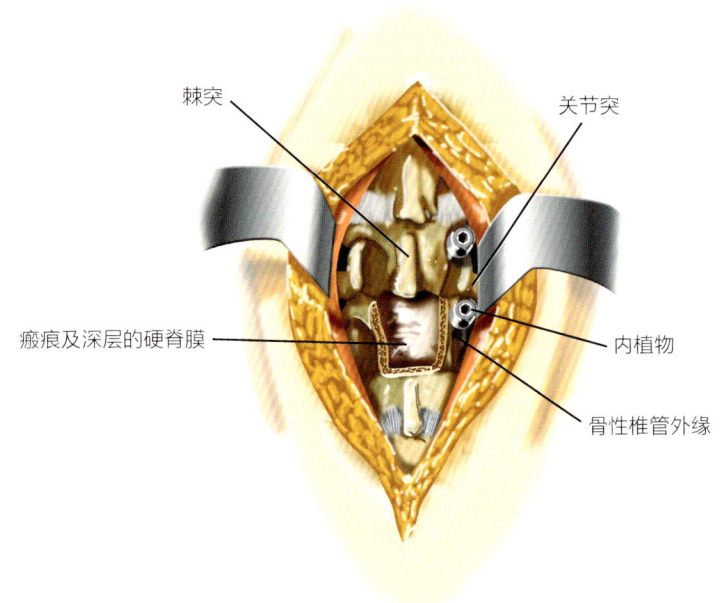

技术图1 进行翻修显露时,最安全的策略是从正常部位的上、下进行暴露,从外侧到内侧,识别椎板切除的边缘并从已知到未知进行显露。

- 在暴露通过深筋膜层后,暴露应偏向内植物侧,而不是向无保护的硬脊膜处深入。
  - 这将使暴露平面达到连接杆和螺钉尾帽。
  - 一旦螺钉尾帽暴露出来,就可以很容易地识别关节突(技术图1)。
- 应注意避免对已融合区近端和远端关节突关节的意外损伤,除非它们包括在融合体的范围内。一旦能看到内植物,椎管的侧边缘就很容易识别。接下来,暴露可以靠中间进行。
- 首先要注意将瘢痕和假膜与外侧椎管分离。一般来说,试图去除硬脊膜正中区的瘢痕组织收效甚微,这样的尝试可能会导致意外的硬膜损伤。

更换螺钉和连接杆

- 一旦内植物暴露出来,下一步就是拆卸螺丝和连接杆。每级应记录相应的螺杆宽度和长度。
- 暴露已融合区后要注意有无假关节存在。
  - 用刮匙去除假关节内的纤维组织,并尽可能保留完整的融合块。
- 探查椎弓根螺钉的钉道,检查其完整性和长度。
  - 在可能的情况下,建议在翻修内固定时使用更长、直径更大的螺钉。
  - 如果没有更大直径的螺钉可用,可通过应用聚甲基丙烯酸甲酯骨水泥以提高强度,特别是在骨质疏松症患者。
- 如果遇到螺钉断裂,有几种解决办法。
  - 如果断钉在结构的中间,通常可以跳过该节段,并可以增加横连接来提供额外的稳定性。
  - 如果断钉在结构的两端,如果可行,内固定可以在相关节段以下或以上进行延伸。
  - 如果认为需要在断钉的水平上安装内固定,可以使用拆卸工具或移除多余的骨至以显露断钉。置入新螺钉后有必要使用骨水泥进行额外的增强(技术图2)。
- 自体髂骨移植、椎板切除骨移植、去矿化骨基质等植骨剂或骨形态发生蛋白(BMP)的使用均可促进融合。

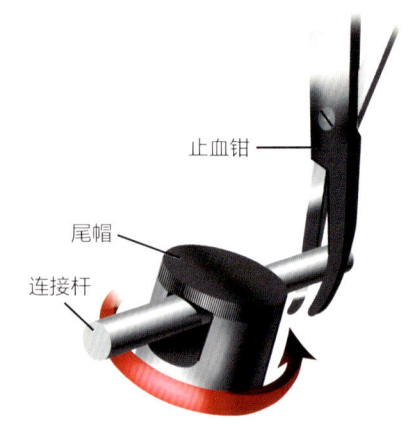

技术图2 断钉移除技术。

经椎间孔腰椎椎间融合术
- 后外侧融合术后假关节的最佳治疗方法是经非手术区无瘢痕部位的椎体间融合术,这为融合提供了一个很好的方法。
- 当采用后路手术时,最有效的方法是经椎间孔腰椎椎间融合术(TLIF)。
  - 如果之前的手术遗留下显著的瘢痕组织,TLIF可能是不可取的。但如果瘢痕很小,TLIF提供了一个安全有效的方法来实现额外的前柱支撑,以促进融合。
- 根据需要,通过单侧或双侧关节突切除术,显露相邻椎弓根,从而完全打开椎间孔,使得神经根和硬膜囊可轻度向中央牵开。
- 然后用尖刀切开椎间盘,利用刮匙和咬骨钳逐步切除椎间盘。
- 然后使用一组特殊的撑开器和刮刀去除软骨终板。
- 一旦软骨被从骨端板上移除,用试模来估计合适的融合器大小。然后,用自体骨、同种异体骨和(或)浸在BMP中的胶原海绵填充椎间移植物或融合器(通常为聚醚醚酮,PEEK),并置于椎间隙中。
- 放置的位置可用X线检查,通过加压将椎间移植物或椎间融合器固定。

前侧入路
- 在可行的情况下,腰椎前路椎体间融合术(ALIF)可以很好地暴露椎间盘,并允许术者最大限度地进入椎间盘间隙。这对后路融合而言是一个很好的辅助,特别是对于出现后外侧融合术后假关节的患者。
- ALIF能进入椎间盘间隙,由于顽固的瘢痕,可能很难进入后方。它还允许通过TLIF方法放置更大的内植物,这最大限度地增加了终板与内植物的接触面积,增加了融合的机会,尤其是联合后路内固定融合术[5]。
- 采用标准的腰椎前路腹膜后入路。
- 有前路腰椎手术史的患者前路翻修手术由于存在大量的瘢痕,可能是困难和危险的。血管损伤的风险较大,建议由经验丰富的血管外科医生进行暴露。

前外侧腹膜后入路
- 该入路对于处理单纯的前入路或后入路不能处理的椎体间病变是有益的。
- 患者置于一个标准的手术台上,右侧卧位。髋部位于手术台分割处后方,以便调整胸廓和髂嵴之间的相对位置。
- 该体位可治疗L3~L5的病变,如果需要暴露L2,可能需要切除第12根肋骨。
- 在某些情况下,选择右侧入路可能是较为有利的,但一般而言,通过右侧卧位避开下腔静脉和肝脏是较为有利的。
- 患者用布条固定于手术台上。左臂悬挂在吊臂上,用胶带固定。
- 透视检查可以用来区分病变的节段,然后在该区域的皮肤上做切口标记。
- 采用弧形切口,从髂嵴前上方开始,弧形切至第12肋下,沿肋骨到达脊柱。
- 一旦切开,皮下组织就会回缩,能看到的第一块肌肉就是背阔肌,予以锐性分离并向两侧牵开。
- 下一层为下后锯肌、内外斜肌。使用Bovie电刀也可以将这些肌肉进行锐性分离,但必须小心不要侵犯这些肌肉深层的腹膜。
- 向前方牵开腹膜层,向右牵开输尿管和肾脏显露腰方肌。如果要尝试更高位置的入路,要先确定第12肋,并有可能切除它。应该尽量保留神经束,如果无法保留,可予以结扎分离。
- 将覆盖腰椎的腹膜后组织钝性分离并向前方牵开。
  - 注意保护腰方肌和腰大肌之间的髂腹股沟神经和髂腹下神经。
- 至此,腰椎椎体的外侧面就会显露在视野中。

要点和失误防范

诊断误区	• 有一定程度的病理改变 • 反复确认手术指征 • 考虑其他病理改变(血管、关节等) • 背痛与复发根性痛：与根性痛相比,再次手术可获得背痛的缓解
手术计划误区	• 为了获得适当的影像学资料,对复发性椎间盘病变或狭窄的患者应行钆增强MRI检查。如果有躯干失平衡或畸形,应行站立位全脊柱X线检查 • 选择正确的诊疗流程 • 检查所有既往病史 • 确保有合适的手术室工具可用(例如,用于取出内固定的通用螺丝刀) • 为每位患者常规备取髂骨术,以便于植骨的需要
手术技术误区	• 正确放置患者体位,抬高床头,确保腹部在俯卧位自由悬空,以尽量减少硬膜外出血。如果计划进行长时间的手术,请使用带固定针的头部固定器 • 解除神经压迫 • 注意脊柱力线和稳定性,站立位X线可以帮助外科医生评估这一点 • 从骨性标志开始,向着未知的区域进行显露 • 不切除中心瘢痕组织,以骨缘外侧为起点,向中线暴露 • 确保充分的侧方减压

术后护理

- 脊柱手术患者的标准术后护理适用于大多数翻修手术患者。
- 疼痛控制对于接受腰椎翻修手术的患者来说可能是一个重要问题,由于手术的规模太大,频繁术前麻醉药物需求可能会使术后疼痛控制变得困难。
    - 如有可能,应考虑使用硬膜外镇痛导管。如果有明显的硬膜外瘢痕组织存在,会使置管困难。
    - 另一种控制疼痛的方法是患者自控镇痛,即患者在预先确定的限度内自主控制麻醉镇痛药的用量。
- 如果手术时间很长(6小时或更长),需要大量的血液制品和补液,通常最好让患者留置气管插管过夜,然后住进重症监护室。
    - 术后插管时间延长的原因往往与面部和气道肿胀程度有关。使用夹钳和床头抬高的Jackson手术台,可显著减少面部和气道水肿,使患者更有可能在手术室拔管。
    - 多节段翻修手术或前后路联合手术通常也需要入院接受重症监护。
- 术后立即进行标准的神经学检查,以评估神经功能是恢复或是出现新的损伤。
- 置入内植物的患者可以进行站立位X线检查。检查通常在手术后几天内进行,或者在患者能够舒适地站立接受X线检查时进行。

结果

- 患者的预后在很大程度上取决于患者的术前诊断。腰椎手术后患者可能会产生各种各样的病理反应,外科医生必须仔细评估手头的所有信息,才能做出最正确的决定。
- 复发性腿痛或腿痛部位与术前不同的患者,第二次手术获益的机会很大[10]。复发性腿痛的部位与术前相同,提示同一椎间盘再次突出,而不同部位的腿痛则可能代表不同阶段的椎间盘突出。
- 然而,以背部轴性疼痛为主(矢状位和冠状位力线正常)的患者很可能无法从再次手术中获益。在这些患者中,外科医生很难确定背痛的根本原因。

并发症

- 神经损伤是翻修手术最令人担忧的并发症之一。在很大程度上,这种风险的大小取决于正常解剖结构的改变和瘢痕组织。认真遵守本章概述的原则将有助于减少这种风险。
- 脑脊液漏是腰椎翻修手术中较为常见的一种并发症,硬脊膜上方覆盖瘢痕和伪膜,并被伪膜遮盖。
    - 当遇到硬膜损伤,如果可能的话应该立即修复。如果不能及时修补硬膜外静脉,可能会导致硬膜囊充盈消失,以及充盈的硬膜囊对硬膜外静脉产生的填塞作用。这可能导致更多的失血以及硬膜损伤的修复更加困难。
    - 如果硬膜上覆盖的瘢痕足够厚则可以缝合。否则,应该暴露硬脊膜的游离缘并尽量闭合主要破损。
- 可以缝一块肌肉或筋膜，并使之紧紧地贴住缺损。也可以用可吸收止血剂如止血纱布（Ethicon, Menlo Park, CA）和（或）纤维蛋白胶用来覆盖。
• 翻修手术后有一定的感染可能性。它应该按照所有脊柱术后感染的标准治疗方法进行治疗：如果切口有明显化脓和引流液，则使用抗生素和外科清创和冲洗。
- 对于内固定融合后的早期感染，如果内固定稳定，一般建议将其保持原位。予以一段时间的注射用抗生素后，长时间口服抗生素。有感染科的专家建议，只要有内固定在，口服抗生素就可以无限期地继续使用。一般来说，在外科清创后都能一期闭合伤口。
- 如果一段时间后发生迟发性感染，可能需要使用负压吸引敷料，二期伤口闭合。
• 假关节的形成可能发生在初次手术或翻修手术后。吸烟者比非吸烟者有更高的假关节形成的风险。因此，应该建议患者术前戒烟。笔者目前的做法是要求患者在术前3个月和术后至少3个月停止吸烟。

参考文献

[1] Ambrossi GL, McGirt MJ, Sciubba DM, et al. Recurrent lumbar disc herniation after single-level lumbar discectomy: incidence and health care cost analysis. Neurosurgery 2009;65(3):574-578.

[2] Cinotti G, Roysam GS, Eisenstein SM, et al. Ipsilateral recurrent lumbar disc herniation. A prospective, controlled study. J Bone Joint Surg Br 1998;80(5):825-832.

[3] Diwan AD, Parvartaneni H, Cammisa F. Failed degenerative lumbar spine surgery. Orthop Clin North Am 2003;34(2):309-324.

[4] Jonsson B, Stromqvist B. Repeat decompression of lumbar nerve roots. A prospective two-year evaluation. J Bone Joint Surg Br 1993;75(6):894-897.

[5] Lee SH, Kang BU, Jeon SH, et al. Revision surgery of the lumbar spine: anterior lumbar interbody fusion followed by percutaneous pedicle screw fixation. J Neurosurg Spine 2006;5(3):228-233.

[6] Malter AD, McNeney B, Loeser JD, et al. 5-year reoperation rates after different types of lumbar spine surgery. Spine 1998;23(7):814-820.

[7] McCulloch JA, Transfeldt E, Macnab I. Macnab's Backache. Baltimore: Williams & Wilkins, 1997.

[8] Onesti ST. Failed back syndrome. Neurologist 2004;10:259-264.

[9] Trief PM, Grant W, Fredrickson B. A prospective study of psychological predictors of lumbar surgery outcome. Spine 2000;25(20):2616-2621.

[10] Waddell G, Kummel EG, Lotto WN, et al. Failed lumbar disc surgery and repeat surgery following industrial injuries. J Bone Joint Surg Am 1979;61(2):201-207.

第33章 颈椎翻修术
Revision Cervical Surgery

Casey C. Bachison and Harry N. Herkowitz[1]

定义

- 近年来，接受颈椎手术的患者数量急剧上升。颈椎手术用于治疗多种常见的脊柱疾病，包括以下几种：
  - 颈椎椎管狭窄。
  - 畸形。
  - 椎间盘突出。
  - 脊髓病变。
  - 创伤。
  - 病理状态，如肿瘤、感染、代谢和炎症性疾病。
- 用于治疗这些情况的外科手术通常是成功的，但偶尔会导致需要颈椎翻修术的并发症。脊柱手术后意外的情况，如创伤和癌症，可导致颈椎的不稳定或神经压迫，导致需要手术减压和（或）在之前的手术的部位增加稳定性。这里给出了几种较为常见的并发症的定义和临床表现。
  - 假关节：这个术语意味着是一个"失败的关节"。假关节是一种骨融合失败或关节融合术失败。通常可以在颈椎术后 6 个月至 1 年明确诊断。假关节可发生在颈椎前路或后路手术后。
  - 邻近节段退变（ASD）发生在颈椎融合前未发生退变的节段。ASD 被认为是由于关节融合术附近水平的过度运动，因为它补偿了融合节段的活动度。对于这种退变到底是由于先前的关节融合术导致的，还是由于已经容易发生退变性椎间盘疾病的个体的自然进展所致，还存在一些争议。
  - 椎板切除术后后凸畸形（PLK）是颈椎后凸畸形的一种，是由于之前的手术中，脊柱后部的结构包括棘突和椎板被切除而形成的。去除后方稳定结构，包括棘突、棘上韧带和棘间韧带，使术后容易发生这种情况。
  - 内固定/结构失败：如果骨愈合的时间延迟或受到妨碍，钢板、螺钉和棒可能会松动或断裂。用于脊柱结构支撑的同种异体骨和自体骨受重力作用，可能会导致塌陷。患者的骨质差可能是导致内固定移位或植骨失败的原因。
  - 当持续或复发性疼痛与先前减压节段相同时应考虑该节段病变或残余物压迫。同一节段疾病的原因是在先前的颈椎手术中稳定失败或减压不足。
  - 骨病可能是导致手术的诱因，也可能导致需要进行翻修手术。肿瘤、感染、创伤和诸如类风湿关节炎和强直性脊柱炎等疾病都可能会导致颈椎手术后不稳定、畸形或神经压迫。

解剖

- 椎体。
  - 颈椎由 7 个特殊的椎体组成。
  - 横突孔位于椎动脉的两侧。
  - 椎动脉一般在 C6 进入颈椎，偶尔会在 C7 或 C5 进入。同一患者的颈椎两侧的动脉也可能以不同的水平进入脊柱。手术前应进行 MRI，以确定椎动脉进入的位置及其行进过程中出现的任何异常（图 1）。
  - C2 至 C6 的棘突是分叉的。C7 不具有分叉棘突，但比其他颈椎更为突出。C7 常被称为隆椎。
- 椎间盘。
  - 从 C2 到 T1，每个颈椎之间都有椎间盘。
  - 枕骨/C1 和 C1-C2 关节没有椎间盘，通过真性的滑膜关节连接。
  - 每个椎间盘由外周的纤维环和内部髓核组成。
  - 在纤维环/髓核复合体与椎体之间存在软骨终板。切除软骨终板是椎体间关节融合固定术成功的关键。软骨终板切除失败会增加假关节形成的可能性。
- 韧带。
  - 棘上韧带从棘突顶部向后延伸。
  - 棘间韧带位于每一层的两个棘突之间。
  - 前纵韧带沿着脊柱前部与椎体腹侧粘连。
  - 后纵韧带（PLL）沿椎体和椎间盘的背侧走行。它在椎间盘和硬脑膜/脊髓之间形成一道屏障。
- 正常颈椎前凸平均 14.4°[27]。
- 颈椎承重轴穿过后柱[18]。
- 椎板和棘突切除后，后侧张力带结构消失，可导致脊柱后凸，负重轴向前柱移位。

---
[1] 已去世。

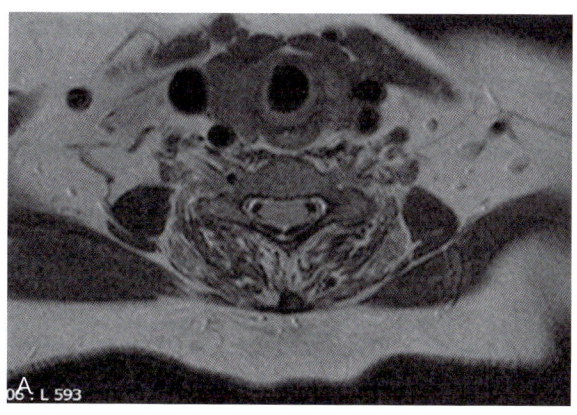 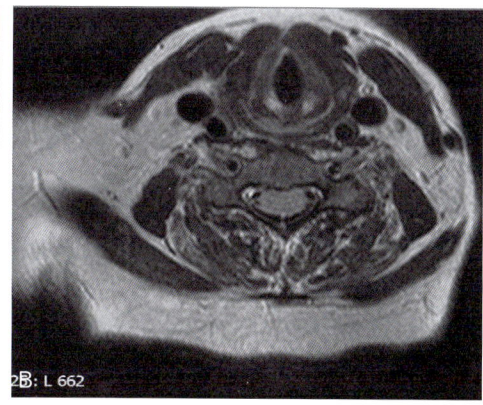

图1 A. C6椎体轴向T2加权像。注意这个患者的椎动脉是异常的，只有右侧动脉在这个水平进入脊柱。
B. 图1A为同一患者C5椎体轴向T2加权像。在这个节段上，左右椎动脉都进入了颈椎。

发病机制

- 假关节形成。
  ○ 假关节发生于行关节融合术但未能形成骨的部位。假关节的形成可能与多种因素有关。风险因素包括[28]：
    - 多节段融合。
    - 代谢异常。
    - 吸烟。
    - 感染。
    - 过度运动。
  ○ 吸烟与颈腰椎融合率有较低的相关性。Hilibrand等[9]发现非吸烟者的融合率（81%）高于吸烟者（62%）。与吸烟对颈椎前路融合的影响相反，一些研究发现，吸烟并没有减少颈椎后路融合的发生。
  ○ 颈椎前路椎间盘切除融合术（ACDF）部位的过度运动与假关节的发生率增加有关。多项研究表明，使用颈椎前路钢板可以降低假关节的发生率[4,23]。
  ○ 当不能或不愿在手术治疗前戒烟的患者进行多节段颈椎前路减压融合手术时，应考虑在进行椎体切除时采用装有自体骨的内固定装置[9]。
- 相邻节段退变（ASD）。
  ○ 如前所述，一些发生在相邻节段的退行性病变是否与椎体融合术有关还存在争议，这可以发生在融合的节段上或下的一个椎间隙，还有观点认为是已经发生退行性椎间盘疾病的个体由于自然病程更容易发生邻近节段的退行性变。
- 畸形（椎板切除术后脊柱后凸，PLK）。
  ○ 引起PLK的原因包括：
    - 去除颈椎后侧的稳定结构，即后方的椎弓根和棘上、棘间韧带。切除超过50%的关节突已被证明会导致椎体不稳定[17]。
    - 放疗继发的稳定结构减弱或失效。
    - 在术前检查过程中忽略畸形。
  ○ 切除后弓/关节突会导致不稳定，导致脊柱承重轴向前移位。
  ○ 一旦承重轴向前移动，颈椎后壁肌肉组织会发生疲劳，脊柱后凸发生[11]。
  ○ 颈椎负荷转移到前方的椎体和椎间盘。
- 内固定失败[15,16]。
  ○ 目前颈椎内固定失败的可能性很小。
  ○ 颈椎前路内固定或结构失败是一种少见的情况。然而，大约22%～36%的病例会发生与内固定放置相关的并发症[2]。
  ○ 螺钉断裂或松动通常是不愈合或假关节形成导致的结果，需要拍屈伸位X线片或CT扫描以评估融合情况。
  ○ 感染、骨质疏松症、肿瘤和创伤也可能导致颈椎融合术后的内固定失效或植骨失败。
  ○ 与次全切除植骨融合术相比，多节段椎间植骨融合术能降低内植物移位的风险。
  ○ 过度活动和吸烟是导致延迟愈合和内固定失败的其他潜在因素。
- 同一节段病变/残余物压迫。
  ○ 初次手术减压失败或不充分的结果。
  ○ Truumees和McLain[24]概述了颈椎手术后残余物压迫的四种常见原因。这些问题如下：
    - 未能在受伤/受累的节段进行完全减压。
    - 相邻的累及节段未能减压。
    - 移植物或固定材料向椎管或椎间孔内移位。
    - 错误的手术节段（最初的手术的节段与患者的症状不相符，这可能是由于未能正确诊断责任节段或手术部位错误造成的）。
- 病理改变。
  ○ 肿瘤的发病机制、感染以及类风湿关节炎和强直性脊柱炎等炎症性疾病不在本章的讨论范围。与这些情况相关的颈椎功能减退是骨骼结构完整性的逐渐恶化或是对脊柱韧带支撑结构的侵蚀。失去这些结构会导致神经元件的不稳定、畸形或受压。

自然病程

- 假关节。
  - 前路颈椎间盘切除融合术（ACDF）后引起疼痛或神经根病变的最常见原因是假关节形成[21,25]。
  - 研究显示ACDF术后假关节的形成率高达26%[6,16,20,21]。
  - Lowery等[16]对假关节的定义如下：
    - 初次手术后6个月持续或加重轴向疼痛。
    - 宿主/内植物交界面完全放射透明。
    - 椎体屈伸位X线片上位移超过2 mm。
  - Phillips等[18]随访48例影像学上假关节患者后发现：
    - 32例患者（67%）出现症状。
    - 16例患者无症状期持续5.1年。
    - 32例有症状的患者中，有9例在出现症状前2年无疼痛。
    - 82%的患者在多节段融合后，在最尾端的节段发生假关节。
    - 所有病例（前路或后路）的翻修手术均都取得了良好或极好的效果。
  - 同种异体骨移植和多节段融合增加了假关节形成的风险[13]。
  - 侧块螺钉后路融合的融合率大约为0～1.4%；越是不坚强的后方固定会导致一个越不佳的疗效。
- ASD。
  - 发生率为每年2.9%，其中有25%的患者在10年内发展为ASD[8]。
  - 初次手术时发生C5-C6或C6-C7退行性改变的患者术后发生ASD的风险最大。
  - Eck等[5]在C5-C6模拟融合前后分别测量了C4-C5和C6-C7的椎间盘压力，发现屈曲时上方和下方椎间盘的压力分别增加了73%和45%。
- 畸形（椎板切除术后脊柱后凸，PLK）。
  - Lonstein[14]将PLK描述为颈椎后路减压后的颈椎局部显著性成角改变。
  - 后凸是最常见的颈椎畸形，最常见的原因是医源性椎板切除术后不稳定。
  - PLK患者通常在手术后会有一段无疼痛期，随后出现逐渐发展为持续性疼痛。
  - Lonstein[14]描述的PLK风险如下：
    - 年龄＜30岁。
    - 过度关节突切除。
    - 切除超过4节段椎板。
    - 术前畸形。
    - 肿瘤。
    - 去除C2后部结构（主要是半棘肌）。
    - 椎旁肌无力。
    - 骨折后前方不稳定。
  - Nowinski等[17]研究了改良关节突切除术的效果，并建议当减压切除超过25%的小关节骨质时予以后方融合。一些研究发现，双侧小关节切除患者后凸的发生率为25%。
  - 小关节囊切除超过50%会增加进行性畸形的风险[27]。
- 内固定失败。
  - 22%～36%的病例在ACDF术后会出现内固定并发症[12]。
  - 多达6%的颈椎前路融合术后出现内植物移位和力线不良等情况[12]。
  - 当内固定失败发生时，损伤气管食管的风险是很小的[15]。
  - 没有必要立即移除失效的内固定，只有在出现吞咽困难或脊髓或神经根受损的证据时，才应予以考虑。
  - 对内植物松动或损坏的患者进行详细、长期的随访，以确保病情不会发生重大的进展。
- 同一节段病变/残余物压迫。
  - 由于初次手术失败或不充分导致的。
  - ACDF、颈椎后路融合、后路椎间孔成形术、ACDF术后残余物压迫的发生率为5%～36%[12]。
  - ACDF后发生的内固定并发症占22%～36%。
  - 脊柱手术后的残余物压迫可能由以下原因引起[24]：
    - 未能在受伤/受累的位置进行完全减压。
    - 未能减压相邻的相关节段。
    - 移植物或内固定材料向椎管或椎间孔内移位。
    - 错误的手术节段。
  - 椎体后部的骨赘可能是残留压迫的重要原因[26]。
  - 研究表明，ACDF术后会限制骨赘的重塑和吸收[22,24]。
  - Kozak等[11]提倡后纵韧带切除，以实现更彻底的减压。
  - 颈椎外伤手术时，可能需要在手术中对神经进行减压，以降低术后压迫的可能性[19]。
- 病理改变：肿瘤，感染和炎症性关节病。
  - 只有17%的脊柱肿瘤发生在颈椎。
  - 最常见的恶性肿瘤为脊索瘤和浆细胞瘤，多发生于颈椎前部，导致后凸。
  - 骨样骨瘤和成骨细胞瘤是颈椎最常见的良性肿瘤，

最常见于后部。
- 脊柱良性病变，特别是特征性骨样骨瘤，可导致疼痛性脊柱侧弯，一旦病变切除，疼痛往往会减轻。
- 3%~14%的脊柱感染是颈部感染。
- 颈椎感染通常以椎间盘炎症开始，引起椎间盘破坏，然后扩散到椎体，引起椎体塌陷和后凸。
- 颈椎转移性病变通常开始于脊柱前部，椎体逐渐被破坏，首先导致轴向不稳定，然后是水平方向和旋转不稳定。
- 炎性关节病的自然病程会进行性导致后凸畸形。
- 类风湿关节炎患者的颈椎受3种潜在变形原因之一的影响：寰枢椎半脱位、颅骨下沉和下颈椎半脱位。

病史和体格检查

- 先前接受颈椎手术的患者通常表现为轴向疼痛、神经根病、脊髓病或进行性畸形。他们也可能有这些症状的组合。
- 了解目前的症状是否与初次手术前的症状相似或不同是相当重要的。
- 评估必须从全面回顾所有既往的颈椎手术、无痛期和创伤。
- 如有可能，应尽量获取术前影像和病历，充分了解初次手术的情况和适应证。
- 了解最初的症状在最初的治疗后是否消失或持续，将有助于确定当前症状的病因。
- 询问术后并发症。
- 体格检查。
  - 系统性的运动和感觉检查对于确定颈部的责任节段是必不可少的。
  - 可以用记号笔在手臂上绘制感觉障碍的范围。
  - 评估反射：包括肱二头肌(C5)、肱桡肌(C6)和肱三头肌(C7)。注意，正常反射随着年龄的增长而减弱，老年患者出现正常反射可能是反射亢进的表现。
  - 评估脊髓病变的症状：包括Hoffmann试验、共济失调、桡骨膜反射倒错和尺骨逃脱征。在下肢，脊髓病的症状包括肌阵挛、Babinski反射亢进，或宽大步态。
  - 注意症状是单侧的还是双侧的，是否伴有肠道或膀胱功能障碍。
  - 最后，需要排除导致上肢功能障碍的其他潜在原因，包括胸廓出口综合征、肩关节撞击/肩袖病变和(或)周围神经压迫(肘管综合征、桡管综合征、腕管综合征)。

影像学和其他诊断性检查

- 颈椎X线片，包括前后位、侧位、屈位和伸位，应作为初步评估的一部分。
  - 对X线片的评估可与以前的资料进行比较，以确定是否存在畸形、内植物故障、植骨降解或强直性脊柱炎。
  - 屈曲/伸展位摄片允许在怀疑为假关节或相邻节段退变的水平上评估颈椎运动。
  - 对于脊柱畸形，屈曲/伸展摄片提供了关于颈椎畸形复位到正常前凸的信息。
  - 颈椎斜位摄片可评估神经孔、椎体外关节突、小关节和椎体融合情况。
- CT。
  - CT扫描提供了对颈椎骨性结构最好的全面评估。
  - CT是评估椎体融合情况和排除假关节的首选方式。
  - 颈椎脊髓造影可用于禁止MRI检查的病例。它在颈椎翻修手术中也很有用，因为内植物常常使MRI成像模糊不清。
- MRI。
  - MRI是评估软组织和神经的首选方式。
  - MRI能显示椎间盘和脊髓，在脊髓病变的病例中也能显示脊髓髓内水肿。
  - MRI是无创的，不需要硬膜内造影剂。
  - 在翻修手术中，使用静脉内(IV)造影剂来区分瘢痕组织(钆，MRI增强)和复发性椎间盘突出(IV造影剂由于缺乏血液供应而不能增强)。
  - 对于装有起搏器、脊髓刺激器和一些心脏支架的患者，MRI可能是禁忌使用的。
- 其他检查方法：神经传导检查/肌电图(EMG)、骨扫描和神经阻滞。
  - 神经传导检查和肌电图可用于排除怀疑有外周原因的情况下外周神经受压。肌电图还可以在体格检查结果不明确的情况下帮助确定异常的颈椎节段。
  - 核医学检查包括了骨扫描，更确切地说，单光子发射计算机断层扫描(SPECT)可以帮助诊断假关节。应力性骨折或假关节部位在骨扫描影像中均显示摄取增高。SPECT扫描提供了更好的颈椎空间结构表现。
  - 选择性神经根阻滞可以缓解疼痛症状，常被纳入复发性颈椎疼痛和神经根病变的非手术治疗中。此外，选择性神经根阻滞还可以为疼痛或感觉分布复杂的病例提供诊断依据。
- 应在翻修手术前进行实验室检查，包括血细胞计数、化学分析、炎症标志物、血沉和C反应蛋白，以排除感染是引起疼痛或功能障碍的潜在原因。
- 体格检查(详见书后的检查表)。

- Spurling试验。
- Lhermitte现象。
- Hoffman反射。
- 桡骨膜反射倒错。
- 手指逃脱征(尺骨逃脱征)。
- 撞击征。
- Hawkins改良撞击征。
- Adson试验。

鉴别诊断

- 椎间盘源性、肌筋膜性和颈椎小关节源性疼痛。
- ASD。
- PLK。
- 内固定失败。
- 假关节。
- 初次手术时因减压不充分而引起的复发性疼痛。
- 与颈椎病表现相似的周围神经病变和疼痛综合征：
  - 胸廓出口综合征。
  - Parsonage-Turner综合征。
  - 腕管综合征。
  - 肘管综合征。
  - 桡管综合征。
  - Wartenberg综合征。
  - 尺管综合征。
  - 肩关节撞击/肩袖疾病。

非手术治疗

- 颈椎翻修手术的适应证与原发手术相同：神经根病变、脊髓病、不稳定、进行性畸形和肿瘤。颈椎翻修手术的手术结果远没有初次手术的可预测性。在考虑颈椎翻修手术前，应尽一切努力采取非手术措施减轻患者的症状。除非出现以下情况包括进行性运动或步态障碍、持续的致残性疼痛和肌力减退(3个月)、进行性畸形、不稳定和伴有明显轴向或根性疼痛的神经功能障碍[24]。
- 非手术治疗方法：
  - 非甾体抗炎药。
  - 颈椎等长拉伸/物理治疗。
  - 选择性神经根注射。
  - 硬膜外类固醇注射。
  - 疼痛管理门诊。
  - 心理评估。

手术治疗

- 彻底了解患者症状的病因对于适当的手术计划和管理是至关重要的。
- 对于非手术治疗失败且符合手术适应证(包括神经根病变、脊髓病、不稳定、进行性畸形和肿瘤)的患者，应考虑手术干预。
- 手术干预的目的如下：
  - 不稳定的节段稳定化。
  - 脊髓疾病或神经根疾病患者的脊髓或神经根减压。
  - 脊柱畸形矫正：可通过前路、后路或联合入路完成，且必须针对每个病例进行特殊定制。
- 假关节。
  - 在假关节形成的情况下，手术目的是融合失败的节段，这可以通过前后入路来完成。
  - 后路融合增强稳定性，提高了前路融合的最终可能性，避免了额外的前路手术的风险，是替代再次前路稳定手术的极佳治疗选择[13]。
  - 假关节后路翻修术的融合率为94%~100%。
  - 假关节前翻修术失血较少，住院时间较短。然而，在某些情况下，需要再次翻修的比例为44%[3]。
  - Zdeblick等[29]和Coric等[4]支持前路翻修术，所有治疗均获得了良好的效果和坚固的融合。
- 相邻节段退变和残余物压迫。
  - 相邻节段退变由相邻节段的前路颈椎椎间盘切除融合术引起的。
  - 残余物压迫或复发性椎间盘突出的处理由神经损害部位决定。严重的前路压迫可能需要翻修ACDF或椎体切除。后路椎间孔切开术可以减压椎间盘突出症。
  - 若要将前路融合术延长至邻近节段，必须移除先前的内植物，以便延长内固定的长度。术前一定要明确了解制造商和拆卸所需的工具。最近，市场上已经推出了椎间独立融合器，它允许在不移除以前内固定的情况下在相邻节段上进行固定。
- 内固定失效。
  - 并非所有的内固定失效的患者都需要翻修手术。对无症状的内固定失效的患者应进行常规X线片密切随访。
  - 神经压迫或软组织损害、椎体结构不稳定或进行性畸形的患者需要手术治疗。
  - 前路内固定失效从前路翻修，后路内固定失效从后路翻修。
  - 内固定失效通常会伴有严重的炎症反应，应谨慎处理，因为这可能会影响手术入路。
  - 一般情况下，翻修器械可以在以前的内固定失效的位置更换。如果出现明显的不稳定，应进行前后路联合固定。

- 后凸畸形。
  - 颈椎畸形矫正的一般原则是缩短后柱，延长前柱，使用后纵韧带作为铰链，方便矫正。
  - 解决 PLK 的方法有 3 种：
    - 单纯前方入路：此入路通过椎体切除、植骨或多节段 ACDF 矫正脊柱后凸。通过放置椎体间生物力学装置或支架植骨来延长前柱的潜力远远大于后截骨术缩短后柱的潜力。因此，无论是否联合后侧入路，前路手术已成为矫正畸形的首选方法[28]。
    - 单纯后侧入路：此入路采用侧块内固定，伴或不伴后方截骨，以矫正畸形。这种方法仅限于屈曲/伸展位摄片能被动矫正的畸形或没有明显前方嵌插的畸形。后路固定可能会受到椎板切除术后骨量不足的限制。
    - 前/后联合入路：该入路适用于明显的前路不稳定和 4 个节段以上融合的病例。联合入路可更有效地矫正矢状面畸形。尽管联合手术的矫正潜力更大，但第二次手术增加的风险使其不愿被外科医生和患者接受。特别值得注意的是，对于一些严重畸形并伴有后方关节融合的患者，可能需要三个阶段的手术。第一阶段的手术是后路自体融合截骨术，或在关节炎的节段放置内固定。第二阶段为前路手术，采用椎体切除、支架植骨术或多节段 ACDF。最后在第三期进行后路固定。
  - 后路截骨术矫正脊柱后凸。
    - SPO：这是一种仅通过后部截骨术。两个椎弓根之间的侧块在脊柱后凸的节段被切除以允许脊柱伸展。SPO 可以在 C3 和 C7 之间的任何节段进行。
    - PSO：这是一种椎体三柱的截骨术，包括切除椎体后部、椎弓根和楔形切除椎体。PSO 允许大约 30°的颈椎伸展。当需要在所有三柱上截骨时，可进行 PSO 的节段限制在 C7 和 T1。椎动脉在 C1-C6 通过横突孔，使得 PSO 在这些节段上是不可能进行的。

术前计划

- 在大多数情况下，从之前手术未暴露的入路进入是最安全的。
- 如果最初的手术入路是从右侧进入的，那么翻修手术应该从左侧进入。
- 对于前路手术，术前咨询耳鼻喉科医生检查声带，确认喉返神经没有损伤。如果声带活动异常时，应通过异常侧行入路，以防止对健侧的损伤。
- 考虑术中使用神经功能监测仪。
- 翻修手术前确认所有内植物。

体位

- 目前的神经监测手段已经减少了在局部麻醉下进行手术的需要。这也允许几乎所有的手术能在俯卧和仰卧的体位下定位。
- 仰卧位：颈椎前路手术 (图 2A)。
  - 患者平躺于 Jackson 手术台上或标准手术台上。
  - 在双侧肩胛骨之间放置一个垫枕或毛巾，以促进颈部伸展。
  - 胶带用于将肩膀向下拉，以便能看到颈胸交界处。
  - 双臂置于两侧，手腕和肘部周围用泡沫垫保护，以防止神经麻痹。
  - 膝盖和足跟后面要加垫。
  - 如果使用标准手术台，头架可以延长以允许颈椎进一步的前凸。椎体间植骨后调整头架可以为颈椎前

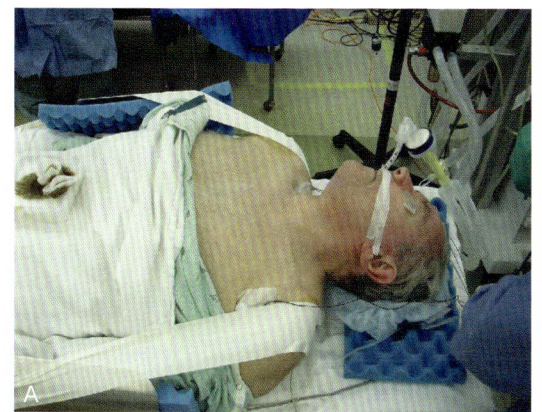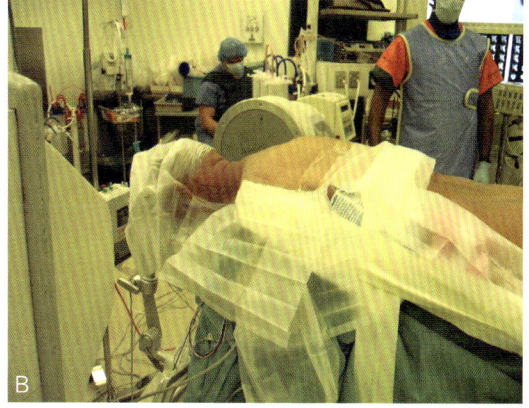

图 2　A. 患者取仰卧位，肩胛骨之间有枕垫，头部轻度伸展。肩膀被绑在尾部，以便能看到较低的颈椎节段。请麻醉师把气管插管放在口腔的一侧，与预期的入路方向相反。B. 患者俯卧位使用 Mayfield 头部固定器。在手术过程中，患者也可以使用俯卧式头部固定架或面部垫圈。肘部和手要加垫保护，用胶带将肩膀向下拉，以便能看到较低的颈椎节段。对于上颈椎手术，必须先修剪发际线，然后再进行手术铺巾。

部提供了一定的加压。
- 铺单前应确定神经监测仪的基准参数。
- 俯卧位：颈椎后入路（图2B）。
  - 如果要使用Mayfield头部固定器，在翻转到俯卧位之前，将头枕与患者平卧位一起放置。
  - 在放置Mayfield钳时，调整旋臂应位于患者鼻子正上方的前部。这使得外科医生可以确认在手术中调整钳形夹时钳形夹不会撞击鼻子。
  - 在大多数情况下，我们使用俯卧式头部固定架或面部垫圈。
  - 摆放俯卧位前需连接神经监测仪。
  - 患者轻轻转向俯卧位，躯干置于长垫枕或四点支架上。
  - 如果使用Mayfield钳，翻转后的首要任务是把患者连接到手术框架上。
  - 所有的骨突起部位都应被填充以防止神经受压。
  - 肘部和手部要加垫保护，手臂放在身体两侧。
  - 用胶带将肩膀向下拉，以便能显露颈胸交界处。
  - 可以用X线透视来确认颈椎的对位对线。
  - 铺单前应确定神经监测仪的基准参数。
- 这时候应该开始使用防血栓弹力袜和序贯加压装置以防止深静脉血栓形成。在消毒铺巾之前应使用加热毯。

入路

- 前方入路。
  - 在病变节段水平作横切口。
  - 一般情况下，切口在颈部左侧，因为喉返神经的行进位置在左侧更容易预测。
  - 体表标志用于确定切口的水平。这些标志如下：
    - 硬腭：寰椎的拱形。
    - 下颌骨下缘：C2-C3。
    - 舌骨：C3。
    - 甲状软骨：C4-C5。
    - 环状软骨：C6。
    - 颈动脉结节：C6。
  - 为了能更多地显露，可在胸锁乳突肌（SCM）内侧做纵向切口。
  - 沿肌肉方向纵行切开颈阔肌。
  - 从颈动脉和颈动脉鞘、带状肌和气管食管结构之间的间隙横行进入。
  - 椎前筋膜是前纵韧带上方的疏松结缔组织层。筋膜被切开并从脊柱剥离后，可以显露出前纵韧带和颈长肌。
  - 病变节段由定位针或椎间盘探针的X线透视来明确，以确定正确的病变节段。
  - 寻找正确节段的方法包括触诊颈动脉结节，术前仔细评估椎体前骨赘的X线表现及其与目标节段的关系。
  - 一旦确定节段，双侧的颈长肌被抬起，软组织牵开器放置在肌腹下，暴露椎体前方和两侧钩突。
- 后方入路。
  - 触诊脊柱后方的棘突。与C7和T1一样，C2也有一个突出的棘突。
  - 在病变节段沿棘突方向进行纵向切口。
  - 整个手术过程中都使用电凝止血。
  - 沿着棘突向下分离项韧带，节段椎旁肌经常会越过中线。项韧带呈浅色条纹状，与椎旁肌肉的运动方向一致。沿着这条线将避免切断肌肉纤维，并最终暴露棘突。
  - 在棘突上的放置标记物并进行X线检查，以确定手术节段是否正确。
  - 电凝辅助下紧贴骨质，将深层肌肉从棘突和椎板上剥离。
  - 沿骨膜下向外侧剥离至侧块边界。
  - 使用软组织牵开器以获得最佳的手术视野。

前路融合治疗假关节或复发性椎管狭窄

- 在前侧入路暴露后，将先前的前路内固定物从脊柱上移除。
- 撑开钉置于假关节上下两节段。
- 将撑开器置于病变节段，用刮匙或咬骨钳清除残余的植骨和纤维组织。
- 在严重塌陷的情况下，假关节可能是骨对骨的。在这种情况下，用一个高速磨钻来顺着假关节形成的"瘢痕"或裂缝进行分离。这个宽度可以小于1 mm。
- 每过一段时间停下来检查瘢痕，确认你仍然在正确的平面上。开闭撑开器可以观察到假关节在不愈合平面内的微动。
- 当后侧骨皮质变薄时，一个小号的前方成角的刮匙或微型克氏针可以穿过后侧皮质，并可以去除后皮层。
- 神经根病变时，可在椎间孔周围切除后侧皮质，直到神经钩穿过孔而不受妨碍为止。
- 在第一次前路手术中，提倡切除后纵韧带以完全减压。然而，当形成瘢痕的后纵韧带和硬脑膜之间没有真正的分界的时候，不应尝试切除后纵韧带，因为这会

- 增加了硬膜损伤和脑脊液漏的风险。如果先前的手术记录显示后纵韧带未受影响，则可以在翻修时将其切除。
- 减压后，椎间隙进行打磨以适合移植骨。移植骨可以是自体三面骨皮质或异体骨皮质支架移植骨。关于哪种移植技术最合适还存在一些争议。这里提到的所有技术都有一些支持的文献。
- 移植骨采用夹具和高速磨钻进行塑形（技术图1）。
- 在准备好移植物后，植骨骨块被插入椎体间隙。
- 所有假关节病例均建议在前侧置入钢板固定。
- X线检查确定植骨和前路钢板的合适位置。
- 切口闭合时需放置引流管。
- 术后使用颈托固定。

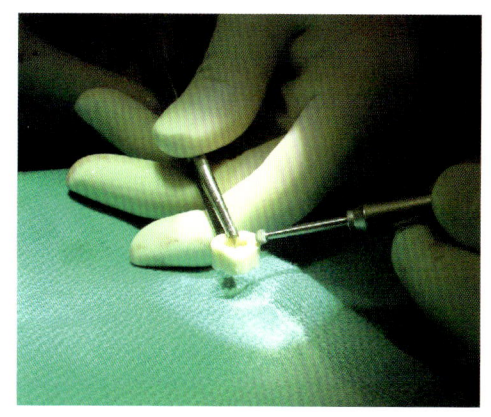

技术图1　植骨的准备工作。

后路融合治疗前路假关节

- 在从后侧入路暴露前路假关节节段后，要从两侧的侧块上剥离所有的软组织。
- 如果是神经根病变，则行椎间孔切开术。这种技术将在后面的内容中介绍。
- 后路内固定有多种方法。最常见的是应用侧块螺钉和连接棒进行后路固定。
- 采用2 mm直径的高速磨钻，使起始孔位于侧块中心点向内侧1 mm处。
- 2.4 mm钻头用于为3.5 mm侧块螺钉钻出导向孔。
- 钻孔方向为向头侧15°，向外侧30°。
- 钻孔从12 mm的套筒开始，每次可以增加2 mm的增量。
- 钻孔后，用测深器确定合适的螺钉长度。
- 钻孔后应用直径略小的丝攻。
- 螺钉拧入的轨迹与钻头和丝攻相同。
- 重复上述步骤，直到所有侧块螺钉安装完毕。
- 然后去除侧块和椎板的骨皮质。
- 取合适连接棒并塑形，然后将其置入两侧螺钉尾端，置入螺钉并拧紧到合适的扭矩。
- 然后将移植骨置于去除皮质的侧块和椎板之上。
- 逐层缝合切口。
- 术后应用颈托用于固定（通常用于较长的节段重建）。

前路手术治疗椎板切除术后颈椎后凸

- 从前路暴露后，可在畸形的顶端发现瘢痕。切除瘢痕可以增加脊柱的显露范围和活动度。
- 在不同程度的畸形中，椎间盘均可在必要时用髓核钳、刮匙和微型枪式咬骨钳切除。椎间盘切除术应进行到后纵韧带的水平。
- 应注意彻底清除软骨终板，防止假关节形成。
- 在合并神经根病变的病例中，需要减压椎间孔。可以把神经拉钩伸入椎间孔以证实减压充分。
- 如果要在多个椎体间植骨，则在每个椎体间植入融合器试模，并为每一个间隙选择合适的植骨方式。
- 椎体间植骨需要先修整到合适的形状并置入椎间隙。
- 如果需要植骨的支撑以充分减压，可以用咬骨钳切除前方椎体以行椎体次全切术。
- 在椎体前侧开一个16 mm宽的槽。
- 把骨槽加宽到椎弓根外侧，加深至后纵韧带水平。
- 当接近后侧骨皮质时，使用高速磨钻来使骨皮质变薄。
- 后部骨皮质可用小角度刮匙或微型枪式咬骨钳切除。
- 上、下椎体的终板均用高速磨钻处理，露出骨皮质下的出血松质层，打磨出椎体后唇以防止移植物移位。
- 然后用同种异体腓骨修剪出骨皮质支架。
- 植入时在颅骨上予20磅（1磅≈0.45 kg）的牵引力拉伸颈椎。
- 避免置入时出现脊髓或神经损伤，小心置入内植物并敲击到合适位置。
- 所有病例均建议颈椎前路置板。在多节段ACDF中，螺钉有多个固定位置。对于支架的植骨，螺钉应被安置在支架的上面和下面。由于移植骨骨折的风险很大，因此不应在移植骨上置入螺钉。如果担心移植骨移位，可以使用不可吸收缝线将移植骨捆绑在钢板上。

TECHNIQUES

后路手术治疗椎板切除术后颈椎后凸

- 这种方法仅限于轻微畸形和那些在屈/伸位X线片上能被纠正到正常前凸的患者。
- 手术前,给予患者Mayfield头架固定。
- 俯卧位后,固定Mayfield头架,调整头部和颈部的位置,直到获得适当的前凸(注意,在麻醉下对患者进行颈椎操作时,应该连接并进行神经监测)。
- 如果前凸是适当的,可以按照之前介绍的假关节后路融合技术放置侧块内固定装置。
- 如果仍然残留后凸畸形,必须在侧块固定前进行后方截骨。
- 暴露脊柱后,脊柱后凸的节段将进行后方截骨。后侧骨量减少会使单纯后侧固定出现困难,因此必要时应采用前路融合。
- 如果截骨后有足够的骨量,则按照前面介绍的方法,采用侧块螺钉后路固定并融合。

前后路联合治疗椎板切除术后脊柱后凸

- 除非有明显的椎体后侧融合或关节病变,否则联合入路先行前路椎间盘切除术或椎体切除术。
- 一旦前路内固定完成,无论是否进行截骨手术,患者取俯卧位进行侧块固定。
- 一般来说,三个节段以下的短前路手术不需要后路稳定。对于四个节段以上的重建,应考虑后路固定。
- 对于骨质较差或有假关节形成风险的患者,也应考虑后路固定。
- 后路内固定在前一节中有详细讨论。
- 在前后路融合和内固定后,患者应至少需要颈托固定6周。

邻近节段退变的翻修(颈椎前路椎间盘切除融合翻修术)

- ASD的翻修手术在许多方面与原发性ACDF类似。
- 一个主要的区别是需要从以前未暴露的入路进入。术前需要耳鼻喉科会诊,如果声带功能正常,应从与原发手术对侧的一侧入路暴露脊柱前方。
- 第二个不同之处在于,可能需要去除融合部位的内固定。应尽一切努力在翻修手术前确定内固定装置的型号。
- 除上述两种情况外,ASD的前路治疗方法为ACDF,具体方法见颈椎间盘突出症治疗方案。

椎间孔成形术

- 后路椎间孔成形术用于治疗假关节形成、邻近节段退变或前路融合节段复发性椎间盘突出引起的神经根受压。
- 病变节段后入路后,辨认出椎板和侧块。
- 磨钻打薄外层椎板和小关节内侧。
- 弯头刮匙用于在关节突内侧和黄韧带之间建立平面。
- 切除前侧小关节囊和骨赘,充分显露神经根(应注意避免关节突过度切除;切除超过50%可能导致医源性颈椎不稳定)。
- 切除韧带和椎板,显露根袖与硬脊膜交界处。
- 用Woodson剥离子或神经钩探查椎间孔,确认减压是否充分;如果发现椎间盘突出,将后纵韧带切开,去除椎间盘碎片。
- 逐层缝合切口。
- 术后使用柔软舒适的软颈托。

要点及失误防范

患者选择	• 适当的患者选择是减少颈椎翻修手术患者数量的最重要的一步
内植物	• 在翻修手术前确定所有以前放置的内植物。在颈椎翻修手术时要有专门的拔钉器械
非手术治疗	• 应在手术干预前尝试包括非甾体抗炎药、物理治疗和硬膜外注射在内的非手术疗法
影像学	• 将患者症状与阳性影像学结果相关联,以提高患者预后情况

术后护理

- 颈椎翻修手术后的早期护理包括固定脊柱2～12周,这取决于手术中处理的节段和不稳定或不愈合的可能性。
- 1～2节段固定的手术一般术后颈托固定2周。在这期间,患者可以被允许逐渐恢复日常生活活动。在X线片上证实融合前,不建议进行恢复颈椎活动度(ROM)和活动强度的正规物理治疗。
- 对于融合节段较长的患者,以及那些有伤口愈合不良和假关节风险的患者,至少要硬颈托固定6周。一旦在普通X线上看到融合,就开始正规康复治疗。
- 颈椎翻修手术后的物理治疗包括等长肌肉力量强化和ROM,然后才能恢复自由活动。

结果

- 总的来说,与初次手术相比,翻修手术的效果较差。
- 假关节翻修的效果因翻修方法的不同而不同。前路翻修手术的融合率为57%。有几项研究报道了假关节后路翻修术后能达到94%的融合率。
- Zdeblick等[29]和Coric等[4]报道了椎体间假关节前翻修的100%融合率。自体移植和前路钢板均可提高融合率。
- 对于ASD患者而言,椎间植骨治疗者术后关节融合率(63%)低于椎体次全切除支架移植治疗者(100%)。两者临床疗效比较,差异无统计学意义[10]。

并发症

- 颈椎翻修术后并发症的发生率明显高于原发手术。总体并发症风险为27%[7]。
- 对于每一种手术方式,在翻修手术中,与初次手术相关的并发症风险会由于翻修风险而额外增加。
- 前路并发症包括以下内容。
  - 食管损伤:是一种危及生命的损伤;出现时有1/3的人在手术时就能被发现。早期发现的相关死亡率大约是15%;晚期发现的相关死亡率为30%。
  - 声带麻痹:发生率约15%[7]。
  - 吞咽困难:10%。
  - 神经损伤/单神经根病变:7%。
  - 硬膜损伤。
  - 植骨部位并发症。
- 后路并发症包括:
  - 神经损伤。
  - 硬膜损伤。
  - 严重的切口并发症/感染发生率为1.2%。

参考文献

[1] Albert TJ, Vacarro A. Postlaminectomy kyphosis. Spine 1998;23(24):2738-2745.

[2] Boden SD, Bohlman H. The Failed Spine. Philadelphia: Lippincott Williams & Wilkins, 2003.

[3] Carreon L, Glassman SD, Campbell MJ. Treatment of anterior cervical pseudoarthrosis: posterior fusion versus anterior revision. Spine J 2006;6(2):154-156.

[4] Coric D, Branch CL Jr, Jenkins JD. Revision of anterior cervical pseudoarthrosis with anterior allograft fusion and plating. J Neurosurg 1997;86(6):969-974.

[5] Eck JC, Humphreys SC, Lim TH, et al. Biomechanical study on the effect of cervical spine fusion on adjacent-level intradiscal pressure and segmental motion. Spine 2002;27(22):2431-2434.

[6] Farey ID, McAfee PC, Davis RF, et al. Pseudarthrosis of the cervical spine after anterior arthrodesis. Treatment by posterior nerve-root decompression, stabilization, and arthrodesis. J Bone Joint Surg Am 1990;72(8):1171-1177.

[7] Gok B, Sciubba DM, McLoughlin GS, et al. Revision surgery for cervical spondylotic myelopathy: surgical results and outcome. Neurosurgery 2008;63(2):292-298.

[8] Hilibrand AS, Carlson GD, Palumbo MA, et al. Radiculopathy and myelopathy at segments adjacent to the site of a previous anterior cervical arthrodesis. J Bone Joint Surg Am 1999;81(4):519-528.

[9] Hilibrand AS, Fye MA, Emery SE, et al. Impact of smoking on the outcome of anterior cervical arthrodesis with interbody or strut-grafting. J Bone Joint Surg Am 2001;83-A(5):668-673.

[10] Hilibrand AS, Yoo JU, Carlson GD, et al. The success of anterior cervical arthrodesis adjacent to a previous fusion. Spine 1997;22(14):1574-1579.

[11] Kozak JA, Hanson GW, Rose JR, et al. Anterior discectomy, microscopic decompression, and fusion: a treatment for cervical spondylotic radiculopathy. J Spinal Disord 1989;2(1):43-46.

[12] Lawrence J, White A, Hilibrand A. Same segment disease after cervical spine surgery. Spine J 2007;7(5):55S.

[13] Lindsey RW, Newhouse KE, Leach J, et al. Nonunion following two-level anterior cervical discectomy and fusion. Clin Orthop Relat Res 1987;(223):155-163.

[14] Lonstein JE. Post-laminectomy kyphosis. Clin Orthop Relat Res 1977;(128):93-100.

[15] Lowery GL, McDonough RF. The significance of hardware failure in anterior cervical plate fixation. Patients with 2- to 7-year follow-up. Spine 1998;23(2):181-186.

[16] Lowery GL, Swank ML, McDonough RF. Surgical revision for

failed anterior cervical fusions. Articular pillar plating or anterior revision? Spine 1995;20(22):2436-2441.
[17] Nowinski GP, Visarius H, Nolte LP, et al. A biomechanical comparison of cervical laminaplasty and cervical laminectomy with progressive facetectomy. Spine 1993;18(14):1995-2004.
[18] Phillips FM, Carlson G, Emery SE, et al. Anterior cervical pseudarthrosis. Natural history and treatment. Spine 1997;22(14): 1585-1589.
[19] Robertson PA, Ryan MD. Neurological deterioration after reduction of cervical subluxation. Mechanical compression by disc tissue. J Bone Joint Surg Br 1992;74(2):224-227.
[20] Robinson RA, Walker AE, Ferlic DC, et al. The results of anterior interbody fusion of the cervical spine. J Bone Joint Surg 1962;44 (8):1569-1587.
[21] Simmons EH, Bhalla SK. Anterior cervical discectomy and fusion. A clinical and biomechanical study with eight-year follow-up. J Bone Joint Surg Br 1969;51(2):225-237.
[22] Stevens JM, Clifton AG, Whitear P. Appearances of posterior osteophytes after sound anterior interbody fusion in the cervical spine: a high-definition computed myelographic study. Neuroradiology 1993;35(3):227-228.
[23] Tribus CB, Corteen DP, Zdeblick TA. The efficacy of anterior cervical plating in the management of symptomatic pseudoarthrosis of the cervical spine. Spine 1999;24(9):860-864.
[24] Truumees E, McLain R. Failed and revision cervical spine surgery. In: Chapman MW, ed. Chapman's Orthopaedic Surgery, ed 3. Philadelphia: Lippincott Williams & Wilkins, 2001: 3846-3860.
[25] Whitecloud TS Ⅲ, Seago RA. Cervical discogenic syndrome. Results of operative intervention in patients with positive discography. Spine 1987;12(4):313-316.
[26] Wu W, Thuomas KA, Hedlund R, et al. Degenerative changes following anterior cervical discectomy and fusion evaluated by fast spin-echo MR imaging. Acta Radiol 1996;37(5):614-617.
[27] Zdeblick TA, Abitbol JJ, Kunz DN, et al. Cervical stability after sequential capsule resection. Spine 1993;18(14):2005-2008.
[28] Zdeblick TA, Ducker TB. The use of freeze-dried allograft bone for anterior cervical fusions. Spine 1991;16(7):726-729.
[29] Zdeblick TA, Hughes SS, Riew KD, et al. Failed anterior cervical discectomy and arthrodesis. Analysis and treatment of thirty-five patients. J Bone Joint Surg Am 1997;79(4):523-532.

第34章 硬膜内肿瘤切除术
Surgical Excision of Intradural Spinal Tumors

Gerald E. Rodts, Jr. and Daniel Refai

发病机制

- 硬膜内肿瘤很少是恶性细胞转移扩散的结果。硬膜内肿瘤主要分为髓外硬膜内肿瘤和髓内硬膜内肿瘤。有些肿瘤表现出髓内和髓外或外生生长的特点。
- 脊柱硬膜内肿瘤较原发性或转移性骨肿瘤或硬膜外间隙肿瘤少见。它们的手术切除需要精细的技术和最大限度地避免损伤脊髓和神经根。
- 最常见的肿瘤类型是良性脑膜瘤、神经鞘瘤和神经纤维瘤。
- 畸胎瘤是一种比较罕见的硬膜内肿瘤,通常是髓内和髓外肿瘤。
- 最常见的髓内肿瘤是脊髓室管膜瘤、血管母细胞瘤、脂肪瘤、星形细胞瘤和胶质母细胞瘤。除了发生在脊髓圆锥的室管膜瘤外,很少有外生的。
- 神经鞘肿瘤(雪旺细胞瘤、神经纤维瘤)通常伴有神经根症状,一旦肿瘤扩大到导致脊髓压迫的程度,就会出现脊髓病变症状。
- 在腰椎(位于脊髓圆锥下方),硬膜内髓外肿瘤通常会引起神经根症状(疼痛、感觉异常、虚弱),当肿瘤生长占据大部分椎管时,腰痛会发展并迅速发展到令人痛苦的程度。
- 硬膜内髓内肿瘤可引起轴性或神经根性疼痛,但最常见的表现是脊髓病。除非病理学是脊髓恶性胶质母细胞瘤,否则进展通常在几个月内非常缓慢。仔细的术前评估必须消除脊髓实质的其他病理,如结节病、横断性脊髓炎、多发性硬化等。

病史和体检结果

- 表现为髓内和髓外脊髓肿瘤的症状包括轴性或四肢/神经根性疼痛。疼痛通常在活动或休息时持续发生。
- 脊髓病症状表现为麻木、刺痛(感觉异常)、步态不稳、小运动/手不协调(颈部)、排尿频率增加、排尿困难和全身运动无力。
- 典型的上运动神经元征如反射亢进、霍夫曼征、反射扩散、肌阵挛和Babinski征。

影像学和其他诊断性检查

- MRI是脊髓内外部肿瘤的首选成像技术。对比度增强是必要的。
  - 髓内肿瘤在MRI上具有相当的特征性表现。
    – 星形细胞瘤会表现出不同的对比度增强,几乎没有一个坚实、均匀的增强区域。
    – 室管膜瘤始终在脊髓实质内有均匀增强的肿块(图1A)。
    – T1加权图像显示肿瘤肿块内的低强度,在使用对比剂时亮度增强明显。
    – 通常,T2加权图像会显示脊髓周围水肿。
    – 在T1加权图像上,血管母细胞瘤通常有低信号强度的囊性区域,囊壁上有较小的增强对比度的结节。
    – 如在身体脂肪组织中所见,髓内脂肪瘤将是非增强的,并且在T1和T2加权图像上显示典型的高信号。
  - 诸如脑膜瘤这样的髓外肿瘤通常会以非常均匀的方式增强,并且通常会在硬脑膜附着处看到增强的"尾部"(图1B、C)。
  - 神经鞘瘤和神经纤维瘤可以有均匀或不均匀的增强模式。有些神经鞘瘤表现出很少甚至没有增强,但这种情况并不常见。
- 对于不能进行MRI检查的患者(例如那些有起搏器、除颤器、脊髓刺激器的患者),可以使用CT脊髓造影术,且可以显示脊髓肿胀的区域甚至可以显示脊髓内肿瘤的位置。髓外肿瘤通常通过CT脊髓造影就能得到很好的展示。

非手术治疗

- 通过连续神经系统和MRI检查可以密切观察无症状的上运动神经元征象极少或无症状的患者。
- 无症状的腰椎硬膜内肿瘤患者同样可以密切观察,但需要确保即使是轻微的运动神经元膀胱功能障碍的迹象也不存在。

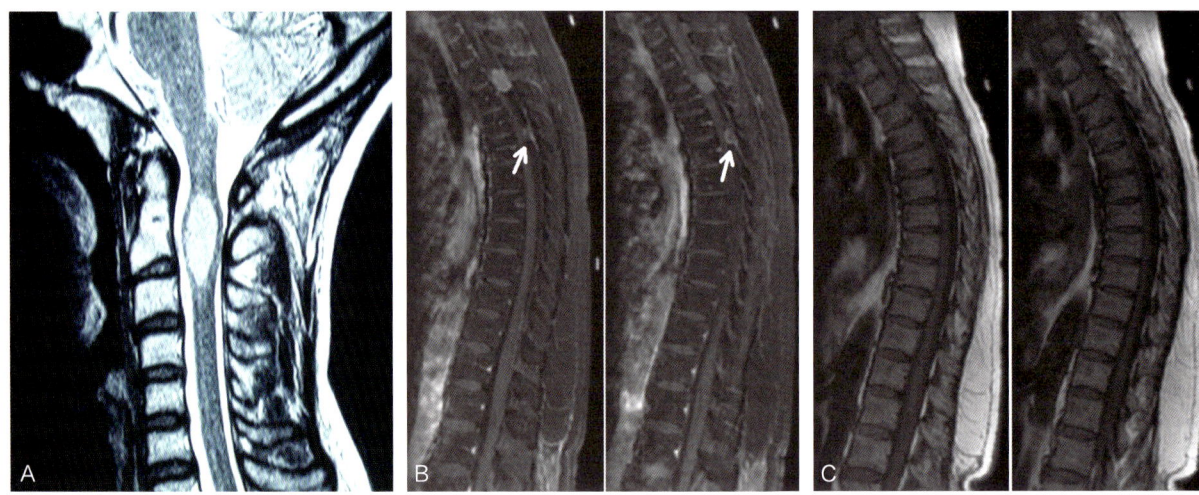

图1　A. 室管膜瘤的增强MRI造影。B、C. T1加权MRI分别为有对比度和无对比度。硬膜内髓外脑膜瘤增强。注意硬脑膜尾标志（B图中的箭头）。

手术治疗

硬膜内髓外肿瘤

- 手术切除脊柱硬膜内肿瘤的适应证包括严重的进行性轴或神经根性疼痛；神经根压迫或受累导致的进行性无力；脊髓上运动神经元膀胱病变、痉挛步态、上肢不协调、全身无力、感觉缺失或紊乱。

术前计划
- 硬膜内髓外肿瘤的手术通常通过后入路进行。术前在皮肤切口后1小时内静脉注射具有良好的中枢神经系统渗透性的抗生素，如纳非西林或安非他明。

体位
- 对于位于颅底和上胸椎（T4-T5）之间的肿瘤患者，取俯卧位胸垫保护，头部置于三点固定头架中。
- 对大多数颈椎肿瘤患者可采用轻度的屈曲体位。
- 如果计划用器械进行后路融合，建议保持中立位，多数情况下都要放置导尿管。

硬膜内髓内肿瘤

术前计划
- 脊髓实质内最常见的肿瘤类型是室管膜瘤、星形细胞瘤、血管母细胞瘤和脂肪瘤。
- 髓内肿瘤的表现症状是神经根较少，多为脊髓性肿瘤。
- 深轴性或根性疼痛是不常见的。麻木、痉挛、膀胱功能紊乱和四肢瘫痪是最常见的症状。

- 由于存在脊髓损伤和出血的风险，不建议采用穿刺活检。因此，开放式活检和切除术是原发性髓内肿瘤的标准操作。
- 与髓外肿瘤相比，应广泛向患者告知术后新疾病的风险与预期要高一些。
- 几乎所有的患者都会因为切除髓内脊髓肿瘤而经历一定程度的新的或增加的感觉或运动障碍。
- 术后早期很难确定哪些新疾病是暂时性的，哪些变化可能是永久性的。然而，大多数患者都经历了随着时间的推移新神经功能的改善。有些患者会有新的永久性疾病，有些患者会出现渐进性神经系统疾病，如脊髓恶性、未完全切除的星形细胞瘤患者所见。通常，这些肿瘤对放射治疗和化疗的预后不佳。

体位
- 体位和椎板切除基本上与髓外肿瘤相同。
- 无论脊髓内肿瘤的偏心率如何，硬脑膜开口通常在中线处。
- 尽管内部去瘤和肿瘤囊分离技术与所有实性髓外肿瘤相似，但髓内肿瘤的切除策略因肿瘤类型而异。
- 手术前肿瘤的MRI特征通常允许外科医生预测肿瘤包膜和脊髓组织（如室管膜瘤）之间是否会有界限，或肿瘤组织与肿瘤周围脊髓组织（星形细胞瘤、脂肪瘤）是否会有弥漫性混合，或是否有一个大的囊性区域含有一个较小的肿瘤壁结节（血管母细胞瘤）。

髓外肿瘤显微切除术

切口和显露
- 皮肤准备后，进行中线切口，完成脊柱骨膜下暴露。
- 大多数硬脑膜内髓外肿瘤的硬脑膜开口通常需要在病理学的上方和下方包括一个椎板，因此要切除的椎板的数量通常从矢状面和轴向的MRI或CT脊髓造影图像中清晰可见。
- 硬膜开口通常位于中线，但对于偏一侧肿瘤患者，其开口可为旁正中位。
- 巨大神经鞘瘤和神经纤维瘤通常在暴露后可见，作为硬脑膜覆盖的肿块延伸和扩大神经孔。在这些病例中，硬脑膜开口通常是在外侧，中线开口呈T形延伸。
- 与所有位于神经孔内或从侧面延伸至神经孔的肿瘤一样，术前必须通过影像学报告清楚地确定椎动脉的位置。此动脉最常见的处理是前移，且保持通畅。
- 在这种情况下，一般可以保留椎动脉。
- 对于椎体动脉被包裹在肿瘤肿块内的肿瘤，可考虑术前血管内试验闭塞，随后予以结扎/栓塞。

肿瘤切除
- 对于神经鞘瘤、神经纤维瘤和脑膜瘤等髓外肿瘤，肿瘤切除的基本技术包括肿瘤的内部去瘤、从脊髓的软脑膜表面对肿瘤囊的精细解剖以及对周围神经根的细致保护。
- 超声吸引器对于这些肿瘤的内部减压最有用。
- 术者必须小心避免穿破肿瘤的包膜。
- 每隔几分钟暂停一次切除，通过仔细的触诊和操作肿瘤包膜以及使用微型仪器对剩余的肿瘤进行三维评估，有助于评估肿瘤剩余的程度。
- 这三种类型的肿瘤都能成功地从脊髓的软脑膜表面剥离出最终的囊膜。
- 如果肿瘤包膜黏附在软脑膜表面或神经根表面，术者可予以保留并用双极烧灼使其凝固。
- 对于腹侧硬脑膜（脑膜瘤）或神经根袖肿瘤，通常需要切断脊髓的齿状韧带。这应该多层面切除，以使肿瘤的操作不会导致脊髓组织在小范围内过度扭曲。
- 可以通过小齿状韧带的基部放置显微单丝缝合线[例如6-0、8-0 Prolene（Ethicon, Somerville, NJ）]以提供轻轻旋转脊髓的手段。
- 如果需要旋转才能接触到大型腹侧肿瘤，那么应在多个层面（而不仅仅是肿瘤附近）切断齿状韧带。
- 血压应维持在正常水平，可以考虑检测运动诱发电位和体感诱发电位。
- 在脊髓旋转过程中，基数的变化可以及时提醒术者，帮助防止受伤。
- 在移除脑膜瘤时，外科医生应评估硬脑膜附着物的位置，并决定硬脑膜切除和修补是否可行，或该区域的予以电凝（单独）。
- 理想情况下，切除肿瘤发生的硬脑膜区域应予以保护防止复发。局部筋膜或冻干牛心包或合成材料可用作补片缝合。
- 切除神经鞘瘤后，所有非肿瘤来源的神经纤维都应予以剥离并保留。明显进入肿瘤体的纤维应随肿瘤一起切除。
- 在最终关闭之前，要仔细检查出血情况。软脑膜出血予以限制性双极电凝止血。通常，在小出血微静脉或微动脉上轻轻按压浸泡凝血酶的胶原海绵即可止血。
- 然后，硬脑膜可采用单纯丝线（锁定或非锁定）或尼龙或Prolene线连续缝合。间断缝合也是可以接受的。纤维蛋白胶或其他合成胶产品经常用于加强缝合。
- 脑脊液引流与否取决于外科医生的判断，尤其是在硬脑膜缝合良好但仍有脑脊液渗出的情况下，可能会有所帮助。

髓内肿瘤显微切除术

切口和显露
- 选择进入脊髓的位置是非常重要的。对于到达软脑膜表面的肿瘤，进入软脑膜里显然是最安全的。
- 然而，许多肿瘤在肿瘤和软脑膜表面之间有正常的脊髓组织。它们可能偏向一边。
- 对于中心位置的肿瘤，应考虑中线切开术（技术图1）。
- 对于未进入表面的偏心肿瘤，应考虑背根入路。
- 超声检查有助于评估肿瘤的位置和轮廓。软脑膜在较低的温度下用微型双极电凝止血，并使用11号手术刀或微型剪刀打开软脑膜层。

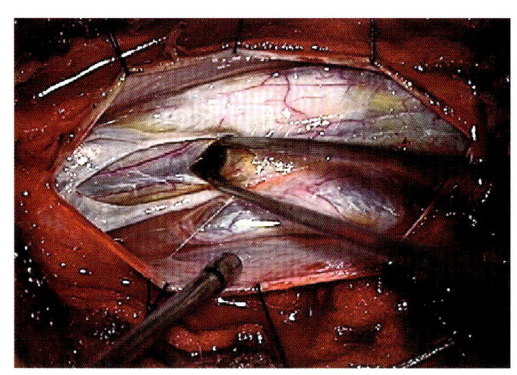

技术图1 蛛网膜的初步解剖，准备中线髓鞘切开术。注意硬脑膜缝合线。

- 然后，使用显微器械从内到外轻柔地打开筋膜，顺应其长轴的头尾方向沿着肿瘤的范围上下进行操作。

肿瘤切除

- 对于室管膜瘤，其肿瘤包膜是一个与周围的白色髓质明显不同的颜色（灰红色）（技术图2A）。
- 当部分肿瘤包膜暴露后，用11号刀片的电凝手术刀将其包膜进行凝固切割。
- 使用超声吸引器和手外科器械（如杯状钳或微型垂体钳等）进行肿瘤组织的内部剥离。
- 部分瘤体组织用于冰冻切片分析。
- 对室管膜瘤内剥脱的重要步骤是确保不穿透包膜，因为通常在包膜的腹侧和外侧存在正常组织（技术图2B）。
- 对于这种类型的肿瘤，几乎总是有一条位于腹侧的营养动脉，当切除包膜腹侧最后部分时，需要电凝该动脉（技术图2C）。
- 因为肿瘤质地比较松软，小片脑棉（Codman, Warsaw, IN）在"显露视野"非常有用。在包膜和肿瘤组织之间将放置多个这样的棉片作为进一步的保护，以防止器械损伤。通常是可以完全切除室管膜瘤。
- 脊髓星形细胞瘤的肿瘤组织与脊髓实质之间的界限很难区分。
- 其手术目的不同于室管膜瘤的切除，因为室管膜瘤完全切除是可以实现的。
- 对于星形细胞瘤，术者需在显微镜下仔细判断肿瘤组织的外观。显著的区别在于异常组织多为黄色或灰色，通常可以安全地切除，不产生严重后果。
- 一旦出现肿瘤组织与正常组织之间的界限不清晰，应谨慎考虑是否继续切除。

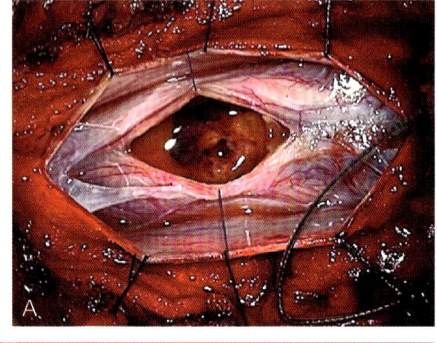
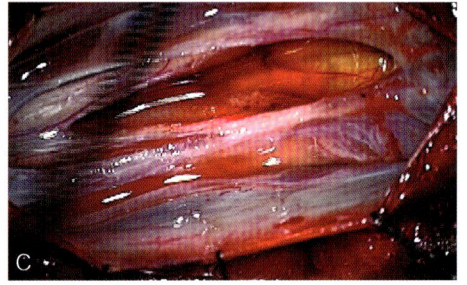
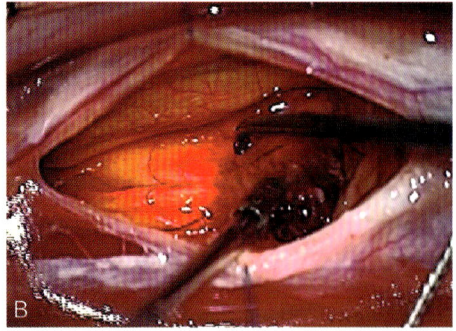

技术图2 A. 脊髓切开，暴露出脊髓实质内的肿瘤肿块。小股蛛网膜缝合线处可以看到上方和下方进行的开放脊髓切开术。B. 在脊髓腔底部与正常脊髓组织相剥离最后一部分肿瘤。C. 肿瘤剥离后，松开软脑膜层的缝线。

- 冰冻切片结果显示为高级别（恶性）星形细胞瘤或胶质母细胞瘤的病例，其预后非常差，手术可能带来的破坏性神经功能丧失的风险可以忽略。
- 脊髓脂肪瘤通常为实性、亮黄色组织，易与正常脊髓实质区分。
- 在极少数情况下，肿瘤肿块可能是液体、油性组织，而不是固体组织。这些肿瘤通常可见于软脑膜表面，甚至可以是外生的，但在腹侧和外侧，脂肪组织可以与正常的软组织融合。因此，如果在不增加神经损伤的风险下，进行完全切除是不可能的，通常会残留一小块脂肪瘤组织。
- 对于囊性血管母细胞瘤，周围的脊髓组织不一定要沿着囊腔的整个范围打开。
- 注意肿瘤壁结节的位置。
- 脊髓切开应在最接近结节所在的位置进行，通常仅暴露一部分囊腔，以便充分观察肿瘤。
- 在显微镜下找出肿瘤供血血管，电凝后切断，肿瘤常常可以从囊腔壁上剥离。
- 肿瘤切除过程中，术区内的液体予以彻底清除。在硬膜缝合前，通常要进行细致的止血。

要点和失误防范

- 硬膜内脊髓外肿瘤切除术的核心是肿瘤的内剥脱和从脊髓软脑膜表面仔细解剖分离出肿瘤包膜
- 在摘除硬膜内脊髓内肿瘤时，术前要了解其解剖特征，如囊肿的存在，肿瘤在影像学上分界的清晰度，有壁、结节等。所有这些都有助于指导外科医生确定最初的脊髓切开的位置和肿瘤的入路
- 对于腹侧的肿瘤，切断多节段的齿状韧带是有帮助的
- 当在解剖或处理正常组织或肿瘤组织时，动作应十分轻柔和缓慢以减少组织损伤
- 在骨髓切开初期中，总是遵从长轴头尾方向的要点进行显露
- 避免在正常的软脑膜血管上使用凝血剂［轻轻地涂抹凝胶泡沫海绵(Baxter Healthcare Corp., Hayward, CA)和微棉絮，大多数的出血会在微小血管中停止］
- 建议频繁切换至满视野视图，以便于在整体上观察肿瘤切除的程度
- 进入肿瘤或肿瘤包膜的"背面"或"侧壁"会比你想象的要快；避免突破肿瘤的最后一层以免损伤肿瘤盲侧的正常组织

术后护理

- 在硬膜内或髓外脊髓肿瘤切除术后，建议立即对术后患者进行重症监护室观察，以便监测血压，并经常进行神经系统检查，以及时发现那些有少数发生并发症的患者，如术后硬膜外或髓内出血。
- 由外科医生决定皮质类固醇的使用。
- 可以采用经腰大池引流脑脊液。
  - 颈部或上胸部肿瘤患者可以采用部分直立或坐姿进行护理，因为这样可以降低硬脑膜闭合处的脑脊液压力。
  - 下胸椎（和腰椎）肿瘤患者术后多采用平卧位，尽管目前没有针对这一问题的指导原则，其决定权取决于外科医生。
  - 手术后或卧床休息一段时间后，可以很快开始渐进性的活动和移动。

并发症

- 最值得警惕的并发症是四肢瘫痪，即使脊髓和肿瘤组织的处理非常精细，也可能发生这种情况。这种并发症有时是无法避免的，但短振幅显微器械的精细操作、维持正常血压和氧合、保留正常动脉、小动脉、静脉和小静脉是非常重要的。
- 术后髓质内出血一般罕见，在显微镜下进行精细的止血非常重要。
- 脑脊液漏是一种较为常见的并发症。注意水密缝合技术是很重要的，许多外科医生使用各种形式的纤维蛋白胶或合成材料来帮助密封缝合。
- 对于硬膜薄弱处或易撕裂和(或)通过缝合孔泄漏脑脊液的患者，术后采用腰大池进行脑脊液引流是非常有帮助的，引流通常需要3～5天。

推荐阅读

[1] Angevine PD, Kellner C, Hague RM, et al. Surgical management of ventral intradural spinal lesions. J Neurosurg Spine 2011;15(1):28-37.

[2] Boström A, von Lehe M, Hartmann W, et al. Surgery for spinal cord ependymomas: outcome and prognostic factors. Neurosurgery 2011;68(2):302-308.

[3] Kucia EJ, Bambakidis NC, Chang SW, et al. Surgical technique and outcomes in the treatment of spinal cord ependymomas, part 1: intramedullary ependymomas. Neurosurgery 2011;68(1 suppl):57-63.

[4] Kucia EJ, Maughan PH, Kakarla UK, et al. Surgical technique and outcomes in the treatment of spinal cord ependymomas: part II: myxopapillary ependymoma. Neurosurgery 2011;68(1 suppl):90-94.

第35章 胸锁乳突肌松解术
Release of the Sternocleidomastoid Muscle

Gokce Mik, Denis S. Drummond, and B. David Horn

定义

- "Torticollis"（斜颈）一词来自拉丁语"tortus"（扭曲）和"collum"（颈部），指的是头部朝一个方向倾斜，颈部向另一个方向不由自主旋转的临床畸形。
- 伴有胸锁乳突肌挛缩的先天性肌性斜颈（CMT）是婴儿期最常见的先天性肌性斜颈病因。
- 先天性肌性斜颈是第三常见的先天性畸形，仅次于髋关节发育不良（DDH）和先天性马蹄足，其发病率为0.4%～1.3%[4,6,10]。
- 胸锁乳突肌肌肉的缩短和挛缩导致的肌紧张是典型的临床表现，这在婴儿出生时或出生不久就可以检测出。
- Cheng等[4]将先天性肌性斜颈患者细分为3组：
  - 临床上可触及的胸锁乳突肌"肿瘤"或假瘤。
  - 肌肉先天性肌性斜颈不伴可触及或可见肿瘤，但患侧胸锁乳突肌增厚或紧张。
  - 先天性肌性斜颈的所有临床特征不伴可触及的肿块或胸锁乳突肌紧张。

解剖

- 在颈部两侧，胸锁乳突肌斜向穿过颈侧面，并将颈部分为颈前三角和颈后三角。
- 它起源于以下两个骨的头部。
  - 胸骨头：胸骨柄的上部和前部表面。
  - 锁骨头：锁骨内侧1/3的上表面。在两个头部结合的情况下，肌肉横向和向后上升以插入颞骨的乳突。
  - 胸锁乳突肌的锁骨起源的大小可以变化。在一些情况下，锁骨附件的宽度可以延伸到锁骨的中点。
- 它插入乳突过程的侧面。
- 胸锁乳突肌的功能有多种：
  - 随着单边收缩：
    - 胸锁乳突肌会使头部和颈椎同侧弯曲；
    - 会使头部横向旋转至对侧。
  - 随着双边收缩：
    - 胸锁乳突肌会压缩头部；
    - 会伸展不完全伸展的颈椎。
- 胸锁乳突肌受以下因素支配：
  - 脊髓副神经（XI）。
  - 第二颈神经腹侧支（C2）。
- 欧勃点大致位于胸锁乳突肌肌肉后缘的中间。耳大神经的前分支通过这个点穿过胸锁乳突肌。
- 脊髓副神经穿透胸锁乳突肌肌肉的深层表面，发出供给它的分支。它深入到胸锁乳突肌后部的欧勃点。
- 颈外静脉位于胸锁乳突肌近端的前方。它在其中点倾斜地穿过胸锁乳突肌肌肉，并且下行穿过胸锁乳突肌注入锁骨下静脉。
- 胸锁乳突肌保护颈动脉和颈内静脉，两者都位于其深处。
- 胸锁乳突肌肌肉和重要的周围结构的解剖结构如图1所示。

发病机制

- 婴儿先天性肌性斜颈的病因是胸锁乳突肌肌肉的痉挛或缩短。

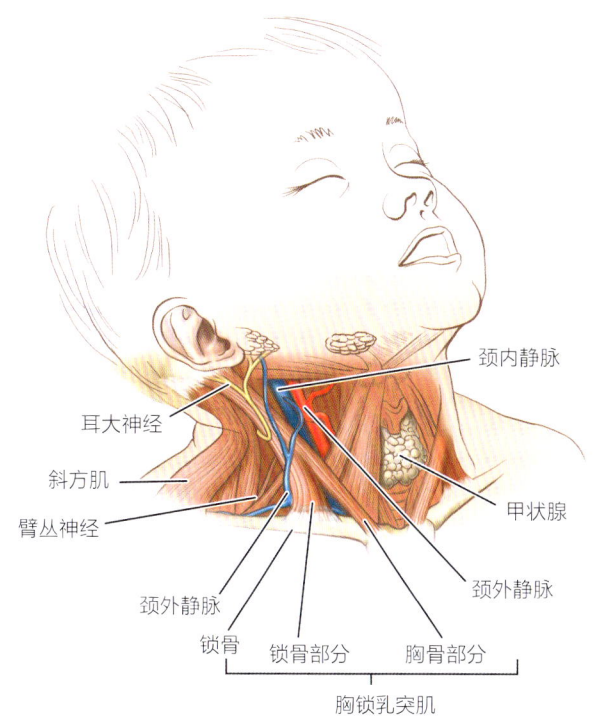

图1 胸锁乳突肌肌肉和重要周围结构的解剖。注意颈外静脉和耳大神经的走行，颈动脉和颈内静脉位于胸锁乳突肌肌肉深处。

- 患有先天性肌性斜颈的婴儿可能有难产史或产伤。
- Davids等[7]曾在报告中提到，在子宫内或分娩时头部和颈部的位置可能导致胸锁乳突肌肌肉的局部创伤。
- 进展性纤维化和胸锁乳突肌肌肉挛缩可能是宫内或围产期筋膜间室综合征的后遗症[7]。
- 先天性肌性斜颈可能与羊水过少、多胞胎、新生儿髋关节发育不良有关[9]。
  - 这些相关的条件证明了先天性肌性斜颈与限制胎儿运动和头颈部错位相关的理论。这些情况也可能与难产和产伤相关。
- 大约50%的先天性肌性斜颈患者出生时就患有临床上可触及的胸锁乳突肌肿块（假瘤）。这种假瘤是一种血肿，随后经历了纤维化，这种情况可能是产伤或宫内胎位不正造成的[1,3]。
- 先天性肌性斜颈症也可能由许多其他疾病引起，例如眼科疾病（例如眼球后缩综合征）、先天性颈部异常和神经系统疾病（例如后颅窝肿瘤）。

自然病程

- 先天性肌性斜颈的诊断通常在出生时或接近出生时进行。先天性肌性斜颈的其他原因通常在之后（4个月至1年）出现。
- 通常在分娩后数周或数月内胸锁乳突肌肌肉内出现肿块（胸锁乳突肌肿瘤）或肿胀。
- 通常，肿块会变小并在6～12个月之间消失。
- 如果不治疗，可能会发生肌肉收缩和纤维化的问题。
- 颈部的屈曲和旋转畸形始于婴儿期。
  - 通常，头向患侧倾斜，下颌转向对侧肩部。
  - 早期可能出现斜头畸形和面部不对称，它们会随着时间的推移而增加。
- 根据孩子的睡姿，颅骨和面部骨骼的扁平化可以在受影响的或正常的一侧发展。
- 在患有持续畸形的年龄较大的儿童中，也可能出现放射学表现异常。这些异常包括枢椎关节面的不对称性、齿状突向先天性肌性斜颈侧的倾斜，以及可能出现的颈胸椎侧凸。

病史和体格检查

- 对有先天性肌性斜颈的新生儿进行完整的病史和体格检查。
  - 患有先天性肌性斜颈的儿童臀位和产伤的发生率高于一般人群。
- 髋关节发育不良与先天性肌性斜颈是共存的。
  - 曾报告过的伴有髋关节发育不良的先天性肌性斜颈，其发病率从8%至20%不等[9,14,15]。
  - 因此，对于患有先天性肌性斜颈的儿童，髋关节的临床检查和超声检查是必要的。
  - 跖骨内收肌异常和马蹄内翻足与先天性肌性斜颈有关这一先前的观点是不受文献支持的。
- 通常，患有先天性肌性斜颈的儿童将其头部向患侧曲并向对侧旋转。
- 在患有先天性肌性斜颈的婴儿中，颈部运动范围最初是正常的。随着肌肉挛缩变得更紧，运动范围逐渐缩小。之后，通常可以观察到典型的畸形。
  - 在检查过程中应注意颈部运动中任何受限制的表现。
- 观察面部骨骼和颅骨的不对称性。还应注意颅骨的任何扁平化。
- 通过触诊，在胸锁乳突肌肌肉的下部或中部1/3处可找到直径为1～2 cm的无压痛柔软肿块。随着时间的推移，该肿块变为硬索状，然后，胸锁乳突肌肌腱可被识别为抵抗校正的紧张带（图2）。
- 在早期阶段可见的畸形可以通过温和拉伸来矫正。

影像学和其他诊断研究

- X线片
  - 通过获得标准的颈椎前后位和侧位以及张口位，排除寰枢椎旋转半脱位、颈椎融合、颈椎侧凸和齿状突畸形等骨性畸形。
  - 在年龄较大的儿童中，可能观察到放射学的异常表现，例如枢椎关节面不对称、齿状突向先天性肌性斜颈侧倾斜，以及偶尔颈胸椎侧凸[2,12]。

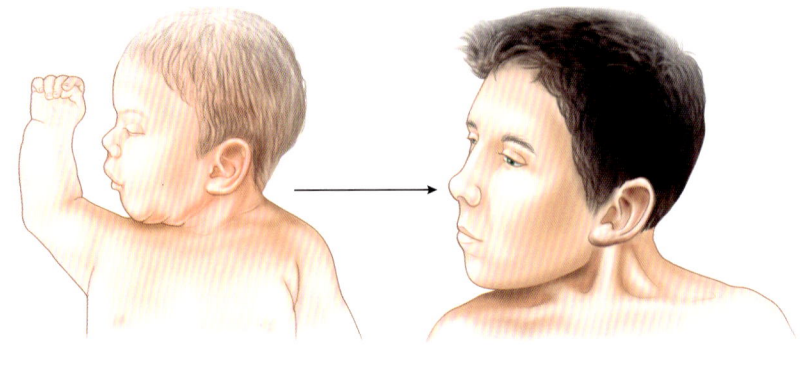

图2　在分娩后数周或数月内，可在胸锁乳突肌肌肉的下部或中部1/3处发现1～2 cm的软肿块。之后（通常在6～12个月龄之后），肿块质地变为纤维束，然后胸锁乳突肌肌腱可以被辨认为紧张带。

- 对可触及胸锁乳突肌肿块的儿童进行超声检查,可以观察到胸锁乳突肌肌肉内的纤维化病变,并将肿块与颈部其他病变区分开来,如肿瘤、囊肿和血管畸形。
  - 在最近的一项研究中,Tang 等[13]提出他们的观察结果,使用超声波进行先天性肌性斜颈的长期随访。他们注意到先天性肌性斜颈是一种多态和动态疾病,而不是有固定的表现。肌肉纤维化的改变可以影响治疗的类型。
- 对于出生时就患有先天性肌性斜颈的患者,应进行常规的髋关节成像检查,因为髋关节发育不良与先天性肌性斜颈共存的发生率很高[9,14]。
  - 6 个月以下的患者应进行髋关节超声检查;6 个月以上的儿童应进行颈椎前后位骨盆X线片检查。
- 一些研究者建议用MRI来评估胸锁乳突肌肌肉的增厚和纤维化,但它并不能提供额外信息。此外,婴儿的MRI检查需要全身麻醉,这对于婴儿来说伴有相关风险。
  - 如果怀疑有后颅窝肿瘤,则需要进行MRI检查。

鉴别诊断

- 在一项多学科研究中,Nucci 等[11]报道了65例头部姿势异常儿童的25例眼部和4例神经系统的病因。
- 眼性先天性肌性斜颈病因在于眼球运动失调,通常在辐辏反射形成(3 个月)后观察到。眼性先天性肌性斜颈是由眼部肌肉麻痹引起的(典型多为上斜肌麻痹)。这种眼球斜视可以在手动纠正头部倾斜时被观察到(此操作有助于提供诊断)。其他原因包括斜视、眼球震颤和第Ⅶ对脑神经麻痹,导致眼外直肌麻痹(Duane 综合征)。
- 必须排除诸如颅后窝肿瘤等神经系统病因。
  - 大约10%的颅后窝肿瘤最初出现于先天性肌性斜颈。
  - 颅后窝肿瘤可能出现头部倾斜,这可能类似于复发或复发性的先天性肌性斜颈。
- 先天性肌性斜颈的其他矫形原因包括先天性脊柱畸形(脊柱侧凸、Klippel-Feil综合征)和寰枢椎旋转半脱位。
- Grisel综合征是继发于颈部炎症的先天性肌性斜颈,与咽后脓肿或扁桃体切除术后状态有关。
- Sandifer综合征(继发于胃食管反流的斜颈)。
- 其他神经系统疾病,如肌张力障碍。

非手术治疗

- 先天性肌性斜颈的初始治疗是非手术的,并且绝大多数成功的治疗都是婴儿在1岁之前就开始的。
- 一个温和的牵拉锻炼应该包括颈部被动屈伸牵拉,头部向健侧屈曲远离患侧,反复轻柔转动。
- 牵拉锻炼可以由物理治疗师或父母通过家庭计划治疗完成。
  - 根据我们的经验,由物理治疗师监督指导的家庭计划已经取得了成功。
- 实现完整的颈部旋转之前应持续手动牵拉。
- 在1岁或1岁以下的儿童中,在孩子恢复颈部全方位运动后,斜头畸形和面部不对称通常会自发纠正。
- 对于侧向头部倾斜不能通过锻炼解决的,或者对于不能再忍受拉伸的年龄较大的儿童来说,颈椎矫形器可以作为儿童的辅助和支撑。然而,这些拉伸通常很难忍受。
- 患有胸锁乳突肌假瘤[5]的儿童可能需要更长时间的治疗,并且与没有胸锁乳突肌肿瘤的儿童相比,拉伸成功率较低。
- 对于顽固性畸形或在12~18个月大时未达到充分矫正的患者建议手术治疗。
- 1岁以下(无论是否接受过治疗)的儿童如果有以下情况,均可接受手术治疗:
  - 严重的头部倾斜,胸锁乳突肌肌肉紧或挛缩。
  - 被动头部旋转和侧向屈曲不超过10°~15°。

外科治疗

- 对于对非手术治疗应用至少6个月没有反应的儿童以及在12~18个月后出现严重畸形的儿童,需要进行外科干预。
- 关于手术的最佳年龄是有争议的。
- 假设先天性肌性斜颈越早得到矫正,矫正斜头畸形和面部不对称的机会就越大[10]。
- 如果对先天性肌性斜颈的诊断存在疑问,则应在完成检查之前停止手术,因为先天性肌性斜颈可能是由胸锁乳突肌肌肉紧张以外的情况引起的,例如眼部或神经源性疾病。
- 先天性肌性斜颈手术技术是基于放松或延长紧张和缩短的胸锁乳突肌肌肉。
- 最常描述的手术是胸锁乳突肌的单极松解或双极松解,伴或不伴有胸骨头的Z字成形术。
  - 手术包括开放式、经皮和内镜技术。笔者对经皮或内镜技术没有经验,强烈推荐采用开放式方法。

作者的首选治疗方法

- 对于婴儿,由物理治疗师教授和监督,实行为期6个月的家庭牵拉锻炼。
- 在具有适当手术指征的儿童中,进行开放的单极或双极松解(伴或不伴Z字成形术)。

术前计划

- 手术前应复查颈椎X线片,以发现骨性异常或颈椎侧弯。

- 对于僵硬性畸形,由于头部体位的限制,可行纤支镜插管。
- 将耳廓向前方固定,并剃除乳突周围的毛发。

体位

- 全麻后,患者取仰卧位,沙袋置于后正中肩胛骨之间。
- 固定气管导管应置于健侧,以免干扰手术区域。
- 无菌单的垂挂应保证术中便于进行颈部弯曲来评估矫正效果,用来决定松解的是否充分。
- 颈部朝向健侧弯曲,并且头部旋转到患侧,使得胸锁乳突肌肌肉保持张力,并且可以清楚地识别起点和附着点(图3)。

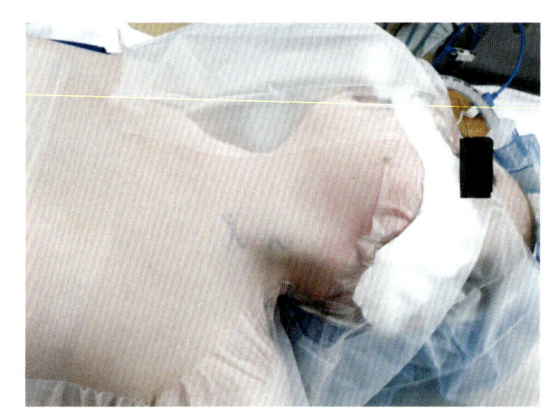

图3 颈部朝向健侧弯曲,并且头部旋转到患侧,使得胸锁乳突肌肌肉保持在张力下并且可以清楚地识别起点和附着点。

切口和入路

- 为了松解胸锁乳突肌肌肉的远端,在锁骨上方1 cm处和胸锁乳突肌肌肉的两个头部之间形成横切的3~4 cm长的切口(技术图1)。
- 将皮下组织和颈阔肌肌肉切开,露出锁骨和胸骨头的腱鞘。
- 对于近端暴露,在乳突突起的尖端附近进行2~3 cm的水平切口。
- 继续暴露,直到暴露乳突的骨膜。骨膜下暴露肌肉止点。

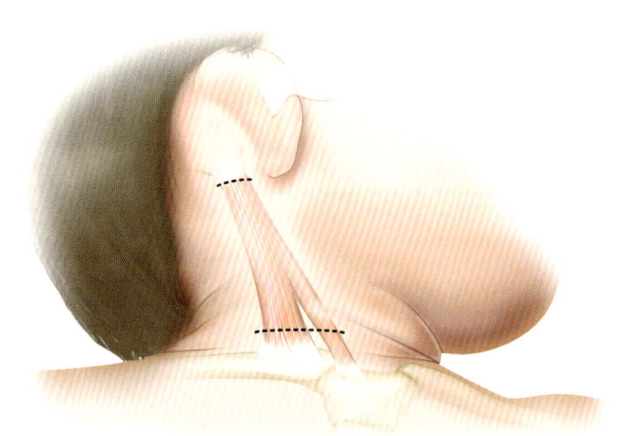

技术图1 近端和远端切口(虚线)。

远端单极松解

- 远端单极松解包括松解胸锁乳突肌肌肉的胸骨和锁骨头。它通常用于轻度畸形和较年幼的儿童。
- 在胸锁乳突肌的锁骨头和胸骨头之间做横切口,长3~4 cm,距离锁骨上1 cm。
- 切口应沿着颈部皮肤褶皱。锁骨上的切口可能导致增生性瘢痕。较高的切口可能危及颈外静脉,也可能形成难看的瘢痕。
- 然后识别胸锁乳突肌肌肉的两个头。
- 清除周围的筋膜,将两个头部与颈深筋膜游离。
- 将肌肉钳夹抬起并使用电凝分开(技术图2)。

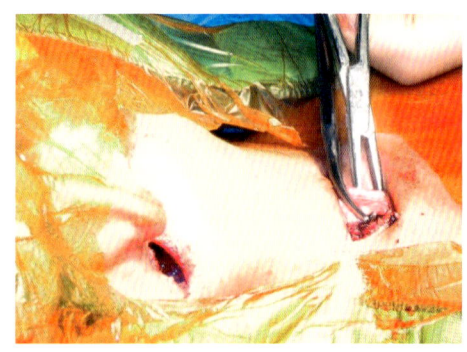

技术图2 借助于夹子将肌肉的起点提起并使用电凝分开。切除约5~10 mm的肌腱段以防止进一步的挛缩和纤维粘连。

- 切除约 5～10 mm 的肌腱段以防止进一步的挛缩和纤维粘连。
- 或者，胸骨头部可以通过 Z 字成形加长。
- 通过将颈部弯曲到对侧并将其旋转到同侧，同时用指尖触摸该区域以确定无任何残余的紧绷肌束，来检查松解的充分性。应彻底松解残余紧绷肌束，手术后颈部应有全方位的运动。
- 在仔细止血后，切口予以皮内缝合。颈阔肌应作为单独层关闭，以保持颈部的外观。

双极松解

- 双极松解包括松解胸锁乳突肌肌肉的乳突止点以及前面提及的远端松解。
- 手术从远端切口开始（参见前面的内容）。
- 确定了胸锁乳突肌肌肉的两个头部，并在去除肌腱后，一个小的 Penrose 引流管下方穿过并收紧。
- Penrose 引流管可用于轻柔地牵拉（完整的）胸锁乳突肌肌肉，并通过向肌肉施加张力显露近端，识别胸锁乳突肌的止点（技术图 3A）。
- 重点放在近端止点，并做如前所述切口。
- 肌肉的止点分为前和后两个。于乳突周围的骨膜下开始显露，以避开前方的面部神经和耳大神经的前分支。
- 弯钳紧贴肌腱深层穿入，予以提起后安全分开肌腱（技术图 3B）。
  - 不需切除近端的肌肉。
- 在进行近端松解后，然后将注意力转移到远端切口，并如前所述完成远端松解。
  - 通过 Z 字成形术延长胸骨头以松解锁骨头可能更适合于年龄较大的儿童，利于术后对称的外观（技术图 3C）[8]。
- 在麻醉医生帮助下，颈部旋转并弯曲，同时依次触诊两个切口，以识别任何剩余的紧绷肌束；然后，完全松解剩余的紧绷肌束或筋膜。
- 止血后闭合，远端应该注意修复颈阔肌，有助于保持颈部的美观。

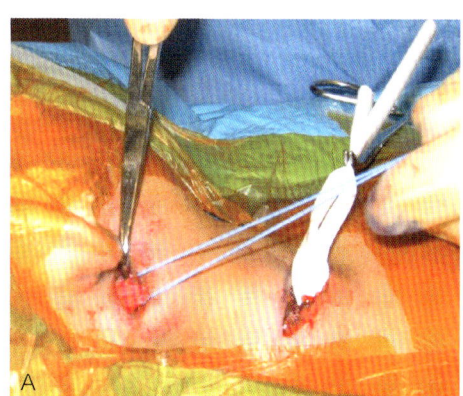
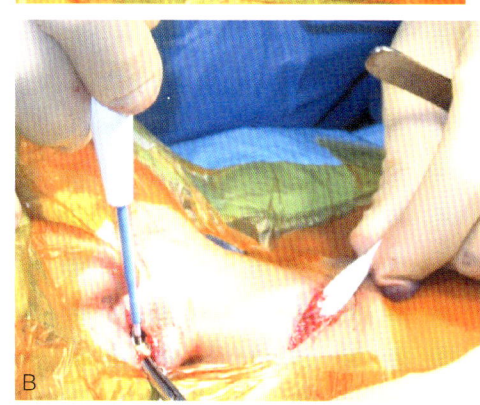
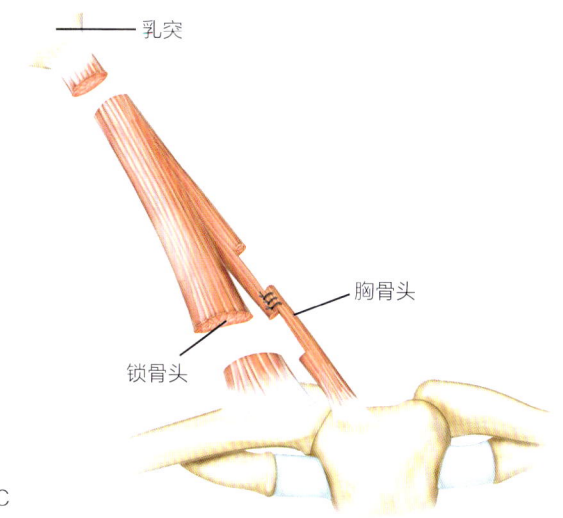

技术图 3 A. 对远端肌腱施加张力，简化了止点的识别。此外，有限的暴露可以避开重要的解剖结构。B. 弯钳紧贴肌腱深层穿入，提起后完整切断。C. 通过 Z 字成形术延长胸骨头完成双极松解（图 C 修改自 Ferkel RD, Westin GW, Dawson EG, et al. Muscular torticollis. A modified surgical approach. J Bone Joint Surg Am 1983;65:894-890）。

经验和教训

方法	• 远端切口大约在锁骨上1 cm且平行于锁骨 • 锁骨上切口可能导致肥厚性瘢痕和不可接受的外观 • 靠近胸锁乳突肌中点的切口可能会损害颈外静脉和神经结构,并可能导致不可接受的瘢痕 • 为了避免并发症,近端横切口在乳突突起尖端的远端。对远端肌腱施加张力,简化了止点的识别
单极松解	• 单极松解仅用于轻度畸形的年轻患者
双极松解	• 双极松解可能更能避免残余和复发性畸形 • 胸锁乳突肌肌腱首先暴露于远端切口的起点处 • 胸锁乳突肌的两个起点予以抬起提供张力,然后进行近端松解,最后完成远端松解

术后护理

- 术后处理包括将头部和颈部固定在稍微过度矫正的位置,使用刚性颈环、定制支架或绑定式Halo支架2~3周(图4)。
  - 支架固定的目的是避免术前习惯性姿势,这可能导致术后瘢痕形成。它也可能有助于将矫正姿势重新制定成为儿童的标准。
- 支架在2~3周内取出,开始物理治疗,包括被动拉伸,以及主动强化练习。
  - 在家中继续锻炼3~6个月。

结果

- 对于年龄小于1岁的患有先天性肌性斜颈的儿童,90%以上的早期保守治疗是成功的[4-6]。
- 在顽固病例中,单极和双极松解之间仍存在争议。
- Cheng等[3-5]报道中显示了6个月至2岁的儿童在使用单极松解的优异结果。
- Canale等[1]发现双极松解后效果更好,但差异无统计学意义。
- Wirth等[16]报道55例接受双极松解的患者中有48例疗效满意,复发率低(1.8%)。
- Ferkel等[8]描述了一种改良的双极松解技术,包括松解胸锁乳突肌肌肉的乳突和锁骨附着物以及胸骨起源上的Z成形术延长,以保持颈部的V形轮廓向远端进行美容。他们报道了92%的使用这种技术达到令人满意的结果。

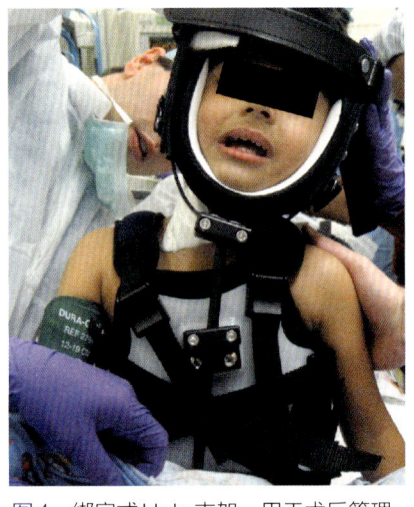

图4 绑定式Halo支架,用于术后管理。

- Lee等[10]在报道中发现胸锁乳突肌手术松解后颅面畸形有所改善,5岁前进行手术时矫正度更高。

并发症

- 伤口破裂。
- 血肿。
- 不完全的纠正。
- 神经与血管的损伤。
  - 脊髓副神经。
  - 耳大神经的前支。
  - 颈外静脉。
- 颈动脉。
- 肥厚性瘢痕。

参考文献

[1] Canale ST, Griffin DW, Hubbard CN. Congenital muscular torticollis: a long-term follow-up. J Bone Joint Surg Am 1982;64:810-816.

[2] Chen CE, Ko JY. Surgical treatment of muscular torticollis for patients above 6 years of age. Arch Orthop Trauma Surg 2000;120:149-151.

[3] Cheng JC, Tang SP, Chen TM. Sternocleidomastoid pseudotumor and congenital muscular torticollis in infants: a prospective study

[4] Cheng JC, Tang SP, Chen TM, et al. The clinical presentation and outcomes of treatment of congenital muscular torticollis in infants— a study of 1086 cases. J Pediatr Surg 2000;35:1091-1096.

[5] Cheng JC, Wong MW, Tang SP, et al. Clinical determinants of the outcome of manual stretching in the treatment of congenital muscular torticollis in infants. A prospective study of eight hundred and twenty-one cases. J Bone Joint Surg Am 2001;83:679-687.

[6] Coventry MB, Harris LE. Congenital muscular torticollis in infancy: some observations regarding treatment. J Bone Joint Surg Am 1959;41:815-822.

[7] Davids JR, Wenger DR, Mubarak SJ. Congenital muscular torticollis: sequela of intrauterine or perinatal compartment syndrome. J Pediatr Orthop 1993;13:141-147.

[8] Ferkel RD, Westin GW, Dawson EG, et al. Muscular torticollis. A modified surgical approach. J Bone Joint Surg Am 1983;65:894-900.

[9] Hummer CD, MacEwen GD. The coexistence of torticollis and congenital dysplasia of the hip. J Bone Joint Surg Am 1972;54:1255-1256.

[10] Lee JK, Moon HJ, Park MS, et al. Change of craniofacial deformity after sternocleidomastoid release in pediatric patients with congenital muscular torticollis. J Bone Joint Surg Am 2012;94:e93.

[11] Nucci P, Kushner BJ, Serafino M, et al. A multi-disciplinary study of the ocular, orthopaedic, and neurologic causes of abnormal head postures in children. Am J Opthalmol 2005;140:65-68.

[12] Oh I, Nowacek CJ. Surgical release of congenital torticollis in adults. Clin Orthop Relat Res 1978;(131):141-145.

[13] Tang S, Liu Z, Quan X, et al. Sternocleidomastoid pseudotumor of infants and congenital muscular torticollis: fine-structure research. J Pediatr Orthop 1998;18:214-218.

[14] Tang SF, Hsu KH, Wong AM, et al. Longitudinal follow-up study of ultrasonography in congenital muscular torticollis. Clin Orthop Relat Res 2002;(403):179-185.

[15] Walsh JJ, Morrissy RT. Torticollis and hip dislocation. J Pediatr Orthop 1998;18:219-221.

[16] Wirth CJ, Hagena FW, Wuelker N, et al. Biterminal tenotomy for the treatment of the muscular torticollis. J Bone Joint Surg Am 1992;74:427-434.

第36章 特发性脊柱侧凸后路脊柱融合术
Posterior Spinal Fusion for Idiopathic Scoliosis

Peter O. Newton and Vidyadhar V. Upasani

定义

- 特发性脊柱侧凸是一种无任何先天性脊柱异常或相关肌肉骨骼疾病的进行性三维脊柱畸形。
- 分为早发型(5岁之前)或晚发型(5岁之后)[3]。

解剖

- 脊柱畸形分为3个区域：上胸段、主胸段和胸腰段/腰段。
- 上胸段弯曲顶点在T2~T5之间，主胸段弯曲顶点在T5~T12之间，胸腰段/腰段弯曲顶点在T12~L4之间。
- 椎体的定义(图1)：
  ○ 端椎定义了每个弯的范围，在冠状面上水平方向倾斜最大。
  ○ 稳定椎是指最接近被骶骨正中垂线(CSVL)平分的椎体。
  ○ 基于椎弓根影像的对称情况，中立椎是指轴面上旋转最小的椎体。

发病机制

- 双生子研究和家族聚集性观察提示遗传因素对畸形进展的显著影响。
- 在进行性脊柱侧凸畸形患者中发现钙调蛋白(调节肌肉和血小板的收缩特性)水平增加和褪黑素(一种钙调蛋白拮抗剂)水平降低[7,11]。
- 椎节前后生长速度不同可能引起脊柱在矢状面上生长不均衡，进而导致脊柱出现屈曲[5]。

自然病程

- 畸形进展的危险因素包括女性、较强的生长潜力、胸廓弯曲的位置和较大弯曲程度[6,15]。
- 骨骼成熟度(Y形软骨状态、Risser征、腕关节骨化、肘部周围生长中心)的放射学标志可用于确定患者的生长潜能。
- 骨骼成熟后，曲度小于30°的侧凸畸形一般不会进展，而大于50°的侧凸畸形每年一般会进展1°~2°[19,21]。
- 胸椎前凸和严重脊柱侧凸畸形(>80°)会导致限制性肺疾病和肺功能下降[14,22]。

病史和体格检查

- 记录病史、发育标志、生长史和家族史。
- 观察应评估颈部、肩部、肋骨、腰部和臀部的不对称性。皮损如有毛发的斑块或窦口，可能提示脊柱闭合不全，而咖啡斑或腋窝雀斑可能提示神经纤维瘤病。
- Adams身体前屈试验用于判断由于脊柱轴向旋转而引起的胸廓或腰椎旁肌肉的单侧突出。
- 冠状面失代偿可被认为是C7棘突相对于腹股沟的侧向移位。
- 临床成熟度评估基于Tanner分期。生长速度峰值出现在女孩月经、男孩腋毛和面部毛发生长开始前约6~12个月[17]。
- 通过分析步态、姿势、运动和感觉功能以及反射来评估功能程度。

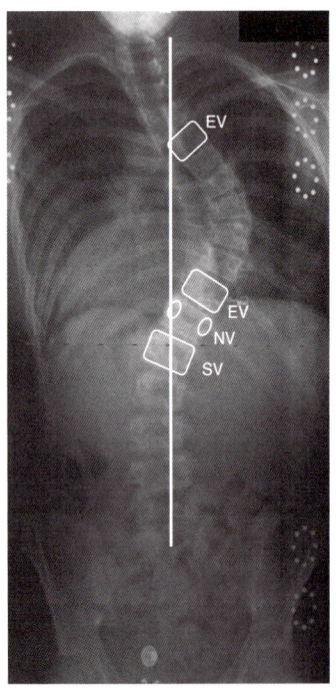

图1 椎体定义：端椎(EV)定义了每个弯的范围，在冠状面上水平方向倾斜最大；稳定椎(SV)是指最接近被骶骨正中垂线平分的椎体；基于椎弓根影像的对称情况，中立椎(NV)是指轴面上旋转最小的椎体(版权：SD PedsOrtho)。

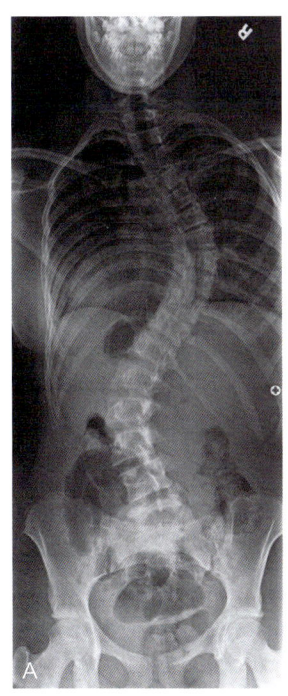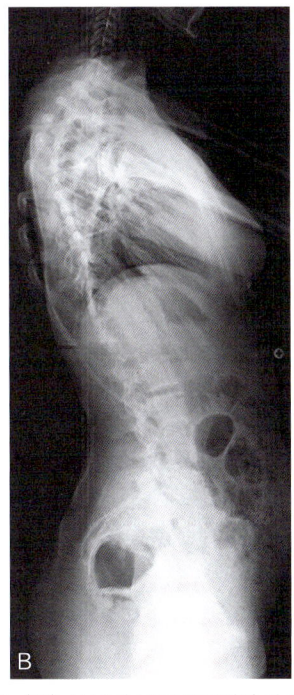

图2 A、B. 正位（A）和侧位（B）X线片显示典型的右胸廓畸形伴顶椎前凸（版权：SD PedsOrtho）。

- 应评估腹部反射以排除髓内病变。单侧反射消失提示需要进行脊柱磁共振成像（MRI）检查。
- 肢体长度差异可导致明显的脊柱侧凸。

影像学和其他诊断性检查

- 脊柱全长正位（图2A）和侧位（图2B）X线片适合于常规检查。
- 利用先进的低辐射成像技术进行三维重建，可以对真性脊柱侧弯畸形提供重要依据（图3）[4]。
- 站立Bending位X线片对术前计划确定脊柱活动度很重要，但不需要单独进行。
- 进一步影像学研究包括CT和MRI，用于鉴别神经源性或先天畸形。

鉴别诊断

- 先天性脊柱侧凸（椎体形成或分节失败）。
- 神经肌肉源性脊柱侧凸（脑瘫、脊柱肌萎缩、杜氏肌营养不良）。
- 混合性脊柱侧凸（骨软骨发育异常、神经纤维瘤病、马方综合征）。

非手术治疗

- 定期观察监测适用于骨骼发育未成熟的患者，其曲度在11°～25°之间。在生长高峰期，应更频繁进行检测和评估（4～6个月/次）。
- 骨骼发育未成熟的患者（Risser 2以下），在最初出现曲度进展至25°或30°时，可使用刚性胸腰椎矫形支具治疗[2]。

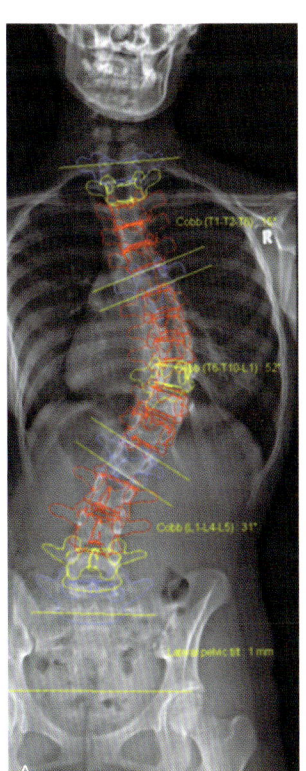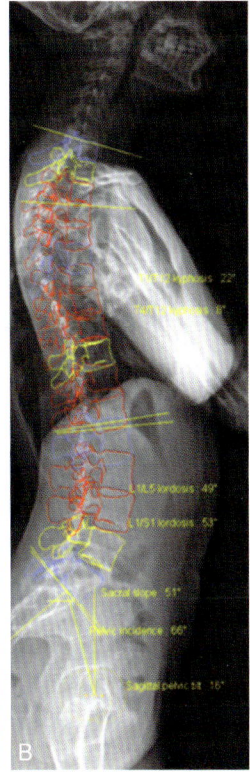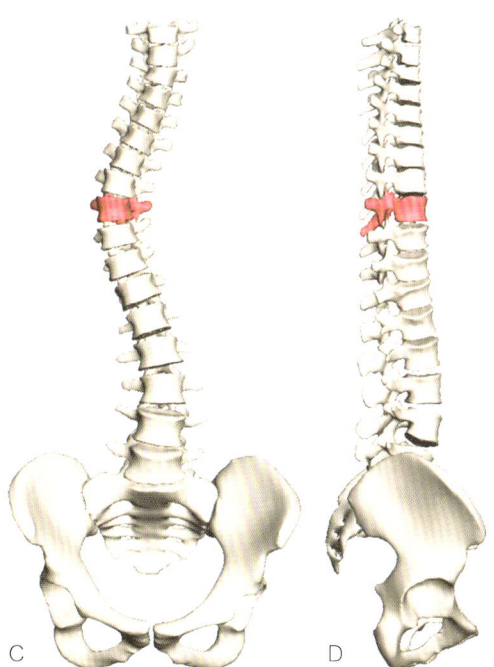

图3 A～D. 正位（A）和侧位（B）EOS全长片、冠状面（C）和矢状面（D）的三维重建（版权：SD PedsOrtho）。

- 支具已被证明能够降低青少年在生长激增期的曲度进展风险。支具磨损时间与支撑成功率的剂量依赖关系已被证实[16,20]。
- 需要患者、治疗师和矫正师之间的协调努力来优化支具的成功率。

手术治疗

- 手术目标如下：
  - 在尽可能少地融合运动节段的条件下，实现三维平衡的畸形矫正。
  - 实现坚强的关节融合术，以防止畸形进展。

适应证

- 手术治疗标准取决于弯曲程度、临床畸形和进展风险。
- 一般来说，曲度进展＞45°或50°的骨骼发育未成熟患者或曲度＞50°的骨骼成熟患者可考虑手术干预。

术前计划：融合节段

- 脊柱侧凸畸形的最初驱动因素是胸弯或胸腰弯/腰弯。
- 代偿弯出现在原发畸形（主弯）附近，是为了保持冠状或矢状面的平衡。

胸主弯

- 主要抉择是选择性融合胸椎或同时融合胸椎和腰椎。Lenke分型系统可用于指导这一决定[8]。
  - 对于1AR弯（L4向右倾斜的胸主弯），下端融合椎（LIV）应为其凹侧椎弓根最后一个接触CSVL椎弓根的椎体（图4A）。
  - 对于1AL/1B弯（L4向左倾斜的胸主弯），LIV应为稳定椎或稳定椎近端的椎体，但不得短于下端椎（图4B）。
  - 1C曲线。
    - 对选择性胸廓融合，下端融合椎应为稳定椎或稳定椎远端的椎体。
    - 对于明显旋转的代偿性腰弯，应尽可能去旋转远端椎体，以允许最大程度的腰弯自发性矫正。
- 胸弯上端融合椎的选择。
  - 如果左肩高于右肩，则上端融合椎应为T1或T2。
  - 如果肩部水平，上端融合椎应为T3。
  - 如果左肩较低，上端融合椎应为T4或T5。
  - 在选择上端椎时，还应结合矢状面情况。融合应包括局灶性后凸的全部近端区域。

胸腰弯/腰弯

- 对于胸腰弯/腰弯和结构胸腰弯/腰弯伴胸主弯（双主弯）的，下端融合椎应为下端椎。

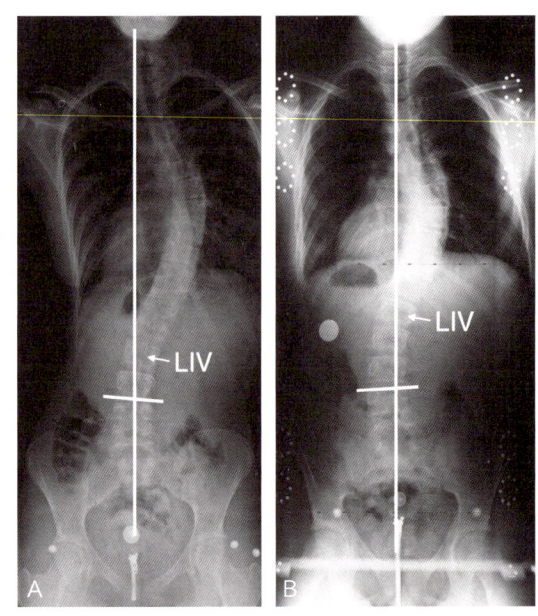

图4　A. L4向右倾斜的Lenke 1AR曲线与L2的LIV（最后被CSVL接触的椎弓根）。B. Lenke 1B曲线（L4向左倾斜）与L1的LIV（稳定椎）（版权：SD PedsOrtho）。

- 主要决定是融合到L3或L4。
  - 如果L3-L4间隙平行或楔形开口反向弯曲顶点，融合下端椎应为L3。
  - 如果L3-L4间隙楔形开口朝向弯曲顶点（即L4是下端椎），则下端融合椎应为L4（图5）。
- 如果存在胸腰椎交界性后凸，下端融合椎应该是下端椎或下端椎的近端椎体。如果胸弯和腰弯一起融合，则参考胸弯的下端融合椎标准。

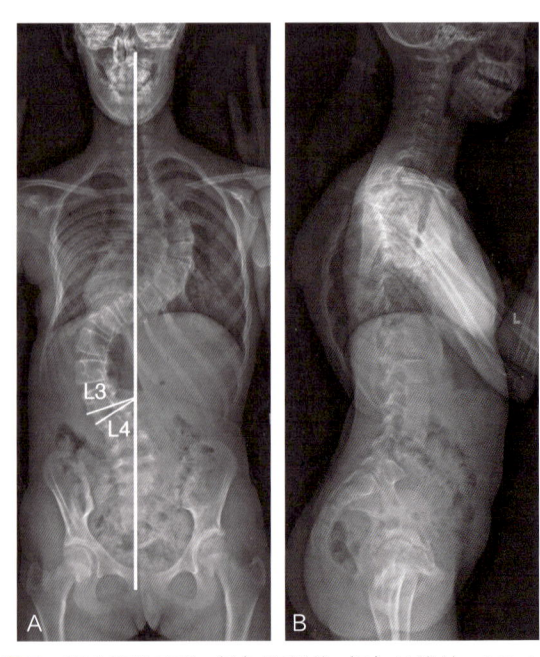

图5　双主弯的正位（A）和侧位（B）X线片，L3-L4间隙楔形开口朝向弯曲顶点（版权：SD PedsOrtho）。

后路显露和内固定

- 采用节段性小关节切除和椎弓根螺钉置入的标准后入路(技术图1A~C)。
- 近端的4个固定点。
  - 笔者更倾向使用横突钩来固定上端椎,这样可以较少的剥离软组织,同时也可降低非融合区的刚性过渡,从而减少近端交界性后凸。
- 凹侧予以高密度螺钉固定,以抵抗矫正胸椎前凸时涉及后方负荷。
  - 凸侧可部分置钉,因为畸形矫正力是前向指向顶点的力(技术图1D、E)。
- 远端的4个固定点。
- 因解剖畸形或无法置钉导致近端椎弓根置钉受限怎么办?
  - 内固定钩可用于右侧近端的末端(近端横突钩和邻近椎弓根钩)构建爪形结构,向上内固定钩可用于左侧近端(椎弓根钩)。

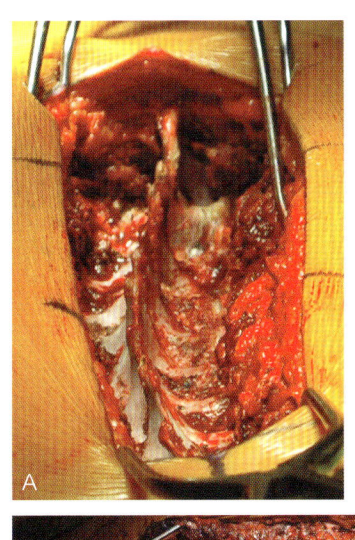
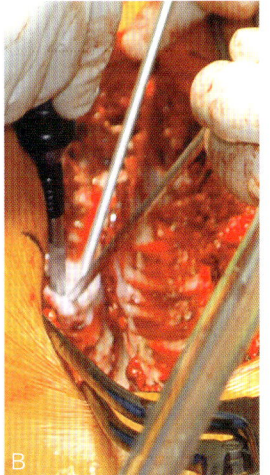
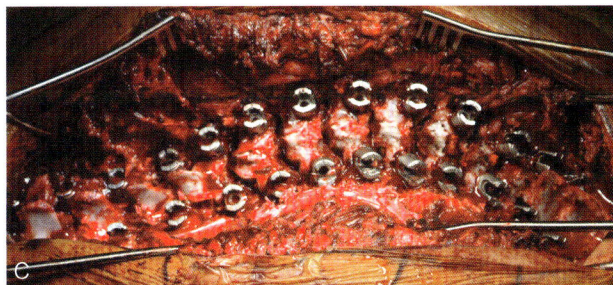
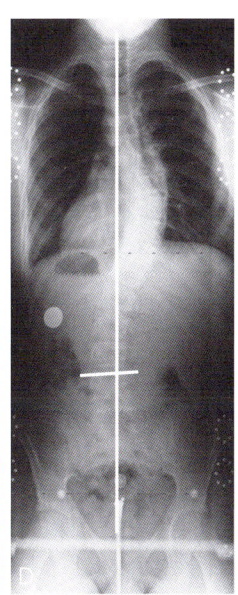
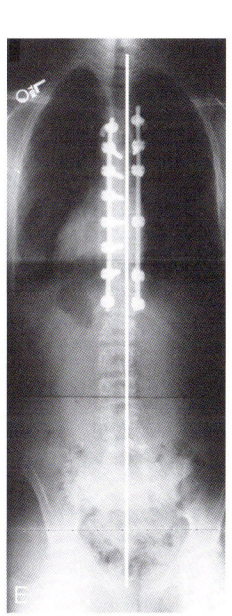

技术图1 A. 脊柱后方暴露。B. 超声骨刀(Misonix, Inc., Farmingdale, NY)用于关节突截骨。C. 使用徒手操作法分节段置入单平面椎弓根螺钉。D. Lenke 1AL 曲线的后前位X线片(L4向左倾斜)。E. 从T5到T12的后路融合内固定术后。下端融合椎选择稳定椎的近端椎体。畸形的凹侧应高密度固定,而低密度固定于凸侧(图A~C版权:SD PedsOrtho)。

畸形矫正

- 脊柱后部松解术（Ponte 截骨）应根据所需矢状面矫正量在畸形顶点进行（技术图2）。

弯棒技术

- 凹侧棒过度折弯，凸侧棒予以轻度折弯（技术图3A、B）。
- 棒的形变（在上棒过程中不被屈服）决定矫形力（技术图3C）。
- 棒的形状、材料和直径是校正的主要决定因素（技术图3D）。
  - 高强度杆：不锈钢或钴铬。
  - 低强度杆：钛。

上棒

- 首先凹侧上棒并旋转到位以获得初始畸形矫正（技术图4A）。对凸侧肋骨隆起施加向前的反作用力以限制增加的旋转畸形（技术图4B）。
- 凸侧棒从近端开始，以杠杆作用逐个连接远端螺钉（技术图4C）。第二棒对凸侧施加前向的作用力，从而实现

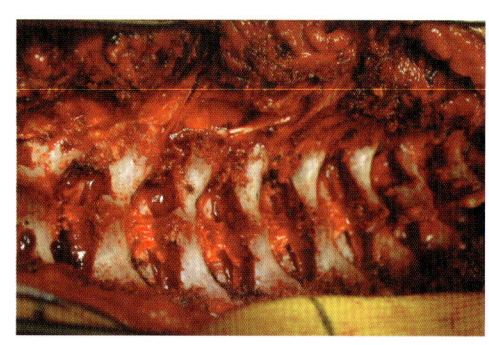

技术图2　Ponte 截骨，切除棘突、棘间韧带、上下关节突、关节囊和黄韧带（版权：SD PedsOrtho）。

椎体去旋转（技术图4D）。

椎体节段性处理

- 仅对中立椎以合适的矢状面位置进行钉棒锁定。
- 从中立椎开始，在三维空间中对每个节段进行处理（依次逐个向近端移动，直到畸形的顶点），以恢复棒的原始形状（技术图5）。
- 凹侧撑开凸侧加压，以增加后凸改善冠状面畸形。
- 后结构去皮质，局部喷撒万古霉素粉末，自体骨和同种异体骨植骨，以实现中轴区关节融合。

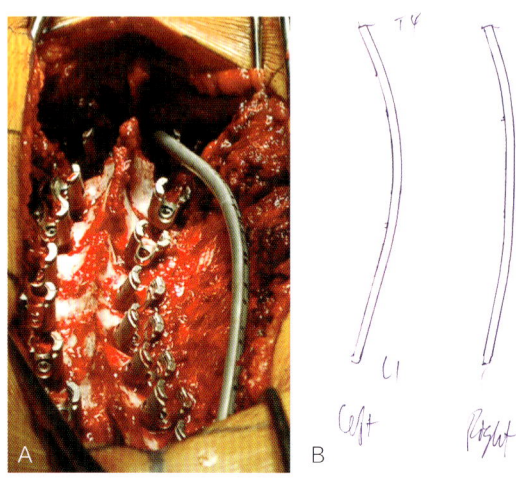

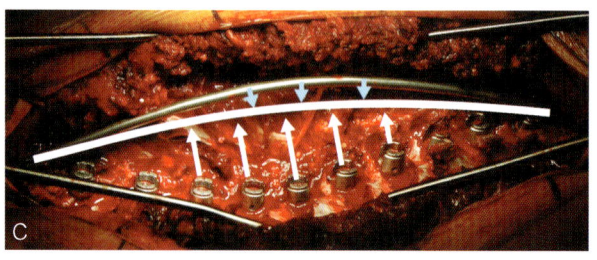

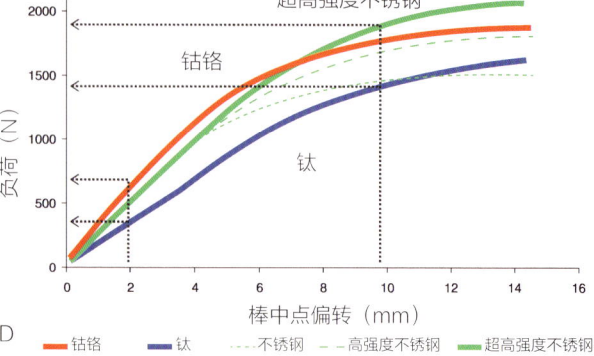

技术图3　A. 差异弯棒技术，过度折弯的凹侧棒。B. 两根棒分别为凹形（左）和凸形（右），提示曲度差异。C. 棒的形变（蓝色箭头）决定矫形力（白色箭头）。使用超高强度不锈钢棒将凹侧向后拉，以矫正顶椎前凸。D. 不同材料棒抗形变能力比较（图A、C版权：SD PedsOrtho）。

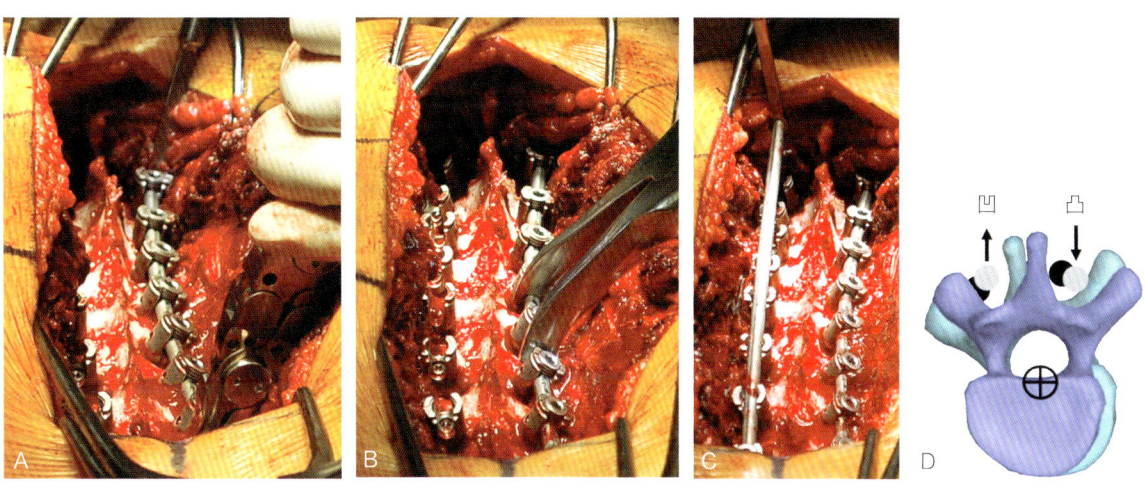

技术图4　A. 先凹侧上棒，旋棒至合适位置从而对凸侧肋骨施加前向的力。B. 撑开器用于延长后柱，矫正顶椎前凸，并允许棒回弹部分恢复至预弯形状。C. 凸侧上棒从近端开始，以杠杆作用逐个连接远端螺钉。D. 差异弯棒技术间接促使椎体以其后方的某个点进行去旋转（特定的轴向旋转中心）（版权：SD PedsOrtho）。

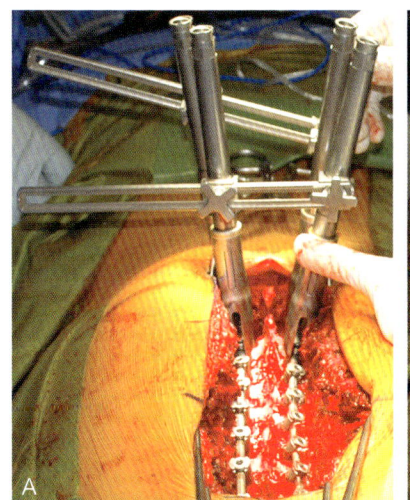 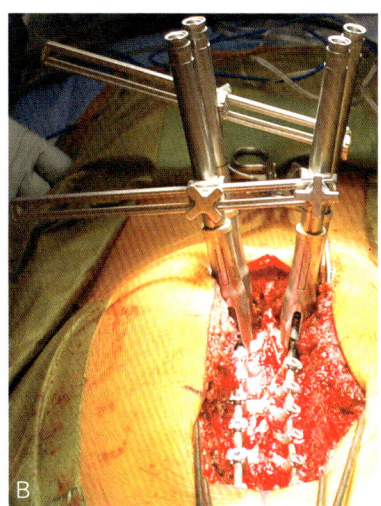 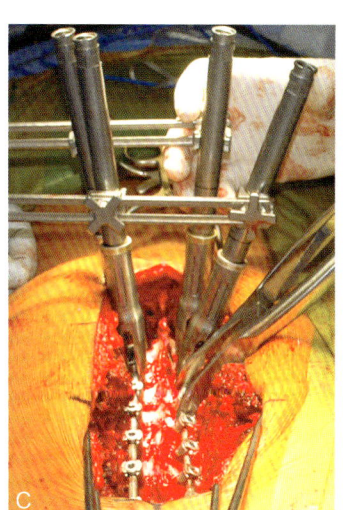

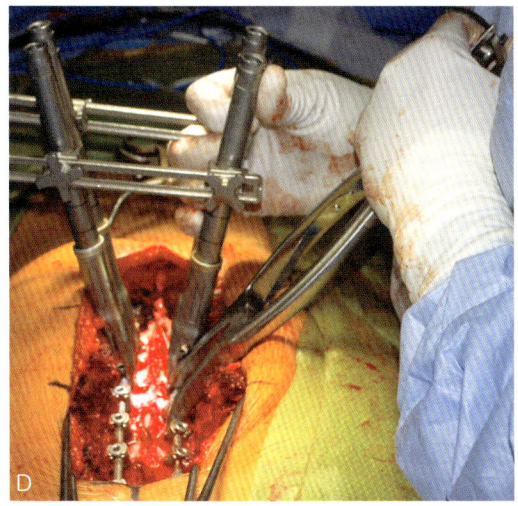

技术图5　从中立椎开始处理椎体，依次逐个向近端移动，直到畸形的顶点。A. 处理前的T11-T12（中立椎）。B. 处理后的T11-T12椎体。C. 处理前的T10-T11椎体。D. 处理后的T10-T11椎体。凹侧的同步撑开可获得进一步的三维畸形矫正（版权：SD PedsOrtho）。

要点与失误防范

关闭切口前暂停以确保完成所有重要步骤	• 最终将螺钉固定拧紧、去皮质、植骨、喷撒抗生素粉和畸形矫正后的神经监测
胸弯矫正过度	• 左肩可发生医源性抬高 • 根据Lenke分型的非结构性上胸弯（弯曲后小于25°）可能也需要固定和融合，从而控制术后肩膀的高度
Y形软骨未闭的未成年患者	• 可能发生畸形进展和(或)躯干偏移的并发症 • 可考虑同时行融合手术以避免这种并发症
轴向矫正（椎体去旋转）	• 在不延长后柱的情况下，可发生医源性平背 • Ponte截骨术可矫正胸前凸，以实现三维畸形矫正
广泛后路松解（Ponte截骨）	• 可用长条形自体骨条植骨，以避免植骨进入椎管，保护神经

术后护理

- 患者术后返回骨科病房。
- 患者术后使用自控镇痛，可进流质后改为口服药物。
- 术后第一天即可开始理疗，在协助下可坐起或站立。在随后的几天内可开始步行。
- 术后不需要佩戴支具。
- 术后的站立位X射线片可用于评估三维畸形矫正情况（图6）。
  - 可通过正位片[18]双侧椎弓根螺钉尖端相对于棒的位置，或侧位片上椎弓根螺钉尖端相对于棒的投影来评估矫正情况[9]。

结果

- 预期冠状面畸形矫正率为50%~70%。可以考虑在胸椎选择性融合中进行非全矫正，以平衡腰椎冠状面畸形。
- 尽管先进的技术可以使椎体去旋转（可能继发于肋骨畸形），但预计肋骨隆起矫正率约为50%。
- 更多数量的运动节段的保留，使得功能性运动在非融合节段能更好地分配[12]。

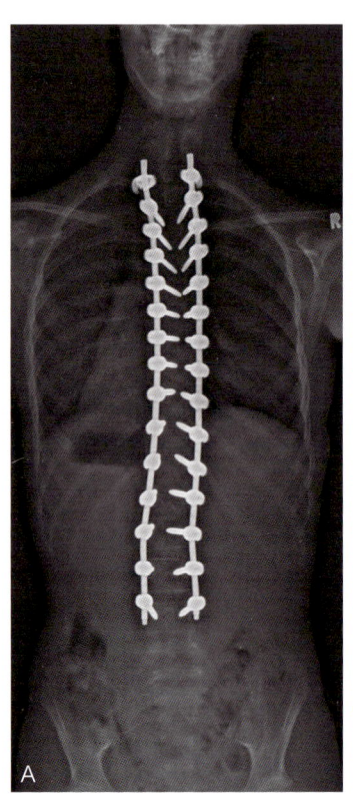 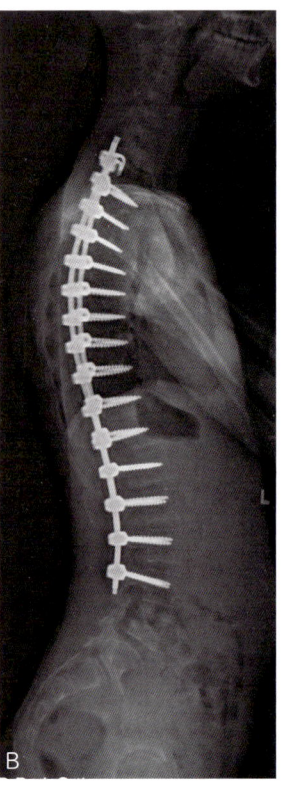

图6 该患者为图5中行T2~L4后路融合内固定术后的正位（A）、侧位（B）X线片。

- 最近对3种常用的后路脊柱内固定和融合技术后的中长期疗效（平均随访14.9年）进行的荟萃分析表明，哈氏棒对矢状面序列有不利影响。Cotrel-Dubousset 装置在冠状面和矢状面上可获得较好的矫正。全椎弓根螺钉技术的术后的并发症或翻修的风险较低[10]。

并发症

- 特发性脊柱侧凸后路手术最常见的并发症分为内固定相关（1.6%）和切口相关（1.2%）。
- 内固定并发症：棒/螺钉断裂、错误置钉、近端交界性后凸、螺钉松动、假关节。
- 切口并发症：红斑、增生性瘢痕、疼痛、开裂、血肿、浆膜瘤、脓肿/深部感染。
- 躯干平衡并发症：畸形进展、畸形范围增加、躯干倾斜。
- 内科并发症：失明、死亡、心肌梗死、声带麻痹、胃肠道并发症。
- 肺部并发症：误吸、肺不张、血气胸、肺炎、胸腔积液。
- 神经系统并发症：神经监测信号降低，感觉异常，股神经痛，下肢无力，疼痛。
- 血液系统并发症：需要输血、过度失血、输血反应。

参考文献

[1] Andersen MO, Thomsen K, Kyvik KO. Adolescent idiopathic scoliosis in twins: a population-based survey. Spine 2007;32:927-930.

[2] Blount WP. Use of the Milwaukee brace. Orthop Clin North Am 1972;3:3-16.

[3] Dickson RA. Conservative treatment for idiopathic scoliosis. J Bone Joint Surg Br 1985;67:176-181.

[4] Glaser DA, Doan J, Newton PO. Comparison of 3-dimensional spinal reconstruction accuracy: biplanar radiographs with EOS versus computed tomography. Spine 2012;37:1391-1397.

[5] Guo X, Chau WW, Chan YL, et al. Relative anterior spinal overgrowth in adolescent idiopathic scoliosis: results of disproportionate endochondral-membranous bone growth. J Bone Joint Surg Br 2003;85:1026-1031.

[6] Karol LA, Johnston CE II, Browne RH, et al. Progression of the curve in boys who have idiopathic scoliosis. J Bone Joint Surg Am 1993;75:1804-1810.

[7] Kindsfater K, Lowe T, Lawellin D, et al. Levels of platelet calmodulin for the prediction of progression and severity of adolescent idiopathic scoliosis. J Bone Joint Surg Am 1994;76:1186-1192.

[8] Lenke LG, Betz RR, Harms J, et al. Adolescent idiopathic scoliosis: a new classification to determine extent of spinal arthrodesis. J Bone Joint Surg Am 2001;83:1169-1181.

[9] Liu RW, Yaszay B, Glaser D, et al. A method for assessing axial vertebral rotation based on differential rod curvature on the lateral radiograph. Spine 2012;37:E1120-E1125.

[10] Lykissas MG, Jain VV, Nathan ST, et al. Mid- to long-term outcomes in adolescent idiopathic scoliosis after instrumented posterior spinal fusion: a meta-analysis. Spine 2013;38:E113-E119.

[11] Machida M, Dubousset J, Imamura Y, et al. Melatonin. A possible role in pathogenesis of adolescent idiopathic scoliosis. Spine 1996;21:1147-1152.

[12] Marks M, Newton PO, Petcharaporn M, et al. Postoperative segmental motion of the unfused spine distal to the fusion in 100 patients with adolescent idiopathic scoliosis. Spine 2012;37:826-832.

[13] Ogilvie JW, Braun J, Argyle V, et al. The search for idiopathic scoliosis genes. Spine 2006;31:679-681.

[14] Pehrsson K, Bake B, Larsson S, et al. Lung function in adult idiopathic scoliosis: a 20 year follow up. Thorax 1991;46:474-478.

[15] Peterson LE, Nachemson AL. Prediction of progression of the curve in girls who have adolescent idiopathic scoliosis of moderate severity. Logistic regression analysis based on data from The Brace Study of the Scoliosis Research Society. J Bone Joint Surg Am 1995;77:823-827.

[16] Rowe DE, Bernstein SM, Riddick MF, et al. A meta-analysis of the efficacy of non-operative treatments for idiopathic scoliosis. J Bone Joint Surg Am 1997;79:664-674.

[17] Sanders JO, Little DG, Richards BS. Prediction of the crankshaft phenomenon by peak height velocity. Spine 1997;22:1352-1356.

[18] Upasani VV, Chambers RC, Dalal AH, et al. Grading apical vertebral rotation without a computed tomography scan: a clinically relevant system based on the radiographic appearance of bilateral pedicle screws. Spine 2009;34:1855-1862.

[19] Weinstein SL. Idiopathic scoliosis. Natural history. Spine 1986;11:780-783.

[20] Weinstein SL, Dolan LA, Wright JG, et al. Effects of bracing in adolescents with idiopathic scoliosis. N Engl J Med 2013;369:1512-1521.

[21] Weinstein SL, Ponseti IV. Curve progression in idiopathic scoliosis. J Bone Joint Surg Am 1983;65:447-455.

[22] Winter RB, Lovell WW, Moe JH. Excessive thoracic lordosis and loss of pulmonary function in patients with idiopathic scoliosis. J Bone Joint Surg Am 1975;57:972-977.

第37章 脊柱裂后凸截骨术
Kyphectomy in Spina Bifida

Richard E. McCarthy

定义

- 脊髓脊膜膨出的患者其后凸可发生在胸腰椎交界处，腰部中段或腰骶交界处。
- 不同类型的脊柱后凸对修复所需的治疗有一定影响，无论此病起源是先天性、发育性还是麻痹性，对于患有这种疾病的儿童来说结果都是毁灭性的。
- 脊柱后凸的顶端皮肤破裂可导致深部伤口感染并导致中枢神经系统感染。
- 其他器官系统的继发性变化可致胃肠道或泌尿生殖系统产生损伤，甚至有可能由于腹部高度改变而导致大血管的严重扭结。经常发生胃肠道吸收不良，并且可能由于排尿不畅演变为肾结石。
- 由于腹部内容物被推入胸腔，对肺活量继发产生胸腔功能不全综合征。胸椎前凸向头部变为脊柱后凸进一步地会导致呼吸系统的恶化。
- 支架通常会导致皮肤压力问题，且无法从根源上解决问题。

解剖

- 脊椎后凸角可以是渐变的斜面或锐角。
- 由于胚胎期时缺少后移，椎旁肌肉组织是分段神经支配的，因此而在骨崤侧面的屈曲位置部分活跃。在这个位置，它们有助于脊柱向前弯曲。
  - 在椎体脱离区的骨崤外侧仅残留少量骨质，用于形成椎体后侧的融合块。
- 原发性脊髓脊膜膨出的中线缺陷通常由一个脆弱的硬脑膜覆盖，该硬脑膜通过一层薄薄的皮下组织与覆盖皮肤分离。
  - 血管受损的瘢痕皮肤会使软组织覆盖率变差。
- 骶骨翼是已形成的最可靠的椎体结构之一。
- 大血管通常不沿着后凸的轮廓进入后凸的顶点。

发病机制

- 胚胎学上，脊索背侧被外胚层封闭覆盖，从头侧向尾侧延展。脊髓脊膜膨出时，通常在尾端出现闭合不全。
- 在胸部和颈部较少出现脊髓脊膜膨出。最常见的类型为胸腰椎、腰椎和腰骶后凸畸形。由于脊索周围外胚层的后移不足使神经板处于易损处，导致出生时暴露的脊髓脊膜膨出形成一个囊状物。
  - 在该区域发生的先天性骨缺损导致早发性脊柱后凸，这也给神经外科在出生时进行闭合手术带来严重的影响。所以部分专家鼓励新生儿矫正脊柱后凸。
- 随着人体的进一步生长及坐立姿的转变，处于脊柱外侧及前侧的椎旁肌肉组织通过肌肉主动挛缩以及重力辅助，将躯干上部拉入一个更后凸的位置。
  - 这将导致皮肤的进一步损伤，同时压迫脊柱后凸处的软组织。
  - 棘突的皮肤破裂问题应引起重视。
- C7垂线显示上半身在向前弯曲时失去平衡，导致腹部内容物压迫膈膜，致使肺功能不全。
  - 这将导致儿童表现为"功能性四肢瘫痪"，因为他（她）使用上肢来保持平衡，并通过旋转伸展的手臂来放松横膈膜，以便进行呼吸（木偶动作；图1）。
  - 从发展的角度来看，这将进一步阻碍幼儿上肢与其环境的相互作用，将影响正常智力的发展。

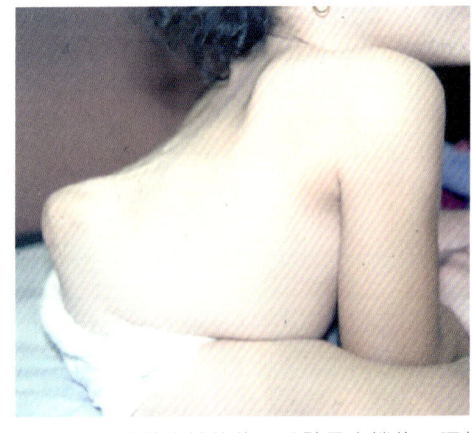

图1 功能性四肢瘫的支撑体位，手臂呈支撑位；腰部后凸，胸椎前凸。

自然病程

- 未发表的严重脊柱后凸病例的自然病程是肺功能不全

综合征导致的呼吸系统受损、肺活量进行性下降和死亡。

病史和体格检查

- 详细的病史和体格检查能发现异常的相关症状和体征，包括以下内容：
  - Chiari畸形。
  - 脊髓栓系。
  - 呼吸功能不全。
  - 胃肠道吸收不良。
  - 尿道积水和结石。
- 进行儿童弯曲度的柔韧性测试时，可用身体支撑儿童腋下，以使他（她）不受重力影响。在检查床上取仰卧弯曲位也可以显示腰椎柔韧性的程度。

影像学和其他诊断性检查

- 以直立坐姿拍摄的标准X线片、全脊柱正位片和侧位片评估重力对曲线的影响（图2A、B）。
  - 仰卧位X线片的骨骼清晰度更高。
  - 牵引下柔韧性摄片、人工推挤摄片，或长枕辅助下背部后弯横向摄片，都有助于辅助诊断。
- CT扫描，尤其是三维CT扫描，可以提供最佳的解剖结构。
- MRI对于鞘内结构、Chiari畸形、脊髓空洞症和脊髓栓系的评估是至关重要的（图2C）。

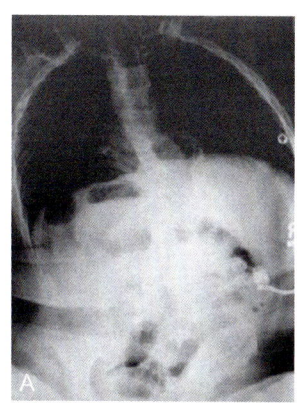
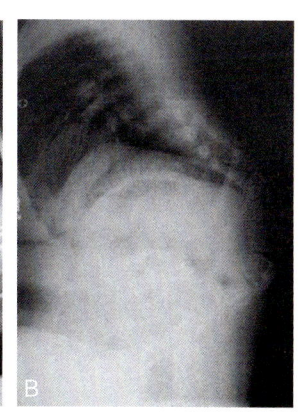
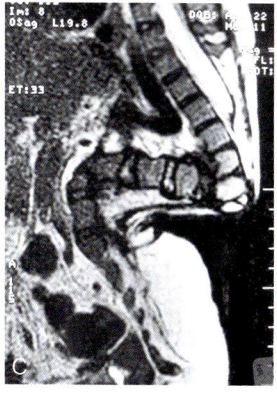

图2　A、B. 一例患有脊髓后凸伴分离的13岁儿童，从T6开始，后凸角度达到127°。C. 一例9岁患有脊髓脊膜膨出的儿童的术前MRI检查。

鉴别诊断

- 先天性与发育性脊柱后凸。
- 骶骨发育不全。
- 脊柱后凸顶点断裂继发的Charcot关节。

非手术治疗

- 对于这种疾病支撑的治疗效果并不理想。
- 有时牵引可助于脊柱后凸进行拉伸，尤其在发育型后凸中，牵引可在手术的矫正过程发挥作用。
- 这可以通过颈椎牵引或Halo牵引来完成，并且一些作者已经提倡在手术期间使用这种牵引来辅助矫正。

手术治疗

术前计划

- 血管监测装置是手术期间的重要辅助装置，并且在矫正时，动脉血管或双脚脉搏血氧计对于监测下肢的血液供应是非常重要的。
- 在脊柱后凸矫正时，主动脉会承受很大的张力。因此，动脉和中心静脉线在监测中心压力和允许快速给药和补液是不可或缺的。
- 皮肤破裂问题应于脊柱后凸切除术前解决。
  - 术前计划可包括咨询整形外科医生，并可能在后外侧腋窝边缘放置组织扩张器，以帮助手术中缝合皮肤（图3）。
- 作为术前计划的一部分，所有的影像学资料都需经过仔细研究，以评估柔韧性、椎体对椎弓根螺钉的耐受性，以及需要计划哪些椎体需要去骨松质或去除。
  - 建议将这些计划记录在"蓝图"上，该蓝图可放置在手术室墙壁上，概述内植物的位置、骨切除术以及手术方案的进展顺序。
- 神经外科评估是术前重建分流功能和回顾MRI的必要过程。

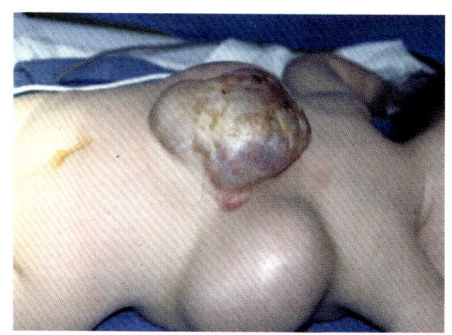

图3　一例11个月大的婴儿诊断为脊髓脊膜膨出，在延迟闭合和脊柱后凸切除术前，双侧放置组织扩张器。

- 术前针对革兰阴性尿病原体使用抗生素是必不可少的,且术后需持续使用6~12周。
- 提升营养状况,可能需要在手术前几个月通过胃造瘘管进行营养补充,以最大限度地提高术后愈合。

体位

- 在摆放体位时,使用额外的泡沫进行仔细填充是必不可少的,以便在长时间操作时保护脆弱的皮肤。
- 保护眼睛以防止术中眼部损伤,并且使用腹部结构悬空的脊柱框架将减少硬膜外血管压力。
  - 髋关节的术前评估对于预测术中定位非常重要,如果髋关节屈曲挛缩过于严重,可能需要提前几周初步释放挛缩,以便进行后凸截骨术时能够正确摆放腿部位置。

手术入路

- 手术切口包括切除受损的皮肤损伤或瘢痕,但最好在手术前计划确定。
- 先前的切口可能不在中线或理想位置。
  - 最佳切口应遵循先前手术的切口位置,以保证在闭合时皮肤能有最大限度的血液供应。最大限度的皮肤及皮下组织覆盖对于良好的闭合很重要。
- 如果软组织质量差,则可以在闭合时从中线移除先前放置的组织扩张器,并将扩张的组织放置到中线。
- 有时,先前的神经外科手术后造成瘢痕、愈合不良,可能成为细菌的来源,这些细菌会影响愈合及导致术后感染。通过整形手术初步切除瘢痕是针对外来感染可以提供的最佳防御。

切口和腰椎显露

- 切口无论呈直线或曲线状,需与先前一致。切口深至棘突位置。
  - 深度达到硬膜水平时,注意避免撕裂脆弱的硬膜。
- 向硬膜的左右两侧继续显露,同时触诊侧方的骨结构。切口的深部指向骨面。
  - 保持尽可能多的皮下脂肪厚度。
- 如果有硬膜撕裂,最好停止操作并将其缝合,因为变薄的硬脑膜可能需要相邻的组织瓣来闭合。有时,必须缝制一块Duragen密封胶以确保无脑脊液漏出。
  - 小号锥形针配以4-0尼龙线进行硬膜修补。
- 当从腰椎远端到近端显露时,触诊外侧部分,并用电刀将软组织切开直至骨头。
- 侧位腰椎上的肌肉和软组织附着物剥离后将暴露骨结构,这些骨结构将遵循胚胎学发育成为椎板和关节突(技术图1A~C)。
  - 可显露出每一节段脱离的纵向骨嵴以及骨骼的基本结构,包括横突在内。
- 内侧神经基板可以保持完整,是因为它可作为第三填充物和移植物的材料。
- 在某些情况下,可能需要移动神经基板,可通过松解一侧无功能神经根,并显示出侧方硬膜,从而到达椎间隙和椎体(技术图1D)。

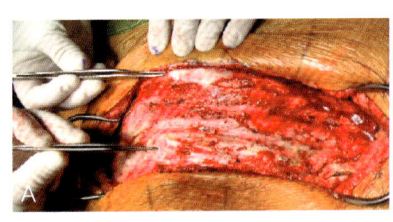
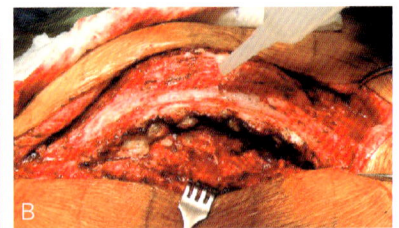
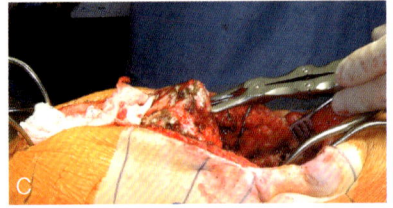

技术图1 A. 术中显露出神经基板(左侧),镊子置于双侧骨嵴上。B. 将脊柱旁的肌肉从脊柱后凸区域剥离,过程中持续冲洗神经组织。C. 在另一例患者中,脊柱后凸已经完全显露。

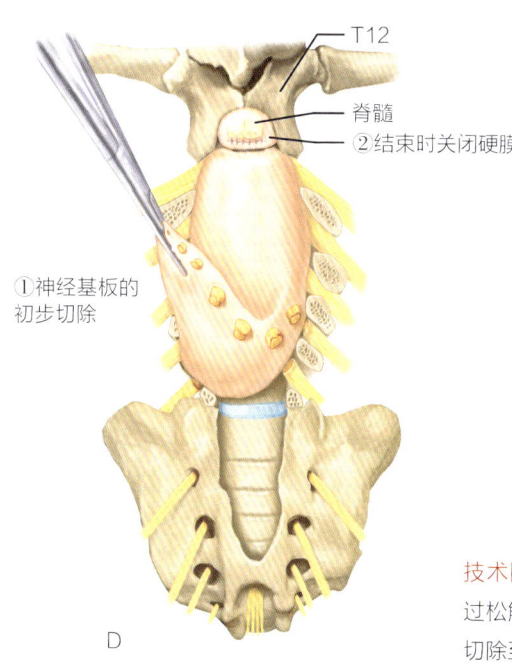

技术图1（续） D. 神经基本可置于原位，通过松解一侧四节段无功能神经根后移置一侧，或切除至脱离平面并旋转。

胸部显露

- 显露好腰椎后，就可接近胸腔。
  - 如考虑为患者进行胸椎融合术，例如8岁以上的儿童，那么应该完成对横突尖端的完全显露。
- 如果正在使用生长棒结构，例如在8岁以下的儿童中，为了保持生长，需要进行最小化的显露。
  - 在这些情况下，从棘突的侧面开始剥离肌肉和软组织附着直到清洁到小关节部位。
- 操作者需要能够充分观察到黄韧带，以便钛缆穿过椎板下用于连接Luque trolley生长棒。
  - 一般来说，钛缆需固定四节段胸椎。
- 在腰椎，应充分清理软组织，以促进侧方结构与骶骨融合。

椎弓根螺钉植入

- 在手术的这一点上，C臂机的引导有助于放置椎弓根螺钉。
- 腰椎增生异常椎弓根的入口点位于外侧，椎弓根斜向椎体（技术图2）。
  - 双侧螺钉可倾斜置入。
- 骨盆内固定可以使用多种类型的固定装置，包括S杆、S钩和髂骨纹螺钉。
  - 骶骨融合对于将棒牢固地固定在骨盆和允许在胸椎的棒顶部的生长是至关重要的。
- 在正位和侧位使用X线C形摄影，以确认螺钉位置是否令人满意。由于椎弓根螺钉的三角形稳定结构，通常不需要双皮质固定。
- 通常腰椎采用多轴螺钉。

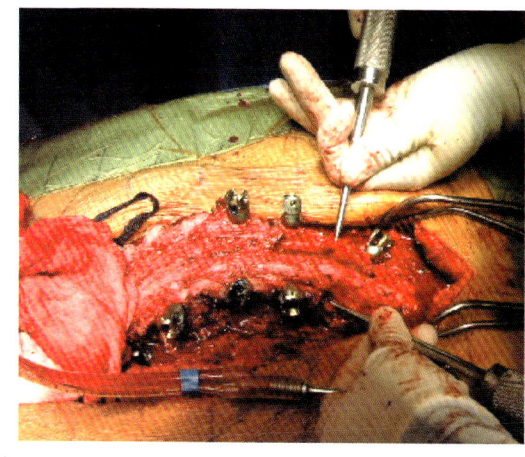

技术图2 在T12进行相同操作之前，对L3双侧椎弓根用刮匙进行去骨松质处理。

去松质化

- 可在多个节段完成去松质化，用于内固定和矫形。在理想情况下，操作可在一个或两个水平上完成，该位置将留下足够的腰椎内固定点，以向前推动椎骨而产生脊柱前凸。
  - 根据术前计划，在目标节段完成去松质化后置入螺钉。
- 去松质化首先在椎弓根入口处磨钻开口。继续扩大刮匙尺寸，保留骨质用做融合。
- 椎体内部完全被挖空，当遇到出血点时，可使用止血凝胶填充椎弓根，必要时还可以进一步填塞明胶海绵卷以止血。
- 在整个操作过程中，应注意避免侵犯椎体后方皮质，该处硬膜外血管最多。
  - 切除这些椎体的侧缘，包括横突和后外侧骨质。
- 应彻底去除椎体内骨松质，只留下皮质。这是双侧进行的，随后用Epstein刮匙挤压后方皮质，将骨碎片植入椎体腔内（技术图3）。
  - 出血点彻底止血。
- 在大多数情况下，仅在选定的节段上进行去松质化，可以获得校正所需的活动性。

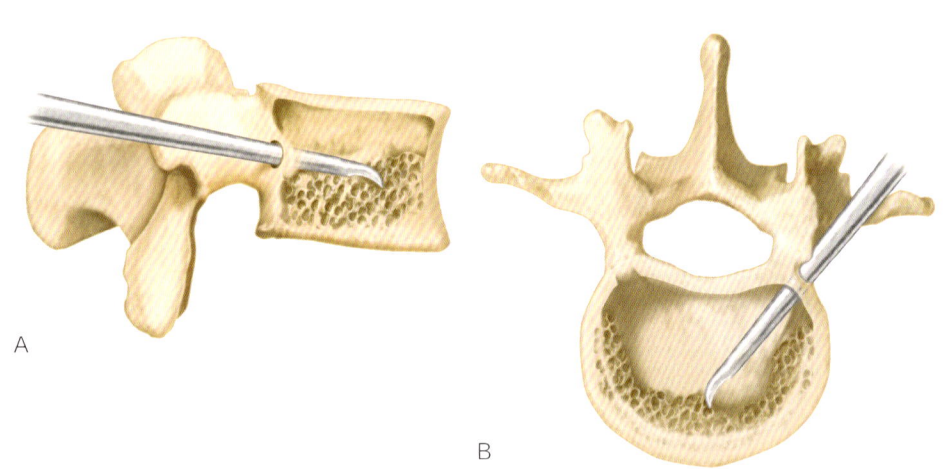

技术图3　去松质化。A. 外侧视图。B. 横截面视图。

水平切除

- 有时可能需要切除整段椎体，它可以在保留神经基板的同时完成。
- 此种情况下，进行切除的包括后凸曲线的水平部分和头端的椎体（技术图4）。

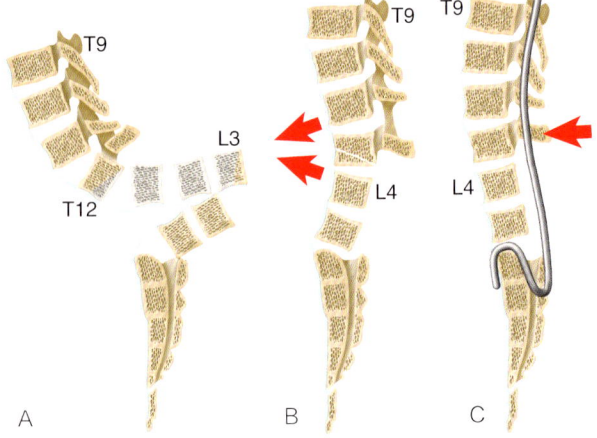

技术图4　A. 如需截骨（由于极度僵硬），应于脊柱后凸曲线的水平部分进行，而不在后凸的尖部。B. 水平切除后，将椎体前方推移，重新排列。C. 切除后完成曲度重建和内固定。

上棒

- 一旦完成这些矫正操作,就可以将与骶骨相连的杆放置于两侧,以将椎体向前推移至垂直或前凸的位置(技术图5A)。
- 通过使棒向前朝向胸部固定点逐渐靠拢,使腰椎节段对齐并且将棒逐渐固定至胸椎(技术图5B、C)。
  - 生理性后凸可以通过棒的预弯塑形实现,以纠正胸前凸。
  - 一般来说,棒在顶部保留一个节段长度,以便于胸椎生长。
- 最后锁紧时,应适当撑开腰椎段最低的固定点和骶骨的S钩之间(技术图5D、E)。这样可以安全地将S钩放置到位。
- 如果需要,使用原位折弯器进行最后的折弯处理,使腰椎进一步前凸。

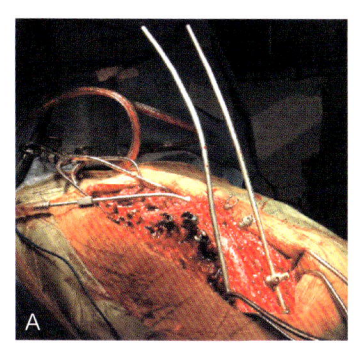
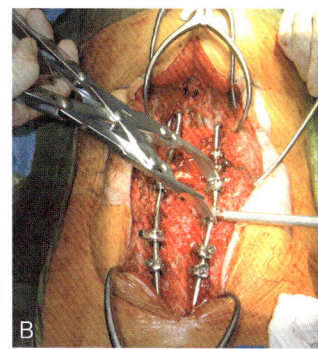
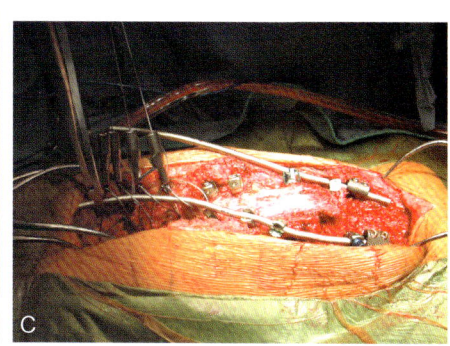
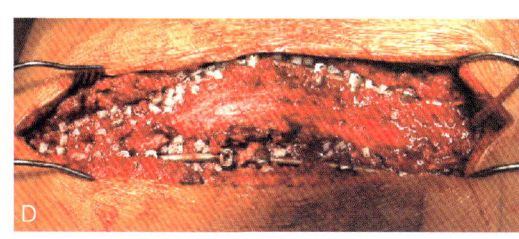
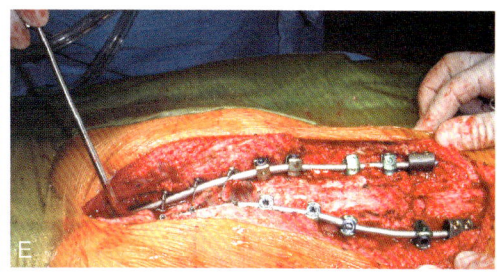

技术图5 A. 双侧棒固定在L4和S钩上用于复位。B. 去松质节段通过压缩相邻的椎弓根螺钉从而实现压缩。C. 在另一例患者中,采用生长棒结构进行钛缆短缩和临时固定。D. A、B组患者完全复位,局部骨去皮质并植入同种异体骨和自体骨进行融合。E. 在C图中使用生长棒结构并完全复位。

下肢低灌注的评估和管理

- 通常情况下,纠正脊柱后凸的初始操作会引起下肢的血流减少。因此,以较小的增量逐步进行这一校正操作是很重要的。
- 主动脉中的压力感受器可适应序列和伸展的变化。如果流向足部的血流不能适应脊柱的新位置,需要进一步的椎体去松质化或椎体切除。
  - 该决定取决于脉搏血氧仪或足部动脉导管所反映的下肢血流量。

切口闭合

- 作为闭合的一部分,重要的是夹住椎旁肌肉组织,利用Cobb拉钩将肌肉层拉向中线。
  - 有时,需要在肌肉组织的后侧进行筋膜松解,最好在腋后线部位垂直切开筋膜。
- 两侧的椎旁肌肉组织应尽可能靠拢中线并缝合(技术图6)。
- 在术后1周至10天内,至少应保留两个血液引流管,一个位于深部,一个位于浅部。
- 可以使用皮下缝合器,但应使用某种外部缝合线进行加固,可以临时使用夹子或间断尼龙缝合线。

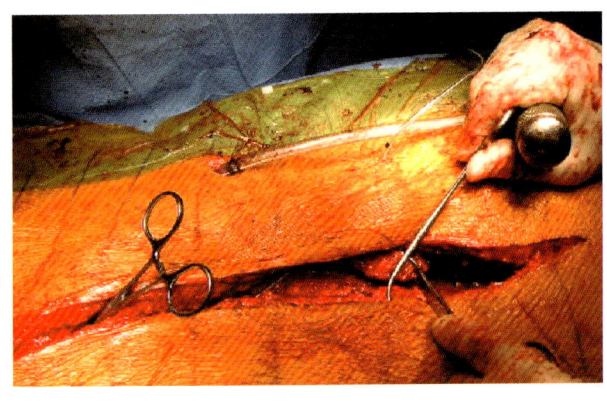

技术图6 将椎旁肌群移向中线进行最终闭合。

要点和失误防范

评估	• 外科医生可在腋下用身体支撑儿童,以使他(她)不受重力影响而进行儿童弯曲度的柔韧性测试 • 在检查床上取仰卧弯曲位也可以显示腰椎的柔韧性
术前准备	• 在切除术之前应该解决并治愈皮肤破裂的区域
术中监测	• 血管监测下肢是术中监测的关键部分
术前使用抗生素	• 针对革兰阴性尿病原体的术前抗生素是必不可少的,且术后需持续使用6~12周
硬脑膜意外撕裂处理	• 小锥形针配以4-0尼龙线使用,对于修复硬膜切开处效果佳。Duragen可以用于缝合,有时需要使用密封剂(Tisseel)
预防硬膜外出血	• 手术全程均要注意避免伤及椎体后皮质(硬膜外血管最多的地方)
设置S钩子	• 最后锁紧时,应适当撑开腰椎段最低的固定点和骶骨的S钩之间。这样可以安全地将S钩放置到位
术后护理	• 术后需采取一切合理措施,避免术后伤口或四肢受到任何压力。必须保护所有未感染皮肤的区域,免受过度受压及频繁变化体位。敷料应覆盖一层防水层,以防止粪便二次污染

术后护理

- 于患者床垫上方放一层厚泡沫,避免皮肤过度受压将有助于恢复。
- 术后6小时开始翻身,每2小时重复一次。
- 在重症监护室充分护理,直至患者病情稳定。
- 术后固定非必要事项,但如有必要,可制作一个塑料软衬的双瓣外套。

预后

- 改善坐姿。
- 改善呼吸功能。
- 改善体表血液供应。

并发症

- 皮肤破损。
- 表面或深层感染。
- 主动脉痉挛。
- 脊柱内植物松动。
- 假关节。

推荐阅读

[1] McCarthy RE. Myelokyphosis. Shriners Hospitals for Crippled Children, Symposium on Caring for the Child with Myelomeningocele. Rosemont, IL: American Academy of Orthopaedic Surgeons, 2002.

第38章 脊柱侧凸前路椎体间融合内固定术

Anterior Interbody Arthrodesis with Instrumentation for Scoliosis

Janay E. Mckie and Daniel J. Sucato

定义

- 胸椎侧凸和胸腰椎-腰椎侧凸是典型的特发性脊柱侧凸,可行前路治疗。
- 前路融合术是指用内固定器械固定椎体前部进行融合和矫正侧弯曲线。

解剖

- 胸椎特发性脊柱侧凸的最高点通常在T8或T9,最常见的是右凸畸形、轴面旋转畸形以及后凸畸形。
- 胸腰段-腰椎侧凸在T12及以下有一个弯曲的最高点,最常见的是有或没有胸廓代偿曲线的左凸畸形。
- 椎体形态基本正常,但可见变形的椎体和椎弓根,凹侧上有细长的椎弓根,凸侧上有较短宽的椎弓根。

发病机制

- 特发性脊柱侧凸的原因尚不清楚。

自然病程

- 特发性脊柱侧凸随着脊柱的不断生长而发展,特别是在脊柱生长高峰期和在生长完成时脊柱侧凸的曲线幅度最大。
- 当胸弯角度大于45°~50°,在骨骼成熟者胸弯仍会进展。
- 对于胸腰弯-腰弯的患者,在骨骼成熟者中,当胸弯角度大于35°~40°时,往往也会出现进展。

病史和体格检查

- 胸弯和胸腰弯的患者应评估其对脊柱和身体畸形的感知,包括不对称的肩高、躯干移位、腰线不对称和肋骨或胸廓突出。
- 应通过病史询问,确定有无脊柱轴向疼痛和下肢的放射痛,如有此类症状者需要完善MRI。
- 相关的神经症状,如感觉异常、感觉过敏、肠或者膀胱症状,均需进一步完善MRI。
- 体格检查通过单独的胸椎或胸腰椎弯曲曲线观察,来评估冠状面躯干的不平衡。
- Adams前弯试验描述脊柱侧弯中所见的轴向平面畸形,用于评估胸廓隆起或侧突的旋转畸形,使用脊柱侧弯仪对患者向前弯曲时的胸腰椎旋转畸形进行分级,患者及其家属可以看见非常突出的脊柱侧弯旋转畸形。
- 还应分析脊柱闭合不全导致的皮肤表现。

影像学和其他诊断性检查

- 脊柱正位和侧位X线可以检查冠状面和矢状面畸形(图1)。
- 在正位片上,应用Cobb法对冠状面畸形进行测量,躯干不平衡可以用Floman法来测量[取两侧肋缘连线的中点,并将此点与骶骨中点垂直线(CSVL)进行比较]。
- 头部相对于骨盆的失代偿是由C7铅垂线与CSVL之间的距离所确定的。
- Risser征应通过评估髂关节突的骨化程度来评价,其评分在0~5级之间。
- Y形软骨状态应评估为开放或闭合。
- 侧位片用于测量胸椎后凸(T5-T12)和腰椎前凸(L1-S1)、矢状位平衡(比较C7铅垂线与S1前缘)。

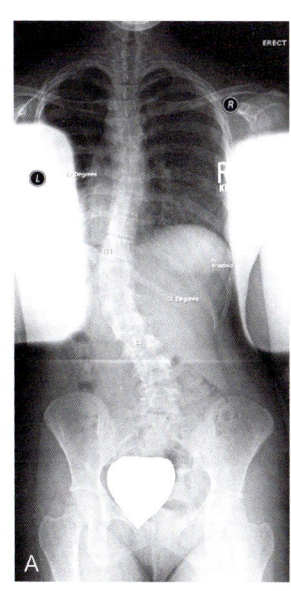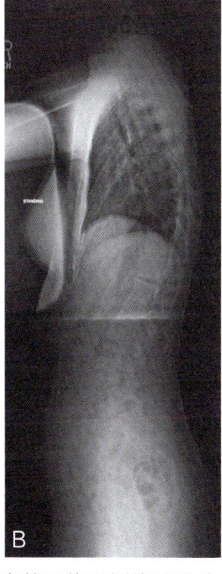

图1 A、B. 为51°左腰弯患者的正位和侧位X线片。

- 仰卧最大bending位X线片可用于确定脊柱的柔韧度，尤其有助于确定当存在主胸弯时，胸腰弯的柔韧与否，或当存在主胸腰弯时，胸弯是否为代偿弯。

鉴别诊断

- 特发性脊柱侧凸应与其他类型的脊柱侧凸相区别，在这些类型的脊柱侧凸中患者常不存在先天性畸形。该列表包括但不限于神经纤维瘤病、马方综合征、3型脊柱肌肉萎缩、脊柱侧凸伴脊髓空洞症或脊髓栓系等。

非手术治疗

- 青春期是胸腰段脊柱侧凸的生长高峰期，曲度在25°～45°之间时，可采用支具矫正治疗。
- 支具矫正治疗用于Risser在0～2级的患者，以防止曲线的进展。
- 非手术治疗主要的指标是患者的外观能被外界所接受。

手术治疗

- 胸椎特发性脊柱侧凸的手术指征是曲线超过45°～50°，畸形严重影响美观。
- 胸腰椎弯曲的手术指征是曲线超过40°～45°，伴有不可接受的胸廓畸形和代偿性曲线。
- 青少年胸腰椎侧凸可在曲线生长高峰期间即曲线大小在25°～45°之间时用支架治疗。
- 支架治疗用于这些曲线幅度，以防止曲线进展，并在Risser 0～2级患者中显示。
- 非手术治疗的根本是患者能够接受可预期的外观。

术前计划

- 必须进行仔细的体格检查，以确保没有神经系统症状或体征，如果有，则需进一步进行神经系统MRI检查。
- 应使用X线成像来确保曲线具有特发性曲线的特征，对于胸弯，应该显示出顶端前凸。对于不典型曲线，如左胸弯，或虽仅有轻微的畸形但有明显失代偿的曲线，或有过度胸部后凸的患者，应做MRI进一步评估。
- 应使用正位片、侧位片和仰卧最大bending X线片来确定Lenke分型。
- 应对代偿弯进行详细的分析，以确定手术计划，以确保术后不会出现失代偿。这对于确定腰弯和主胸弯的腰椎修正以及主胸腰弯－腰弯的代偿胸弯的曲度尤为重要。
- 脊柱侧凸的前路融合节段一般包括上端椎至下端椎。偶尔，远节段会出现平间盘，这个椎间盘是否应该包括在融合范围中是有争议的。当曲线相对较小（50°～60°）且可代偿（>50%的灵活性指数）且患者骨骼成熟（Y形软骨闭合且Risser等级为1级或更高）时，通常不需要包括平间盘（图2A、B）。
- 胸腰椎前路融合术一般为上端椎至下端椎。下端椎远端椎间盘楔形开口朝向腰骶弯者，术后楔形会被纠正；相反，下端椎远端椎间盘是平间盘者，通常在术后出现楔形开口（图2C、D）。

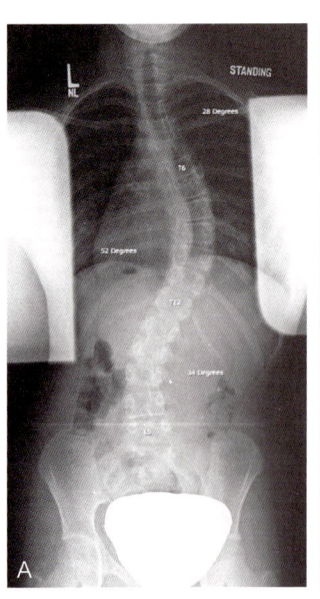
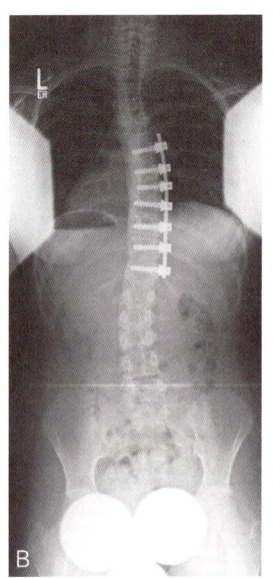
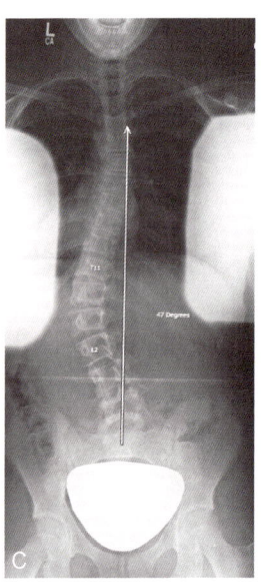
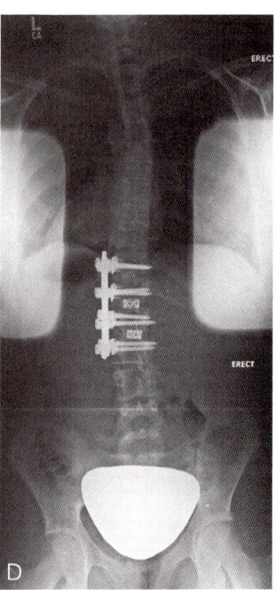

图2　A. 一例13岁女孩的术前X线片，右胸弯从T6～T12，52°。T11-T12椎间盘开口朝向右胸弯，而T12-L1是平间盘。B. 胸腔镜下T6～T12脊柱前路融合内固定术后，获得良好的胸弯矫正，近端胸椎和腰曲均有良好的自发性代偿。C. 一例左胸腰弯（T11～L2）伴躯干向左倾斜患者。D. 双钉棒前路融合术后2年，做了T12-L1和L1-L2间隙融合，X线片显示冠状面矫正效果良好。

体位

- 无论是胸弯还是胸腰弯,前路手术的体位都是相当相似的,患者均取侧卧位,凸侧向上。
- 上肢使用腋枕保护神经(图3)。
- 采用充气垫固定患者,可增加体位摆放器进一步固定。
- 对于胸腰弯,使用可折叠手术床以承重腹部和脊柱,摆放时以曲线的顶点为中心。
- 对于胸弯手术,患者可以置于水平可透视手术台。

入路

- 前入路用于胸椎侧凸患者。

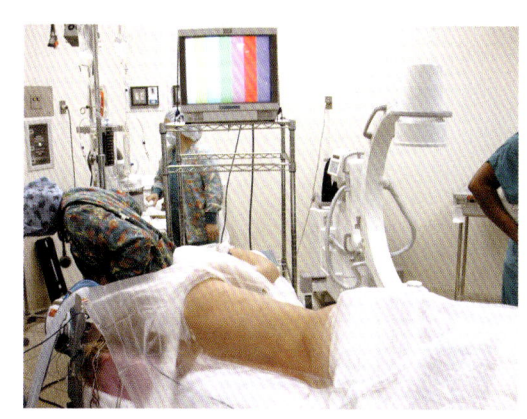

图3 胸腔镜下脊柱前路融合术,左侧卧位的体位。手臂的位置保持在90°,左腋窝放置腋枕,充气垫固定。

胸前路融合内固定术

- 在近端肋骨上做与近端融合节段相对应的弧形切口(通常为T5和第5肋),切至胸腔和腹部肌肉组织到达肋骨膜。
- 从外周对肋骨行骨膜下剥离,切断肋骨前后方。
- 在目标融合节段椎体表面纵向切开胸膜壁层。
- 节段血管做临时结扎,临时结扎时应进行脊髓监测。
- 节段血管在脊髓监测持续正常20分钟后进行永久性结扎。
- 进行椎间盘切除术(见胸腔镜技术部分)。
- 放置内固定(见下文)。
- 其余步骤详见胸腔镜入路。

胸腔镜下前路融合内固定术

体位和铺巾

- 取侧卧位,正位X线片确定的透视融合节段体表投影并标记。皮肤标记用来识别近端椎体的角度(技术图1)。
- 侧位X线片标记椎体的前后边缘。
- 标准无菌铺单方式覆盖。

胸腔镜操作孔和导丝置入

- 前操作孔开口于腋前线、融合节段中点,用于放置镜头(技术图2A)。

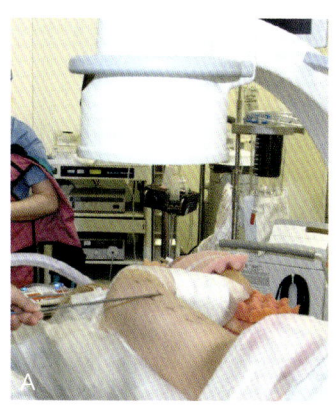
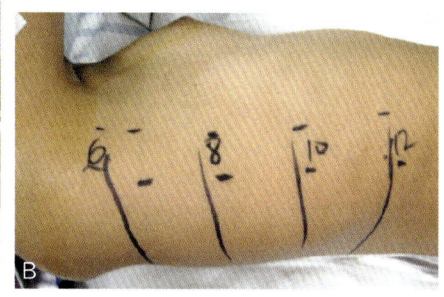

技术图1 术前透视定位。A. 侧位X线片用于定位椎体的前缘和后缘。B. 正位片进行皮肤标记融合节段,用于操作孔位置参考,这是一名需行T6~T12融合的患者。

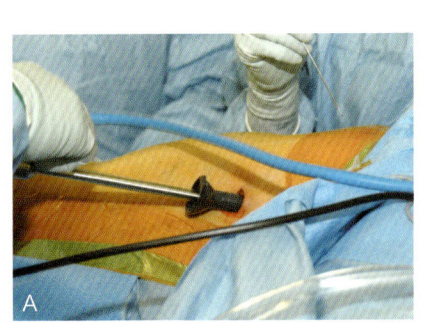 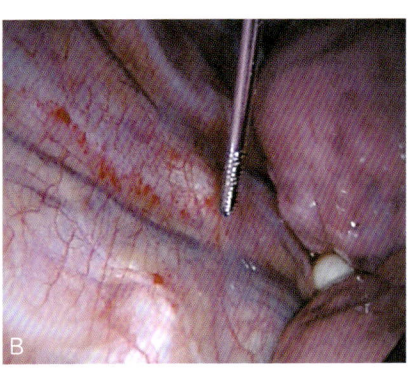

技术图2　A. 前操作孔开口于腋前线、融合节段中点，并置入镜头。患者左侧卧位；近端朝右和远端向左。B. 在后外侧操作孔之前先放入导丝，导丝直接指向肋骨头前方，提示后外侧操作孔位置良好。

- 然后将导丝置于预定椎体上，并通过前操作孔胸腔镜观察确定（技术图2B）。
- 将导丝放置好后（直接置于肋头上方），在肋骨正中做横切口并放置操作孔，该操作孔置入胸腔镜可视化辅助放置其余操作孔。
- 放置后外侧第二个操作孔后，再放置最近端的后外侧操作孔，以确保近端操作孔的准确位置。最近端操作孔位置最重要，因为最近端的两颗螺钉通常需放置在小的椎体中，并且有明显的冠状位成角，肩胛骨的回缩阻碍操作孔的放置。
- 其余的操作孔放置在后外侧线上。
- 这些操作孔包括了镜头、肺组织的扇形牵开器、吸引器、工作通道以及一个自由操作孔。

椎间盘切除

- 胸膜沿椎体中线纵向切开，保证节段血管完整（技术图3A）。
- 然后，将节段血管一次结扎2~3根（前路手术采用常压麻醉）。
- 胸膜壁层向前牵开，尽量往对侧，显露前纵韧带和对侧纤维环（技术图3B）。
- 向后牵开暴露肋骨头部（技术图3C）。
- 沿凹侧肋头切开椎间盘至对侧纤维环（技术图3D）。
- 切开近端和远端椎体的骨膜，以便在椎间盘切除术时进行骨膜下剥离。
- 依次不同型号刮刀处理椎间盘组织（技术图3E）。
- 咬骨钳去除纤维环和髓核。

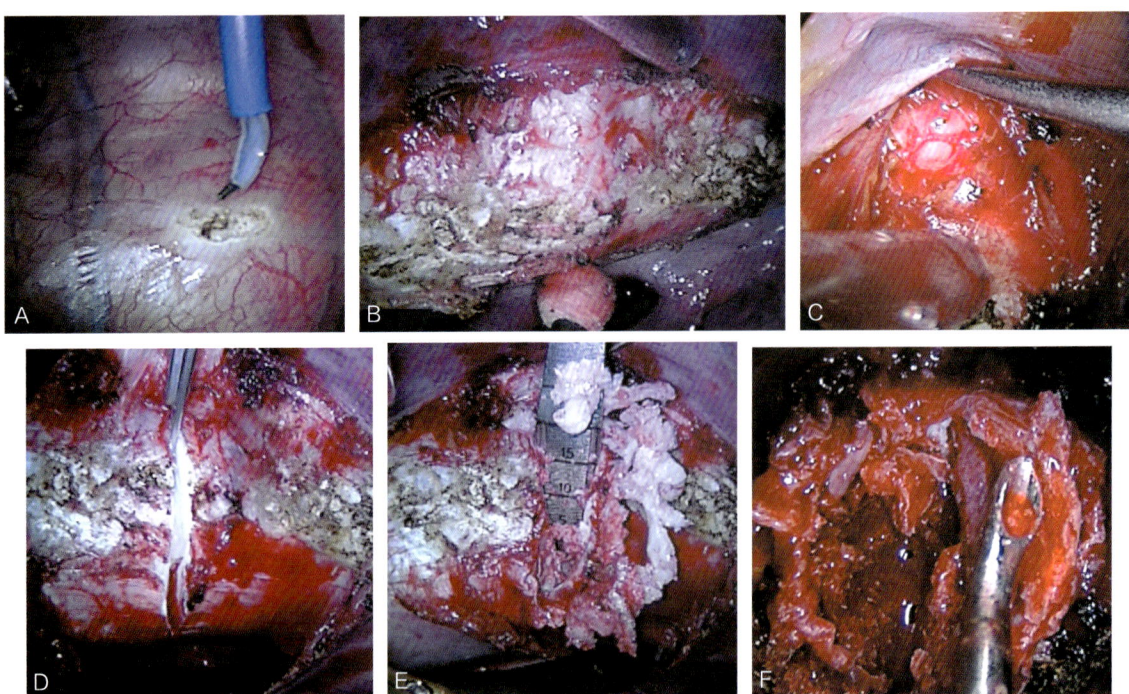

技术图3　A. 电刀纵向切开壁层胸膜，从椎间盘开始以避开节段性血管。在这一步操作中保持节段血管完整。B、C. 结扎节段血管后，钝性牵开胸膜。B. 沿胸膜向对侧向前方显露。C. 向后牵开壁层胸膜显露肋骨头。D. 尖刀沿凹侧肋头切开椎间盘至对侧纤维环，这里显示的是尖刀先紧贴肋骨头再切开纤维环和前纵韧带。E. 刮刀处理椎间盘组织。F. 用弯头刮匙处理上、下终板，并挑起骨膜充分显露骨质。

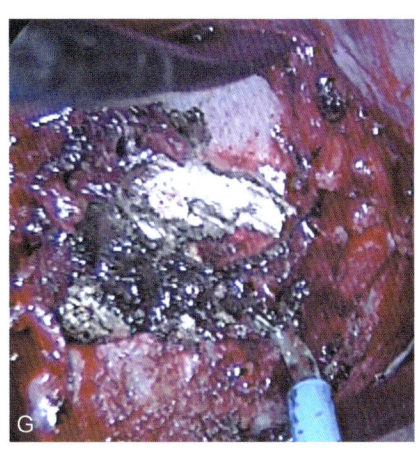

技术图3（续） G. 肋骨头部的最前端被移除。电刀松解肋骨头和椎体连接处的软组织，图中部分肋骨头已被切除。

- 弯头刮匙处理上下终板（技术图3F）。
- 切除T4~T7节段的肋骨头。因为这些位于椎体前方，切除后便于椎间盘切除术和置入螺钉（技术图3G）。
- 椎间盘切除术后，将明胶海绵或可吸收止血纱布置于椎间隙内以防止终板出血。

内固定和植骨

- 从曲线的顶点开始置钉。
- 螺钉的适当位置从肋骨头的正前方开始，并且与椎体的中轴平面成一定角度（在顶点处向前成角，向两端角度依次减小）（技术图4A）。
- 螺钉位置应平行于终板，并且向两端水平方向应朝向曲线的顶点倾斜，以便在矫形时都不会松动螺钉；相邻螺钉的序列应确认良好（技术图4B）。
- 置钉后，确定螺钉的高度以确保可以顺利上棒（技术图4C）。
- 去除明胶海绵或可吸收止血纱布，将自体骨填充到椎间隙中。
- 开始上棒，远/近端开始都可以，根据棒的柔韧性和尺寸，将棒放置于末端，拧紧螺丝和固定杆（技术图4D）。
- 进行加压以改变冠状面和矢状面畸形并锁紧（技术图4E）。
- 根据杠杆原理依次连接剩余的螺钉，并依次进行加压。通常，不能一次性连接所有螺钉，因此需要逐个依次进行（技术图4F）。

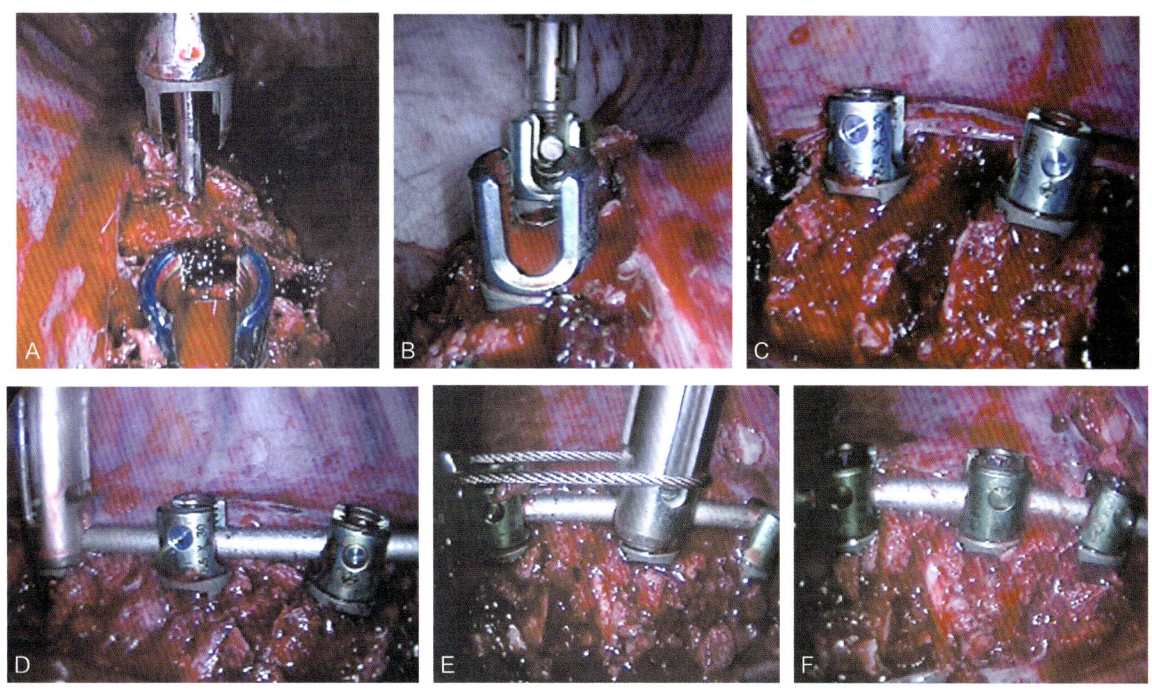

技术图4 A. 在螺钉尾部置入上钉器，起点位于图中肋骨前方。B. 置入最远端的螺钉并观察相邻螺钉，背景为横膈膜。C. 螺钉放置后，钉尾的高度应保持一致以便于上棒。D. 将棒连接最远端的螺钉。E. 首先对最远的节段进行加压。F. 在远端加压之后，依照杠杆原理依次连接剩余的螺钉。

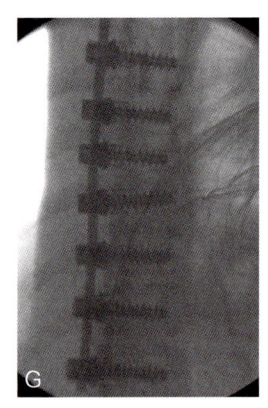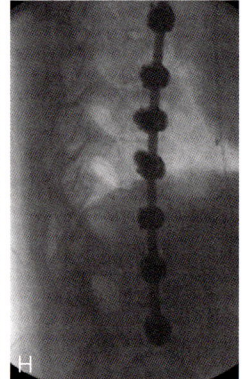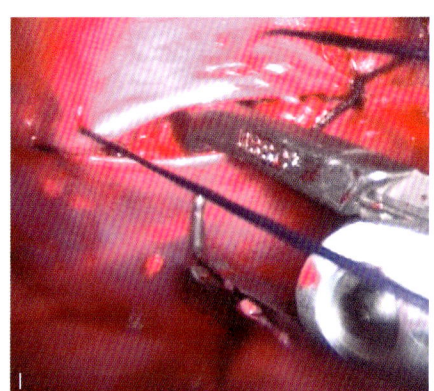

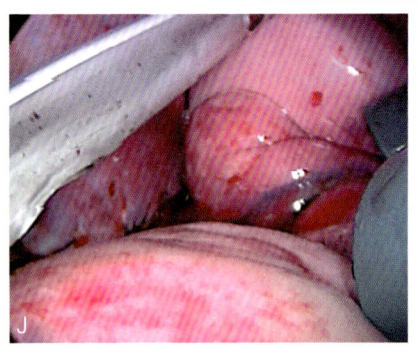

技术图4（续） G. 术中前后位X线透视图像确认脊柱的良好矫正并保持螺钉位置。H. 侧位荧光透视图像显示螺钉的良好位置与胸椎后凸的恢复情况，在肋骨边缘对称的情况下也可以看到旋转校正。I. 在内固定表面缝合壁层胸膜。J. 直视下放置胸管，以便引出胸腔残留气体。

- 进行透视评估矫形结果，根据需要决定是否继续加压，确保无螺钉切割或松动（技术图4G、H）。
- 固定螺钉并完全锁紧。
- 在内固定表面缝合壁层胸膜以确保植骨在位、降低引流量、改善远期肺功能（技术图4I）。
- 在直视下进行鼓肺。
- 胸管通过远端操作孔置入，并穿通至近端操作孔（技术图4J）。
- 常规关闭切口。

胸腰弯内固定和植骨融合术

准备和显露

- 取侧卧位，脊柱凸侧向上。
- 放置腋枕。
- 应用折叠手术床可更容易显露侧方（技术图5A）。
- 弧形切口与目标融合节段的肋缘相一致（技术图5B）。
- 切口通过皮肤深达肋骨表面，切口远端外侧可至脐部。
- 沿肋骨行骨膜下剥离，横行切断肋骨后部与脊柱交界处（技术图5C）。
- 切开肋软骨交界处，将标记缝合线放置在肋软骨交界处以便稍后重新接合（技术图5D）。
- 通常在第10肋软骨水平，进入腹膜后间隙非常容易，腹膜后脂肪明显，然后将腹膜内容物直接从腹壁和膈膜的下表面钝性分离（技术图5E）。
- 然后在其止点的近端切开膈膜，并放置标记缝合线以确保适当的重新接合（技术图5F）。
- 沿椎体纵向切开胸膜，节段血管保持完整（技术图5G）。
- 然后进行节段血管结扎，维持良好的血压以确保良好的脊髓灌注（技术图5H）。

椎间盘切除

- 椎间盘切除先切开纤维环（技术图6A）。
- 用Cobb拉钩处理终板，以在必要时去除整个纤维环至后纵韧带（对于严重的侧弯；技术图6B）。
- 使用咬骨钳和刮匙完全除去椎间盘组织（技术图6C）。
- 间隙填充可吸收性止血纱布。

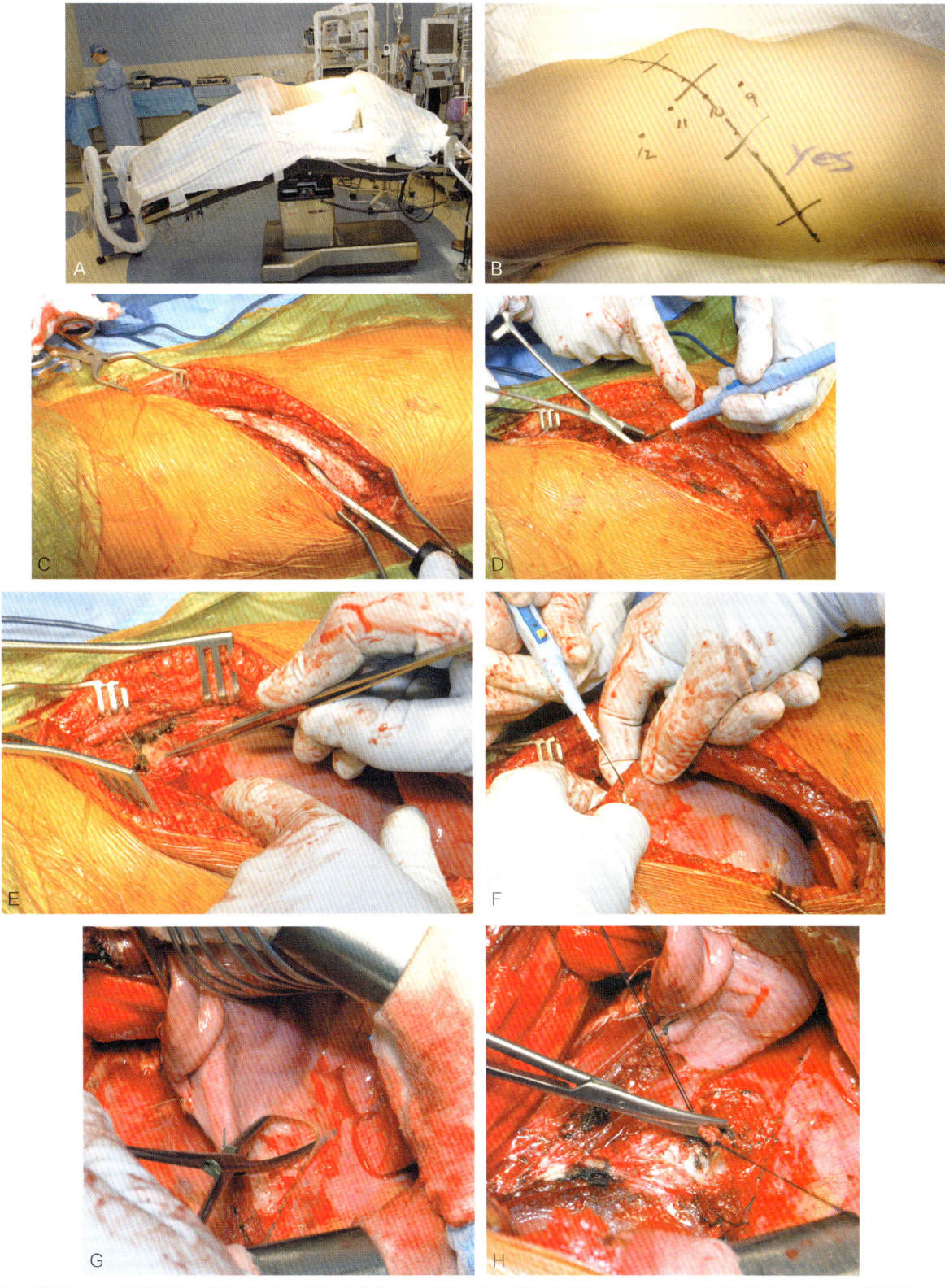

技术图5　A. 胸腹联合入路的体位，折叠手术床辅助暴露。B. 标记皮肤切口，此示例标记于第10肋骨上，进行T11～L3融合。C. 在肋骨表面切口，切至骨膜并行骨膜下剥离。D. 然后切开骨膜的后部并进入胸腔。E. 切开肋软骨交界处后，可及腹膜后脂肪并进入腹膜后间隙。F. 在距离近端止点一指宽处切开横膈膜。G. 壁层胸膜近端切开。H. 缝线结扎节段血管。

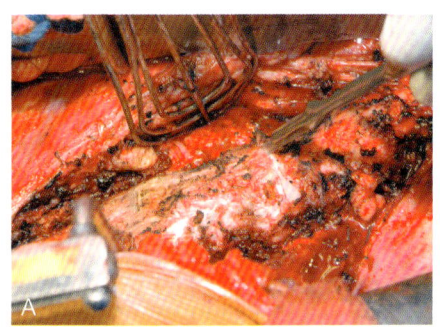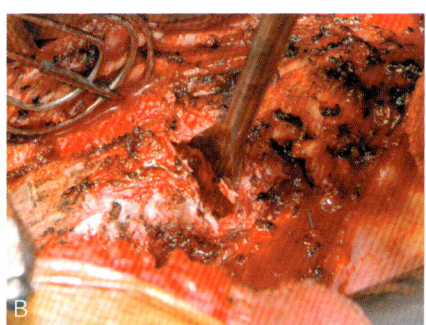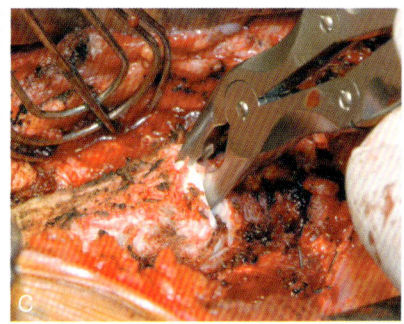

技术图6 A. 用尖刀切开纤维环。B. 用Cobb拉钩去除软骨终板。C. 咬骨钳去除椎间盘组织。

内固定、矫形和融合

- 内固定可选择单钉棒（0.25英寸，1英寸≈2.54 cm）系统或双钉棒（5.5 mm）系统。
- 螺钉置于椎体中轴线顶点中1/2至后1/3处（技术图7A）。
- 当使用双棒系统时，后方螺钉与中轴成一定角度，而前方螺钉稍微向后成角，这两种系统均需要使用U形钉（技术图7B）。
- 一旦放置螺钉，将骨移植物材料尽可能放至后纵韧带或纤维环的后缘。
- 将手术台抬起以矫正脊柱。
- 双棒系统先置入后侧棒，并进行90°的折弯（技术图7C）。
  - 或者，直接在前方螺钉上施加力进行冠状面和轴向的矫形，再置入后侧棒（技术图7D）。
- 旋棒后，或用前方螺钉矫正固定后，进行锁定即完成前路固定，常用于T12远端的患者（技术图7E）。

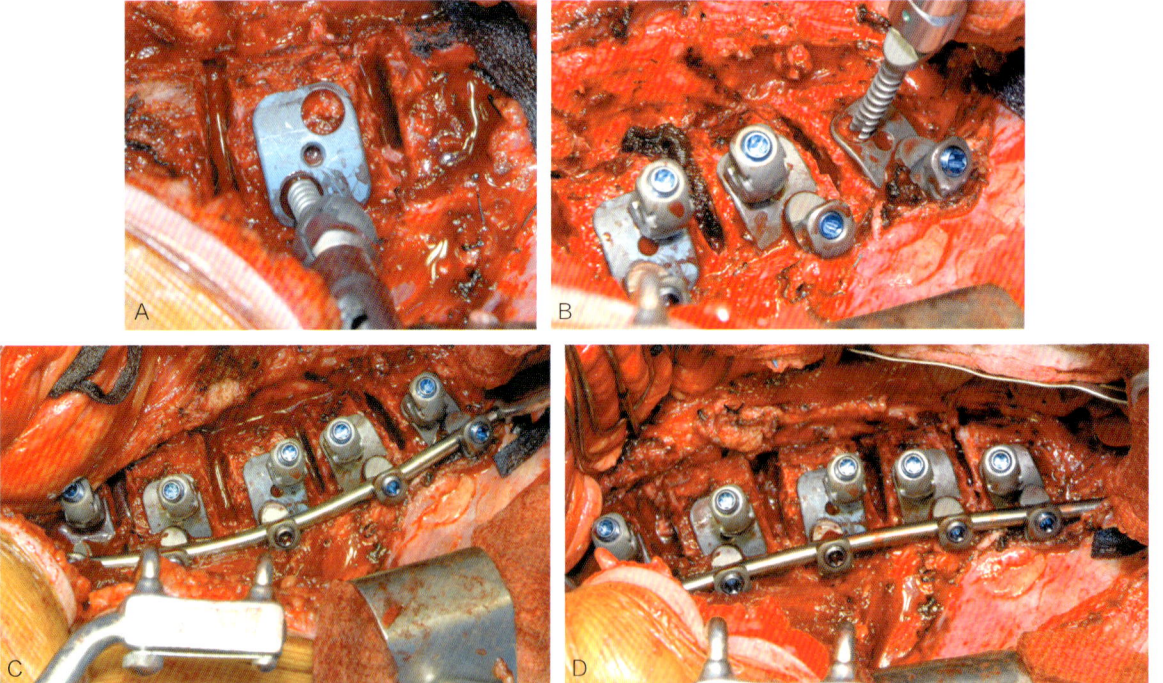

技术图7 A. 置入后方螺钉略微向前成角，可观察到间隙充分处理后的终板。B. 再置入前方螺钉，前部螺钉略微向后成角。 C. 置入预弯符合腰椎前凸的后侧棒。D. 如图，进行90°旋棒后，在恢复腰椎前凸的同时实现脊柱侧凸矫正。

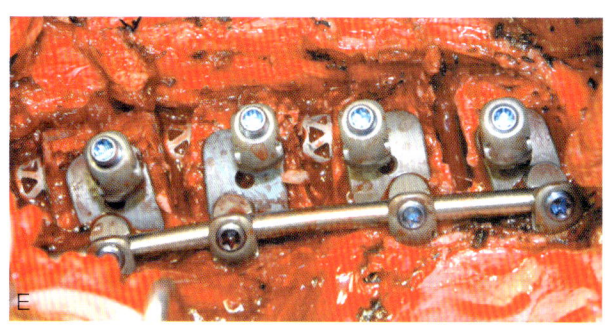
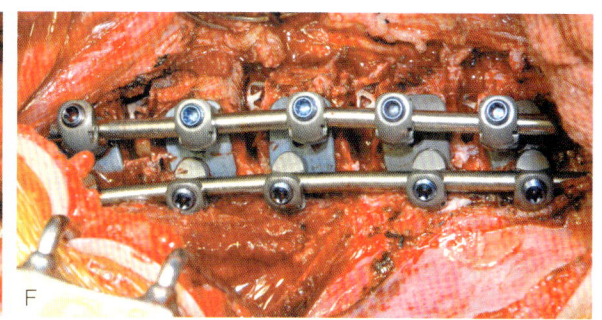

技术图7（续）E. 旋棒后，偏前植入融合器并偏向凹侧。F. 置入前侧棒。

- 然后进行压缩以进一步矫正冠状面畸形。
- 融合器应偏前放置并偏凹侧，以确保脊柱前凸和冠状面矫形。
- 然后再置入第二根前侧棒，并且锁紧所有螺钉（技术图7F）。
- 然后将剩余的骨移植材料填充椎间隙。

切口闭合

- 胸膜尽可能向远侧闭合（技术图8A）。
- 用尼龙缝线间断缝合膈膜（技术图8B）。
- 重新接合肋软骨交界处和肋骨膜（技术图8C）。
- 然后放置大直径的胸管。
- 缝合腹膜壁层（技术图8D）。
- 闭合剩余的肌肉层以及皮肤和皮下层（技术图8E）。
- 术后X线片见技术图8F、G。

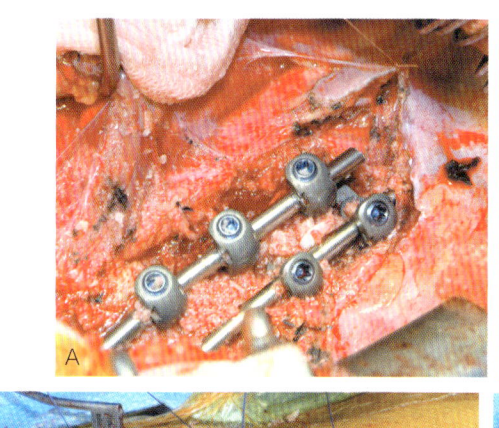
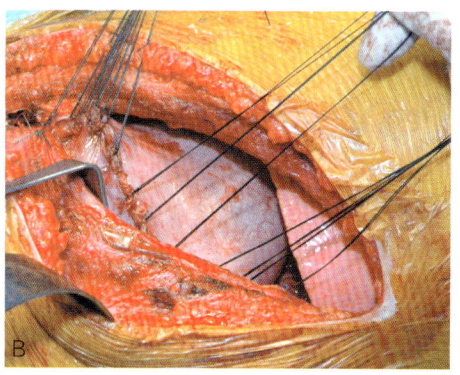
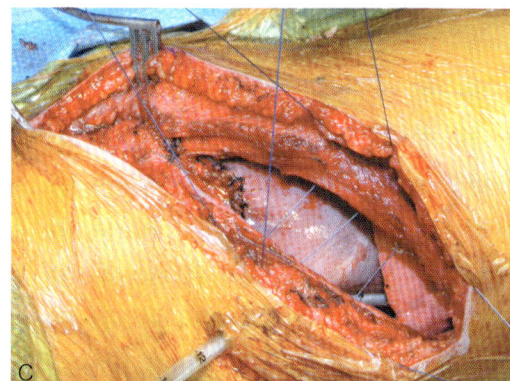
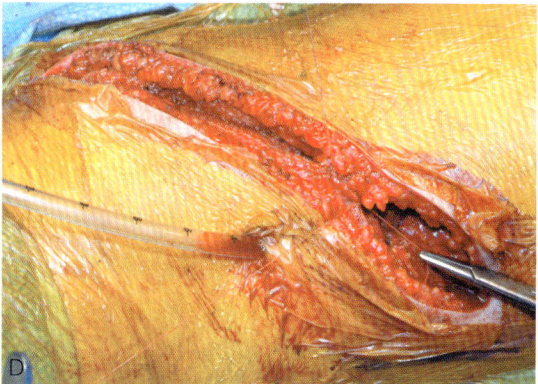

技术图8　A. 从内固定远端开始缝合壁层胸膜。B. 用尼龙缝线间断缝合膈膜。C. 首先缝合肋软骨交界处和肋骨膜。D. 肌肉和软组织层的顺序闭合。

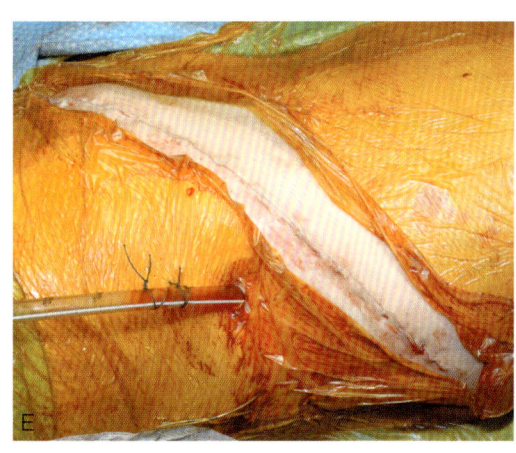
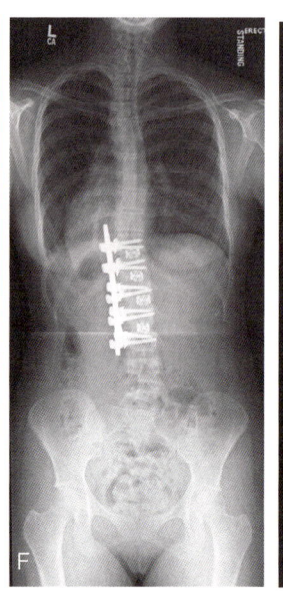
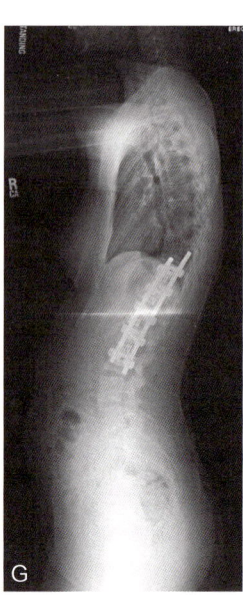

技术图8（续） E. 皮肤闭合。F、G. 图1中的患者，术后1年的X线片。

经验和教训

麻醉	• 在前路手术中，为了维持脊髓灌注，尤其在进行节段血管结扎时，应采用常压麻醉 • 完全切除椎间盘是实现融合的必要手段，因为前路手术的假关节发生率仍高于后路手术
内镜系统	• 胸腔镜需要出色的可视化和摄像性能，以确保安全和有效的椎间盘切除术以及内固定
肋骨头去除	• 从T4～T7的胸椎内固定过程中，为了确保螺钉放置在足够靠后的位置以达到良好的植入效果，有必要切除肋骨头
椎间盘切除术	• 这是手术中最重要的方面，目的是促进矫正，并实现坚固的融合术
螺丝钉的放置	• 螺钉的放置在近端和远端总是具有挑战性。钉道应与终板平行，或向曲线的顶点倾斜，以便在校正过程中，不会发生切割导致螺钉松动
畸形矫正	• 胸腰椎曲线：借助直棒的杠杆作用先按顺序压缩，再进一步压缩 • 胸腰椎-腰椎曲线：先旋棒，再压缩

术后护理

- 胸管应放置在胸壁处吸引，当排水量减少至每周期80 ml以下并且变为稻草色时，通常可在48～72小时之间移除胸管。
- 应在最初的48小时内连续监测血红蛋白和血细胞比容水平。
- 活动：术后第一天坐在椅子上，术后第二天行走，确保术后肺部状态良好，肠功能正常。
- 使用单钉棒前路术后使用术后支具3个月，双钉棒融合系统仪器不需要术后支具。
- 当观察到完全融合后，恢复正常活动（最好在侧位X线片上观看）。

结果

- 胸腔镜下前路内固定融合术取得良好的X线和功能效果。
- 胸腔镜下前路内固定融合术有相对高的假性关节形成率，约为5%～6%。
- 前路手术后早期肺功能有所下降，但随后可在1～2年内恢复到基线水平。
- 胸腰椎-腰椎前路内固定融合术可实现良好的冠状、轴向和矢状面重新排列，尤其是当辅助使用前路融合器时。

并发症

- 急性并发症。
  - 前路脊柱畸形手术中感染很少见。
  - 可以看到肺不张和黏液栓,尤其是单肺通气的前路手术。积极的肺部盥洗和复健措施可以最大限度地降低这种风险。

- 晚期并发症。
  - 假关节:胸弯的发生率为4%～10%(通常发生在曲线的顶点),胸腰弯的发生率为4%～12%(通常发生在远端融合水平)。
  - 当不使用前部融合器时,对于胸腰弯-腰弯,会出现脊柱后凸矫正失败。

推荐阅读

[1] Bernstein RM, Hall JE. Solid rod short segment anterior fusion in thoracolumbar scoliosis. J Pediatr Orthop B 1998;7:124-131.

[2] Betz RR, Shufflebarger H. Anterior versus posterior instrumentation for the correction of thoracic idiopathic scoliosis. Spine 2001; 26:1095-1100.

[3] Bitan FD, Neuwirth MG, Kuflik PL, et al. The use of short and rigid anterior instrumentation in the treatment of idiopathic thoracolumbar scoliosis: a retrospective review of 24 cases. Spine 2002;27:1553-1557.

[4] Bridwell KH. Indications and techniques for anterior-only and combined anterior and posterior approaches for thoracic and lumbar spine deformities. Instr Course Lect 2005;54:559-565.

[5] Bullmann V, Halm HF, Niemeyer T, et al. Dual-rod correction and instrumentation of idiopathic scoliosis with the Halm-Zielke instrumentation. Spine 2003;28:1306-1313.

[6] Fricka KB, Mahar AT, Newton PO. Biomechanical analysis of anterior scoliosis instrumentation: differences between single and dual rod systems with and without interbody structural support. Spine 2002;27:702-706.

[7] Kaneda K, Shono Y, Satoh S, et al. New anterior instrumentation for the management of thoracolumbar and lumbar scoliosis. Application of the Kaneda two-rod system. Spine 1996;21:1250-1261.

[8] Lenke LG, Newton PO, Marks MC, et al. Prospective pulmonary function comparison of open versus endoscopic anterior fusion combined with posterior fusion in adolescent idiopathic scoliosis. Spine 2004;29:2055-2060.

[9] Lonner BS, Kondrachov D, Siddiqi F, et al. Thoracoscopic spinal fusion compared with posterior spinal fusion for the treatment of thoracic adolescent idiopathic scoliosis. J Bone Joint Surg Am 2007;89(suppl 2, pt 1):142-156.

[10] Lowe TG, Alongi PR, Smith DAB, et al. Anterior single rod instrumentation for thoracolumbar adolescent idiopathic scoliosis with and without the use of structural interbody support. Spine 2003;28:2232-2242.

[11] Newton PO, Parent S, Marks M, et al. Prospective evaluation of 50 consecutive scoliosis patients surgically treated with thoracoscopic anterior instrumentation. Spine 2005;30:S100-S109.

[12] Ouellet JA, Johnston CE II. Effect of grafting technique on the maintenance of coronal and sagittal correction in anterior treatment of scoliosis. Spine 2002;27:2129-2135.

[13] Picetti GD III, Pang D, Bueff HU. Thoracoscopic techniques for the treatment of scoliosis: early results in procedure development. Neurosurgery 2002;51:978-984.

[14] Reddi V, Clarke DV Jr, Arlet V. Anterior instrumentation thoracoscopic instrumentation in adolescent idiopathic scoliosis: a systematic review. Spine 2008;33:1986-1994.

[15] Sanders AE, Baumann R, Brown H, et al. Selective anterior fusion of thoracolumbar/lumbar curves in adolescents: when can the associated thoracic curve be left unfused? Spine 2003;28:706-713.

[16] Saraph VJ, Krismer M, Wimmer C. Operative treatment of scoliosis with the Kaneda anterior spine system. Spine 2005;30:1616-1620.

[17] Satake K, Lenke LG, Kim YJ, et al. Analysis of the lowest instrumented vertebra following anterior spinal fusion of thoracolumbar/lumbar adolescent idiopathic scoliosis: can we predict postoperative disc wedging? Spine 2005;30:418-426.

[18] Sucato DJ, Kassab F, Dempsey M. Analysis of screw placement relative to the aorta and spinal canal following anterior instrumentation for thoracic idiopathic scoliosis. Spine 2004;29:554-559.

[19] Sucato D, Kassab F, Dempsey M. Thoracoscopic anterior spinal instrumentation and fusion for idiopathic scoliosis: a CT analysis of screw placement and completeness of discectomy. Scoliosis Research Society, Cleveland, Ohio, 2001.

[20] Sweet FA, Lenke LG, Bridwell KH, et al. Prospective radiographic and clinical outcomes and complications of single solid rod instrumented anterior spinal fusion in adolescent idiopathic scoliosis. Spine 2001;26:1956-1965.

[21] Watkins RG IV, Hussain N, Freeman BJ, et al. Anterior instrumentation for thoracolumbar adolescent idiopathic scoliosis: do structural interbody grafts preserve sagittal alignment better than morselized rib autografts? Spine 2006;31:2237-2342.

[22] Wong HK, Hee HT, Yu Z, et al. Results of thoracoscopic instrumented fusion versus conventional posterior instrumented fusion in adolescent idiopathic scoliosis undergoing selective thoracic fusion. Spine 2004;29:2031-2039.

第39章 脊柱侧凸胸腔镜下松解融合术
Thoracoscopic Release and Fusion for Scoliosis

Daniel J. Sucato and Matthew D. Abbott

定义

- 胸腔镜可以通过小切口（操作孔）到达胸椎。
- 前路松解包括去除纤维环、前纵韧带、髓核，必要时去除肋骨头。
- 脊柱侧弯是脊柱在轴向发生旋转而引起的侧方弯曲。
- 融合是指将两个椎体融合在一起，通常通过移植骨或骨移植替代材料实现融合。

解剖

- 胸椎指从第1胸椎（T1）到第12胸椎（T12）。
- 胸椎近端肋骨头比远端更靠前接触椎体。
- 纤维环是指环绕髓核周围的环状纤维组织，髓核位于椎间盘中央。
- 前纵韧带位于椎体的另一侧，是连接全部脊柱的一种强纤维组织。节段动脉和静脉分别起源于主动脉和下腔静脉，并穿过椎体。胸膜壁层环绕胸椎，覆盖节段血管、椎间盘和椎体。腋前、中、后线位于腋窝的前、中、后三个方向（相对于腋窝面而言）。胸椎的脊柱侧凸畸形是轴向旋转导致的横向弯曲，同时伴有平背畸形（特发性脊柱侧弯）。
- 主动脉弓和奇静脉弓一般位于T4～T5水平。

发病机制

- 脊柱侧凸可根据发病机制分为多种类型。
- 脊柱侧凸最常见的类型为特发性脊柱侧凸，其病因和发病机制尚不清楚。
- 发病理论包括激素影响、生长紊乱、遗传因素、肌肉失衡、本体感觉和平衡异常。
- 脊柱侧弯的其他类型包括以下几种。
  - 先天性：形成不良或分节不良造成的椎体异常。
  - 神经肌肉性：如脑瘫、杜氏肌营养不良、脊髓型肌萎缩。
  - 神经性：如神经纤维瘤病、脊髓损伤等。

自然病程

- 特发性脊柱侧弯可能以两种方式进展：
  - 脊柱持续生长。
  - 骨骼发育的侧凸角度大于50°。
- 在脊柱生长过程中，侧凸角度的发展可能很快，在骨骼成熟后，曲线的发展可能会变慢（大约每年1°）。
- 胸椎侧凸角度在80°～90°以上可能导致有症状的肺部问题。
- 成年后的严重侧凸可造成疼痛。

病史和体格检查

- 脊柱畸形的检查应包括脊柱站立位视诊，以发现肩高差异、腰部不对称、整体躯干平衡、冠状面失衡（图1）。
- 通过对疼痛的性质（如钝痛、锐痛、持续性疼痛）、疼痛发生时间（如活动时、入睡前、醒来时）、疼痛部位（如上、中、下背部）以及是否放射到下肢，进行判定可以获得进一步的信息。
- 其他病史应包括排便失禁或尿失禁等其他泌尿系统症状的所有信息。
- 可引起感觉异常症状，尤其是胸壁、上肢或下肢的感觉过敏。
- 应分析脊柱闭合不全的皮肤表现。

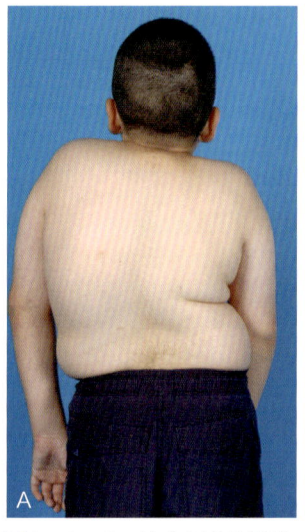 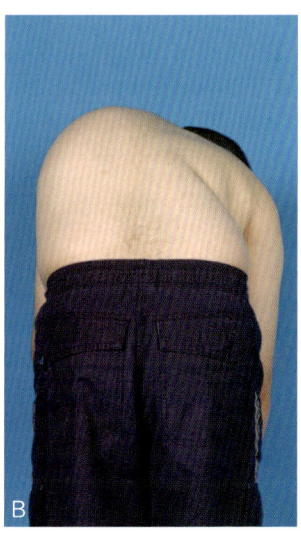

图1 A、B. 这个9岁的男孩，有严重的左侧胸椎侧凸，但术前MRI并未提示神经轴异常。

- 神经检查应包括运动强度检查和上肢、下肢感觉检查。
- 腹壁反射是最重要的神经功能评估方法,指在脐周的上下左右 4 个象限划动,并且反射应该对称性地存在或不存在。当反射不对称时,MRI 是评估神经轴异常的必要手段。
- 应仔细检查下肢的大小和腿部力量是否不对称,以及足部畸形(如弓足畸形),以判断是否存在神经轴异常。
- 应检查深腱反射、Babinski 反射。

影像学和其他诊断性检查

- X 线片应包括脊柱站立正位和侧位片,以拍摄到颈椎至骨盆、髋部。
- 后前位 X 线片(图 2A)评估标准如下:
  - 采用 Cobb 法评估冠状面的畸形。
  - C7 骶椎中线(CSVL)的定位。
  - 采用 Floman 法(CSVL 距离两侧肋缘中线的距离)评估躯干移位程度。
  - 对任何先天性异常的评估(如半脊椎畸形、分节不全)。
  - Risser 分级(0~5 级)。
  - Y 形软骨的状态(开放或闭合)。
- 分析侧位片(图 2)以确认是否有如下表现:
  - 胸椎后凸、腰椎前凸。
  - 伴有滑脱或腰椎峡部裂。
  - CSVL 的定位。
  - 矢状面平衡(C7 垂直线与 S1 椎体后缘的距离)。

- Stagnar 像是患者的斜视图,其与冠状面垂直,用于评估严重脊柱畸形,可更好地显示脊柱。
- MRI 适应证包括神经系统异常、与脊柱侧弯相关的明显背部疼痛、非典型侧凸类型(如左侧胸椎侧凸、幼年先天性脊椎侧弯、神经纤维瘤病、马方综合征)。
- CT 可能有助于全面明确骨解剖,特别是对严重侧弯和先天性侧弯。

鉴别诊断

- 特发性脊椎侧凸。
- 先天性脊柱侧凸。
- 脊柱侧凸伴马方综合征。

非手术治疗

- 对于严重畸形,非手术治疗几乎或根本不起作用。
- 患有中度畸形的年轻患者可以用支架治疗,为患者发育争取时间。
  - 对于较小的特发性侧凸(即 25°~40°),支架治疗可以有效防止侧凸进展。

手术治疗

- 脊柱畸形前胸腔镜松解术有很多技术方面的要求,本章稍后将讨论。
- 前路松解/融合术的适应证。
  - 严重脊柱畸形:脊柱侧弯大于 80°~90°,有明显的旋转畸形或后凸大于 100°,柔韧性指数小于 50%。
  - 骨骼未成熟,避免曲轴现象。通常用于 Y 形软骨未闭和 Risser 0 级的 10 岁以下儿童。在体重不足 20 kg 的儿童中,胸腔镜检查已被证明是安全的。
  - 后路组织缺损导致的后路融合困难。这样的缺陷继发于肿瘤的椎板切除术后或神经轴索异常术后。

术前计划

- 应该仔细分析每个要进行前路松解术的患者的侧凸情况。
- 术前 X 线片用于定位松解水平,一般包括顶端水平以及 Cobb 法评估的所有水平。
- 对于严重的侧凸,手中牵引可以帮助矫正侧凸。

体位和方法

侧卧位
- 优点。
  - 更加常见和传统的方法。
  - 转为开放手术的过程更简单。

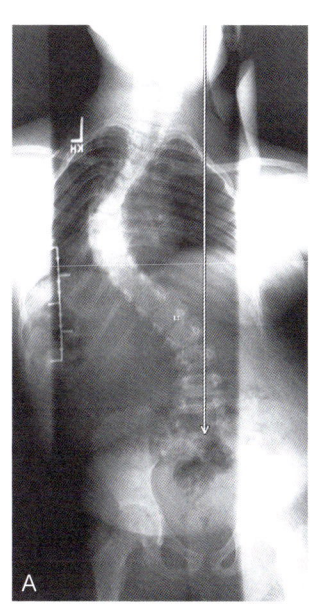
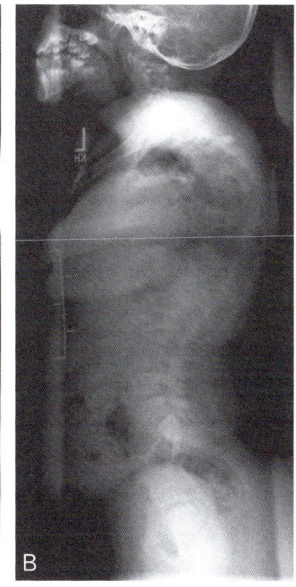

图 2 A、B. 术前前后位和侧位片显示患者左侧胸椎侧凸 93°,并伴有严重的躯干移位,Y 形软骨呈开放状态,如图 1 所示。

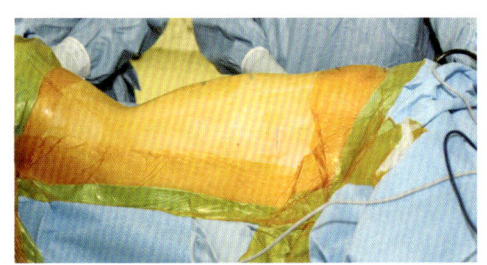

图3 侧卧位。患者位于侧卧位，手术侧朝上（本例中左侧）。放置腋枕，并让患者处于正侧位利于外科医生定位。

- 所有胸椎水平都可涉及。
- 可以有效地进入T1~T5水平，这在患者俯卧位时是无法进入的。
- 缺点。
  - 后路手术需要重新定位。
  - 需要单肺通气。
  - 如果左肩较低，下端融合椎应为T4或T5。
- 方法。
  - 单肺通气采用双腔气管内插管或单通气管。
  - 将患者置于侧卧位。
  - 检查气管导管位置及单肺通气情况。
  - 准备好并且在胸部和侧面铺单（图3）。
  - 在腋前线开4个口。

俯卧位

- 优点。
  - 无须对患者进行后路复位。
  - 无须单肺通气。
  - 显著减少呼吸并发症，采用双肺通气。
- 缺点。
  - 难以达到T5附近的前路松解。
  - 较难转为开放手术。
- 方法。
  - 放置常规气管导管。
  - 双肺通气，减少潮气量（约为正常的50%~60%），增加通气量，使得肺组织可以离开脊柱。患者俯卧于脊柱架上（图4A、B）。
  - 确认侧面和胸部的开口位置。
  - 准备好并在背部、胸部和侧面铺巾。

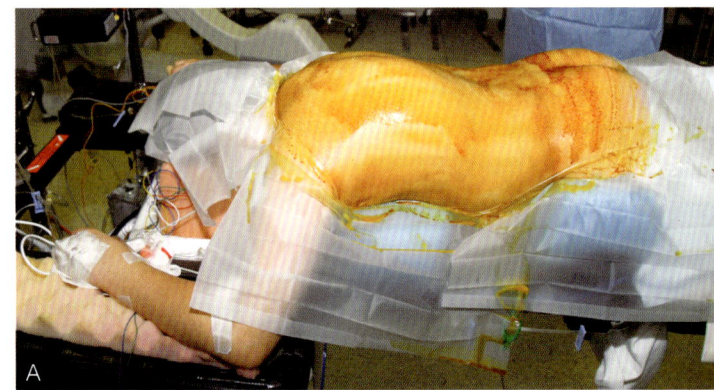
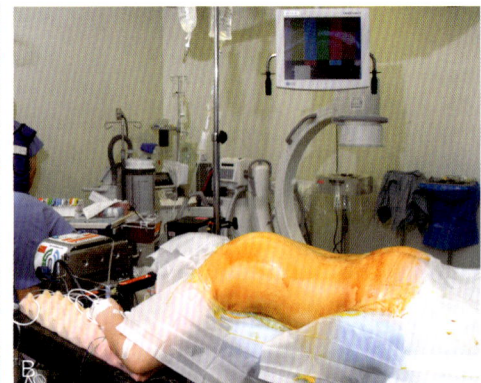
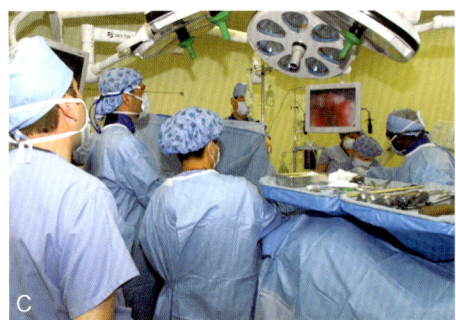
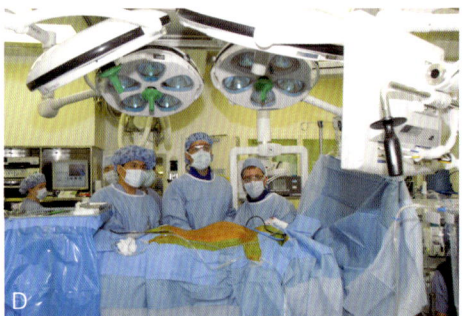

图4 俯卧位。A. 一例左侧胸椎侧凸患者的近摄图。左侧和胸椎已经暴露。B. 可以看到显示屏在患者的对面位置。C、D. 内镜松解手术装置。C. 从医生背后看，手术助手和显示屏在手术台的对面，手术医生们和一助在患者的侧凸侧。在此例中则为左侧。D. 从对侧看，手术医生们正在看显示屏，主刀医生和两名助手正在手术。

脊柱侧凸胸腔镜松解融合术

操作孔和可视化

- 操作孔尽可能靠前，通常位于腋中线（技术图1A、B）。
- 将内镜置入初始操作孔，镜头朝后（技术图1C）。
- 在胸壁后壁与肺之间找一个清晰的视野，置入胸腔镜。
- 放置小号钝角脑棉并牵开组织，显露脊柱和其他解剖结构。
- 必要时，使用扇形牵开器以完全牵开肺组织（技术图1D）。
- 将吸引器置入胸腔。
- 放置工作操作孔。
- 水平观察脊柱，保证节段血管完整（技术图1E）。

椎间盘暴露和摘除

- 沿着椎体中线切开胸膜（技术图2A）。
- 分离节段血管，保证脊髓灌注。
- 钝性剥离胸膜并向前后方牵开（技术图2B）。
- 用手术刀沿着一侧外侧肋骨头周围切开纤维环至对侧（技术图2C）。
- 用椎间盘刮刀切开椎间盘（技术图2D）。
- 用咬骨钳去除椎间盘组织（技术图2E）。
- 用弯头刮匙处理终板（技术图2F）。
- 置入可吸收止血纱布（Ethicon, Inc., Somerville, NJ）或者其他止血材料。
- 处理各融合节段椎间盘。
- 如有需要，植入移植骨（技术图2G）。
- 使用镜下缝合器（US Surgical, Warsaw, IN）缝合胸膜，远近端同时进行连续缝合（技术图2H～J）。
- 留置胸管（技术图2K）。
- 关闭操作孔。

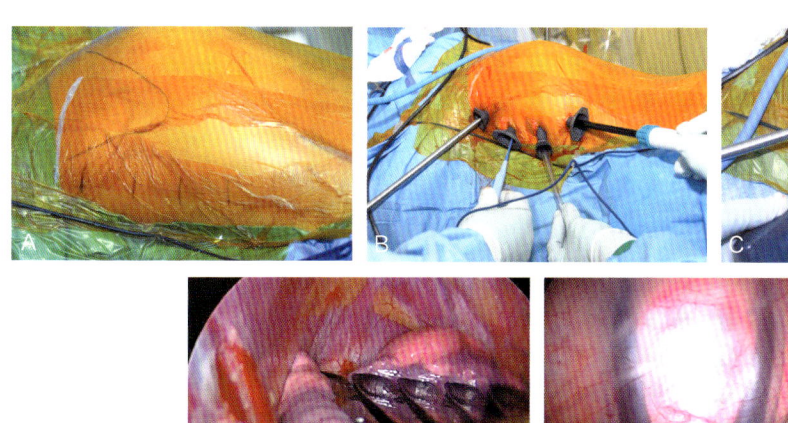
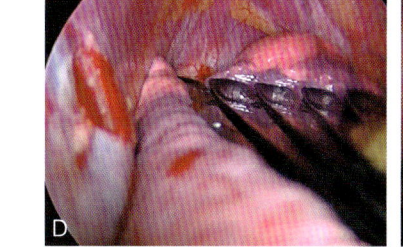
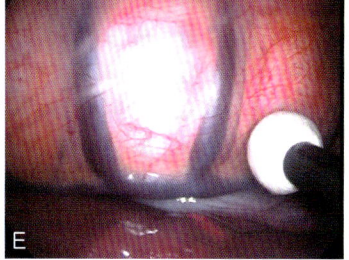

技术图1 俯卧位前路松解术。A. 皮肤标记出左肩胛骨和4个侧方开口。左侧是近端。如图所示，当开口在肩胛中部时，最近端的操作孔可到达T5-T6椎间盘。B. 继续开放4个操作孔后，胸腔镜置于在最近端操作孔，电刀置于第二孔，吸引器置于第三孔，扇形牵开器置于第四孔。C. 如图所示，放置第一操作孔。此图中左侧为最近端操作孔。第二孔在与第一孔直线距离大约两指宽。D. 置入扇形牵开器，轻轻向下推移萎陷的肺组织，可看到胸腔的顶部。E. 水平方向为脊柱，可见节段血管。

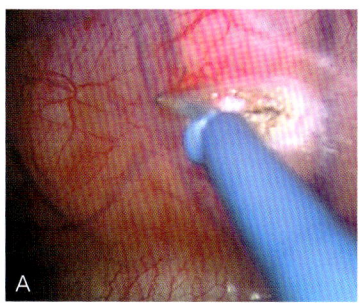
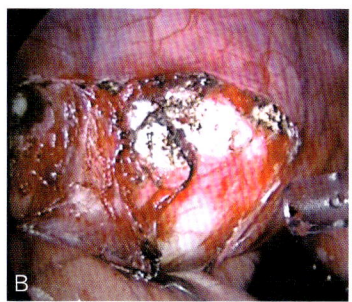

技术图2 A. 使用弯头电刀，纵向切开胸膜，保留节段血管。B. 如图所示，胸膜壁层向前牵开，显露前纵韧带和相对应纤维环。后方胸膜也同样被牵开。

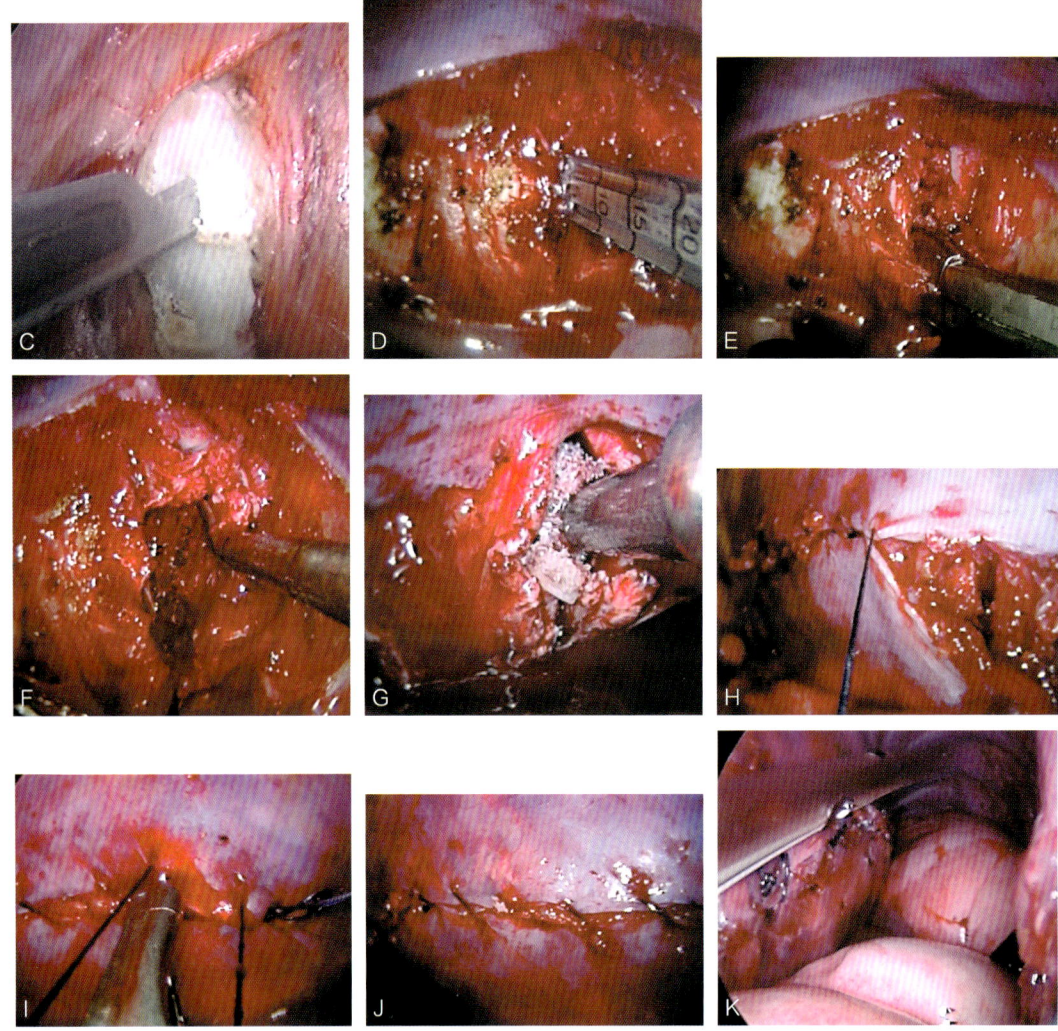

技术图2（续）　C. 平行间盘切开纤维环。D. 用椎间盘刮刀切开椎间盘。E. 用咬骨钳去除椎间盘组织。F. 用弯头刮匙处理终板。G. 植骨。H~J. 胸膜通过镜下缝合器缝合。H. 从远端开始进行缝合。I. 胸膜最后的缝合是将近端缝合线和远端缝合线连接。J. 胸膜腔被完美缝合。K. 手术完成时，从远端至近端放置胸管，肺仍未予以通气，可以缝合完整的胸膜。

要点与失误防范

选择操作孔	• 操作孔的位置是可视化和完成椎间盘摘除术的关键 • 皮肤切口位于肋骨上方，确保肋骨的上下均可置入（每个切口包含两个孔） • 确保操作孔既不太靠后也不太靠前
保留节段血管	• 纵行切开胸膜，在节段血管上层操作 • 使用弯头超声刀或者电刀 • 切开椎间盘表面附着的胸膜组织，游离出胸膜壁层 • 钝性牵开胸膜暴露椎间盘

续表

彻底去除椎间盘	• 采用相同顺序进行椎间盘摘除
	  ○ 用尖刀切开椎间盘纤维环
	  ○ 用刮刀处理椎间隙
	  ○ 摘除松动的椎间盘组织
	  ○ 用弯头刮匙处理椎体终板
	  ○ 取出残余的终板组织

缝合胸膜	• 用2-0 Vicryl缝线和镜下缝合器 • 使用2根缝线:第一根缝线从近端开始向远端缝合,第二根缝线从远端开始向近端缝合

术后护理

- 胸管管理。
  ○ 将胸管和壁式引流器连接。
  ○ 每日复查胸片。
  ○ 引流液少于80 ml,持续12小时以上,出现浆液性返流时,可拔除胸管(胸膜闭合良好时,通常第一天拔除)。
- 鼓励患者术后第一天可坐起。
- 拔下胸管后(通常是术后第二天),鼓励患者走动。
- 术后第一天和第二天复查血红蛋白和血细胞比容。
- 在最初6周内,在日常活动允许的情况下提前恢复活动。
- 在接下来的6周,根据不同患者的情况,身体活动可提前。

结果

- 胸腔镜前路松解融合术后6周肺功能会有所下降。然而,在术后1~2年,会比平均基线提高30%~45%。与胸廓成形术相比,胸腔镜对肺功能的影响较小。
- 前路松解增加了脊柱的柔韧性,允许进行冠状面、轴向和矢状面矫正。
- 通过良好的手术技术,可完成充分的前路松解,并可通过后路融合内固定实现脊柱的三维矫正(图5)。

并发症

- 单肺通气
  ○ 术中并发症:由于通气灌注失衡、气道高压和气压性创伤以及潜在的肺部问题,导致无法充分通气。
  ○ 术后并发症:气压伤或黏液栓导致的继发肺不张。

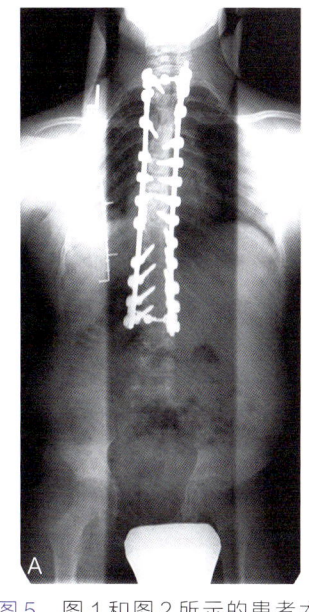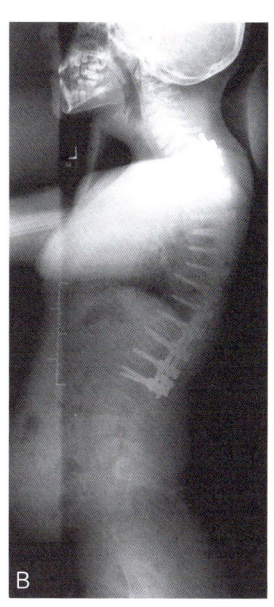

图5 图1和图2所示的患者术后2年的正位(A)和侧位(B)X线片表明:俯卧位胸腔镜下前路松解融合,后路脊柱融合,T2~L2内固定后,冠状面和矢状面矫正效果显著。

  ○ 持续胸腔导管引流,尤其是胸膜壁层未闭合时。
- 胸导管取出后出现气胸。
- 术中对节段血管或大血管造成损伤。
- 术中胸导管损伤,多发生于右侧T11-T12区。这可以通过对胸膜壁层的深入解剖来避免。
- 乳糜胸采用完全肠外营养治疗,避免高脂肪饮食。
- 术中因意外血管损伤导致的过度出血,可进行血管电凝处理。
- 胸腔镜前路松解融合术后远期并发症是有限的。

推荐阅读

[1] Al-Sayyad MJ, Crawford AH, Wolf RK. Video-assisted thoracoscopic surgery: the Cincinnati experience. Clin Orthop Relat Res 2005;(434):61-70.

[2] Cheung KM, Wu JP, Cheng QH, et al. Treatment of stiff thoracic scoliosis by thoracoscopic anterior release combined with posterior instrumentation and fusion. J Orthop Surg Res 2007;2:16.

[3] Crawford AH. Anterior surgery in the thoracic and lumbar spine: endoscopic techniques in children. Instr Course Lect 2005;54:567-576.

[4] Huang EY, Acosta JM, Gardocki RJ, et al. Thoracoscopic anterior spinal release and fusion: evolution of a faster, improved

［5］ Lefevre Y, Ilharreborde B, Huot O, et al. Thoracoscopy in children less than 20 kg for the management of spinal disorders: efficacy of long-term follow-up. J Pediatr Orthop 2011;31:170-179.

［6］ Newton PO, Cardelia JM, Farnsworth CL, et al. A biomechanical comparison of open and thoracoscopic anterior spinal release in a goat model. Spine 1998;23:530-535.

［7］ Newton P, Shea K, Granlund K. Defining the pediatric spinal thoracoscopy learning curve: sixty-five consecutive cases. Spine 2000;25:1028-1035.

［8］ Niemeyer T, Freeman BJ, Grevitt MP, et al. Anterior thoracoscopic surgery followed by posterior instrumentation and fusion in spinal deformity. Eur Spine J 2000;9:499-504.

［9］ Picetti GD III, Pang D, Bueff HU. Thoracoscopic techniques for the treatment of scoliosis: early results in procedure development. Neurosurgery 2002;51:978-984.

［10］ Sucato DJ, Elerson E. A comparison between the prone and lateral position for performing a thoracoscopic anterior release and fusion for pediatric spinal deformity. Spine 2003;28:2176-2180.

［11］ Sucato DJ, Erken YH, Davis S, et al. Prone thoracoscopic release does not adversely affect pulmonary function when added to a posterior spinal fusion for severe spinal deformity. Spine 2009;34:771-778.

［12］ Sucato DJ, Welch RD, Pierce B, et al. Thoracoscopic discectomy and fusion in an animal model: safe and effective when segmental blood vessels are spared. Spine 2002;27:880-886.

［13］ Verma K, Lonner BS, Kean KE, et al. Maximal pulmonary recovery after spinal fusion for adolescent idiopathic scoliosis: how do anterior approaches compare? Spine 2011;36:1086-1095.

第40章 神经肌肉型脊柱侧凸脊柱融合术
Spinal Fusion for Neuromuscular Scoliosis

Kirk W. Dabney and Freeman Miller

定义

- 神经肌肉疾病是由大脑、脊髓、外周神经和肌肉等大量病理改变引起的。
- 神经肌肉型脊柱畸形是因为患者在儿童期患神经肌肉型疾病导致,包括脑瘫、肌营养不良、脊髓性肌萎缩等。它的发病可能与肌张力的改变、运动神经通路控制的异常、肌无力或其多种因素相互影响有关。
- 神经肌肉型脊柱侧凸(冠状面上的侧方弯曲)是最常见的神经肌肉型脊柱畸形,但矢状面生理曲度的异常(脊柱前凸和脊柱后凸)也有可能发生。

解剖

- 神经肌肉型脊柱侧凸畸形最常见的曲线模式为腰椎和胸椎生理曲度的异常伴骨盆倾斜(图1)。
- 通常该病的患儿无法站立行走,所以相应的骨盆倾斜会影响坐姿平衡。
- 而那些具有步行能力的患儿会有躯体平衡失调,不能将头部的重心放在骶骨中心线上。

发病机制和自然病程

- 神经肌肉型疾病所致的脊柱冠状面和矢状面畸形模式的生物力学基础因具体不同的疾病而异。但一般来说,大多数神经肌肉型脊柱畸形主要是由于肌肉不对称发育(肌张力降低或增高)和脊柱异常的肌肉支持造成的。
- 神经肌肉型脊柱侧凸的自然病程是不断进展的,通常于婴幼儿期柔韧性较好的脊柱侧凸起病,到青春期快速发展为较为坚韧的侧凸畸形。而一些进展更快的脊柱侧凸与具体的神经肌肉型疾病相关。
- 以下是一些临床表现为脊柱畸形或其可以导致畸形发生的神经肌肉型疾病的发病机制和自然病程。

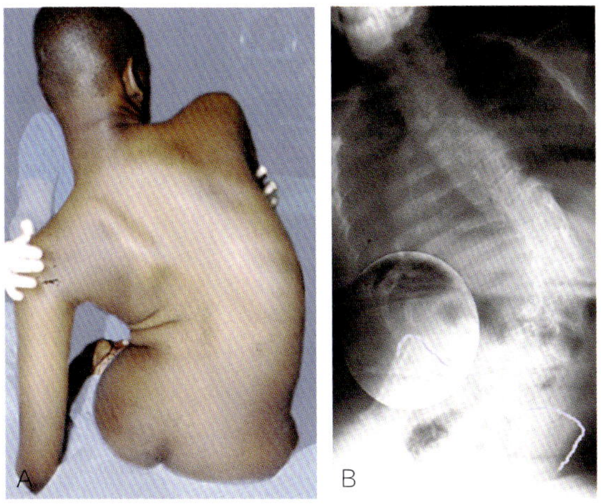

脑瘫

- 脑瘫是一种大脑未成熟运动皮层静态损伤(如损伤、先天性缺陷)所致的异质性疾病。
- 脑瘫性神经肌肉型脊柱侧凸的自然病程是不断进展的,其中以手足徐动型脑瘫最为常见,到达青春期后其进展速度可能更快(平均每月进展2°~4°)。
- 骨骼发育成熟之后脊柱侧凸也可能继续加重,Cobb角>40°的脑瘫性脊柱侧凸患者平均每年可能进展2°~4°[25]。
- 脊柱畸形进展到Cobb角60°~90°时会开始影响患者坐姿、双上肢平衡和头部稳定性。进一步的发展可能会影响患者直立时的身体平衡。
- 脊柱矫形支具的使用只是一种保守治疗方法,它本身不能阻止脊柱畸形的进展。支具治疗较适用于脊柱侧凸患儿来暂时性维持坐姿平衡,这样有助于脊柱的正常生长发育(直至发育到最大坐姿高度),从而最终自行融合以矫正畸形,并且对患儿的生长发育不产生任何影响。

肌营养不良

- 杜氏肌营养不良是一种X连锁隐性遗传病,与X染色体p21.2位点基因的缺失有关,该基因缺陷导致肌营养不良,肌纤维明显减少或缺失[1]。
- 随着年龄的增长患儿肌萎缩和无力也进行性加重,最终完全丧失自主步行能力。
- 患者通常死于病程进展二三十年后肌无力所致的呼吸循环衰竭。
- 当患儿病情发展到不能自主活动时,往往伴随着脊柱侧凸的畸形,同时脊柱畸形的曲线进展与呼吸功能的下降紧密相关。
- 过去肌营养不良导致脊柱侧凸的发病率接近100%[22],因此建议患者在肺活量出现不可逆的下降而无法自主活动以前进行手术治疗。现在随着糖皮质激素的使用,

图1 手足徐动型脑瘫患儿典型的畸形曲线模式。A. 坐姿平衡不稳的患儿。B. X线片显示长节段的胸腰椎畸形曲线与骨盆倾斜。

杜氏肌营养不良患儿的预期寿命得以延长，据报道，长期使用糖皮质激素可在一定程度上延缓或预防脊柱侧凸的畸形进展[1,13,15]。如果脊柱侧凸在肌营养不良患者14岁后才开始出现[31]，那么畸形进展的风险会降低。由于肺功能会随着疾病的自然病程和脊柱侧凸程度的进展而进行性降低，因此应在肺活量下降到30%之前进行手术干预。

脊髓脊膜膨出
- 脊髓脊膜膨出是先天性神经管缺陷导致的一系列感觉和运动障碍的神经系统疾病。
- 虽然脊髓缺损的程度不同会产生不同的临床表现，但由于脑积水、迷路积水、Arnold-Chiari畸形和脊髓栓系综合征这些并发症的发生，使得任何年龄段的该病患者都可能出现神经系统功能恶化的情况。
- 一般来说，缺陷程度越高，脊柱侧凸的发生率越大。几乎100%的胸椎截瘫患者会发生脊柱侧凸[26]。
- 高位截瘫常导致长C形曲线模式的畸形发生且通常于疾病早期出现。
- 脊髓积水和脊髓栓系综合征也可能与脊柱侧凸的出现相关，如果脊柱侧凸起病急骤，并伴随着急性神经系统恶化的其他症状，则应高度怀疑此病。
- 年龄较小的患儿可以尝试通过支具治疗来延缓疾病的发展，但这也不能阻止病程最终的进展。

脊髓性肌萎缩
- 脊髓性肌萎缩是一种常染色体隐性遗传病，病理特点为脊髓前角细胞的变性。染色体5q位点上的两个基因与这种疾病的病因有关：运动神经元存活基因（*SMN*）和神经元凋亡抑制基因（*NAIP*）[24]。
- 临床上，进行性肌无力使呼吸肌受累最终导致呼吸衰竭的情况比较常见。
- 这种疾病可分为3种类型：
  - Ⅰ型：婴儿型，急性Werdnig-Hoffman病。
  - Ⅱ型：中间型，慢性Werdnig-Hoffman病。
  - Ⅲ型：青少年型，Kugelberg-Welander病。
- 婴儿型死亡率较高，通常来不及治疗。
- 而大多数存活到青春期的中间型患儿会发展成进行性的脊柱畸形。其脊柱畸形模式通常在病程进展10年后形成，以胸椎和腰椎畸形最常见。
- 1/3患儿的脊柱在矢状面也会有一定的弯曲畸形。支具治疗在防止脊柱畸形的进展方面无效，但对于年幼的患儿有一定的作用，可以帮助其脊柱正常生长发育[2]。

Freidreich共济失调
- 这是一种常染色体隐性遗传病，病理改变为小脑退行性改变。9号染色体上的一个基因缺陷发现与该病的发病有关。
- 这种疾病脊柱侧凸畸形的发病率为100%，病程进展与发病年龄有关。10岁之前发病且脊柱侧凸在15岁之前出现，那么畸形通常会进一步发展至Cobb角＞60°。
- 大约50%患者的进行性脊柱侧凸需要手术治疗[14]。
  - 这种脊柱畸形的曲线模式类似于特发性脊柱侧凸：双主弯、单胸弯和胸腰弯。
- 同样，支具矫正治疗可以延缓病程，但不会阻止其病程进展。

Rett综合征
- 这是一种X染色体连锁遗传病，几乎只发病于女性。研究发现，一些患儿的*MECP2*基因发生了突变，可能与该病的发病有关。
- 从出生到6~18个月，患儿的生长发育都是正常的，但随后其认知和运动功能会迅速恶化。
- 当患儿出现认知和运动功能恶化后，神经系统的影像学结果上可能不会有任何改变。但在临床上，该病的表现因人而异，在同龄的患儿中，有些儿童可能还可以行走，而有些儿童则只能依靠轮椅来活动。
- Rett综合征很可能被误诊为脑性瘫痪[12]。
- 研究数据表明，该疾病高达80%的患者会发生脊柱侧凸畸形。
- 长C形胸腰段畸形是常见的类型。支具治疗通常是无效，该疾病的脊柱畸形很容易进展。而通过外科手术可以使患者术后维持坐姿平衡。

脊髓损伤
- 骨骼生长发育尚未成熟的儿童因脊柱侧凸而导致脊髓损伤的发生率接近100%[7]。
- 导致脊髓损伤的畸形曲线模式通常是长C形。患儿年龄越小，脊髓损伤发生率越大。
- 预防性的物理支具治疗在较小的畸形曲率（20°以下）中可能有效，而对于大于20°的畸形，没有具体研究数据表明支具治疗能有效阻止其进展。

病史和体格检查
- 准确的病史采集对神经肌肉疾病的诊治十分重要。
  - 脑瘫患者的内科并发症与术后并发症的发生密切相关。杜氏肌营养不良、脊髓性肌萎缩和其他神经肌肉疾病患者似乎也有类似情况。
- 患者重要的病史信息包括呼吸功能、心脏功能、消化道功能（如胃食管反流、营养摄入）、骨骼健康（骨质疏松和骨折史）和癫痫发作史。
- 体格检查应评估坐姿或站姿平衡、骨盆倾斜度、脊柱弯

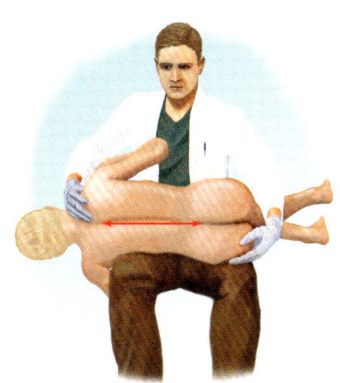

图2 侧弯试验。患者弯曲在检查者的大腿上。如果患者的畸形曲线反转并且骨盆水平垂直于躯干，则畸形曲线仍有韧度，可仅通过后路融合术和器械进行矫正，否则需要进行前路松解术。

- 曲度和柔韧性（包括冠状面畸形平衡的评估、矢状面畸形平衡的评估及轴状面椎体旋转度的评估）。
  - 冠状面的平衡最好通过侧方弯曲试验来评估（图2）。
- 临床医生应评估患者髋关节是否有半脱位或脱位，因为在许多神经肌肉疾病中这种并发症很常见。
- 此外，还应对患儿进行完整的神经系统体格检查。

影像学和其他诊断性检查

- 临床医生应通过X线正位和侧位片来评估冠状面的Cobb角和骨盆倾斜度以及矢状面的腰椎前凸和胸椎后凸情况。
- 如果怀疑有椎管内病变，特别是对于门诊患者，应进行MRI扫描。
- 如果怀疑患者有严重的骨质疏松（多发骨折史），建议使用双能X线骨密度仪来评估骨密度并决定是否需要干预。

鉴别诊断

- 一些神经系统疾病和此病的临床表现比较相似。
- 重要的是与进行性神经系统疾病相鉴别，因为该病的死亡率比进行性脊柱畸形高。

非手术治疗

- 最初人们积极使用支具矫形治疗神经肌肉性脊柱侧凸，但后来发现这种物理治疗基本不能阻止脊柱畸形的进展。
- 较年幼的患儿脊柱曲线可能需要塑形座椅（骨盆托和偏置的侧向座椅靠背支具）或一些胸腰椎矫形器来保持坐位平衡，直至发育成熟到最佳坐位高度。

手术治疗

手术指征

- 神经肌肉性脊柱侧凸的脊柱融合术指征主要取决于特定的神经肌肉疾病史以及该病导致的脊柱侧凸进展史。
- 以下是两种不同神经肌肉疾病的手术适应证：杜氏肌营养不良和脑瘫。

杜氏肌营养不良

- 杜氏肌营养不良的主要并发症是严重的胸廓畸形使肺脏受压变形，随着脊柱侧凸的进展，肺的膨胀受限，肺活量严重下降。
- 该病的自然病程不断进展，因此融合术的指征是脊柱侧凸弯曲度大于25°，并且肺活量高于35%。

脑瘫

- 脑瘫儿童脊柱融合术的指征是年龄较大的患儿脊柱侧凸曲线幅度接近60°，特别是经过检查后脊柱弯曲已经稳固定型。
- 当患儿不能忍受物理支具的痛苦时可以进行外科手术矫正。通常在畸形曲率达到70°之前完成，因为大于70°时，手术风险会随之增加。
- 还有一种少数情况，脊柱矢状面的畸形、脊柱前凸和脊柱后凸会导致患者坐姿不稳或背痛，这种脑瘫患者畸形达到或超过70°时导致的坐位不平衡或背痛可以通过手术治疗来缓解[16]。
- 通常在青春期生长发育的中期，脊柱侧凸曲率变大、柔韧性变差，此时建议联合矫形支具的使用和融合术来进行治疗。

术前计划

技术考虑

- 有3项主要的技术因素需要仔细考虑：
  - 骨盆是否需要融合？
  - 脊柱侧凸冠状面上是否有导致患者坐姿不平衡的旋转畸形？
  - 是否需要进行前路松解术（切除脊柱畸形部分的椎间盘、前纵韧带等软组织）？
- 对神经肌肉型脊柱畸形有明确影响的治疗手段是矫形器械和融合术。
- 如果患者有明显的骨盆倾斜，那么神经肌肉型脊柱侧凸的标准手术方式为后路脊柱融合术，从T1~T2一直到骨盆置入后路内固定。
- 此前，即使是骨盆没有受累或者具有步行能力但"翻正反射"较弱的门诊患者，外科医生的手术也要考虑融合节段应选择从整个脊柱到骨盆以防止后期发生骨盆倾斜。但是，现在椎弓根螺钉的使用可以在矫正到L5时就能够有效防止骨盆倾斜的发展，而早期由于没有椎弓根螺钉，只有通过椎板下钢丝来进行矫正。
- 单元棒技术实现了将以上概念融入到一套内固定系统中，还包括了杠杆矫形原理（图3）[3,9,18,20]。

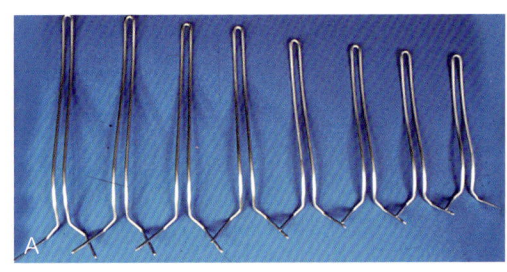
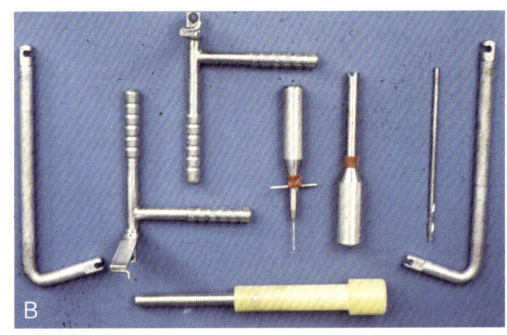

图3 A. 单元棒的尺寸不等。B. 钉道导向器用来放置单元棒骨盆肢以及压棒器。

- 通过将骨盆螺钉、预弯棒和近端连接器的结合，单元棒技术和杠杆原理滋生了新的内固定方法（图4）。
- 单元棒和预弯棒（在单元棒组合装置结构中）都有术前预弯的矢状轮廓。
  - 单元棒的长度从250～450 mm不等。
  - 单元棒直径从3/16英寸（1英寸≈2.54 cm）到1/4英寸不等。应尽可能使用1/4英寸的棒，为薄骨盆患者预留3/16英寸的单元棒。
  - 对于单元棒组合装置结构，除了直径（7～10 mm）和长度（65～100 mm）的螺钉根据患者骨盆尺寸选择之外，预弯棒都应先与近端连接器连接。
- 当脊柱或骨盆有严重的旋转畸形时，一些外科医生习惯使用椎弓根螺钉代替钢丝进行节段固定。患者有严重骨质疏松时需要注意，螺钉可能会从骨质疏松处拔出，必要时可以用椎板下钢丝来防止这种情况发生。

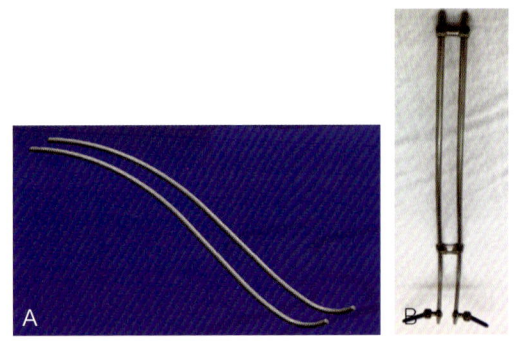

图4 A. 胸椎后凸和腰椎前凸的预弯棒侧面图。B. 通过横向连接器连接髂骨螺钉的预制棒正面图（B图由DePuy Synthes Spine提供）。

- 单元棒（图5A～C）和组合装置结构（图4）作为固定系统对于矫正骨盆倾斜有显著的效果。
- 侧方弯曲试验示脊柱侧凸畸形僵硬（通常＞90°）的患者需要行前路松解术（图5D）。
  - 患者如果有严重的脊柱前凸和后凸畸形，也建议行前路松解术[16]。

其他术前评估

- 首先应该评估患儿的一般健康状况。许多患有神经肌肉疾病的儿童会伴有肺脏疾病、心脏病、癫痫、营养不良等合并症。
  - 所有术前病情复杂的患者都应进行适当的术前检查。
- 手术医生和麻醉医生应该考虑到术中可能有大量失血的可能性。
  - 术前应完善患者血型和交叉配血（备血量为患者血容量的2倍）、准备新鲜冷冻血浆和血小板。此外，可以考虑自体血的回输。
  - 抗纤溶药物如氨甲环酸或氨基己酸的应用，可以降低患者失血量。
  - 需要提前建立良好的血管通路，通常是选择中心静脉通路。
- 另一个需要注意的是脊髓功能的监测。大多数患有神经系统疾病、肌肉疾病和轻中度脑瘫（没有严重运动皮质受累）的儿童可以使用体感和运动诱发电位相结合的方法进行监测[10]。另一方面，只有大约40%患有严重手足徐动型脑瘫和运动功能不良的儿童可以实现脊髓功能的监测。此外，如果有运动能力孩子的监测电位发生变化，这时很难判断是否应该移除植入物，因为在该类患儿体内重新植入器械的操作风险非常高。
  - 一般来说，对具有步行能力或能站立（能够帮助站立）的儿童都应该进行体感和运动诱发电位的监测。在监测感觉神经、肠道及膀胱神经系统功能好的神经肌肉疾病患者方面也可能也有一些疗效。
  - 任何患有神经源性膀胱的儿童应在术前仔细评估尿路是否存在感染，如果有应在术前进行治疗并排空膀胱。
- 最后需要检测手术患儿的骨密度。不能步行、营养不良和有癫痫史的儿童发生骨质疏松的风险最高。骨密度低的患儿估计难以进行仪器检查，因为可能会有椎板下钢丝或椎弓根螺钉从骨质疏松部拔出。
  - 任何有外力撞击至骨折而丧失行动能力的儿童都应使用DEXA检测骨密度。
  - 服用抗癫痫药的患儿应该检测钙、磷和维生素D的水平。
  - 骨密度低于平均值2个或2个以上Z值的患者应考虑使用静脉使用帕米膦酸盐来提高骨密度。

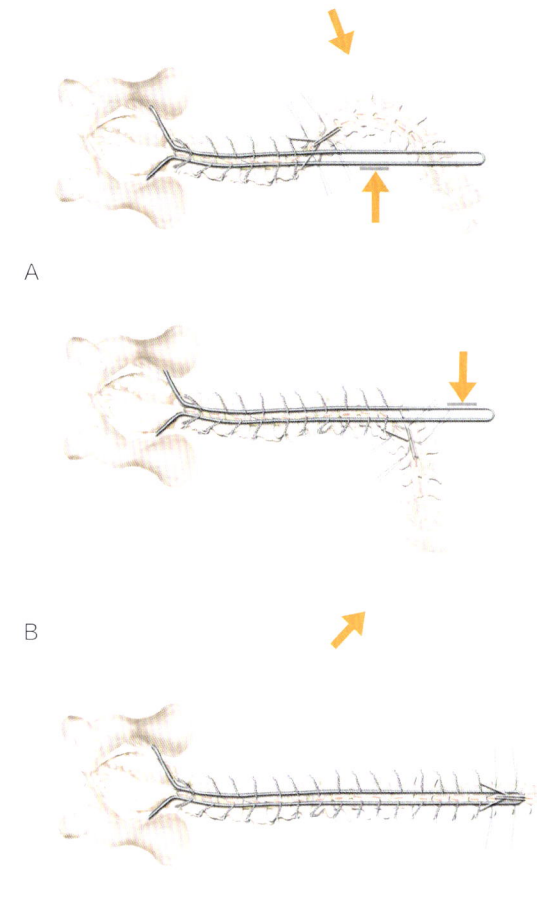

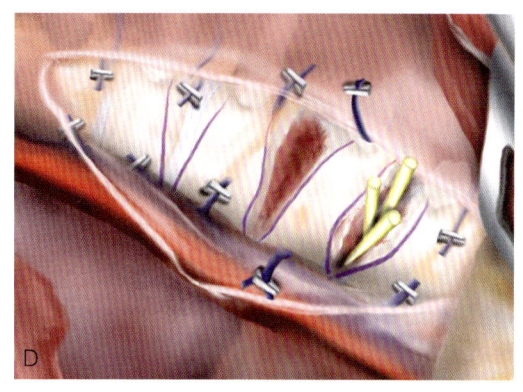

图5 A~C. 利用棒的悬臂效应矫正骨盆倾斜和脊柱侧凸。将棒逐渐连接每节椎体,并且将每根钢丝拧紧,使用横向力量逐渐矫正畸形。D. 前路松解。如果脊柱畸形僵硬,则在顶椎区进行椎间盘的楔形切除。

接矫正的方法更为安全。
- 置入单元棒时,患者髋关节和膝关节应尽量弯曲使腰椎的前凸幅度变小从而使单元棒更容易插入骨盆,操作过程中应将患者全身骨性突出部位垫上衬垫。
- 许多脑瘫患儿因为明显的肌肉挛缩使他们四肢的摆放变得困难,对于这种情况,应该取使四肢关节张力最小的体位进行手术操作。
- 导尿管随时保持通畅,特别是做了膀胱造口术或其他膀胱重建术的神经源性膀胱儿童。

手术方法
- 融合部位从T1开始到T2再到骶骨的脊柱后路节段性固定融合技术。
- 充分暴露需要融合的脊椎节段,再扩大暴露髂嵴外翼至坐骨切迹和髂后上棘(PSIS)的下端。
- 如果使用髂骨螺钉,应暴露S2椎板,为S2髂骨入路做准备[6,23]。

体位
- 患者俯卧在Jackson手术床上(也可以使用Relton-Hall四脚架),腹部悬空(图6)。
- 我们为操作台配置了特殊的X线透视仪,与标准透视仪相比其间距更窄。
- 根据手术医生自己的偏好和经验,一些医生习惯在术中结合使用皮牵引、颅环(Halo)支撑牵引或Halo-股骨髁上牵引。通过术前的牵引建立良好的畸形矫正可以显著改善手术效果,尤其是当骨密度非常低时,这种间

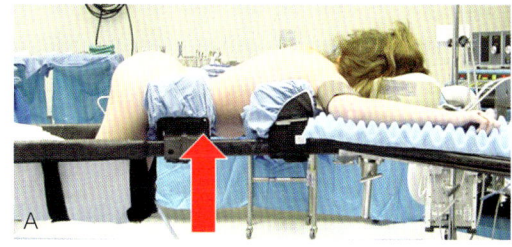
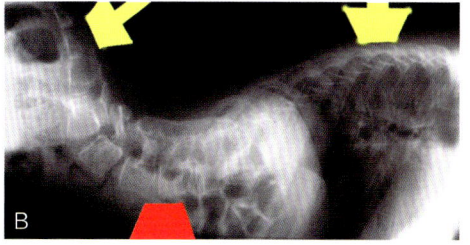

图6 A、B. 患者腹部悬空,并通过髋关节和膝关节尽量弯曲使腰椎的前凸幅度变小。必要时,未洗手的助手可以向上推患者腹部(A图箭头所示),使髂骨钉更易于插入有严重脊柱前凸的骨盆。

骨盆准备

脊柱－骨盆固定技术

- 用骨锥在髂骨的外皮层和内皮层之间形成孔道。在此之前,对于体重低于45 kg的患者,钻头上标记的距离比坐骨切迹长10 mm,体重超过45 kg的患者,钻头上标记的距离比坐骨切迹长15 mm。
- 接下来将左右钻头导向器分别插入左右两侧坐骨切迹。
  - 钻头引导器的横向手柄平行于骨盆(髂嵴),而轴向手柄平行于骶骨。
- 沿骨盆髂后上棘到坐骨切迹形成的髂骨钉道通过坐骨切迹的前上方,孔道内存在骨密度较高的区域。
  - 为了确保髂骨钉置入有效,可以使用钻头或探针进入针道进行X线透视观察(技术图1)。
- 孔道建立过程中,应用探针探测以确保骨盆内皮质或坐骨切迹未被穿透。
- 如果使用骨盆螺钉,所形成的孔道口应是埋头孔,以防止螺钉突出。
- 将最大直径的骨盆螺钉(通常直径为7～10 mm)固定在该孔道中,并且至少位于坐骨切迹上方1 cm,该处可以使螺钉获得牢固的锚定。
  - 临床上多使用闭式多轴螺钉来使棒－骨盆螺钉结构达到最大化的稳固。
  - 通常,如果我们只使用骨盆螺钉,但需要额外固定以提高骨盆固定的稳定性时,会加用S1螺钉。临床多采用这种方法而不单用骶骨螺钉是因为骨盆螺钉固定可以产生更大的力量来矫正骨盆倾斜和矢状面的骨盆畸形。
- 放置单元棒时,可以用可吸收明胶海绵临时填充针道来止血。

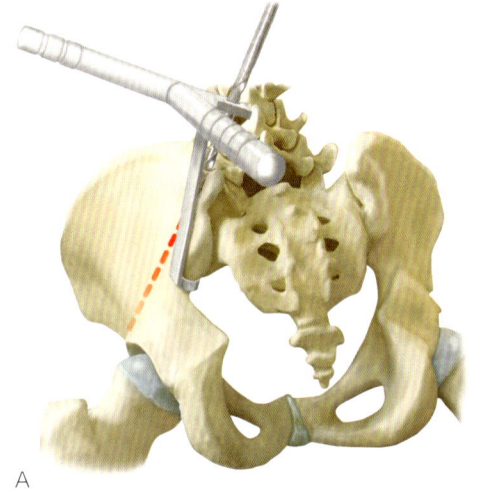
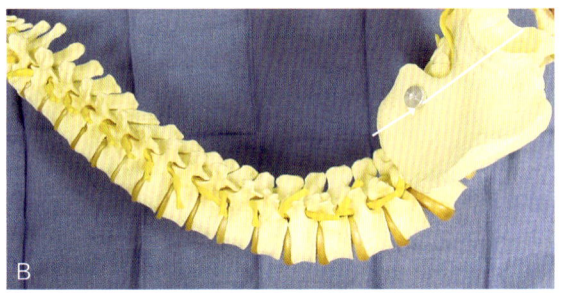
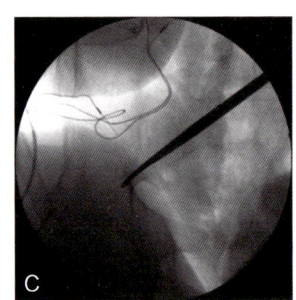
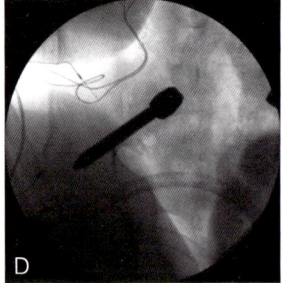
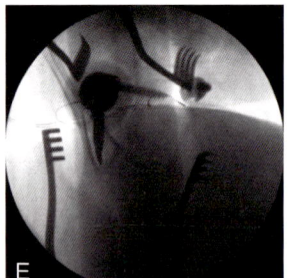
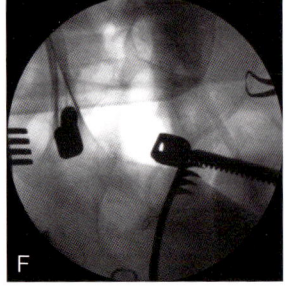

技术图1 髂后上棘入路。A. 坐骨切迹前上方为最佳进针位置。B. 伴有严重的脊柱前凸,进针点应更靠前,进针方向更靠后。C～F. 术中正、侧位透视显示骨盆螺钉的正确位置。C、D. 正位片显示钉道位于从髂后上棘到坐骨切迹的上方,骨盆螺钉最终位于坐骨切迹上方不少于1 cm处。E、F. 与探头方向平行的X线片显示探头在内外皮质之间和最终螺钉位置,恰好位于坐骨切迹上方,该切迹为泪滴(C～F图由DePuy Synthes Spine提供)。

S2髂骨翼固定术

- 笔者还可以采用Chang[6]和Sponseller[23]提出的S2AI钉技术，从内侧入路置入髂骨钉。进针点比传统的髂后上棘入口深约1.5 cm。
  - 该技术的支持者表示，S2AI钉技术的使用较其他螺钉技术的手术暴露时间较短，出血较少，并且可以减少螺钉尾部突出的发生。此外，由于进针点与L5和S1椎弓根螺钉位于同一直线，因此可以使用椎弓根螺钉来代替钢丝固定，不再需要横向连接器。
- 进针点定为S1背孔外侧2~4 mm，下方4~8 mm（技术图2A~E），最低程度剥离骨盆肌肉组织。
  - 用一小尖锥标记这一位置并穿破骨皮质。
  - 然后，使用骨锥或把椎弓根开路器往深部开路进入骶骨的骨松区，指向髂前上棘并穿入髂骨。
- 针道角度是横向的（与水平面大约成40°），针道指向尾端的角度约20°~30°（取决于骨盆倾斜程度），术中X线透视有助于引导该针道，如上述髂后上棘入路法所述。一旦骨锥进入髂骨，可见该针道位于髂前下棘和坐骨切迹连线上方1~2 cm处（技术图2F、G）。
- 同样，钉道形成过程中，应用探针探测针道以确保骨盆皮质或坐骨切迹未被骨锥穿透。
- 最后根据术中情况选择合适的髂骨钉拧入（通常长度为65~100 mm长；直径7~10 mm的多轴螺钉）。

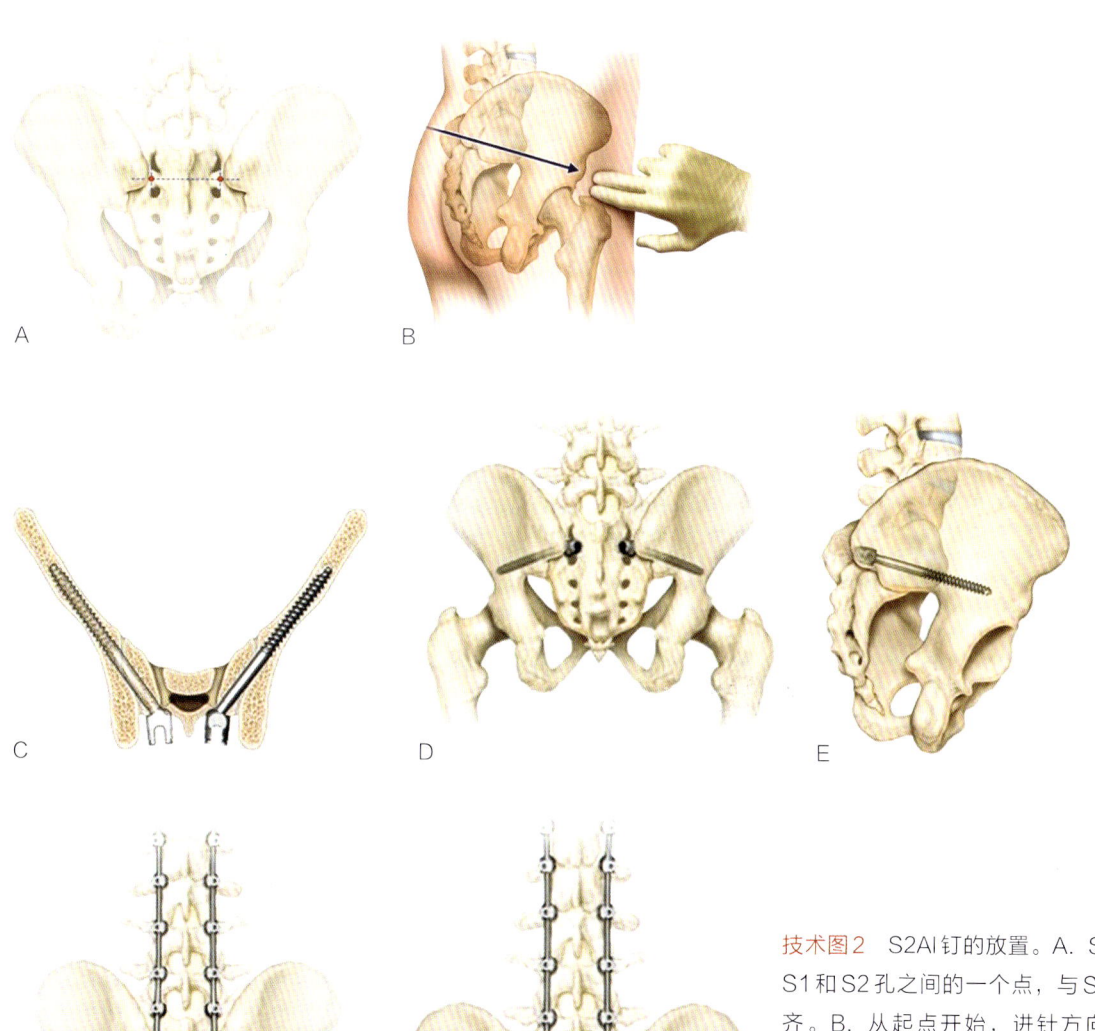

技术图2 S2AI钉的放置。A. S2AI钉的起点是S1和S2孔之间的一个点，与S1椎弓根螺钉对齐。B. 从起点开始，进针方向指向髂前下棘（AIIS），触及同侧大转子的尖端。C~G. 髂骨中螺钉髂骨后、侧位视图（该放置位的X线成像类似于技术图1C~F）。S2AI螺钉可获得髂骨螺钉与腰椎和骶椎椎弓根螺钉对齐（F），因此髂后上棘放置固定纵向杆时不需要偏移连接（G）（由DePuy Synthes Spine提供）。

Luque钢丝内固定

- 充分暴露脊柱并完成骨盆的固定后,彻底清除棘突并小心地切除黄韧带以暴露下层空间。
- 将准备好的双股Luque钢丝弯成弧形(也可以使用预弯的钢丝),并从L5的椎板间隙伸入沿椎板内面滑行至T1或T2椎板处。
  - 钢丝弯成的弧形曲率半径必须接近椎板的宽度,以便钢丝安全穿过椎板内面。
- 如果使用双股钢丝那么只需要在L5和手术近端椎骨(T1或T2)内面通过,而单股钢丝则需要从每个椎板下方通过(技术图3A～E)。
- 将两股钢丝提拉至相等长度,然后向下弯曲到脊柱中线上,末端向下弯曲紧贴棘突肌肉(技术图3F)。
  - 这样操作有助于防止钢丝无意中进入椎管,钢丝也更容易固定。

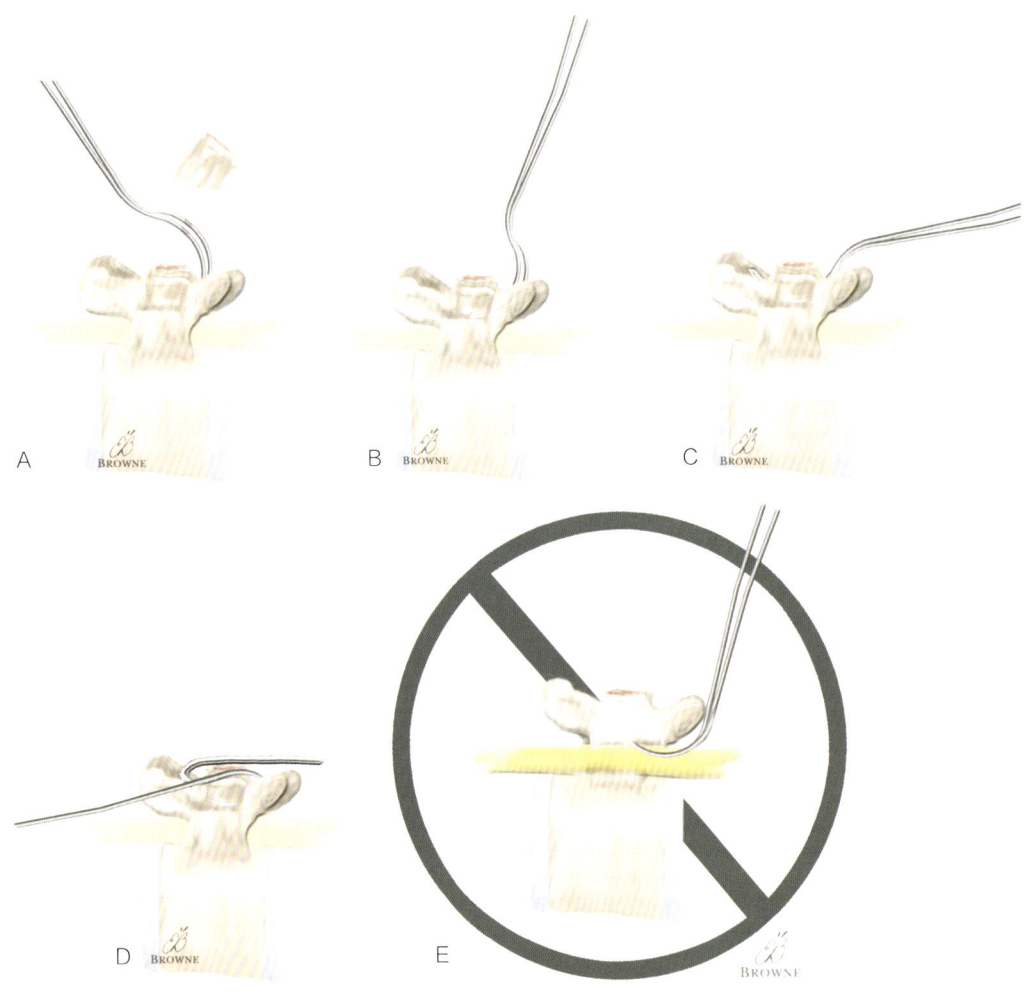

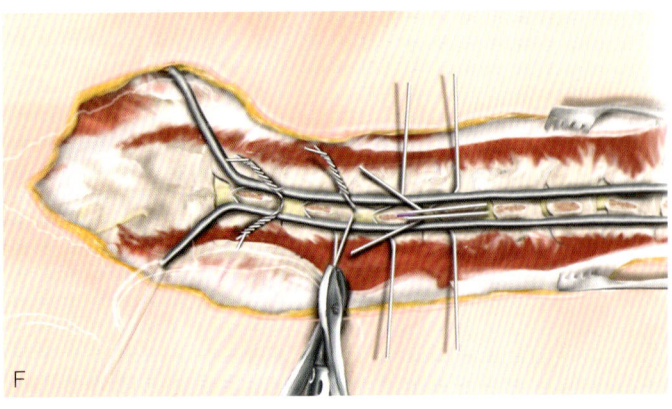

技术图3 当椎板下穿钢丝时,重要的是将钢丝紧贴椎板下方(A～D),注意不要将椎板下方的钢丝尖端卡住(E),这会将钢丝拉入椎管并对脊髓产生压迫。
F. 钢丝向下弯曲到脊柱中间的中线水平,并且末端向下弯曲紧贴椎旁肌。

单元棒的选择和置入

单元棒

- 钢丝固定于椎板下方后再选择单元棒的长度。
- 将棒倒置并将弯曲处置于骨盆升高侧钉道口来决定单元棒实际长度(技术图4A)。
  - 棒的长度应达到T1或T2处为宜(所选择的手术近端点)(技术图4B)。
  - 如果是严重的脊柱后凸,应选择较短的单元棒,因为脊柱会随着畸形的矫正而缩短。
  - 而严重的脊柱前凸,则应选择较长的单元棒,因为脊柱会随着畸形的矫正而变长。
  - 棒宁可短一些,因为必要的时候可以使用线缆连接2~3个节段。
- 如果置入的单元棒长度超过2 cm,看起来会显得该处皮肤十分突出。
  - 单元棒过长的情况下,可以使用钢棒剪修建或使棒交联。
- 将椎板凿毛,彻底清理横突软组织,然后嵌入同种异体移植骨(骨碎片)(180~240 ml)。
- 将单元棒置入骨盆并将其插入先前凿出的骨盆孔(技术图4C)。
- 在伴有骨盆倾斜的患者中,先将棒的骨盆段放入骨盆倾斜低侧的孔道中,使该侧支柱位于另一支的下方。
- 手术医生使用锤子先将棒的1/2~3/4长度插入孔中,然后再将对侧单元棒插入同样长度,使用持棒钳将其引导至先前钻孔的正确方向。
- 接下来用使用锤子将棒敲进髂骨,或者敲击骨盆并确保将左右两支引导至先前钻好的孔中。

矫形棒组合装置结构

- 放置右侧和左侧骨盆螺钉后,将固定的横向连接器连

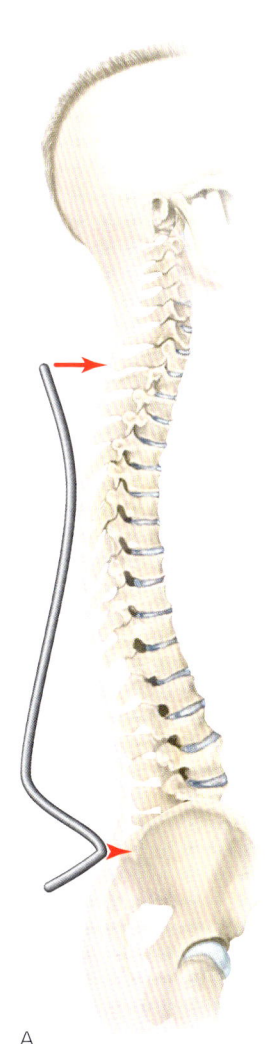

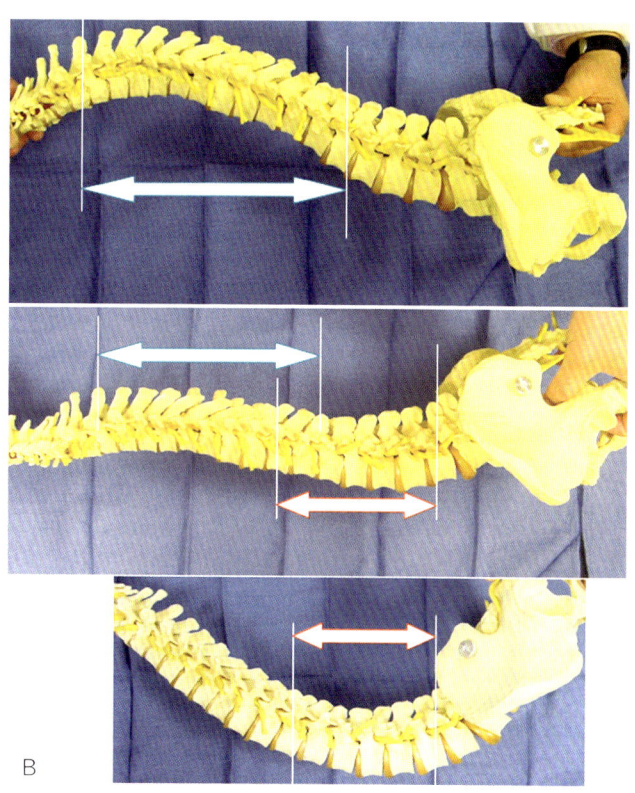

技术图4 A. 测量出合适的棒长度是手术中最困难的操作之一,通过将棒倒置并将棒的顶部置于T1并将弯曲处置于骨盆口来完成。B. 随着脊柱畸形被矫正(中),前凸矫正,脊柱缩短(上),脊柱后凸矫正,脊椎变长(下)。

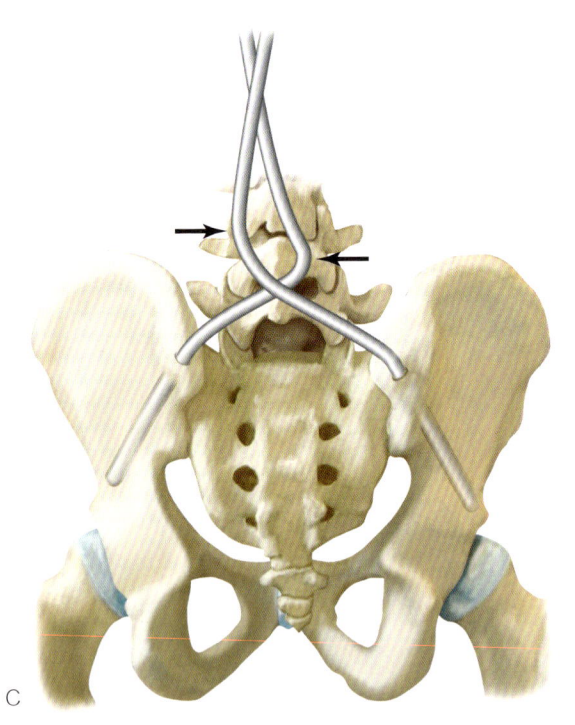

技术图4（续） C. 将棒的骨盆支交叉后插入骨盆孔中，左右交替使两侧棒每次进入孔道1 cm，直到双侧完全进入。

- 接每个骨盆螺钉，将钢丝穿过，使预先连接的单元棒连接到固定的横向连接器，并且将近端闭合的连接器放置在近端的骨盆螺钉上（技术图5A）。
  - 矫正的关键是将每个预弯的单元棒连接并固定已经与连接器固定好的髂骨螺钉上，使得每个杆棒的长径完全垂直于骨盆的水平轴线，矢状轮廓与骶骨对齐。
- 每个单元棒的矢状弯曲角度（技术图5B、C）应相同且左右对齐，使其轮廓从近端到远端与骨盆匹配。如果不仔细地完成以上操作，则不能通过悬臂操纵完全矫正骨盆倾斜度。完成后，将每个连接处（骨盆螺钉、横向连接器和近端连接器）的固定螺钉拧紧固定到棒上。
- 如果Luque棒过长，可以用钢棒剪剪除一段并调节近端连接器。可以在胸腰椎交界处置入嵌入式交叉连接器以增强该装置的稳定性。从骨盆螺钉到近端连接器的组合装置结构完全固定好之后就可以产生悬棒力量来矫正脊柱畸形。

悬棒矫正

- 手术医生不应该试图通过将棒完全推入钉道来探测钉道是否合适，因为这可能导致杆的骨盆肢或骨盆螺钉拉出骨盆甚至使髂骨骨折。
- 外科医生应该将棒压至与椎板对齐（技术图6A、B），然后拧紧钢线，注意不要过度拧紧（建议使用喷射式捻丝机）。剩余的棘突置于脊柱中线上也至关重要，将钢线切割长10～15 mm为宜。
- 将单元棒推至L4位置并将钢丝拧紧然后剪去多余部分。
  - 或者，将单元棒推至L3位置并将钢丝拧紧再剪去多余部分。
- 就这样一步一步推动单元棒直到T1或T2（技术图6C、D）。

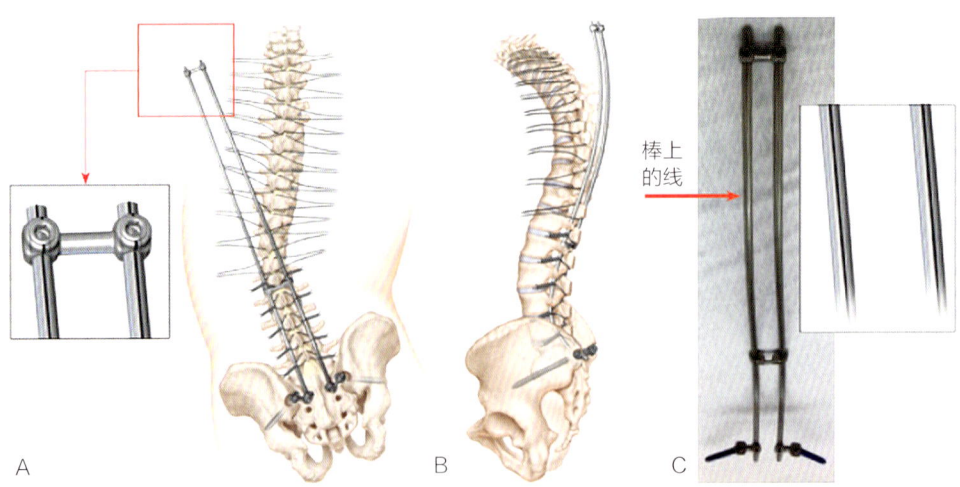

技术图5 A. 单元棒组合装置的正面图，其中预弯的棒连接到髂后上棘上的骨盆螺钉（S2AI钉也可在钢丝穿过过后连接）。连接时应使棒垂直于骨盆的水平轴线，以获得最大化的悬臂矫正力量。远端交叉连接器和远端闭合连接器使构造变的稳固。在最终拧紧连接器之前，棒的长度和脊柱轮廓、旋转应匹配。B. 预弯棒的横向轮廓与骶骨的矢状轮廓一致。C. 在棒的后部轮廓上有一条线，以帮助将其与骶骨对齐（由DePuy Synthes Spine提供）。

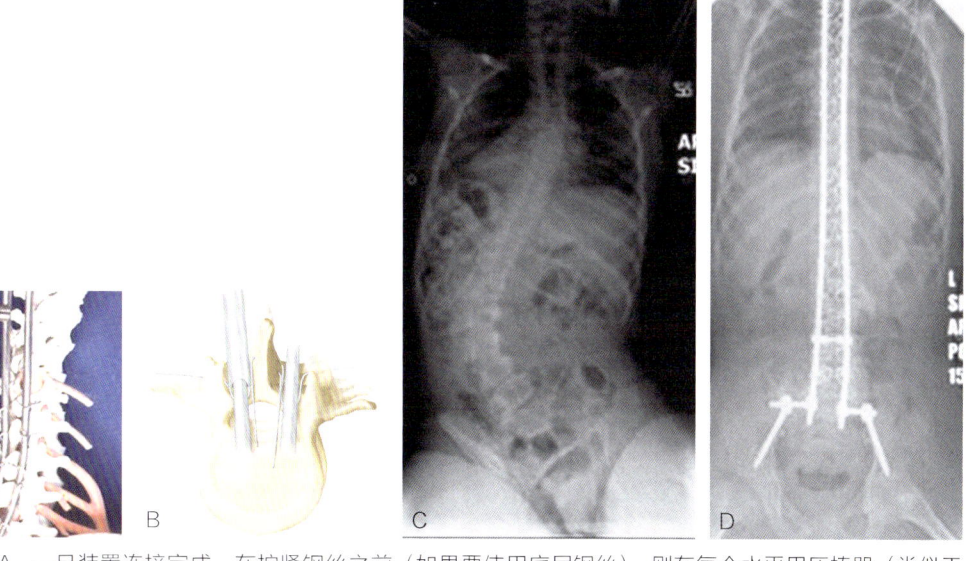

技术图6 A. 一旦装置连接完成,在拧紧钢丝之前(如果要使用底层钢丝),则在每个水平用压棒器(类似于单元棒)在每个水平位置手动向下推动装置。B. 在拧紧钢丝之前,用压棒器将棒向下推至相同高度。这可以防止钢丝断裂或切割椎板。将单元杆的中心保持在棘突是很重要的。C、D. 术前和术后X线正位片(图A、C、D由DePuy Synthes Spine提供)。

胸椎侧凸和脊柱后凸矫正

- 胸弯较难以通过悬臂结构来矫正。
- 因为采用上述方法来解决这种情况,从骨盆或腰椎的远端开始,当单元棒到达胸椎位置固定时,在棒的近端会留下一个短臂,使得头部重心很难固定于躯干上方。
- 这种类型的畸形很难用传统的单元棒来矫正,因为单元棒需要首先将远端固定到骨盆中(技术图7A)。
  - 对于这样的畸形,可以采用反向置入悬臂结构的方法(从近端到远端)(技术图7B~D)。
- 暴露脊柱和骨盆后,如前所述放置骨盆螺钉和椎板下钢丝。

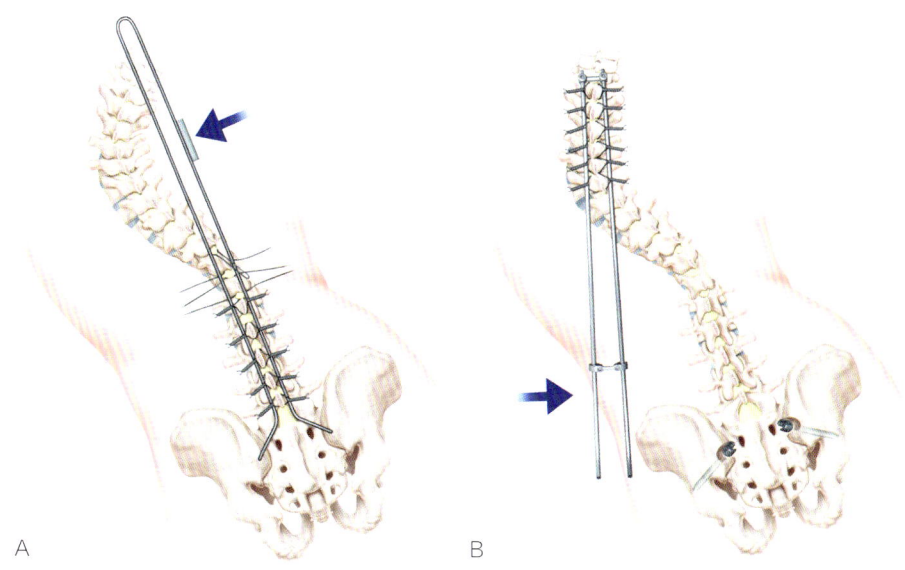

技术图7 A. 由于棒不够长,很难使用单元棒矫正这种类型的胸椎弯曲。B. 该图显示了可用于矫正胸椎侧凸的近端至远端悬臂技术。

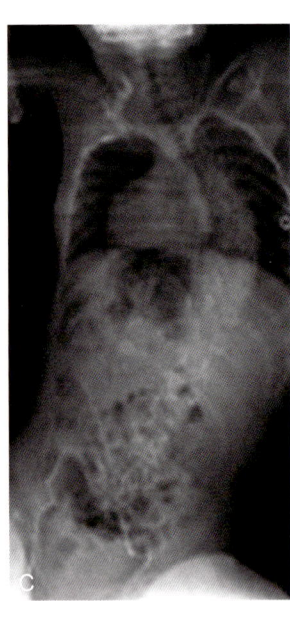
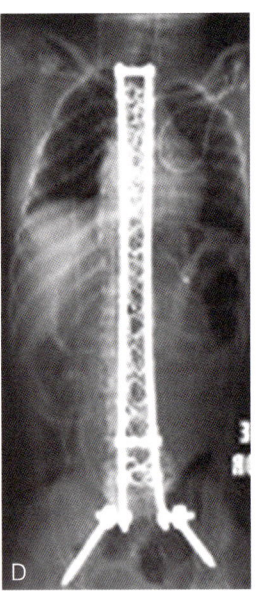

技术图7（续） C、D. 术前和术后X线正位片（由DePuy Synthes Spine 提供）。

- 然后通过首先将预弯的棒与顶部闭合的近端连接器连接并将交叉连接器放在腰部来组装单元棒组合装置。棒的长径应该从近端到远端与其轮廓平行。
- 接下来，使用椎板钢丝从T1到装置的弯曲顶点来固定组合装置。
- 将顶端椎骨固定到棒上之后，逐渐将棒推到下一个远端椎骨，拧紧下层钢丝，再推到下一个远端的椎骨，继续拧紧下层钢丝进行悬臂矫正，顺着脊柱往下逐步进行以上相同的操作，直到骨盆螺钉。
- 然后使用固定的横向连接器将单元棒连接到骨盆螺钉上。
- 通过这种"近端到远端"的悬臂技术进行矫正可以更好地矫正胸椎侧凸以及后凸畸形（技术图8），并将头部重心固定于躯干上方。

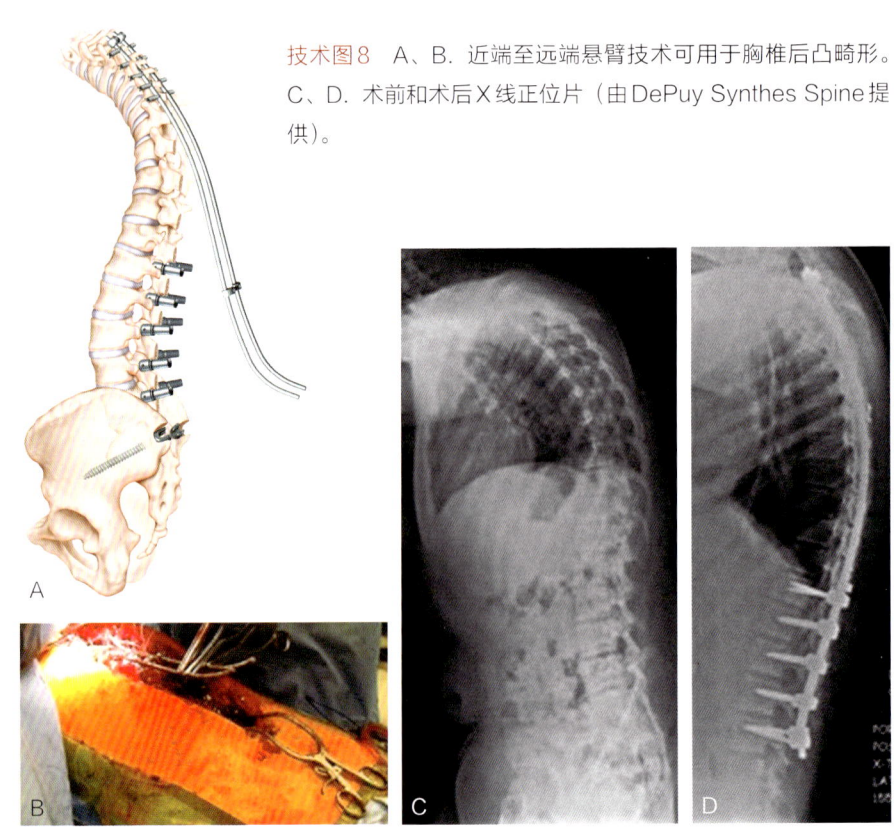

技术图8 A、B. 近端至远端悬臂技术可用于胸椎后凸畸形。C、D. 术前和术后X线正位片（由DePuy Synthes Spine 提供）。

完成手术并闭合切口

- 将所有钢丝都向下弯曲至单元棒中线上,因为如果需要再次手术,这样使单元棒和钢丝更容易被暴露。
- 最后将剩余的骨质移植在棒两侧(技术图9A)。
  - 通常把剩余的 60 ml 同种异体移植物与庆大霉素(80 mg,3~4瓶[4])或者目前使用较多的万古霉素[较小的患儿使用 500 mg,较大的患儿(>50 kg)使用 1 000 mg]混合。这样能降低术后感染率。
- 如果患儿体型较瘦,骶骨处肉眼看上去很突出,可以修剪骶骨棘突和外侧突。
  - 如果骶骨椎板和外侧突隆起较严重,可以将其完全切除。
- 必须保证筋膜紧密闭合(任何渗漏都可能导致感染,尤其是在脊柱的下部,患儿大小便失禁时)。
  - 一般不建议使用引流管。
- 皮下组织和皮肤需要紧密闭合。
- 术后拍摄X线照片以确认冠状和矢状面畸形被矫正(技术图9B~D)。
- 在脊柱前凸患者中,使用带复位柱椎弓根螺钉有助于矫正矢状面弯曲顶点。
- 如果可以的话,让整形外科医生团队帮忙缝合皮肤可能会降低伤口破裂和深度感染的概率。

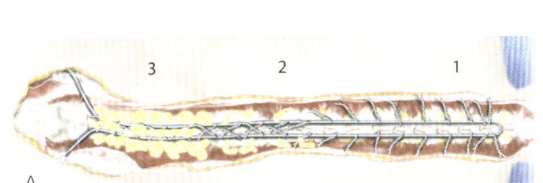
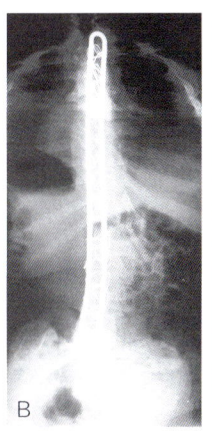
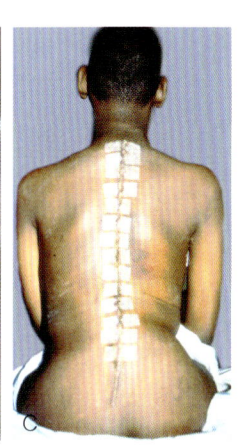
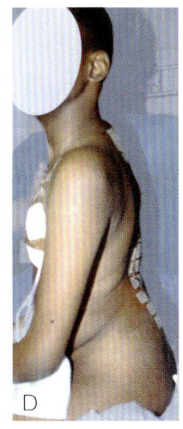
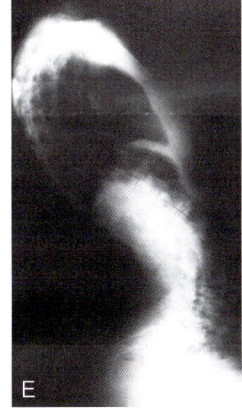
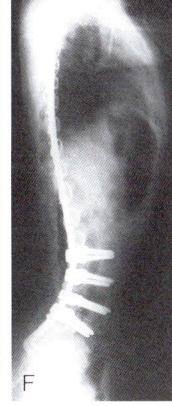

技术图9　A~D. 钢丝穿过然后沿顺时针方向拧紧(1)。将钢丝切割至断端约1 cm,然后弯曲至中线上(2)。同种异体移植骨(黄色)横向放置,植入椎间隙中(3)。图1中患者的X线正位片显示了术后冠状面畸形的矫正。治疗示意图显示骨盆倾斜被矫正(C)和良好对称的矢状面生理曲线(D)。E、F. 严重高位脊柱前凸患者的术前和术后侧位X线侧位片用单元棒组合装置和椎弓根螺钉矫正,用于矫正畸形尖端的脊柱前凸。

经验和教训

术中可能突然发生严重低血压,特别是去皮质后	手术医生和麻醉师之间的持续沟通至关重要。术前应该准备好血型和交叉配血红细胞(1.5~2倍患者的血容量),新鲜冰冻血浆和血小板
低热	保持室温并使用加热的呼吸机、静脉输液和血液加温器以及气流加温装置可以避免体温过低
过度僵硬的脊柱侧凸或伴有矢状面畸形(过度后凸或过度前凸)	手术医生应在术前检查躯体僵硬度或让患者拍X线片以考虑是否需要进行前路松解术

续表

棒的置入	• 使用钢丝将单元棒向下拉至椎板可能导致钢丝切穿椎板 • 在矫正畸形曲线的同时放松在保持两侧水平的压棒器可能会导致"解开"效应，数条钢丝因为穿过椎板时断裂或因椎骨末端产生过大力量被割断 • 当接近杆的顶部时，外科医生应该使用持棒器来防止压棒器从杆上滑落 • 压棒器力量过大会使患者通气障碍或血压下降。如果发生这种情况，外科医生应松开压棒器以保证患者正常通气，恢复血压
严重脊柱前凸的骨盆固定	• 当外科医生发现将单元棒的骨盆段插入钉道比较困难或不能使其完全置入时，可以使单元棒穿入坐骨切迹或穿过内骨盆 • 术中行透视检查置入的正确位置。如果穿破骨盆，应切断穿透的部分再插入，并重新连接两端或两侧横向连接器 • 或者如果存在严重的脊柱前凸，可以采用具有单独插入骨盆螺钉的装置代替一般的单元棒，这种装置的螺钉部分可以更容易地放置器械的骨盆部
单元棒的长度	• 如果单元棒太长过于突出，则两棒可以交叉连接在一起，然后在T1处切除多余部分。如果长度误差超过两个水平，则另一个单元杆的顶部很可能固定到末端连接器上。这一点对于脊柱后凸过多，防止脊柱在单元棒顶部滑脱时尤为重要
钢丝穿过椎板	• 只有清除足够的骨组织才能使钢丝穿过椎板下层。不应把钢丝拉至椎板上。这可能是因为严重畸形时没有进行前路松解
椎弓根螺钉拔出	• 可以使用较大直径的螺钉，或者可以在螺钉拔出水平处添加钢丝以加强固定

术后护理

- 通常情况下，神经肌肉型脊柱侧凸患者术后都应进入重症监护室进行护理。
- 如果失血量不多或者麻醉师评估可以拔管后，可以移除氧气管。一些患儿术后仍需保持氧气管2~5天，这一部分患儿需要加强呼吸管理。
- 术后疼痛护理包括短效药物（芬太尼）的滴注和使用地西泮治疗痉挛。口腔的疼痛护理可在术后第3天或第4天开始。
- 患者体温应维持在37℃。体温低于33℃会影响凝血功能，这种情况在术后患者中很容易发生。
- 通过保持增加的液体摄入量和循环血压支持来避免低血压。尿量应保持在最低0.5 ml/(kg·h)。
- 大多数患儿需要积极的术后营养支持。
  - 一旦出现肠鸣音，就可以开始用胃管提供营养。
- 如果没有出现肠鸣音，可通过鼻饲管或造瘘的方法提供营养。
- 如果肠道进食不耐受，可以用静脉营养支持。手术时放置中心静脉导管（Hickman）。一旦不再需要应拔出，降低感染率。
- 术后监测胰酶水平，因为淀粉酶和脂肪酶水平升高是常见的情况，通常预示着亚临床胰腺炎[5]。
  - 监测水平超过正常值，应延迟患儿营养支持。
  - 为使伤口情况愈合最佳，营养摄入量通常为术前正常需求的1.5倍，并维持到术后1个月。
- 术后适当评估轮椅的使用很重要。

结果

- 单元棒的使用的实现了70%~80%的脊柱侧凸矫正率和80%~90%的骨盆倾斜矫正率[9,30]。
- 在24例门诊脑瘫患者中，采用单元棒进行后路脊柱融合术治疗的所有患者均保留了步行能力[29]。
- 矢状面脊柱畸形也可以用单元棒很好地矫正。Lipton等[16]研究显示，24例脑瘫患者在单元棒内固定术后脊柱前凸和后凸都得到缓解，矢状面畸形得以矫正。
- 一项对190例手术患者家长和监护人进行的术后功能改善情况的回访调查显示，95.8%的家长和84.3%的监护人会再次推荐该手术[27]。对于术后的效果反馈包括患儿躯体外观、整体功能、生活质量和易于照顾的提高与改善。
- 脑瘫患儿在后路脊柱融合术后的总体预期寿命至关重要。生存分析表明，在评估了多个因素后，严重的术前胸椎后凸畸形存在和术后在重症监护病房的天数与预期寿命的降低相关[28]。

并发症

- 手术并发症很常见，但通常不会危及生命，严重程度从轻微到严重都可能发生。包括术中出血过多、神经系统并发症、肺不张、肺炎、术后肠梗阻、伤口感染等。
- 还可能出现手术器械或技术所致的并发症，包括棒或钢丝的突出、假关节、单元棒穿透骨盆、曲轴融合后的畸形进展等。
- 一项研究表示，畸形曲度、术前肺功能状态和神经受累程度与术后并发症的相关性最高。
- 每个患者感染率各不相同,即使所有条件都得到优化,感染率估计约为10%。应针对围手术期高发的一些情况,积极做好家庭咨询及相应准备。

参考文献

[1] Alman BA, Raza SN, Biggar WD. Steroid treatment and the development of scoliosis in males with Duchenne muscular dystrophy. J Bone Joint Surg Am 2004;86-A(3):519-524.

[2] Aprin H, Bowen JR, MacEwen GD, et al. Spine fusion in patients with spinal muscular atrophy. J Bone Joint Surg Am 1982;64: 1179-1187.

[3] Bell DF, Mosely CF, Koreska J. Unit rod segmental spinal instrumentation in the management of patients with progressive neuromuscular spinal deformity. Spine 1989;14:1301-1307.

[4] Borkhuu B, Borowski A, Shah SA, et al. Antibiotic-loaded allograft decreases the rate of acute deep wound infection after spinal fusion in cerebral palsy. Spine 2008;33:2300-2304.

[5] Borkhuu B, Nagaraju D, Miller F, et al. Prevalence and risk factors in postoperative pancreatitis after spine fusion in patients with cerebral palsy. J Pediatr Orthop 2009;29:256-262.

[6] Chang TL, Sponseller PD, Kebaish KM, et al. Low profile pelvic fixation: anatomic parameters for sacral alar-iliac fixation versus traditional iliac fixation. Spine 2009;34:436-440.

[7] Dearolf WW III, Betz RR, Vogel LC, et al. Scoliosis in pediatric spinal cord-injured patients. J Pediatr Orthop 1990;10:214-218.

[8] Dhawale AA, Shah SA, Sponseller PD, et al. Are antifibrinolytics helpful in decreasing blood loss and transfusions during spinal fusion surgery in children with cerebral palsy scoliosis? Spine 2012;37:E549-E555.

[9] Dias RC, Miller F, Dabney K, et al. Surgical correction of spinal deformity using a unit rod in children with cerebral palsy. J Pediatr Orthop 1996;16:734-740.

[10] DiCindio S, Theroux M, Shah S, et al. Multimodality monitoring of transcranial electric motor and somatosensory-evoked potentials during surgical correction of spinal deformity in patients with cerebral palsy and other neuromuscular disorders. Spine 2003;28:1851-1855.

[11] Karol LA. Scoliosis in patients with Duchenne muscular dystrophy. J Bone Joint Surg Am 2007;89:155-162.

[12] Keret D, Bassett GS, Bunnell WP, et al. Scoliosis in Rett syndrome. J Pediatr Orthop 1988;8:138-142.

[13] King WM, Ruttencutter R, Nagaraja HN, et al. Orthopedic outcomes of long-term daily corticosteroid treatment in Duchenne muscular dystrophy. Neurology 2007;68(19):1607-1613.

[14] Labelle H, Tohme S, Duhaime M, et al. Natural history of scoliosis in Friedreich's ataxia. J Bone Joint Surg Am 1986;68: 564-572.

[15] Lebel DE, Corston JA, McAdam LC, et al. Glucocorticoid treatment for the prevention of scoliosis in children with Duchenne muscular dystrophy: long-term follow-up. J Bone Joint Surg Am 2013;95(12):1057-1061.

[16] Lipton GE, Letonoff EJ, Dabney KW, et al. Correction of spinal plane deformities with unit rod instrumentation in children with cerebral palsy. J Bone Joint Surg Am 2003;85:2349-2357.

[17] Lipton GE, Miller F, Dabney KW, et al. Factors predicting postoperative complications following spinal fusions in children with cerebral palsy. J Spinal Disord 1999;12:197-205.

[18] Maloney WJ, Rinsky LA, Gamble JG. Simultaneous correction of pelvic obliquity, frontal plane and sagittal plane deformities in neuromuscular scoliosis using a unit rod and sublaminar wires: a preliminary report. J Pediatr Orthop 1990;10:742-749.

[19] Miller F, Moseley C, Koreska J. Pelvic anatomy relative to lumbosacral instrumentation. J Spinal Disord 1990;3:169-173.

[20] Rinsky LA. Surgery of spinal deformity in cerebral palsy. Twelve years in the evolution of scoliosis management. Clin Orthop Relat Res 1990;(253):100-109.

[21] Smeets E, Schollen E, Moog U, et al. Rett syndrome in adolescent and adult females: clinical and molecular genetic findings. Am J Med Genetics A 2003;122:227-233.

[22] Smith AD, Koreska J, Moseley CF. Progression of scoliosis in Duchene muscular dystrophy. J Bone Joint Surg Am 1989;71: 1066-1074.

[23] Sponseller PD, Zimmerman RM, Ko PS, et al. Low profile pelvic fixation with sacral alar iliac technique in the pediatric population improves results at two-year minimum follow-up. Spine 2010;35: 1887-1892.

[24] Sucato DJ. Spinal deformity in spinal muscular atrophy. J Bone Joint Surg Am 2007;89:148-154.

[25] Thometz JG, Simon SR. Progression of scoliosis after skeletal maturity in institutionalized adults who have cerebral palsy. J Bone Joint Surg Am 1988;70:1290-1296.

[26] Trivedi J, Thompson JD, Slakey JB, et al. Clinical and radiographic predictors of scoliosis in myelomeningocele. J Bone Joint Surg Am 2002;84:1389-1394.

[27] Tsirikos AI, Chang WN, Dabney KW, et al. Comparison of parents' and caregivers' satisfaction after spinal fusion in children with cerebral palsy. J Pediatr Orthop 2004;24:54-58.

[28] Tsirikos AI, Chang WN, Dabney KW, et al. Life expectancy in pediatric patients with cerebral palsy and neuromuscular scoliosis who underwent spinal fusion. Dev Med Child Neurol 2003;45: 677-682.

[29] Tsirikos AI, Chang WN, Shah SA, et al. Preserving ambulatory potential in pediatric patients with cerebral palsy who undergo spinal fusion using unit rod instrumentation. Spine 2003;28:480-483.

[30] Tsirikos AI, Lipton G, Chang WN, et al. Surgical correction of scoliosis in pediatric patients with cerebral palsy using unit rod instrumentation. Spine 2008;33:1133-1140.

[31] Yamashita T, Kanaya K, Yokogushi K, et al. Correlation between progression of spinal deformity and pulmonary function in Duchenne muscular dystrophy. J Pediatr Orthop 2001;21(1):113-116.

第41章 神经肌肉型脊柱侧凸骨盆固定术
Pelvic Fixation for Neuromuscular Scoliosis

Jaysson T. Brooks and Paul D. Sponseller

定义

- 神经肌肉型脊柱侧凸（NMS）是一种在冠状面出现异常的肌神经性脊柱侧凸患者的脊柱畸形[16]。
- 骨盆固定是指将脊柱固定到骶骨或髂骨，或两者兼而有之。

解剖

- 骨盆可以容纳大螺钉，这有助于骨盆倾斜的矫正，同时也在长融合结构中提供了一个稳定的基础。
- 在青少年中，骶髂（SAI）螺钉通路的平均长度为106 mm，而髂后上棘（PSIS）至髂前下棘的平均长度（对于标准的髂骨螺钉）为123 mm（图1）。
- 右侧或左侧髂骨最窄的平均宽度为12 mm，表明SAI径路可以容纳大直径螺钉来增加对于骨骼的把持。
- SAI螺钉插入点的平均深度为皮下52 mm，而PSIS插入点的平均深度为皮下37 mm，这种1.5 cm的差异对于神经肌肉畸形患者来说是很重要的，因为这些患者大多数时间是仰卧的。
- 研究表明，在NMS患者中，左右两侧骨盆内不对称是常见的[12]，牢固掌握正常解剖的同时考虑患者解剖的个体差异，对在正确的通道内置入螺钉至关重要。
- 骶髂关节向后由透明软骨、前软骨和纤维软骨组成。SAI螺钉60%的跨度穿过骶髂关节的透明软骨[21]。

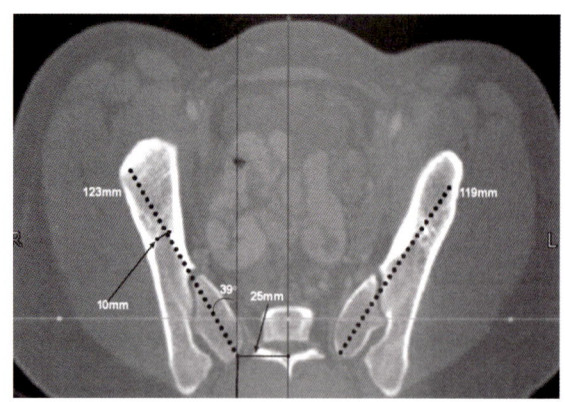

图1 在空间上，SAI通路的三维CT成像（引自Chang TL, Sponseller PD, Kebaish KM et al. Low profile pelvic fixation: anatomic parameters for SAI fixation versus traditional iliac fixation. Spine 2009;34:436-440）。

发病机制

- 脊柱侧凸研究协会将导致NMS的异常肌神经通路分为以下类别[6]：
  ○ 神经病学说。
    - 上运动神经元：脑瘫、脊髓小脑变性（Friedreich共济失调、Charcot-Marie-Tooth病、Roussy-lévy病）、脊髓空洞症、脊髓肿瘤、脊髓损伤、Rett综合征。
    - 下运动神经元：脊髓灰质炎、创伤性下运动神经元损伤、脊髓性肌萎缩、自主神经功能障碍。
    - 混合型：脊髓脊膜膨出。
  ○ 肌病学说。
    - 关节挛缩。
    - 肌营养不良。
    - 肌纤维比例失调。
    - 先天性肌张力低下。
    - 肌强直性萎缩。

自然病程

- NMS患者的脊柱畸形率很高，包括20%～70%的脑瘫患者（取决于躯干控制量）、60%的Friedreich共济失调患者、80%的脊髓肌萎缩患者、86%的家族性自主神经功能障碍患者、50%～90%的杜氏肌营养不良男性患者、在骨骼发育成熟之前几乎100%的外伤性四肢瘫痪或胸椎截瘫患者[4]。
- 与青少年特发性脊柱侧凸不同，NMS患者的大多数曲线趋向于进展。
- 骨盆倾斜15°或以上的NMS患者，如果不将骨盆内固定作为器械结构的一部分，则脊柱融合术后可能会发生恶化[18]。

病史和体格检查

- 了解患者的基础功能至关重要。
- NMS患者具有广泛的运动和感觉功能，了解这一事实对于术后比较非常重要，该基线应记录在图表中，患者应在手术前即刻重新检查，患者的脚趾是自主移动还是仅仅是自发的？患者能有能力走动吗？这些问题应该在手术开始前通过检查弄清楚。

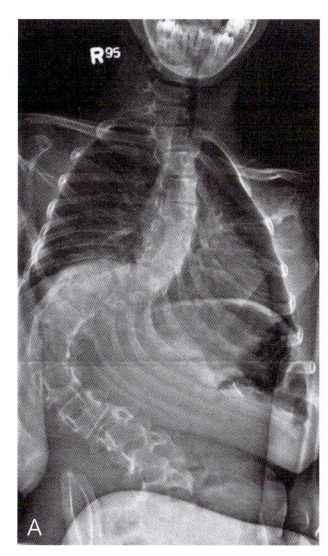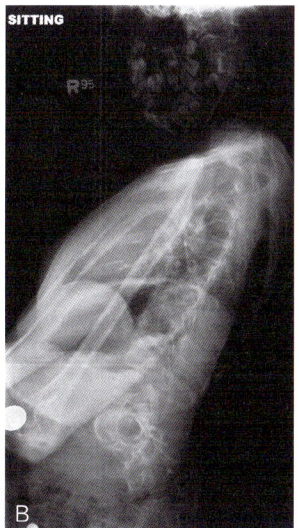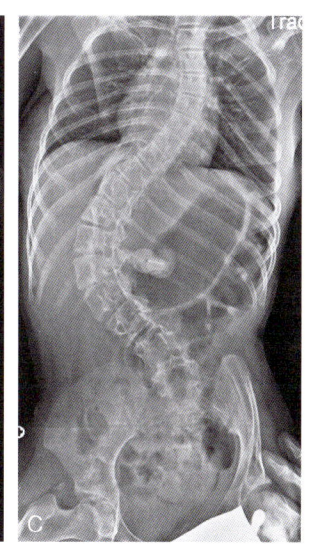

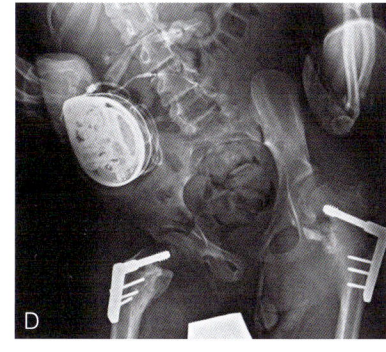

图2 NMS畸形矫治前的标准术前X线片。A. NMS曲线的前后位垂直摄片。B. 侧位垂直摄片显示手术后凸和前凸。C. 患者牵引中的前后位X线片。请注意与A的前后位X线相比，冠状面上的弧度提高到近75°。D. 骨盆前后摄片显示骨盆倾斜程度及巴氯芬泵的位置。

影像学和其他诊断性研究

- 标准的前、外侧三英尺直立脊柱侧凸X线片（图2A、B）应常规拍摄。
- 曲线的刚性是通过牵引或支点X线片（图2C）来评估的。
- 骨盆倾斜，矢状位排列，对患者臀部的状态进行评估，可以帮助患者在手术当天的体位摆放（图2D）。
- 如果存在巴氯芬泵，则应识别其所在的一侧，以帮助手术入路建立。

鉴别诊断

- 重要的是确保患者的脊柱侧凸是真正的神经肌肉性的，不属于其他类别，如先天性、特发性、或综合征性脊柱侧凸。
- 先天性脊柱侧凸是由妊娠第4～5周椎体发育或分割失败引起的；综合征性脊柱侧凸是通过某些病理特征来识别的，如韧带松弛、蜘蛛样趾，以及马方综合征中所见的小泡症。

非手术治疗

- 矫形支架。

  - 矫形支架对于防止NMS患者的曲线进展及骨盆倾斜进展是无效的[22]。
  - 如果使用矫形支架，它通常是一个软的胸腰椎矫形器，是帮助坐姿平衡的灵活的矫形器；其他非手术干预措施包括坐姿、定制座位和功能性坐姿[9]。

手术治疗

- 脊柱后路融合术虽未被证实能延长NMS患者的寿命，但常通过改善躯干平衡、坐姿和舒适度，矫正骨盆倾斜和防止其曲线的进一步进展来提高患者的生活质量[20,24]。
- 过去，骨盆融合术因为其并发症被认为是困难的；如今，脊柱融合技术的重大进展已经很大程度上解决了此问题。
  - 在20世纪80年代，Luque[14]引入了节段脊柱器械，使用椎板下钢丝来更好地控制脊髓灰质炎后脊柱侧凸患者的畸形进展。
  - Cotrel-Dubousset系统通过在脊柱畸形的构造中加入钩子和椎弓根螺钉，扩展了Luque的发现，并引入了脊柱畸形去旋转的概念。
  - 1988年，Allen和Ferguson[1]引进了Galveston技术，其中包括用一根L形的棒将骨盆固定在PSIS上，并放置在髂骨的内板和外板之间。Galveston的技术改进了长融合内固定术,突出了骨盆内固定的重要性。
- 1989年,Bell等[3]建立在the Galveston的单位杆技术,这是一个预弯曲的连续的棒,用于脊柱后凸和骨盆的固定,它是为了抵消一个杆的平移而研制的。
- 髂骶部螺钉[11]在进入S1椎弓根之前穿过了髂骨的2个皮质,因此顺理成章地增加了尾部的把持力,其主要缺点是将其置于正确位置需要穿越广泛的软组织。
- 骨盆内固定新进展:SAI螺钉。
  - 它的起点在骶骨,与PSIS的起点相比,避免了穿越广泛的软组织。
  - 正如McCord等所述[17]连接到SAI螺钉尾侧的结构的刚度大大增加,因为前伸明显超过腰骶支点。
  - SAI螺钉的起始点比单位杆深1.5 cm,避免了许多与后者有关的并发症,如突出和后退。
  - 用于SAI固定的植入物包括标准大螺钉、空心螺钉和偏角螺钉,有的有光滑的柄,有的有双螺纹。

术前计划

- 骨盆融合与否取决于弯曲类型和患者术前躯干控制程度,顶点在胸腰椎交界以上,末端椎体高于L4的曲线可能不需要骨盆融合术;NMS患者如能独立保持与骨盆平衡的坐姿,可能不需要骨盆融合术,特别是如果它会限制患者功能的时候。
- 术前牵引X线片有助于确定曲线的屈伸度,但多数尾端遗留未融合的NMS患者都会发生进展,故下至S2是常见的。

- 另一个变量是头部融合的距离。一般情况下,主冠状曲线和矢状曲线内的所有椎骨,以及任何胸近端曲线大于约30°~35°,均应包括在融合中。
- 是否使用Gardner-Wells颅骨牵引器的决定应在术前计划中做出,通过Gardner-Wells颅骨牵引器近端牵引,是所有的NMS患者接受一期脊柱后路融合术的首选。
- 除近端牵引外,还可矫正盆腔倾斜的某些程度。当需要远端牵引时专家们更倾向于使用皮肤牵引,远侧肢体牵引的一个先决条件是髋关节或膝关节没有超过30°的屈曲挛缩。
- 术前应决定是否使用抗纤溶药物如氨甲环酸、抑肽酶或氨基己酸:
  - 经证明,氨甲环酸可减少患者失血量,减少患者输血制品的需要,以矫正其畸形[19]。
  - 氨甲环酸通过竞争性结合和抑制纤溶酶原和纤溶酶发挥作用,而纤溶酶是体内血凝块形成的主要成分。

体位

- 从高于耳廓1 cm处开始,经皮肤到颅骨,注射大约1 ml利多卡因。患者仰卧时,将Gardner-Wells颅骨牵引器放置在麻醉部位,螺钉紧固至合适扭矩。
- 将患者翻身,垫子在改良的Jackson床上进行调整,使上垫位于胸骨切口下方3个手指宽度处,中垫位于髂前上棘下,下垫位于大腿中部(图3A)。
- 患者的腿可以放在带衬垫的吊带中,吊带可以收紧或放松,以影响术中后路松脱后的前凸量(图3B)。
- 患者正确摆放位置后,重量将会附着在Gardner-Wells颅骨牵引器上(图3C)。

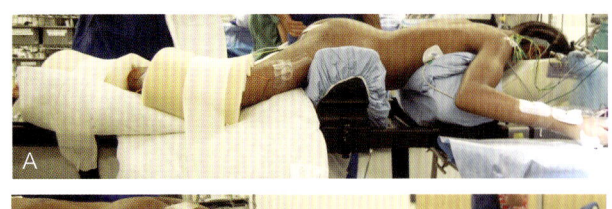
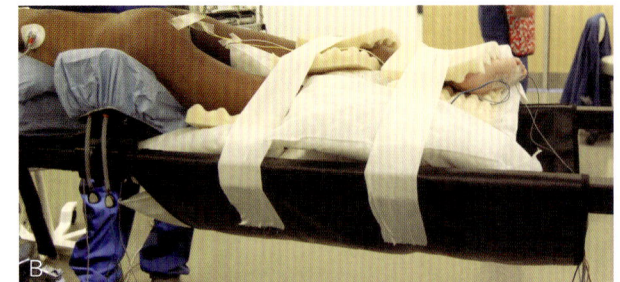
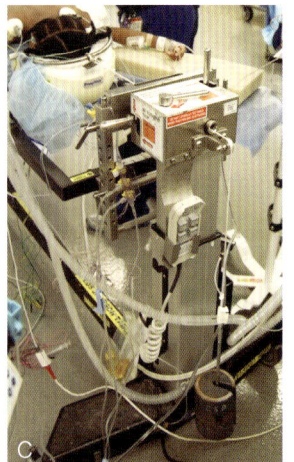

图3 患者手术定位。A. 当将患者放置在改良的Jackson检查床上时,临床医生应将上垫置于胸骨切口下方3个指头处,中间垫置于髂前上棘下方,下垫置于大腿中部下方(图中未显示)。B. 患者的腿可以放在带衬垫的吊带中,吊带可以收紧或放松,以影响术中后路松脱后的前凸量。C. 患者转到俯卧位后,所需的重量就会加到Gardner-Wells tongs颅骨牵引器的绳子上。

手术方法

- 入路采用标准技术，中线切口下至棘突，骨膜下解剖。
- 当暴露骶骨时，通常将电灼器弯曲，以帮助去除骶骨表面的软组织；临床医生应该警惕骶骨内有隐匿性脊柱裂，约占人口的 12.4%[10]。
- 在放置任何椎弓根螺钉之前，重要的是决定是从远端到近端还是从近端到远端矫正患者的畸形。专家更倾向于从远端到近端纠正；但是，如果患者有实质性的近端胸凸或局灶性近端胸椎侧凸，则使用另一种方法。

S1 螺钉放置

- 骶骨暴露后，牵开器被放置在 L5 和 S1 的棘突之间。如果在正确的水平，骶骨将作为一个完整的单位移动。
- S1 螺钉的起始点在 S1 上关节突的底部（技术图 1A）。
- 该路径最初是由一个启动锥开口，然后用扩张器扩张，通道的角度应为 25°，正中向骶骨角，其插入扭矩增加 99%[13]。螺钉尖端的理想位置是位于前骶骨角的皮质骨及其终板，这一水平的螺钉通常直径为 7～8 mm（技术图 1B）。
- 最后，插入 S1 椎弓根螺钉，并将头旋转，直到开口方向与棒的末端一致（技术图 1C）。

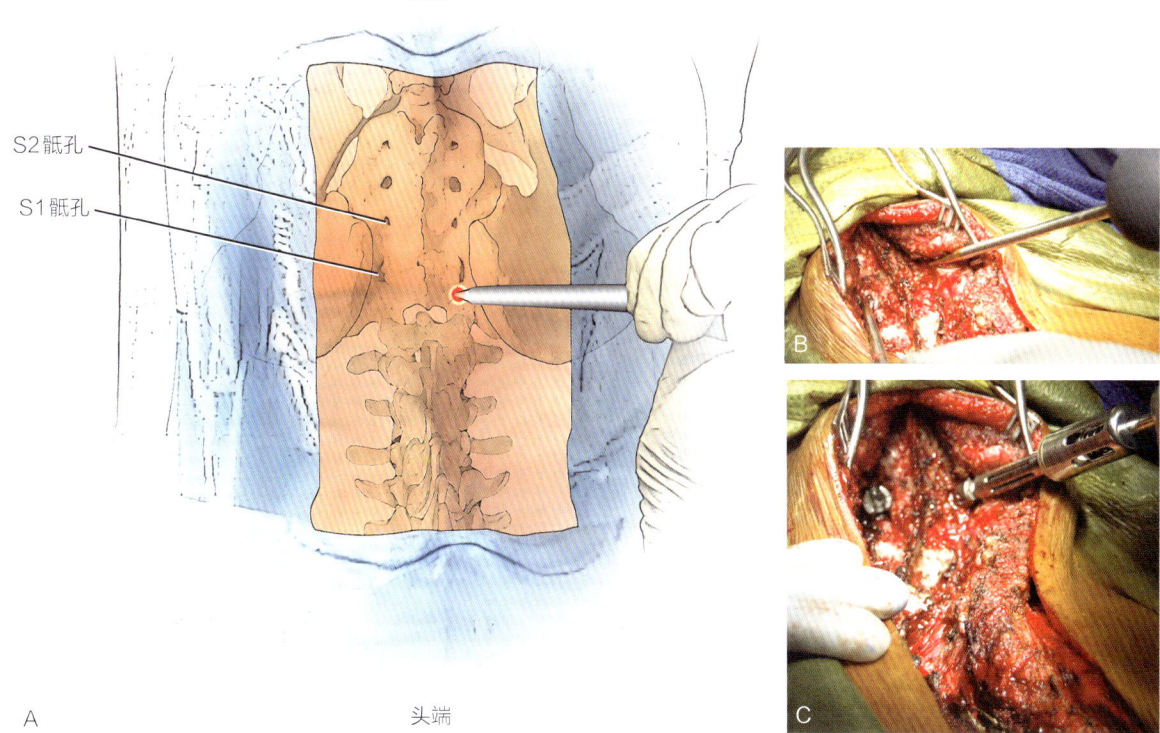

技术图 1　S1 螺钉的放置技术。A. S1 螺钉（红点）的起始点在 S1 上关节突的底部。B. 在 S1 上关节突底部有一个起始点，一个起始锥被用来创建螺钉通路，瞄准 25°中位，指向骶骨角。C. S1 螺钉的最终位置。

SAI 螺钉放置

- SAI 螺钉的典型起始点在 S1 终板下 25 mm，距 S2 体中点 22 mm（技术图 2A）。
- 用启动锥以一个 40°的侧向倾角和以 40°的尾端倾角建立所需的螺钉通道（技术图 2B）。
- 横穿骶髂关节与椎体将感到轻微的阻力，如果在经过骶髂关节后感觉到阻力较大，那就是来自髂外侧的髂骨。如果发生这种情况，锥面应倒置，轨迹应更加垂直，以避免撞到侧壁。
- 透视是用来确认锥理想的位置在髂骨，锥应穿过骶髂关节和髂骨到坐骨切迹（技术图 2C）。
- 用深度计测量螺杆通道的长度，专家更倾向于把螺钉的长度调为 90 mm，直径为 8 mm、9 mm 或 10 mm，这样做可以使骨盆在矫正骨盆倾斜时，即使在骨质疏松的情况下，骨盆也可以被控制。

- 一个导丝被插入，并使用透视证实它仍然在预期的螺旋轨道上（技术图2D、E）。
- 螺钉插入导丝上，并获得另一个透视图像，以确认导丝不是弯曲的（技术图2F、G），在螺钉完全向前推进之前，使用胸骨针驱动器部分拔出导丝。
- SAI螺钉应该向前推进，直到螺钉的顶部与S1和L5椎弓根螺钉的高度一致。

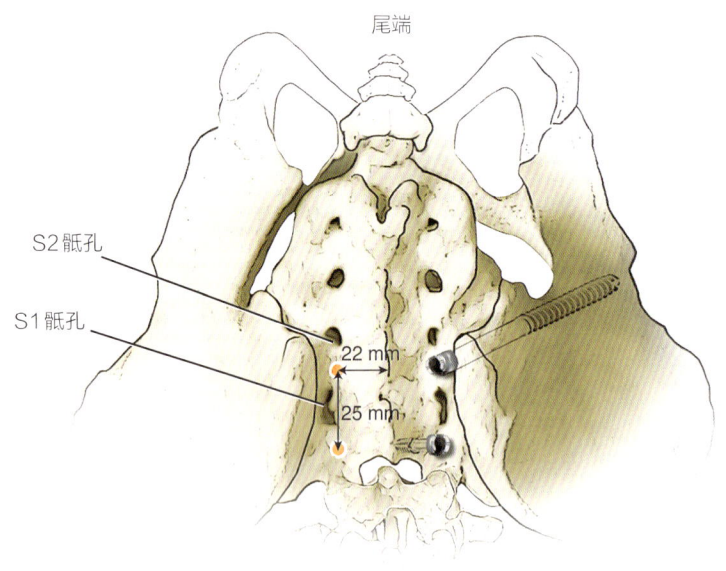
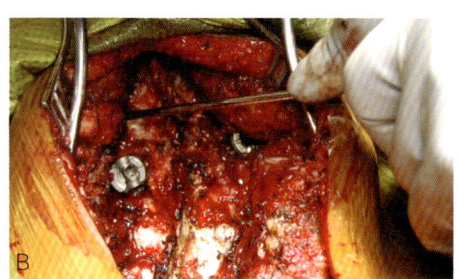
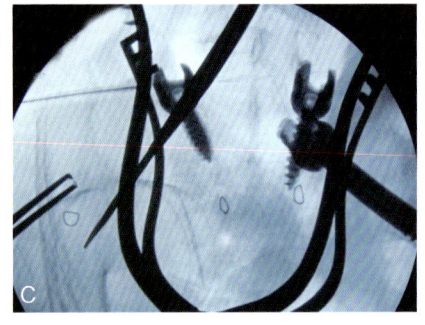
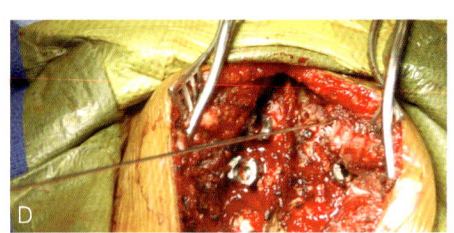
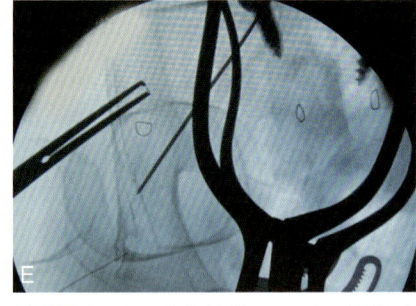
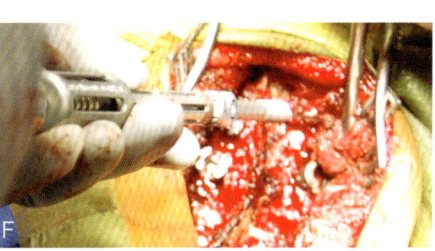
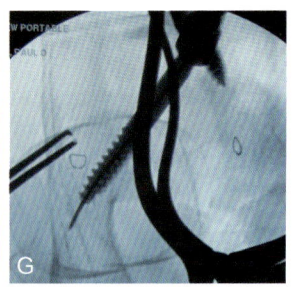

技术图2 SAI定位技术。A. SAI螺钉（红点）的起始点比S1端板低25 mm，距S2体中点外侧22 mm。B. 起始锥用于创建所需的螺旋通路，其轨迹横向倾斜40°，尾端倾斜40°。C. 在透视下，在推进起始锥的同时，确定所需的轨迹。D. 导丝插入SAI螺钉通路的前外侧骨，并将其转到SAI螺钉通路的前外侧骨中。E. 透视证实导丝仍在所需的轨道上。F. SAI螺钉插入导丝上，进入骶骨和髂骨。G. 在透视下证实，SAI螺钉导轨无弯曲。

SAI螺钉位置确定

- 随着时间的推移和重复，通过触觉可以知道SAI螺钉在髂骨柱内。
- 如果需要射线照相确认，C臂应该摆放为"泪滴视图"。
  - C臂比患者相应平面高30°。
  - 然后，放射技师把C臂的顶部降低到离患者身体近30°的位置（技术图3）。

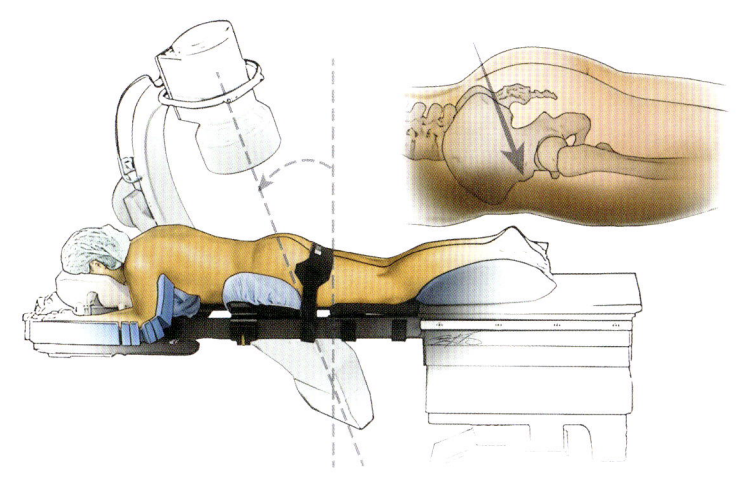

技术图3 获得一个泪滴视图来确定SAI螺钉的位置,将C臂超过患者的顶部30°,使其与SAI螺钉的头部共线。然后把C臂的顶部降低到离患者身体近30°的位置。

骨盆倾斜矫正

- 测量脊柱的长度,并相应地切割棒。
- 棒的远端必须延伸到SAI螺钉下方至少2 cm,以便为所需的牵张或压缩留出空间。
- 将T-square仪器放置在脊柱顶部,与髋臼上穹顶平行,垂直臂与骶骨中心脊椎骨平行(技术图4A),如果达到足够的平衡,T-square仪器的顶部将穿过T1椎体[2]。
- 如果出现骨盆倾斜,T-square仪器的顶部将不会穿过T1椎体。确认T-square仪器正处于适当的位置,应进行透视检查。
- 一旦透视证实了骨盆引导脊柱的方向,凹面就应被撑开,或凸度应直接从SAI螺钉上压缩,以获得完整的校正,其他的选择是在原位撑开、压缩或恢复脊柱原位轮廓。
- 矫正后,临床医生应使用T-square仪器重新检查脊柱是否在骨盆上方平衡。

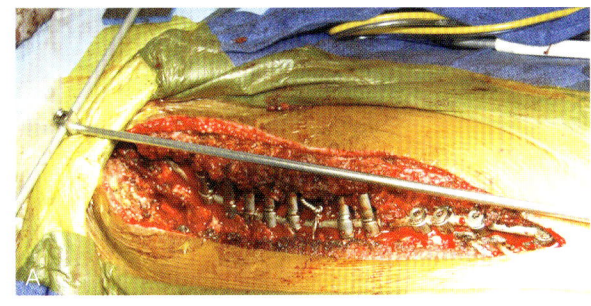 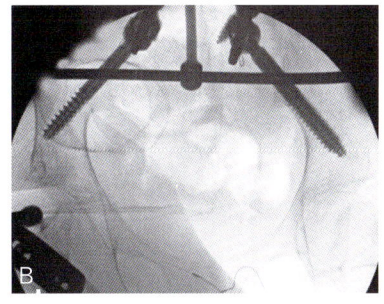

技术图4 A. T-square仪器放置在水平臂与骨盆平行,垂直臂与假定的骶骨中央脊线相一致。B. X线透视证实T-square仪器水平臂与髋臼上穹顶平行,C臂被移动到脊柱的顶端,如果畸形得到充分矫正,T-square仪器的顶部将穿过T1椎体。

运行巴氯芬泵

- 许多NMS患者伴随肌张力增高,这需要巴氯芬泵以保证功能,重要的是,在这些泵周围工作,同时能达到预期的畸形矫正效果。
- 术前评估应注意巴氯芬泵位置。
- 当到达棘突时,软组织骨膜下应用巴氯芬泵应从侧面开始。
- 一旦巴氯芬泵导管被识别出来,它的效用就会从周围的软组织中释放出来,其目的是使导管有足够的松弛,以安全地放置椎弓根螺钉,并将杆滑动在导管下面(技术图5)。

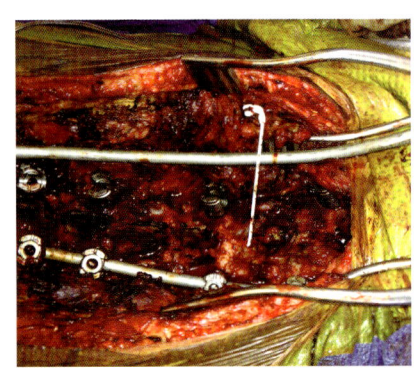

技术图5 巴氯芬泵是分离的,当它离开脊柱后从周围的组织导出,以允许插入椎弓根螺钉和相应的棒。

要点和失误防范

方法	• 长融合结构的NMS患者有近端交界后凸的风险,应该通过不破坏头部最大器械水平的软组织附着来避免这种并发症
选择工具级别	• NMS患者的L5水平通常很难测量,仅次于该患者群体的严重弯曲和发育异常的椎弓根 • 在这种情况下,专家倾向于测量L4、S1和S2水平 • S1螺钉在骨质疏松性骨中更有用,在骨质疏松性骨中需要更多的固定点,他们应该接合骶骨的"三皮质部分"
SAI螺钉的放置	• 当切割棒时,临床医生应该在SAI螺钉的远端留2 cm的棒,以允许任何随后的撑开或压缩 • 当在导丝上推进SAI螺钉时,临床医生应通过透视检查检查螺钉头开始进入骶骨时,导丝没有弯曲 • 推进SAI螺钉时感觉到明显的阻力,这通常表明螺钉正撞击髂骨的外侧皮质,螺钉应该反转,轨迹应该更垂直,不要倾斜 • 在试图纠正骨盆倾斜度之前,应扭转SAI螺钉
融合	• 在剥离脊柱皮质以确保融合的同时,剥离骶骨翼与髂骨交界处的皮质是很重要的 • 我们的做法是从髂结节的下表面部分释放肌肉,放松椎旁后肌并使闭合变得容易,它还允许融合块桥接髂骨和骶骨,加强SAI螺钉水平的融合

术后护理

- 当患者拔管时应保持警惕,重复进行神经系统检查,以确保术前评估水平没有出现恶化。
- 如有需要,应输入红细胞,输血指征是血红蛋白低于70 g/L。
- 如果患者行动不便,可以做床旁仰卧位脊柱侧凸的X线片。
- 术后第二天应更换敷料,后根据需要更换。

结果

- 在一项研究中,对接受SAI骨盆内固定的NMS患者进行了脊柱融合治疗,并与对照组采用骨盆内固定治疗的结果进行了比较,包括骶髂螺钉通过PSIS插入[23]。
  - SAI组与对照组的Cobb角比较无显著性差异($P>0.05$)。
  - SAI组骨盆倾斜度的改善程度明显优于对照组($P<0.05$)。
  - SAI组无深部手术部位感染发作,对照组3例。
  - 在SAI组中,没有出现螺钉突出、皮肤破裂晚期或锚定移位等情况。
- 迄今为止,我院已有200多例患者使用SAI螺钉进行盆腔成形术,与使用髂骨螺钉和其他形式的盆腔成形术的患者相比,螺钉突出导致的皮肤破裂总的来说有减少的趋势,螺钉退出的病例更少,深部手术部位感染的病例也更少[23]。

并发症

- 据估计,NMS患者手术部位感染的风险在3.7%~8.5%之间[15]。
- 在笔者的医疗机构,采取了许多措施来防止感染:
  - 脊柱完全复位后,将聚维酮碘倒入切口,等待20秒(图4A)。
  - 在切口关闭之前,将万古霉素粉末喷洒到硬组织和周围的软组织上(图4B)。
  - 如果采用同种异体移植,则将其浸泡在庆大霉素中[5]。
  - 一个1/4英寸(1英寸≈2.54 cm)的Hemovacx引流管(Zimmer, Warsaw, IN)通常被顺畅放入,以防止血液聚集。
  - 切口用8字缝合法缝合,以确保密封性。
- 由于体位的改变,临床医生应该在患者第一次坐下时观察坐骨或尾骨的压力集中情况。

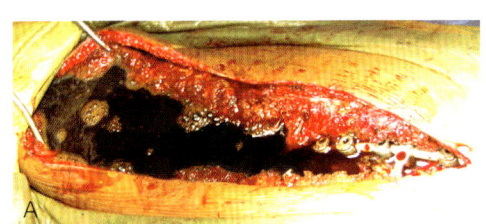
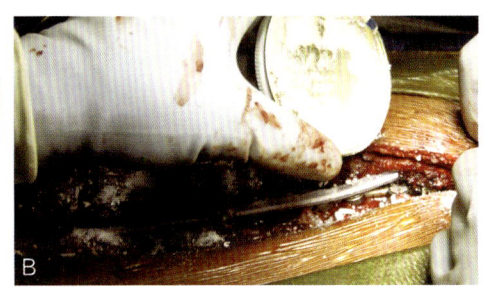

图4 A. 除了标准方法外，聚维酮碘溶液在切口内注入，预防外科手术深部感染。B. 将万古霉素粉末注入外科手术部位，以预防手术部位感染。

参考文献

[1] Allen BL Jr, Ferguson RL. The Galveston experience with L-rod instrumentation for adolescent idiopathic scoliosis. Clin Orthop Relat Res 1988;(229):59-69.

[2] Andras L, Yamaguchi KT Jr, Skaggs DL, et al. Surgical technique for balancing posterior spinal fusions to the pelvis using the T square of Tolo. J Pediatr Orthop 2012;32:e63-e66.

[3] Bell DF, Moseley CF, Koreska J. Unit rod segmental spinal instrumentation in the management of patients with progressive neuromuscular spinal deformity. Spine 1989;14:1301-1307.

[4] Berven S, Bradford DS. Neuromuscular scoliosis: causes of deformity and principles for evaluation and management. Semin Neurol 2002;22:167-178.

[5] Borkhuu B, Borowski A, Shah SA, et al. Antibiotic-loaded allograft decreases the rate of acute deep wound infection after spinal fusion in cerebral palsy. Spine 2008;33:2300-2304.

[6] Bradford DS. Neuromuscular spinal deformity. In: Bradford DS, Lonstein JE, Moe JH, et al, eds. Moe's Textbook of Scoliosis and Other Spinal Deformities, ed 2. Philadelphia: WB Saunders, 1987:271.

[7] Chang TL, Sponseller PD, Kebaish KM, et al. Low profile pelvic fixation: anatomic parameters for sacral alar-iliac fixation versus traditional iliac fixation. Spine 2009;34:436-440.

[8] Cotrel Y, Dubousset J. A new technic for segmental spinal osteosynthesis using the posterior approach [article in French]. Rev Chir Orthop Reparatrice Appar Mot 1984;70:489-494.

[9] Driscoll SW, Skinner J. Musculoskeletal complications of neuromuscular disease in children. Phys Med Rehabil Clin North Am 2008;19:163-194.

[10] Eubanks JD, Cheruvu VK. Prevalence of sacral spina bifida occulta and its relationship to age, sex, race, and the sacral table angle: an anatomic, osteologic study of three thousand one hundred specimens. Spine 2009;34:1539-1543.

[11] Farcy JP, Rawlins BA, Glassman SD. Technique and results of fixation to the sacrum with iliosacral screws. Spine 1992;17(6 suppl):S190-S195.

[12] Ko PS, Jameson PG II, Chang TL, et al. Transverse-plane pelvic asymmetry in patients with cerebral palsy and scoliosis. J Pediatr Orthop 2011;31:277-283.

[13] Lehman RA Jr, Kuklo TR, Belmont PJ Jr, et al. Advantage of pedicle screw fixation directed into the apex of the sacral promontory over bicortical fixation: a biomechanical analysis. Spine 2002;27:806-811.

[14] Luque ER. The anatomic basis and development of segmental spinal instrumentation. Spine 1982;7:256-259.

[15] Mackenzie WGS, Matsumoto H, Williams BA, et al. Surgical site infection following spinal instrumentation for scoliosis: a multicenter analysis of rates, risk factors, and pathogens. J Bone Joint Surg Am 2013;95:800-806.

[16] McCarthy RE. Management of neuromuscular scoliosis. Orthop Clin North Am 1999;30:435-449.

[17] McCord DH, Cunningham BW, Shono Y, et al. Biomechanical analysis of lumbosacral fixation. Spine 1992;17:S235-S243.

[18] Modi HN, Suh SW, Song HR, et al. Evaluation of pelvic fixation in neuromuscular scoliosis: a retrospective study in 55 patients. Int Orthop 2010;34:89-96.

[19] Newton PO, Bastrom TP, Emans JB, et al. Antifibrinolytic agents reduce blood loss during pediatric vertebral column resection procedures. Spine 2012;37:E1459-E1463.

[20] Obid P, Bevot A, Goll A, et al. Quality of life after surgery for neuromuscular scoliosis. Orthop Rev (Pavia) 2013;5:e1.

[21] O'Brien JR, Yu WD, Bhatnagar R, et al. An anatomic study of the S2 iliac technique for lumbopelvic screw placement. Spine (Phila Pa 1976) 2009;34:E439-E442.

[22] Olafsson Y, Saraste H, Al-Dabbagh Z. Brace treatment in neuromuscular spine deformity. J Pediatr Orthop 1999;19:376-379.

[23] Sponseller PD, Zimmerman RM, Ko PS, et al. Low profile pelvic fixation with the sacral alar iliac technique in the pediatric population improves results at two-year minimum follow-up. Spine 2010;35:1887-1892.

[24] Watanabe K, Lenke LG, Daubs MD, et al. Is spine deformity surgery in patients with spastic cerebral palsy truly beneficial: a patient/parent evaluation. Spine 2009;34:2222-2232.

第42章 早发性脊柱侧凸生长棒技术

Growing Rod Instrumentation for Early-Onset Scoliosis

Christine M. Goodbody and John M. Flynn

定义

- 早发性脊柱侧凸(EOS)是指在5岁或5岁以前被诊断出脊柱侧凸。
- EOS的病因包括以下内容。
  - 先天性椎体或脊柱异常：例如椎弓融合、半椎体。
  - 神经肌肉疾病：例如脑瘫、椎管闭合不全、肌肉萎缩。
  - 与脊柱侧凸相关的综合征：例如神经纤维瘤病。
  - 特发性原因。
- 进展性和严重性侧凸可能与畸形、胸椎功能不全、限制性肺病、肺动脉高压、心脏病和死亡率增加有关。

解剖

- 侧弯进展的发生率增高与两个时期的生长速度增加有关。从出生到5岁，T1～S1的生长速度最快（每年超过2 cm），到5岁时，达到最终坐高的2/3。生长速度在5～10岁之间减慢（每年1 cm），然后在青春期生长速度激增（每年1～2 cm）[5,14]。
- 出生后的最初几年，随着脊柱生长，胸廓与肺容量也在增长。出生时胸廓容量约为成人容量的5%。5岁时，增长到成人容量的30%。5～10岁之间，胸廓容量增长较慢，但在此时已达到成人容量的50%。剩余50%是在10～15岁的青少年快速增长期达到的。

发病机制

- 早发性脊柱侧凸的发病机制取决于其致病因素。
  - 脊柱异常导致脊柱侧凸的原因是骨骼生长不平衡，半椎体导致一侧骨过度生长，椎弓融合导致一侧骨延迟生长。
  - 对于神经肌肉性和中枢神经系统疾病，肌肉力量不平衡是致病因素，可能遵循Heuter-Volkmann原则，即肌腱的生长速度与它所受的力有关，压力抑制生长，张力促进生长。
  - 婴儿特发性脊柱侧凸(IIS)(0～3岁)的病因和致病因素不明，可能存在遗传易感性。导致脊柱侧凸的外部因素尚不清楚，可能与子宫内塑型以及婴儿期姿势有关。婴儿特发性脊柱侧凸的病因很可能与青少年特发性脊柱侧凸(AIS)不同。

自然病程

- 自然病程同样取决于病因。
  - 因特发性因素导致的早发性脊柱侧凸的病程发展优于晚发性脊柱侧凸。大多数患者会自发性愈合。先天性侧弯的发展趋势取决于脊柱异常的类型和增长潜力。
  - 神经肌肉性疾病导致的早发性脊柱侧弯通常随着疾病的发展而发展，此外随着侧弯进展会出现特有的问题。
  - 无论何种致病因素，脊髓内脊柱侧凸的进展会影响生长和肺功能。
    - 早发性脊柱侧凸患者到中年期有较高的心肺失代偿风险，这可能导致严重甚至致命性的呼吸功能衰竭。

病史和体格检查

- 对早发性脊柱侧凸患者的评估应包括一套完整的病史，包括家族史、产前史、出生史和发育史。
  - 婴儿特发性脊柱侧凸与臀先露和早产（男孩）有关。
- 体格检查包括观察步态（如果患者可走动）、呼吸、矢状面和冠状面上躯干与骨盆的平衡，皮肤伤口以及Adam前屈试验中是否有凸起。
- 任何运动、感觉或反射功能的异常，包括腹壁反射，都可能提示有中枢神经系统病变，应需要进一步诊断检查来评估。
- 侧凸脊柱的柔韧性可以通过手牵引颈椎或侧弯顶点的三点弯曲试验来评估。
- 早发性脊柱侧凸的特殊检查是拇指偏移试验，用来测量胸廓扩张和坐高。

影像学和其他诊断性检查

- 所有患者都拍摄从颈椎到骨盆的站立位全长正侧位片（图1），包括整个胸部。对于无法站立的患者，应拍摄包括相同部位的脊柱摄片。
  - 颈椎、腰骶椎、骨盆和髋关节都应研究，注意是否有

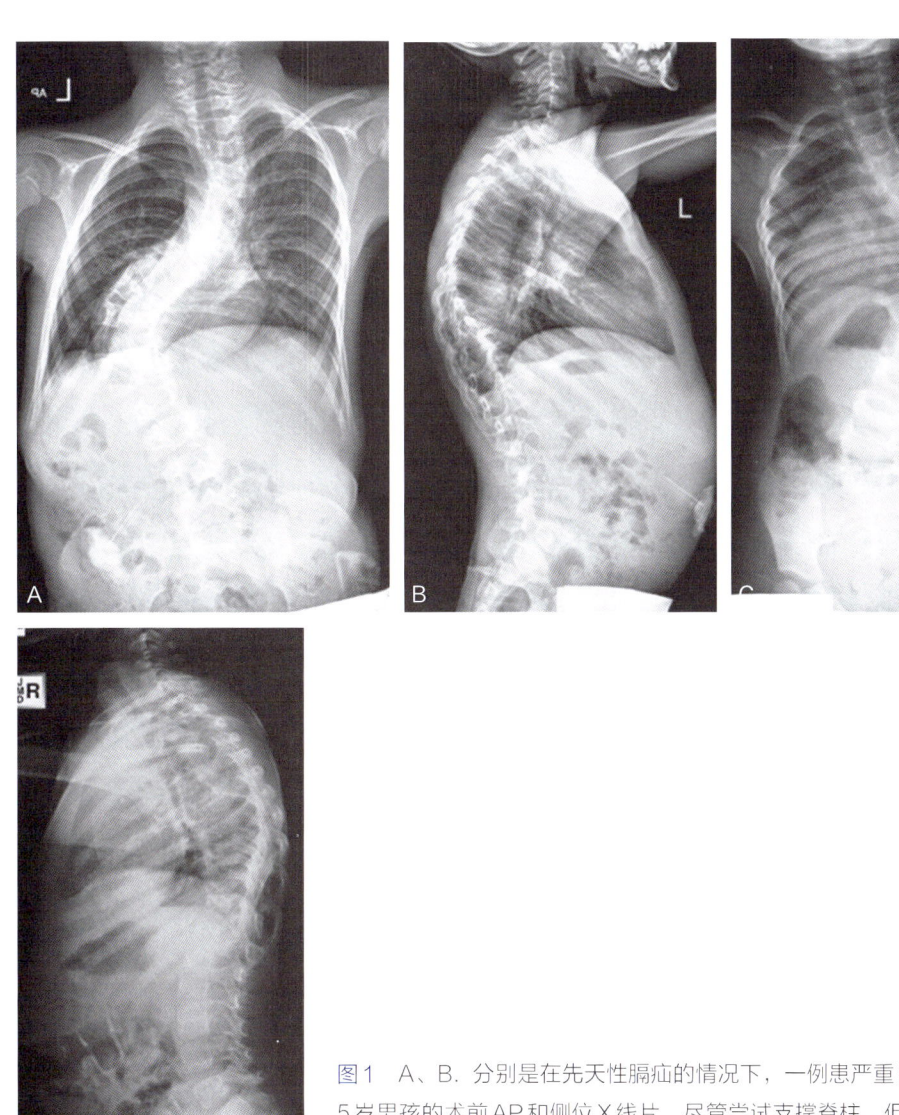

图1　A、B. 分别是在先天性膈疝的情况下，一例患严重EOS和脊柱后凸的5岁男孩的术前AP和侧位X线片，尽管尝试支撑脊柱，但侧弯角度仍然进展至88°，凸侧在左。C、D. 分别是患严重EOS的3岁女孩的术前前后位和侧位X线片，其进展到76°，凸侧在右。

导致脊柱侧凸的髋关节发育异常或脊柱异常。
- 侧弯、支撑bending位或牵引位片是必要的，用来评估侧弯脊柱的柔韧性。
- Cobb角用于评估初始侧弯时的严重情况，并在后续跟踪评估侧弯曲线的进展情况。
- 脊柱高度的测量方法：脊柱正位片上T1顶端到S1顶端之间的距离。
- 从C7中心到S1划条线，测量线长度，评估冠状面平衡。
- 从C7中心到S1后侧缘划条线，评估矢状面平衡。
- 应记录以上这些测量值并比较连续的随访结果，以发现脊柱侧凸角度的改变或记住的生长变化。

● Mehta在1972年首次提出肋骨-椎体角度差（RVAD，图2），测量顶椎的总体旋转度，对于预测侧凸的预后有一定的价值。[10]

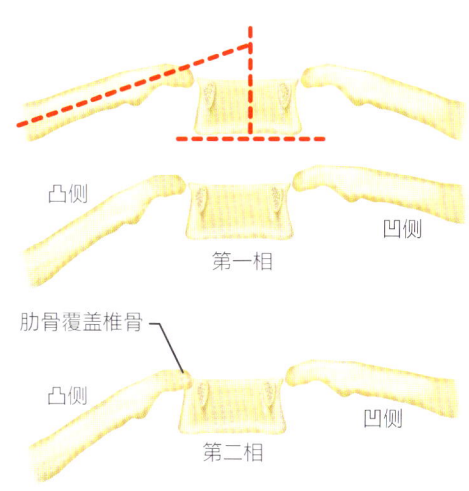

图2　RVAD是指先测量垂直于胸椎终板的线与沿凹凸肋的中心线的角度，再用凹角减去凸角得出的差值。

- 一条线垂直于椎体，另一条线通过肋骨中心，两条线形成的夹角为RVA。RVAD就是凸侧RVA和凹侧RVA的差值。如果RVAD≤20°，则侧凸有85%～90%的机会会自愈；如果RVAD≥21°，侧凸很可能会进展。
- 肋骨分期是通过观察凸侧肋骨头是否会覆盖椎体来判断的。
  - 如果肋骨头没有覆盖椎体（第1期），可以通过RVAD来判断预后。
  - 如果肋骨头覆盖了椎体（第2期），侧凸有很高的进展风险，不用考虑RVAD。
- 肺部有效空间（SAL）：分别测量凸侧和凹侧最靠头侧肋骨顶点到膈最高点之间的距离，两者相除得到的比值。
  - SAL值的下降提示肺部功能。
- MRI被推荐用于评估快速进展性脊髓畸形儿童的脊髓异常、异常脊髓或术前患者的临床表现。在开始一项多次撑开技术（如生长棒）之前，了解是否有脊髓栓系尤为重要。
  - 通过MRI也能测量肺容量及评估异常的胸廓结构。
  - 严重的先天性畸形，肋骨可能螺旋形围绕椎体生长，导致一侧胸廓容量严重减小，而另一侧相对较大，Campbell[4]称之为"吹风样胸部"。
- CT扫描不常规使用，尤其我们越来越关注年轻患者的医疗辐射情况。

鉴别诊断

- 先天性脊柱或脊髓异常。
  - 椎弓融合。
  - 半椎体。
  - 瘘管。
  - 脊髓栓系。
- 神经肌肉性疾病。
  - 脑瘫。
  - 骨髓发育不良。
  - 肌营养不良症。
- 脊柱侧凸相关综合征。
  - Beel综合征。
  - 三性体。
- 婴儿特发性脊柱侧弯。

非手术治疗

- EOS非手术治疗的指征为：侧凸预期不会进一步进展的侧弯患者。
  - 侧凸＜25°并且RVAD＜20°的患者应每4～6个月进行影像学检查，以发现任何进展。
  - 积极的治疗应包括如下：
    - 侧凸进展超过10°。
    - 肋-椎体关系处于第2期，RVAD＞20°，或Cobb角＞25°的骨骼未成熟的患者。
  - 非手术治疗通常从石膏或支架开始。
    - 当侧弯严重或进展迅速时，应放弃使用支具治疗，而改为手术治疗。

手术治疗

- EOS手术治疗的目的是为了阻止侧凸进一步进展，并改善脊柱、胸部和肺的生长。
- 对于进展性侧凸且Cobb角大于45°的侧弯，建议手术。
- 不同年龄的患者选择不同手术方式。
  - 青少年和骨骼更成熟的患者能很好地进行脊柱融合，融合可以稳定脊柱，但也同时阻止了生长。
  - 如果具有生长潜力的年轻患者在较早年龄通过单纯后路进行脊柱融合，会出现"曲轴"现象。如果采用前后路联合技术进行融合，患者在身高和胸廓容量会遭受严重的生长迟缓。
- 生长棒技术治疗EOS不仅能矫正脊柱畸形，还能允许脊柱继续生长，甚至促进其生长。

术前计划

- 仔细评估影像学资料有助于计划手术所需节段。典型的手术范围头端到T2尾端超过侧凸最远端椎体2～3个节段。
- 如果患者有相关内科疾病史，术前应请内科和其他相关科室会诊。
  - 对于存在胸廓异常且能配合的儿童，应行肺功能检测。

体位

- 患者全麻后放于平车上，然后移至手术台，取俯卧位放于两个纵向的胸垫或卷紧的毯子上。
- 在神经系统未受损的患者的术中应进行神经监测。在放俯卧位前应接好导联，并插入导尿管。
- 仔细确认所有骨性凸起和易压迫神经处都放置衬垫。

入路

- 生长棒技术的采用单个脊柱后正中长切口或脊柱头尾双小切口入路。

基点锚钩放置

- 与用于胸腰椎融合的传统暴露不同,生长棒的放置仅通过暴露两个锚定点开始,首先在远侧放置椎弓根螺钉,然后在近侧放置钩类装置和椎板下线缆。
- 透视定位两个锚定点之后,在骨膜下暴露出远端锚定部位(技术图1A、B)。
- 在脊柱2个或3个相邻的椎骨上放置双侧椎弓根螺钉(技术图1C),通过透视确认螺钉放置合适,然后将切口包扎并开始放置近侧装置。
- 在骨膜下暴露近端锚定部位。通常,我们在上位椎体使用双侧横突钩,下位椎体使用双侧椎弓根钩,在椎弓根钩水平处用椎板下线缆保护(技术图1D)。过去椎弓根螺钉用于近端固定,但近期文献显示这种用法可能会有严重并发症[12]。

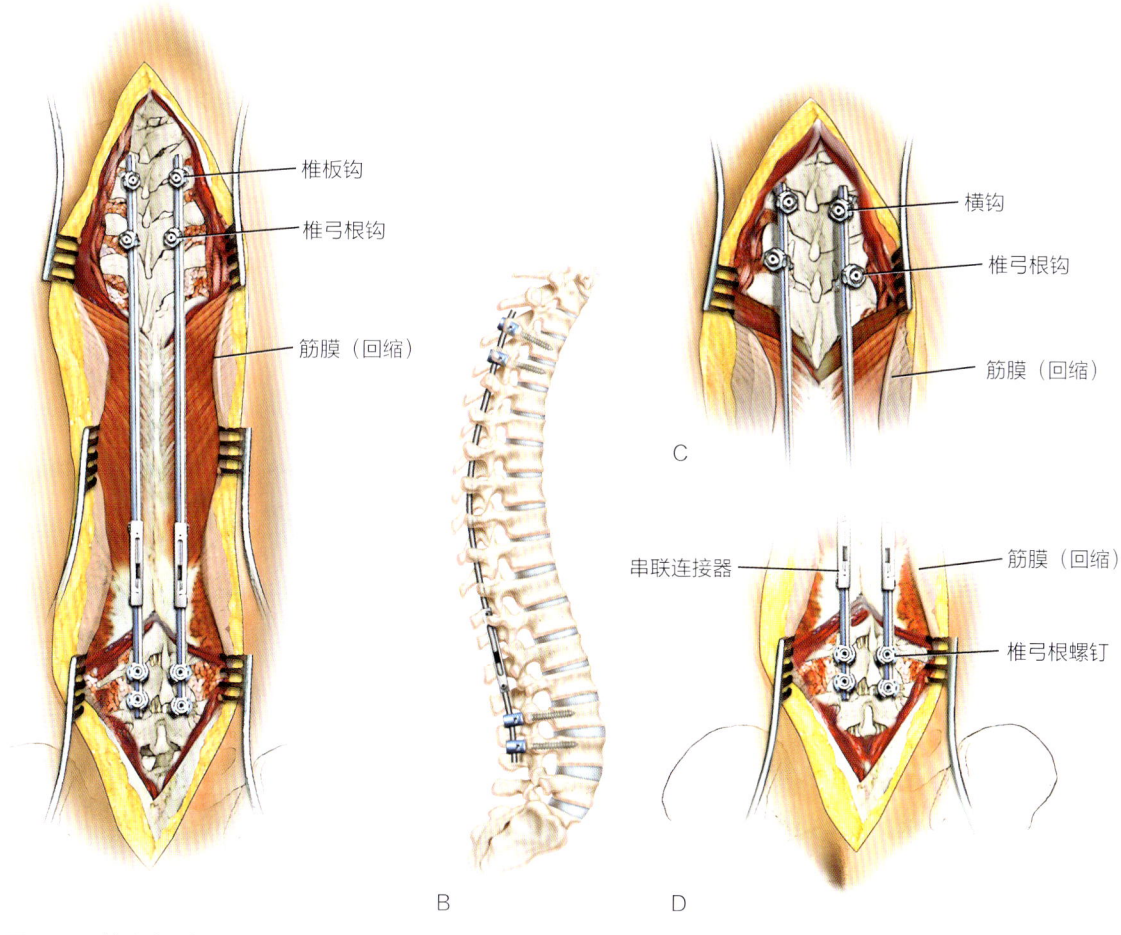

技术图1 A. 单个皮肤切口可用于脊柱一头一尾的骨膜下暴露。杆和串联连接器放置在筋膜下的椎旁肌肉中。椎弓根钩被作为头端的基座和尾端的椎弓根螺钉。B. 侧视图显示了放置在胸腰段区域的直串联连接器。也可以看到椎弓根螺钉的轨迹,都因患者而异。C. 头端的特写分别显示两个横突钩和两个固定相邻椎体的椎弓根钩。D. 尾端的特写显示4个椎弓根螺钉固定腰椎的两个椎体。椎弓根钩也可用于此。

棒和连接器放置

- 下一步是放置凹侧棒。分开凹面上的筋膜,在脊椎旁肌肉中打开一个空间用于放置棒。为避免不必要的自发融合,应注意避免暴露脊柱后部结构(如普通脊柱暴露的操作)。
- 两种类型的连接器都可以使用:一种是串联连接器,通过一个矩形的盒子把远近端的棒头对头连接起来。另一种是边对边连接器,棒可以重叠连接。
- 串联连接器最常用。因为这种连接器是直的且不能塑形，所以棒要测量好，使其通过串联连接器连接的部位位于相对直的胸腰段。
- 安装在连接器内部的棒的末端也必须是直的。如果在头端和尾端相会的部位必须要塑形，则必须使用两部分的连接器，这种连接器可以有2～4 in(5.08～10.16 cm)的重叠，以允许未来延长。
- 放置凹侧棒后，手动将脊柱矫正至最大程度，然后拧紧棒。对于首次植入，最好是先矫正脊柱并让棒保持该被动矫正，而不是在锚固部位尚未安装时用棒来驱动矫正。
- 接下来，放置凸侧棒。它沿脊柱增加的后凸而弯曲。
- 在将棒固定在钩或螺钉上后，头尾端棒之间安装横联，如果可能的话尽可能往两端安装。
- 如果需要撑开牵引，则拧紧尾端固定螺钉，撑开器通过连接器上的槽插入两棒之间，撑开后拧紧头端固定螺丝(技术图2A)。
- 同样的，如果使用两部分连接器或即使使用串联连接器，可以使用撑开器来撑开(技术图2B)。
- 冲洗手术区域，在基点周围椎体间植入自体异体骨填充剂，进行限制性融合。
- 最后关闭切口之前，拍正侧位片以确认内植物的排列及其正确位置(技术图2C～F)。
- 按标准方式关闭切口。

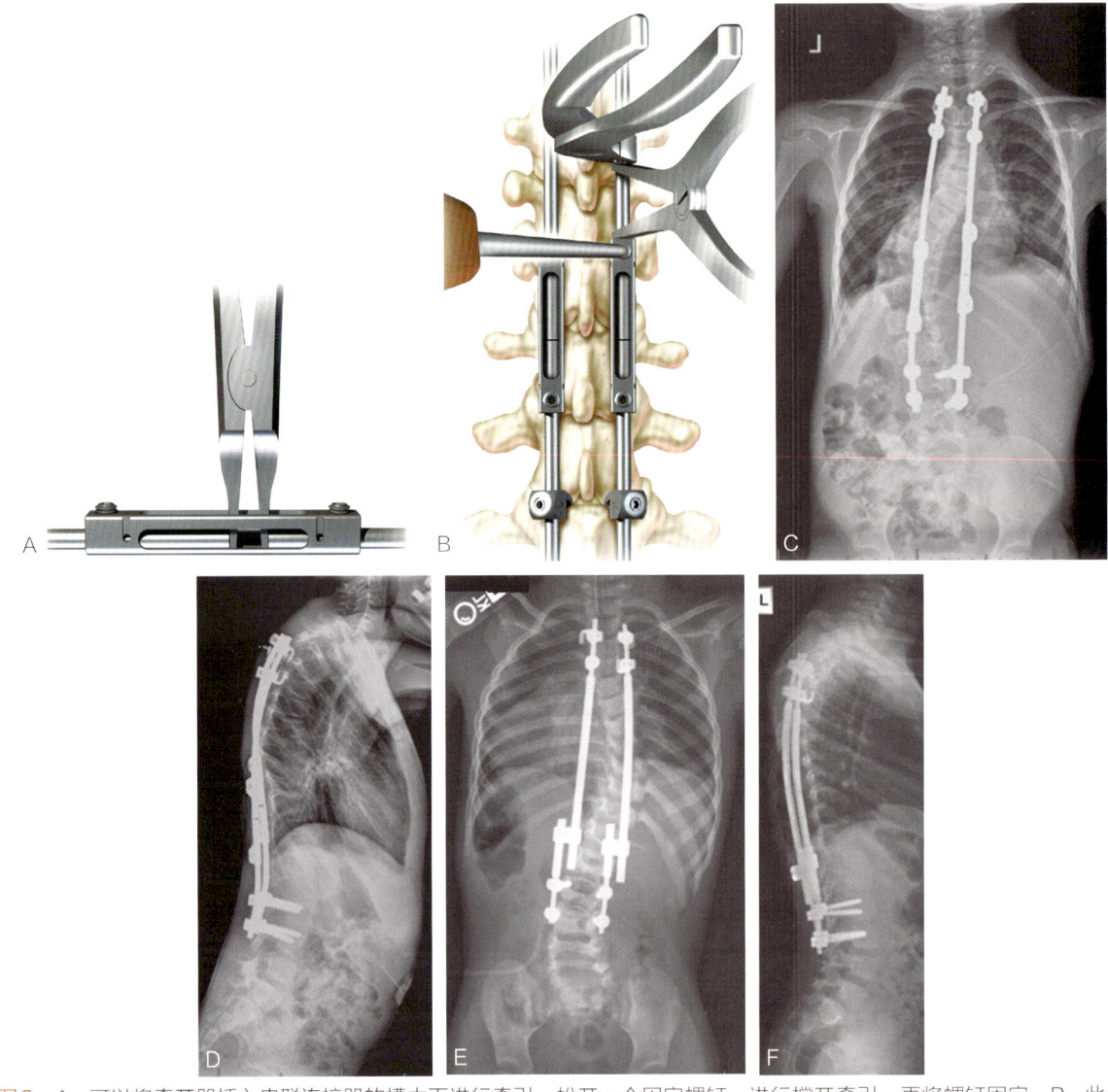

技术图2 A. 可以将牵开器插入串联连接器的槽中而进行牵引。松开一个固定螺钉，进行撑开牵引，再将螺钉固定。B. 此外，棒夹可以放置在离连接器几厘米的棒上，将牵开器放置在杆夹和连接器之间。然后松开最靠近杆夹的固定螺钉，使用牵引器，再重新拧紧螺钉。C、D. 在使用串联连接器双生长棒之后，分别对图1A、B所示的患者进行前后位和侧位X线片。E、F. 在使用横向连接器双生长棒之后，分别对图1C、D所示的患者进行前后位和侧位X线摄片 [图A、B来自Bagheri R, Akbarnia BA. Pediatric ISOLA (DePuy Spine) instrumentation. In: Kim DH, Vaccaro AR, Fessler RG, eds. Spinal Instrumentation: Surgical Techniques. New York: Thieme, 2005:640,642]。

延长和调换

- 对于神经功能正常的患者，在进行双棒延长时，需要进行体内或体外的神经监护。
- 通过触摸或透视定位连接器，在其上方做一小切口。
- 分离出连接器，延长的方式和前面所述的步骤相同：松开固定螺丝（多数是头端的），两棒间撑开，然后再拧紧固定螺丝。
- 对于具有长结构和柔韧脊柱的儿童，最初每6个月延长一次。随着时间的推移，由于生长逐渐减少，间隔时间会延长至8～12个月。
- 当不能再继续撑开时，要进行最终矫正和融合。

连接器或棒更换

- 如果总的延长长度超过了最初串联连接器的长度，就需要更换连接器或棒。
  - 在这种情况下，两边的固定螺丝都应松开，将串联连接器向头侧滑动，直到整个尾端的棒都滑出来。
  - 将连接器从头端棒上取下，用更长的连接器代替，再把尾端的棒插入其中。
  - 很少使用超过70 mm的连接器，否则其反而会影响矢状平衡。
- 如果所需延长的长度超过最长的连接器或者最后的连接器太长，就必须更换棒。
  - 这需要暴露并移除串联连接器，露出节点并移除棒，换上更长的棒，按最初相同的步骤连接各结构。
  - 通常更换远端的棒。

要点和失误防范

暴露	基点以外的其他部位应避免在骨膜下剥离，以防治骨成熟前融合
植入	如果需要植入椎弓根螺钉，请认真进行放射检查或使用图像引导 正确弯棒，矫正冠状位和矢状位畸形。也许最常见的失误是过度矫正脊柱后凸畸形。随着时间的推移，过度矫正会导致频繁的锚固失效，特别是在近端锚固处 串联连接器是直的，应放置在同样是直的胸腰段
延长	不要过度延长，特别是最初手术和首次延长时，以避免植入物脱出
指征	严重僵硬的侧凸脊柱，骨质量不佳，生长潜力不足的大年龄儿童，或者年龄太小而无法植入内植物，这些都非手术指征

术后护理

- 患者术后用胸腰椎矫形支具6个月，以促进基点处融合。根据患者的耐受性和能力进行康复。

结果

- 现有文献表明，EOS生长棒是一种安全有效的矫正脊柱侧弯同时保持生长的方法[1,2,6,13,15]。
  - 在23例各种病因的EOS患者的回顾性系列研究中，Akbarnia及其同事[2]证实，在首次植入术后，侧弯度数从术前82°可平均改善至38°。本研究中的患者T1～S1长度平均每年增加1.2 cm，肺容积比率从0.87增加到1。
  - Akbarnia及其同事[1]最近的一个系列研究表明，Cobb角在首次手术后从81.0°提高到35.8°，最终融合后达到27.7°。
- 并发症与其他增长保留脊柱手术相似[11]，但频繁发生的话[1,2,15]，必须进行一定的预判和思考。随着手术次数的增加和首次手术时年龄的增高，并发症风险也会随之增加[3]。然而，频繁的延长也和侧弯的矫正程度和T1～S1的生长发育有关[1]。
  - 在一项对140例使用生长棒患者的研究中，Bess及其同事[3]发现至少有81例（58%）经历过一次并发症。双棒和肌肉下置棒相对单棒和皮下置棒，并发症的发生得以改善。
  - Watanabe及其同事[16]对88例利用生长棒的EOS患者进行的另一项研究发现，其中50例患者有并发症（57%）。538例手术中有119例出现并发症，包括86例与植入有关的失败（72%），19例感染（16%），3例神经损伤（3%）和11例其他并发症。最常见的内植物相关的并发症是移位(71%),95%的移位发生在近端基点。
- 同样值得关注的是重复手术的社会心理问题,治疗这些患者的医生应该警惕这一人群可能会产生不良心理问题[8,9]。
- 最终融合通常在儿童晚期或青春期早期进行,会融合到与生长棒相似的水平,其在大多数情况下可以得到额外的校正,具有与其他脊柱融合术相似的并发症发生率[7]。

并发症

- 伤口裂开。
- 感染。
- 交界性脊柱后凸。
- 曲轴现象。
- 侧凸进展。
- 内固定失败。
- 延长频率高的患者内植物问题少而伤口问题多,相反延长频率低的患者内植物问题多而伤口问题少。植入物的并发症通常可以在计划的延长期内进行治疗,但是伤口感染应该立刻治疗。

致谢

- 感谢 Victor Hsu 和 Behrooz Akbarnia 对前一版本章的撰写工作。

参考文献

[1] Akbarnia BA, Breakwell LM, Marks DS, et al. Dual growing rod technique followed for three to eleven years until final fusion: the effect of frequency of lengthening. Spine 2008;33(9):984-990.

[2] Akbarnia BA, Marks DS, Boachie-Adjei O, et al. Dual growing rod technique for the treatment of progressive early-onset scoliosis: a multicenter study. Spine 2005;30(17 suppl):S46-S57.

[3] Bess S, Akbarnia BA, Thompson GH, et al. Complications of growing rod treatment for early-onset scoliosis: analysis of one hundred and forty patients. J Bone Joint Surg Am 2010;92(15):2533-2543.

[4] Campell RM Jr, Smith MD, Mayes TC, et al. The characteristics of thoracic insufficiency syndrome associated with fused ribs and congenital scoliosis. J Bone Joint Surg Am 2003;85-A(3):399-408.

[5] DiMeglio A. Growth of the spine before age 5 years. J Pediatr Orthop B 1993;1:102-107.

[6] Elsebai HB, Yazici M, Thompson GH, et al. Safety and efficacy of growing rod techniques for pediatric congenital spinal deformities. J Pediatr Orthop 2011;31(1):1-5.

[7] Flynn JM, Matsumoto H, Torres F, et al. Psychological dysfunction in children who require repetitive surgery for early onset scoliosis. J Pediatr Orthop 2012;32(6):594-599.

[8] Flynn JM, Tomlinson LA, Pawelek J, et al. Growing-rod graduates: lessons learned from ninety-nine patients who completed lengthening. J Bone Joint Surg Am 2013;95(19):1745-1750.

[9] Matsumoto H, Williams BA, Corona J, et al. Psychosocial effects of repetitive surgeries in children with early-onset scoliosis: are we putting them at risk? J Pediatr Orthop 2014;34(2):172-178.

[10] Mehta MH. The rib-vertebra angle in the early diagnosis between resolving and progressive infantile scoliosis. J Bone Joint Surg Br 1972;54:230-243.

[11] Sankar WN, Acevedo DC, Skaggs DL. Comparison of complications among growing spinal implants. Spine 2010;35(23):2091-2906.

[12] Skaggs KF, Brasher AE, Johnston CE, et al. Upper thoracic pedicle screw loss of fixation causing spinal cord injury: a review of the literature and multicenter case series. J Pediatr Orthop 2013;33(1):75-79.

[13] Thomspson GH, Akbarnia BA, Kostial P, et al. Comparison of single and dual growing rod techniques followed through definitive surgery: a preliminary study. Spine 2005;30:2039-2044.

[14] Tis JE, Karlin LI, Akbarnia BA, et al. Early onset scoliosis: modern treatment and results. J Pediatr Orthop 2012;32:647-657.

[15] Wang S, Zhang J, Qiu G, et al. Dual growing rods technique for congenital scoliosis: more than 2 years outcomes: preliminary results of a single center. Spine 2012;37(26):E1639-E1644.

[16] Watanabe K, Uno K, Suzuki T, et al. Risk factors for complications associated with growing-rod surgery for early-onset scoliosis. Spine 2013;38(8):E464-E468.

第43章 半椎体切除术
Hemivertebra Excision

Daniel J. Hedequist and Michael P. Glotzbecker

定义

- 半椎体是一种先天性脊柱畸形，形成于胚胎发育的8~12周。其特征为：由一个半椎体、一个相应的椎弓根和相应的椎板组成。
- 半椎体被归类为先天性结构缺陷。
- 半椎体可分为完全分段型（通过椎间盘与上下椎体分离）、部分分段型（通过椎间盘与一侧相邻椎体分离，与另一侧相邻椎体融合）、未分段型（与上下椎体融合）（图1）[1]。
- 半椎体引起脊柱侧凸进展是由于不平衡的生长。完全节段型半椎体进展的概率更高，因为上下存在完整的椎间盘空间意味着生长面的存在和潜在的不对称脊柱生长。

解剖

- 半椎体由部分椎体、椎弓根和半椎板组成。
- 从解剖学上讲，半椎体与上下节段相连接的部分可以在椎体、半椎板或两者都有。如果半椎体没有与相邻关节融合，潜在的脊柱不对称生长的概率就很高。
- 如果相关的结构形成的缺陷前侧或后侧更严重，半椎体会引起脊柱的前凸或后凸。

发病机制

- 由半椎体引起的进行性脊柱弯凸是脊柱生长紊乱的结果。
- 在侧弯的凸侧半椎体是个楔子。如果上、下有正常的生长面存在（完全分段型半椎体），凸侧生长快于凹侧生长，导致进展性脊柱侧凸。
- 对于半椎体病例，如果椎体位于后外侧象限，则进行性脊柱后凸会伴脊柱侧凸出现。
- 生长紊乱最终可能导致脊柱弯曲到一定程度，引起脊柱正常节段侧弯，造成脊柱畸形和失平衡。

自然病程

- 半椎体的自然病程取决于其所处的位置、潜在生长能力及侧弯进展程度。
- 完全分段型脊柱侧凸，每年进展约2°，在骨骼成熟时侧凸可超过45°。这种情况需要治疗，以防止畸形出现邻近脊柱侧弯[3]。
- 部分分段型半椎体生长潜力较低（每年<1°），在骨成熟时很少超过40°。这种情况通常不需要治疗。未分段型半椎体通常不需要治疗。
- 腰骶交界处的半椎体通常需要治疗，因为腰椎会与骶骨发生倾斜，导致腰椎的正常节段出现长代偿侧弯，从而导致外观畸形和脊柱失平衡。

病史和体格检查

- 脊柱胚胎发育发生于妊娠第8~12周。因此，同时发育的其他器官系统也可能有先天性异常。
- 应进行全面的肌肉骨骼检查，以发现例如畸形足、发育性髋关节异常和四肢异常等疾病。
- 应进行全面的神经系统检查，因为40%的先天性脊柱侧凸患者有相应的椎管关闭不全。检查包括感觉、运动和反射。
- 椎管关闭不全有一些特殊的皮肤征象，如脊柱中线型血管瘤、骶部穿透性凹陷或背部中线毛斑。足部异常，如垂直距骨或不对称弓形足，可能提示有椎管关闭不全。
- 应进行心脏听诊，因为20%的先天性脊柱侧凸患者存在先天性心脏异常。

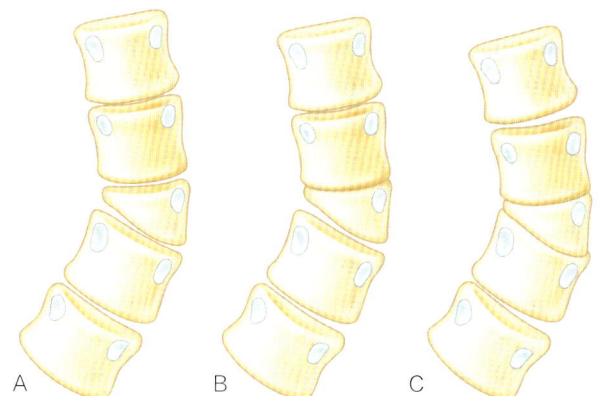

图1 半椎体示意图。A. 完全分段型半椎体。B. 部分分段型半椎体。C. 未分段型半椎体。

- 观察肩、躯干位置和腰部是否对称。躯干不平衡是侧弯的一个指征。
- 观察患者脊柱的柔韧性。
- 向前进行弯曲试验并旋转脊柱能发现畸形及其位置。

影像学及其他诊断性检查

- 拍站立位 36 in(91.44 cm)的正侧位片是确定畸形和测量 Cobb 角的必要手段。对比仰卧位片和站立位片能看到明显的侧弯幅度增大(图2A)。
  - bending 位片可用于评估半椎体上下方脊柱的柔韧性。拍片使患者先往凹侧弯曲再往凸侧弯曲。
- 考虑到先天性脊柱侧凸有很高的概率(30%~40%)会伴有椎体关闭不全,任何手术干预前都必须对脑干和脊髓进行 MRI 扫描[1]。
- 三维 CT 扫描重建可以获得更详细的前后侧解剖结构,有助于术前计划,避免术中出现意想不到的后结构缺损或融合等问题(图2B)。
  - 应按儿童的规程来进行 CT 检查,避免把成人的规程用于儿童时造成过量辐射暴露。
- 考虑到先天性脊柱侧凸常伴有泌尿系统和心脏系统的异常,术前对之前没有进行过检查的患者用超声评估上述系统是必要的。

鉴别诊断

- 椎体形成失败。
- 椎体分节失败。
- 感染引起部分椎体破坏的后遗症。
- 肿瘤。

非手术治疗

- 非手术治疗适用于半椎体引起的非进展性侧弯。
- 侧弯进展缓慢或无进展的半椎体患者平均 6~12 个月进行一次拍片随访(未分段型半椎体和部分分段型半椎体),间隔时间的长短可根据畸形程度和患者年龄决定。
- 支具对于半椎体的治疗无效。

手术治疗

- 半椎体切除的标准指征为:胸腰椎、腰段或腰骶段的完全分段型半椎体,继发脊柱畸形并导致进展性侧弯。
- 笔者发现半椎体切除的最佳年龄在 18 个月至 4 岁之间。
  - 小于此年龄的患者很难进行内固定,如果等到上述年龄段再进行手术很少会发生不可改变的畸形。
  - 对于大于此年龄段的患者进行切除手术是可行的;但笔者认为如果能早期诊断,没有理由等到 4 岁以后,造成进展性侧弯并影响正常脊柱节段再进行手术。
  - 在这些年龄使用内固定治疗在技术上是成熟的。

术前计划

- 评估脊柱术前 MRI。
  - 如果出现椎管关闭不全,必须转诊给神经外科医生。
  - 如果患者需要神经外科医生治疗椎管关闭不全,手术应在半椎体切除之前进行,根据脊柱外科医生和神经外科医生的意见,选择一次手术或分阶段手术。
- 评估三维 CT
  - 对半椎体解剖结构的全面了解对避免术中混乱至关重要,尤其是因为相关的后椎体融合或缺失会使识别节段变得困难。
  - 考虑到这些患者的椎弓根往往小于正常,应研究上下节段的椎弓根解剖结构(即长度和直径)。
- 神经监测很重要,应使用体感诱发电位和运动诱发电位进行监测。
  - 神经监测人员和麻醉医生的交流有利于鉴别出是因为麻醉药、低血压或低血容量引起的任何神经功能变化。

体位

- 选取俯卧位进行半椎体切除。
  - 患者需躺在可透视手术床上,胸部及骨盆需要垫高,使腹部悬空。
  - 笔者还发现,轻度倾斜手术台或垫高患者,使凸侧略高于凹侧有助于手术。这样能更好地观察到前侧,控制出血,并有助于硬膜及其内容物的回缩(图3)。

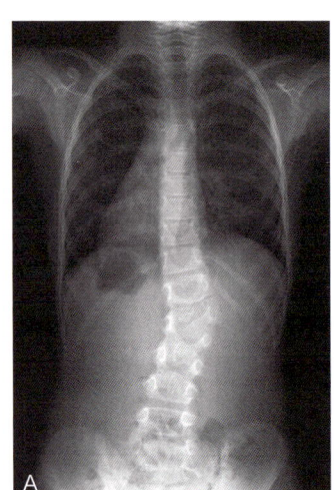 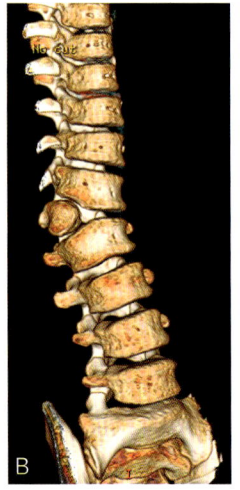

图2 A. 一例 5 岁胸椎半椎体全节段患者的直立前后位 X 线片。B. 不同患者半椎体全节段的三维 CT 扫描。

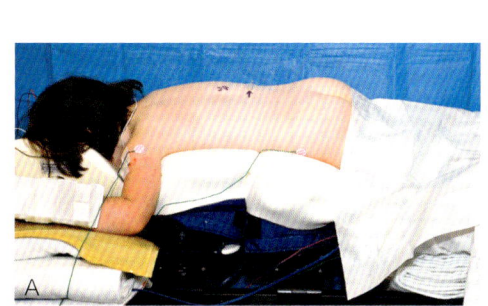
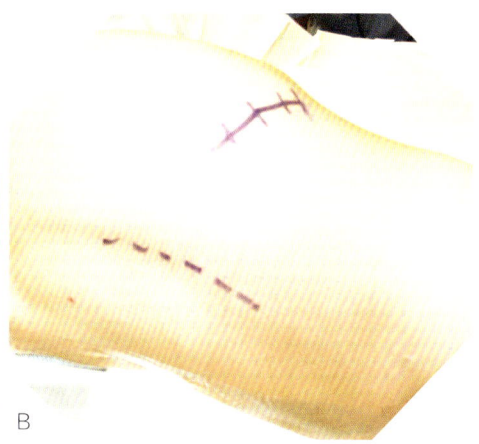

图3 半椎体切除的定位。A. 定位。观察切口前放置回形针作为透视定位标记。B. 同时进行前后位切除时的定位。

- 铺巾前,笔者在半椎体区域放置标记物,并透视。
  - 这既确认了半椎体的位置,又有助于限制过度切开和剥离。
- 过去,对于半椎体切除笔者建议前后侧联合手术[2]。
  - 如果外科医生选择这种手术方式,患者应放置侧卧位,同时准备前后侧。患者应放置在床边缘,易于后侧拉钩。
  - 前侧入路位于凸侧,应在患者进入手术室前标记好。
- 尽管笔者主张对大多数半椎体进行单一后路手术,当患者伴有内科疾病(如先天性心脏病),不能过度出血;脊柱前凸,暴露椎体困难;以及手术医生不熟悉后路手术时,笔者仍建议考虑前后路联合手术。

入路

- 如果要做前后路联合手术,根据半椎体的位置,前路手术应该是标准的经胸腔、胸腔-腹膜后或腹膜后入路。前侧入路通常只需要暴露于半椎体和上、下椎间盘。
- 后入路为标准的后正中切口,骨膜下剥离至横突尖端。
  - 电凝有助于减少剥离时的出血。
  - 术前阅读CT能预先提示外科医生后侧结构融合及更重要的后侧结构的缺失。
  - 在椎板缺失的部位剥离时应特别当心。
  - 一旦完成剥离,应进行局部X线片或透视,以确认节段正确。

椎弓根螺钉置入

- 在切除半椎体前置入椎弓根螺钉,因为此时的失血量最小。
  - 在条件允许下,笔者更倾向双侧椎弓根螺钉作为固定的基础。椎弓根螺钉最小可用于1岁的患者。
  - 术前CT有助于评估螺钉置入的可行性。
- 植入物应为钛金属的,年龄小的患者可使用3.5 mm或4.5 mm棒系统。
  - 螺钉的直径和长度可以根据术前CT选择。
- 螺钉应逐步置入,首先用钻孔器在骨松质正确的起始位置上开口。
  - 正常脊柱不同节段的开口起始位置文献已有很好的阐述。
- 接下来使用椎弓根锥从椎弓根扩口到椎体。
- 进入椎弓根后,需探查椎弓根四壁及椎体底壁,以确定位置正确。然后根据探针深度确定螺钉长度。
  - 使用小于螺钉0.5 mm的丝攻,重新探查椎弓根壁和底壁。
  - 然后放置合适直径和长度的固定螺钉(技术图1A)。使用固定螺钉有助于减少内固定穿出的发生。
- 使用椎弓根钉触发肌电(EMG)刺激确定螺钉位置正确(技术图1B),然后拍正、侧位片并透视(技术图1C)。

后路半椎体切除

- 切除的第一步是使用Cobb分离器和顶端弯曲的器械剥离到横突外侧并向下到椎体外侧壁,然后放置弯拉钩(技术图2A)。

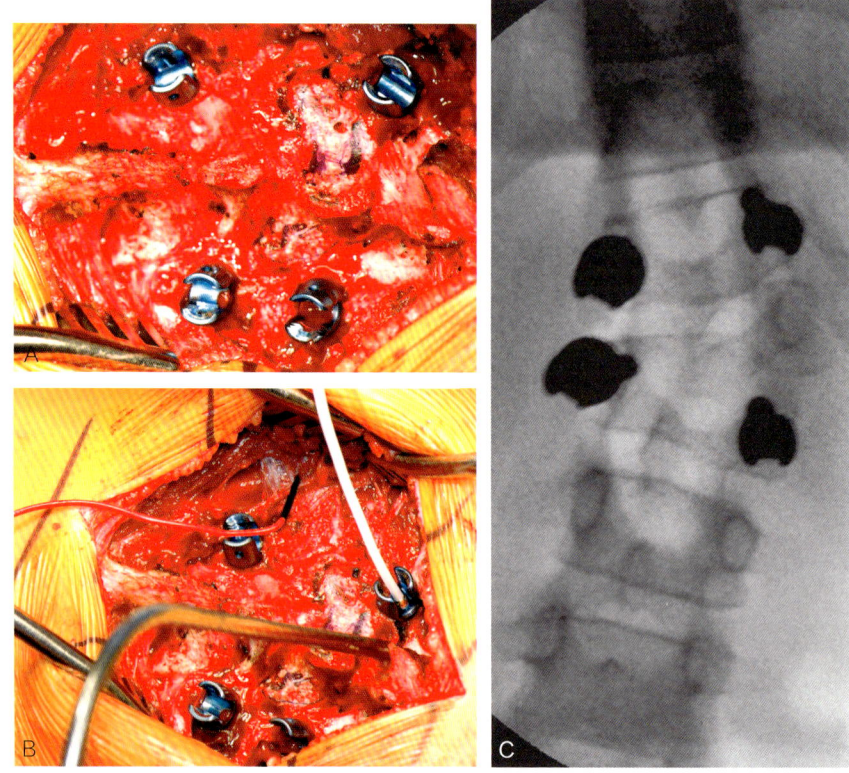

技术图1 椎弓根螺钉的置入。A. 放置螺钉暴露脊柱。B. 触发椎弓根螺钉的肌电图刺激。C. 透视检查确认螺钉正确放置。

- 这个步骤有助于保护半椎体外侧和前侧的结构。如果半椎体位于胸椎区，则需要先切除肋骨头。
- 应切除凹侧小关节关节面，以促进融合。
- 用Kerrison钳（技术图2B、C）从中间开始切除黄韧带，然后切除半椎板。
  - 切除范围应延伸至小关节面，同时对半椎体上下的神经根进行确认和保护。
  - 以相同的方式切除椎弓根上方的横突和背侧皮质骨，直到椎弓根的骨松质及周围的皮质显露出来（技术图2D、E）。
    - 应仔细操作避开神经根，特别在半椎体椎弓根壁的头尾端。
  - 明胶海绵（Pfizer Inc., New York, NY）被用于保护硬脊膜，使硬脊膜和要切除的骨之间留出空间。
- 用Cobb剥离器剥离椎体和椎弓根的外侧面至骨膜下，并起到牵拉和保护的作用。使用神经根拉钩保护硬膜内容物。
  - 使用双极电凝凝固位于椎弓根内侧和椎体内侧壁下方的硬脊膜外血管，有助于控制失血和改善视野。
  - 使用磨钻继续向下切除椎弓根并进入半椎体内，有助于保护软组织结构不受损伤。
- 在椎弓根内并向下局限于椎体内逐步操作，有助于保护周围的重要软组织，并易于去除皮质外壳（技术图2F）。使用刮匙或垂体咬骨钳轻易地切除椎弓根的壁，同时保留椎体的壁。
  - 保护好半椎体外侧和前侧是必要的，以避免损伤主动脉等重要结构。通常，椎体的背侧皮层最后被切除（技术图2G）。
- 进行楔形切除，包括上、下椎间盘及椎间盘的凹面。
  - 使用垂体咬骨钳和刮匙去除椎间盘。硬脊膜及其内容物由神经根拉钩保护。
  - 如果上下方的椎间盘材料不取出，矫正会受到限制，前侧融合效果会降低。

第43章 半椎体切除术 421

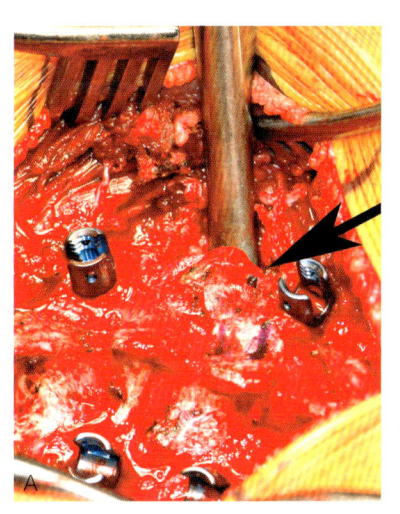
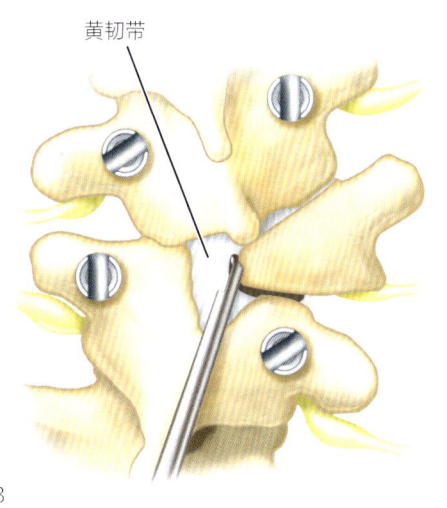
黄韧带
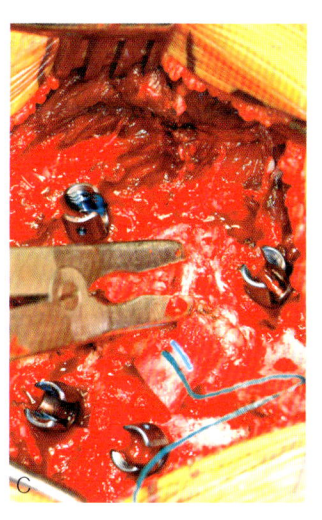

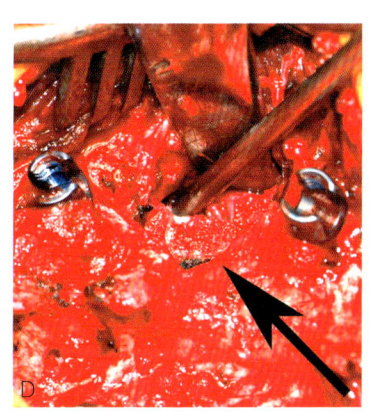
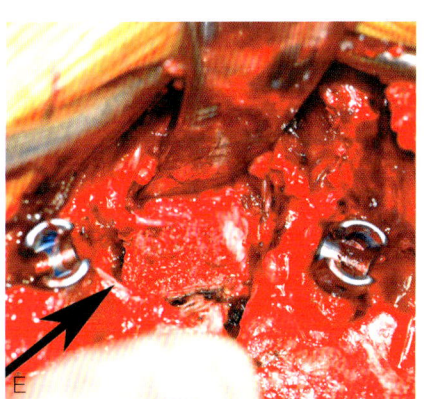
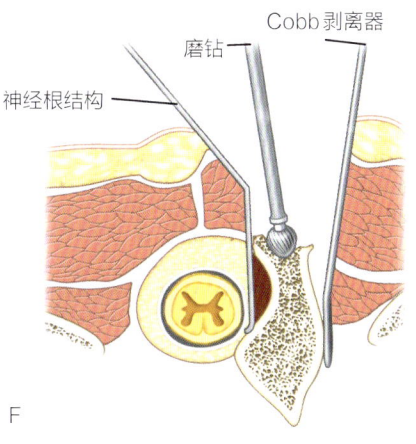
磨钻 Cobb剥离器
神经根结构

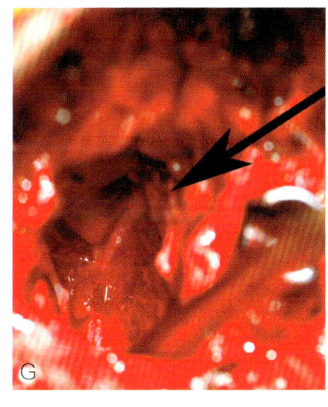

技术图2 半椎体切除术。A. 在半椎体侧缘放置Cobb剥离器（箭头）。B. 使用Kerrison咬骨钳切除后半椎板。C. 用咬骨钳咬除椎弓根，并用明胶海绵保护硬脑膜。D. 在保护外侧结构的同时进一步切除椎弓根（箭头）。E. 完全显露椎体（箭头），保护前外侧结构。F. 椎弓根内外侧向下操作的轴向示意图。G. 在箭头所指区域做完整切除。

楔形切除处闭合

- 笔者把切除的椎体骨松质及同种异体骨植入楔形切除处的前方。
- 笔者发现，利用椎板钩并对椎体三点加压能有效地压缩并闭合半椎体切除处（技术图3A）。
  - 笔者在上、下节段各放置一个向下及向上方向的椎板钩。
  - 安装棒，压缩闭合半椎体切除处，矫正畸形。使用棒可避免在椎弓根螺钉上施加过大的压缩力。这使得螺钉能够维持住矫正位置，避免螺钉穿出未成熟的骨或椎弓根。
- 应缓慢控制压缩，直接观察硬脊膜，保证其在后侧结构闭合时不被卡压（技术图3B、C）。
  - 如果矫正不足或相邻椎板未成熟，就需要沿椎板边缘进一步切除椎板。

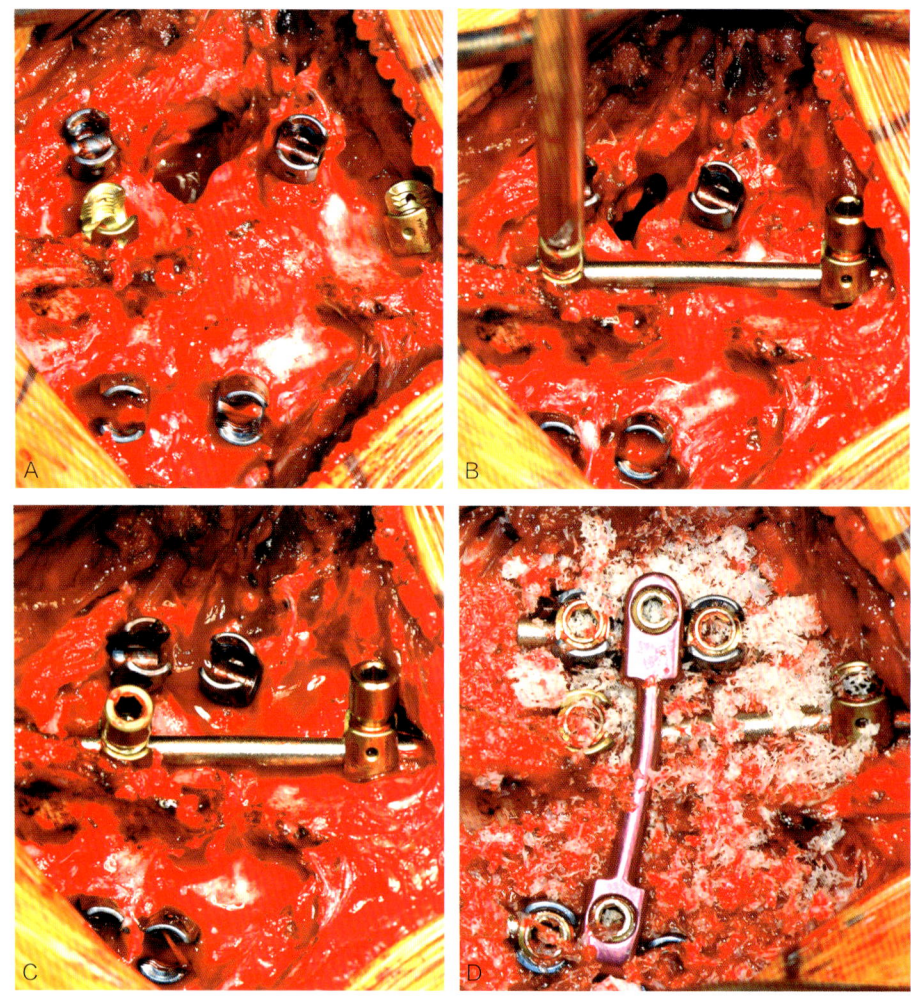

技术图3 楔形切除闭合。A. 正确放置椎体钩。注意椎弓根螺钉的间距。B. 锥体钩加压以关闭切除部位。C. 完全关闭切除部位。凸出的螺钉汇合在一起,表示楔形闭合。D. 放置三杆系统,如果技术可行,还应采用交联系统。

- 再置入两根棒,一根在脊柱对侧,固定相应螺钉。尽可能安装横联(技术图3D)。
- 然后,对脊柱进行去皮质处理,笔者更倾向于植入含骨皮质松质的同种异体骨,因为其有效并避免髂嵴取骨。

前后联合入路半椎体切除术

- 在进行任何切除手术之前,笔者按常规置入后侧螺钉。一旦(前侧和后侧)完全暴露好(技术图4A),就置入后侧螺钉。
- 前侧切除应先确认半椎体位置,在其上方做一全厚的骨膜下瓣(技术图4B)。
- 从相邻上方椎体的下方终板和相邻下方椎体的上方终板间,笔者做一纵向全层骨膜切开。
  - 在终板位置,笔者前后切开骨膜,从前向对侧做一全厚骨膜瓣。
  - 笔者向后侧移动直到能看到半椎体椎弓根。
- 半椎体上下椎间盘全部切除至后纵韧带。
- 然后,笔者开始回到椎体后侧壁,使用咬骨钳和磨钻切除半椎体的椎体部分。
  - 后侧壁可以用咬骨钳从后纵韧带上剥离下来并切除,开始的位置可以位于半椎体切除平面。
  - 切除部分可以看到椎弓根。
- 然后开始后侧切除,从半椎板到椎弓根(技术图4C)。
- 当两侧切口打开,手术视野暴露好,椎弓根切除可同时通过两侧切口完成(技术图4D)。这样能获得很好的视野并最大化控制手术范围。
- 一旦半椎体被切除,畸形的矫正就像前面描述的一样,尽量使用三棒技术(技术图4E)。
  - 在采用这种技术时,通过放平工作台(或移除侧方支撑物)或辅助矫形,并推挤凸侧脊柱,来帮助闭合楔形切除处。

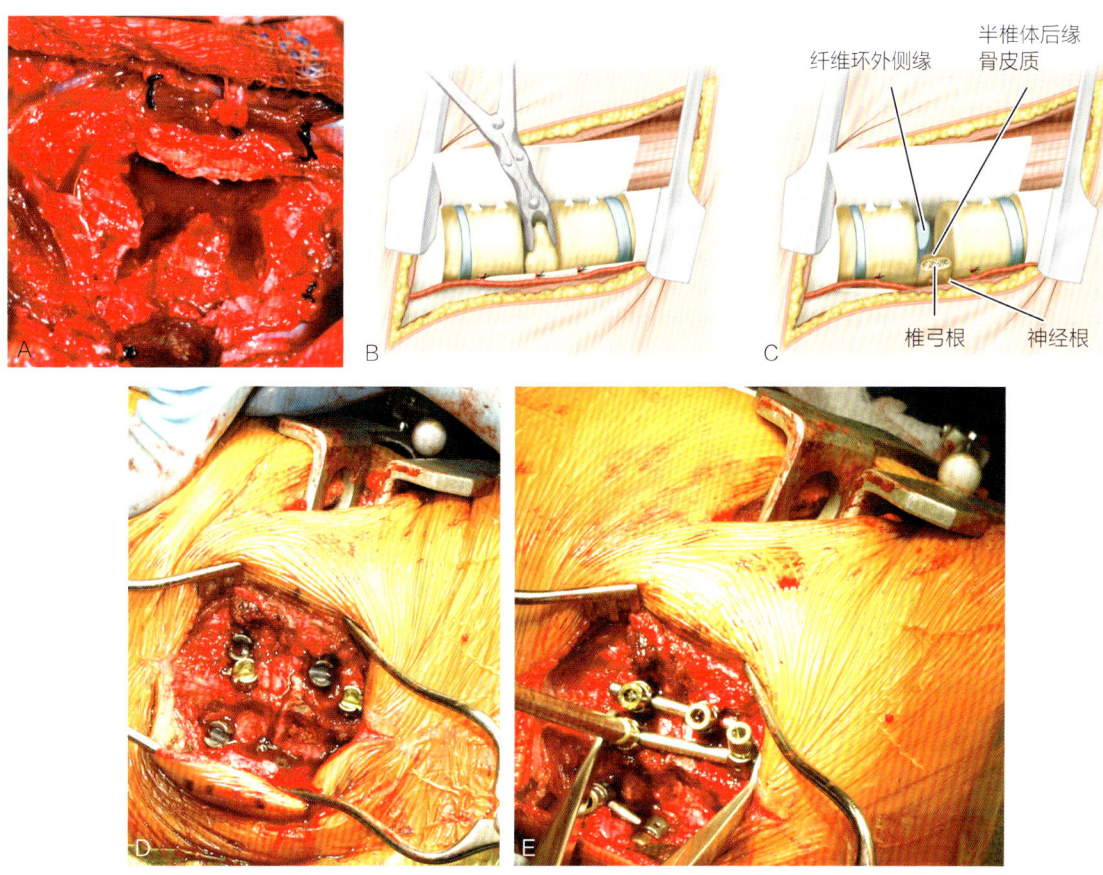

技术图4 前后路切除。A. 半椎体向前分离,上下椎间盘摘除。B. 前路切除。C. 椎弓根切除。D. 外科医生同时在2个手术切口操作的照片。E. 加压至关闭楔形切除部位。

要点和失误防范

半椎体的定位	• 术中解剖很可能不清楚。通过研究术前三维CT,可以全面了解患者的解剖结构
置入内植物	• 应先置入螺钉,因为切除时由于失血或增加置钉的难度,同时切除后可能出现脊柱不稳定
失血	• 使用双极电凝凝固半椎体内侧壁及椎弓根内的硬膜外静脉能有效控制出血
改进措施	• 通过切除较远的凹面椎间盘及完整切除半椎体可以避免矫正不充分

术后护理

- 术后即刻的住院治疗和护理与大多数接受脊柱畸形治疗的患者相似。
- 当固定牢靠时,笔者为患者戴上一个塑形好的胸腰骶矫形支具3个月。
- 对于<2岁或者固定不牢靠的患者,笔者建议采用术后Risser石膏固定2个月(固定一侧肩部或双侧大腿),接下来使用支具固定,固定时间总共6个月。
- 脊柱内固定不用强制拆除。然而,考虑到患者年龄偏小和个别体质的患者,偶尔有必要在术后1年以后拆除内固定。

结果

- 半椎体切除术既可采用单纯后路技术,也可采用前后路联合技术,能获得约70%的弧度矫正优异率(图4)[4]。

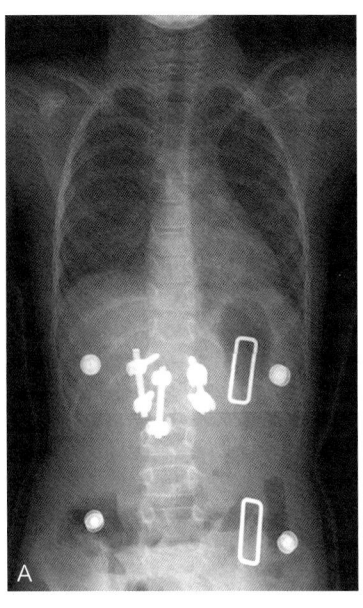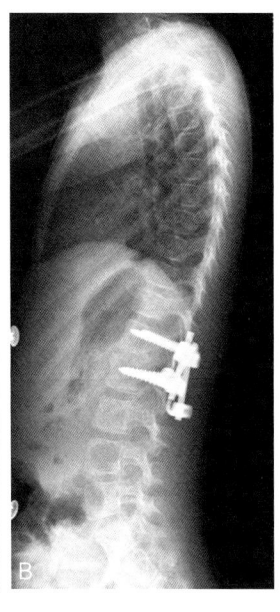

图4　畸形矫正。A. 术后立位 X 线片，患者切除后，弧度校正，如图 2A 所示。B. 同一患者的站立侧位 X 线片显示半椎体切除后获得优异的矢状面平衡。

- 在儿童患者中，此手术融合率接近100%。
- 上述两种方法均可安全实施，且无神经并发症发生。

并发症

- 矫正不足。
- 硬脊膜损伤。
- 神经损伤。
- 固定效果丢失。
- 内植物失败。
- 大出血。
- 未融合。
- 感染。

参考文献

[1] Hedequist D, Emans J. Congenital scoliosis. J Am Acad Orthop Surg 2004;12:266-275.

[2] Hedequist DJ, Hall JE, Emans JB. Hemivertebra excision in children via simultaneous anterior and posterior exposures. J Pediatr Orthop 2005;25:60-63.

[3] McMaster MJ, David CV. Hemivertebra as a cause of scoliosis. A study of 104 patients. J Bone Joint Surg Br 1986;68(4):588-595.

[4] Ruf M, Harms J. Hemivertebra excision by a posterior approach: innovative operative technique and first results. Spine 2002;27:1116-1123.

推荐阅读

[1] Belmont PJ Jr, Kuklo TR, Taylor KF, et al. Intraspinal anomalies associated with isolated congenital hemivertebra: the role of routine magnetic resonance imaging. J Bone Joint Surg Am 2004; 86-A(8):1704-1710.

[2] Hedequist DJ, Emans JB. The correlation of preoperative three-dimensional computed tomography reconstructions with operative findings in congenital scoliosis. Spine 2003;28:2531-2534.

第44章 重度腰椎滑脱减压、后外侧及椎间融合术

Decompression, Posterolateral, and Interbody Fusion for High-Grade Spondylolisthesis

Nanjundappa S. Harshavardhana, Dino Colo, and John P. Dormans

定义

- 脊椎滑脱(spondylolisthesis)源自希腊语单词脊椎(spondylo)和滑脱(olisthesis)。指一节椎体相对于相邻椎体向前位移。
- 儿童和青少年滑脱最常见的原因是峡部缺损(即关节间峡部不连接)。Wiltse称这是一种峡部型脊椎滑脱。它也可能发生于先天性脊柱异常,如腰椎和腰骶椎小关节缺陷(即发育不良或先天性)[2,11,12,16,27,29]。
- 根据Wiltse-Newman分型,脊椎滑脱被分为5种不同的类型[28]:
  - Ⅰ型:发育不良。
  - Ⅱ型:峡部缺陷。
  - Ⅲ型:退行性。
  - Ⅳ型:创伤性。
  - Ⅴ型:病理性。
- 椎弓峡部是"两关节之间的地方",大多数椎体滑脱是发育不良(先天性)、峡部缺陷和退行性型。退化性滑脱在成人中很常见,最常见于L4-L5水平。发育异常和峡部缺陷型最常影响L5-S1水平,通常见于儿童(图1A)[17]。
- Meyerding分型用于量化滑脱的严重程度(图1B),分为5度[19]:
  - Ⅰ度:0～25%。
  - Ⅱ度:26%～50%。
  - Ⅲ度:51%～75%。
  - Ⅳ度:76%～100%。
  - Ⅴ度:相当于脊椎脱位。

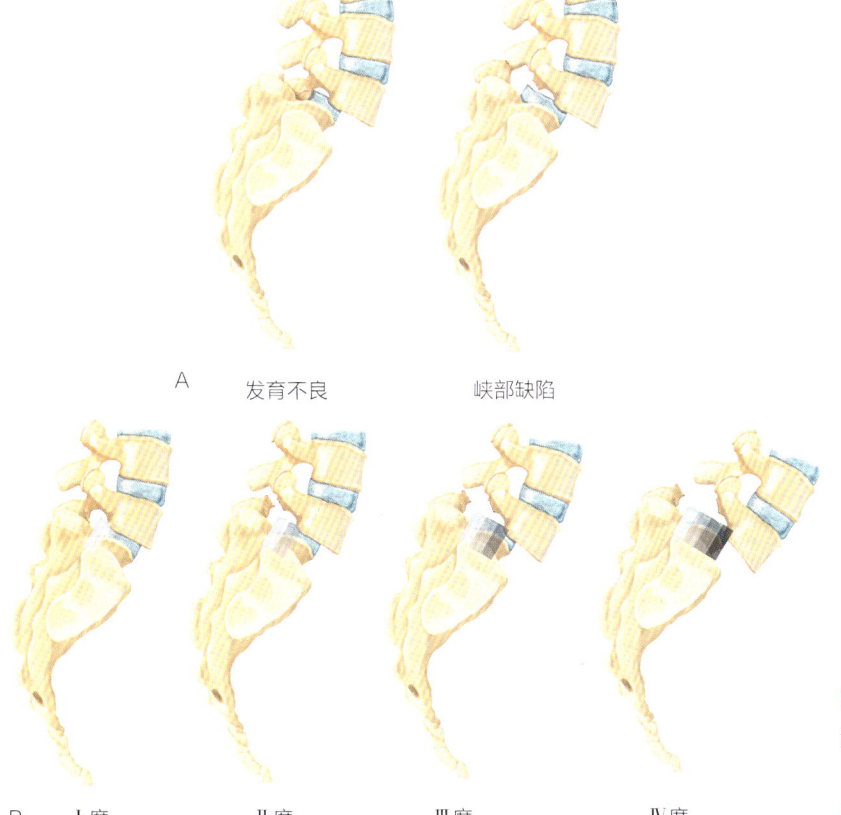

图1 A. 脊椎滑脱的发育不良和峡部缺陷型。B. Meyerding的分型是基于滑脱度:Ⅰ度,0～25%;Ⅱ度,26%～50%;Ⅲ度,51%～75%;Ⅳ度,76%～100%。

- marchetti 和 Bartolozzi 将滑脱分为轻度滑脱和重度滑脱，而不考虑潜在的病因。向前滑脱超过远端节段前后直径 50% 或 50% 以上时（Meyerding 分型 Ⅲ 度或 Ⅳ 度），称为重度滑脱。

解剖

- 椎体的大小和尺寸有种向远端逐渐增大的趋势。这种椎体的增大与腰骶椎承受逐渐增大的压力和负重有关。
- 腰椎的横径比前后径大。腰椎孔呈三叶草状。棘突粗大，呈矩形。横突呈细长形，朝向外侧，腰椎小关节的关节面更朝向矢状面，能增大屈伸活动范围[24,30]。
- 腰椎的神经血管结构与胸椎的相似。节段血管直接起源于主动脉，并沿椎体外侧向背侧延伸。分支发生在椎弓根附近，其中一个分支供应椎管，另一个供应椎管旁肌肉组织。这些血管在横突之间走行，在做后外侧融合手术时易发生侧方剥离出血。
- 脊髓通常在 L1 或 L1-L2 椎间盘的上缘结束。圆锥状髓质从脊髓远端伸出，支配肠和膀胱。在圆锥下方，腰椎和骶神经根排列组成马尾[6]。神经根从相应椎弓根下方的神经孔穿出，形成支配下肢的腰骶神经丛。
- 椎弓根是具有皮质壳的圆柱形结构，连接脊柱后侧结构和椎体。
  - 从胸椎到腰椎，椎弓根的高度、直径和横径均逐步增大。T5 的横截面直径最小，L5 的横截面直径最大。
  - 椎弓根方向朝向前内侧，从 L1 到 L5 角度逐渐增大。
    - L2 和 L3 腰椎椎弓根的矢状面方向为中立位。
    - 在 L1、L4 和 L5 有轻微的头倾和尾倾[24,30]。
- 脊髓和硬脊膜囊位于椎管内，受到椎体腹侧、椎弓根内侧和背部的保护。此处走行的神经根与椎弓根下侧面接近[24]。
- 腰椎和腰骶椎小关节关节面的方向与功能有关。在上部的腰椎，关节的方向允许多方向稳定。这与腰骶关节形成对比，腰骶关节平面更平，冠状面更大，可以抵抗通过关节的剪切力[10]。

发病机制

- 脊椎滑脱是一种与直立姿势有关的疾病，见于两足哺乳动物，由于作用于脊柱下段的应力越来越大。在四足动物和不能行走的个体中从未见过。
- 腰椎承受较大的剪切力和压缩载荷。"骨钩"由椎弓根、椎弓根峡部、椎间盘和关节突关节组成，通过防止向前滑动来抵抗这些剪切力，从而提供稳定性。
- 重力、椎旁和腹前肌与前凸腰椎和骨盆的相对，向尾腹侧方向对下腰椎施加压力。如果不加以控制，这些力量将导致下腰椎相对于骶骨向前滑动和旋转。
- 脊柱裂先天性后段异常（脊柱滑脱畸形）可显著损害其正常的支撑功能和关节突关节提供的稳定性。即使脊柱后部的部分完好无损，脊柱也有滑脱的倾向。这是由于关节突关节结构的异常，无法承受载荷和剪力。
- 峡部缺陷型滑脱是继发于峡部缺损，其后部约束力丧失。发生在腰椎和腰骶关节的高剪切力和高压力的相对应的阻力较小[11-13]。
- 观察到由于这些发育不良因素导致的椎体滑脱范围，促使 Marchetti 和 Bartolozzi 进一步将这一类别细分为低度和高度发育不良[17]。在高度腰椎滑脱症中，他们主要分为两种亚型：①延长型；②分裂型。
- 低度滑脱时，L5 椎体保持矩形。骶骨上终板平坦，腰椎前凸仍在正常范围内。然而，高度滑脱的椎体呈梯形 L5，骶骨上终板呈圆形（圆顶状骶骨）。骶骨垂直，腰椎前凸消失（背部平坦）。这种高发育不良和低发育不良之间的区别也具有判定预后的价值，因为高发育不良可导致渐进性畸形和腰骶后凸的倾向，随着时间的推移症状会加重[17]。
- 高度滑脱的一些变化是椎体向前移位的继发性变化，主要表现为椎间盘退变后终板的改变。严重的滑脱可能在青春期就已经发生，严重的残疾使这些青少年极有可能在没有症状恶化的情况下保持无症状或进入成年期。

自然病程

- harris 和 Weinstein[13] 回顾了 38 例经非手术治疗和原位融合治疗的高度脊柱滑脱患者，平均随访 24 年，结果显示，36% 的非手术治疗患者无症状，55% 有背痛，45% 有神经症状。
- Beutler 等[2] 对 30 例诊断为脊椎滑脱的患者进行了 45 年的随访研究。这些患者在 20 世纪 50 年代从 500 名一年级儿童的样本中筛选出，结果显示，没有患有单侧峡部缺陷的患者发展为滑脱。他们还发现，双侧峡部缺损并低度滑移的病例与普通人群有相似的过程。每十年观察一次滑脱进展的减缓。

- 在对峡部缺陷型滑脱和发育不良型脊椎滑脱患者的比较中发现,发育不良型进展更快,Meyerding评分更高[18]。

病史和体格检查

- 在有症状的患者中,最常见的临床表现是下腰痛,伴有或不伴有L5或S1支配区的神经根放射性疼痛。疼痛的发作通常是慢性且隐匿的,但急性发作也会发生。没有背痛而有单纯的放射痛是不常见的。青少年和青年最常抱怨背痛,很少或没有腿痛[16]。
- 在有神经根症状的患者中,单侧受累更为常见。
- 体格检查常见腰椎前凸变平(图2)。
- 在峡部缺陷型滑脱中常可见棘突明显突出。
- 屈髋、屈膝步态和腘绳肌紧张紧绷可能是非正常步态(Phalen-Dickson步态)。
- 腘绳肌紧张也可能出现,可以通过测试腿后弯角度来评估。许多高度滑脱的患者会逐渐出现腘绳肌紧张,是由于腰椎异常生物力学的发展。
- 直腿抬高试验来测试神经根受压或腘绳肌紧张。神经根疼痛的阳性检查提示L5或S1神经根受压。直腿抬高在30°~70°之间引起的根性疼痛提示神经根受压,直腿抬高在70°以上引起的根性疼痛提示坐骨神经椎管外受压。大腿后部疼痛,提示腘绳肌紧张。
- 检查还应包括Lasegue试验。疼痛的加重提示神经根受压(尤其是L5),股神经伸展试验在退变性滑脱中可

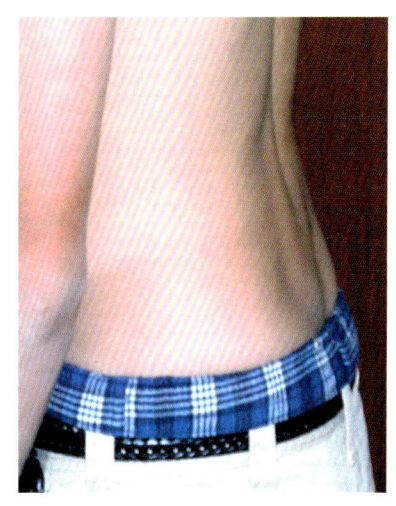

图2 一名14岁男孩被诊断为腰椎滑脱,腰椎前凸变平。

能为阳性(L4受影响最严重)。
- 对怀疑有膀胱和肠道功能障碍的患者应进行直肠指诊,其作为术前神经学评估的一部分。

影像学及其他诊断性检查

- 开始的影像学图像包括脊柱站立位正侧位片(图3A、B)。斜位片(图3C)在某些情况下可能提供额外的信息,但在青少年中用于诊断无滑脱的峡部裂是有争议的[1]。

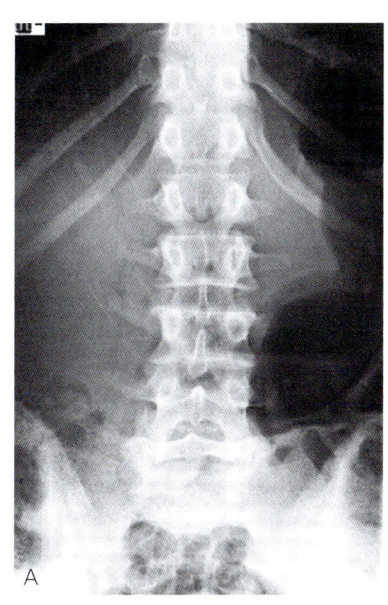
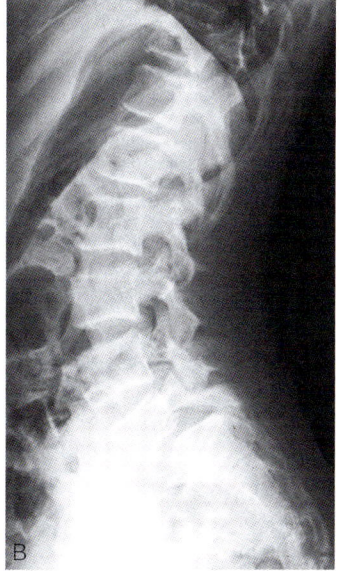
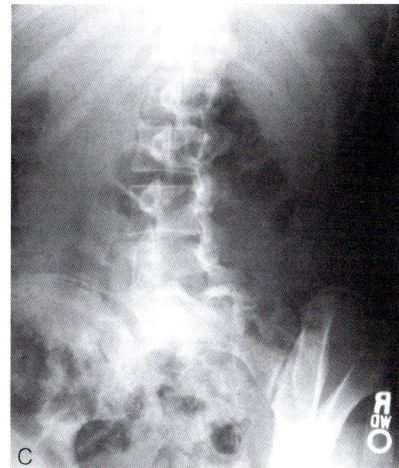

图3 A~C. 前后位(A)、侧位(B)、斜位(C)椎体高度滑脱的影像学表现。

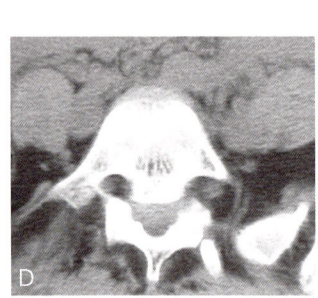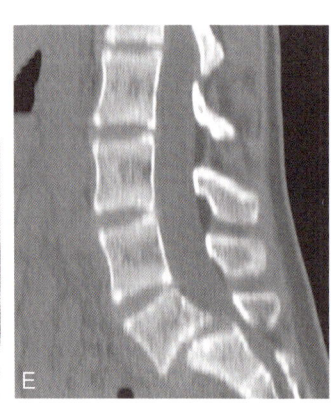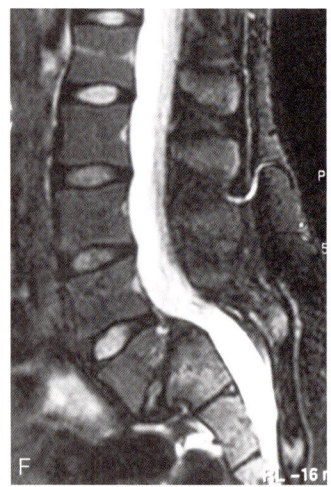

图3（续） D~E. 轴位（D）和矢状位（E）CT扫描显示骨畸形。F. MRI显示高度滑脱。

- X线片用于建立脊柱在冠状面和矢状面的整体排列。矢状面的排列要注意，特别是腰骶椎上方的腰段前凸的程度。除滑脱移位，还应注意脊柱的任何结构异常。这些异常包括隐性脊柱裂、脊柱侧弯或矢状面异常。其他脊柱问题应另外治疗。
- 腰骶关节锥俯视图和Ferguson视图（以腰骶关节为中心的20°倾角前后位X线）也可用于排除同时存在的远端综合征。
- 三维重建CT对确定确切的骨异常有价值，有助于术前制定手术计划（图3D、E）。
- MRI研究表明，当有证据表明神经功能受损时。MRI能很好地显示神经根、椎管狭窄和马尾受压（图3F）。

鉴别诊断

- 机械性：创伤、过度使用综合征、椎间盘突出、椎体隆起滑脱。
- 发育性：休门病后凸畸形。
- 炎症性：椎间盘炎、椎体骨髓炎、钙化性椎间盘炎、风湿病。
- 肿瘤。

非手术治疗

- 对于青少年中重度滑脱，一般推荐手术治疗。即使在无症状的情况下，病情可能进一步发展，或出现马尾综合征。
- 无症状的成人伴高度稳定滑脱，可在密切监护下保守治疗。据报道，滑脱可以在一个可接受的、良好的矢状面平衡位置自发融合[13]。

手术治疗

- 外科治疗的首要目标是避免并发症。
- 手术治疗的指征：伴有或不伴有神经损伤的重度滑脱，或有顽固性症状患者。
- 高度腰椎滑脱的复位技术与并发症的高风险有关。畸形的解剖结构、伸长的神经根、长时间的手术以及具有较深或隐藏的L5椎弓根螺钉植入路径的具有挑战性的生物力学环境，增加了神经根损伤、不融合和其他围手术期并发症的可能性[21]。
- 越来越多的人认为高度滑脱的首要任务是恢复腰骶前凸（即减少滑移角），而不是完全纠正前后移位。虽然前后移位的解剖纠正提供了腰骶部生物力学的恢复，增加了椎体间融合的表面积（从而提高了融合率），但滑移平移减少与腰神经根损伤和马尾综合征的高发生率是相关的。
- 根据每位患者的需要选择合适的手术干预措施：
  - 对畸形全面评估。
  - 深入了解其病理学。
  - 了解治疗适应证。
  - 了解每种手术的局限性及其可能出现的并发症。

术前计划

- 应进行详细的病史评估、体格检查和神经系统检查。

- 必须仔细阅读并分析所有影像学资料,注意将体格检查和神经系统发现与相关联起来。
- 对侧站立脊柱侧位片上的滑移程度进行评估根据Meyerding分型来评估[2]。
  - 50%或以上的滑移被认为是重度脊椎滑移。
- 测量滑脱角来评估腰骶椎后凸的程度。
  - 滑移角>50°意味着病程进展、不稳定和假关节(图4A)。
- 骨盆入射角(PI)是一个固定的解剖参数,用于判断骶椎终板和整个骨盆形态之间的位置关系。它有助于确定脊柱的整体矢状面形态,并对特定个体保持不变。骨盆入射角定义为骨盆倾斜角和骶骨倾斜角之和[14,15]。
  - PI随年龄增长而增加,成年后趋于稳定。
  - 儿童的PI平均为47°,成人平均为57°。
  - PI增大提示腰椎前凸增大,剪切力增大(图4B)。PI增大可能导致滑脱的发生[14,15]。
  - 当存在脊柱滑脱时,PI增大可能提示骨盆不平衡,是滑脱进展的危险因素。在这些病例中,需要复位滑脱以恢复正常的脊柱骨盆生物力学并使脊柱稳定。对于脊柱平衡和PI小的病例,可行原位融合[15]。

体位

- 患者取俯卧位于手术台上。
- 脊柱后入路通常采用两种手术体位。
  - 第一种是胸-膝体位,髋关节和膝关节都要屈曲。
  - 第二种体位需要采用四柱床,使下肢与躯干平行。在这种体位下,患者由髂前下棘和两侧胸肌下方支撑。腹部悬空可以减少静脉充血和术中出血。
  - 笔者更倾向于将患者置于Jackson脊柱手术台上,髋膝关节屈曲,以便更容易暴露腰椎。
- 脸部和手臂的位置很重要。
  - 脸应有充分的支撑,确保没有过度的压力,尤其是眼眶周围。
  - 颈部应处于中立位。
  - 上肢也应在"90-90"位置,上臂外展90°,肘关节屈曲90°。上肢应用衬垫充分垫好,保证动静脉通畅。避免过度外展,以尽量减少臂丛神经病变和牵拉损伤的风险。充分的衬垫、支持、放置体位和观察上肢,能防止因过度伸展或过度压力造成的不当神经损伤。

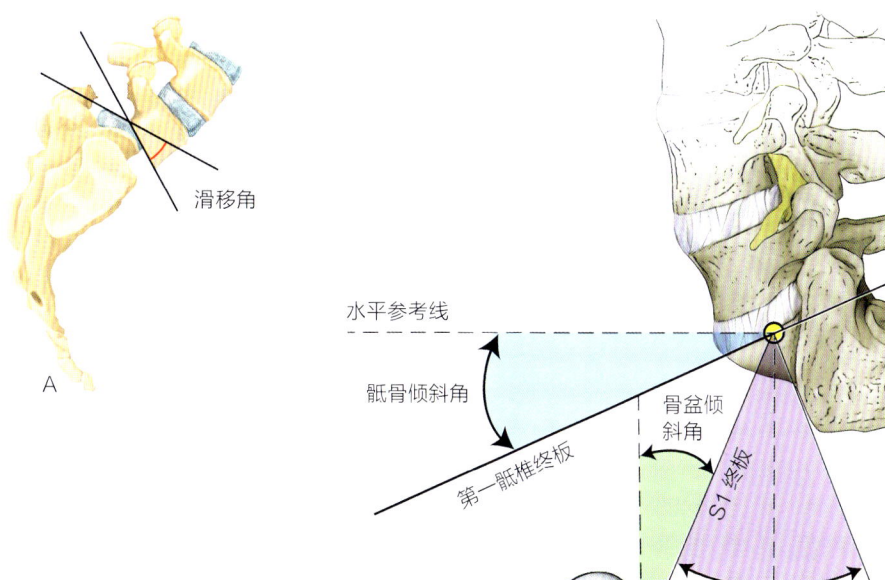

图4 A. 滑移角是腰骶后凸的一种测量方法。滑角大于50°与病情进展、不稳定和假关节有关。B. 骨盆入角[PI=骨盆倾斜(PT)+骶骨斜率(SS)]是指骶骨终板中心线与该点与股骨头中心线(等于髋轴线)之间形成的夹角。与PI相比,PT和SS是位置棘突参数,可以随受试者的位置和方向而变化。PT是连接骶终板中点与髋轴线的直线与垂直参考线之间的夹角。SS是S1上终板与水平基准线的夹角。

切口与显露

- 取后侧从 L2~S2 的正中切口暴露腰椎(技术图 1A)。
- 沿正中切口锐性切开皮肤和皮下组织直到筋膜层。
- 进行骨膜下剥离,暴露脊柱后侧结构,注意保护最近端完整的小关节面(技术图 1B、C)。
- 在峡部缺陷型椎体滑脱术中,需要去除游离体(残余的碎片组织)和 L5 的后侧结构。

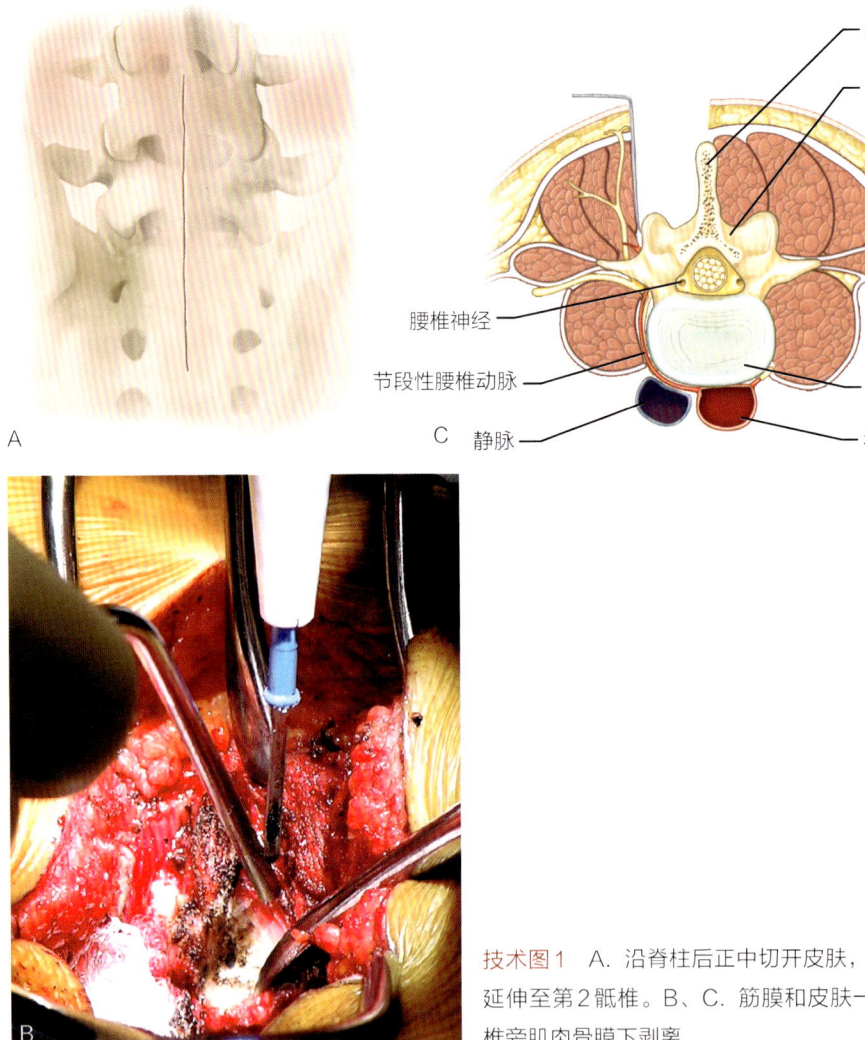

技术图 1 A. 沿脊柱后正中切开皮肤,从第 4 腰椎延伸至第 2 骶椎。B、C. 筋膜和皮肤一起被切开,椎旁肌肉骨膜下剥离。

减压

- 确定 L5 和 S1 的神经根，进行两侧的广泛减压（技术图 2A）。
- 轻轻拉开脊膜和骶骨上方的神经，用骨刀或高速磨钻进行骶骨成形术（技术图 2B）。

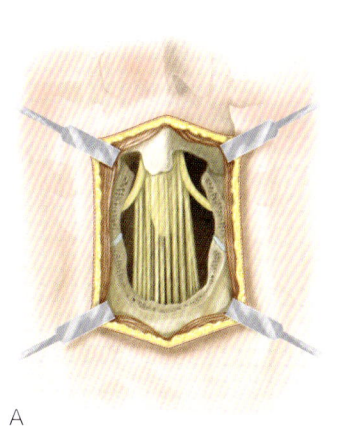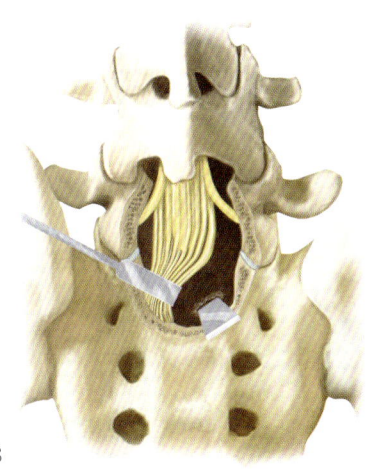

技术图 2　A. 通过移除 L5 和 S1 的后部结构进行广泛的椎板切除，并对神经根进行充分的减压。B. 轻轻地将硬脊膜拉开，然后用骨刀进行骶骨成形，去除硬脊膜压力。

复位与融合

- 于 L4、L5、S1 和 S2 置入椎弓根螺钉（技术图 3A）。术中使用透视可以增加椎弓根螺钉一次植入的准确性和安全性，特别是在 L5-S1 连接的畸形解剖中。
- 另外，髂骨螺钉（直径 7.5～8.5 mm 的骨松质螺钉插入到髂骨翼中）可用于增强固定和抗拔出强度。
- 任何矫正操作进行前都应告知麻醉和脊柱监测人员。
- 复位在透视引导下进行，避免过度矫正。复位工具固定于椎弓根螺钉上，在透视引导下对腰椎椎弓根螺钉进行手法背伸操作，逐渐减小滑移角（技术图 3B）。
  - 复位应缓慢进行，并维持一段时间，以拉伸软组织。一旦滑移角获得满意的矫正，施力于骶骨，其对抗力作用于腰椎可以逐步、部分使滑脱复位（技术图 3C）。如前所述，这种滑移矫正与神经损伤有关，尤其是 L5 神经根。
  - 复位滑移角比复位滑移更重要。在整个复位过程中，频繁、准确的脊髓监测至关重要。
- 测量棒长度，剪短并折弯，然后与螺钉相连接以维持复位。
- 最后拧紧所有螺钉，透视或拍片检查（技术图 3D）。
- 对 L5-S1 椎间盘进行识别和切除，进行融合，L5-S1 椎间盘的空隙内充填自体松质骨或同种异体骨。
- 前面放置 cage 以提供足够的前柱支撑（技术图 3E）。
- 作为一种替代方法，可以从骶骨向 L5 体植入腓骨支撑（改良 Bohlman 技术）[3,26]，以增加前柱支撑。将硬脊膜轻柔拉向一侧，并从骶骨往 L5 椎体插入一根导针（技术图 3F）。
  - 使用 6 mm 空心钻扩大孔径。

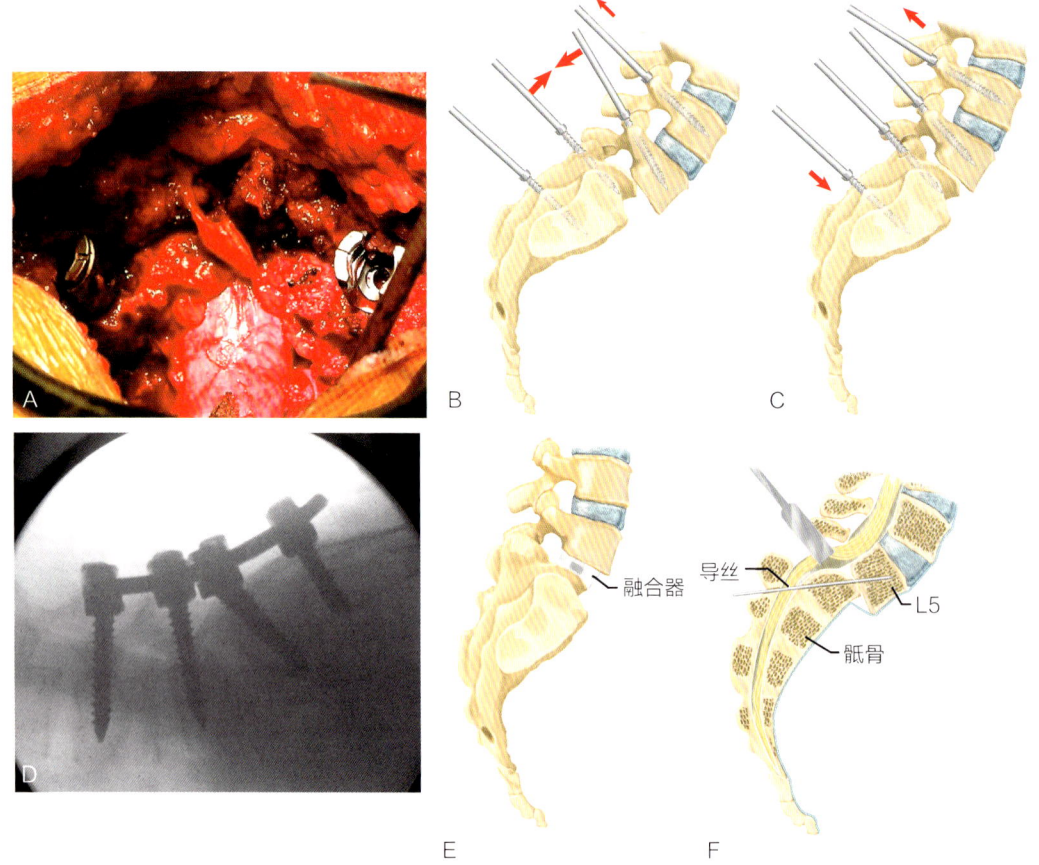

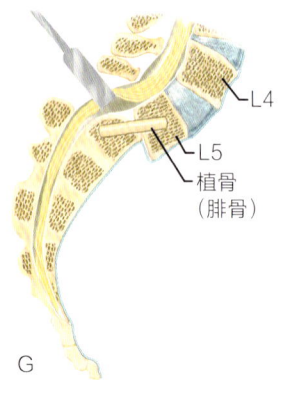

技术图3 A. 椎弓根螺钉从L4放置到S2。一旦所有的椎弓根螺钉都放置好了，就可以轻轻进行复位，以纠正滑脱角。B. 使用固定在椎弓根螺钉上的复位工具，对腰椎L4施加背侧的拉力，对骶骨施加反方向的力。这个动作可以轻微地矫正滑角，恢复腰椎前凸。注意脊髓监测在L5手术中是至关重要的，以避免不必要的神经损伤。C. 在纠正滑脱角后，通过对骶骨施加压力使滑脱逐渐复位，同时保持腰椎向相反方向施加一个轻微的力，使滑脱复位，应避免滑块矫枉过正。D. 在透视下确保植入物放置正确，脊椎滑脱矫正到位，最后拧紧。E. 将硬脊膜轻轻拉开，并放置cage以增加前柱支撑。另外，腓骨支撑移植也可用于前柱支撑。这是通过插入一根导丝通过骶骨到L5椎体。G. 把切断的腓骨通过塑形后埋到钻孔里。

- 然后通过钻孔置入自体或异体腓骨并埋头（技术图3G）。
  - 对侧重复上述操作。
- 最后沿L4横突到骶骨横突的外侧植骨。

- 仔细止血，逐层关闭手术切口，将万古霉素粉喷洒于内植物和软组织上，直至深筋膜。引流管位于浅筋膜至深筋膜处。

要点和失误防范

指征	• 手术前必须进行完整的病史询问、体格和神经学检查 • 仔细评估所有需要和适当的影像学资料,以确定畸形的所有方面,包括畸形的程度和类型(如峡部缺陷型和先天性),以及可能存在的任何其他共存的脊柱畸形(如隐性脊柱裂)
手术暴露	• 进行仔细而精确地操作。应注意避免医源性神经损伤,特别是当出现隐性脊柱裂等病理情况时 • 对存在风险的神经根减压(即L5和S1)是暴露和手术的关键
内固定	• 内固定和复位之前应仔细准备 • 充分减压所有神经结构,防止医源性损伤 • 在内固定和复位过程中必须密切注意神经生理学的监测
复位	• 复位操作时,应缓慢而轻柔用力。这一操作应维持一段时间,以使软组织放松 • 避免过度复位。复位滑脱角比完整复位滑脱更重要。过度复位可能导致神经损伤

术后护理

- 术后在患者出手术室前立即行高质量摄片以确保植入和内固定位置放置正确(图5)。
- 术后最初的一段时间内,使用枕头抬高髋部和膝部并使其弯曲来减轻疼痛并缓解L5神经根的张力。
- 可实施疼痛控制(如硬膜内镇痛和患者自控的静脉内镇痛),并为患者配备合适的胸腰骶支具。鼓励患者在可耐受的情况下站立和走动。出院前行术后脊柱立位正侧位片检查。
- 限制活动(即避免弯曲和旋转运动)直到完全融合(大约4~6个月)。
- 只要脊柱融合术被确认,患者可以在1年后恢复运动和剧烈的体力活动。在从事任何接触性运动前,应采取适当的预防措施。
- 应避免进行可能引起冲撞的接触运动。

结果

- 在采用原位融合技术治疗的高度脊柱滑脱中,74%~100%的被报道的病例背部疼痛症状得到改善,坚固融合率被报道为71%~100%[7,11,13,20,21]。
- 一项对于18例高度脊椎滑脱青少年进行内固定复位和融合治疗的研究报道显示,所有病例神经症状完全缓解,融合率为100%。至少随访2年,未发现内固定松动或与内固定相关失败[25]。
- 另一项[21]比较原位融合、减压复位并后侧内固定融合以及周围融合技术治疗重度脊椎滑脱的研究中显示:原位融合的患者假关节发生率为45%(11例中有5例),后侧减压复位融合治疗的患者中假关节发生率为29%(7例中有2例)。所有这些病例都有小的横突(表面积<2 cm²)。周围融合技术达到了很高的融合率。在实现椎体融合的病例中观察到良好的功能恢复。然而,三组患者的最终结果并无差异。

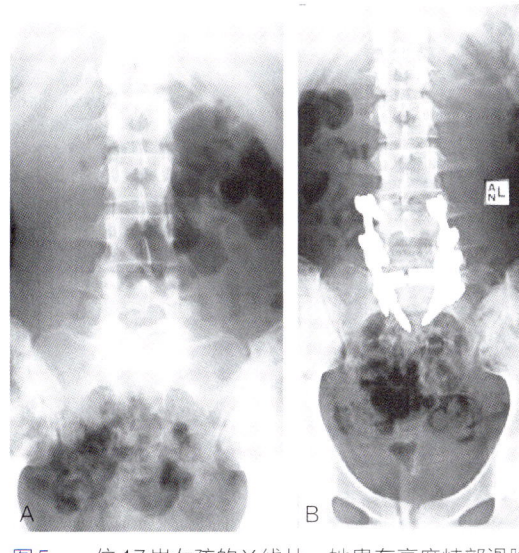
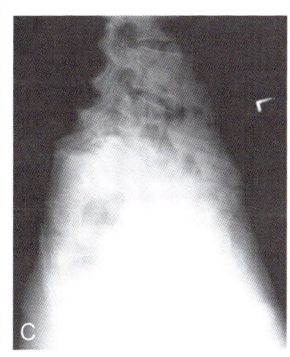
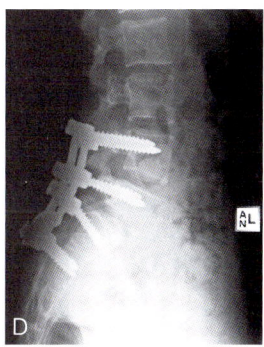

图5 一位17岁女孩的X线片,她患有高度峡部滑脱,接受减压、复位和器械融合手术。A、C. 初步PA和侧位片显示术前畸形。B、D. PA和侧位片显示使用CHOP技术纠正术后。

表1 脊柱侧弯研究:高度脊柱滑脱(Meyerding Ⅲ～Ⅴ度)的发病率和死亡率数据库摘要

年龄	总体患者数	并发症率	神经功能缺陷	死亡率	失明
儿童	127	10.4%	11.3%	0/605例	0/605例
成人	67	9.2%	22.9%	10/10 242例(0.1%)	5/10 242例(0.05%)

注:脊柱侧弯研究会从2007年起开始收集关于滑脱分度的信息。来自 Fu KM、Smith JS、Polly DW Jr, et al. Morbidity and mortality in the surgical treatment of six hundred five pediatric patients with isthmic or dysplastic spondylolisthesis. Spine 2011;36(4):308-312; Sansur CA, Reames DL, Smith JS, et al. Morbidity and mortality in the surgical treatment of 10242 adults with spondylolisthesis. J Neurosurg Spine 2010;13:589-593。

- 腰椎后路椎体间融合术(PLIF)是治疗高度椎体滑脱的理想方法。它可以通过单一入路实现满意的减压和周围融合。文献中对这一过程的结果褒贬不一。Cloward[5]对100例患者使用无内固定PLIF而没有后外侧融合。他发现了93%的融合率和90%的临床满意度。Fabris[7]等报道了12例采用内固定融合的患者达到100%的融合率。
- Poussa[22]等比较了22例儿童椎弓根螺钉后路固定和周围融合治疗的原位融合或复位患者。复位组对滑移角的影像学纠正较好,Meyerding分级改善,但在功能和疼痛方面无明显差异。Boxall[4]等报道了39例采用原位融合、减压融合或复位后融合治疗的儿童患者。26%的植骨融合患者术前滑动角度大于50°。作者的结论是,滑脱角度较大预示着滑脱将会继续发展,并建议对此类患者进行复位并且融合。Molinari[20,21]等对32例接受L4-骶骨原位融合、后路减压内固定复位融合或复位周围融合治疗的患者进行了研究。周围融合亚组无1例假关节形成,而原位融合组和内固定融合组假关节形成率分别为45%和29%。无论手术过程如何,在那些获得融合的患者中,结果都很好。

并发症

- 假关节。
  - 假关节是最常见的并发症。
  - 标志包括植入物周围透亮线、植入物断裂和滑脱继续进展。
  - 通过精细操作和植入位置的正确准备,可以尽量减少假关节出现。
  - 神经系统并发症。
  - 神经根损伤(L5神经根)。
    - 直接创伤、神经根操作或硬膜外血肿压迫所致。
  - 马尾综合征。
    - 自主功能障碍。
    - 慢性疼痛。
    - 必要时应立即松开矫正。
    - 必须使用适当的影像技术进行全面评估。
    - 通过良好的术前计划和细致的手术技术,以及采用多模式脊髓监测,可将其风险最小化。
- 脊柱侧弯研究会(Scoliosis Research Society)对605例小儿脊柱滑脱病例进行了回顾性分析,发现127例高度滑脱,76%的病例尝试复位。神经功能障碍的发生率为11.3%,而低度滑脱的发生率为1.4%。术后总神经功能缺损为5%(31/605例)。29例患者神经功能恢复(15例完全恢复,14例部分恢复)。硬膜撕裂发生率为1.3%(8/605)(表1)[8]。
- 对同一数据库10 242例成人滑脱病例进行回顾性分析,发现67例为高度滑脱,1 700例为低度滑脱。高度脊柱滑脱的总并发症发生率为22.9%,低度脊柱滑脱的总并发症发生率为8.3%。总死亡率0.1%(10例死亡),视力下降0.05%(5例)。对于不同的手术入路和器械选择,即联合AP、PLIF和TLIF,以及前方融合,并发症发生率在7%~8%之间且相似(表1)[23]。
- 相邻节段病变
  - 获得性腰椎滑脱。
  - 邻近椎节退行性疾病。
  - S1-S2畸形。
- 内固定相关并发症。
- 切口感染。

参考文献

[1] Beck NA, Miller R, Baldwin K, et al. Do oblique views add value in the diagnosis of spondylolysis in adolescents? J Bone Joint Surg Am 2013;95(10):e65.

[2] Beutler WJ, Fredrickson BE, Murtland A, et al. The natural history of spondylolysis and spondylolisthesis: 45-year follow-up evaluation. Spine 2003;28:1027-1035.

[3] Bohlman HH, Cook SS. One-stage decompression and posterolateral and interbody fusion for lumbosacral

- [3] spondyloptosis through a posterior approach: report of two cases. J Bone Joint Surg Am 1982;64:415-418.
- [4] Boxall D, Bradford DS, Winter RB, et al. Management of severe spondylolisthesis in children and adolescents. J Bone Joint Surg Am 1979;61(4):479-495.
- [5] Cloward RB. Spondylolisthesis: treatment by laminectomy and posterior interbody fusion. Clin Orthop Relat Res 1981;(154):74-82.
- [6] Ebraheim NA, Xu R, Darwich M, et al. Anatomic relations between the lumbar pedicle and the adjacent neural structures. Spine 1997;22:2338-2341.
- [7] Fabris DA, Costantini S, Nena U. Surgical treatment of severe L5-S1 spondylolisthesis in children and adolescents. Results of intraoperative reduction, posterior interbody fusion, and segmental pedicle fixation. Spine 1996;21(6):728-733.
- [8] Fu KM, Smith JS, Polly DW Jr, et al. Morbidity and mortality in the surgical treatment of six hundred five pediatric patients with isthmic or dysplastic spondylolisthesis. Spine 2011;36(4):308-312.
- [9] Gill GG. Long-term follow-up evaluation of a few patients with spondylolisthesis treated by excision of the loose lamina with decompression of the nerve roots without spinal fusion. Clin Orthop Relat Res 1984;(182):215-219.
- [10] Grobler LJ, Robertson PA, Novotny JE, et al. Etiology of spondylolisthesis. Assessment of the role played by lumbar facet joint morphology. Spine 1993;18:80-91.
- [11] Grzegorzewski A, Kumar SJ. In situ posterolateral spine arthrodesis for grades III, IV, and V spondylolisthesis in children and adolescents. J Pediatr Orthop 2000;20:506-511.
- [12] Hammerberg KW. New concepts on the pathogenesis and classification of spondylolisthesis. Spine 2005;30(6 suppl):S4-S11.
- [13] Harris IE, Weinstein SL. Long-term follow-up of patients with grade III and IV spondylolisthesis. Treatment with and without posterior fusion. J Bone Joint Surg Am 1987;69:960-969.
- [14] Labelle H, Roussouly P, Berthonnaud E, et al. Spondylolisthesis, pelvic incidence, and spinopelvic balance: a correlation study. Spine 2004;29:2049-2054.
- [15] Legaye J, Duval-Beaupère G, Hecquet J, et al. Pelvic incidence: a fundamental pelvic parameter for three-dimensional regulation of spinal sagittal curves. Eur Spine J 1998;7:99-103.
- [16] Lonstein JE. Spondylolisthesis in children. Cause, natural history, and management. Spine 1999;24:2640-2648.
- [17] Marchetti PC, Bartolozzi P. Classification of spondylolisthesis as a guideline for treatment. In: Bridwell KH, DeWald RL, eds. The Textbook of Spinal Surgery, ed 2. Philadelphia: Lippincott-Raven, 1997:1211-1254.
- [18] McPhee IB, O'Brien JP, McCall IW, et al. Progression of lumbosacral spondylolisthesis. Australas Radiol 1981;25:91-95.
- [19] Meyerding HW. Spondylolisthesis. J Bone Joint Surg Am 1931;13(1):39-48.
- [20] Molinari RW, Bridwell KH, Lenke LG, et al. Anterior column support in surgery for high-grade, isthmic spondylolisthesis. Clin Orthop Relat Res 2002;(394):109-120.
- [21] Molinari RW, Bridwell KH, Lenke LG, et al. Complications in the surgical treatment of pediatric high-grade, isthmic dysplastic spondylolisthesis. A comparison of three surgical approaches. Spine 1999;24:1701-1711.
- [22] Poussa M, Remes V, Lamberg T, et al. Treatment of severe spondylolisthesis in adolescence with reduction or fusion in situ: long-term clinical, radiologic and functional outcome. Spine 2006;31(5):583-590.
- [23] Sansur CA, Reames DL, Smith JS, et al. Morbidity and mortality in the surgical treatment of 10,242 adults with spondylolisthesis. J Neurosurg Spine 2010;13:589-593.
- [24] Senaran H, Yazici M, Karcaaltincaba M, et al. Lumbar pedicle morphology in the immature spine: a three-dimensional study using spiral computed tomography. Spine 2002;27:2472-2476.
- [25] Shufflebarger HL, Geck MJ. High-grade isthmic dysplastic spondylolisthesis: monosegmental surgical treatment. Spine 2005;30(6 suppl):S42-S48.
- [26] Smith MD, Bohlman HH. Spondylolisthesis treated by a single-stage operation combining decompression with in situ posterolateral and anterior fusion. An analysis of eleven patients who had long-term follow-up. J Bone Joint Surg Am 1990;72:415-421.
- [27] Wiltse LL, Jackson DW. Treatment of spondylolisthesis and spondylolysis in children. Clin Orthop Relat Res 1976;(117):92-100.
- [28] Wiltse LL, Newman PH, Macnab I. Classification of spondylolysis and spondylolisthesis. Clin Orthop Relat Res 1976;(117):23-29.
- [29] Wiltse LL, Winter RB. Terminology and measurement of spondylolisthesis. J Bone Joint Surg Am 1983;65:768-772.
- [30] Zindrick MR, Knight GW, Sartori MJ, et al. Pedicle morphology of the immature thoracolumbar spine. Spine 2000;25:2726-2735.

第45章 先天性脊柱侧凸并肋融合开放楔形胸廓成形垂直可扩展人工钛肋植入术

Opening Wedge Thoracoplasty and Vertical Expandable Prosthetic Titanium Rib Insertion for Congenital Scoliosis and Fused Ribs

Robert M. Campbell, Jr.

定义

- 本手术通过纵向可撑开型钛肋骨假体(VEPTR)扩张胸廓来延长凹陷狭窄的半胸廓,并间接矫正先天性脊柱侧弯,以最大限度地增加脊柱生长潜力,从而促进下肺的生长。

解剖

- 先天性脊柱侧弯合并肋骨融合是先天性脊柱侧弯的一种严重变异。
- 在侧弯的凹侧,对侧多个半椎骨存在下常见未分节的融合(图1)。
- 肋骨融合的范围是广泛的,通常集中在侧弯的凹侧,当与脊柱相邻时,可通过系带促进侧弯的进展。
- 混合畸形也可见,肋骨缺损区与融合区相邻。

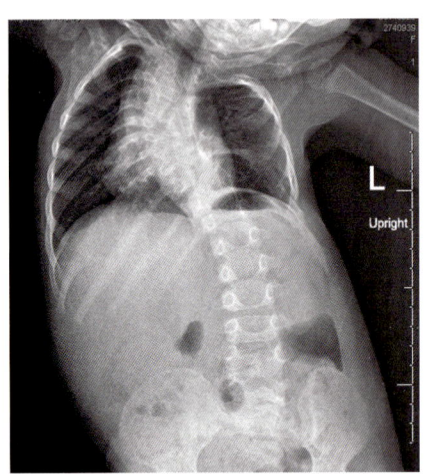

图1 一名2岁半女童,先天性脊柱侧弯及肋骨融合发展迅速。凹侧可见一长而单侧的未分段杆,凸侧可见多个半椎体。与凸侧相比,凹侧半胸高度明显降低。

- 凹侧融合的胸廓的高度和宽度常常会减小,由于胸椎的多种先天性异常,通常会导致整个胸廓的高度降低。
- 所有这些异常都会导致胸腔容量减少。
- 这种变异被归类为Ⅱ型胸廓容积发育不全[1]。

发病机制

- 先天性脊柱侧凸与Notch信号通路基因[3]的单倍不足有关,更严重的变异性脊柱侧凸性骨发育不全与DLL3突变有关[4]。
- 融合肋骨和先天性脊柱侧凸是一种广泛的"分节失败",涉及脊柱和肋骨,最常见于VACTERL综合征(椎体异常、肛门闭锁、心血管异常、气管食管瘘、食管闭锁、肾或桡骨异常、肢体异常)或脊椎发育不全,但也可作为孤立异常发生。

自然病程

- 严重的先天性脊柱侧弯合并肋骨融合往往在未经治疗的情况下进展迅速,肺生长抑制在侧弯的凹侧。
- 早期由于严重的脊柱和肋骨畸形产生的压力,外源性限制性肺病可能在临床上导致患者在休息时呼吸频率增加,而活动时机体氧化供能减少,但是随着患儿成长,高呼吸速率变得难以维持,并发展为早期呼吸衰竭。
- 在临床上,睡眠障碍通常首先出现,然后可能发展为症状明显的临床日间呼吸困难,导致患者需要辅助呼吸,如鼻导管吸氧,持续气道正压通气(CPAP)/双相气道正压通气(BIPAP),甚至呼吸机支持。未经治疗的婴儿脊柱侧弯患者在20岁后开始由于呼吸衰竭导致死亡率的增加,到60岁时死亡率为正常人群的3倍,但未经治疗的先天性脊柱侧弯合并肋骨融合的患者的长期死亡率尚不清楚。

病史和体格检查

- 临床评估应包括一般检查和心肺功能检查。
  - 根据放射学和临床症状确诊脊柱侧凸的发生，记录临床经过和治疗反应。
  - 任何先前脊柱手术的细节都需注意，因为这可能会影响脊柱的生长潜力。
  - 呼吸史应包括确定由于细菌来源或病毒病因[如呼吸道合胞病毒（RSV）]引起的感冒、支气管炎和肺炎的频率。呼吸系统疾病的发病率增加，患者需要住院治疗，或需要呼吸机辅助从而恢复都是令人担忧的，并提示出现呼吸功能不全。
  - 儿童自愿减少游戏活动，逐渐降低到有氧需求最低的程度，也是呼吸功能不全的早期迹象。对相关的全身系统进行广泛的回顾是很重要的。
  - 先天性心脏病可导致临床呼吸功能不全，肺心病可危及生命。
  - 胃肠道（GI）异常，如胃食管反流病（GERD），可导致吸入性肺炎。
  - 先天性肾异常见于1/3的脊柱侧凸患者中。
  - 应记录异常的大便失禁和尿失禁，并检查神经性原因。
- 体格检查应包括测量体重/身高百分比和静息呼吸频率。
  - 低体重常见于胸廓发育不全综合征患儿，可能与呼吸急促增加有关。
  - 正常呼吸速度在出生后1年内为每分钟60～80次，到4～6岁时下降至每分钟20～24次。
    - 鼻翼煽动提示呼吸困难。
    - 口周发绀或杵状指提示缺氧。
  - 测量不等高肩的高度、头部和躯干失代偿以及任何下肢不等长。
  - Adams前弯试验用于观察侧弯凸侧上背部的旋转。单独的肋骨突出和任何广义的胸部异常形状都会被发现，包括鸡胸或漏斗胸。
  - 测量肋骨缺损，并根据呼吸时向内矛盾运动的塌陷程度评估临床不稳定性。测量融合肋骨上方的硬性胸壁区域并记录位置。测量乳头连线处的胸围并确定和正常比例的百分比。
  - 完成拇指偏移测试（图2）。双手从背部轻轻地放在胸部两侧，大拇指向中间伸展，与脊柱等距。患者深呼吸，胸部扩张，每只手向外移动，拇指尖远离脊柱。
    - 在正常人中，拇指以深呼吸对称地向外移动，但由于胸壁僵硬，拇指几乎不随呼吸而移动。
    - 运动分级：+3为向外运动大于1 cm，+2为1～0.5 cm，+1为<0.5 cm，+0表示无移动。这种患者也被称为是有木偶征。

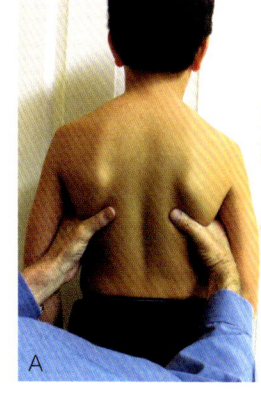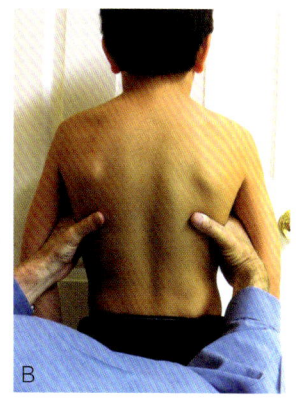

图2　A. 正常9岁男孩的拇指偏移测试。双手松弛地放在躯干周围，拇指与脊柱等距。B. 要求患者深呼吸，拇指内侧尖的向外运动分级为每侧：+3为向外运动超过1 cm，+2为1～0.5 cm，+1为<0.5 cm，+0表示无移动。评分越低，临床上胸部越僵硬，反映出呼吸功能减弱。注意这个正常的孩子大拇指离脊柱的移动。

  - 随着呼吸节律，患者的头部上下摆动，很像牵线木偶。
    - 这是一个积极的信号，表明吸气时膈肌遇到阻力向下偏移，其在脊柱畸形中很常见，本质上，膈肌是做一个"俯卧撑"以对抗本身重力，以充分扩大肺部。
    - 这是一种高能量消耗，不能长期持续，可以导致呼吸衰竭。

影像学及其他诊断性检查

- 拍摄脊柱的负重正侧位片，摄片应包括整个胸部，以及脊柱的卧位bending位摄片。
- 应拍摄C形脊柱侧方弯曲/伸展的正侧位片。扫描的胸部和腰椎CT，以5 mm为间隔，以及扫描整个脊髓的MRI。
- 动态肺MRI（图3）有助于显示胸部功能缺损。
- 对6岁以上的患者进行肺活量测定法以测试肺功能，对更年幼的患者进行婴儿肺功能测试（如有条件）。同时检验全血细胞计数、沉降率、C反应蛋白、电解质、凝血酶原时间和部分凝血活酶时间。

鉴别诊断

- 小儿脊柱侧凸。
- 先天性脊柱侧弯但无肋骨融合。
- 脊柱侧弯合并关节挛缩。

非手术治疗

- 轻度或中度侧弯可X线片观察随访。
- 支具治疗对先天性脊柱侧弯无效。
- 进展性侧弯需要手术干预。

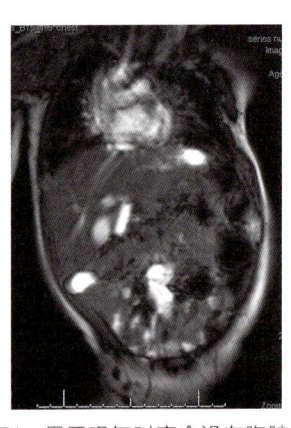

图3 动态肺MRI,显示吸气时完全没有胸腔扩张,呼吸时膈肌向下偏移明显减少。

手术治疗

- VETPR扩张胸廓成形术适用于骨骼发育不全的患者,年龄6个月,当肺容量(SAL)小于90%时,有渐进性先天性脊柱侧凸伴融合肋骨。
- 不能耐受重复手术的患者可能不适合做这种手术。
- 无近端肋骨的内植物连接也可能是该手术的禁忌证。

术前计划

- 强烈建议采用多学科参与手术,不仅由骨科医生,并且需儿科普通外科医生和儿科胸外科医生进行评估,从而最好地确定复杂先天性脊柱侧弯病例常见的多系统异常。
  - 需要解决的核心问题是,胸廓扩张是否会带来肺生长的可能性,从而为患者带来临床获益。
  - 推荐术前麻醉医生会诊并且在术前处理麻醉医生提出的任何问题。
- 脊髓异常,如脊髓栓系和脊髓纵裂,应在VEPTR手术至少6周前进行神经外科处理,以尽量减少在VEPTR手术过程中对脊髓牵拉的风险。
- 胃反流严重患者可能需要接受胃底折叠术才能进行VEPTR手术。
- 任何凝血功能障碍的诊断均需在术前由血液科进行控制。上气道异常可能需要内镜辅助插管。

体位

- 将患者胸部纵向翻转置于俯卧位。膝盖和脚踝处用衬垫填充。
- 将一条2英寸(1英寸≈2.54 cm)宽的布胶带横绕在骨盆上(图4),将折叠的手巾放在骨盆下方,以保护皮肤,并将胶带末端固定在手术台下方,以提供躯干的软性稳定。
- 手臂向前90°伸出,并用衬垫填充。

入路

- 入路采用改良开胸切口。

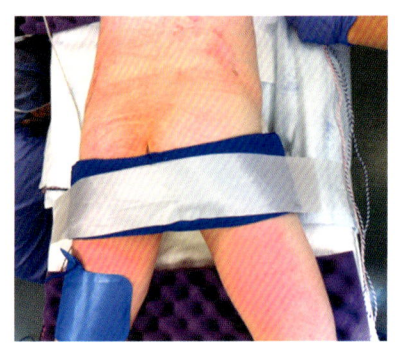

图4 将患者胸部纵向反转置于俯卧位以支撑躯干。膝盖和脚踝由卷轴和衬垫支撑。通过布带覆盖稳定臀部,并将手巾固定在手术台下。

楔形开胸成形术

暴露

- 改良开胸切口,将远端前移至第10肋前方。
- 沿着皮肤切口通过肌肉进行电凝剥离。
- 钝性分离打开肋骨与肩胛骨之间的间隙。
- 确认第2肋骨处,中、后斜角肌交界处。神经血管束就在这个标志的前面,应该避开。
- 椎骨旁肌肉向内侧牵拉至横突尖端,注意不要损伤骨骨膜。
- 通过触摸评估用于VEPTR附着的近端肋骨的强度,通常第2和第3根肋骨是足够的。

近端肋骨支架植入

- 现在准备置入VEPTR Ⅱ (Depuy-Synthes Spine Co., Raynham, MA)的上肋骨支架。
- 烧灼术用于在肋骨支架附着肋骨的上、下肋间肌中间位置分别电切一个1 cm横向浅切口。
  - 为了获得最佳的机械性能,支架应该被放置在脊柱横突的顶端,至少在2根肋骨或融合的肋骨块周围。
- 使用剥离子绕肋骨附件,剥离内侧骨膜/胸膜层。扩大软组织通道。
- 将VEPTR支架帽插入上切口,面向侧面,以避免纵隔结构,然后向远端转动。
- 接下来放入VEPTR Ⅱ 肋骨支架,将两者进行配对,然后用分离锁锁定。
- 当两根肋骨或融合的肋骨较大时,可使用加长支架。
- VEPTR Ⅱ型"堆叠式支架"多肋连接结构在此处不适合。
- 对于非常小的儿童,可以使用体积小的肋骨支架。
- 对所附支架进行稳定性测试。
- 如果有顾虑,在远处加一根肋骨支架以增强强度。
- 切勿延伸至第一肋骨,因为这可能增加装置撞击臂丛的风险。

胸廓造口术

- 一旦上附着点完成,可以在融合胸壁的顶点处进行开窗楔形胸廓切开术。
- 通常,在融合肋骨前方有一个纤维状裂缝,与计划中的胸廓切开术一致。
  - 用电凝分离,使用一个4号神经剥离子保护下层胸膜,然后用Kerrison咬骨钳继续胸廓切开术。通过肋骨融合块处横向切开直至脊柱横突(技术图1A)。
- 然后用小的椎板撑开器扩大截骨间隔,用夹持的Kittner海绵轻轻地将胸膜从近端和远端剥离。
- 任何残留在内侧的骨桥都要小心地用融合器切除,靠近脊柱的融合骨要小心地用弯曲的刮匙从侧面取出,以避免损伤脊髓。
- 当融合肋骨很宽时,可能需要第二次楔形切开胸腔造口,与第一次切口更远且平行。
- 使用VEPTR Ⅱ固定式肋骨牵开器保持楔形胸廓开放,然后选择远端连接点(技术图1B)。

远端连接点建立

- 对于>18个月的患者,椎管足以容纳椎板钩,因此,对于原发性胸段侧弯,要么选择近端腰椎插入椎板钩,要么在腰椎侧弯/骨盆倾斜时选择插入髂嵴S钩。
- 对于18个月以下的患者,混合使用VEPTR Ⅱ是不实用的,因为椎管太小,无法固定脊柱钩。因此,可以在靠近脊柱的远端肋骨上植入一个单独的肋骨-肋骨VEPTR Ⅱ装置。

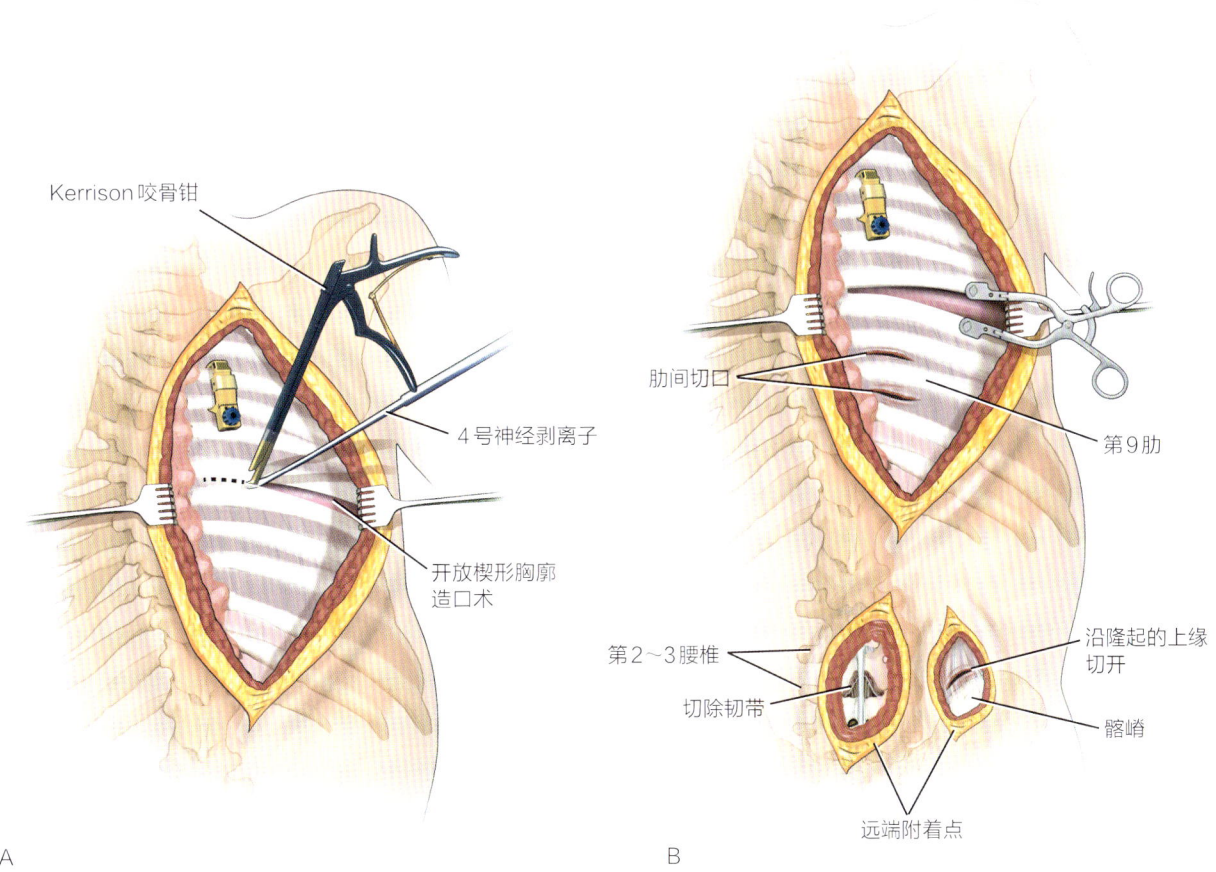

技术图1 A.从外侧到内侧切开楔形胸廓切开术,在保护肺部的下方有4号神经剥离子。B.远端附着部位可以是肋骨到肋骨VEPTR结构的下肋骨,也可以是VEPTR混合体的近端腰椎或髂嵴。

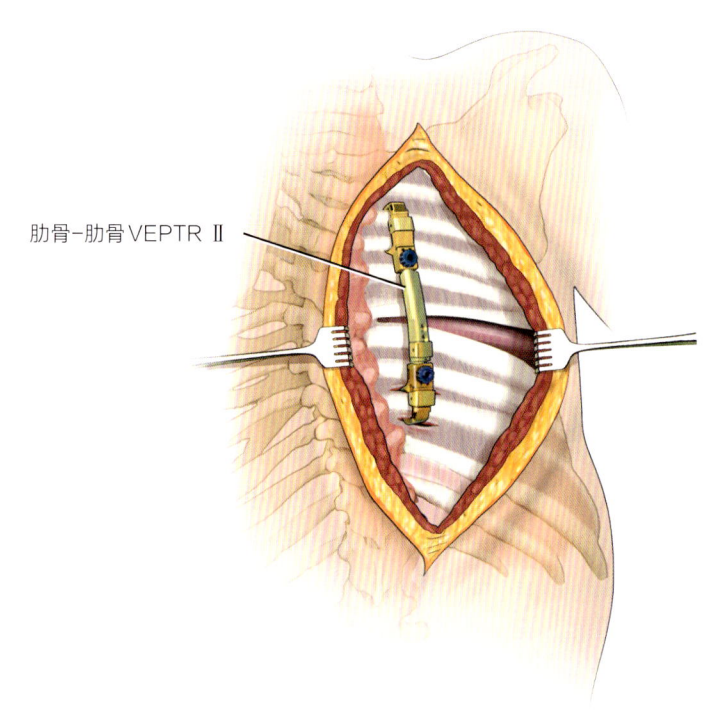

技术图2　VEPTR Ⅱ结构。

- 在稳定的相对水平的肋骨(通常为第9肋或第10肋)上准备下位 VEPTR Ⅱ 支架部位,然后植入并锁紧 VEPTR Ⅱ 支架(技术图2)。
- 在18个月以上的患者中,使用从肋骨到腰椎近端的混合型 VEPTR Ⅱ 支架能进行更有力的矫正。
- 对于远端钩位,在所选腰椎水平(通常为L2-L3)处进行纵向皮肤切口,并单侧暴露两节椎体并插入单枚椎板钩。
- 注意椎板钩应位于任何交界性后凸区域的下方。
- 如果骨盆倾斜/腰椎弯曲较大,建议将混合型 VEPTR Ⅱ 延伸至髂嵴。

肋骨套管与腰椎牵开装置植入

- 选择混合型 VEPTR Ⅱ 型支架通过胸廓切开术的肋骨牵开器矫正半胸畸形。
- 一般情况下,需要2 cm的 VEPTR Ⅱ 肋骨套管近端杆与上支架配合,但如果考虑到后凸,则需要更长的近端杆段,以便弯曲以适应变形。
- 混合肋骨套的可膨胀部分应在T12的下端结束,并且从腰椎钩的远端延伸1.5 cm再切断腰椎撑开杆。
- 用弯血管钳从近端切口穿到远端切口,然后将一根20号胸管拉回到近端伤口,从而在两个切开之间形成通过器械的椎旁肌通道。
- 将组装好的尺寸合适的为 VEPTR Ⅱ 的牵开锁紧装置插入胸管的近端,并通过软组织通道将装置导入远端伤口。
- 将远端杆穿过闭合钩,将近端杆连接到上支架上,使装置牵开。
- 拆除肋骨牵开器。
  - 胸廓切开的间隔应保持分隔状态。
- 如果需要,第二个肋骨-肋骨 VEPTR Ⅱ 装置通常放置在腋后线(技术图3A)。
- 内侧混合型 VEPTR Ⅱ 装置最后一次牵开。
- 以类似的方式将腰椎延伸至髂嵴(技术图3B)。

切口闭合

- 传统的开胸方式需要缝合,首先,拉伸肌肉皮瓣,以消除缝合张力(技术图4A)。
- 如果在冲洗胸腔时出现因 Valsalva 动作而引起较大的胸膜漏,可以放置胸导管引流。但这种情况很少出现。
- 术后放置2个 Jackson-Pratt 引流管,并放置一根用于术后罗哌卡因输注的深度疼痛导管。
- 术后1周内行脊柱正侧摄片检查(技术图4B)。

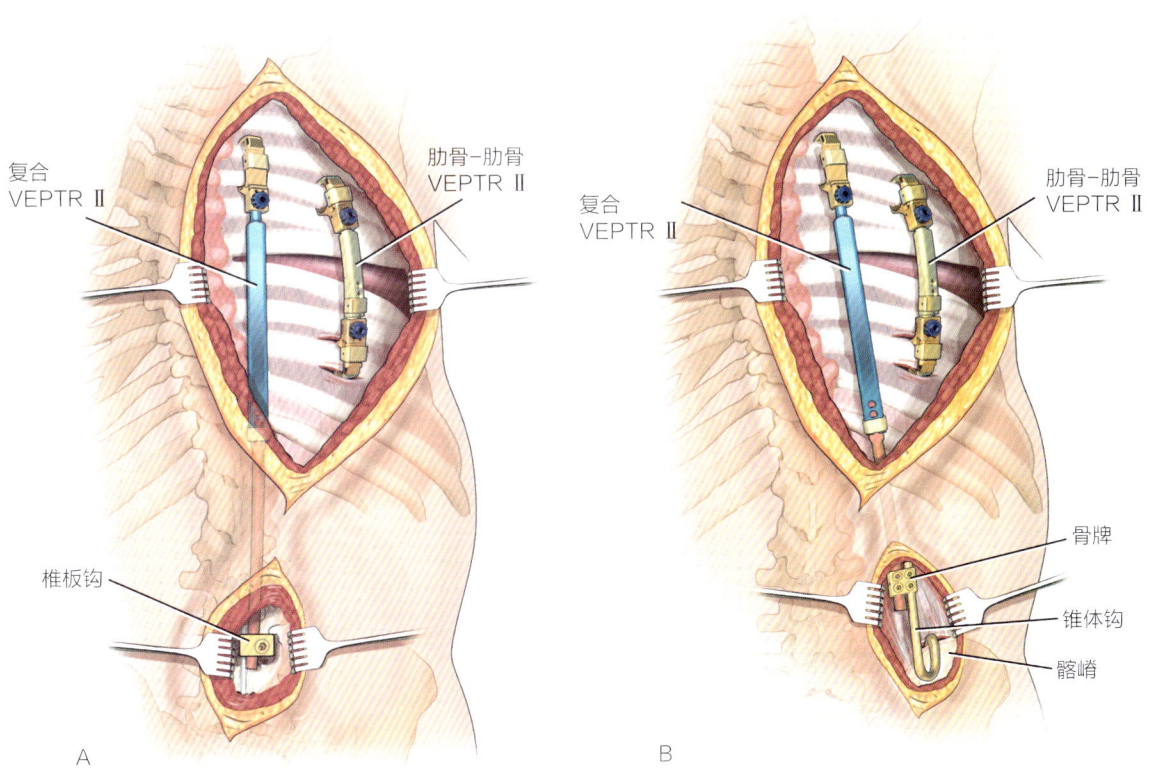

技术图3　A. 植入肋骨套管/腰椎牵开装置。B. 骨盆植入混合型VEPTR Ⅱ装置。

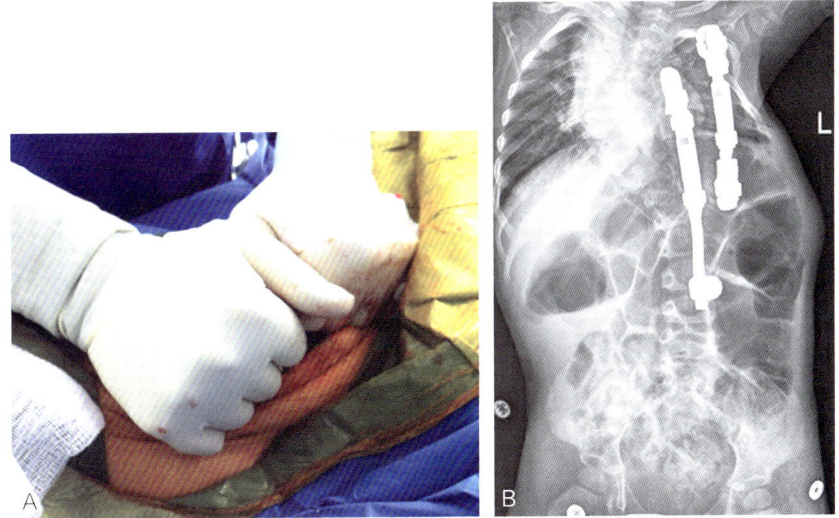

技术图4　A. 用力拉伸皮肤/肌肉瓣至少10秒。B. 一例2岁半的女性患者术后立即进行X线片检查，采用楔式开胸术和混合型VEPTR Ⅰ型装置，在有限的放置区域内，VEPTR Ⅰ具有比VEPTR Ⅱ更强的扩张能力，以及肋骨对肋骨的VEPTR Ⅱ。内侧混合型VEPTR由于骨量不足，不能放置在更近的位置。

纵向可撑开型人工钛肋延长术

- 在门诊手术中,该装置每年至少按计划延长2次(技术图5A)。
- 通过3 cm皮肤切口即可形成延长通道,取下牵开锁,缓慢撑开数分钟,当反作用力过大时停止。
  - 插入新的牵开锁。
  - 在一个非常狭窄的胸腔中,扩张最小可达0.5 cm,当患者出现生长突增时,扩张可达2.0 cm。
- 通过近端和远端的有限切口,根据需要更换完全扩张的器械,延长至骨骼完全愈合。
- 很少需要再次切开楔形胸廓(技术图5B)。

后凸矫形

- 当VEPTR Ⅱ的近端杆弯曲以适应后凸时,在延长过程中,可以通过单独的切口操作杆,并通过原位弯曲器稍微矫直以减少后凸(技术图6)。
  - 这个过程可以根据需要重复很多次。

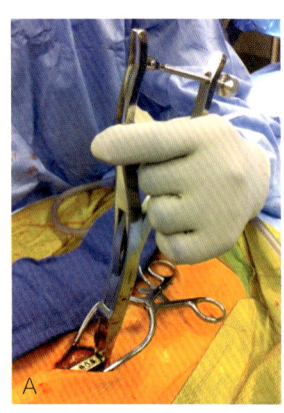 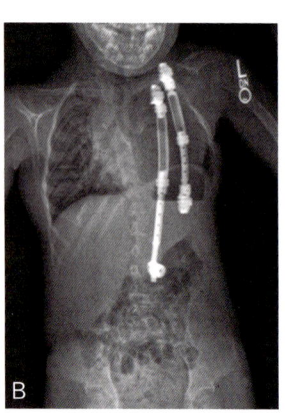

技术图5 A. VEPTR延长。与牵张锁平行切开3 cm切口,取下锁,延长装置长度,直到反作用力迅速上升,锁定装置。B. 5年的随访。为了改善缩窄的半胸廓的纵向扩张,在种植体植入2年后,由于骨存量的改善,采用肋骨支架的近端位置,进行第二次开口楔形开胸术。

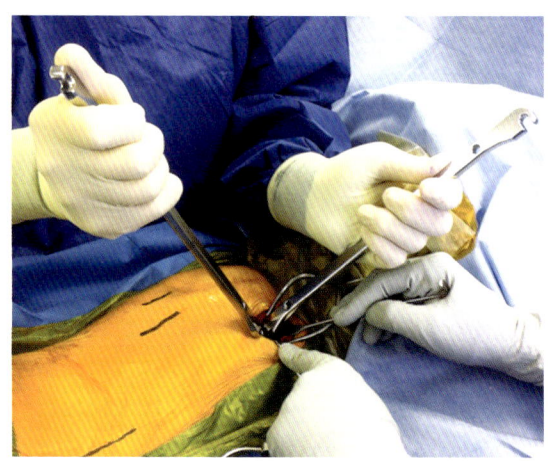

技术图6 后凸矫正。在延长手术过程中,在VEPTR Ⅱ的近端杆中间平行切开2 cm长的切口。弯曲成后凸的棒被轻轻地拉直,直到反作用力显著增加。在每一次延长时均可操作,直到脊柱后凸大大减少。

要点和失误防范

胸廓畸形矫正不足	初始植入手术的矫正不能通过后期的扩张来解决,所以在初始的过程中要尽一切努力彻底矫正凹凸半胸之间的不对称
术前装置软组织覆盖不良	饮食补充和口服食欲刺激剂(如赛庚啶)可能就足够了。如果没有,管饲或胃经皮内镜胃造口术喂养是有用的。体重在正常水平的25%或更高,可以降低皮肤脱落的风险
医源性过偿弯曲	上VEPTR支架位置应置于侧弯的上侧,但不应置于其上方的柔性脊柱内,因为存在医源性过偿弯曲的风险
急性胸廓出口综合征	由于近端胸廓解剖结构的改变,闭合时可能会遇到罕见的情况,因此脉搏血氧计和上肢诱发电位都要监测信号的丢失,任何变化都可以通过改变闭合使肩胛骨更近端收缩来解决

术后护理

- 大多数患者术后不久即可拔管。
  - 由于在大皮瓣下形成的死腔,存在50%的输血风险。
  - 引流液少于 1 ml/(kg·d)时取出胸管(如有),引流液少于 20 ml/kg 时取出圆形 Jackson-Pratt 引流液。
- 无须支具。
- 鼓励患者在耐受后尽量走动。
- 术后评估应包括脊柱立位正侧位片。

结果

- VEPTR 治疗先天性脊柱侧弯合并融合肋骨,术前脊柱侧弯平均 74°,术后随访平均 49°[3]。
  - 凹侧肺的 X 线摄片高度除以凸侧肺的高度(SAL)的比率从 63% 提高到 80%。
  - 胸椎高度平均每年增加 0.71 cm。2 岁前接受手术者在预测用力肺活量(FVC)的百分比中表现最好。
  - 并发症包括器械感染(1.9%)、皮肤脱落(18%)和无症状装置移位(32%)
- 一旦患者骨骼发育成熟,控制脊柱畸形的 VEPTR 装置可以被移除,并进行明确的脊柱融合。
  - 稳定肋骨畸形的 VEPTR 装置应保留。
  - 建议每年随访一次,进行 X 线片和肺功能检查。
  - VEPTR 装置的吸引人的扩张能力,使其仿如生长棒,将来或许可以应用这一特性。

并发症

- 感染大部分时间可以通过清创术和冲洗来解决,直至伤口几乎愈合。使肉芽组织覆盖装置和伤口真空辅助闭合(VAC)治疗。
  - 复发性感染最好通过暂时移除装置的中心部分来解决,一旦感染得到解决,再重新插入。
- 通过清创术(通常是旋转肌移植)和一次缝合治疗皮肤脱皮。
  - 必要时使用软组织扩张器为设备提供皮肤覆盖。
- 上端肋骨支架的向上移位通常可以通过将其重新固定到原始固定的肋骨上,通过有限的暴露来解决,通常是在定期安排的过程中完成的。
  - 向远端移位的脊柱钩可以在更低的节段复位。向髂嵴的远端移位的脊柱钩可以被移除,然后重新固定到新的髂嵴位置。

参考文献

[1] Campbell RM Jr, Smith MD. Thoracic insufficiency syndrome and exotic scoliosis. J Bone Joint Surg Am 2007;89(suppl 1):108-122.

[2] Campbell RM Jr, Smith MD, Mayes TC, et al. The characteristics of thoracic insufficiency syndrome associated with fused ribs and congenital scoliosis. J Bone Joint Surg Am 2003;85:399-408.

[3] Campbell RM Jr, Smith MD, Mayes TC, et al. The effect of opening wedge thoracostomy on thoracic insufficiency syndrome associated with fused ribs and congenital scoliosis. J Bone Joint Surg Am 2004;86:1659-1674.

[4] Maisenbacher MK, Han JS, O'Brien ML, et al. Molecular analysis of congenital scoliosis: a candidate gene approach. Hum Genet 2005;116:416-419.

[5] Oakes DF. Neonatal/Pediatric Respiratory Care: A Critical Care Pocket Guide, ed 2. Old Town, ME: Health Educator Publications, 1994.

[6] Pehrsson K, Larsson S, Oden A, et al. Long-term follow-up of patients with untreated scoliosis. A study of mortality, causes of death, and symptoms. Spine 1992;17:1091-1096.

[7] Skaggs DL, Sankar WN, Albrektson J, et al. Weight gain following vertical expandable prosthetic titanium ribs surgery in children with thoracic insufficiency syndrome. Spine 2009;34:2530-2533.

[8] Sparrow DB, Chapman G, Smith AJ, et al. A mechanism for gene environment interaction in the etiology of congenital scoliosis. Cell 2012;149:295-306.

第46章 颈椎前方入路
Anterior Cervical Approaches

John Heflin and John M. Rhee

概述

前方入路（Smith-Robinson入路）

- 该入路的选择要考虑许多因素，包括必须暴露的椎体节段、手术操作的要求以及患者的身体情况。
- 一般来说，Smith-Robinson方法可以暴露大多数患者C2～T1节段。当然，患者的个体差异可能限制或增加术中暴露的范围。
- 暴露C2-C3椎间盘的容易程度取决于下颌骨的位置，这可通过术前侧位片进行评估。
- 要暴露C2-C3间隙，最好使用鼻插管，因为鼻插管可以最大限度地关闭下颌骨，使下颌骨不会挡住进入该椎间盘的视线。
  - 在对于某些下颌骨位于C3-C4椎间盘平面的患者中，要暴露C3-C4间隙也建议行鼻插管。
- 对于病变位于C7～T1或更远节段的患者中，术前仔细观察侧位片上胸骨切迹与病变椎体的位置关系，有助于评估是否有必要劈开胸骨暴露术野。
  - 在一些颈部较长的患者中，采用标准的Smith-Robinson入路可以达到T2甚至T3水平。
  - 对于那些颈部较短或粗壮的患者来说，即使达到C7也可能是一个挑战（图1）。

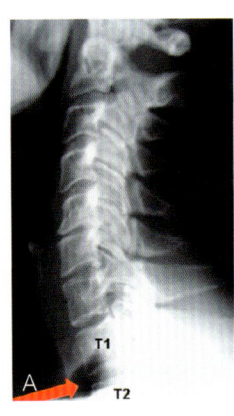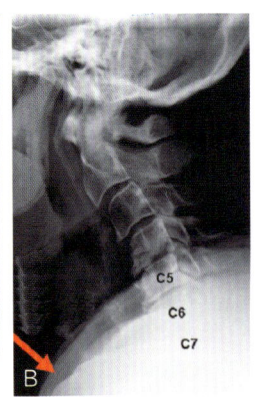

图1 患者颈部长短的对比。A. 对于颈部较长的患者，标准Smith-Robinson入路的前路暴露方式，容易到达深部［如T1-T2椎间盘间隙（箭头）］。B. 对于那些颈部较短的患者，虽然手术也可以实施，但是由于胸骨的阻挡（箭头），即使暴露C6、C7可能也是困难的。

- 影像学研究有助于评估解剖变异，如椎动脉偏向内侧的变异。
- 手对于该入路可能造成喉上神经麻痹的并发症存在较大争议。文献中虽然没有得出结论，但提示使用右侧入路发生该并发症的概率更高。
  - 如果患者曾接受过颈部手术，为了避免瘢痕，最好从对侧暴露颈椎，术前应通过耳鼻喉科会诊进行间接喉镜检查，以避免喉返神经损伤。
  - 如果已经有喉返神经损伤，就应该从患侧入路进行暴露，以避免双侧声带麻痹的可能性。如果没有损伤，从任一侧暴露都可以。

侧方咽后入路（Whitesides入路）

- 该入路可用于上颈椎前路的暴露，但不能暴露颅底。
- 该入路通常用于治疗高位颈椎的骨性缺损，包括后路无法到达的肿瘤或感染，后方结构缺损或不完整的不稳定骨折或脱位，或后路手术不融合者（尤其是C1-C2融合）。
- 该入路也可应用于高位颈椎前侧或前外侧的硬膜内病变，如神经纤维瘤或脊膜瘤。该入路只可暴露C1～C3的一侧。如要到达对侧则需要另外的切口。
- 潜在的并发症包括脊神经和椎动脉损伤。颈静脉也位于手术区域内，如果不慎损伤，可能造成严重出血。
- 如果患者气道阻塞，插管会导致明显的咽后肿胀，且可导致插管时间明显延长。

颈胸段前方入路（经胸骨柄-锁骨入路）

- 显露颈胸段有几种不同的入路，包括经胸骨柄-锁骨入路和劈开胸骨（正中胸骨切开）入路。
  - 劈开胸骨（正中胸骨切开）入路可能有助于暴露上位胸椎。
- 两种入路同样需要深部组织的剥离。
  - 建议进行从头侧至尾侧的组织解剖，以避免直接损伤远端主要横行血管（如左侧头臂干静脉）。

- 从左侧进行该入路,会有损伤胸导管的风险,它注入于锁骨下动脉和颈总动脉之间的左静脉角。
- 从右侧入路,有损伤喉返神经的极大风险,因为喉返神经在颈部的左侧位置较固定,多位于气管食管沟中,但在右侧却变异性很大。

体位

前方入路(Smith-Robinson 入路)

- 患者仰卧位,颈部轻度后伸。
- 术前评估患者所能忍受的最大后伸程度而不会出现神经症状加重,摆体位时颈部后伸不可超过这个程度(图2)。
- 肩部下放置一个垫子(如卷好的床单),有利于颈椎的轻度后伸。

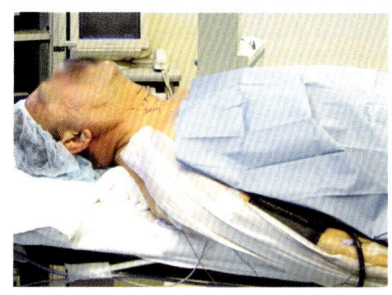

图2 体位。尤其对于脊髓病患者,应评估术前在神经症状没有恶化的情况下耐受的颈部最大伸展程度,并在定位时绝不超过这个程度范围。在肩胛下垫一个卷起来的毛巾,帮助颈部轻度后伸。

- 对于行颈前路椎间盘切除和融合手术(ACDF)的患者,可选用颅骨牵引协助术区显露,但一般不是必需的。
- 在枕骨后部放置泡沫圈以防止局部组织受压坏死。
- 头部置于中立位,这样可以为减压和安装内固定时提供与脊柱纵轴一致的标志(鼻子和胸骨切迹)。
- 根据下颌骨与上颈椎的关系,如果将头部略向对侧旋转,显露C2-C3可能更容易。
  - 手术时应注意旋转的幅度,以防止偏离正常方向。
- 双肩轻度下拉可便于术中透视定位。
  - 压肩时应避免用力过大而造成臂丛神经损伤。
- 术中脊髓功能监测[如体感诱发电位(SSEP)和运动诱发电位(MEP)]可用于预防与体位相关的神经损伤,但对神经损伤的检测并不完全敏感。

侧方咽后入路(Whitesides 入路)

- 如果患者没有因颈椎不稳而使用Halo支具固定的话,应让患者取平卧位,头部偏向术野对侧。
  - 如果患者因颈椎不稳而使用Halo支具固定的话,暴露将更具挑战性,但并非完全不可能。
- 最好在术区对侧的鼻腔经鼻插管,这样能使下颌完全闭合,从而最低程度阻碍切口的暴露。
- 耳廓(耳垂)可向前牵拉并缝起,可以更好地暴露茎突和耳后区域。
- 整个颈部和面部下半部分都要在消毒铺单时显露出来。

前方入路(Smith-Robinson 入路)

切口和浅层分离

- 对大多数患者来说,顺着颈部皮纹做一个横向切口会更美观,而且可以暴露3个或更多节段的椎间盘水平。
  - 纵切口虽然美观程度较低,但却能提供更大范围的暴露(C2到胸椎),当需要暴露3个或3个以上椎间盘时,或者患者的颈部非常粗壮、肌肉发达时,可以考虑采用纵切口。
- 选择切口时可以根据颈前部一些解剖结构作为标记(例如C3在舌骨平面、C4-C5平甲状腺软骨、C6在颈动脉结节处、C7平环状软骨)(技术图1A)。
  - 术前侧位X线片还可大致确定切口位置,以便最佳地暴露所需的椎间盘。
  - 术者应尽量使切口与预期椎间盘位于同一平面(技术图1B)。
  - 横切口可从胸锁乳突肌(SCM)前2/3延伸至超过颈部正中线。
- 更长的切口和更多的组织剥离可以暴露更多的节段,如果切口在皮纹内,愈合后瘢痕会很小,不影响外观。
- 如果采取纵切口,沿胸锁乳突肌内侧缘切开。
- 切开皮下脂肪到达颈阔肌(技术图1C)。
  - 切开颈阔肌后,用剪刀进行钝性分离颈阔肌的边缘。
  - 这个过程允许广泛的软组织剥离,这有助于暴露多个椎间盘水平,并获得足够的视野以放置钢板和螺钉。
- 穿过解剖区域的浅静脉可能需要结扎,以便暴露(技术图1D)。

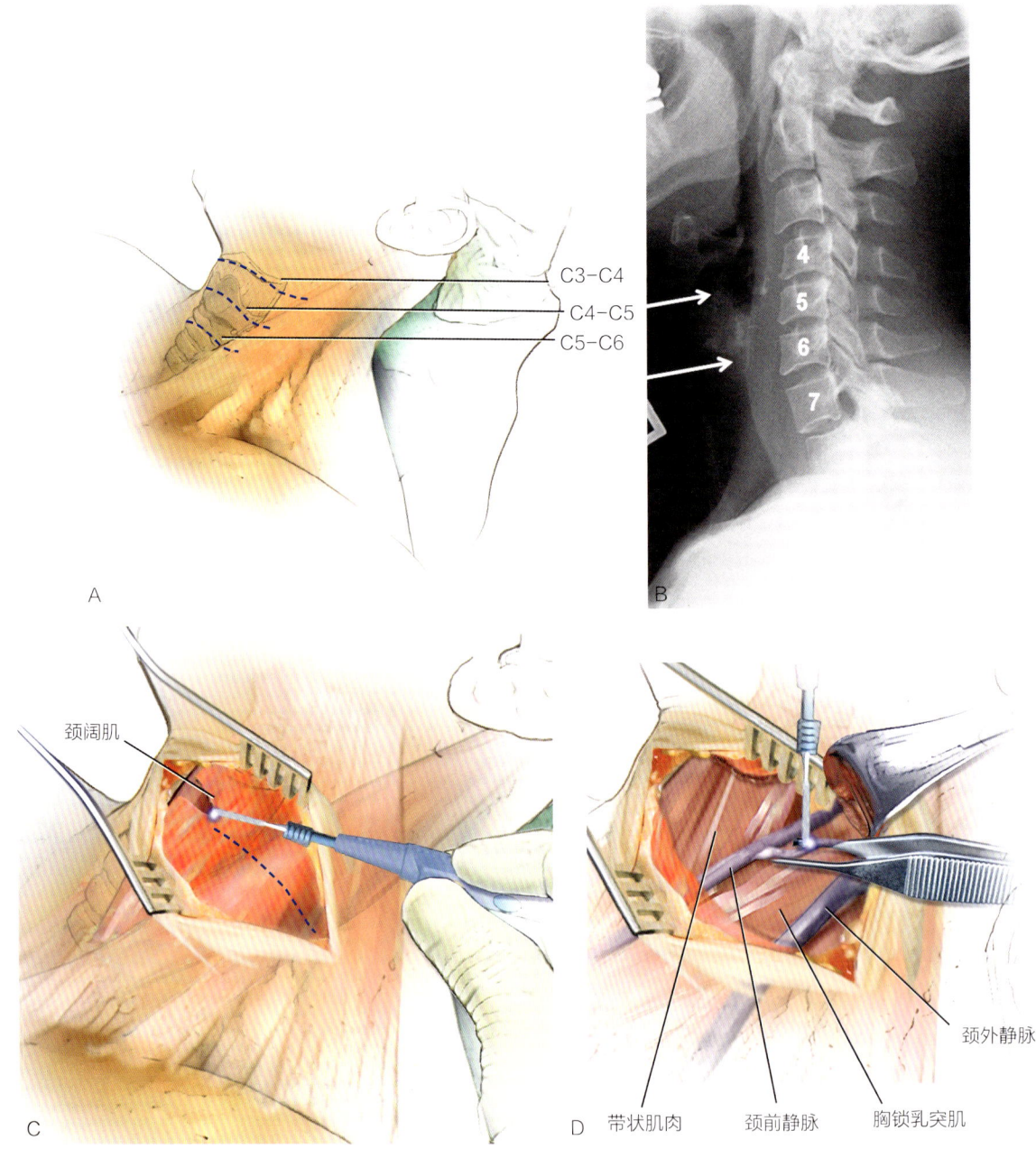

技术图1 切口。A. 切口的位置是通过触摸已知的标志来确定的。通常,这些标志覆盖在特定的脊椎或椎间盘上,如舌骨(C3)、甲状软骨(C4、C5)、环状软骨(C7)和颈动脉结节(C6)。B. 另外,通过术前侧位片,我们可以估计皮肤切口的最佳位置(上箭头指示C4、C5附近,下箭头指示C5、C7附近)。C. 切开皮下脂肪到达颈阔肌。然后将颈阔肌分开。D. 尽可能避免损伤切口内走行的组织结构。然而,为了便于暴露,可能需要结扎术区的浅静脉。

深部分离

- 确定胸锁乳突肌的前缘。
- 钝性分离颈深筋膜至胸锁乳突肌内缘。
- 胸锁乳突肌向外侧牵开,以便触摸并确认颈动脉(技术图2A)。
  - 颈动脉应直视下作为术野的外侧边界。食管作为术野的内侧边界。
- 一旦确定了颈动脉,就会在气管前筋膜形成一个在颈动脉鞘和内侧结构(甲状腺、气管和食管)之间的平面(技术图2B)。
  - 在此处手指的钝性分离已达到广泛的暴露。

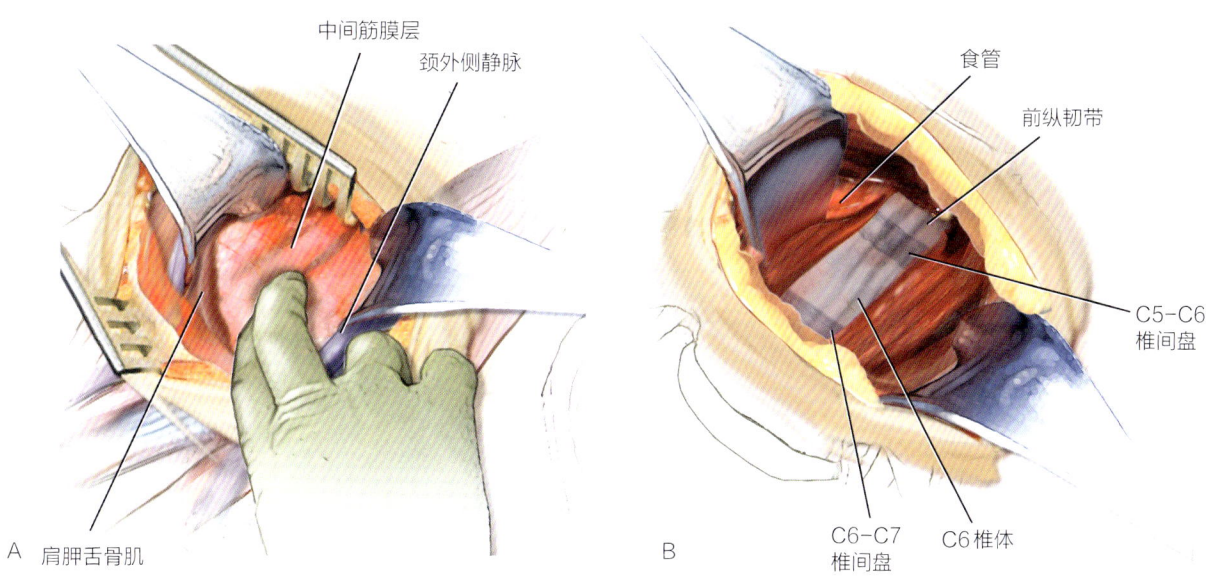

技术图2　A. 使用钝性拉钩向外侧拉开胸锁乳突肌。这样可以触摸并确认颈动脉。B. 颈动脉识别后，颈动脉鞘与颈内结构（甲状腺、气管、食管）之间形成平面，钝性分离技术有利于这一平面的暴露。

扩大显露

- 如果手术只包括一个节段，可能只需要较少的组织分离。如果手术涉及多个节段或皮肤切口与目标椎间盘不在同一平面，那么需要更广泛的组织分离。
- 一般情况下，术野内走行的组织应尽可能地予以保护，以避免潜在的神经结构损伤（如喉部神经）。用剪刀、小棉球或手指进行钝性分离效果最好。
  - 甲状腺上动、静脉通常位于C3-C4平面，甲状腺下动、静脉通常位于C6-C7上面。
- 肩胛舌骨肌大约在C6水平于胸锁乳突肌内侧由远端-外侧向近端-内侧走行。它可以用电凝切断也可以保持完整。
- 切断肩胛舌骨肌可以提供从头侧到尾侧更为广泛的暴露，并且在多节段或远处节段植入钢板和螺钉时能减少组织牵拉，使操作更加容易。

掀起颈长肌并确认手术节段

- 使用双极电凝，于骨膜下分离并将颈长肌掀起至两侧的钩突水平，至少从目标椎间盘的上位椎体中间到下位椎体中间（技术图3A）。
- 小心谨慎地掀起颈长肌，以便正确、稳定地放置自动拉钩，从而有助于减压和精确地放置内固定。
- 然后，将自动拉钩的叶片置于掀起的颈长肌下方（技术图3B）。
  - 仔细放置拉钩将有助于避免损伤食管和交感神经链（沿着颈长肌腹侧表面）。
- 技术图3C中展示了通过C5椎体的Smith-Robinson入路的解剖横切面
- 在切除椎间盘前，应通过术中透视确定手术节段。

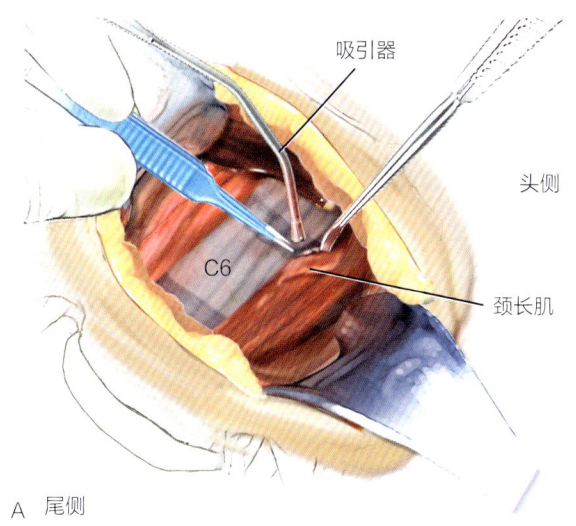

技术图3　A. 双极电凝于骨膜下分离并将颈长肌掀起至两侧的钩突水平。

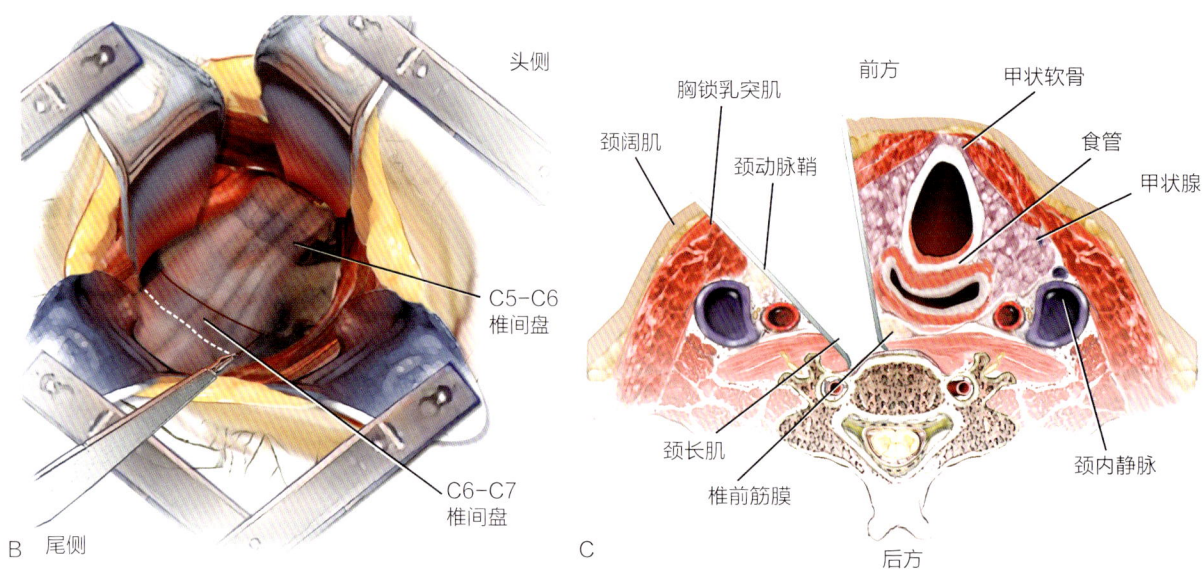

技术图3（续） B. 在掀起的颈长肌下方放置自动拉钩，以更方便地暴露颈椎前方。在放置自动拉钩时，应注意避免损伤食道和交感神经。应用纵向拉钩是较为理想的方法，但在大多数患者中并不必要。C. 颈部C5平面的解剖结构的横断面。

侧方咽后入路（Whitesides入路）

切口及浅层分离

- 采用横向切口从乳突尖向耳后延伸，沿着下颌骨的边缘，最好在皮纹内。
- 然后沿着胸锁乳突肌的前边缘向下延伸（技术图4A）。

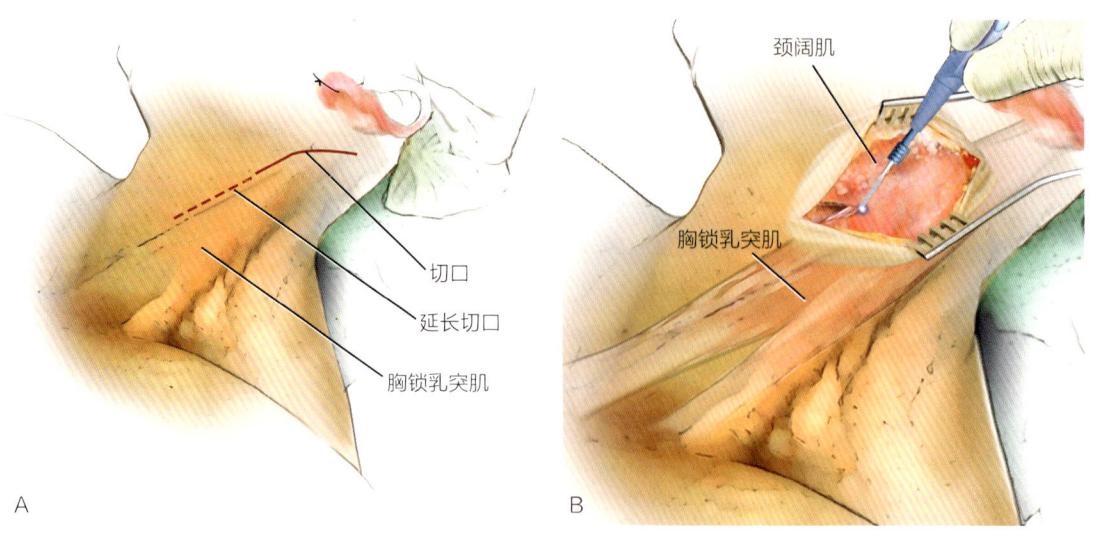

技术图4 A. 从乳突起沿着下颌骨的下边缘做一横向切口，然后向下沿着胸锁乳突肌的前缘切开。B. 沿切口方向用电凝切开皮下组织和颈阔肌。在颈阔肌下作钝性分离使之有足够的牵拉范围。

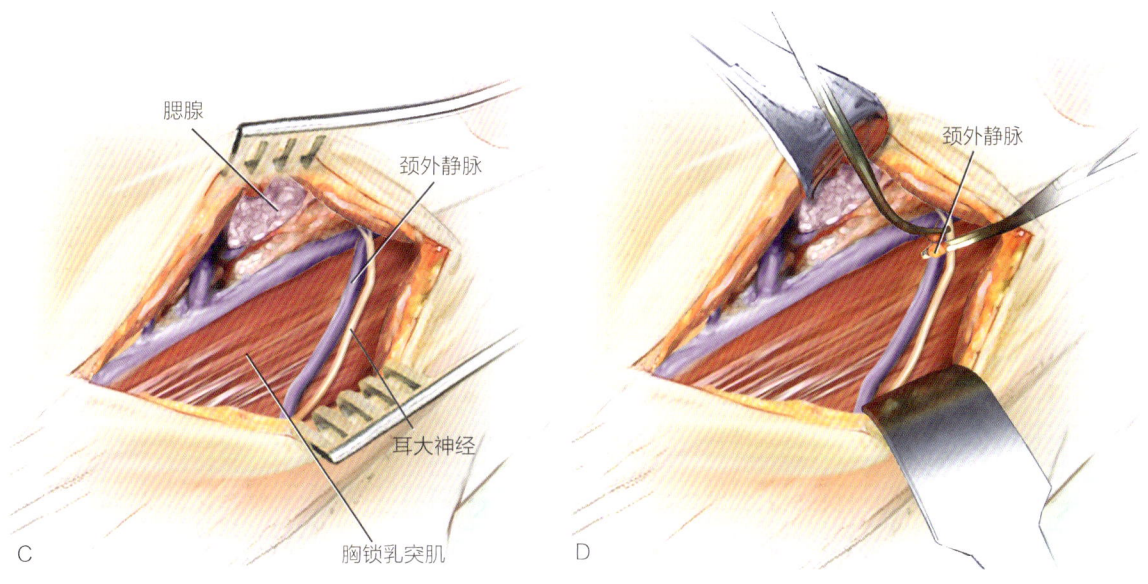

技术图4（续） C. 确认耳大神经后，从皮下组织中将其游离，以允许足够的牵拉。有时可能会牺牲耳大神经。这将导致患者一小块皮肤麻木，但除此之外没有明显的功能损害。D. 根据需要拉开或结扎颈外静脉及其分支。将胸锁乳突肌和颈动脉鞘一起向前拉开。如需广泛的暴露，可以将胸锁乳突肌在乳突附着处的肌腱切断向下翻转。

- 确认耳大神经后，从头尾两侧的皮下组织中将其游离，以允许足够的牵拉（技术图4C）。
- 有时需要牺牲耳大神经，这将使患者留下一小块感觉不到的皮肤，但不会导致长期的功能缺陷。
- 识别颈外静脉，然后根据需要拉开或结扎（技术图4D）。
- 胸锁乳突肌与颈动脉鞘一起向前内侧拉开。

分离胸锁乳突肌

- 根据暴露范围的需要，胸锁乳突肌可以部分或完全从乳突附着处的肌腱处分离出来。
  - 确保肌腱根部留下的部分足够在闭合切口时缝合复位该肌肉。
- 注意识别和保护脊髓的附属神经，其在乳突远端约3 cm的地方进入胸锁乳突肌。
  - 如果暴露范围局限，可将脊髓的附属神经和胸锁乳突肌一起向前内侧牵拉（技术图5）。
  - 如果需要更广泛的暴露，可以在头侧方向的颈静脉孔处将其分离并在翻转胸锁乳突肌时将其向后外侧牵开。

深部分离

- 在分离区域内发现的围绕脊髓附属神经的淋巴结可被切除。
- 在离乳突约1 cm处，可以很容易地触摸到C1横突。
- 可以通过颈静脉和头长肌之间的间隙进入到咽后间隙。

- 使用剪刀、小纱布结或手指钝性分离技术，打开并延长咽后间隙。
- 然后可以使用锐利的撑开器或双极电凝从C1、C2的横突和侧块上掀起头长肌和颈长肌（技术图6A）。
- 将一个有弹性的拉钩折弯作为杠杆，以对侧横突为支点，向前内侧牵拉软组织（技术图6B）。

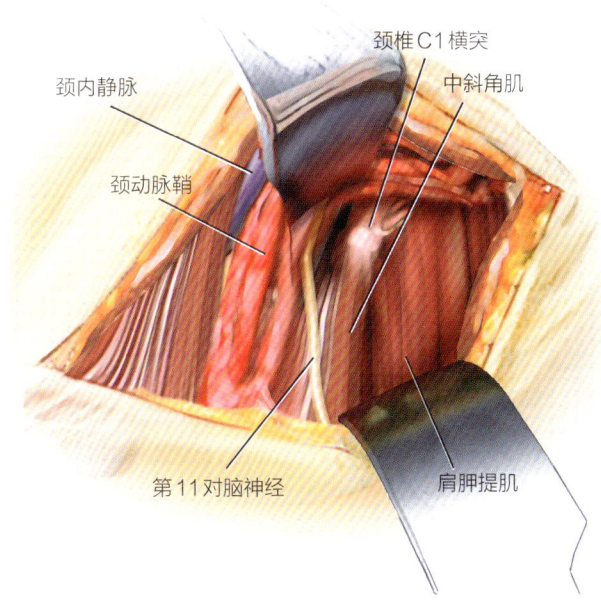

技术图5 在乳突远处3 cm进入胸锁乳突肌处找到脊髓附属神经，与胸锁乳突肌一起向前拉开。C1的侧突基本上位于解剖区域的中央，离乳突约1 cm。

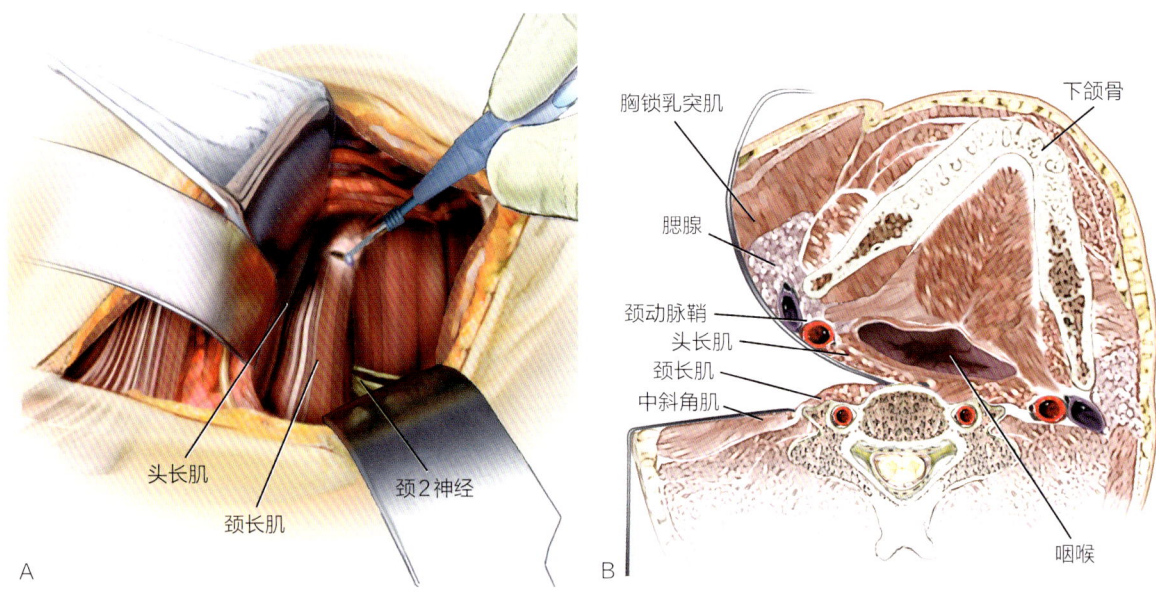

技术图6 A. 双极电凝可用于从C1和C2的横突和侧块骨膜下掀起头长肌和颈长肌。B. 咽后入路的解剖平面。深部组织的牵拉，以对侧横突为支点，向前内侧牵拉软组织。

颈胸段前方入路（经胸骨柄-锁骨入路）

切口及浅层剥离

- 采用标准的Smith-Robinson入路，切口向远端延伸至胸骨柄（技术图7A）。
- 在将胸锁乳突肌的胸骨和锁骨头处的肌腱附着处切断分离，并向近端外侧拉开。确保肌腱根部留下足够的部分，以便在关闭切口时缝合复位该肌肉。
- 同样将胸骨舌骨肌和胸骨甲状肌也切断，并向近端内侧拉开（技术图7B）。
  - 为了更好的暴露，通常将肩胛舌骨肌切断，该肌肉不需要被缝合修复。

劈开锁骨

- 清楚锁骨近端1/3和胸骨柄左侧软组织。
- 在锁骨近端1/3处将其切断（通常用Gigli线锯）（技术图8A）。
  - 必须避免损伤紧贴锁骨下面走行的左锁骨下静脉。
- 此时，锁骨的近端1/3可以从胸骨柄上脱离（技术图8B）。
  - 如果需要更多的暴露，可用咬骨钳将胸骨柄左侧一点点咬除。
  - 也可以将锁骨近端1/3和胸骨柄的一部分一起小心切开。这样如果需要的话，可以用钢板或钢丝将骨块重新复位固定。
  - 如果使用这种方法将锁骨近端1/3和胸骨柄切断的话，胸锁乳突肌的胸骨头就可以与胸骨柄部完全相连为一体（技术图8C）。

深部分离

- 深部分离时常会见到甲状腺下动、静脉，可将其结扎以更好地暴露。
- 在此间隙内要小心地钝性分离，就像标准的Smith-Robinson入路（即外侧的颈动脉鞘与内侧的气管、食管之间）。
  - 在这个平面内，喉返神经几乎总是位于左侧颈部食管和气管之间。
- 用钝性拉钩将颈动脉鞘、左头臂干和无名静脉向侧下方拉开（技术图9A）。
- 同样的，用钝性拉钩将气管、食管、左喉返神经和右头臂血管向下牵拉至患者的右侧。
- 确认并切开椎前筋膜，暴露椎体。暴露充分的话，术者可以够到T3或T4椎体。
- 技术图9B显示了颈胸段经胸骨柄-锁骨入路的解剖断面结构。
- 手术完成后，复位锁骨并用钢板固定。

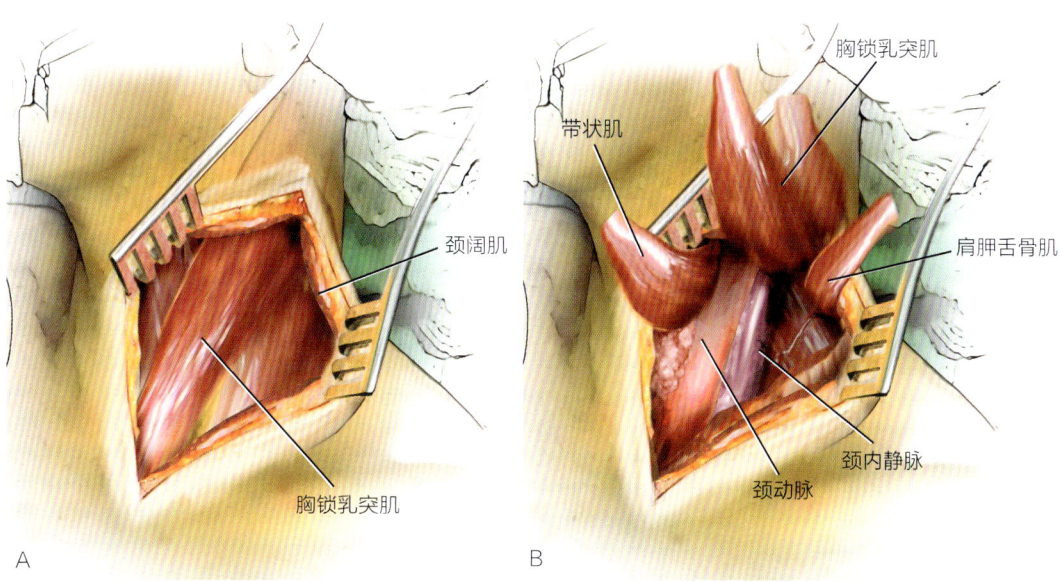

技术图 7 A. 采用低位 Smith-Robinson 切口，沿着胸锁乳突肌的前缘延伸到正中矢状面，大致在胸骨切迹处，然后垂直延伸到胸骨柄与胸骨体的连接处。B. 将胸锁乳突肌的胸骨和锁骨头切断，并向侧方牵开，同时将胸骨舌骨肌和胸骨甲状肌切断并向内侧牵拉。通常将肩胛舌骨肌切断。该肌肉不需要被缝合修复。

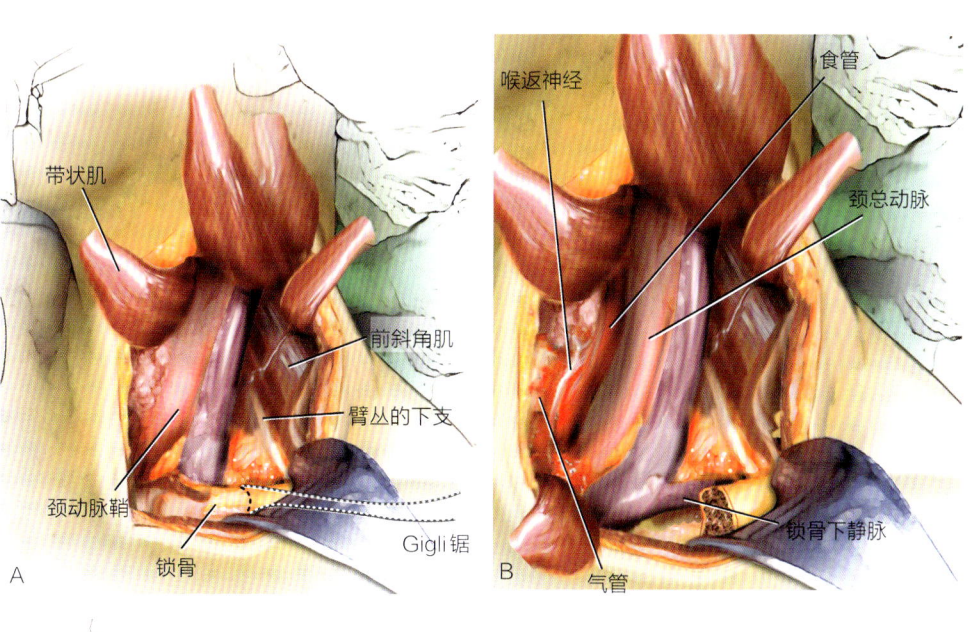

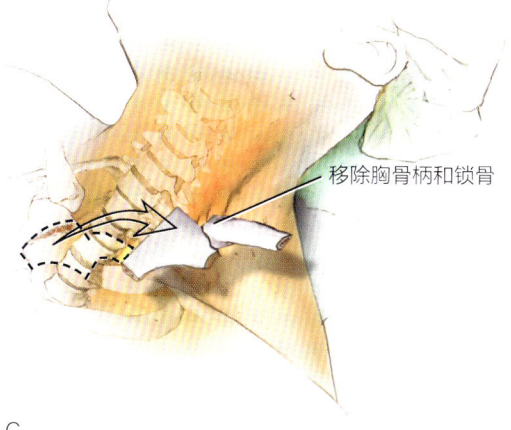

技术图 8 A. 将锁骨在内侧 1/3 处切断，注意必须避免损伤紧贴锁骨下面走行的左锁骨下静脉。B. 锁骨的近端 1/3 于胸锁关节处与胸骨柄脱离。这样可以充分暴露 C7-T1 节段。C. 若需进一步暴露，可用咬骨钳一点点地咬除胸骨柄的左侧部分。第二种方法是小心劈开锁骨柄，这样可将胸骨柄一侧和锁骨的近端 1/3 一起向侧方牵拉，而不会使胸锁关节脱位。

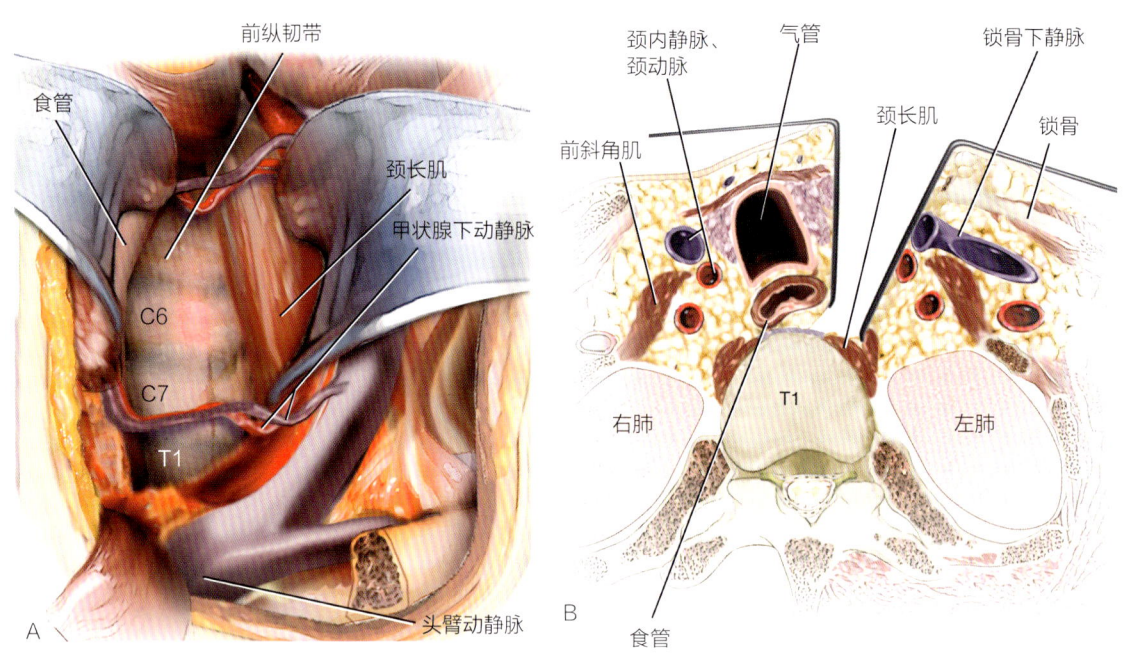

技术图9 A. 使用钝性拉钩将颈动脉鞘、左头臂干和无名静脉向侧下方拉开。同样的，用钝性拉钩将气管、食管、左喉返神经和右头臂血管向内侧拉开。B. 颈胸段经胸骨柄-锁骨入路的解剖断面结构。

第47章 颈椎后方入路
Posterior Cervical Approach

Raj Rao and Satyajit V. Marawar

解剖

颈后肌群

- 覆盖颈椎后部的肌肉分3层(图1)。
- 浅层：斜方肌起自枕骨的上项线、项韧带和上胸椎棘突。附着于肩胛冈和肩峰。
- 中层：头夹肌起自项韧带下半部分和上6个胸椎椎体，附着于乳突以及胸骨锁乳突肌下方的上项线外侧。
- 深层：由浅到深分别由头半棘肌、颈半棘肌、多裂肌和回旋肌组成。
  - 头半棘肌起自上6节胸椎的横突和中部颈椎的关节突，附着于枕骨的上、下项线之间。
  - 颈半棘肌其自上6个胸椎的横突，附着于C2~C5的棘突。
  - 多裂肌位于颈半棘肌的深部。起始于下颈椎的关节突，附着于上颈椎的棘突。
  - 回旋肌位于多裂肌深部。起于一个椎体的横突斜行向上，附着于上1~2个椎体的棘突。

枕骨下肌群

- 头后小直肌起始于寰椎后结节，附着于下项线的中部。
- 头后大直肌起始于枢椎的棘突，附着于下项线的侧方。

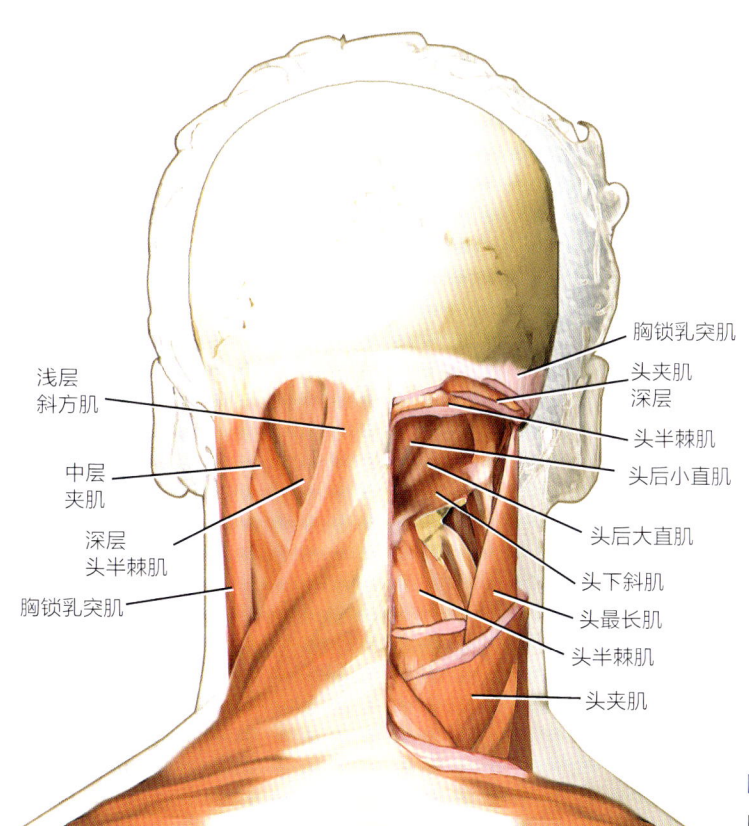

图1　左侧为颈后部浅层、中层和深层的肌肉。右侧显示的是这些肌肉深层的枕下肌群。

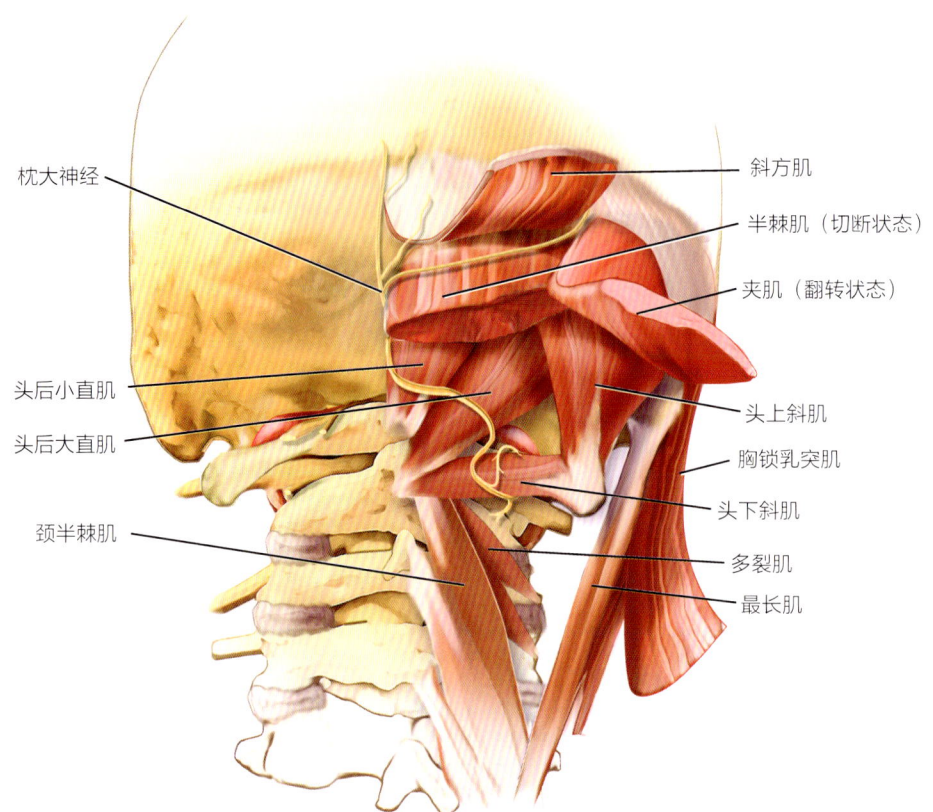

图2 枕下三角解剖。枕下三角位于头后大直肌、头上斜肌和头下斜肌之间。在枕下三角的内侧角可见枕大神经在此经过。在枕下三角的基底部可见带寰椎后弓位和椎动脉。

- 头上斜肌起始于寰椎的横突,附着于上、下项线之间的枕骨侧方。
- 头下斜肌起始于枢椎的棘突,附着于寰椎的横突。
- 枕下三角由头后大直肌和头上、下斜肌组成。
  - 枕大神经是C2神经后跟在枕下三角内侧角分出的内侧支,经头半棘肌与下斜肌之间上行至枕部,在此处穿过头半棘肌和斜方肌。枕大神经支配后部头皮的感觉(图2)。

骨与韧带

- 枕外隆突是比较容易触及的骨性标志。位于枕骨中间突起部分,其向两侧的弓形骨嵴是上项线。从枕外隆突中间向枕骨大孔下行的小脊突或者小突起是中项线。下项线平行于上项线,位于枕外隆突与枕骨大孔之间(图3)。

- 寰椎没有棘突,有位于后弓中部的后结节。
- 枢椎的棘突宽大并有分叉。
- 连接于枕骨大孔后缘与寰椎后弓上缘之间一束宽而厚的纤维组织称为后寰枕膜。
- 位于寰椎后弓下缘与枢椎椎板上缘的宽而薄的膜为后寰枢膜。
- 覆膜是后纵韧带向上的延伸,穿过横韧带后方,附着于枕骨大孔的前缘。
- 寰枢间前韧带是前纵韧带向上的延续,位于寰椎前弓下缘和枢椎椎体前方(图4)。
- 颈椎无棘上韧带。项韧带居中位,由背侧和腹侧的无血管的弹性纤维复合结构构成。项韧带从C7棘突延伸至枕突,其背侧为脊柱中线,腹侧为筋膜,从背侧向前延伸合并为棘间韧带。颈椎棘间韧带较薄,发育较差。

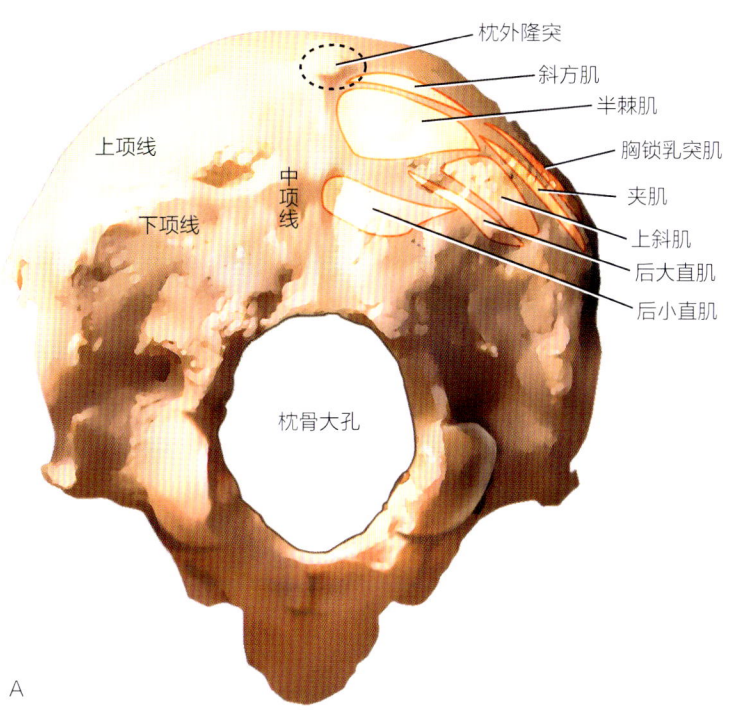

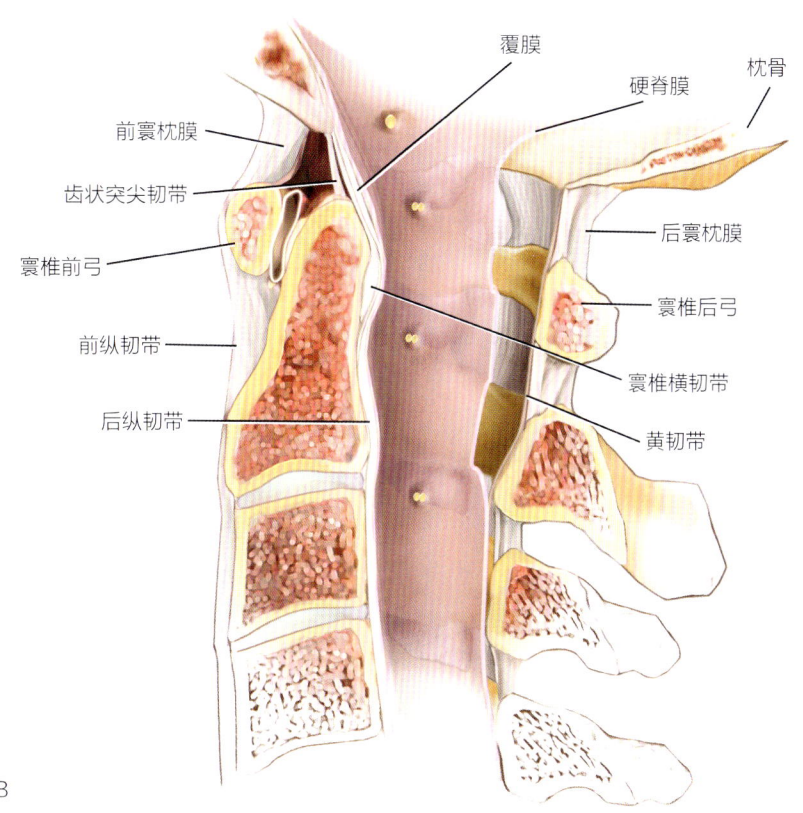

图3　A. 枕骨和肌肉附着处的骨性解剖。上、下、中项线是枕骨后面比较明显的骨性突起。主要的颈后肌群和枕下三角肌群附着在这些骨性突起和其间的枕骨后面。B. 矢状面显示上颈椎的韧带结构。寰枕前、后韧带以及寰枢韧带和稳定齿状突的韧带如图所示：齿突尖韧带和寰枕横韧带。

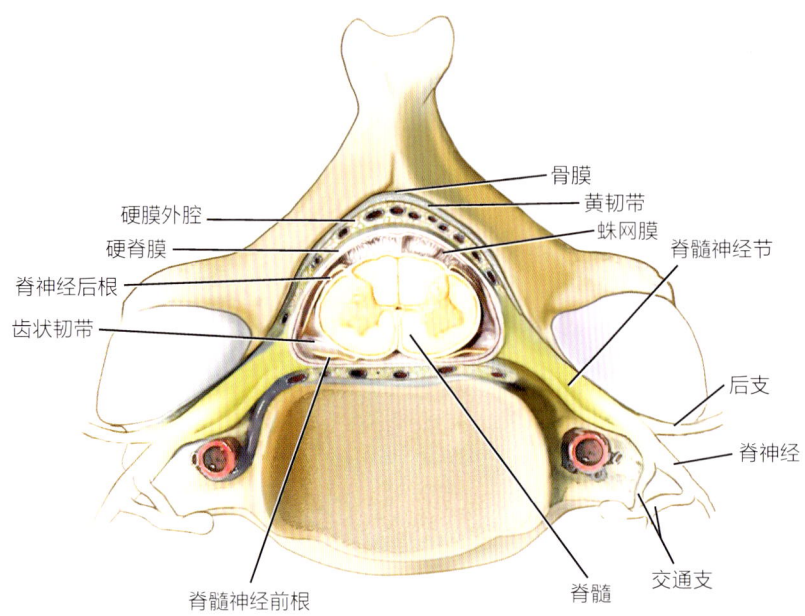

图4 神经根解剖的轴切面。脊神经纤维会合组成前根和后根。背根神经节为后根在关节突和椎动脉之间的膨大部分。前根和后根在椎间孔后融合形成脊神经根。

- 黄韧带从下椎板上缘延伸至上椎板前表面。在外侧，它延伸到关节突。黄韧带折叠伴退变和椎间盘高度下降可导致椎管狭窄。
- C2上下关节突之间的部分称为峡部，是C2后弓的腰部。C2峡部内侧缘与椎板上缘交点为C2椎弓根的内侧缘。
- C1-C2关节突的关节面基本为轴向面，而C2～C3及以下的关节面则为45°角的冠状面。
- C3～C6的棘突较小，且有分叉。C7棘突往往是较长、直，末端有一小结节。它通常是颈椎棘突中最长的。
- 颈椎的椎板覆盖不像胸椎那么多。在手术暴露过程中，有可能无意中通过宽的椎板间隙将器械插入椎管。
- 颈椎侧块是指每个椎体的外侧柱，包括两侧的上下关节突和横突孔。
  - 颈椎侧块是从C3～C6的螺钉置入提供了一个安全的固定点，特别是在棘突和椎板骨折或被切除时。
  - 椎板和侧块之间有一条不太明显的纵沟，它是两者之间的分界标记。
  - 侧块的前方为神经根和横突的后缘。
  - 横向前后径由C3（约8.9 mm）逐渐减小到C7（约6.4 mm）[3]。
  - C7的侧块与其他颈椎相比，在上、下径上较长但在前后径上较短。
- 颈椎椎弓根比腰椎椎弓根小。所有患者在螺钉固定前应进行影像学检查，以验证椎弓根形态，排除先天性异常。C2和C7的椎弓根一般适合椎弓根螺钉的置入。
- 颈椎的椎间孔前方由钩突、椎间盘和上椎体的下半部分组成；上下与椎弓根相邻；后方与关节突和下椎体上关节面相邻。

神经根

- 前根和后根来自各自的神经根丝，并进入由蛛网膜和硬脊膜的共同套管中。
- 神经根以向前外侧45°，向下10°角的方向绕过相应椎弓根，进入椎间孔。
- 后根位于上关节突前方，在上关节面尖端的内侧向下向下沿着椎弓根上端向侧方走行。
- 前根位于钩椎关节的前下方。
- 颈椎神经根位于椎间孔的下1/3，而椎间孔的上2/3填充脂肪组织。
- 在椎间孔的侧方，后根膨大形成背根神经节，位于椎动脉和上关节突侧前方的凹槽之间（图4）。
- 前根和后根在背根神经节远端，位于椎间孔外形成脊神经。

椎动脉

- 椎动脉是锁骨下动脉第1段的一个分支,其起始处位于C7横突前方。
- 椎动脉由C6横突孔沿颈椎中后方向上穿过C1。
  - 在前路手术时,由于椎动脉裸露于横突孔和椎间盘侧方之间,因此有损伤的危险,尤其在上颈椎(图5)。
  - 椎动脉的走行在解剖结构上的变异并不罕见。从锁骨下动脉发出后,通常进入C6横突孔。Bruneau等报道指出椎动脉发出后进入C3、C4、C5或C7横突孔的概率分别是0.2%、1.0%、5.0%和0.8%[1]。
    - 有报道指出,椎动脉迂曲的概率为2%,这就使得椎动脉在经过椎体中有损伤的潜在风险[1,2]。
- 出C2横突孔后椎动脉继续向头端行走,在进入寰椎横突孔之前其位于C1-C2小关节的外侧。
- 离开寰椎横突孔后椎动脉沿后内侧走行于寰枢后弓上表面的椎动脉沟内。
- 在离寰枕膜中线约10 mm处椎动脉穿过寰枕膜进入枕骨大孔。
- 在颈后路手术时,在暴露寰椎后弓、行枕颈融合和寰枢融合进行C1、C2置钉时,都存在椎动脉损伤的风险。
  - 在这些操作中为保护椎动脉在C1后方剥离时,不应超过中线12 mm,在寰椎后弓的上表面不超过中线8 mm[1]。相对于C1后弓的上表面,在其下表面操作时向侧方分离的范围可以更大,因为椎动脉走行于C1后弓的上表面。
- 寰椎侧块平均宽度为(11.6±1.4)mm。寰椎后弓下方的侧块的平均高度为(4.1±0.7)mm[2],所以一般情况下在寰椎后弓下的侧块可安全置入一枚直径为3.5 mm的螺钉。

手术治疗

- 手术指征。
  - 后路椎板成形术或椎板切除脊髓减压术。
  - 椎间孔切开神经根减压术。
  - 枕颈或寰枢椎减压融合和内固定术。
  - 颈椎后路融合术。
  - 颈椎椎弓根或侧块内固定术。

体位

- 术前确定患者颈椎的屈伸范围,在手术摆体位时不应超过这个范围,以免加重神经症状。气管插管时应尽量减少颈部活动,尤其对于脊髓型颈椎病患者。
- 对于脊髓型脊髓病患者,如果颈椎屈伸活动会明显减少椎管容积,应考虑清醒插管和放置体位。在插管过程中,使用纤维支气管镜还可以使颈部处于中立位置。建议对严重颈动脉狭窄患者使用动脉置管以仔细监测平均动脉压。

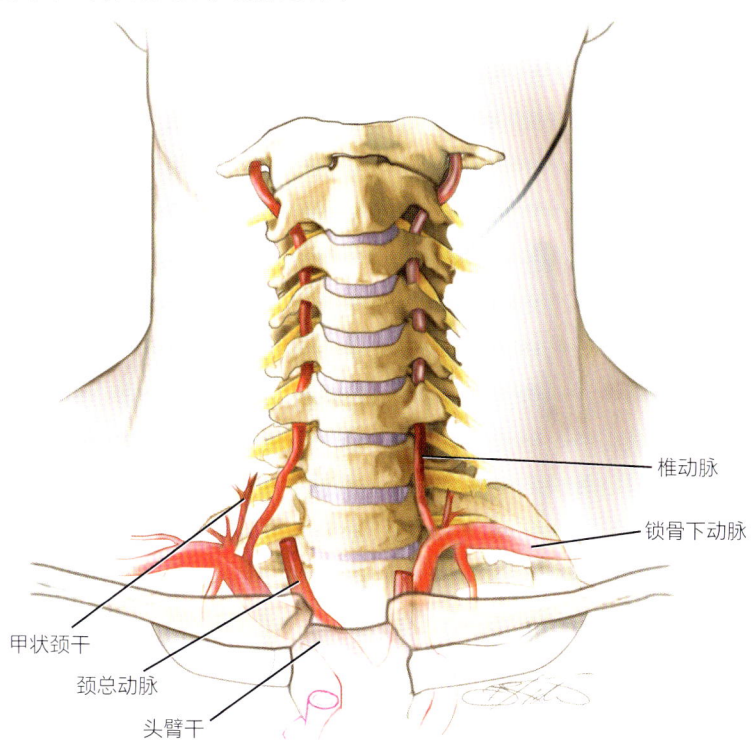

图5 椎动脉的起始和走行。椎动脉起自锁骨下动脉第1段。穿过C6横突孔迂曲上行与之上的颈椎。

- 对于行枕颈部和寰枢椎手术的患者，下巴要收拢，便于枕颈区域的暴露。对于枢椎以下节段的手术，颈部轻度屈曲可减少椎板和小关节的重叠，使深部分离更容易操作，同时有利于中央椎管和侧方椎管的减压。在进行融合内固定时，颈部应后仰回到中立位。
- 在麻醉状态下颈椎处于过度伸展或过度屈曲位时，尤其是此种体位保持时间较长者，可能会导致脊髓损伤。
- 对于枕颈后路和颈后路手术，笔者推荐使用Mayfield三点式夹钳来固定头颅，夹钳通过一个连接器固定在手术床上。
- 术中笔者不太使用钳夹牵引，因为这样牵引传到手术区域的力量是不稳定的。
- 患者俯卧在医生选择的支架床上。确保胸部、腋窝、髋部和膝部有足够的衬垫。如有必要，应将患者的双肩用宽胶布拉下并固定在手术床的尾端以便于手术中的透视（图6）。肩部应避免过度牵拉，以将臂丛损伤或潜在肩部疾病加重的风险降到最低。上肢用床单或胶带紧贴患者躯干的一侧。
- 轻度反Trendelenburg卧位可减少硬膜外静脉充血和术中出血，并且对颈椎有轻微的牵引作用。避免采用坐姿，以尽量减少术中空气栓塞的风险。
- 术中对上下肢的骨性突出部分和周围神经应充分包裹好，以防术中压疮和周围神经损伤的发生。
- 腹部应处于悬空状态以有利于静脉向心脏回流以维持心脏排血量，并降低所需的最大吸气压。
- 摆好体位后通过透视来确定颈椎的序列。透视前放置一个不显影的标志物有助于确定切口范围。

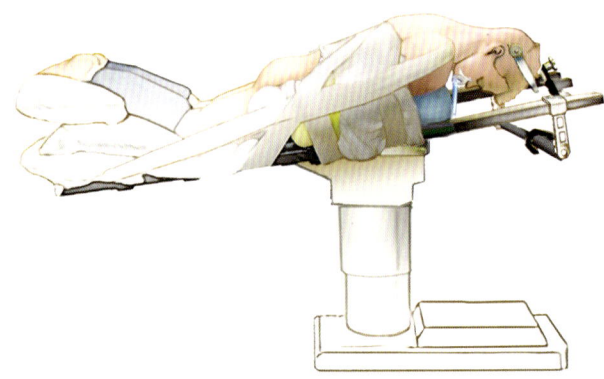

图6 颈椎后路手术患者的定位。在俯卧位，患者的头部用Mayfield三点式夹钳固定，同时双肩用宽胶布向下牵引。患者处于反Trendelenburg体位，这样可以让腹部悬空。

下颈椎后路手术

- 大多数下颈椎手术采取的是后正中切口。触摸皮下C2和C7的棘突突出部分，或使用术中透视可以确定需要暴露的手术范围。
- 一般沿着相对无血管中间嵴向深部分离，看起来像中线上的一条"白线"。
- 然后用电凝法切开项韧带。
  - 通过无血管的中间嵴切开，可以最大限度地减少从椎旁肌肉引起的棘手的出血。
  - 经常触摸棘突可帮助术者保持在中线位置上分离。颈后椎旁肌群一般起自于侧下方，斜行向头端。
  - 通过尾端向头端方向进行骨膜下剥离可以减少术中出血。
  - 颈胸交界周围的筋膜深处通常有静脉丛。在剥离这个区域的椎旁肌肉之前凝结这些血管可以帮助减少出血。
- 对于椎板成形术或多节段的椎板切除术，用电凝法灼烧棘间组织、剥离暴露棘突可以减少出血。
  - 深部撑开器置于筋膜层下的骨组织上。顺着椎板进一步向外侧分离。
- 根据C2和C7的大棘突以及C2～C6的棘突分叉来进行节段定位。
- 术中透视侧位片以确定手术节段。
- 如果不打算小关节融合术，只能分离到小关节的内侧1/3，同时要保留关节囊。
  - 如果需要行关节融合或内固定术，分离暴露的范围应该扩大至侧块的外侧缘。

枕颈后路手术

- 大多数患者的枕外隆突和C2棘突的分叉可在皮下触及。手术采用后正中切口,起自枕骨隆突上的皮肤,下至需要暴露的颈椎节段。
- 头皮向深部切开至骨质,沿骨膜下分离暴露枕外隆突至枕骨大孔。
  - 斜方肌的附着处可以从颈嵴处牵拉,以便进行横向解剖。
  - 枕骨暴露范围为枕骨嵴向两侧约2.5 cm处。过多的暴露范围或者牵拉可能会损伤枕大神经。
- 切口沿正中线的项韧带向尾侧延伸。保持在中线处切开可以减少出血量。
  - 切口两端均可使用自动撑开器。
- C2棘突上的巨大分叉可以很容易辨别。通过骨膜下剥离的方式将与其连接的头后大直肌与头下斜肌剥离。
  - 枕大神经沿头下斜肌下缘向后方走行,限制在C2椎板骨膜下平面剥离可保护它免受损伤。
  - 保留C2棘突远端、侧方的肌肉附着,尤其是颈半棘肌,可以维持术后下颈椎的稳定。
- 寰椎的环状结构在枕骨与C2之间的深部。寰椎后弓无肌肉附着。
  - 沿骨膜下将寰椎后弓上的软组织剥离,注意不要剥离超过中线12 mm,在后弓上缘不要超过8 mm,以避免损伤椎动脉(技术图1)。[4]

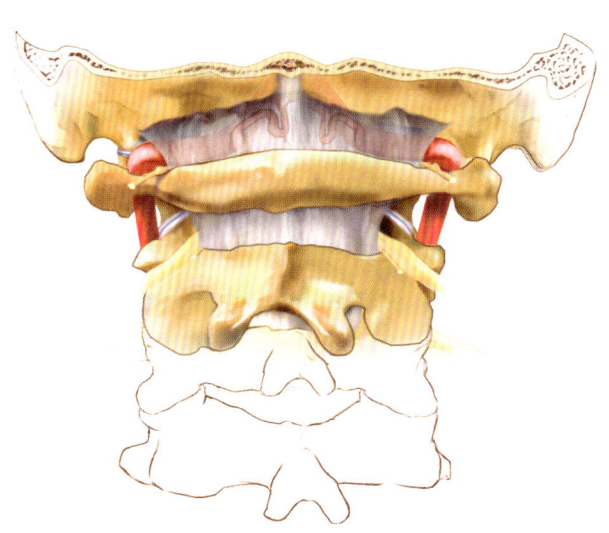

技术图1 椎动脉从寰椎横突孔中穿出,沿着寰椎后弓上缘的椎动脉沟向内侧走行。在椎动脉沟的内侧缘转向前并在离正中线大约10 mm处穿过寰枕膜。

寰椎关节显露

- 寰椎侧块螺钉固定和寰枢关节融合均需要暴露寰枢关节。
- 通过仔细的骨膜下剥离暴露出C2的棘突和椎板以及C1的后弓。
- 自动撑开器固定合适位置后,向侧方暴露椎板至暴露出峡部。辨认C2峡部内侧边缘。继续向头颅的后部暴露,直到确认C2神经根。神经根周围的静脉丛可导致严重出血。应使用双极电凝凝固、凝血酶明胶海绵和脑棉来控制出血。充分止血后,C2神经根向尾端牵拉,露出C1-C2关节。用剥离子向内侧和外侧分离,暴露整个关节面宽度。
- 沿寰椎后弓下缘向外侧可显露寰椎侧块。显露到C2峡部的内侧缘,用penfield或Freer剥离子仔细分离腹侧,即可显露出C1侧块。在置入C1侧块螺钉时,C2神经根需要远端牵拉。[5]
- 为保护椎动脉,应避免显露C1-C2小关节外侧。

要点和失误防范

后弓断裂	• 在剥离中,对不稳定或骨折的碎片应使用钳夹固定,以避免不慎挫伤脊髓
椎管狭窄	• 对于椎管狭窄的患者应避免过度对后部结构操作,以避免无意中导致脊髓损伤
失血过多	• 硬膜外静脉丛偶尔也会引起大量出血。患者应采用头高脚底位,减少出血量。止血棉和双极电凝用于止血
椎动脉	• 只在下位颈椎(C3~C6)横突被肿瘤或感染破坏时椎动脉才面临损伤的危险
脊柱裂	• 颈椎脊柱裂并不常见。如果剥离时没有识别脊柱裂将会导致脊髓损伤

参考文献

[1] Bruneau M, Cornelius JF, Marneffe V, et al. Anatomical variations of the V2 segment of the vertebral artery. Neurosurgery 2006;59: 20-24.

[2] Curylo LJ, Mason HC, Bohlman HH, et al. Tortuous course of the vertebral artery and anterior cervical decompression: a cadaveric and clinical case study. Spine 2000;25:2860-2864.

[3] Ebraheim NA, An HS, Xu R, et al. The quantitative anatomy of the cervical nerve root groove and the intervertebral foramen. Spine 1996;21:1619-1623.

[4] Ebraheim NA, Xu R, Ahmad M, et al. The quantitative anatomy of the vertebral artery groove of the atlas and its relation to the posterior atlantoaxial approach. Spine 1998;23:320-323.

[5] Hong X, Dong Y, Yunbing C, et al. Posterior screw placement on the lateral mass of atlas: an anatomic study. Spine 2004;29:500-503.

第48章 胸椎前方入路
Anterior Thoracic Approach

Morgan N. Chen, Samuel C. Overley, Sheeraz A. Qureshi, and Andrew C. Hecht

定义

- 胸椎前路手术可用于胸椎减压、矫形和稳定手术。
- 这种手术可以治疗诸如胸椎椎间盘突出症、感染、肿瘤和创伤等疾病[1]。

解剖

- 胸椎脊髓的血供很薄弱,尤其对于那些先天性畸形和脊柱后凸的患者。
- 胸椎中段脊髓是血供的分水岭。Adamkiewicz动脉供应胸髓,但其来源存在变异。通常情况下(80%)它从C10水平的左侧发出,但也可能从T5~L5之间的任一节段发出[2]。
- 由于胸椎供血不足以及胸椎椎间盘突出可能导致脊髓前动脉压迫,因此发展了间接入路,这避免了切除椎板而直视脊髓。后外侧经椎弓根入路和经胸前方入路等技术的目的是通过牵拉减少直接的脊髓操作,并防止随后形成微血栓和脊髓缺血。

手术治疗

术前计划

- 病灶的位置是选择最佳胸椎入路的关键因素。
  - 在椎间盘疾病方面,有证据表明,更靠近中轴的椎间盘突出最好采用前入路,而后外侧入路更适合于外侧或椎间孔的椎间盘突出。
- 需要拍摄胸椎和胸部的X线片来确定手术节段,并帮助肋骨计数。
  - 拍摄腰椎X线片也是很有帮助的,它可以确定最下端的肋骨下面有几节腰椎。术前了解这些信息,如果术中有需要的话可以从骶骨向上开始数椎体节段。
  - 在没有明显的骨性病理改变的病例中,如骨折、感染或肿瘤的情况下,很容易不小心弄错节段。外科医生应在术前仔细阅读X线片、MRI或CT,从这些图像中了解哪些可以帮助术中定位的信息和特点,要知道术中摄片的质量并非最佳。
  - 当为了更好地了解胸脊髓病理变化而需要MRI图像时,术者一定要有一幅定位的图像以确定病变的节段。
  - 在CT或MRI图像上,外科医生应密切注意主动脉和下腔静脉的位置,尤其是在横断面图像上,这可能会影响到选择哪一侧入路,特别是在要进行椎体切除术的病例中。
- 麻醉考虑包括使用一根经口腔胃管和双腔气管插管,这可以允许同侧肺塌陷。
  - 如果手术部位是T10或更远的椎体,同侧肺的选择性放气通常是不需要的。另外,左侧入路在胸腰段可能更有利,因为右侧膈肌抬高可能会妨碍手术视野的充分暴露。
  - 如果手术部位是T10近端的椎体,选择性肺放气有助于保持肺远离术区,但可能导致更多术后肺不张的副作用。
- 笔者在进行胸椎手术时往往使用神经功能监测。

体位

- 患者应处于侧卧位,上肢向前张开。
- 手术节段的顶端应放置于手术床的折叠处,所有受压的地方都应填塞软垫,两手臂和两大腿之间应放置枕头,腋窝处应放置卷纸或单子以避免肱动脉的受压(图1)。
- 暴露的过程,术者一般站在患者的背后,然而当减压时站立在患者面前可能更利于视线到达椎管内。

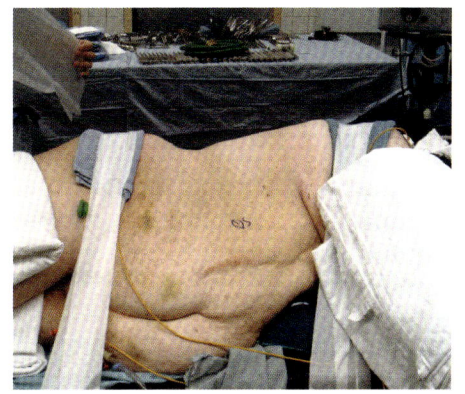

图1 患者置于侧卧位。目的是要确保所有骨性突出处都能得到良好的保护。

入路(右侧与左侧比较)

- 胸椎入路应考虑因素包括:
  - 在椎间盘后外侧或外侧突出的患者应从突出侧进入。
  - 查看横断面CT或MRI扫描,以确定心脏和大血管的位置。在大多数胸椎病例中,这些结构位于左侧或中央。因此,在所有其他因素相同的情况下,右侧入路更适合大多数病例。
  - 在远端胸椎(例如T10~T12)手术中,右侧入路可能会遇到右侧膈肌和肝脏抬高的阻挡。因为牵拉肝脏比肾脏或脾脏更难,所以选择左侧入路可能是有利的。
- 胸腰椎入路的考虑因素包括:
  - 左侧入路通常更有利,因为更容易将大动脉(主动脉、髂动脉)从其左中心位置向右移动而不是动员大静脉(往往更靠右侧且离椎体更远)。

T1~T4胸前入路

- 对于高位胸椎的暴露,优选右侧入路以避开心脏。
- 应在肩胛骨的尖端下方做一个弧形的皮肤切口(技术图1A)。
- 将该切口沿背阔肌向下走,然后切开背阔肌,在肩胛骨附着处保留一部分肌肉组织以方便术后缝合(技术图1B)。
- 然后助手用大的拉钩(Richardson拉钩)协助显露肋骨,同时外科医生将相应节段肋骨的骨膜切开,尽可能远地向前和向后分离,切除肋骨(技术图1C)。
- 此时,通过肋骨床进入胸腔,并且可以放置Finochietto或Omni拉钩,其中一个拉钩片将肩胛骨勾住拉起。
- 此时可将肺放气并向前下牵拉(技术图1D)。
  - 将脊柱上方的胸膜用尖刀切开。在胸膜的边缘缝上缝线以助术后关闭。
- 根据需要识别并结扎相应节段血管,并辨认椎体(像"山谷")和椎间盘(像"山峰")。

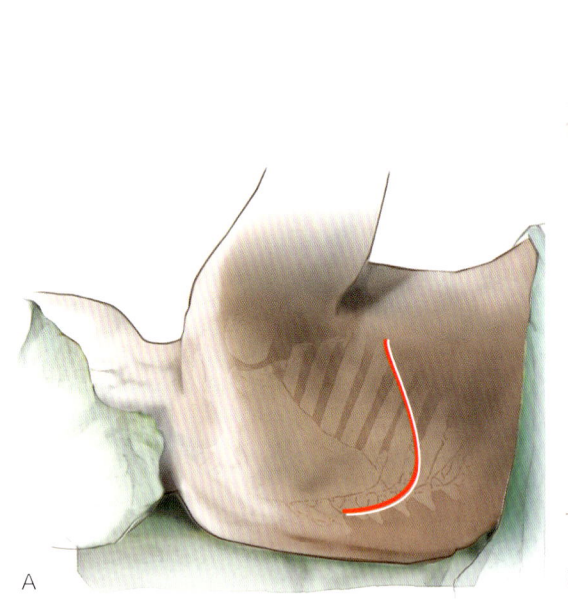
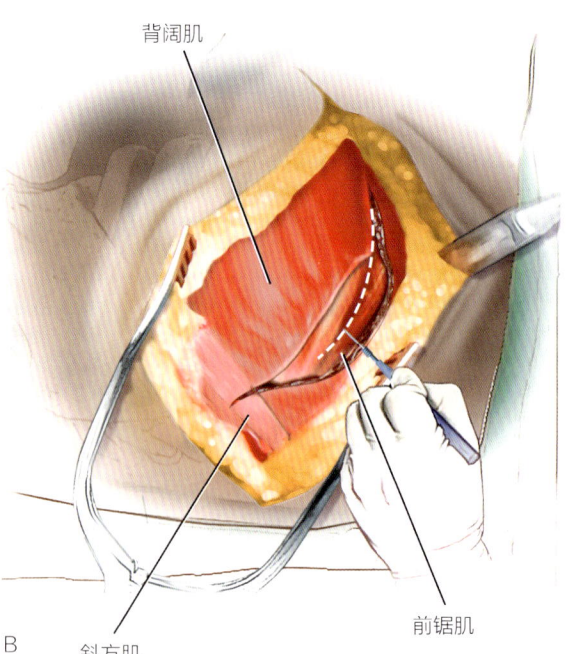

技术图1 T1~T4胸前入路。A. 在肩胛骨的尖端下方做一个弧形的皮肤切口。B. 切口沿背阔肌向下走,然后切开背阔肌,在肩胛骨附着处保留一部分肌肉组织以方便术后缝合。

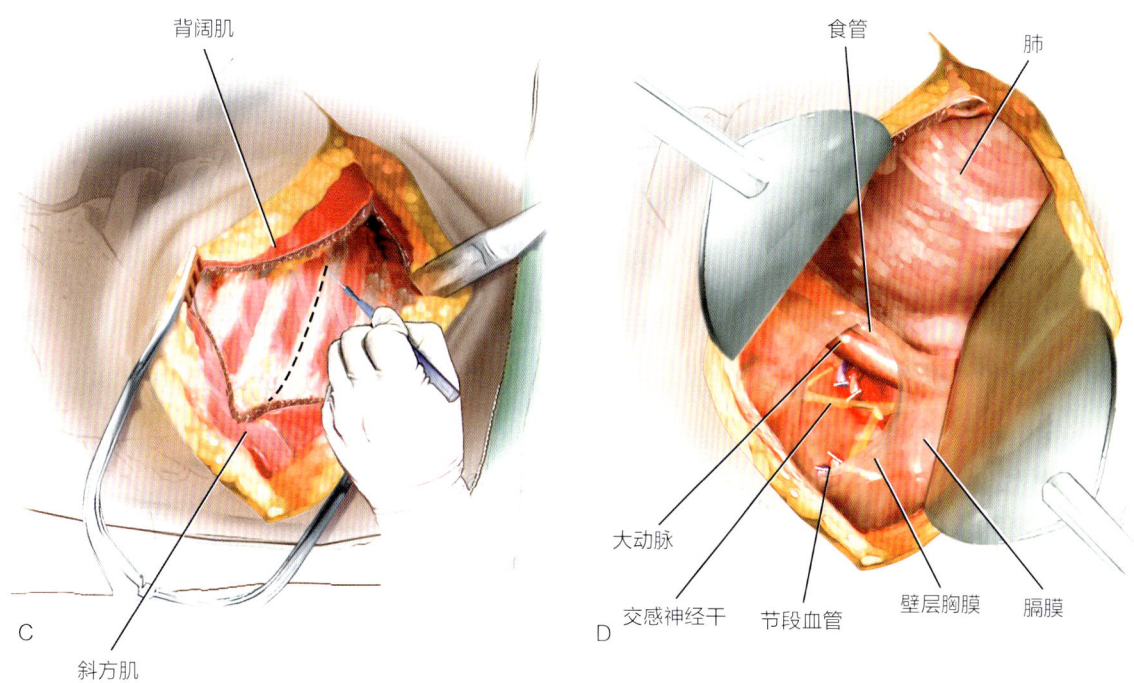

技术图1（续） C. 术者将相应节段肋骨的骨膜切开。D. 将放气塌陷的肺向前下牵拉，同时保护食管和大血管。

T5~T12胸前入路

- 术者应将切口直接放在所需的肋骨上（例如第10肋骨对应T9-T10椎间盘）。沿着肋骨的走行从背阔肌的前缘到前面的肋软骨交界处作弧形切口（技术图2A）。
  - 由于肋骨是向下斜行的，通常优选的是靠上的切口而不是靠下的。如果切口太靠下，可能不太容易暴露近端的节段，需要进行第2个开胸切口。相反，更容易暴露被切除肋骨下方的节段。如果对要切除的肋骨有疑问，应选择更靠上的切口。
- 切开皮肤和皮下脂肪，以暴露斜方肌和背阔肌。
- 使用电凝沿切口方向将斜方肌和背阔肌切断。劈开菱形肌以获得头侧更大范围的暴露。
- 一旦识别出需要切除的肋骨，术者需在肋骨的上缘切开骨膜，以避免对肋间神经和血管的损伤（技术图2B）。
- 于前方的肋软骨角处切开骨膜，尽可能地向后方切开（技术图2C）。
- 用肋骨剪将肋骨移除，前方起自腋中线并尽可能向后切割。剪下的肋骨可用作支撑植骨或自体骨植骨。
- 切开肋骨骨膜和壁层胸膜进入胸腔，放置肋骨撑开器以将肋骨保持分开（技术图2D）。
- 向内侧牵开已放气塌陷的同侧肺脏，暴露覆盖脊柱的壁层胸膜。
- 切开覆盖脊柱的壁层胸膜，留置缝线以利于缝合。此时可见到下面的节段血管（技术图2E）。
- 由于手术节段不同，由主动脉发出的节段血管走行可以是上升、回返、水平或下降等状态。
- 术者应尽可能少地结扎节段血管，前提是获得足够的脊柱暴露。因为胸髓血液供应很薄弱，因此结扎过多节段血管会增加脊髓的缺血风险（技术图2F）。
  - 对于疑似血管畸形的患者，如先天性脊柱后凸的患者，术者应考虑暂时阻断节段血管，并在血管结扎前检查诱发电位后再决定。如果患者之前进行过一侧的脊柱手术，术者应该避免结扎对侧节段血管。术者也可以选择先前手术过的一侧进行，或者通过术前血管造影以识别脊髓的重要血供。
- 此时，可暴露胸腔内的椎体和椎间盘。为了暴露后方的椎间盘，可能需要移除肋骨头。
- 先要去除肋横突和肋椎关节以切除肋骨头（技术图2G）。
- 切除横突、椎弓根和椎体上方附着的软组织。
- 识别椎弓根的上缘，其前方即为椎间隙。
- 用磨钻处理椎弓根的上缘，以暴露后方的椎间盘和硬膜的外侧缘（技术图2H）。

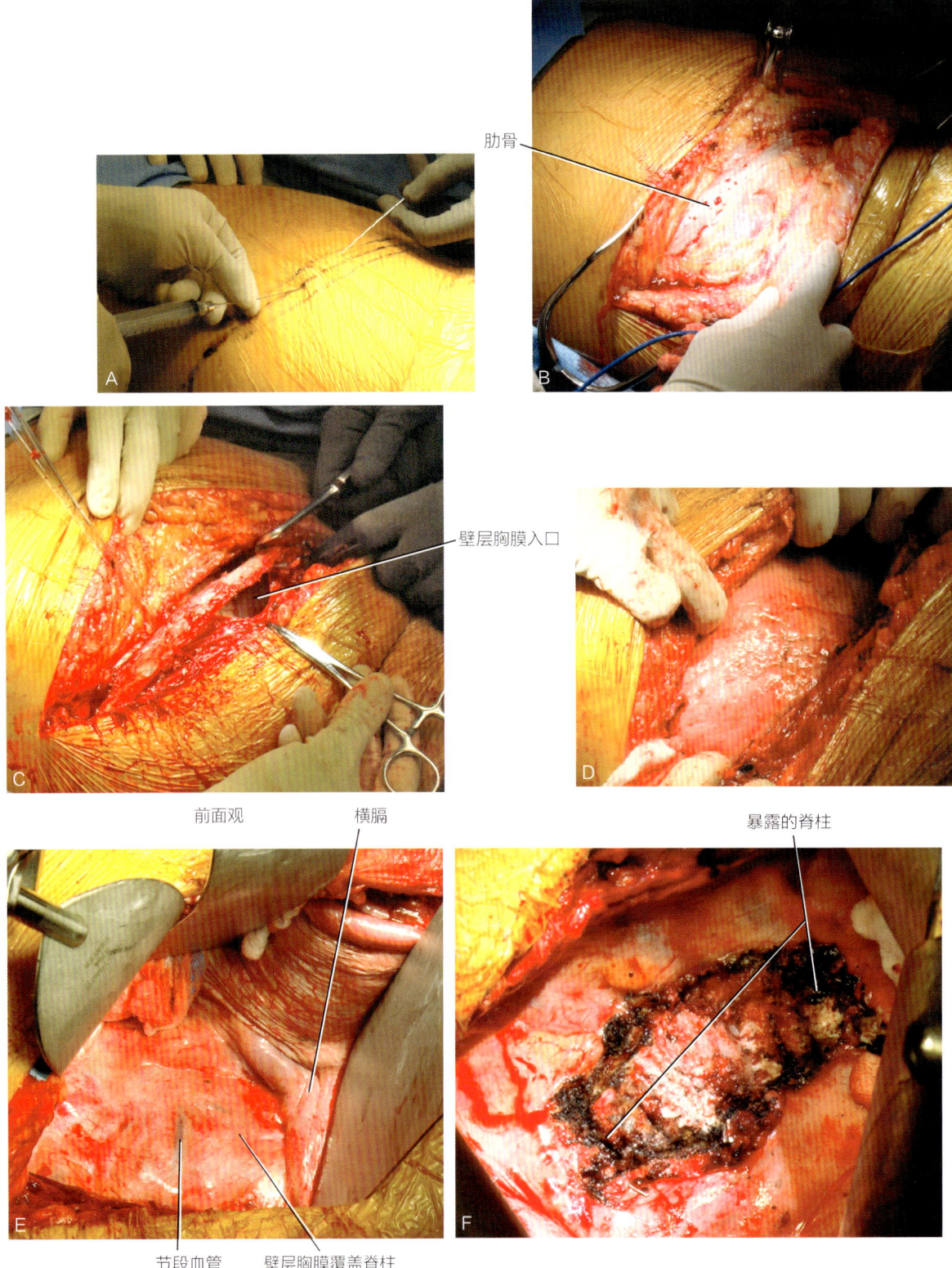

技术图2　T5～T12前路手术（在这些图像中，患者的头部位于左上方，患者的背部朝向术者）。A. 将切口直接放在所需的肋骨上。皮下注射麻醉剂和肾上腺素的混合剂有助于止血。B. 将皮肤和皮下组织分开，露出所需的肋骨。C. 骨膜下剥离肋骨，将其切除。注意肋骨床下面的壁层胸膜。D. 切除肋骨后进入壁层胸膜，露出同侧肺。E. 壁层胸膜和下面的节段血管。F. 在结扎节段动脉后暴露椎体和椎间盘，并移除上覆的软组织。

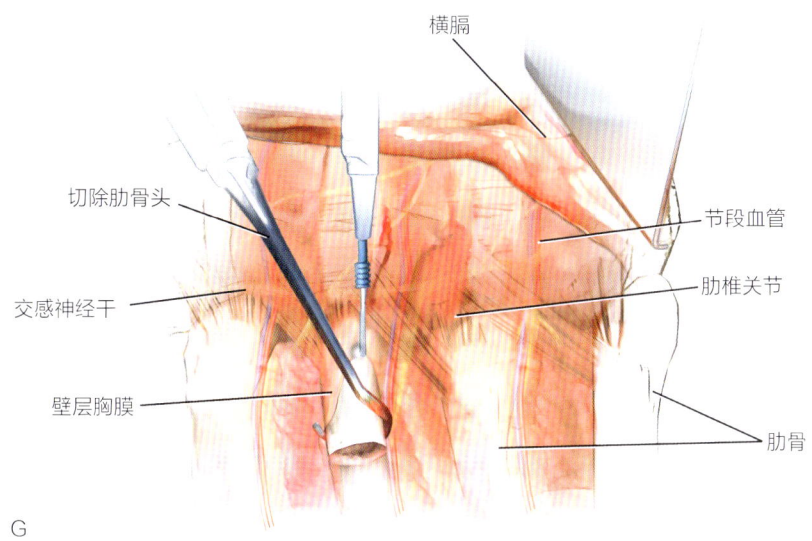

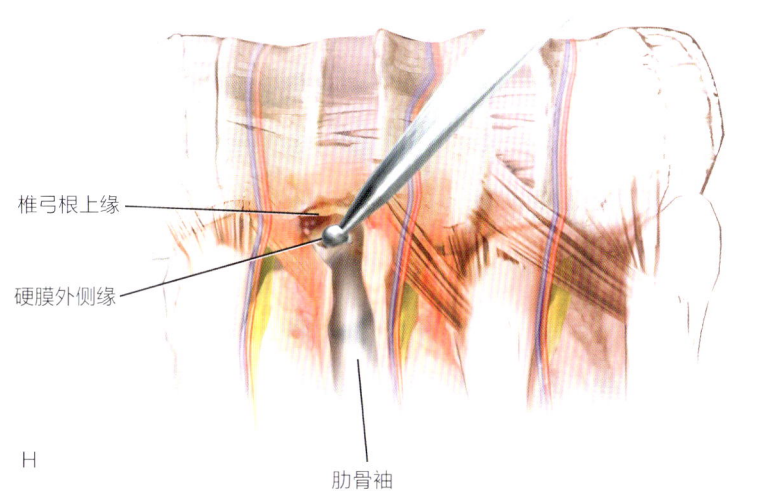

技术图2（续） G、H. 一旦切除了肋横突和肋椎关节后（G），可以用高速磨钻（H）去除肋骨头。

微创经胸前方入路

暴露

- 患者位于侧卧位。
- 透视检查以识别进入胸腔的水平位置，然后用记号笔在这些椎体投影在皮肤上的位置标记。
- 皮肤切口平行于肋骨，并向内侧延伸5～10 cm。
- 使用一对弯剪，沿背阔肌和前锯肌的肌纤维将其分开，直至下面的肋骨。
- 使用肋骨撑开器，在两个肋骨之间创造一个空间。
  - 只有在暴露不充分的情况下才需要切除肋骨。
- 将肺放气，并迅速将脏胸膜切开后向两侧剥开，以暴露目标椎骨，并用透视检查确认。
- 将镜送入胸腔内，并识别定位至肋间连接处。
- 使用高速磨钻切除肋骨头、下位椎体的上外侧部分和上位椎骨的下外侧部分以及目标椎间盘下方椎弓根的上侧部分，露出前纵韧带，切开以清晰暴露目标椎间盘（技术图3）。

切开横膈

- 暴露T12-L1可能需要切开横膈。
  - 横膈发自剑突和下六对肋骨并嵌入其中。
  - 外侧弓状韧带起自L1的横突。

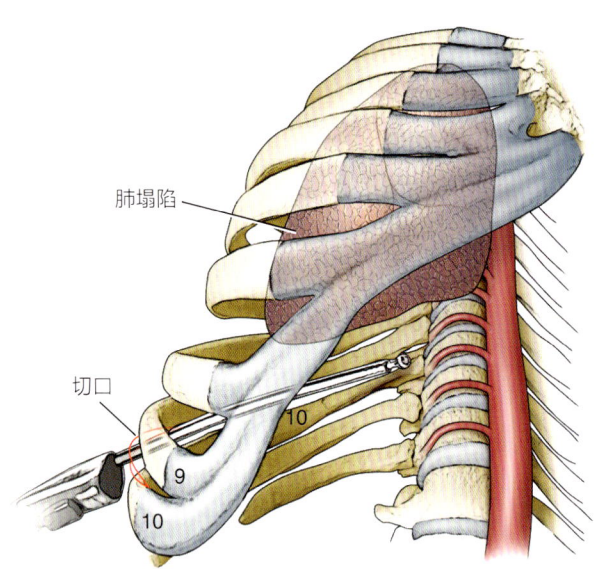

技术图3 在微创经胸前入路手术中,绕过充气的肺,并通过壁层和脏层胸膜向第10肋骨切开5～10 cm的切口。这种方法提供了对T9-T10椎间盘的暴露,以允许进行多种手术,包括椎体切除术和钢板术、椎体间融合术和椎间盘切除术。

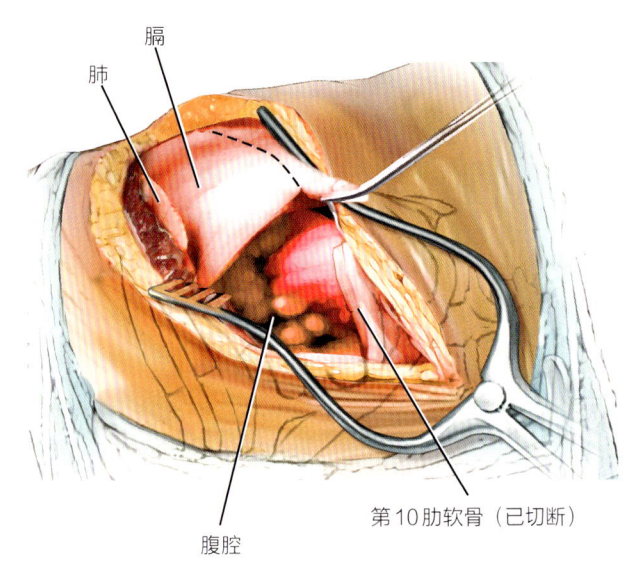

技术图4 在离胸前壁附着处2 cm将横膈的外周部分切断。留置缝线,以利于关闭切口时缝合。

- ○ 膈脚在右侧延伸得更远。
- ○ 膈膜由膈神经在中央处支配。
- 从肋骨角开始切开横膈的返折部,直到看到腹膜外脂肪。
- 在胸前壁切开横膈(技术图4)。术者应在前胸壁留下1～2 cm的横膈组织,以便在关闭时进行横膈修复。在横膈周边处切开以避免损伤其支配神经。横膈切开至外侧弓状韧带。

- 切开中部和侧方的膈脚,暴露下面的腹膜。
- 向内侧分开腹膜,暴露腹膜后间隙。
- 钝性分离并向内侧牵开Gerota筋膜,露出脊柱和其上覆盖的壁层胸膜。
- 确定主动脉和下腔静脉裂孔。
- 如果需要,可以剥离腰大肌。
- 切开壁层胸膜以暴露脊柱。

T10-L3经腹膜后胸腹联合入路

- 患者位于右侧卧位,从左侧入路以避开肝脏和下腔静脉。
- 如前所述那样切开膈角。
- 从腰方肌到腹直肌的外侧边缘做斜行切口(技术图5)。
  - ○ 在大多数患者中,这种方法可以显露到L5,甚至可以在低髂嵴的患者中可扩展到S1。
- 切开皮下组织和腹外斜肌的筋膜。
- 切开腹外斜肌、腹内斜肌、腹横肌和腹横筋膜。
- 暴露腹膜并向前钝性分离。
- 确认输尿管,和腹膜后脂肪一起向前牵开。
- 暴露椎体、腰大肌和大血管。
- 生殖股神经位于腰大肌前缘,应避免过度牵拉。
- 识别并结扎位于椎体中间的节段血管。
- 将腰大肌从椎体上钝性分离并向侧方牵拉。
- 这时可以看到椎体、椎弓根和椎间孔。

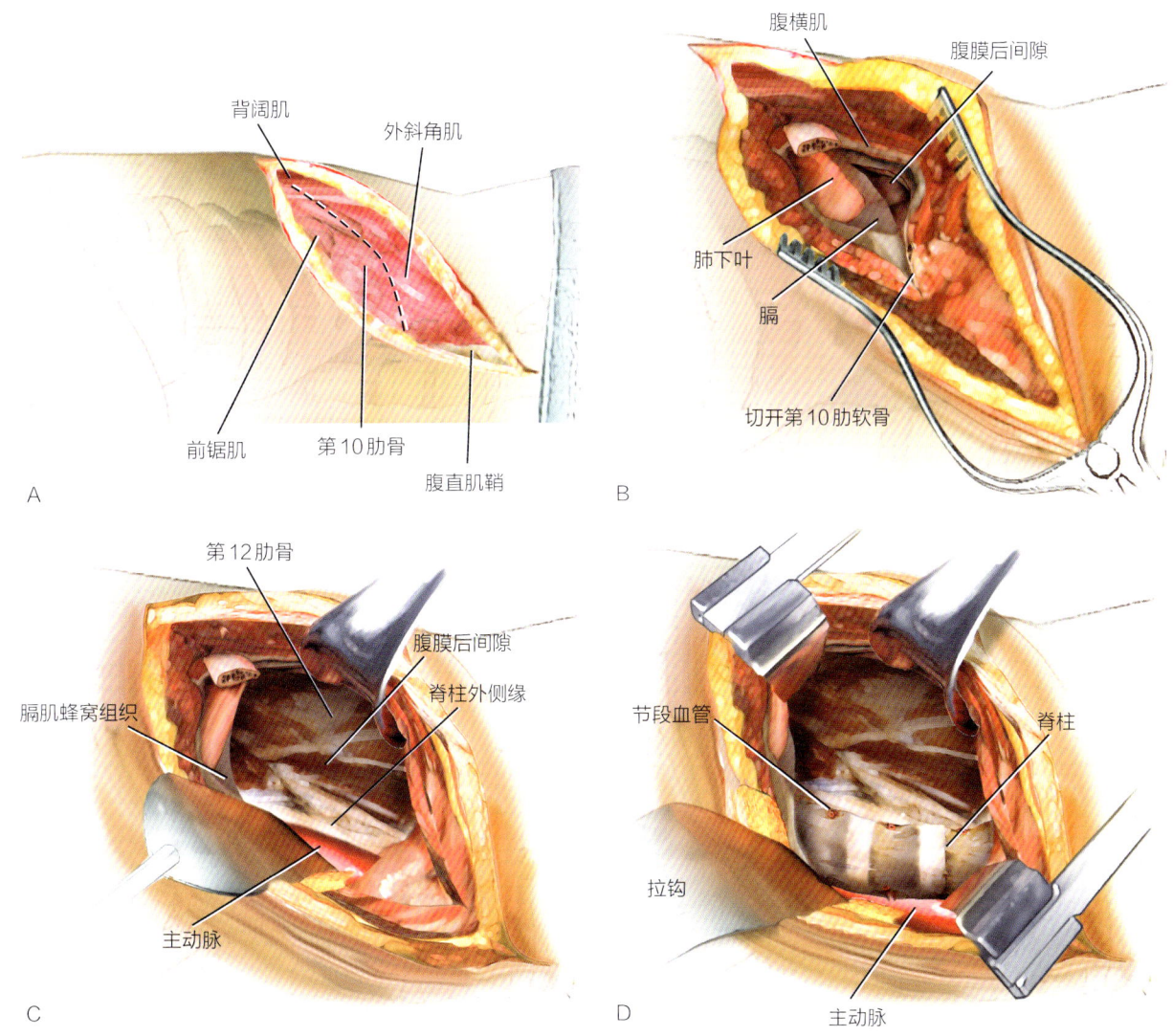

技术图5 胸腹联合入路手术。A. 在第10肋骨上做一弧形切口，并识别肌肉层。B. 切除第10肋骨后，通过肋软骨进入腹膜后间隙。C. 颜色较亮部分为腹膜后间隙，从膈肌下面、腹壁及主动脉处游离腹膜。D. 在结扎节段血管后暴露椎体。

要点和失误防范

神经损伤	• 术者在进行T8~T12之间的左侧入路前应考虑术前血管造影，以确定Adamkiewicz的动脉，以预防脊髓缺血性坏死 • 术者应考虑在结扎前暂时夹住节段性动脉，并评估诱发电位的变化，以避免危险后果的发生，因为胸椎脊髓的血液供应很薄弱，特别是在T4~T9的"临界区"
避免手术节段错误	• 术者应将手放在肩胛骨下计数肋骨。第1肋通常难以触摸，但第2肋往往是最大的 • 术前正位和侧位胸片可以帮助计数肋骨，特别是在脊柱后凸畸形患者中

	续表
暴露	• 使用双腔气管插管可允许同侧肺放气塌陷,方便暴露 • 从横突上分离腰大肌可以暴露椎间盘和椎间孔。还可以切除横突以进一步增加暴露范围 • 屈髋可以减轻腰大肌的张力,有利于腰椎的暴露 • 可能需要切除更多的肋骨以获得更好的暴露,特别是在老年患者中,肋骨不能很好地牵开 • 在T2~T5节段,从前胸壁分离前锯肌并向头侧牵开可获得更好的暴露。但术者应该避免在这个水平损伤胸长神经 • 如果需要移动肩胛骨以获得更好的暴露,可以将菱形肌、斜方肌和背侧肩胛肌剥离,使肩胛骨向侧方移动
内脏损伤	• 右侧入路时,术者应该用薄纱布或手指钝性分离,将软组织从脊柱上尽可能分开,以防止损伤乳糜池和胸导管

术后护理

- 术后放置胸导管,直到24小时内引流量<150 ml时才能拔除。

并发症

- 切除椎弓根时可能损伤斜向下的神经根。
- 血管损伤。
- 肋间神经痛。
- 肺不张。
- 神经损伤。
- 手术节段错误。
- 进入硬膜外腔时可能会出现大出血。
- 内脏损伤。

参考文献

[1] Arts MP, Bartels RHMA. Anterior or posterior approach of thoracic disc herniation? A comparative cohort of mini-transthoracic discectomy versus transpedicular discectomy. Spine J 2014;4(8):1654-1662.

[2] Grace RR, Mattox KL. Anterior spinal artery syndrome following abdominal aortic aneurysmectomy. Case report and review of the literature. Arch Surg 1977;112:813-815.

第49章 腰椎前方入路
Anterior Lumbar Approach

D. Alex Stroh, Brad W. Moatz, and P. Justin Tortolani

定义
- 腰椎前路手术可以清楚地显露L2-L3椎间盘至S1之间的节段。

解剖
- 腹前壁的层状结构会因为手术入路在弓状缘的近端或远端而发生改变。
- 在弓状缘以上,腹壁的解剖层次为皮肤、皮下脂肪(包括Camper筋膜和Scarpa筋膜)、腹直肌前鞘(腹外斜肌和腹内斜肌腱膜)、腹直肌、腹直肌后鞘(腹内斜肌和横肌腱膜)、腹横筋膜、腹膜(图1)。
- 在弓形缘以下,没有腹直肌后鞘,所以腹直肌直接贴附在腹横筋膜上。
- 对于腹膜后的暴露,手术入路为经腹壁到达腹横筋膜层,然后从外侧进入直到该筋膜层根部,暴露腹膜后脂肪。
- 对于经腹膜的暴露,腹膜筋膜与腹膜在正中线处切开直接向后直到骶骨岬水平。
- 推开腹内容物可见腰椎前方的大血管。
- 与脊柱相关的关键血管结构如图2所示。
- 血管。
  - 腹主动脉及其分叉为左右髂总动脉,位于静脉系统的前方,一般先分出左侧髂总动脉(L4-L5)。大多数人L4-L5平面分叉。
    - 术前的MRI或CT检查可以帮助确定腹主动脉分叉的位置,这在术前计划中很重要。
  - 由于左侧的肾动脉和静脉(L2)的限制,近端很难暴露到L2水平。
  - 下腔静脉位于腹主动脉右后方,而下腹神经丛位于下腔静脉的左侧。因为下腔静脉位于右侧深部,所以将下腔静脉从右到左移动(尽管对交感神经链的伤害较小)有可能发生侧壁破裂。相比之下,从左到右的运动会在左髂静脉的侧壁上产生张力,必须采取适当的预防措施[4]。
  - 在大多数患者中,L5-S1椎间盘位于腹主动脉分叉和下腔静脉分叉之间,因此不太需要牵拉这些大血管就可以暴露。骶中动静脉通常分支于左髂总动静脉,如果很小可以予以结扎或者电凝。
- 暴露L5-S1以上节段需要将大血管牵拉到右边。操作中要识别并结扎汇入左髂总静脉的髂腰静脉(见技术部分)。

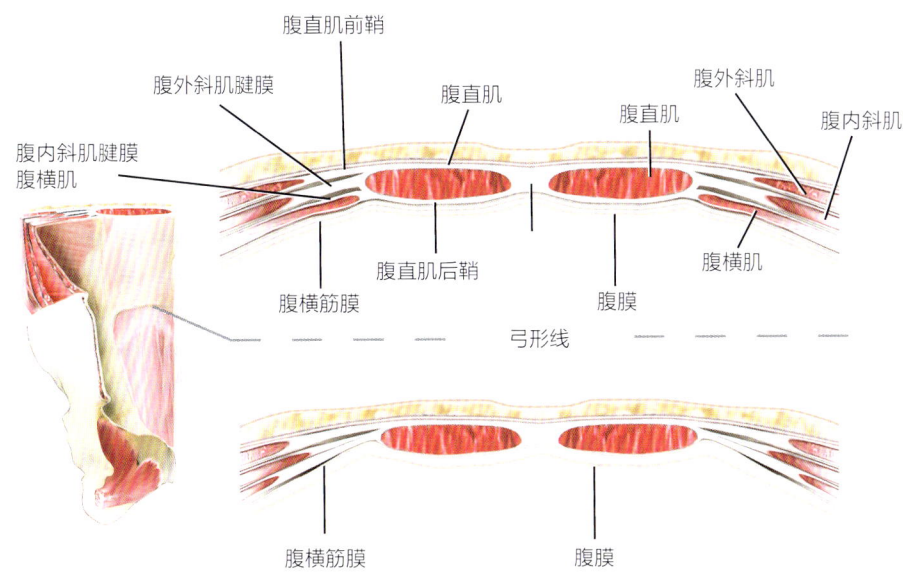

图1 弓状线上方(近端)的腹直肌后鞘,包括来自腹内斜肌与腹横肌筋膜的纤维。弓状线下方(远端)有腹直肌后鞘。暴露到L4-L5椎间盘水平一般需要识别腹直肌后鞘并切开。

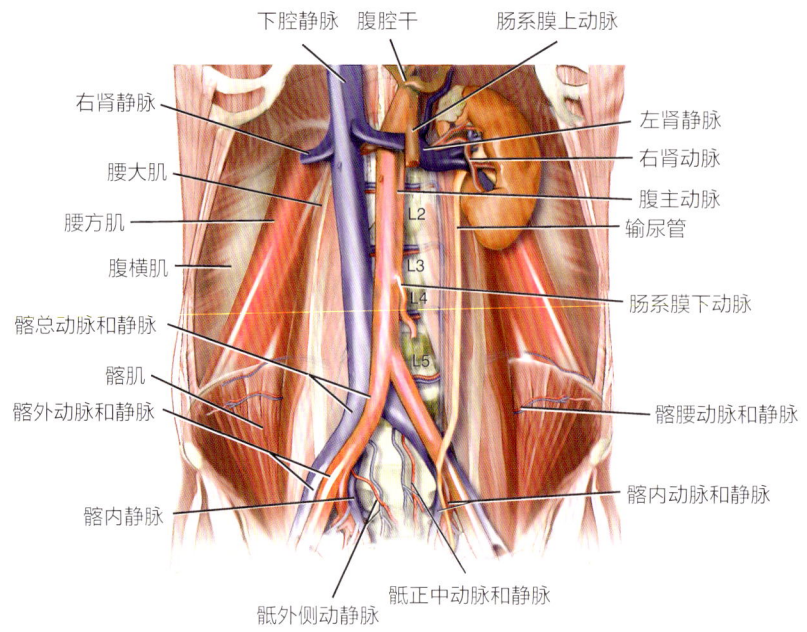

图2 腹膜后间隙的血管和解剖结构。

- 泌尿生殖系统。
  - 左肾：由肾周脂肪包裹，很少可见（L1-L2）。
  - 左输尿管：很容易与腹膜内容物向前牵拉，可以通过刺激蠕动或术中静脉注射靛蓝脂红来鉴别。
- 肌肉。
  - 腰大肌（椎旁，L1~L5）。
- 神经系统。
  - 交感神经链（脊柱旁、腰大肌前和内侧）。
  - 骶前神经丛（就在骶骨上方）。
  - 腰骶神经丛（腰大肌内及后内侧）。
  - 生殖股神经（位于腰大肌的前方）。
- 淋巴系统。
  - 椎旁淋巴管和淋巴结。
  - 淋巴液渗出为一种乳白色的液体，很少引起临床后果。

病史和体格检查

- 以前的腹部手术（例如全子宫切除术，疝修补术）对术中暴露是一种挑战。腹部中线存在的蜂窝织炎、脓肿、结肠造口术等是前路手术的相对禁忌证。
- 以前有腰椎前路暴露的手术史，尤其涉及大静脉的牵拉，由于血管损伤的可能性很大，因此翻修方法的风险要大得多。
- 肥胖（体重指数>40 kg/m²）是腰椎前路手术的相对禁忌证，因为术中手术视野很深。

影像学和其他诊断性检查

- X线片可以评估主动脉钙化和腰骶部畸形的程度。
- 术前轴位MRI或CT可以评估主动脉和下腔静脉分叉的平面（图3）。
- 没必要常规行血管造影、CT血管造影或MRI血管造影，除非考虑到解剖结构异常（如内脏异位史）。
- 对任何腰椎前路翻修术术前都要考虑行动脉造影、静脉造影、预防性的下腔静脉滤网。术前输尿管支架的使用有助于翻修术中防止损伤输尿管。

手术治疗

- 腰椎前路手术的适应证为：
  - 前路椎间盘切除椎间融合，全椎间盘置换，椎间盘炎或椎体骨髓炎的椎间盘清创术，畸形矫正中的全椎间盘切除术，前路切除肿瘤的椎体切除术，根治性的畸形矫正术以及椎体骨髓炎。

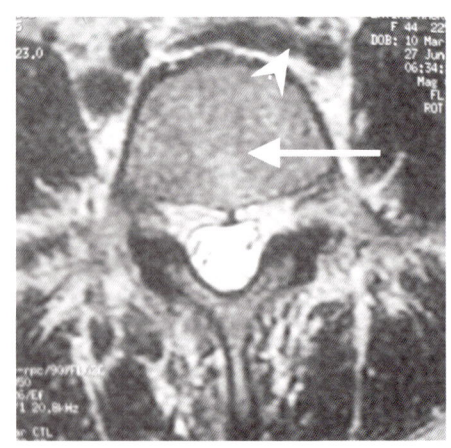

图3 T2加权轴位MRI图像显示了下腔静脉（箭头）的分叉。这例患者分叉发生在L5椎体水平，而不是L4-L5椎间隙。由于左髂总静脉可能斜向覆盖于L5-S1椎间盘前面（箭头），这种结构可能使显露L4-L5椎间盘更容易，但显露L5-S1则更困难。

- 禁忌证是相对的,包括以下内容:
  - 以前的前入路或其他腹部手术、筋膜网片、造瘘术、骨盆放疗、主动脉或腔静脉低分叉(L5-S1 入路)、未治疗的椎旁感染、肥胖症(体重指数 > 40 kg/m²)和严重动脉粥样硬化或阻止血流的动脉瘤。

术前计划

- 当需要暴露 L5-S1 椎间盘时,在大多数情况下应使用腰椎正前方入路,而侧方入路由于髂嵴的阻挡很难有满意的显露。
- 腰椎正前方入路较侧方入路创伤小,因为侧方入路要切开较多的腹壁肌层[5]。
- 基于这些原因,笔者倾向于选择正前方入路(相对于侧方入路),甚至用于多节段椎间盘暴露(如腰椎侧凸矫形术),除非要暴露 L1-L2 椎间盘或 L2 椎体或者需要使用前路钉棒系统固定。L5-S1 水平和部分患者的 L4-L5 水平,前路钢板可用于正前方入路,这主要取决于血管的解剖结构。
- 然而,相对于侧方入路,前路手术需要在大血管的分叉处更多地对它们进行牵拉。所以,如果考虑到大血管较难牵开,侧方入路可以更好地暴露脊柱。

体位

- 患者仰卧于可充气的枕头上(图4A)。如果需要的话,枕头的膨胀可以使椎间盘切除术和植入物放置期间脊柱伸展。轻度的 Trendelenburg 位可能使妨碍操作的血管回缩。
- 手术室工作台应允许透视机的C臂自由移动(图4B)。
- 应注意确保骨盆摆于能够方便透视正位及侧位的位置。
- 患者的手臂可以放在两边摆成交叉状或者交叉在胸前,但不能影响透视(图4C)。
- 可以将脉搏血氧仪放置在患者左脚的第一脚趾上,以便为左髂动脉血栓形成或过度收缩提供早期警告。这对于涉及 L4-L5 节段的手术尤为重要。

入路

- 可以使用多种皮肤切口。
  - Pfannenstiel 手术入路可用于 L5-S1 暴露,但如果需要向近端延伸暴露,则很难做到。
  - 正中切口或旁正中切口对于多节段的暴露是非常有用的,因为可以很容易地向近端和远端延长(图5A~D)。
  - 触摸骶骨岬可以更加精确地确定皮肤切口的位置(图5E)。另外,可以用C臂机透视侧位片来确定切口的位置,应牢记透视轨迹要接近椎间盘,尤其在 L5-S1,切口

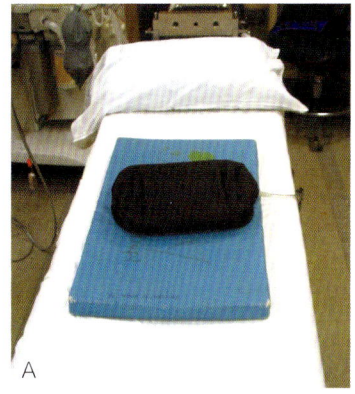

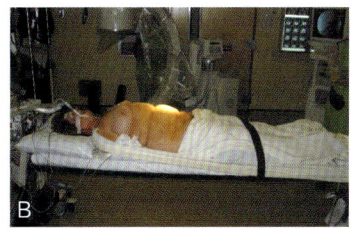

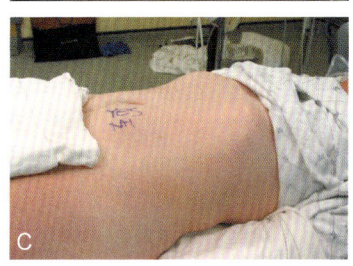

图4 A. 在这种情况下,可以调节充气枕头,以增加或减少脊柱前凸。枕头放在厚泡沫垫(蓝色)上,使患者的手臂沿侧面折起,从而脱离了侧面透视图像束。B. 手术室桌子是不透射线的,并且在下面敞开,允许荧光镜C形臂(远处)通过桌子下面。C. 肘部垫好后,将患者的手臂塞到一边。

要选择在透视轨迹与皮肤接触的地方而不是直接在椎间盘的上方。

- 腹膜后入路与经腹腔入路
  - 经腹腔入路导致逆行性射精的风险较大,因为理论上来说损伤骶前交感神经的可能性较大。
  - 但是,此入路对 L5-S1 翻修手术是很有用的,因为之前的手术可能已经用过腹膜后入路了。
  - 经腹膜入路会增加粘连和小肠梗阻的风险。另外,小肠或大肠穿孔以及术后肠梗阻与手术进入腹腔有一定的相关性。最后,需要额外的时间和注意力来牵拉小肠;在后面的手术操作中通常需要更多的拉钩和较大的棉垫来防止小肠的干扰。
- 左右腹膜后入路的比较。
- 由于腰椎间盘置换存在一定的失败情况,因此腰椎翻修手术是必需的。考虑到潜在的翻修可能,为了保护左侧的腹膜后区域,有些医生提倡第一次手术取右侧腹膜后入路。

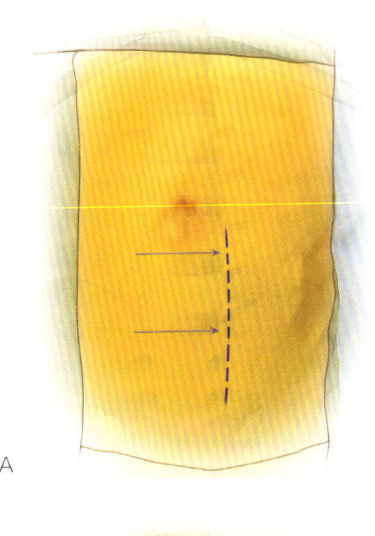
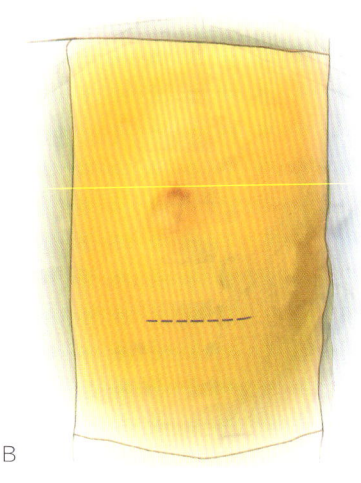
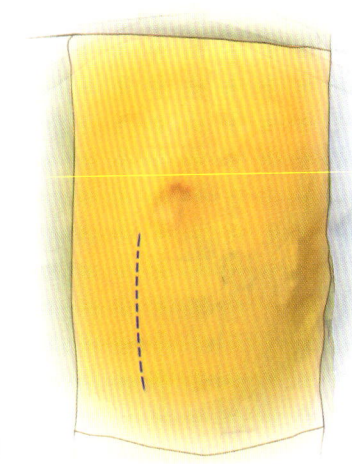
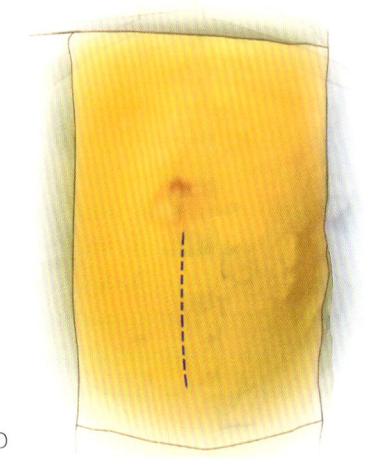
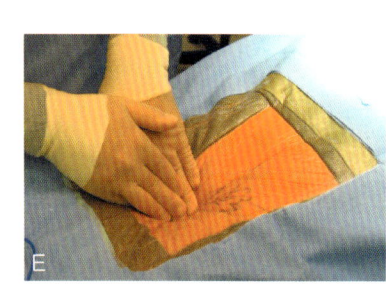

图5 A. 左侧的旁正中切口，可以很好地显露腹直肌前鞘，不仅方便术后关闭切口时的缝合，而且可以更容易进入左侧的腹膜后间隙箭头所示为目标节段（上面的箭头为L4-L5，下面的箭头为L5-S1）。B~D. 其他皮肤切口有Pfannenstiel切口（B）、右侧旁正中切口（C）和正中切口（D）。E. 触摸骶骨岬可以协助判断手术节段，正确设计切口。

- 因为椎间盘放置的最佳位置与患者术后功能改善有关，所以笔者主张手术暴露从一开始就能提供理想的椎间盘置入的位置[7]。

- 因为右髂总动静脉较垂直地经过L5-S1椎间盘，而左髂总动静脉斜向经过L5-S1椎间盘，所以从左侧腹膜后入路暴露至椎间盘更容易，且暴露范围更广泛。

腰椎前入路（左旁正中切口和腹膜后入路）

剥离

- 切开皮肤和皮下脂肪，直至腹直肌前鞘。
- 剥离腹直肌前鞘所有脂肪组织，以利于伤口缝合。
- 时识别其筋膜边缘（技术图1A）。
- 沿着切口方向切开腹直肌前鞘，中心位于目标椎间的上方，然后向侧方拉开，显露下面的腹直肌（技术图1B）。
- 腹直肌向侧方拉开，可显露下方的腹横筋膜（技术图1C）。
- 腹壁下血管在此处应被注意，予以保留。
- 随着腹直肌的拉开，腹横筋膜会随着向其腹壁的附着处移动。
- 可以用一个带有棉球的直棒轻轻将其从附着处剥离（技术图1D）。
- 然后使用手持式拉钩将腹膜和左侧输尿管向中线至患者的右侧牵拉。腹膜意外撕裂应使用可吸收的缝合线缝合。
- 侧面分离会发现精索（男性）或圆韧带（暴露，女性可以分开该韧带）。

显露

- 如果需要暴露L4-L5，要识别弓形线并做一个1英寸的小切口，以使腹膜更自由地移动（技术图2A、B）。
- 暴露L4-L5椎间盘或以上的节段，通过钝性分离首先看

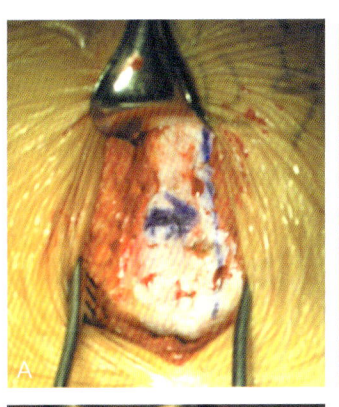
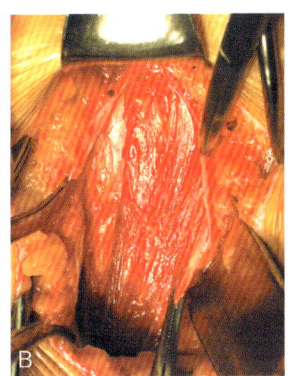
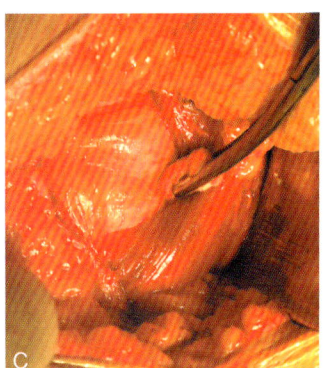
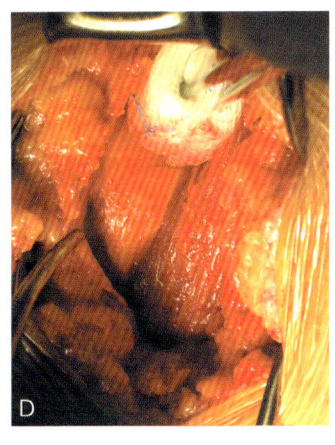

技术图1 A. 腹直肌鞘可以清楚地看到。将小的Richardson拉钩放在切口的上方，用小脑拉钩放在下方，蓝色的箭头标示着计划垂直切开的筋膜的中央。B. 用两把血管钳将腹直肌前鞘牵向患者的左侧可以看到腹直肌的垂直肌纤维。C. 用一个小棉球将腹直肌推向一侧可以暴露下面的腹横筋膜。D. 用一个带有海绵头的直棒钝性地将腹横筋膜从腹直肌的下方分离。

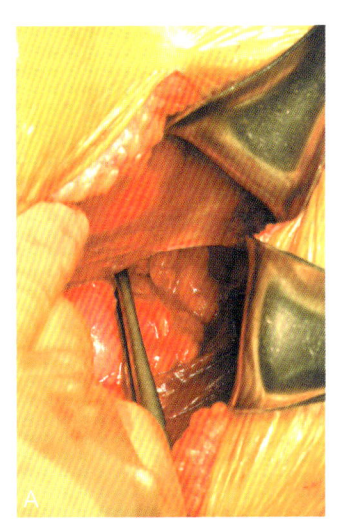
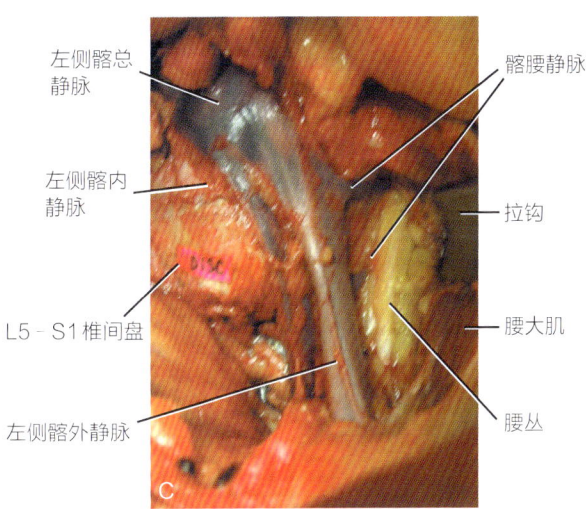
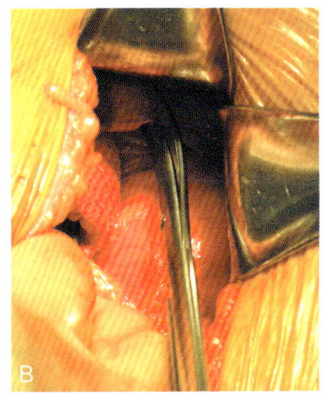

技术图2 A. 暴露L4-L5节段，要辨认腹直肌后髂血管（弓状线）并将腹膜拉离。B. 看到弓状线后，垂直切开；这样术者可以安全地将腹腔内容物牵向患者的右侧。C. 在这具尸体解剖中，动脉系统已经切除了，可以看到髂腰静脉从左侧的髂总静脉分出，向后外侧走行。将其牵向中间、腰大肌拉向外侧，这根静脉是横向走行的，因此容易结扎。紧邻髂腰静脉的外侧可以见到一个腰椎的神经根。过分的牵拉会损伤这些神经根。

到左侧髂总动静脉的外侧边界。然后将这些血管向中线方向牵拉，以暴露出走行于后方的髂腰静脉（技术图2C）。
- 髂腰静脉通常不止一根（多达25%的患者[8]），在过分牵拉髂总静脉时会导致撕裂和难以控制的大量出血，尤其是在切口较深或血管撕裂后，其远端缩回到腰大肌后面时。
- 在L5-S1平面，使用小棉球进行钝性分离暴露椎间盘，明确血管的解剖结构。触摸骶骨岬可以帮助指导钝性分离。

拉钩放置

- 当一个血管外科医生或助手用一个手持拉钩拉开血管，将尖而窄的Hohmann拉钩直接放置在椎体上。
  - 也可以使用可透X线的钝性拉钩。这些拉钩可以用手扶着，也可以用贯穿针固定，或者修成外支架（Omni）或环状结构，以方便接下来的操作。
- 适合于L4-L5及L5-S1的最佳的拉钩结构显示在技术图3A、B。

- 在L5-S1，靠着骶骨放一个可伸展的拉钩可将腹腔内容物和膀胱拉至手术视野之外，同时还提供一个安全的屏障，防止术中手术器械的误伤。
  - 对于L5-S1的暴露，笔者更喜欢使用锋利的Hohmann拉钩，它可以穿入L5椎体（患者的）左下部。这就保证了左侧的髂总静脉在拉钩下方不会滑动，因为这个拉钩是嵌入骨质的，所以腰丛不会缩回来。
  - 对于L4-L5的暴露，由于（患者的）左侧没有需要牵拉的血管结构，因此可以使用一个手持拉钩轻轻地将腰大肌牵开。用手持拉钩，注意其叶片不能陷入椎体外侧缘太深，因为这样会损伤腰丛。助手要注意拉钩的力道和位置。
- 在L5-S1，拉钩的摆放是为了将左右髂总动静脉牵拉至椎间盘上缘的侧方。
- 在切开椎间盘之前，用透视侧面片确认手术节段，并确保拉钩未穿入终板（技术图3C）。
- 对于L4-L5及更高节段的暴露，由于血管直接贴附于前纵韧带，可能难以将主动脉和下腔静脉牵拉到患者的右侧。此外，前部骨赘可能会伸入大血管，使血管移动

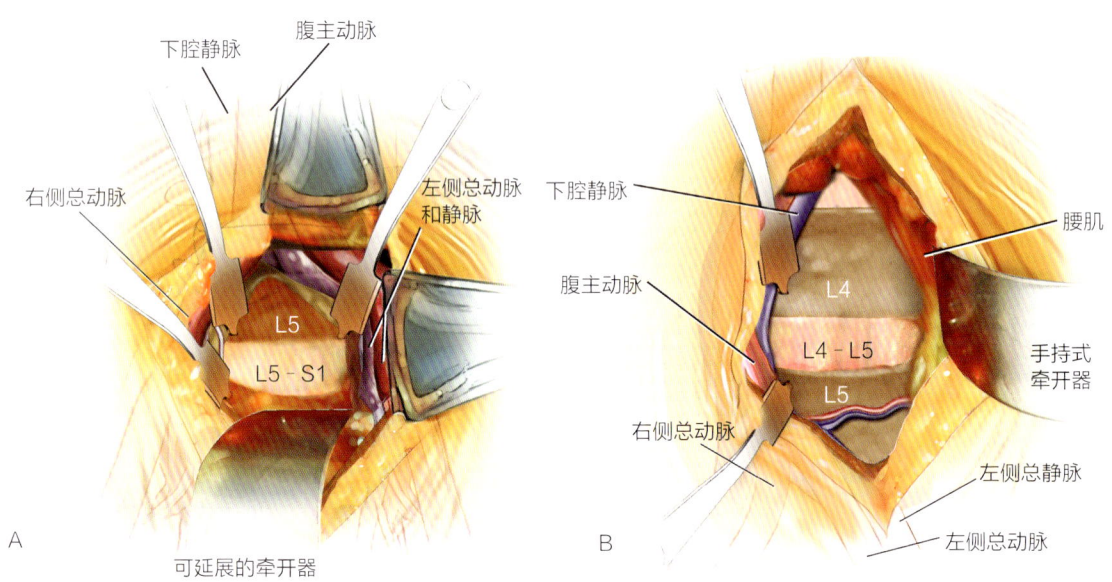

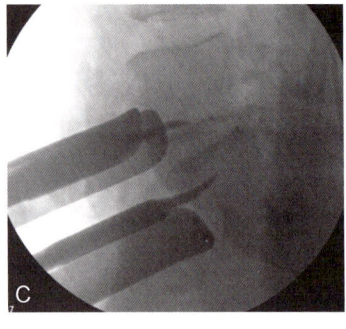

技术图3 A. 用于暴露L5-S1光盘的牵开器的最佳配置。B. 用于暴露L4-L5光盘的牵开器的最佳配置。带有锋利尖端的薄型Hohmann牵开器可用于刺穿椎体并使大血管远离手术区域。手持式射线不透刀片收紧器也可用于收起大血管。一些牵开器是空心的，可以用固定销将其固定在椎体内。C. 侧面透视图像确认Hohmann牵开器的牙齿不在椎间盘中空间以及它们是否围绕着感兴趣的光盘。

跨过中线风险更大。
- 在这种情况下,我们建议退回到中线,但不要再进一步退回(技术图4A)。用手持拉钩将血管固定在该位置。
- 随后的椎间盘取出和椎体间装置的置入可以通过进入椎间盘的斜行通道进行,这与椎间盘在轴向平面中的12点到3点位置相对应(技术图4B)。
- 可以通过把持椎体间装置的前外侧的手柄来进行椎间装置的放置(技术图4C)。

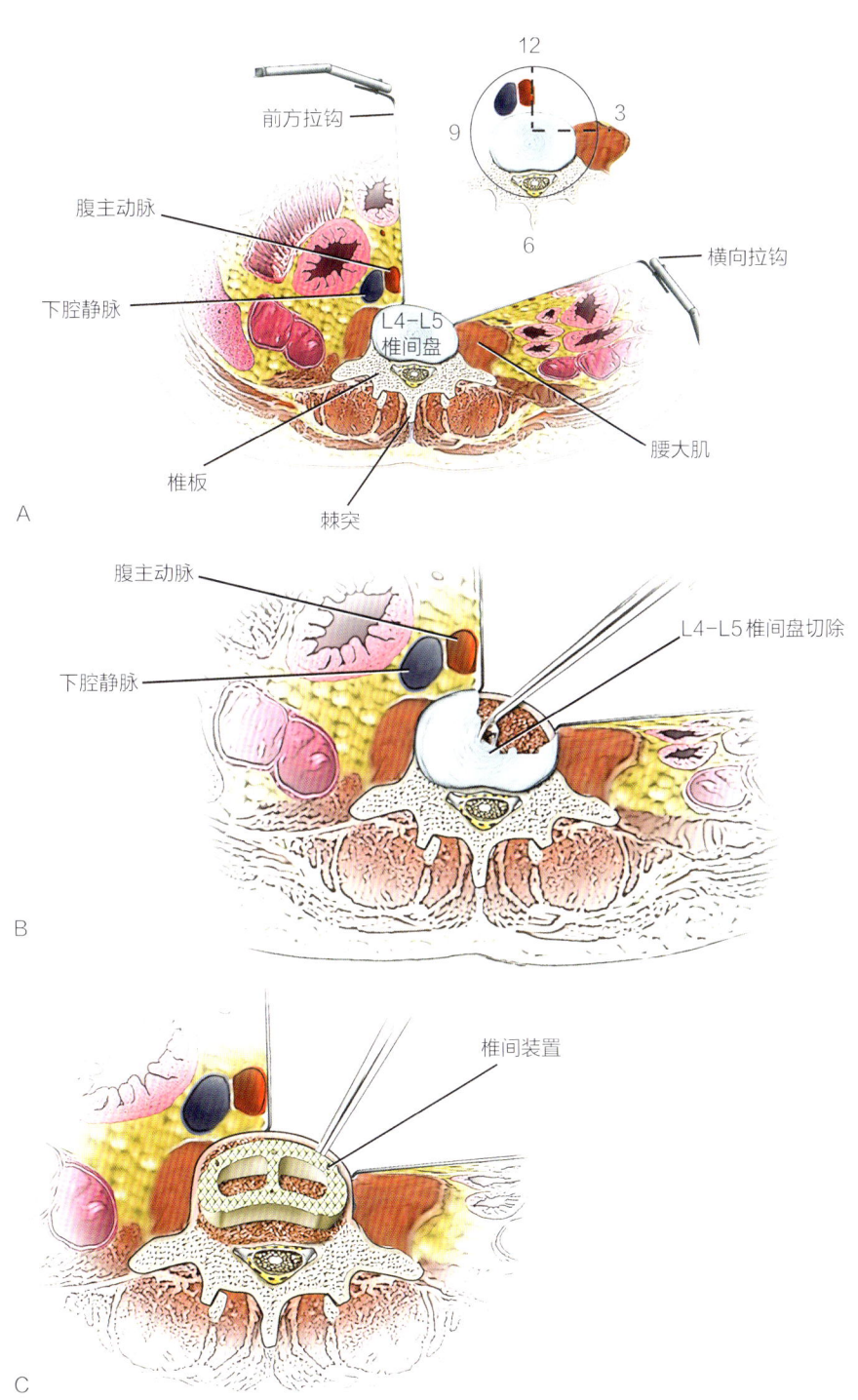

技术图4 A. 对于在L4-L5节段的暴露,如果将大血管拉过中线的风险似乎太大,可以使用拉钩将血管固定在中线(12点钟位置)和腰肌侧方(3点钟位置)。B. 可以用适当角度的刮匙完成椎间盘切除术。C. 椎间装置可以通过前外侧把持的手柄置入。

要点及失误防范

- 清除腹直肌鞘脂肪有利于判断末端的游离缘
- 使用双极电凝和钝性分离理论上有利于减少骶前丛损伤和逆行射精发生率
- 在此入路中有可能造成交感神经链损伤,相较于对侧下肢,感觉同侧肢体皮温增高,无须担心
- 术者结扎髂腰静脉时,务必采用双重结扎或钳夹,以防结扎脱落

术后护理

- 给予患者24小时的抗生素以预防切口感染。
- 围手术期使用胃管以降低术后肠梗阻的发生率。
- 术后第1天鼓励患者使用腰围保护下地活动。
- 使用刺激性肺活量测定法。
- 术后第10~14天去除缝皮钉。
- 必要时使用大便软化剂和泻药来防止便秘。

疗效

- 在一个连续的1 315例的腹膜后入路手术的病例中,大静脉撕裂的发生率为1.4%,左髂总动脉血栓形成的发生率为0.45%[1,2]。
- 输尿管和神经损伤(腰骶神经或交感神经)的发生率低于大血管损伤的发生率[6]。
- 腰椎前路暴露的病死率<1%[6]。
- 腰椎前路可能会降低患者在自我形象和外观方面的满意度[3]。
- 逆行性射精的发生率为0.1%~13.3%[3,9],对于所有男性患者术前都应告知其发生的可能性,为避免从受影响的男性患者的膀胱中收集精子,可以考虑先术前捐精。

并发症

- 逆行性射精。
- 输尿管损伤。
- 腹疝或脐疝。
- 切口感染和裂开。
- 肠道损伤。
- 膀胱损伤。
- 腰骶神经丛损伤。
- 深静脉血栓形成和肺栓塞。
- 大血管损伤和大量失血。
- 反射性交感神经营养障碍。

参考文献

[1] Brau SA. Mini-open approach to the spine for anterior lumbar interbody fusion: description of the procedure, results, and complications. Spine J 2002;2(3):216-223.

[2] Brau SA, Delamarter RB, Schiffman ML, et al. Vascular injury during anterior lumbar surgery. Spine 2004;4(4):409-412.

[3] Comer GC. Retrograde ejaculation after anterior lumbar interbody fusion with and without bone morphogenetic protein-2 augmentation: a 10-year cohort controlled study. Spine J 2012;12(10):881-890.

[4] Edgard-Rosa G, Geneste G, Négre G, et al. Midline anterior approach from the right side to the lumbar spine for interbody fusion and total disc replacement: a new mobilization technique of the vena cava. Spine 2012;37(9):E562-E569.

[5] Horton WC, Bridwell KH, Glassman SD, et al. The morbidity of anterior exposure for spinal deformity in adults: an analysis of patient-based outcomes and complications in 112 consecutive cases. Proceedings from the Scoliosis Research Society Annual Meeting, Miami, FL, October, 2005.

[6] Ikard RW. Methods and complications of anterior exposure of the thoracic and lumbar spine. Arch Surg 2006;141(10):1025-1034.

[7] McAfee PC, Cunningham BW, Holtsapple G, et al. A prospective, randomized, multi-center FDA IDE study of lumbar total disc replacement with the CHARITE™ Artificial Disc vs. lumbar fusion: part II. Evaluation of radiographic outcomes and correlation of surgical technique accuracy with clinical outcomes. Spine 2005;30:1576-1583.

[8] Nalbandian MM, Hoashi JS, Errico TJ. Variations in the iliolumbar vein during the anterior approach for spinal procedures. Spine 2013;38(8):E4445-E4450.

[9] Sasso RC, Burkus KJ, LeHuec JC. Retrograde ejaculation after anterior lumbar interbody fusion: transperitoneal versus retroperitoneal exposure. Spine 2003;28(10):1023-1026.

第50章 胸腰椎后方入路
Posterior Thoracic and Lumbar Approaches

Sreeharsha V. Nandyala, Alejandro Marquez-Lara, Junyoung Ahn, and Kern Singh

解剖

- 体表标志可以大致了解解剖水平。头端C7和T1的棘突最大,是作为解剖定位的标志。尾端髂嵴连线大约在L4-L5水平。
- 脊柱后路有3层肌肉组织(图1,表1):
  - 浅层:斜方肌,背阔肌,大、小菱形肌和肩胛提肌。
  - 中层:上、下后锯肌和肋提肌。
  - 深层:竖脊肌、棘横肌、棘间肌、横突间肌。
- 浅层和中层接受周围神经支配,后路途径不会遇到这些神经(图2)。深层肌肉分节段地接受来自后背侧支的神经。深层有大量重复的神经支配。
  - 后正中入路是一个真正的神经支配界面。神经损伤只发生在向外侧的过度分离时。
- 深层的血液供应来自主动脉的节段分支。这些血管在横突间韧带的节段进入手术区域,可导致大量出血。
- 关节突的关节囊有光亮的外观,可以见到个别纤维附着在椎板凹槽的外侧缘。应小心避免破坏关节囊纤维,除非该节段是要融合的。
- 黄韧带外观呈黄色,其纤维由头端向尾端走行。在头侧该韧带在棘突基底部有一个较宽的附着处,占椎板前表面的50%~70%。在尾侧该韧带附着于椎板前表面上缘2~6 mm处。[4]
- 椎板间隙可能会较宽,尤其在L5~S1水平,或者后部骨性解剖结构只是部分形成。在暴露该节段时应谨慎,可能会无意间进入椎管。
- 在侧方,横突间筋膜贴附于髂腰肌之上,保护位于其下的神经组织。

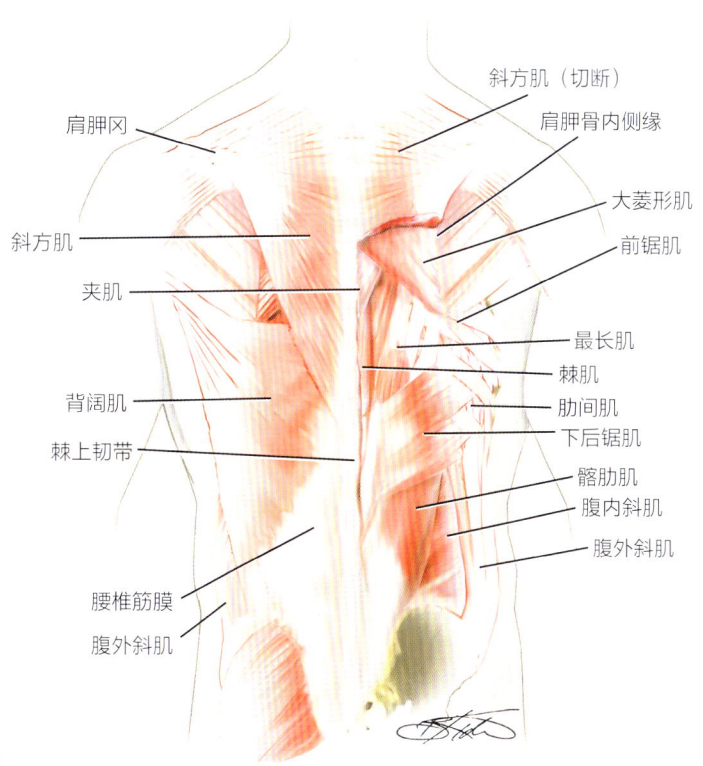

图1 背部的浅层、中层和深层肌肉组织。

表1 背部肌肉

肌肉	起始	附着	神经支配	血供
浅层				
斜方肌	上项线的内1/3,枕外隆突,项韧带;C7~T12棘突	锁骨外1/3肩峰,肩胛冈	运动神经来自副神经,感觉来自C3~C4神经	颈横动脉
背阔肌	T7至骶骨棘突,髂嵴内侧1/3,第9~12肋,肩胛骨下角	肱二头肌沟	胸背神经(C7、C8)	胸背动脉
肩胛提肌	C1~C4横突	肩胛骨内缘	肩胛背神经(C5),C3~C4分支支配肌肉上部	肩胛骨背动脉
大菱形肌	T2~T5棘突	肩胛骨内缘	肩胛背神经(C5)	肩胛骨背动脉
小菱形肌	项韧带尾端C7~T1棘突	肩胛骨内缘	肩胛背神经(C5)	肩胛骨背动脉
中层				
上后锯肌	C7~T3棘突	第1~4肋	肋间神经	T1~T4的肋后动脉
下后锯肌	胸腰筋膜,T11~L2棘突	第9~12肋	肋间神经	肋间后动脉,肋下动脉和L1~L2腰动脉
肋提肌	C7~T11椎体横突尖部	下位肋起点	胸脊神经后支	肋间背动脉
深层				
竖脊肌(垂直方向且浅表)				
髂肋肌 最长肌 棘肌	髂嵴、骶骨 横突与棘突 棘上韧带	肋骨、横突、棘突 颅骨后部	C1~S5脊神经背侧支	颈深动脉,肋间后动脉,肋下动脉和腰动脉
棘横肌(斜向、中间层的)				
半棘肌	T1~T12横突	C2~T5棘突	脊神经后支	主动脉节段性分支
多裂肌	颈椎关节突、胸椎横突、腰椎乳突、髂后上棘	C2~L5棘突	脊神经后支	主动脉节段性分支
回旋肌	横突	棘上位棘突基部,长的可跨过一个节段,短的就在上一节段	脊神经后支	主动脉节段性分支
最深部肌				
棘间肌	棘突	上位棘突	脊神经后支	主动脉节段性分支
横突间肌	颈椎横突前后部、腰椎横突和乳突	上位颈椎横突前后部、上位腰椎横突及副突	脊神经后支	主动脉节段性分支

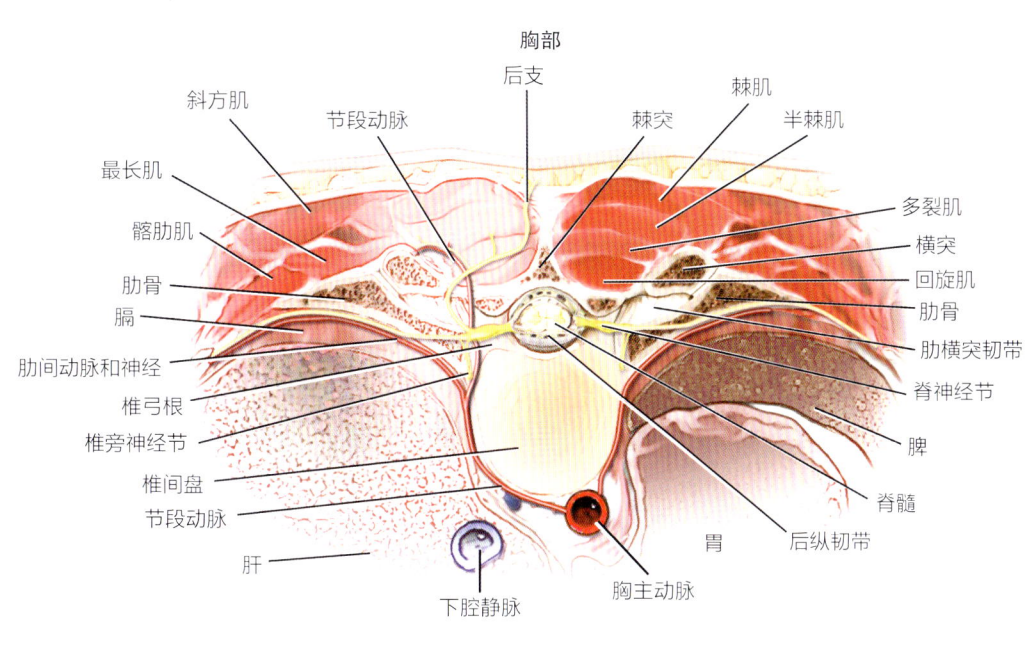

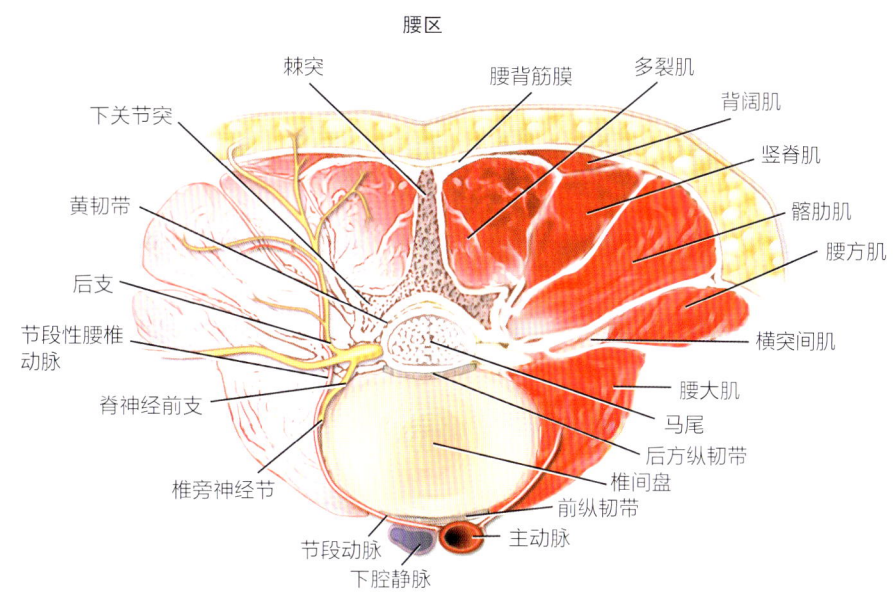

图2　胸椎和腰椎的横断面解剖图。

- 在儿童棘突隆突未融合,在分离时将双侧隆突分开至骨头处,然后与椎旁肌一起剥离分开。

手术治疗

体位
- 患者俯卧于射线可透过的手术台上(图3A)。
- 注意确保颈部处于中立位,且不过伸。
- 上肢置于外展90°以内的固定架上,以尽量减少肩袖撞击的可能性。上肢可以轻微地下垂前曲10°左右。腋下不能放置任何纱布以防止臂丛神经麻痹。

- 肘部的纱布垫在内上髁来保护尺神经。
- 胸部和髂嵴下放置棉垫。
- 胸垫近端放在剑突水平,远端在腋下。对于女性应小心摆放乳房确保乳头没有受压。
- 髂垫应放在髂前上棘远端2指宽处,确保腹部悬空以减少任何不必要的硬膜外出血。
- 妥善放置胸垫和髂嵴垫可以通过重力恢复矢状位序列。
- 另外,对于单纯的腰椎减压手术,悬吊膝部让髋部屈曲来减少腰椎的前凸同时可以扩大椎板间隙(图3B)。该体位便于手术进入腰椎管,但在使用内固定时应避免

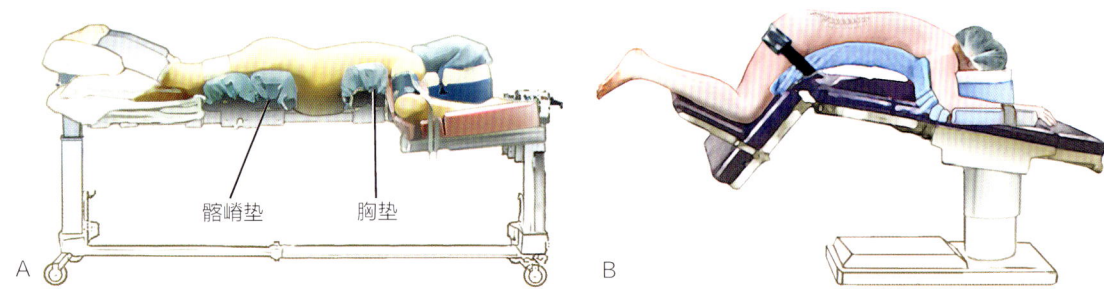

图3 俯卧于可透视的手术台上。A. 腹部悬空。B. 用Wilson手术台摆放胸膝位。

使用该体位,因为腰椎前凸减少了。

入路

- 有两种方法:后正中入路和椎旁入路。
- 大多数的脊柱手术采用后正中入路,这样可以直接进入椎管。
- 椎旁入路,又称为Wiltse入路,最早是用来治疗腰椎滑脱的,但现在被用于极外侧的椎间盘切除术和保护肌肉的微创手术中。
  - 椎旁入路越来越引起人们的兴趣,尤其是在联合经椎间孔入路的腰椎体间融合术。

后正中入路

切口和剥离

- 根据解剖标志来确定合适的手术切口(技术图1A)。
- 在棘突上做正中切口向下至筋膜层。
- 使用Cobb剥离器将2 mm厚的全层皮肤和皮下脂肪的皮瓣一起剥开,这样在关闭缝合时更容易辨认筋膜层(技术图1B、C)。
- 再次确认棘突的位置,并使用电凝法在棘突尖端切开筋膜。
- 使用电凝沿骨膜下将椎旁肌分离至侧方的椎板凹槽处。术者应避免超过该处以保护小关节的附着处。
- 然后使用纱布和Cobb剥离器轻轻将椎旁肌从小关节囊处剥离。

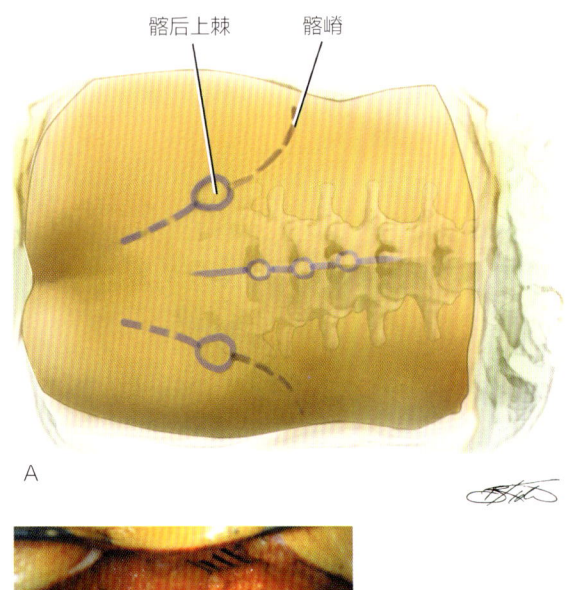

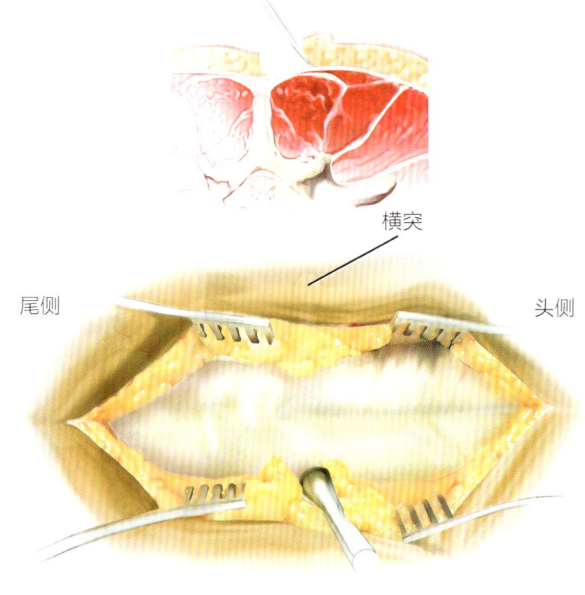

技术图1 A. 解剖标志。B、C. 整层掀开皮瓣,暴露筋膜。

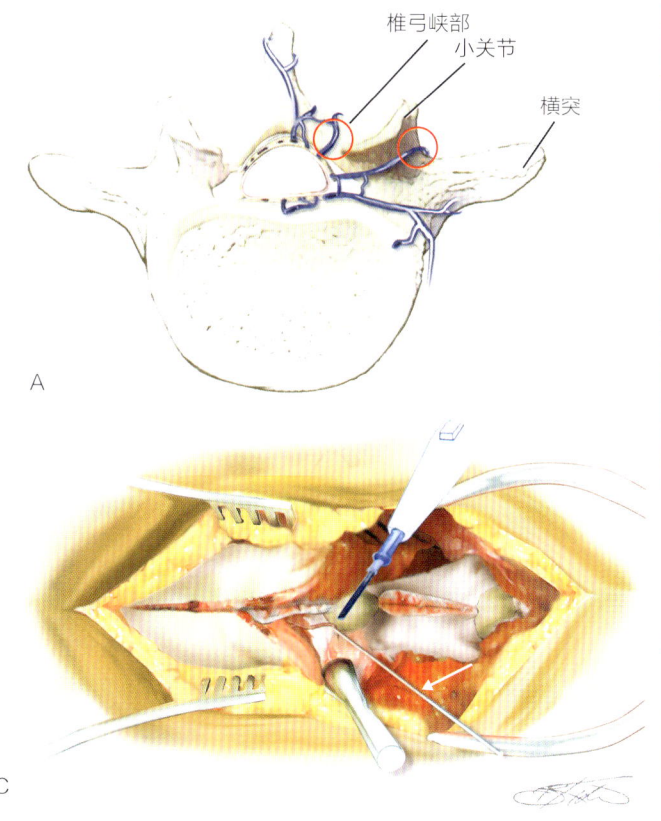
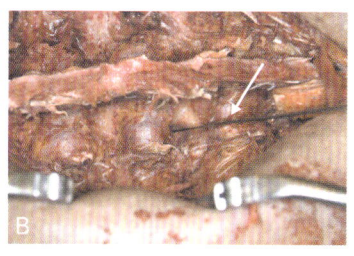
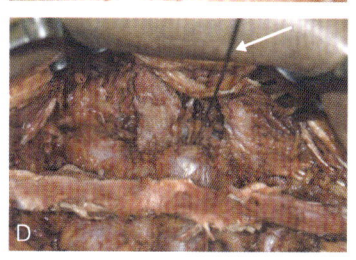

技术图2　A. 邻近椎弓峡部和小关节与横突连接处的静脉出血点。B~D.（箭头所示）椎弓峡部邻近的静脉出血点（B、C）和小关节上的出血点（D）。

注意事项

- 两个可能遇到的静脉出血，需要电凝止血（技术图2A）。
  - 第一个位于邻近椎弓根关节处（技术图2B、C）。
  - 第二个位于关节突侧面（技术图2D）。
- 使用电凝从横突上剥离椎旁肌肉组织。应注意保持在横突上操作，不要破坏横突膜。
- 横突间韧带应采用双极电凝，以免损伤脊神经。

椎旁切除

- 在体积较大而肌肉发达的患者中，通常有必要切除一部分椎旁肌，使其覆盖的横突融合。
- 肌肉从筋膜下面开始切除，到横突外侧缘。这样可以在横突上方制成一个供骨移植的空腔（技术图3）。

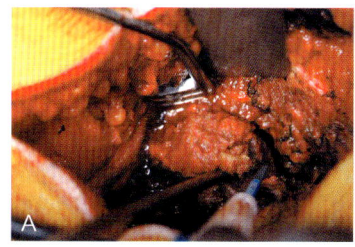
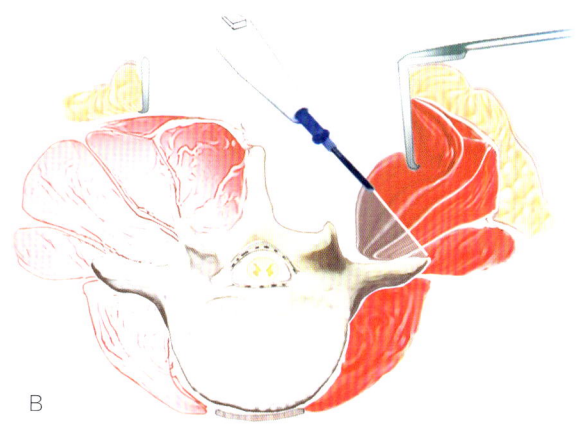

技术图3　A、B. 使用电凝切除肌肉为植入融合物提供一个空腔。

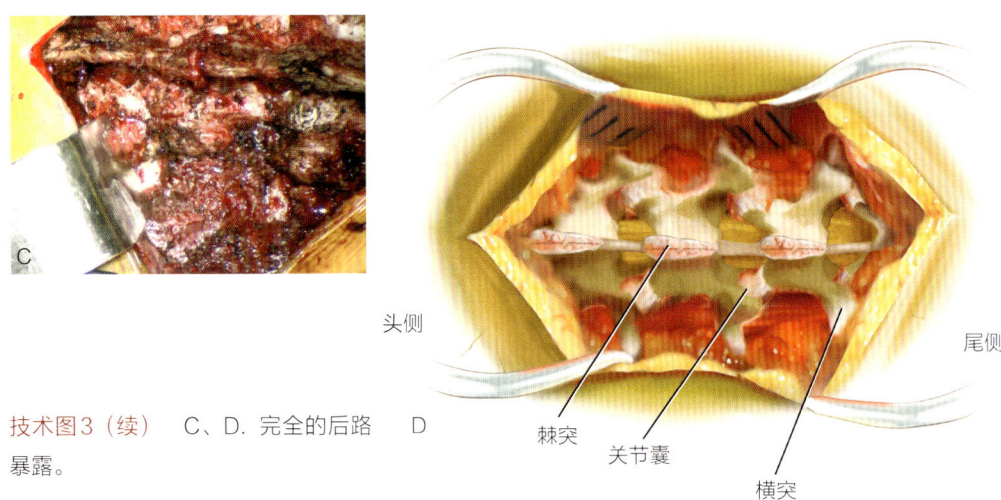

技术图3（续） C、D. 完全的后路暴露。

椎旁入路

- 该入路通常在棘突旁2指宽处切开。
- 暴露筋膜后触摸椎旁肌可识别位于内侧的多裂肌与外侧的最长肌之间的间隙。
- 沿着该间隙切开筋膜（技术图4）。
- 在该间隙内用钝性分离，向下至小关节外侧缘与横突连接处。

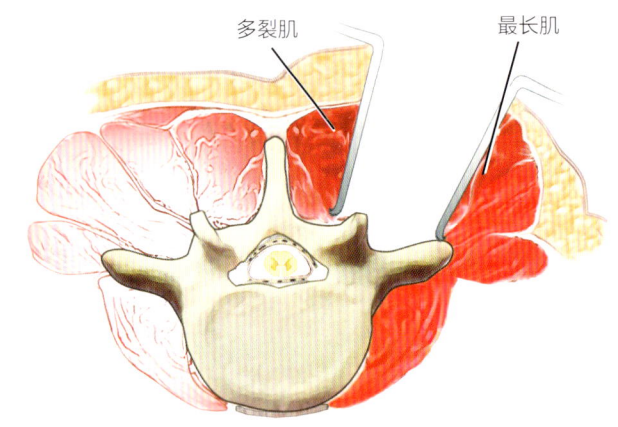

技术图4 Wiltse间隙的截面图。

要点及失误防范

关节突出血点	• 至关节突侧缘，预防性仔细辨认出血点并电凝止血
关节突关节外侧出血点	• 沿上关节突外侧缘底面放置圆头探针，此处往往便是出血点，用电凝进行止血，这在横突间入路往往遇到
关节囊保护	• 在关节囊表面放置明胶海绵，再用骨膜剥离器在其表面进行肌肉剥离，可以避免关节囊损伤及不经意切开
下腰椎间隙扩大	• 术前在X线正位片上仔细评估有无脊柱裂后，扩大椎板间隙，显露到此处时务必小心，以免不经意损伤深部硬脊膜囊

并发症

- 在一系列研究报道中,主要和次要并发症发生率高达80%(表2)[2]。
- 并发症的危险因素包括患者年龄、手术时间、暴露节段、失血量和术后尿失禁、糖尿病,以及其他还没有被证实为术后并发症的独立危险因素的合并症[1-3]。

表2 后路手术并发症

并发症	发生率
主要	
切口感染	1%~10%
肺炎	5%
肾功能衰竭	5%
心肌梗死	3%
呼吸窘迫	2%
神经功能缺损	2%
充血性心力衰竭	2%
脑血管意外	1%
次要	
尿路感染	34%
需要输血的贫血	27%
意识错乱	27%
肠梗阻	22%
心律失常	7%
一过性缺氧	7%
切口血肿	5%
下肢感觉异常	2%

注:来自 Carreon LY, Puno RM, Dimar JR II et al. Perioperative complication of posterior lumbar decompression and arthrodesis older in adults. J Bone Joint Surg Am 2003;85-A(11):2089-2092; Olsen MA, Mayfield J, Lauryssen C et al. Risk factors for surgical site infection in spinal surgery. J Neurosurg 2003;98(2 suppl):149-155。

参考文献

[1] Benz RJ, Ibrahim ZG, Afshar P, et al. Predicting complications in elderly patients undergoing lumbar decompression. Clin Orthop Relat Res 2001;(384):116-121.

[2] Carreon LY, Puno RM, Dimar JR II, et al. Perioperative complications of posterior lumbar decompression and arthrodesis older in adults. J Bone Joint Surg Am 2003;85-A(11):2089-2092.

[3] Olsen MA, Mayfield J, Lauryssen C, et al. Risk factors for surgical site infection in spinal surgery. J Neurosurg 2003;98(2 suppl):149-155.

[4] Olszewski AD, Yaszemski MJ, White AA III, et al. The anatomy of the human lumbar ligamentum flavum: new observations and their surgical importance. Spine 1996;21(20):2307-2312.

脊柱外科体格检查表
Exam Table for Spine Surgery

检查	技术	插图	评分和意义
成人			
Adams检查	检查者在患者站立时观察腰椎、胸腰椎和(或)肩胛骨隆起,并向前屈髋		轻度、中度或重度旋转畸形可能是患者与美容有关的重要因素。脊柱测弯仪可用于测量左右倾斜的程度
感觉改变评估	感觉可以通过光线评估触摸、针刺、疼痛和温度感		正常、减弱或增强。可以帮助诊断神经根或脊髓病变节段
Babinski 反射试验	刺激足底外侧部分,从脚跟处开始沿足底外侧划痕,直到大脚趾根部,Babinski征表现为大脚趾的上翘和其他脚趾的扇形张开		Babinski征阳性是上运动神经元损伤的体征,可能表明存在颈椎或胸椎脊髓病
锁骨(肩)不对称检查	检查者观察并触诊患者在站立位时左右肩峰的垂直关系		垂直差异以cm为单位。某些类型的脊柱侧弯可能会出现肩部不对称
冠状面平衡检查	后方观察患者站立情况。检查者从枕骨垂下铅垂线并测量与骶骨的偏差		向左或向右移位(以cm为单位)。居中的姿势是生物力学和美容上所追求的

续表

检查	技术	插图	评分和意义
髋屈曲挛缩试验	髋骨最大限度地弯曲，骨盆稳定，以评估另一侧的弯曲挛缩	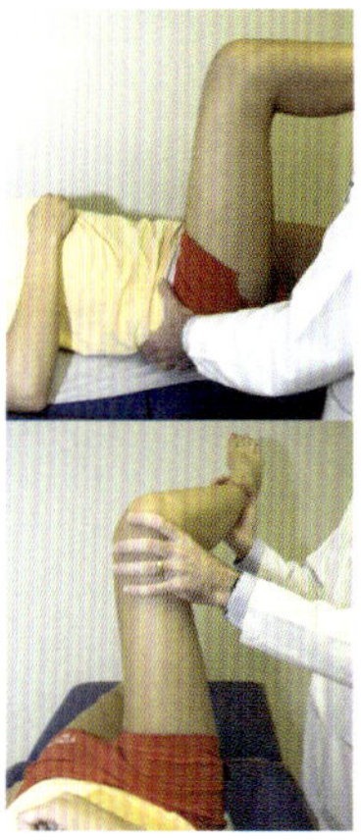	以度为单位。长期存在的矢状面畸形以及神经源性跛行可导致髋关节和膝关节屈曲挛缩
骨盆倾斜检查	检查者观察并触诊左右髂嵴的垂直关系	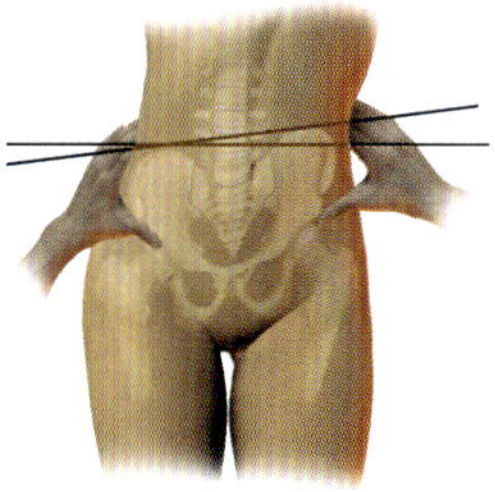	测量双侧髂后上棘（PSIS）之间的垂直差，以 cm 为单位。骨盆倾斜可能是脊柱畸形的原发因素和代偿机制

颈椎检查方法

检查	技术	插图	评分和意义
Spurling 试验（椎间孔挤压试验）	头向同侧旋转，后伸，轴向压缩	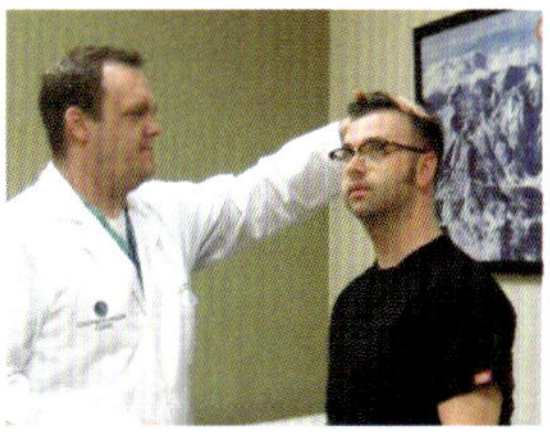	存在神经压迫性病变时，会产生神经根性症状。皮肤疼痛的区域与病理节段相关
Lhermitte 现象	在矢状位上屈曲和（或）后伸颈部。该测试在极度屈曲和（或）后伸时通常表现出阳性	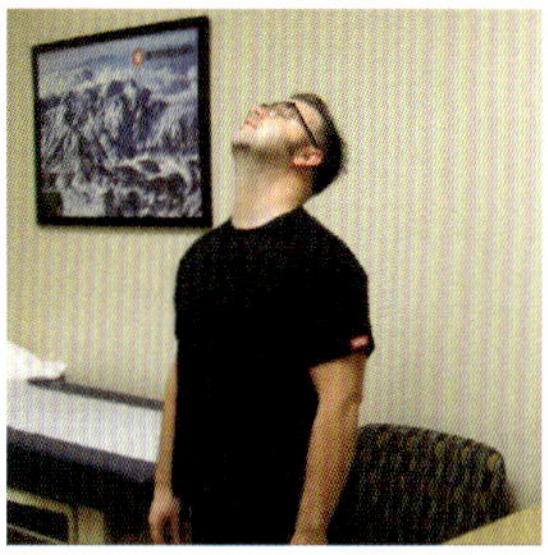	试验阳性表现为顺着脊椎往下的电击样感觉。后伸疼痛提示脊髓型脊柱病变，而屈曲症状则更多提示创伤后或医源性后凸畸形
Hoffman 反射测定	拿起中指并轻弹远节指骨来引出	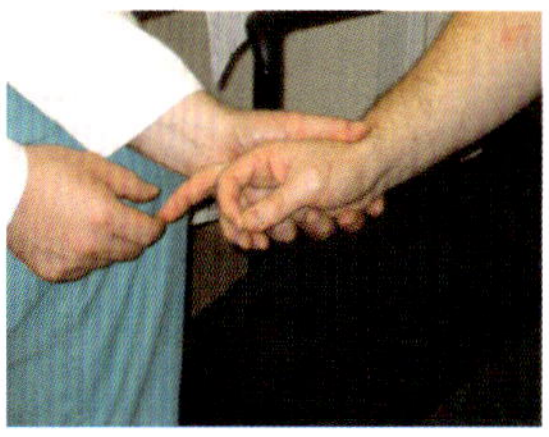	拇指和示指之间的钳夹反应与脊髓型颈椎病相关。可能是正常的变异，与对侧对照试验显示不对称更能提示脊髓病变
桡骨膜反射测定	通过敲击肱桡肌腱来引出这种反射	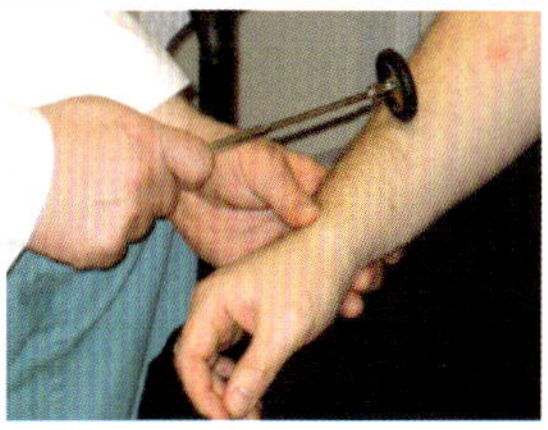	正常反射减弱伴随手指屈肌的反射性收缩。反射异常是指C6神经神经根的周围压迫以及脊髓压迫。C5-C6节段的脊髓压迫可引起病理上运动神经元特征（手指收缩），而C6神经根压迫则使臂肱桡肌反射减弱

续表

检查	技术	插图	评分和意义
手指逃逸征(尺侧逃逸征)	闭上眼睛,手指内收。要求患者持续保持手指内收状态观察双手		小指外展表明与颈脊髓病变相关的手内在肌无力
撞击征检查	患者坐位,检查者的手固定肩胛骨防止旋转,患臂前曲,大结节与肩峰撞击		肩峰前外侧疼痛表示阳性结果
改良Hawkins撞击征	肱骨前屈内旋		该测试使大结节在喙肩韧带下旋转,肩峰前外侧处疼痛反应表示有撞击综合征
Adson检查	检查者站在患者身后,患者手臂自然放松垂于体侧,检查者触诊桡动脉搏动。然后,逐渐外展外旋手臂,让患者深吸气,并将头向同侧旋转,再次评估脉搏		脉搏减弱或消失为阳性。阳性的Adson试验表明锁骨下动脉被颈肋或紧张的斜角肌压迫。该测试用于排除胸廓出口综合征

续表

检查	技术	插图	评分和意义
检查颈源性神经根综合征方法			
三角肌肌力测试	患者抗阻力状态下外展上臂,测试三角肌区域和上臂外侧的感觉		肌肉力量评分等级为0~5级。肌力减弱表示C5神经神经根功能异常
肱二头肌、腕部伸展肌肌力测试	患者抗阻力下屈曲肘关节及背伸腕关节,测试前臂外侧和桡侧二个指头感觉		肌肉力量评分等级为0~5级。肌力减弱表示C6神经神经根功能异常

续表

检查	技术	插图	评分和意义
肱三头肌和腕部屈曲肌肌力测试	患者伸展肘部并弯曲腕部；测试中指感觉		肌肉力量评分等级为0~5级。肌力减弱表示C7神经神经根功能异常
握力测试	感觉测试为前臂内侧和尺侧两个指头感觉。运动测试则为握力		肌肉力量评分等级为0~5级。肌力减弱表示C8神经神经根功能异常
手指外展肌力测试	感觉测试为上臂内侧；运动测试为骨间肌		肌肉力量评分等级为0~5级。肌力减弱表示T1神经神经根功能异常
小儿科			
Adams前屈检查	检查员坐在或站在患者后面。让患者的双脚并拢膝盖伸直，要求前屈弯腰手臂自然下垂。脊柱旋转畸形表现为不对称的肋骨隆起、突出或饱满		胸椎和腰椎的旋转畸形可以使用弯度计进行分级。脊柱侧弯的旋转畸形非常明显，患者本人和家属最容易发现。特征性轴向旋转畸形常见于脊柱侧弯畸形

续表

检查	技术	插图	评分和意义
肩胛和双肩不对称检查	检查者坐在或站在患者后,观察肩胛骨的大小、轮廓以及双侧肩部高度,判断是否有不对称		向患者父母指出这一点很重要,因为这并不能总是可以通过手术来得到纠正
拇指偏移检查	检查者的双手从后部环抱患者胸廓底部,此时手指刚好位于腋前线前方,两手拇指尖的位置应与脊椎等距。让患者深吸一口气,测定拇指尖从脊柱横向移开的距离		没有运动为+0;偏移不超过0.5 cm为+1;0.5~1 cm为+2;>1 cm为+3。等级越高,表示相应的半侧胸腔临床代偿呼吸机制越强
躯干偏移检查	检查者坐在或站在患者身后。C7铅垂线用于评估躯干偏移		躯干偏移的分级是基于从C7棘突下垂的铅垂线偏离中线的厘米数。例如,如果铅垂线下垂偏左3 cm,则表示患者的躯干向左偏移3 cm

索 引
Index

首字非汉字

Adamkiewicz 动脉 / 461
Anderson-D'Alonzo 分型 / 83
Babinski 征 / 28
Freidreich 共济失调 / 388
Galveston L 棒技术 / 309
Gardner-Wells 钳 / 81
Halo-vest 系统 / 82
Hoffman 征 / 28
Jackson 手术床 / 122
Jefferson 骨折 / 46
Kambin 三角 / 182
Lhermitte 征 / 28
Mayfield 钳 / 93
Penfield 剥离子 / 93
Rett 综合征 / 388
Smith-Petersen 截骨术 / 75, 277
Spurling 试验 / 103
Whitesides 入路 / 444

B

半骨盆切除术 / 258
半椎体 / 417
半椎体切除术 / 417
臂丛损伤 / 3

C

侧方入路椎间融合术 / 171
侧块螺钉固定 / 35
撑开器 / 176
成人脊柱侧凸 / 262
齿状突骨折 / 46

D

导航 / 238
导针 / 175
骶丛 / 224

骶骨三皮质椎弓根螺钉技术 / 310
骶骨肿瘤 / 224
骶髂关节 / 226
钉-棒内固定系统 / 168
杜氏肌营养不良 / 387

F

反 Trendelenburg 位 / 29

G

感染 / 164
钢板 / 8
攻丝 / 191
钩椎关节 / 27
骨笼 / 168
骨盆底/前方闭孔环切除术 / 257
骨扫描 / 228
骨形态发生蛋白 / 269
骨质疏松 / 268
骨转移 / 213
骨赘 / 27

H

横突间开窗入路 / 118
横突孔 / 27
后路脊柱切除术（VCR）/ 288
后路颈椎融合内固定术 / 35
后路颈椎间孔切开术 / 20
后路微创颈椎间孔扩大成形术 / 97
后路腰椎间融合术 / 142
后纵韧带 / 1
寰枢关节复合体 / 46
寰枢椎不稳 / 46
寰椎 / 46
黄韧带 / 27

J

肌萎缩侧索硬化症 / 13
肌萎缩性脊髓侧索硬化症 / 29
极外侧椎间融合（XLIF） / 171
棘间韧带 / 330
棘上韧带 / 330
棘突 / 25, 27
棘突间钢丝捆扎 / 35
脊髓脊膜膨出 / 388
脊髓空洞症 / 28
脊髓型颈椎病 / 1
脊髓性肌萎缩 / 388
脊髓肿瘤 / 3
脊柱侧后凸 / 290
脊柱侧凸胸腔镜下松解融合术 / 380
脊柱裂 / 362
脊椎滑脱 / 425
减压 / 25
僵硬性脊柱畸形 / 288
经腰大肌侧方融合术 / 272
经椎弓根截骨术（PSO） / 300
经椎弓根截骨术 / 76, 277
经椎间孔腰椎间融合术 / 134
颈前路椎间盘切除融合术（ACDF） / 1
颈枕交界 / 46
颈枕融合术 / 52
颈椎病 / 1
颈椎翻修术 / 330
颈椎后方入路 / 453
颈椎后凸 / 73
颈椎后凸截骨矫形术 / 73
颈椎间盘置换术 / 60
颈椎椎板成形术 / 27
静态畸形 / 280
聚甲基丙烯酸甲酯（PMMA） / 169

K

开槽 / 30
开放S2髂骨翼技术（S2AI） / 312
髋臼周围切除术 / 253

L

肋横突切除术 / 206

N

脑脊液漏 / 193, 317
脑瘫 / 387
内固定失败 / 331
内植物 / 7

Q

髂骨后方切除术 / 251
髂骨螺钉技术 / 310
髂嵴取骨 / 147
牵引 / 81
前侧入路 / 327
前外侧腹膜后入路 / 327
前柱重建 / 221
前纵韧带 / 1
切口 / 25
全脊柱后凸 / 290
全椎体切除术 / 288

R

融合器 / 141
入路 / 250
软脑膜 / 100

S

上关节突 / 23
神经根型颈椎病 / 1
神经肌肉型脊柱侧凸 / 402
矢状面畸形 / 300
矢状面失衡 / 280
试模 / 177
手术指征 / 29
枢椎 / 47
输尿管和膀胱损伤 / 260
术后护理 / 25
髓核 / 100

T

特发性脊柱侧凸 / 354
体位 / 25
退变性疾病 / 127
退变性椎间盘病（DDD） / 151
臀大肌 / 226

W

腕管综合征 / 103
微创经椎间孔腰椎椎间融合术 / 182
微创胸椎间盘切除术 / 166
微创腰椎间盘显微切除术 / 194
尾丛 / 224

X

下关节突 / 23
先天性脊柱侧凸 / 381
纤维环 / 100
显露 / 22
相邻节段退变（ASD）/ 331
斜向腰椎椎间融合（OLIF）/ 171
胸廓出口综合征 / 104
胸前路融合内固定术 / 371
胸锁乳突肌 / 347
胸锁乳突肌松解术 / 347
胸腰椎后方入路 / 477
胸腰椎后外侧融合内固定术 / 127
胸椎前方入路 / 461
胸椎前路椎体次全切除术 / 163

Y

腰大肌 / 180
腰骶干 / 224
腰后路椎间融合术（PLIF）/ 134
腰前路椎间融合术（ALIF）/ 134
腰椎翻修手术 / 321
腰椎间盘切除术 / 113
腰椎减压术 / 121
腰椎前方入路 / 469
腰椎蛛网膜下腔引流 / 319
移植物 / 178

硬膜囊 / 192
硬膜内髓内肿瘤 / 342
硬膜内髓外肿瘤 / 342
硬膜内肿瘤切除术 / 341
硬膜破裂 / 111
硬膜损伤 / 318
硬脑膜 / 100
原发性肿瘤 / 213

Z

早发性脊柱侧凸 / 410
直接外侧椎间融合（DLIF）/ 171
植骨 / 16
植骨块 / 9
终板 / 17
肿瘤切除鞍式假体重建术 / 254
肘管综合征 / 103
蛛网膜 / 100
转移性肿瘤 / 213
椎动脉 / 7, 47
椎弓根螺钉 / 129
椎管 / 27
椎管狭窄 / 121
椎间孔开放 / 63
椎间孔切开术 / 11
椎间孔狭窄 / 121
椎间盘 / 1, 27
椎间盘切除 / 63
椎间盘置换术 / 151
椎间隙 / 138
椎体次全切除术 / 151
椎体钉 / 4
自体骨移植 / 146